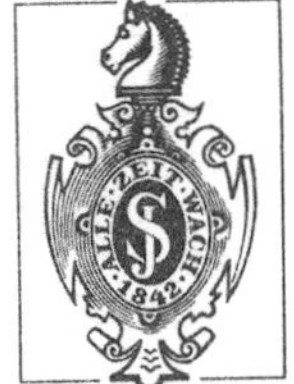

Rolf H. Brandt

Endoskopie der Luft- und Speisewege

Diagnostische und therapeutische Arbeitsmethoden
Anwendung – Ergebnisse

Mit 342 zum Teil farbigen Abbildungen

Springer-Verlag
Berlin Heidelberg New York Tokyo

Prof. Dr. sc. med. Rolf H. Brandt
Lehrstuhl für Otorhinolaryngologie und
zervikofaziale Chirurgie an der
Medizinischen Akademie Erfurt
Nordhäuser Straße 74
DDR – 5060 Erfurt

Die Originalausgabe erscheint im Verlag Johann Ambrosius Barth, Leipzig
Vertrieb ausschließlich für die DDR und die sozialistischen Länder
Lizenzausgabe für alle übrigen Länder im
Springer-Verlag Berlin Heidelberg New York Tokyo

ISBN-13: 978-3-642-70543-4 e-ISBN-13: 978-3-642-70542-7
DOI: 10.1007/978-3-642-70542-7

Softcover reprint of the hardcover 1st edition 1985

Bindearbeiten: Konrad Triltsch, 8700 Würzburg
2122/3140-543210

Inhaltsverzeichnis

Geschichtliche Entwicklung der Endoskopie

Moderne Endoskopie der Luft- und Speisewege – Allgemeiner Teil –

Moderne Endoskopie der Luft- und Speisewege – Spezieller Teil –

Prognostische Aspekte für endoskopische Arbeitsmethoden

Geleitwort

Die Untersuchung der Luft- und Speisewege stellt den behandelnden Arzt vor eine schwierige Aufgabe. Nase, Nasenrachen, Kehlkopf, Luftröhre, Bronchien, Rachen und Speiseröhre sind der normalen Betrachtung nicht oder kaum zugängig. Deshalb sind in den letzten Jahrzehnten die speziellen endoskopischen Untersuchungsmethoden enorm weiterentwickelt worden. Die Methoden dienen insbesondere der Diagnostik, vielfach sind sie aber auch notwendige Vorbedingung therapeutischer Eingriffe.

In dem Buch werden die modernen endoskopischen Untersuchungsmethoden der Luft- und Speisewege übersichtlich dargestellt. Ergänzend dazu werden die röntgenologischen Untersuchungsverfahren, vor allem die mittels Kontrastmittel, beschrieben, die den diagnostischen Aussagewert der Endoskopie erweitern.

Eine kritische Wertung der verschiedenen Methoden und die optische Darstellung einiger wichtiger Krankheiten ist am Ende der Besprechung jedes Organs angeschlossen. Von besonderem Interesse für die Leser sind auch die praktischen Hinweise zum Instrumentarium, zur Ausstattung endoskopischer Arbeitsplätze und zur fotografischen und filmischen Befunddokumentation sowie die Besprechung der endoskopisch relevanten Krankheitsbilder.

Das Buch gibt einen umfassenden Überblick über die Endoskopie der Luft- und Speisewege und wendet sich entsprechend der Thematik in erster Linie an den speziell endoskopisch arbeitenden Otorhinolaryngologen, gibt aber auch den Bronchologen, Pulmologen, Internisten, Chirurgen und Radiologen interessante Anregungen. Die zusammenfassende Darstellung bewährter sowie verbesserter Untersuchungsmethoden der Luft- und Speisewege sowie der entsprechenden endoskopisch-therapeutischen Arbeitsmöglichkeiten durch einen erfahrenen Spezialisten schließt eine deutliche Lücke im Schrifttum.

Leipzig, im Sommer 1983 *F. W. Oeken*

Vorwort

Es ist Anliegen dieses Buches, die für eine breite klinische Routineanwendung besonders geeigneten diagnostischen und therapeutischen Untersuchungsmethoden der Luft- und Speisewege nach einer Periode stürmischer Weiterentwicklung als einheitliches und beherrschbares System ausgewählt und übersichtlich gegliedert nach den Bedürfnissen der Praxis in ihrer Gesamtheit zu besprechen.

Das Buch soll dem noch nicht Geübten im Sinne ärztlicher Aus- und Weiterbildung eine brauchbare Anleitung bei der Einarbeitung in die modernen Endoskopiemethoden geben und den versierten endoskopierenden Facharzt anregen, die bewährten Verfahren durch leistungsfähigere Methoden zu ergänzen.

Im Sinne interdisziplinären Erfahrungsaustausches sind auch Bronchopneumologen, Gastroenterologen, Pädiater, Thorax- und Unfallchirchurgen, Radiologen, Anästhesiologen und Intensivmediziner angesprochen, mit denen wir vielseitig zusammenarbeiten.

Im Allgemeinen Teil werden die wichtigsten historischen, technisch-instrumentellen und anästhesiologischen Voraussetzungen dargestellt, außerdem wird auf die Hilfsgeräte, die Instrumentenbehandlung, die Befunddokumentation u. dgl. eingegangen.

Das soll dem Leser helfen, die sich traditionell und aktuell stellenden klinischen Aufgaben mit endoskopischen Mitteln rationell und qualifiziert zu lösen.

Im Speziellen Teil werden die einzelnen Endoskopiemethoden, nach Organabschnitten geordnet, unter dem Blickwinkel dargestellt, zu praktisch-endoskopischem Handeln anzuregen und anzuleiten. Nach Schilderung der typischen endoskopischen Anatomie, Beschreibung wichtiger endoskopischer Arbeitsmöglichkeiten und Herausarbeitung der Indikationsstellung werden klinisch wichtige Krankheitsbilder behandelt. Den endoprothetischen Behandlungsmethoden sowie den bedeutungsvollen Gefahren und Fehlern sind jeweils eigene Kapitel gewidmet. Eine abschließende Darstellung der wichtigsten zukünftigen Aufgaben bei der medizinischen Betreuung unserer Patienten, die mit endoskopischen Arbeitsmethoden zu erfüllen sind, kann als prognostische Orientierungshilfe einer persönlichen Aufgabenstellung dienen, die jeder Arzt in der Gesellschaft mit dem ihm gebotenen Freiheitsgrad von Zeit zu Zeit vornimmt.

Durch die Auswahl des Stoffes aus dem derzeitig gesicherten Kenntnisstand in Verbindung mit akzentuierter Darstellung praktisch-organisatorischer und methodischer Aspekte unternimmt der Autor den Versuch, die Aufgaben eines Fach-, Lehr- und Lernbuches miteinander zu verbinden, um zu praktischem Anwenden herauszufordern. Hinweise auf Grundsätze, »Kniffe und Tricks« möchten zum Erfolg beitragen.

Meinem ehemaligen Chef, Herrn Professor *F. W. Oeken,* danke ich für die Anregung, dieses Buch zu schreiben. In den Jahren seines Direktorates fanden die Vorarbeiten dazu auf der Grundlage bester endoskopischer Entwicklungs- und Arbeitsbedingungen an der HNO-Klinik der Medizinischen Akademie Magdeburg großzügige Förderung. Es ist mir ein besonderes Anliegen, in diesen Dank meine Lehrmeister, die Herren Professoren *Wilhelm Küstner,* bis 1966 Direktor der HNO-Klinik Magdeburg, und *Heinrich Friedel,* bis 1981 Direktor der Bezirks-Lungenklinik Lostau der Medizinischen Akademie Magdeburg, und seine Mitarbeiter einzubeziehen, die durch ihr Wissen und Können auf endoskopischem Gebiet meine eigenen Interessen und Bemühungen auf dieses wichtige Arbeitsfeld gerichtet und ständig belebt haben.

Mit guten Ratschlägen, kritischen Hinweisen und ausgewähltem Bildmaterial haben mich in dankenswerter Weise unterstützt Herr Professor *Thom,* Karl-Sudhoff-Institut der Karl-Marx-Universität Leipzig, Herr Professor *Röse,* Direktor des Instituts für Anästhesie und Intensivmedizin der Medizinischen Akademie Magdeburg, Herr Professor *Messerklinger,* Direktor der Universitäts-HNO-Klinik Graz, Herr OMR Chefarzt Dozent Dr. sc. *Kirsch,* Direktor der Bezirks-Lungenklinik Coswig, und Herr Professor *Dietzel,* Direktor (em.) der Universitäts-HNO-Klinik Rostock, unser hochverehrter Nestor der Endoskopie im HNO-Fach.

Dem Verlag danke ich für die großzügige Ausstattung des Buches und für die gute grafische Gestaltung. Ein besonderes Bedürfnis ist es mir, meinen ehemaligen Mitarbeitern in Magdeburg, Herrn Oberarzt Dr. *Bernd Christoph,* der damals leitenden OP-Schwester *Karin Höhn,* meiner Sekretärin Frau *Christel Bierstedt,* und Frau Dr. *Monika Henker,* Bezirks-HNO-Klinik Dresden-Friedrichstadt, für ihre Hilfsbereitschaft zu danken.

Meine liebe Frau unterstützte diese Arbeit durch gute Ratschläge, Korrekturhinweise und Verzicht auf viele gemeinsame Stunden.

Erfurt, im Sommer 1984

Rolf H. Brandt

Endoskopie: Begriffsbestimmung

Unter Endoskopie verstehen wir heute mehr, aber auch weniger, als es die griechischen Wortbildungen »ενδον« und »σκοπεο« zum Ausdruck bringen.

Nicht jeder visuelle Einblick in Körperhöhlen kranker Menschen ist eine Endoskopie im Sinne eines Heileingriffs. Die Nutzung des natürlichen Ein- oder Ausgangs der betreffenden Höhle als Zugang *(1. Merkmal)*, die Benutzung eines zweckmäßigen Licht und Sicht vermittelnden Instruments *(2. Merkmal)* – im Gegensatz zur einfachen Besichtigung öffnungsnaher Körperhöhlen ohne Hilfsmittel – und die geringe Belastung des Patienten durch im wesentlichen intakte körperliche Integrität *(3. Merkmal)* charakterisieren den ärztlichen Eingriff im Sinne der Endoskopie. Die durch chirurgisch-operative Eröffnung der Körperhöhlen geschaffene Einsicht ist somit grundsätzlich kein endoskopischer Eingriff. Allerdings gestatten z. B. Asepsis, chemotherapeutische und anästhesiologische Fortschritte einerseits sowie moderne endoskoptechnische Entwicklungen andererseits, die Trennlinie zwischen chirurgischem Eingriff und endoskopischer Untersuchung von beiden Seiten aus zu überschreiten. Sowohl die durch Skalpell oder Trokar künstlich blutig, mit geringem operativen Risiko geschaffene Öffnung zu einer präformierten Körperhöhle (wie bei der Thorakoskopie oder Sinusskopie), als auch die endoskopische Besichtigung einer blutig präparatorisch, künstlich geschaffenen Körperhöhle (wie bei der Mediastinoskopie), und schließlich auch der intraoperative Einsatz von Endoskopen (wie bei der Laparatomie zur Choledochoskopie) verwischen die Grenzen zwischen Operation und Endoskopie. Ebenso können sich endoskopische Manipulationen zu komplizierten stereomikroskopisch kontrollierten, bimanuellen operativen Eingriffen ausweiten, z. B. im Kehlkopf.

Den Terminus »Endoskopie« sehen wir daher derzeitig berechtigt angewendet für ärztliche Heileingriffe, die mit dem Hilfsmittel »Endoskop« durchgeführt werden. Das Endoskop als spezielle technische Konstruktion gestattet uns, jenseits der sich dem unbewaffneten Auge darbietenden Körperoberfläche (einschließlich operativ geschaffener Oberflächen innerhalb der Organismen), weiter »nach innen zu sehen«, und auch, wo möglich, visuell kontrolliert, gegebenenfalls blutig chirurgisch zu operieren, ohne dadurch dem Patienten die Belastungen eines großen chirurgischen Eingriffs zumuten zu müssen. Dementsprechend ist der endoskopische Eingriff hinsichtlich der aktuellen Patientenbelastung einem kleinen chirurgischen Eingriff vergleichbar. Sein Nutzen kann bisweilen den großer chirurgischer Interventionen erreichen, in speziellen Fällen sogar übertreffen oder aber anders überhaupt nicht erreichbare diagnostische oder therapeutische Möglichkeiten verwirklichen.

Endoskopische und chirurgische Eingriffe sind nicht als konkurrierende, sondern sich ergänzende Verfahren zu verstehen. Sie bieten trotz sich hier und da überschneidender Indikationsbereiche dem behandelnden Arzt neben nützlichen Alternativangeboten ein breites Repertoire diagnostisch-therapeutischer Möglichkeiten, die dem Patienten optimale Rehabilitationschancen geben.

Geschichtliche Entwicklung der Endoskopie

1.
Entstehung der Motivation – endoskopieartige Handlungen

Das Grundproblem der Endoskopie besteht, auch historisch gesehen, darin, beim Eindringen in das Körperinnere mit Hilfe eines Licht und Sicht vermittelnden Instruments physiologische Barrieren überwinden zu müssen.
Alle Körperöffnungen sind durch ein gestaffeltes, mehr oder weniger störungsfrei arbeitendes System gesteuerter Schließmechanismen vor unphysiologischem Zutritt fremder Körper geschützt. Wie bei allen höherentwickelten Tieren handelt es sich auch beim Menschen um angeborene, instinktgebundene oder durch Erfahrung gebahnte, erworbene psychomotorische Steuervorgänge, die unsere sphinkterischen Verhaltensnormen bestimmen, und um sensibel-reflektorische Verschluß- und Schutzreaktionen, die bereits dem sich ankündigenden oder beginnenden Fremdkörpereintritt entgegenwirken.

Es bedurfte sicher zu allen Zeiten sehr gewichtiger Motive, um Patient und Arzt zu veranlassen, die in Form von Angst, Schmerz und reflektorischen Abwehrreaktionen, wie durch Niesen, Husten, Würgen, Erbrechen, Tränen- und Speichelfluß, Sphinkterkrämpfen u. dgl. sich subjektiv sehr unangenehm äußernden Schutzreaktionen zu überwinden.
Heute ist nicht mehr zu bezweifeln, daß bereits in der subhumanen Phase der Menschheitsentwicklung (aufrechter Gang seit ca. 12–15 Millionen Jahren) und zu Beginn der humanen Phase (zur Zeit des Pithecanthropus und Sinanthropus vor ca. 500 000 Jahren) der Mensch ebenso wie das Tier von Krankheiten heimgesucht und Verletzungen ausgesetzt war. Die Auseinandersetzung mit der Umwelt, der Stoffwechsel mit ihr, insbesondere als Nahrungsaufnahme und Gasaustausch, bargen z. B. zwangsläufig stets auch die Gefahr der Fremdkörperaufnahme in sich. Natürlich sind uns von solchen Weichteilerkrankungen keine objektiven Relikte erhalten geblieben. Nur Skelettbefunde von Knochenerkrankungen, z. B. Osteomyelitis und Frakturen, haben die Jahrtausende überdauert. Die beispielsweise einer unfallartigen Fremdkörperaufnahme nachfolgenden Abwehrreflexe und schmerzhaften Obstruktionserscheinungen werden durch das sich entwickelnde Beobachten einfacher Kausalzusammenhänge und des »Ichbewußtseins« ursächlich richtig beurteilt worden sein. Wir dürfen dementsprechend schon sehr frühzeitig in der Menschheitsgeschichte ein genügend intensives Hilfsbedürfnis als wichtiges Motiv auch für einen »Eingriff« in Luft- oder Speisewege annehmen.
Wenn man in solchen Fällen von primitiven Selbsthilfeversuchen absieht, die instinktiv und reflektorisch selbst bei niederen Tieren zu beobachten sind, so muß neben dem Hilfsbedürfnis die Hilfsbereitschaft, der Hilfswille eines Mitmenschen, eines Mediziners bzw. seines historischen Vorgängers, vorhanden gewesen sein, um die Motivation zum Eingreifen zu vervollständigen.
Ansätze echter Hilfeleistung gegenüber verunfallten Artgenossen, ja sogar gegenüber Artfremden, wurden bei hochentwickelten Säugetieren beobachtet. Besonders überraschten vor Jahren derartige Berichte über das Verhalten von Delphinen *(Petzold)*. Noch weiter phylogenetisch zurückzuverfolgen sind »Hilfsmaßnahmen« im Sinne instinktiv betriebener Nachwuchsaufzucht.
Jeweils mit den zartesten, empfindsamsten und bestgesteuerten Tast- und Arbeitsorganen führen Hunde und Katzen mit der Zunge, Rinder, Pferde und Okapis mit Zunge und greiffähigen Lippen, Elefanten mit dem Rüssel und Affen auch mit der Hand Pflege- und Reinigungsmaßnahmen bei ihren Tierkindern aus. Einfache Hilfeleistungen, z. B. die Fellpflege an schlecht erreichbaren Körperregionen, werden beim Gruppennächsten, der oft auch Sexualpartner ist, zur Schmarotzerbekämpfung, bei Verletzun-

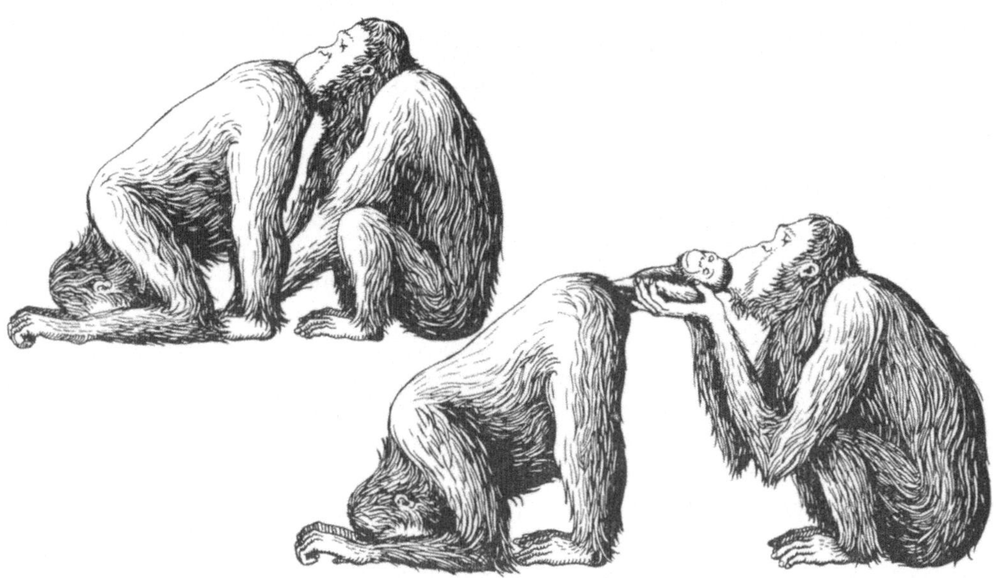

Bild 1.1 Geburtshilfe leistender Orang Utan (Beobachtung: *Ullrich*)

gen, eingedrungenen Fremdkörpern und Entzündungen ausgeführt *(Tembrok)*. Instinktiv lustbetonte Reinigungsprozeduren sind verschmutzten, sekretverstopften Körperöffnungen (Mund, Nase, Anus, Urogenitalöffnungen) während der Säugung gewidmet. *Dahte* beobachtete bei Okapi-Müttern sogar das rektale Ausräumen von Kotballen mit der dazu besonders geeigneten langen Zunge. Bei Menschenaffen machte *Ulrich* die interessante Beobachtung, daß die Mutter nach Absaugen von Geburtssekreten aus Mund und Nase das asphyktische Neugeborene anscheinend mit einer Art Mund-zu-Mund-Beatmung zu beleben versuchte. Überraschend ist die mit Lippen, Mund und Händen geleistete, an eine Vakuumextraktion des Affenkindes erinnernde Geburtshilfeleistung des Affenvaters, über die *Ulrich* mehrfach berichten konnte (Bild 1.1). Es gibt keinen Grund zu bezweifeln, daß Hilfsbedürfnis und Hilfsbereitschaft bei Erkrankungen Eigenschaften darstellen, deren Ursprünge bis vor Beginn der Menschheitsentwicklung zurückzuverfolgen sind, so daß in Verbindung mit neugierigem, fast zwanghaftem Erkenntnisdrang dem Menschen stets eine genügende Motivation auch zum endoskopischen Eingriff zugerechnet werden kann.

2. Herausbildung der Voraussetzungen – einfache endoskopische Maßnahmen

Allerdings bedurfte es eines Jahrtausende währenden Entwicklungsweges der Menschheit, um aus der Hilfsbereitschaft ein Hilfsvermögen mit der Chance des Erfolges werden zu lassen. Medizinische Hilfsmaßnahmen im endoskopierenden Sinne in engeren und tieferliegenden Körperhöhlen vornehmen zu können, ist an Voraussetzungen gebunden.

Gute Beobachtungsgabe und wirklichkeitsorientierte Verhaltensweisen waren Voraussetzungen zum Überleben in der humanen Phase und trugen mit wachsendem Erfahrungsschatz dazu bei, mündlich weitergegebene Heilerfahrungen zu erweitern. Das betraf auch die Verträglichkeit des Genusses von Naturprodukten und ihre besondere Wirkung in Abhängigkeit von der Menge als Ursprung der Dosis-Wirkungs-Beziehung. Mit Anwendung des Feuers wurden beim Zubereiten von Nahrung auch Heildrogen verwandt und als Dekokte, Infuse u. dgl. benutzt. Die Heildrogen sollten abführende, ekelerzeugende und Erbrechen provozierende oder adstringierende und Wundheilung begünstigende Wirkungen erzielen, aber auch berauschende und betäubende Effekte. Wärme wurde sowohl äußerlich als auch innerlich angewandt. Erste schriftliche Überlieferungen aus der nachfolgenden Gesellschaftsformation, wie z. B. das Papyrus *Ebers* ca. 1550 v. u. Z., lassen erkennen, daß die dort betriebenen Behandlungsweisen auf sehr alten Quellen – zum Teil nicht erhalten gebliebene Schriften, zum Teil mündliche Überlieferungen – beruhen, also in die Urgesellschaft zurückreichen, die noch keine Schriftsprache kannte.

Erstaunliche Kenntnisse, die wir auf die gute Beobachtungsgabe zurückführen, sind aus Einzelheiten überlieferter Höhlenzeichnungen (ca. 60 000 v. u. Z.) zu schließen. So kennen wir die Darstellung eines Mammuts mit Herz und großen Gefäßen und eines Fischotters mit fischgefülltem Magen *(Alpatow)*. Jagd und Nahrungszubereitung ergaben hier als Nebenprodukte Einblick in den Körperaufbau, wobei auch die funktionellen Leistungen offensichtlich richtig eingeschätzt und sicher auch auf den eigenen Organismus übertragen wurden. Diese künstlichen Reproduktionen der Wirklichkeit zeigen bereits einen hohen Grad an Abstraktionsfähigkeit und künstlerischem Ausdrucksvermögen als Vorstufe der sich später entwickelnden Schriftsprache.

Neben der Anwendung der umfangreichen Drogenkenntnisse wurden sicher nicht nur die durch Knochenfunde bewiesenen Frakturen behandelt, sondern auch Verrenkungen und alle denkbaren Weichteilverletzungen. Als Spezialform der Verletzung wurde dem Fremdkörper offensichtlich eine überragende pathoätiologische Rolle beigemessen. Davon zeugen die heute geradezu heroisch anmutenden Schädeltrepanationen am Menschen der Jungsteinzeit, die wohl anfangs nach Verletzungen und später bei Kopfschmerzen dem vermeintlichen »fremden Körper« oder den »fremden Geistern« einen Ausgang schaffen sollten. Wie die vernarbten Knochenränder belegen, wurden diese Trepanationen gelegentlich auch überlebt. Trotz fehlender Belege besteht wenig Zweifel, daß auch die bewußt erlebte Fremdkörperaquirierung bei Atmung oder Nahrungsaufnahme intensive Bemühungen zur Entfernung herausgefordert haben, zumal die häufig letalen Verläufe schnell zu einer festen Erfahrung geworden sein müssen. Erbrechenprovokation durch Rachenreizung oder Brechmittel und sicher auch weiterreichende Manipulationen im Mund-Rachen-Gebiet, selbst unter Zuhilfenahme jeweils greifbarer Werkzeuge, wie z. B. Grabstöcke, Pfeilschafte, Tierfedern, später sogenannte Münzenfänger, dürften zweifellos nicht nur Selbsthilfemaßnahmen von Laien gewesen sein, sondern sind bis zum Ende des vorigen Jahrhunderts ärztliche Heilmaßnahmen geblieben. Daß diese Mittel auch heute noch spontan von medizinisch Ungebildeten bei Beschwerden bis zu einer weitreichenden Ösophagussondierung benutzt werden, beweist eine entsprechende Beobachtung unlängst durch *Kessler.* Ein über 70jähriger Mann sondierte sich jahrelang regelmäßig mit einer Weidenrute die Speiseröhre zur Hustenprovokation.

Die der Urgesellschaft nachfolgenden Gesellschaftsformationen erarbeiteten auf der Grundlage sich qualitativ und quantitativ entwickelnder Produktivkräfte und der sich differenzierenden Sprache, einschließlich der Schriftsprache (z. B. Keilschrift der Sumerer auf Tontafeln, Hieroglyphenschrift der Ägypter, später auf Papyri) nicht nur Produktionsüberschüsse, sondern auch ein beträchtliches Wissen, zunächst in den Bereichen der landwirtschaftlichen Produktion, des Bauwesens, des ökonomischen Rechnens, der Astronomie und der Mathematik. Diese Wissensgebiete vermochten sich jedoch kaum positiv auf die Heilkunde auszuwirken. Eine wesentliche Ausweitung anatomisch-physiologischer Kenntnisse unterblieb *(Diepgen),* weil die menschliche Leiche aus hygienischen und religiösen Motiven nicht systematisch als anatomisches Studienobjekt benutzt werden durfte. Auch bei der Mumienpräparation war ein Anatomiestudium nicht möglich. Nach *Biesalski* gibt es erste Hinweise auf altägyptische Schrifttafeln, nach denen bereits zu dieser Zeit die Tracheotomie ausgeführt wurde.

Die im Papyrus *Ebers* niedergelegten pharmakotherapeutischen Empfehlungen der alten Ägypter (16. Jh. v. u. Z.), fast in Form moderner Rezepturen mit Herstellungs- und Dosierungsanweisungen, nennen einen Teil der damals verwendeten Heilpflanzen. Dazu gehörten u. a. Süßholz, Lorbeer, Lattich, Bilsenkraut und Thymian, auch Mineralien, wie Kalk, Alaun, Ammoniak, Tonerde sowie Mineral-, Quell- und Flußwasser. Als Dekokte, Infuse und Mazerationen verarbeitet, sollten sie als Klistiere, Zäpfchen oder Pulver in Ohr, Nase, Mund, aber auch in Harnröhre und Scheide, also in die öffnungsnahen Körperhöhlen appliziert werden. Auch die Palpation dieser Höhlen sowie Massagen, gymnastische Übungen, Bäder, Räucherungen (z. B. bei Uterusprolaps) sind hier dokumentarisch belegte physikalisch-therapeutische Maßnahmen gewesen. Kein Zweifel, daß stets auch eine visuelle Untersuchung der betreffenden öffnungsnahen Körperhöhlen ausgeführt wurde. Das bestätigen auch Funde menschlichen Zahnersatzes und von Ohrentrichtern aus Gold *(Sercer)* aus dem 4. und 3. Jahrtausend v. u. Z. Diese Relikte dokumentierten den konsequenten Einsatz aller verfügbaren technischen Möglichkeiten auch für medizinische Belange, wobei hier das Endoskopiebedürfnis im Bereich öffnungsnaher Körperhöhlen offensichtlich bereits befriedigt werden konnte.

Erste Einblicke in die Leistungsfähigkeit der frühen Entwicklungsphase der griechischen Medizin gewähren uns die Gesänge des *Homer* (1149 v. u. Z.), die Ilias und Odyssee (800 v. u. Z.). Über *Asclepios* (ca. 1200 v. u. Z.) wissen wir, daß er mit dem Trunk »Nepenthe« Schmerzunempfindlichkeit für chirurgische Eingriffe erzielte. In der Odyssee gibt Helena »Mittel« in den Wein, durch die Angst und Krankheit vertrieben werden. Gute Beschreibungen von Herz und großen Gefäßen finden sich neben differenzierten Befunddarstellungen von Verletzungen. Das Messer wird als einziges chirurgisches Instrument direkt erwähnt *(Körner).*

Die Definition der Seele durch *Sokrates,* der Seele und Körper voneinander trennt, hebt das religiöse Tabu des toten menschlichen Körpers vorübergehend wieder auf. Dementsprechend konnten die bekannten Medizinschulen (z. B. Empiriker, Methodiker) weit bessere makroskopische Kenntnisse über die menschliche Anatomie erwerben,

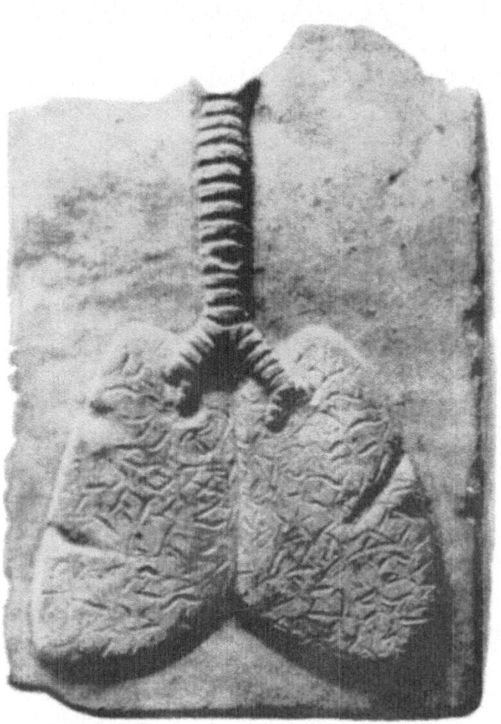

Bild 2.1 Lunge und Luftröhre. Griechische Weihgabe (Terrakotta) aus der Sammlung von Prof. *Meyer-Steineg*

durch Sektionen und Vivisektionen an verurteilten rechtlosen Verbrechern und Tieren (Bild 2.1).

Erasistratos (300–240 v. u. Z.) äußerte sich z. B. über die Epiglottisfunktion beim Schluckakt und beschrieb das Herz und die großen Gefäße sehr genau, während *Herophilis* (310–250 v. u. Z.) recht differenziert die makroskopische Anatomie des Gehirns und der Nerven (motorisch-sensibel) sowie des Auges darstellte. Wir können die physiologischen und pathophysiologisch richtigen Schlußfolgerungen aus diesem grobanatomischen Wissen im mechanistisch-atomistischen Vokabular der Pneumalehre und der Säftetheorie der Erkrankungen wiedererkennen. Es verwundert heute besonders, daß trotz Fehlens mikroskopischer und biochemischer Beobachtungstechniken die wesentlichen vitalen Grundfunktionen (Atmung, Stoffwechsel, Kreislauf, Denkfunktion) und ihre krankhaften Störungen den richtigen Organen zugeordnet wurden. Sogar die Gewebeanatomie mit ihrer Dreifachversorgung durch Arterie, Vene und Nerv wurde von *Erasistratos* bereits beschrieben und liegt der Lehre vom Puls von *Herophilis* zugrunde.

Auf *Asclepiades* (124–56 v. u. Z.), den Gründer der römischen »methodischen Schule«, geht die pathophysiologische Hypothese der porösen Durchlässigkeit der Gewebe gegenüber den humoral zirkulierenden Atomen und ihre Störung als eigentliche Krankheitsursache zurück. Unsere modernen Erkenntnisse über Permeabilitätsstörungen hatten hier bereits einen überraschenden Vorläufer. Auch die Beschreibung des Verlaufs spezieller Krankheitsbilder mit Hilfe der Stadieneinteilung, die Erfassung von Symptomkomplexen, die der gesamte Organismus bietet, wird bereits geübt. Der Ausbau der hippokratischen Säftelehre mit ihren Doppelqualitäten läßt die richtige Beobachtung vegetativer Steuermechanismen im Stoffwechsel erkennen. Solche theoretischen Grundlagen wurden fast ausschließlich spekulativ auf der Grundlage scharfer Beobachtung und logischer Anwendung des Analogiedenkens unter Ausschluß des beweisenden Experiments erarbeitet. Allerdings standen vielfältige, völlig abseitige »Theorien« als Grundlage ärztlicher Tätigkeit gleichzeitig und ebenfalls unbewiesen in der antiken Medizinlandschaft.

Wenn wir nach technischen und praktisch-operativen Leistungen dieser Epoche suchen, die einen Hinweis geben, ob merkbare Fortschritte auch bei der Befriedigung des Endoskopiebedürfnisses erkennbar sind, so verdienen eine ganze Reihe überlieferter Tatsachen Beachtung. Die bereits den Sammlern der Urgesellschaft bekannten Drogen Hanf, Bilsenkraut, Mandragora, Opium u. a. wurden in verschiedenen Zubereitungen für anästhesiologische Zwecke, z. B. in Form sog. Schlafschwämme (*Sigerist,* 800 v. u. Z., aber auch *Debucca,* 1200) über zweitausend Jahre praktisch unverändert benutzt.

Nach *Killian* finden sich in den Schriften

des *Hippokrates* (460–ca. 370 v. u. Z.) Beschreibungen vom Aussehen der Mundhöhle in gesundem und krankem Zustand. Er empfiehlt zur Bekämpfung der Atemnot bei

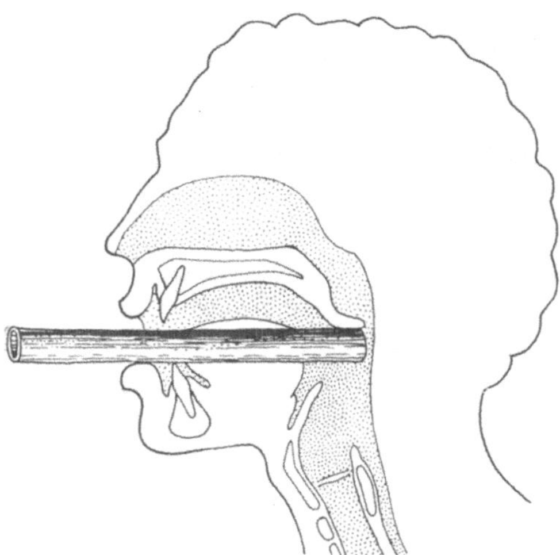

Bild 2.2 Intubation des Rachens mit einer Hirtenflöte nach *Hippokrates*

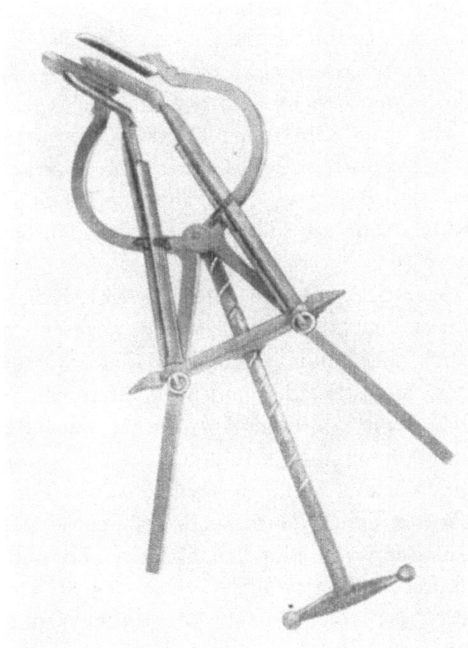

Bild 2.3 Katopter der alten Griechen (Nachbildung) aus der Sammlung des Karl-Sudhoff-Instituts Leipzig

obstruierender Angina (Diphtherie?) die pharyngeale Rachenintubation mit einer geraden Hirtenflöte *(Sercer)* (Bild 2.2). Die Ärzte dieser Zeit benutzten Vaginal- und Mastdarmspekula (Katopter) (Bild 2.3) so selbstverständlich, daß daraus die schon wesentlich frühere Anwendung derartiger Instrumente zu endoskopischen Untersuchungen geschlußfolgert werden darf *(Koelsch).*

Die Gefäßunterbindung war bekannt und ermöglichte größere Operationen, wie z. B. den Blasensteinschnitt. Die operative Dislozierung der getrübten Linse als Starstich wurde bereits ausgeführt. *Asclepiades,* der zur Zeit *Cäsars* lebte, empfiehlt mehr als tausend Jahre nach der ersten überlieferten Information über die Tracheotomie diesen Eingriff bei Luftnot *(Sercer).* Ob in der Zwischenzeit dieser lebensrettende Noteingriff in Vergessenheit geriet, ob er erfolgreich ausgeführt wurde oder ob sich hier nur die Lückenhaftigkeit unserer Informationen verdeutlicht, ist schwer zu beurteilen. Darüber hinaus wird *Asclepiades* auch die Erfindung eines S-förmigen Urethralkatheters sowie eines Ringmessers zur Embryotomie zugeschrieben. Ein kompliziert gebautes Vaginalspekulum, gefunden in den Ruinen des 79 u. Z. untergegangenen Pompeji, demonstriert uns den hochentwickelten Stand der Metallverarbeitung auch zu medizintechnischen Zwecken.

Auch im babylonischen Talmud werden, ähnlich wie in der indischen Medizin um die Zeitenwende, Vaginalspekula erwähnt, die bereits röhrenförmig gebaut waren und zur Mastdarm- oder Ohruntersuchung herangezogen wurden *(Aumiller).* Bei der unzureichenden Beleuchtungsmöglichkeit waren sie jedoch den Spreizspekula unterlegen. Die Bedeutung des Terminus »spekulum« ist umstritten. Das Wort vom lateinischen »speculare« abzuleiten, was soviel wie spähen, auskundschaften, in Augenschein nehmen bedeutet, ist ebenso sinnvoll wie die uns heute so geläufige Übersetzung »Spiegel«. Diese erhält freilich erst durch Einbeziehung des Beleuchtungsproblems ihren

Sinn. Für die öffnungsnahen Körperhöhlen genügte das natürliche Tages- bzw. Sonnenlicht. Im richtigen Winkel vor die eröffnete Körperhöhle gehaltene, hochglanzpolierte Metallspiegel erleichtern zweifellos den achsengerechten Lichteinfall in die zu untersuchende Höhle. Ob auch das von *Archimedes* (ca. 300 v. u. Z.) bereits als Kriegswaffe zur Inbrandsetzung römischer Kriegsschiffe angewendete Prinzip des Konkavspiegels (aus vielen glänzenden Schilden gebildet) für die Körperhöhlenbeleuchtung angewendet wurde, wissen wir nicht, können es aber auch nicht ausschließen. Systematische historische Grundlagenforschungen zum Gegenstand »Endoskopieinstrumente« stehen noch aus und erfordern eine weitreichende Durchsicht der in Museen verstreut aufbewahrten antiken Werkzeuge und ähnlichen Relikte.

Galen (129–199) faßte in seinen umfangreichen Schriften die vielfältigen Lehrmeinungen der antiken Medizin zu einem mehr theoretisch abgewogenen als praktisch nützlichen, umfassenden medizinischen Lehrgebäude zusammen, das für eineinhalb Jahrtausende die medizinische Entwicklung maßgeblich im Sinne dogmatisch-scholastischer Anwendung beeinflußte. Bei ihm finden sich infolge des Fehlens experimenteller Absicherung und objektbezogener anatomischer und pathologischer Studien auch grundlegend fehlerhafte Vorstellungen. So war nicht bekannt, daß das Bluttransportsystem als Kreislaufsystem arbeitet. Die Pulswelle wird als aktive Kontraktionsleistung des Gefäßrohres fehlgedeutet und in der prognostischen Bewertbarkeit weit überschätzt. Das Schnupfensekret wird fälschlich als Gehirnwasser angesehen, und in anatomischen Zeichnungen endet der Hörnerv direkt hinter dem Trommelfell.

Der im Mittelalter vorherrschende Feudalismus brachte hinsichtlich Qualität und Dauer auf der Grundlage ökonomischer Voraussetzungen regional sehr unterschiedliche Entwicklungsformen und -niveaus hervor, z. B. im großen absolutistischen Frankreich, im vielgeteilten feudalen Deutschland, im byzantinischen Weltreich oder in den arabischen Khalifaten.

Der geistig-kulturelle Überbau wurde geprägt durch die als Scholastik bezeichnete mittelalterliche, christlich-europäische Ideologie. Ihre Vertreter versuchten unter Ausschluß des Experimentes, durch spekulative abstrakte Begriffsoperationen die von der Heiligen Schrift abgeleiteten christlichen Dogmen mit den antiken Lehren des *Aristoteles* in Übereinstimmung zu bringen.

In der Auseinandersetzung mit aufkommenden Naturwissenschaften entwarfen *Magnus* (1193–1280) und *von Aquino* (1225–1274) umfassende geozentrale bzw. theozentrale Bilder der mittelalterlichen Welt auf aristotelischer Grundlage. *Alhazen* (965–1039) und *Avicenna* (980–1037) waren die führenden »Scholastiker« des Islam, die auch in medizinischer Hinsicht beträchtlich Einfluß gewinnen konnten.

Die Heilkunde, insbesondere durch Hof- und Leibärzte nach römischen Vorbild repräsentiert, blieb im antiken Lehrgebäude des *Galen* weitgehend erstarrt. Die seinerzeit führende arabische Medizin trug durch *Avicennas* Weiterentwicklung der pharyngealen zur laryngealen Intubation mittels gebogener Gold- und Silbertuben (Bild 2.4) auf dem uns interessierenden Gebiet bei (*Sercer*), während *Avenzoar* (1162) ähnliche Tuben als Schlundrohr für die künstliche Ernährung empfahl.

Träger der praktisch chirurgischen Medizin waren im allgemeinen wenig angesehene, durch die Lande ziehende Bader, Starstecher, Steinschneider und Wundärzte, die – ebenso wie zahlreiche Kurpfuscher – ihre Patienten im einfachen Volk auf Märkten suchten. Zu den wenigen medizinischen Fortschritten dieses Jahrtausends rechnen wir die Gründung von Krankenanstalten und poliklinischen Einrichtungen unter der Schirmherrschaft von Klostern christlicher Orden mit besonders karitativer Haltung. Diese Gründungen standen unter dem Zwang der grassierenden Seuchen, die infolge der weit unter dem Niveau der antiken Städte lie-

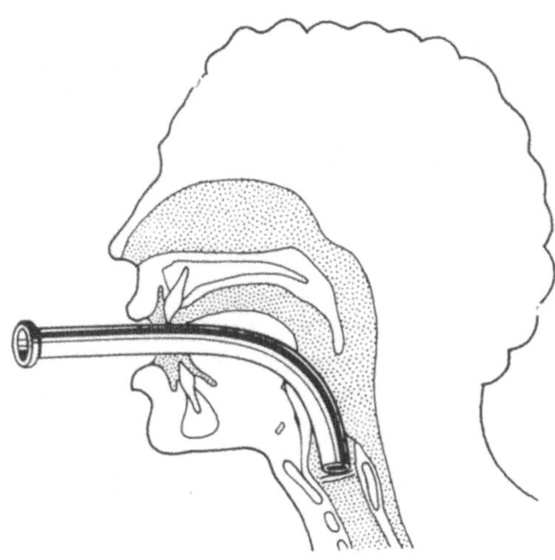

Bild 2.4 Intubation des Kehlkopfes mit gebogenem Silberrohr nach *Avicenna* (ca. 1000)

genden katastrophalen hygienischen Mißstände in den engen mittelalterlichen Städten auftraten. Nur zögernd wurden auch wegen dieser Epidemien zur Erforschung ihrer Ursachen 1286 die Leichensektionen endgültig freigegeben und damit auf anatomischen Gebiet eine entscheidende Voraussetzung zur Renaissance medizinisch-naturwissenschaftlicher Forschung geschaffen. *Kopernikus* (1473–1543) und Galileo (1564 bis 1642) haben das bereits den Pytagoräern bekannte und durch *von Samos* (310–230 v. u. Z.) gelehrte heliozentrische Weltbild der Vergessenheit und Diskriminierung endgültig entrissen *(Becker)*. Die Erfindung der beweglichen Metallettern durch *Gutenberg* (1399–1468) sowie die Entwicklung der deutschen Sprache durch Luthers Bibelübersetzung revolutionierten den Informationsaustausch. Buchdruck und Verlagswesen ließen die Bedeutung von Kirche und Kloster als einzige Träger von Kultur und Wissenschaft immer mehr zurücktreten.

Die Benutzung der Landessprache anstelle des Lateins ermöglichte eine engere Zusammenarbeit mit dem Handwerk und begründete den technischen Fortschritt, z. B. der Feinmechanik und der Optik. Dieser kam sowohl den experimentierenden, messend vergleichenden, objekt- und substratbezogenen Naturwissenschaftszweigen Anatomie, Physiologie, Chemie, Pharmazie und später vielen speziellen Anwendungsbereichen, z. B. der Anästhesie zugute. Die bis dahin lückenhaften Voraussetzungen, die einem erfolgreichen endoskopischen Vordringen in den menschlichen Körper im Wege standen, schlossen sich im Verlauf von Jahrhunderten.

Die bereits von *Archimedes* (230 v. u. Z.) bekannte und als Konkavspiegel praktisch als Kriegswaffe benutzte Lichtbrechung an optischen Oberflächen wurde 1282 erstmals in Form geschliffener Brillengläser in Italien zu medizinischen Zwecken genutzt. Der holländische Brillenschleifer *Janssen* entwickelte durch Kombination zweier Linsen 1590 das Mikroskop. Mit diesem Forschungsinstrument erhielt die von den Anatomen und Physiologen *Vesal, Faloppio,* und *Eustacchio* bereits im 16. Jahrhundert begonnene Korrektur der bis dahin gültigen antiken Anatomie durch histologische Forschungen neue und noch heute gültige Züge. So entdeckte *Harvey* 1626 den Blutkreislauf und 1661 die Kapillaren. *Malpighi* beschrieb 1660 Alveolen und rote Blutkörperchen, und *Morgagni* (1682 bis 1771) legte in Padua das erste Lehrbuch »Organ-pathologie-physiologie« vor. Das 1611 von *Kepler* entwickelte astronomische Fernrohr wurde von *Galileo* nachgebaut und zur experimentellen Bestätigung des heliozentrischen kopernikanischen Weltbildes und zur Beobachtung und Beschreibung der Jupitermonde herangezogen. Die Entdeckung der Lichtbeugung durch den Jesuitenpater *Grimaldi* (1650), der auch die Wellentheorie des Lichtes begründete, sowie die Untersuchungen *Newtons* (1672) über die optischen Gesetze der Beugung, Interferenz und spektralen Zerlegung des Lichtes bildeten wichtige theoretische Grundlagen zur Entwicklung der Optik als physikalischer Wissenschaft. Praktische Fortschritte brachten die ersten achromatischen Crown- und Flintglaslinsen durch *Dolland* (1557).

Auch der Bau von Instrumenten zur Körperhöhlenendoskopie entwickelte sich durch die Fortschritte handwerklicher Fertigungstechnik von feinmechanisch-optischen Geräten weiter.

Die einfachen Lichtquellen wurden wesentlich besser nutzbar gemacht. Um 1600 verstärkte *Aranzi* in Venedig das künstliche Licht einer großen Kerze oder Wachsfackel durch Fokussierung mittels einer wassergefüllten kugelförmigen Flasche und machte sich von der flach durch ein Fensterladenloch ins Zimmer fallenden Morgensonne unabhängig *(Koelsch)*. 1650 wendete der Franzose *Borell* den Konkavspiegel hinter einer Kerze als Lichtkonzentrator zur Nasen- und Munduntersuchung und zur Ausleuchtung von Anus und Vagina an. Der englische Militärarzt *Cleland* stellte 1739 eine bikonkave Glaslinse vor die Kerze, um den Gehörgang besser zu beleuchten. Mit einer innen verspiegelten Diebeslaterne, deren Öffnung mit einer Konvexlinse versehen war, die die Lichtausbeute steigerte, beleuchtete *Arnaud* ca. 1770 die Vagina ausreichend hell. Für enge und tiefliegende Körperhöhlen waren diese verbesserten Lichtquellen jedoch zu schwach und unhandlich.

Der Frankfurter praktische Arzt und Geburtshelfer *Bozzini* konstruierte 1807 ein technisch einwandfrei durchdachtes Endoskop. Lichtquelle, Hohlspiegel, röhrenförmiger Lichtleiter und ein 90°-Planspiegel zur Winkelleitung des Lichtes waren in einer relativ handlichen Konstruktion (Bild 2.5) vereint. Seine Nutzanwendung scheiterte letztlich an der zu schwachen Lichtquelle »Kerze«. Dem »speculum urethro-opticum« von *Ségalas, Avery* und *Fisher* lag eine ähnliche Prinziplösung zugrunde. Volle technische Reife erlangte das Konzept, Beleuchtungs- und Sehachse in Kongruenz zu bringen, durch *Desormeaux*, indem er das von *Hoffmann* 1841 gefundene Ringspiegelprinzip verwendete. 1853 wurde sein Urethroskop von der Academie de médicine in Paris preisgekrönt (Bild 2.6). Die Konstruktion liegt im Prinzip unverändert unseren heutigen Beatmungsendoskopen zugrunde und vereint Lichtquelle, Konkavspiegelreflektor, Kondensorlinse, 45°-Ringspiegel mit der Tubuslichtleitung (Bild 2.7). Trotz optischer Lichtverstärkung konnte die Helligkeit des Gasogenlichtes offenbar noch nicht befriedigen. Die sich entwickelnde Hitze erschwerte die Handhabung der heißen Lampe am Endoskoptubus. Das änderte sich auch nicht durch den Einsatz von Leuchtgas. Die starke Hitzeentwicklung erlaubt keine längere direkte Kopplung mit dem Endoskop.

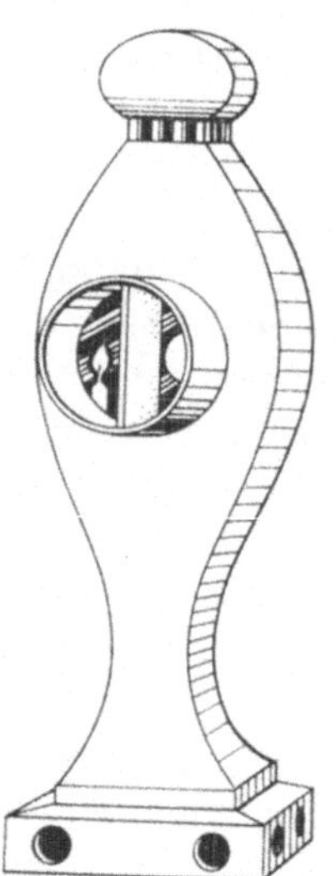

Bild 2.5 Beleuchtungsapparat des Gynäkologen *Bozzini* (1807)

Dementsprechend blieben die bereits in der antiken Medizin benutzten mehrblättrigen Spekula in organentsprechenden Modifikationen vielfältig im Einsatz. Mit beträchtlichen Hebelkräften wurden die Körperöffnungen so weit wie möglich und sicher nicht schmerzarm aufgespreizt, um Licht und Sicht einzulassen. Während der Arzt *von Villanova* (1235–1312) die Untersuchung der Nase auf primitive Art durch Spreizung der Nasenflügel mit einem gegabelten, zusammengebogenen Zweig empfahl, wurde dieses bereits in der Antike angewandte Untersuchungsprinzip noch im 16. Jahrhundert für Anal- und Vaginaluntersuchung beibehalten. Durch *Franco* wurden 1550 besonders schlanke zweiblättrige Spekula zur Besichtigung der weiblichen Urethra und zur Stein-

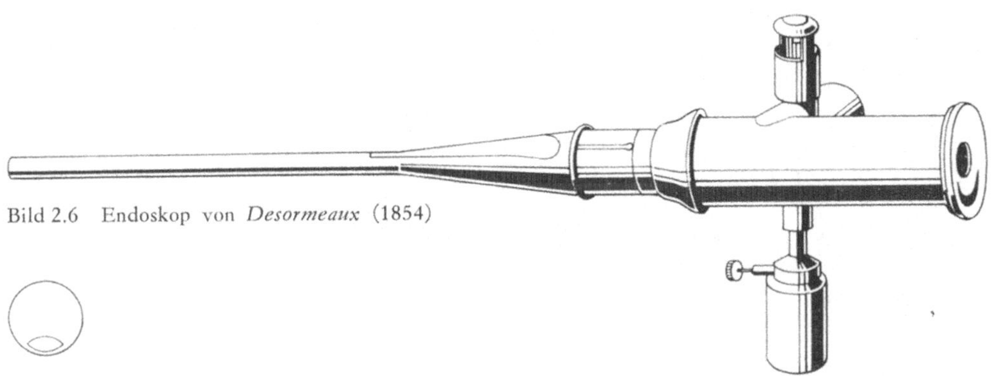

Bild 2.6 Endoskop von *Desormeaux* (1854)

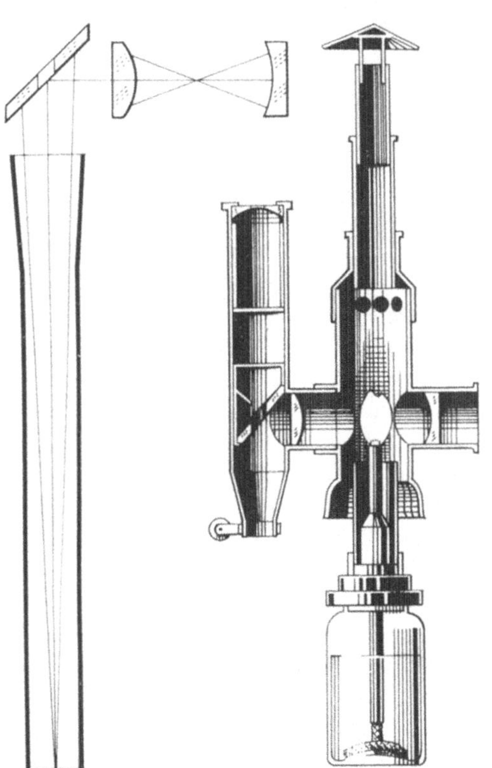

Bild 2.7 Endoskop von *Desormeaux*. Prinzipskizze der Lichtleitung und konstruktiver Aufbau der Gasogenlampe

extraktion konstruiert. Das Glossokatochon der byzantinischen Ärzte stellt eine besondere Variante zur Mund-Rachen-Untersuchung dar. Der Chirurg *Hildanus* wendete 1646 zangenartige Ohrspekula zur Entfernung von Gehörgangsfremdkörpern an. Diese historischen Vorbilder gaben dem Ungarn *Markusovsky* 1860 die Anregung für seine noch heute im wesentlichen erhalten gebliebene Formgebung von Nasenspekula zur Rhinoskopia anterior. Auf *Markusovskys* Verdienst wies *Ladja* nachdrücklich hin. Auch die überlange Branchengestaltung des Spekulums durch *Killian* zur Rhinoskopia media ist eine unmittelbare Fortsetzung dieses prinzipiellen Lösungsweges endoskopischer Aufgabenstellung.

Eine wesentliche Sichtverbesserung und Erweiterung der Untersuchungsgrenzen konnte sich auf der Grundlage des von *Hoffmann* 1841 zur Gehörgangsuntersuchung empfohlenen zentral perforierten Konkavspiegels entwickeln, besonders durch die Lichtkonzentration im Brennpunkt für Körperhöhlen mit engem Zugang. Dabei verhalf ihm sein Rasierspiegel mit defektem Belag zu der weittragenden Entdeckung, wie Beleuchtungsachse und Sehachse zur Deckung gebracht werden können. 1851 hat *von Helmholtz* den perforierten Hohlspiegel zur Augenhintergrundsuntersuchung empfohlen und *Troeltsch* 1855 den Stirnreflektor in der noch heute gebräuchlichen Form als universelle, indirekte Lichtquelle für den HNO-Arzt vorgeschlagen. Mit diesem augennahen Lichtkonzentrator wurden die von *Semm* (1827), *Babington* (1829), *Baumés* (1838), *Warden* (1844) an Patienten nur beschränkt erfolgreichen Versuche, mit Hilfe von gestielten Prismen oder Spiegeln (Dentistenspiegel) den Kehlkopf einsehbar zu machen, wieder aufgenommen. Ein Versuch im Jahre 1855, durch den Gesangslehrer *Garcia* an sich

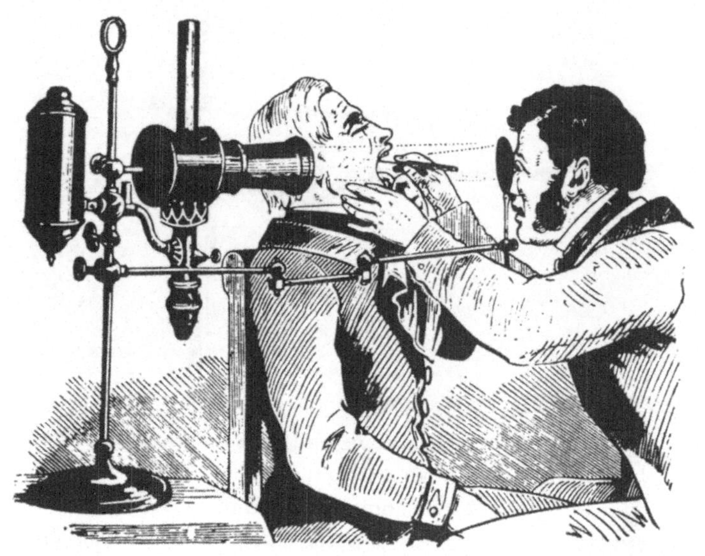

Bild 2.8 Indirekte Laryngoskopie nach *Garcia, Türck, Czermak* (1855–1857) mit dem Dreilinsenpetroleumlichtprojektor von *Tobolds*

selbst ausgeführt, wurde von Erfolg gekrönt. Diese im Prinzip körperöffnungsnahe Beleuchtungs- und Beobachtungsmethode zu einer klinisch außerordentlich bedeutungsvollen indirekt-endoskopischen Untersuchungsmethode ausgebaut zu haben, bleibt Verdienst des Internisten *Türck* (1857) und des Physiologen *Czermak* (1858). Ihr Prioritätsstreit hinderte keineswegs die schnelle Verbreitung dieser bis heute (Bild 2.8) unverändert einfachen und leistungsfähigen Inspektionsmethode. Auch die indirekte Epipharyngoskopie hat *Czermak* 1858 in Modifizierung indirekter Laryngoskopie beschrieben. Bereits 1862 konnte er in Wien die ersten gelungenen Kehlkopf- und Epipharynxfotografien demonstrieren. Das dringende Bedürfnis, die festgestellten Erkrankungen auch zu behandeln, ließen den Chirurgen *von Bruns* zum Begründer der intralaryngealen Chirurgie werden. 1865 publizierte er die ersten 17 Fälle. Unter den Erkrankten befand sich auch sein eigener Bruder sowie ein Onkel *Schleichs*, der, von Beruf Sänger, nach erfolgreicher Polypabtragung ohne Funktionseinbuße wieder gesund wurde. Ebenso erreichte *von Bruns* bei dem Großvater *Einsteins* eine völlige Polypenheilung. Außer einem Tanninspray konnte *von Bruns* kein Anästhetikum benutzen.

Alle Versuche, die Erfolge der indirekten Spiegellaryngoskopie auf die Speiseröhrenuntersuchung zu übertragen, blieben erfolglos. *Voltolini, Lewin, Semelander, Bevan, Waldenburg* gelang es in den 60er Jahren nicht, durch kurze Rohre oder zangenartige und gelenkige Konstruktionen die Speiseröhre genügend aufzusperren, über einen Spiegel indirekt zu beleuchten und so zu inspizieren. Gewisse klinische Bedeutung erlangte jedoch die Hypopharyngoskopie durch Vorziehen des Kehlkopfes als indirekte Methode nach *von Eicken.*

Doch zuvor entwickelte sich aus der Alchemie die wissenschaftliche Chemie. Ihre spätere pharmazeutisch-industrielle Anwendung trug durch die wechselwirksame Beziehung zu pharmakologisch-physiologischen Entdeckungen zur Verbesserung der anästhesiologischen Voraussetzungen und damit zur erfolgreichen Verwirklichung endoskopischer Eingriffe bei.

Paracelsus empfahl 1547 den Äther als »süßes Vitriol« gegen Schmerzen, nachdem *Cordens* ein Jahr zuvor die Äthersynthese gelungen war.

Zwischen 1770 und 1780 wurden von dem Engländer *Priestley* Sauerstoff und Stickoxydul (N_2O) hergestellt und von seinem Landsmann *Davy* (1800) wegen der analgetischen Wirkung bei Operationen empfohlen. Damit konnten die mittelalterlichen Methoden, durch schwere Alkoholräusche oder Heilkräuterdämpfe und unter Nutzung der retrograden Amnesie sowie der haltenden Arme starker Helfer die notwendige Toleranz zur Ausführung geschwinder chirurgischer Eingriffe zu erzwingen, schrittweise aufgegeben werden.

Erst 300 Jahre nach der Äthersynthese gelang der entscheidende Entwicklungssprung zu unserer heutigen modernen Narkose durch *Long* (USA), der in Äthernarkose 1842 einen großen Halstumor entfernen konnte. 1847 schrieb der erste hauptberufliche Anästhesist *Snow* (England) die erste Anästhesiemonographie.

Das 1831 von *Liebig* entdeckte Chloroform blieb lange Zeit Konkurrenzmittel zum Äther, nicht zuletzt wegen der fehlenden Brennbarkeit. Die Explosionsgefahr bei Äther-Sauerstoff-Gemischen blieb bis in die jüngste Vergangenheit ein bedrohliches Problem. Die Maskennarkose nach *Schimmelbusch* (1842) hat über 100 Jahre die Applikationsweise von Inhalationsnarkosemitteln bestimmt und war Voraussetzung für den außerordentlich großen Aufschwung chirurgischer Arbeitsmethoden.

Die erste endotracheale Intubation führte *Vesal* bereits 1542 an Tieren aus, die während der Überdruckbeatmung trotz eröffnetem Thorax dadurch nicht starben. Von *Laroy* ist bekannt, daß er Ende des 18. Jh. die endotracheale Luftinsufflation zur Wiederbelebung Ertrunkener bzw. Erstickter empfahl. Die eigentlichen Intubationsnarkosen begannen 1869 mit *Trendelenburgs* transtracheostomaler Narkosemittelapplikation und der Benutzung gebogener Metalltuben zur transoralen, intratrachealen Applikation durch *Mac Even*. Die dabei verwendeten Tuben blieben seit *Avicenna* im wesentlichen unverändert und sind als Lebensretter (*Schrötter*) und »lifes-safe-tube« (*Mosher*) noch heute gebräuchlich.

Die Monographie über die perorale Intubation, Autor war der Chirurg *Kuhn* (1911), verdeutlicht noch heute, welch große Bedeutung einer exakten, optimalen Dosierung der Narkosemittel unter Beachtung des Totraumes im Narkosesystem zukommt.

Erst der Einsatz der von *Eisenmenger* (1898) angegebenen Gummimanschetten am Trachealkatheter zur Systemabdichtung erlaubten *Magiee* in den USA und *Güdel* in England, die endotracheale Intubationsnarkose im geschlossenen System mit exakter Dosierbarkeit der Narkosemittel in der noch heute optimalen Form durchzuführen.

Die Entwicklung einer Schleimhautanästhesie blieb trotzdem für die sichere Ausführung und Verbreitung endoskopischer Eingriffe in der klinischen Praxis von besonderer Tragweite. Obwohl mittels bekannter Drogenextrakte, z. B. des Mohns (1808 stellte *Sertürner* das Morphium rein her) oder der Atropaalkaloide (Tollkirsche, Bilsenkraut) die psychischen und vegetativen Abwehrreflexe hätten gedämpft werden können und durch Tanninspray eine Art Ermüdungsanästhesie bereits möglich gewesen wäre, verzichtete *von Bruns* bei seinen indirekten laryngoskopischen Eingriffen auf ihre Anwendung. Durch wochenlanges, mühevolles, zeitaufwendiges Training setzt er die Reflex- und Abwehrreaktionen seiner Patienten mit Geduld und psychotherapeutischem Einfühlungsvermögen genügend herab und verstand es offensichtlich auch, im Kehlkopf geschickt und schnell zu arbeiten. Erst 1884 entdeckte *von Koller* die oberflächenbetäubende Kokainwirkung in den Blättern des Kokastrauches, die bereits wegen der berauschenden Wirkung von den Inkas zu zeremoniellen Zwecken benutzt wurden. Moderne Anästhetika (Pantokain 1931 und Falikain 1948) haben die toxischen Rauschmittel abgelöst (weitere Einzelheiten s. Kap. 5.3.2.).

Trotz aller Fortschritte auf anästhesiologischem Gebiet kommt der psychischen Führung auch heute noch eine wichtige Bedeutung bei der Patientenvorbereitung zur Operation und Endoskopie zu.

3.
Naturwissenschaften und Technik – Grundlagen moderner Endoskopie

3.1.
Erste Endoskopkonstruktionen

Obgleich elektrische Beleuchtung und wirksame Anästhesiemittel zunächst noch nicht zur Verfügung standen, wurden bereits im Prinzip noch heute gebräuchliche Endoskopkonstruktionen erdacht und verwirklicht.
Die 1868 von *Kußmaul* mit langen Rohren (Bild 3.1) und der *Desormeaux*schen Lampe versuchte direkte Ösophagogastroskopie rief publizistisch kein Echo hervor. Durch ungenügende Helligkeit und unzureichende Anästhesierungsmöglichkeit mußten diese ersten Versuche, weiter in das Körperinnere vorzustoßen mißlingen bzw. erlangten noch keine klinische Bedeutung. Erst dem Wiener Chirurgen *Stoerck* gelangen seit 1876 mit starrem Ösophagoskoprohr aus der Mundwinkellage und direkter Beleuchtung mittels Stirnreflektor und *Argand*schem Gaslampenlicht regelmäßig Fremdkörperextraktionen aus der Speiseröhre, wie aus einer von *Schlemmer* zitierten persönlichen Mitteilung *Stoercks* (1896) hervorgeht. *Voltolini* beschreibt 1875 die Entfernung einer aspirierten Nußschale durch das Tracheostoma im Sinne einer unteren direkten Tracheoskopie (Bild 3.2 und 3.3).
Die erste publizierte ösophagoskopische

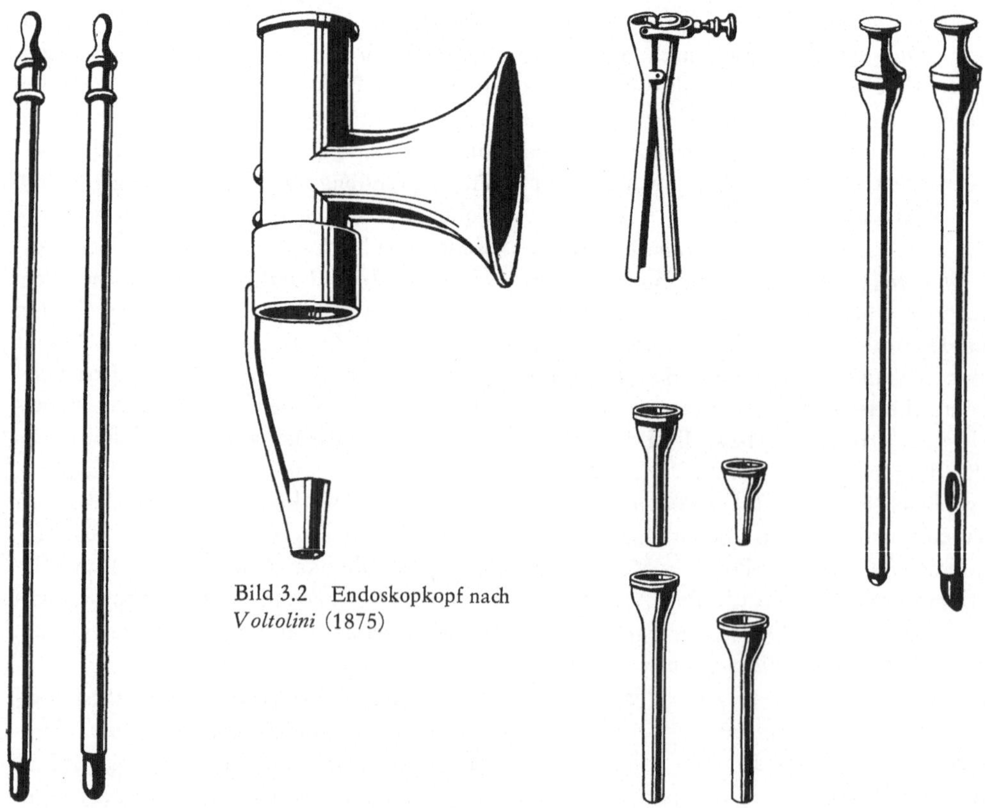

Bild 3.2 Endoskopkopf nach *Voltolini* (1875)

Bild 3.1 Ösophagoskoprohre nach *Kußmaul* (1866)

Bild 3.3 Trachealtuben nach *Pieniazek*

Fremdkörperentfernung aus der Speiseröhre stammt von *von Mikulicz* (1881). Sie leitete damit das Ende der Ära des blinden sondierenden Herabstoßens oder Herausziehens von Fremdkörpern ein.

Mit der Erfindung der elektrischen Beleuchtung gelang es schließlich, die letzte Voraussetzung für eine erfolgreiche endoskopische Untersuchung nicht nur öffnungsnaher, weiter Körperhöhlen, sondern auch tieferer und enger Höhlen zu erfüllen.

Die schrittweise Erforschung der bereits den alten Griechen um 600 v. u. Z. bekannten Reibungselektrizität des Bernsteins (= Elektron) nimmt im 17. Jh. ihren Anfang. Der Magdeburger Physiker *von Guericke* beobachtete 1663 die elektrische Feldkraft. Durch die bekannten Froschschenkelversuche des italienischen Arztes *Galvani* (1780) wurde die strömende Elektrizität entdeckt, und durch die Arbeiten des russischen Physikers *Petrow* wurde die Elektrizität erstmals zur Erzeugung eines elektrischen Lichtbogens angewendet. Durch die Bestimmung der grundlegenden physikalischen Größen und Gesetzmäßigkeiten, denen die Physiker *Volta, Ampere, Ohm, Faraday* und *Joule* die Namen gaben, konnten bis 1840 die wesentlichen praktischen Anwendungsbereiche abgesteckt werden. Die erste elektrische Glühlampe stellte 1854 der deutsche Optiker *Göbel* her, während *Edison* 1879 durch Einführung von Schraubfassung und Kohlenfadenwendel die Entwicklung vorantrieb.

Zahlreiche technische Verbesserungen der Lichtquellen und des Lichttransportes folgten nach.

3.2. Endoskopie mit elektrischer Beleuchtung

Seit 1876 experimentierte *Nitze* in Dresden-Friedrichstadt an Leichen mit einem dreilinsigen, 7 mm starken Zytoskop (Bild 3.4), das von der ersten distalen, intravesikal wassergekühlten Platindrahtlampe (Bild 3.5) beleuchtet wurde. 1879 gelang es *Nitze* in Wien, dieses Instrument am lebenden Menschen einzusetzen und zu demonstrieren. Dabei kam ihm die Zusammenarbeit mit den Instrumentemachern *Deicke* in Dresden und *Leiter* in Wien außerordentlich zugute. Damit war die Entwicklungslinie der Optikendoskope begründet. Das im Bereich der wassergefüllten Blase unerhebliche Kühlungsproblem von distalen Lampen gestattete es *Nitze* bereits 1900, den ersten endofotographischen Atlas zu veröffentlichen.

Die zur gleichen Zeit durch *von Mikulicz* angestellten Versuche, wassergekühlte distale Platinlampen auch bei der Ösophagoskopie zu nutzen, erwiesen sich als ungünstiger als die durch die berühmten Wiener Instrumentebauer *Leiter* und *Caspar* inzwischen entwickelten und handelsüblichen Universallichtquellen (Bild 3.6). In Form ihrer Panelektroskope (Bild 3.7) konnte das proximale Beleuchtungssystem (über einen schrägstehenden Ringspiegel oder ein Prisma) für die verschiedenen Endoskoptuben zur Ausleuchtung beliebiger Höhlen vielseitig und rationell genutzt werden.

Technisch variiert und perfektioniert begeg-

Bild 3.5 Platindrahtlampe nach *Nitze*

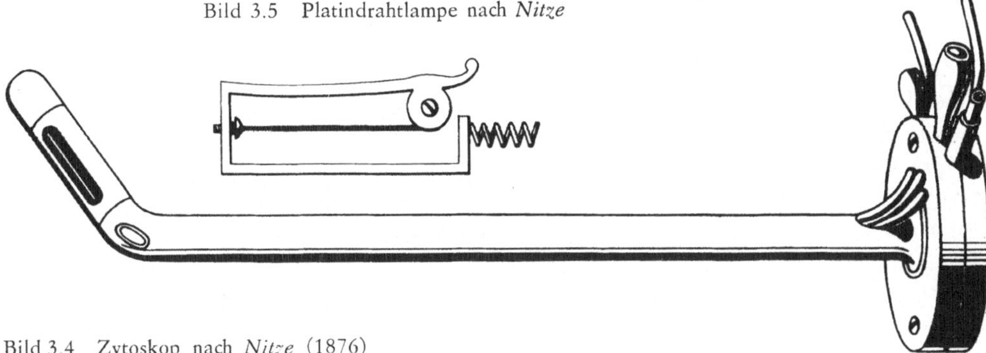

Bild 3.4 Zytoskop nach *Nitze* (1876)

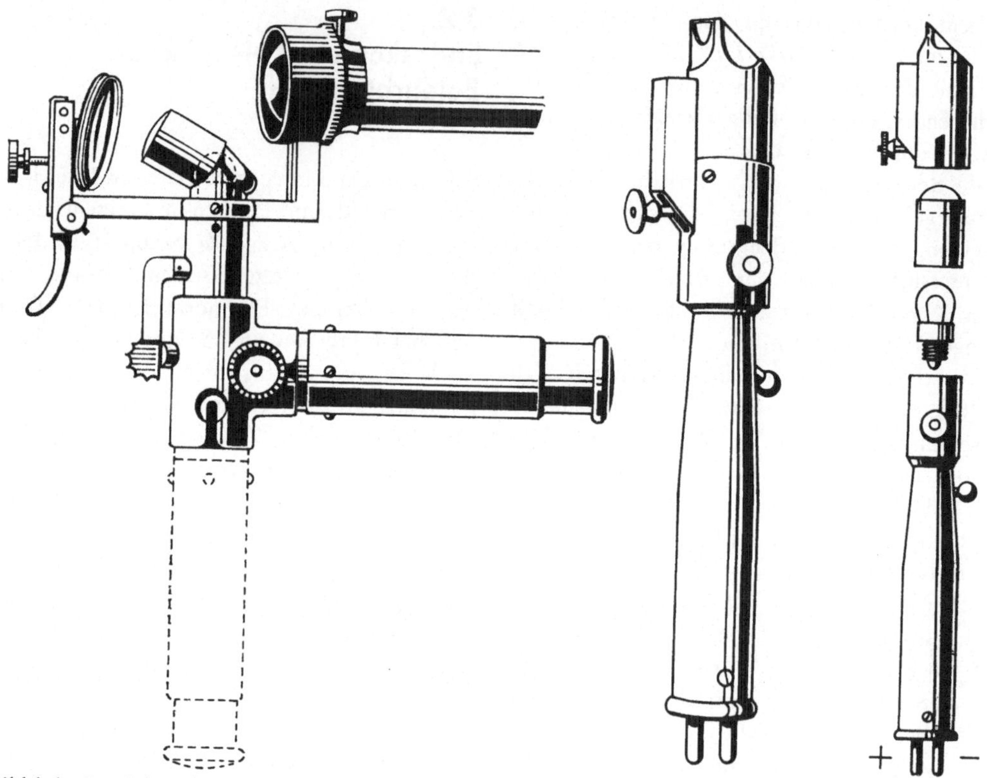

Bild 3.6 Panelektroskop nach *Leiter* und *Kahler* (ca. 1882)

Bild 3.7 Panelektroskop nach *Caspar*

nen wir diesen Systemen bei allen folgenden Endoskopgenerationen mit proximaler Beleuchtung wieder.

Als Schüler von *von Mikulicz* bauten ab 1882 in der *Billroth*schen Klinik *von Hacker* und *Stoerck* die ösophagoskopische Technik (Bild 3.8) und Methode mit großer Aktivität aus. *Jelinek* gebührt das Verdienst, die 1884 von *Koller* inaugurierte Kokainoberflächenanästhesie zur Betäubung des Mundrachens eingeführt zu haben. Die zuvor häufig eingesetzte Vollnarkose wurde so in den Hintergrund gedrängt. Bei diesem Vorgehen wurden zunächst mehr zufällig Einblicke in Kehlkopf und Luftröhre gewonnen. Von *Rosenheim* aufmerksam gemacht, erkannte *Kirstein* 1895 die große Bedeutung für die Laryngologie und führte mit einem zweiten Ösophagoskop parallel zu dem in der Speiseröhre liegenden ersten Endoskop die erste »Autoskopie« durch und konnte bis tief in die Trachea blicken.

Vom kurzen Vollrohrlaryngoskop ging er, der Schleimhautanästhesie entsprechend, zur Spatellaryngoskopie über, wohl um dadurch die Spontanatmung weniger zu behindern (Bild 3.9). Die großräumige Entfaltung des Pharynx hat auch heute noch ihre hohe Bedeutung für die Katheterintubation der Anästhesiologen, die Spatelmodifikationen von *Negus* und *Macintosh* bevorzugen. *Killian* wendete das Instrumentarium und die Methode *Kirsteins* an und entwickelte sie weiter. Auf das Vollrohrendoskop zurückgreifend (Bild 3.10), gelang ihm erstmals, mittels *translaryngealer* Bronchoskopie (Bild 3.11) einen Knochen aus dem rechten Hauptbronchus zu entfernen. Der Bericht von *Kollofrath* in der »Münchener Medicinischen Wochenschrift« schildert 1897 diesen Geburtsakt moderner Bronchologie überaus plastisch (Bild 3.12).

Brünings verdanken wir die ideenreiche Fortführung der erarbeiteten endoskopischen

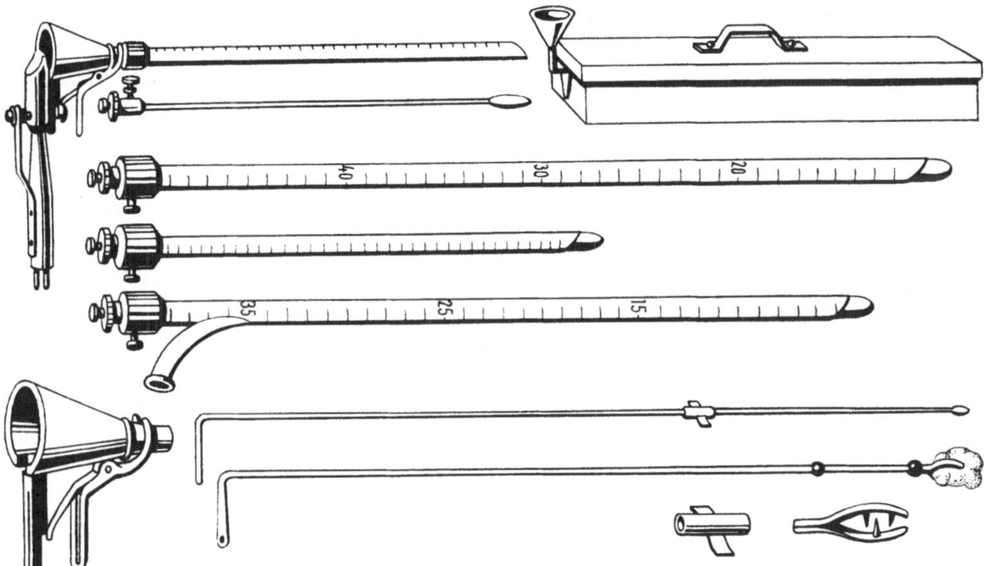

Bild 3.8 Ösophagoskop nach *v. Mikulicz* (1886)

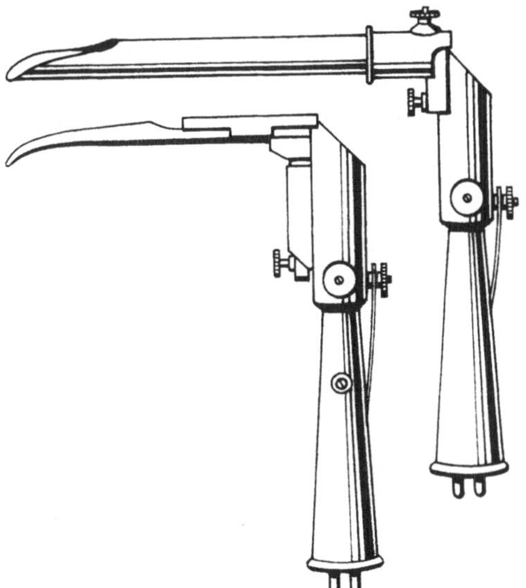

Bild 3.9 Laryngoskope nach *Kirstein* (1894)

Fertigkeiten und Erkenntnisse und ihre technische und methodische Perfektionierung. Mit der Gegendruckendoskopie (1909) gelang in den meisten Fällen auch die Darstellung der vorderen Kehlkopfabschnitte in Schleimhautanästhesie (Bild 3.13). Die *von Eicken*sche Idee, zunächst mit einem kurzen, weiten Vollrohrlaryngoskop die Glottis einzustellen und die schmalen Bronchoskoprohre nachträglich einzuführen, wurde mit den uhrfederfixierten Einschubrohren (Bild 3.14) aus heutiger Sicht zwar mechanisch einwandfrei, jedoch mit beträchtlichem Nutzquerschnittsverlust und erheblichen Reinigungsschwierigkeiten gelöst. Dieses Prinzip gestattete, nun auch die Speiseröhre unter Sicht zu intubieren und nicht wie anfangs blind mit Bougie oder Mandrin einzugehen. *Brünings* Spezialelektroskop, gleichfalls im Griff untergebracht, wurde durch einen Fernrohrlupenaufsatz mit dreifacher Vergrößerung ergänzt. Die Inspektion und die vielfältigen Manipulationen, Inzisionen, Exzisionen usw. mit entsprechenden Instrumenten wurden dadurch visuell optimal kontrollierbar. Absaugpumpe und Untersuchungsstuhl – die sitzende Haltung wurde bei der Schleimhautanästhesie bevorzugt – vervollständigten die technische Ausrüstung. Zur Anästhesierung wurde 10- bis 30%iges Kokain mit Adrenalin 1/1.000, ggf. in Kombination mit Morphin, Kodein oder Pantopon, und bei Hypersekretion das bereits bekannte Atropin [1 mg] eine halbe Stunde vor der Anästhesie angewendet. *Brünings* riet dringend zur Bereitstellung von Sauerstoff und sofortiger Tracheotomiemöglichkeit. Zur Sofortbehandlung eines reflektorischen Atemstillstandes empfahl er die Mund-zu-Mund-Beatmung! Für Kinder allerdings bevorzugte er die Chloroformnarkose.

Zur bimanuellen Arbeit im Kehlkopf und zur besseren Darstellung der vorderen Abschnitte entwickelte bereits *Killian* (1912) die Laryngoskopie am hängenden Kopf (Bild 3.15), *Hasslinger* die Spreizlaryngoskopie (Bild 3.16)) und *Seiffert* (1922) die Stützautoskopie (Bild 3.17). Letztere findet in *Kleinsassers* Mikrolaryngoskopie (1964) unter Einbeziehung der Intubationsnarkose und des Operationsmikroskops breite klinische Anwendung.

Nach *Lindt* und *Katzenstein* und vor *Yankauer* modifizierte *von Gyergyai* 1910 Prinzip und Instrumentarium der *Kirstein*schen direkten Laryngoskopie (Bild 3.18) und machte durch Vorziehen des weichen Gaumens und extreme Kopfdeflektion auch den Nasenrachenraum dem direkten Einblick weit nach vorn bis in den Choanalbereich zugänglich.

Die Versuche, mit den ersten, von *Nitze* entwickelten schlanken Zystoskopoptiken durch engste Zugänge auch andere Höhlensysteme zu untersuchen, gehen auf den Anfang un-

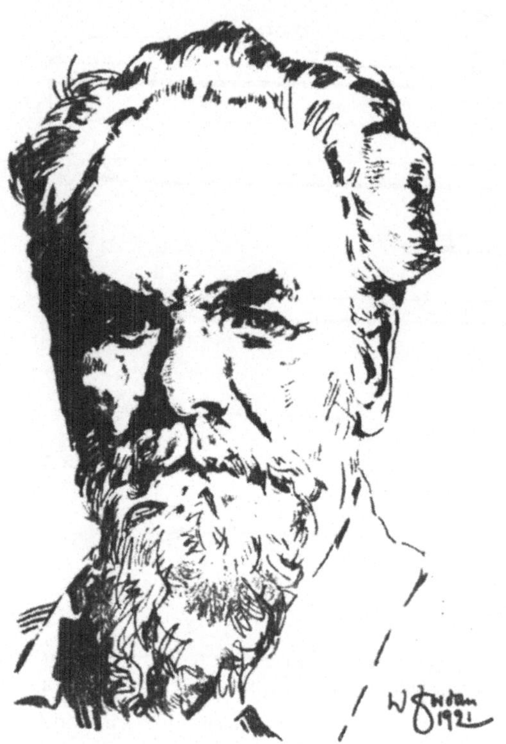

Bild 3.10 *Gustav Killian*

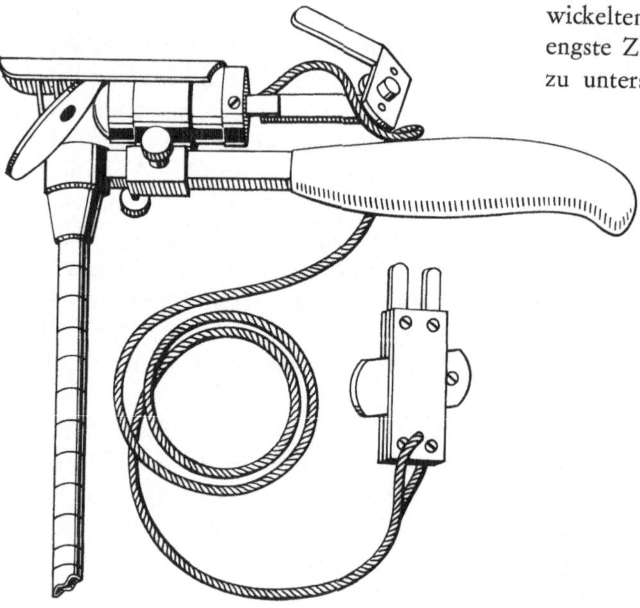

Bild 3.11 Bronchoskop mit proximaler Beleuchtung nach *Killian*

▶

Bild 3.12 Bericht von *Kollofrath* über *Killians* translaryngeale Fremdkörperentfernung aus dem Bronchus (Faksimileausschnitt)

MÜNCHENER MEDICINISCHE WOCHENSCHRIFT.

21. September 1897.

Bei den vorhergegangenen Versuchen hatte sich bereits gezeigt, dass der Patient den längsten, die Epiglottis mitfassenden Kirstein'schen Spatel sehr gut ertrug. Könnte man diesen Spatel noch verlängern, so wäre es vielleicht möglich, die obere Biegung der Luftröhre auszugleichen. Nun ist es ja bekannt, dass Kirstein anfänglich statt der Spatel Röhren benutzte, die eigentlich zur Besichtigung der Speiseröhre bestimmt waren. Zufällig war ein derartiges Mikulicz-Rosenheim'sches Oesophagoskop von 25 cm Länge in unserem Instrumentarium vorhanden. Dasselbe wurde an dem Elektroskop befestigt und in die Luftröhre eingeschoben. Damit waren die oben angedeuteten Schwierigkeiten gehoben und es gelang auf diese Weise, vor Allem auch mit der linken Hand, den Fremdkörper einzustellen, wiewohl Prof. Killian sich auf die Handhabung des Kirstein'schen Laryngoskops mit der linken Hand noch nicht besonders eingeübt hatte. Patient erklärte, dass die Röhre zwar etwas schmerzhaft, aber zu ertragen sei.

Nach ausgiebiger Cocaïnisirung (20 proc. Lösung) von Epiglottis, Larynx und Trachea wird zunächst die Röhre möglichst tief eingeführt und der Fremdkörper eingestellt. Dann wurde die Pincette eingeschoben und vorsichtig dem Fremdkörper genähert. In der engen Röhre — 8 mm lichter Durchmesser — wurde durch die Pincette das ohnehin kleine Gesichtsfeld noch mehr beschränkt und verdunkelt. Es war daher schwierig, etwas zu sehen und besonders schwer, die Entfernung zu taxiren. Trotz vorsichtigem und langsamen Zufassen glitt die Pincette zweimal ab. Beim dritten Versuch wurde ein kleines Blättchen abgebrochen und extrahirt, welches deutliche Knochenstructur zeigte. Weiter scheiterten alle Versuche daran, dass die Branchen an der vorliegenden glatten Fläche nicht fassten. Dabei waren Berührungen der Trachealwand unvermeidlich, welche durch starken Hustenreiz allerlei Reflexbewegungen bei dem sonst gut haltenden Kranken auslösten. Bei einer solchen wurde auch die bisher verdeckte vordere Bronchialwand sichtbar und dahinter eine quer verlaufende Kante. Beim nächsten Versuche gelang es, eine Branche unter die Kante zu schieben, den Knochen zu ergreifen und, da er zu dick für die Röhre war, zugleich mit dieser herauszuziehen.

Patient erklärte sofort, dass er sich sehr erleichtert fühle und wie früher athmen könne.

Das Knochenstück war mit Schleim umhüllt und nach Reinigung 17 mm lang, 14 mm breit und 8 mm dick. Die Oberfläche zeigte den rauhen, spongiösen Bau eines gekochten Knochens. Nur die kleine Fläche, die wir immer gesehen hatten, war von glatter, elfenbeinartiger Beschaffenheit.

Die nachträgliche Untersuchung ergab keine Spur von Nebenverletzung. Patient wurde dann, da sich keinerlei Störungen des Allgemeinbefindens zeigten, am 1. April entlassen.

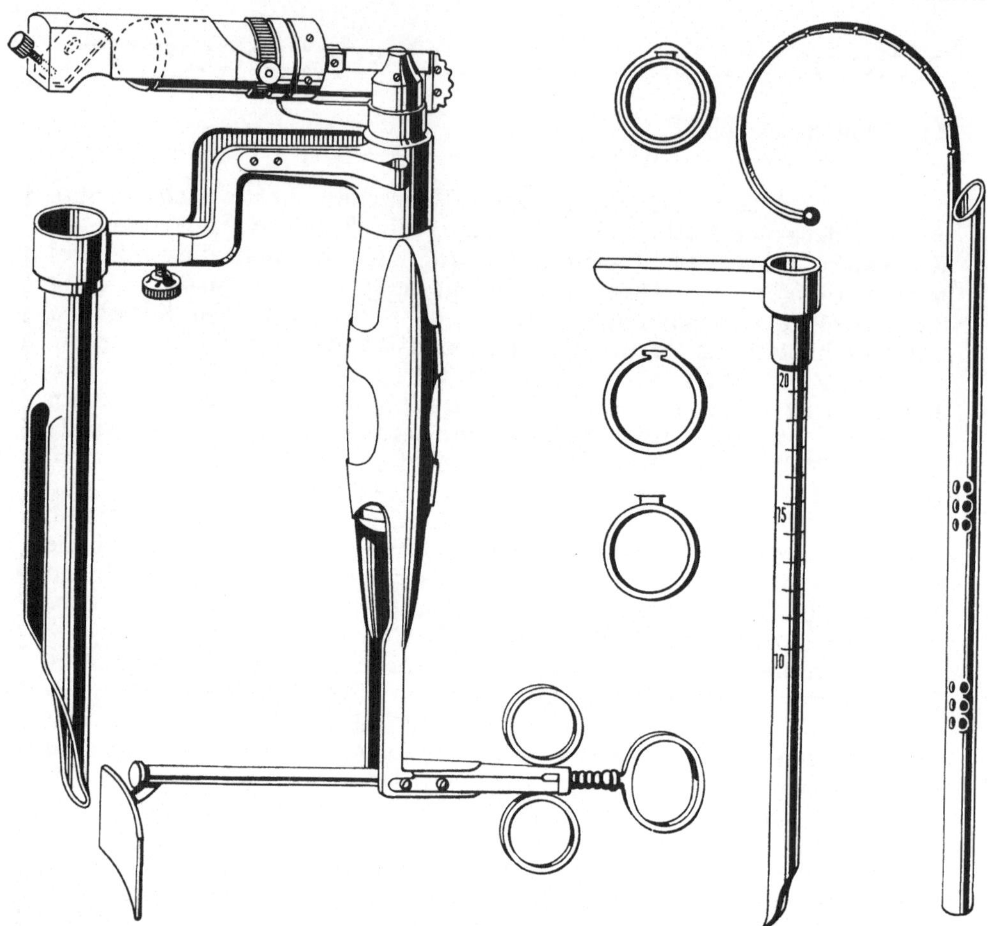

Bild 3.13 Gegendrucklaryngoskop nach *Brünings*

Bild 3.14 Verlängerungstuben zur Bronchoskopie nach *Brünings*

seres Jahrhunderts zurück. *Kelling* entwickelte bis 1900 in Anwendung des Pneumoperitoneums und des *Nitze*schen Zystoskopes die Kolioskopie. *Jakobeus* gab diesem Verfahren den Namen »Laparoskopie« und brachte es zur klinischen Anwendung. 1914 berichtete er über die ersten thorakoskopischen Untersuchungen, die er nach Analyse eines Pneumothorax mit einem Zystoskop ausführte. Durch einen zweiten Eingang durchtrennte er Verwachsungen elektrokaustisch.

Als optimal erwies sich das von *Kalk* 1923 in Zusammenarbeit mit dem Hersteller *Heinemann* entwickelte Instrumentarium, das mit der günstigen 135°-Laparoskopoptik gezielte Punktionen und Gewebsentnahmen aus Gallenblase bzw. Leber gestattete.

Hirschmann und *Valentin* (1903) setzten die Optiken zur Besichtigung der Nasenhaupthöhle ein. Von *Zarniko* 1925 im Handbuch noch als interessante, aber umständliche Spielerei charakterisiert, erhielt die Nasenendoskopie erst durch die Verkleinerung der Optikdurchmesser auf 3 bzw. 4 mm und Verkürzung des Abstandes zwischen Objektiv und Lichtaustritt durch die Glasfaserlichtleitung entscheidend bessere Voraussetzungen.

Messerklinger entwickelte eine besonders atraumatische Untersuchungsmethodik für die einzelnen engen, spaltförmigen Nasengänge der Haupthöhle.

Die Endoskopie der Kieferhöhlen – im angelsächsischen Schrifttum als Highmorosko-

Bild 3.16 Spreizdirektor nach *Haßlinger*

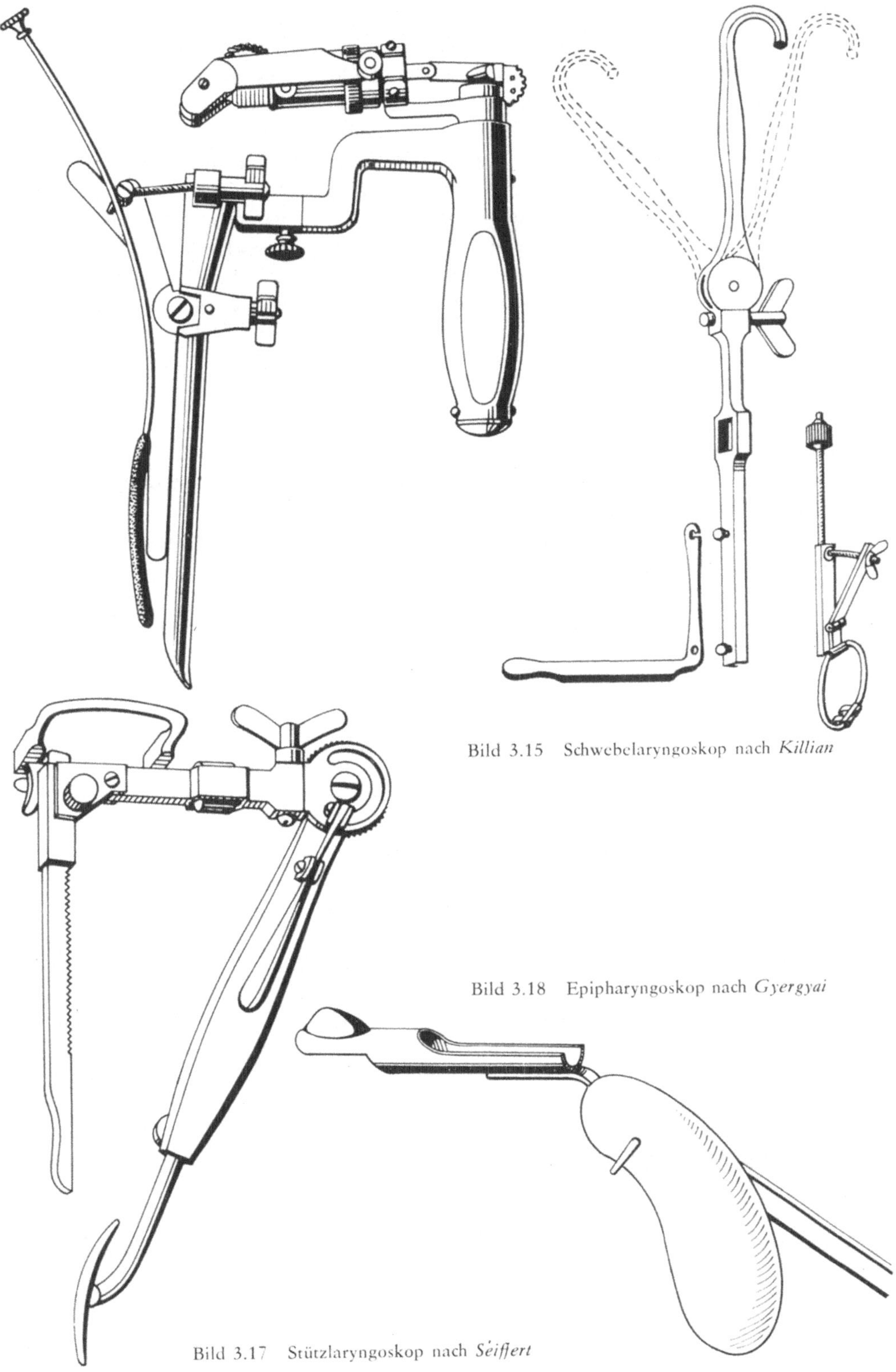

Bild 3.15 Schwebelaryngoskop nach *Killian*

Bild 3.18 Epipharyngoskop nach *Gyergyai*

Bild 3.17 Stützlaryngoskop nach *Seiffert*

pie bezeichnet – erhielt bereits durch die Arbeiten von *Slobodnik* (1930), *Nehls* (1955), *von Riccabona* (1955), *Bauer* und *Wodak* (1958) und *Timm* (1961) einen festen Platz als differenzierendes klinisches Untersuchungsverfahren. Auf Empfehlung *Lemoines* gehören lange Endoskopoptiken mit verschiedener Ausblickrichtung und selbständiger Beleuchtung zur Ausrüstung von Tubusbronchoskopen. Sie wurden auch erfolgreich zur Gastroskopie eingesetzt (*Koelsch*).

3.3. Endoskopie und Röntgen

Mit der Entdeckung der X-Strahlen durch *von Röntgen* (1895) und ihrer zunehmenden diagnostischen Nutzung konnte die Vordiagnostik zu endoskopischen Eingriffen außerordentlich verbessert werden. Die von *Brünings* vorgeschlagene endoskopische Strahlenbehandlung von Kehlkopferkrankungen, z. B. der Tuberkulose, mit einer extrem schlanken Spezialröntgenröhre, erwies sich jedoch als nicht realisierbar.

Die erste Bronchografie wurde 1918 von *Jackson* (Bild 3.19) mit Wismutpuder ausgeführt. Endografien der Luft- und Speisewege entwickelten sich aus einer konkurrenten Stellung später zu einem sich ergänzenden Synergismus. Gezielte Bronchografien wurden durch den Metraskatheter (1957) und Halbseitendarstellungen durch Doppellumenkatheter nach *Maassen* (1956) und *Friedel* (1958) zum Bestandteil des endoskopischen Eingriffs. Durch perondoskopische Punktionen von Trachea, Bronchien und Ösophagus durch *Euler* (1948) wurde auch die Nachbarschaft der Luft-und Speisewege endoskopisch zugänglich. Diese Eingriffe unter Röntgensicht werden heute in vielfältigen Modifikationen (*Wullstein* 1961) (Bild 3.20) als »simultane Röntgenoskopie« zur Lösung unterschiedlicher und schwieriger endoskopischer Arbeitsaufgaben herangezogen und optimieren den erforderlichen Informationsfluß vom Objekt zum Untersucher (s. Kap. 10.5.4.5.).

3.4. Moderne Narkoseendoskopie

Neben der Entwicklung immer besserer Anästhesiemittel wurden die chemotherapeutischen Neuheiten der pharmazeutischen Industrie, so die Entdeckung des Penizillins durch *Fleming* (1928) und der Sulfonamide durch *Domagk* (1935), für Sicherheit und Reichweite endoskopischer Eingriffe ausgenutzt. Morphin und Scopolamin wurden seit 1900 zur Prämedikation empfohlen (*Schneidereit*).

Versuche, die Allgemeinanästhesiemittel parenteral zuzuführen – *Pravaz* gab 1853 die Injektionsspritze an – wurden effektiv, nachdem *Kropp* und *Taub* das Natriumsalz der Hexobarbitursäure synthetisiert hatten. Von *Weese* 1932 pharmakologisch geprüft, war diese Verbindung das erste brauchbare und kurzwirkende intravenöse Narkosemittel. In der amerikanischen Medi-

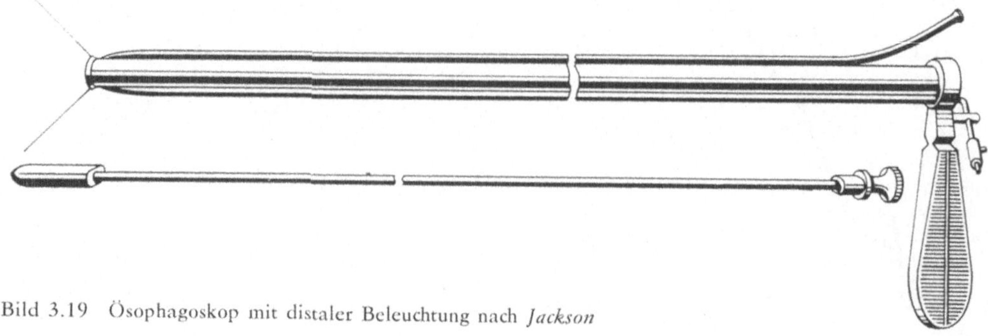

Bild 3.19 Ösophagoskop mit distaler Beleuchtung nach *Jackson*

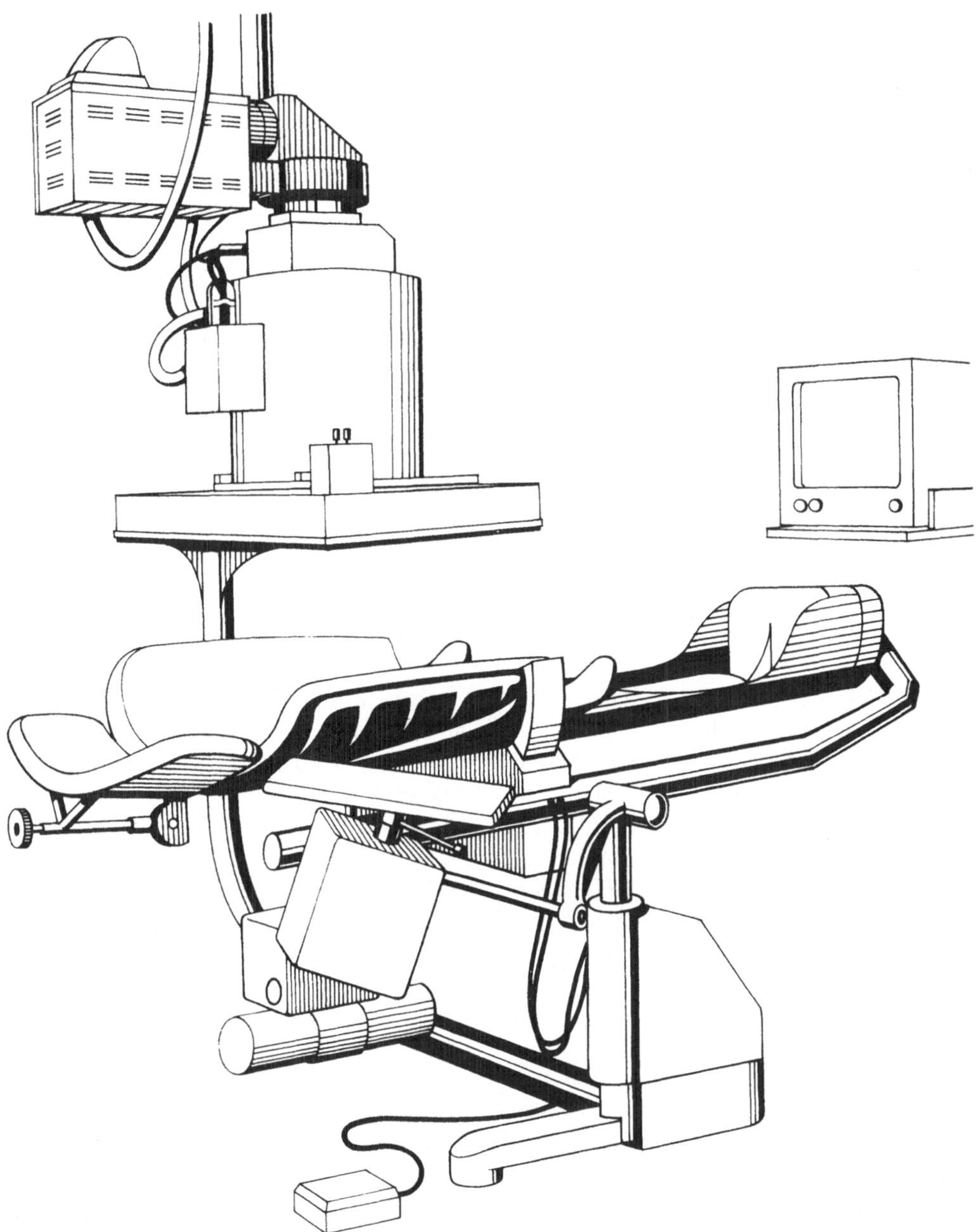

Bild 3.20 Röntgen-endoskopischer Arbeitsplatz nach *Wullstein* (1961)

zin setzten sich die von *Lundy* (1938) eingeführten Thiobarbiturate durch. Depressive Atemreflexe schlossen jedoch ihre Nutzung bei der Luft- und Speiseweguntersuchung aus. Erst durch die Erforschung und Einbeziehung der Muskelrelaxanzien erhielt der Grundgedanke, durch Kombination niedrig dosierter, sich potenzierender Mittel toxische Dosierungen und Nebenwirkungen bei Narkoseführung vermeiden zu können, neue Möglichkeiten.

Die praktische Anwendung der muskelerschlaffenden Wirkung des Pfeilgiftes südamerikanischer Indianer als Jagd- und Kampfmittel ist Jahrtausende alt, wurde in Europa aber erst 1516 bekannt und

1811 in der Wirkung von *Brodie* beschrieben. Das Pfeilgift wurde zunächst nur als Krampfmittel, z. B. bei der Schizophrenie (*Schleich*), eingesetzt und insgesamt als medizinisch unbedeutend eingeschätzt. Nachdem *Böhm* 1921 die Summenformel und *King* 1947 die Strukturformel erarbeitet hatten, gelang *Wieland* die Reindarstellung des Alkaloids des Kalebassenkurares: des Toxiferin. Damit war das Problem der Standardisierung und exakten Dosierung dieser differenten Mittel als Voraussetzung zu einer sicheren und vielfältigen Anwendung gelöst. Aber erst durch die Synthese von Flaxedil durch *Barlow* und *Ing* und vor allem des Succinylcholins durch *Bovet, Brücke* und *Ginzel* (1951) standen besonders gut steuerbare, kurzwirkende Mittel zur Verfügung. Der biologische Standard HDE (head-drop-Einheit) wurde bald abgelöst. Von *Unna* 1950 einer positiv ausgehenden klinischen Prüfung unterzogen, führte *Riecker* die Muskelrelaxanzien in Kombination mit Evipan zur verbesserten Ruhigstellung als Anästhesieadjuvans bei Bronchoskopien ein.

Sauerstoffinsufflation vor und während des Eingriffs entschärfte die Apnoeproblematik. 1953 berichteten *Mündnich* und *Hoflehner* über ihre erste Beatmungsbronchoskopie. *Friedel* konnte 1956 in Zusammenarbeit mit der Medizinischen Gerätefabrik Berlin ein Beatmungsbronchoskop entwickeln, das alle derzeitig bekannten technischen Vorteile in besonders zweckmäßiger Form in sich vereint und jeden bekannten bronchologischen Eingriff erlaubt. *Brandt* und *Fabian* modifizierten 1963 unabhängig voneinander das Verfahren zur Beatmungslaryngoskopie. Seit 1965 werden die Beatmungsendoskopien als einheitliches endoskopisches Arbeitssystem im Bereich der zerviko-thorakalen Luft- und Speisewege (*Brandt*) in wachsendem Umfang und Nutzen klinisch eingesetzt. Die Endoprothesenbehandlung wurde wiederentdeckt und die endoskopische Strahlenapplikation entwickelt.

Die Verfahren, die den Beatmungsantrieb durch äußeren Unterdruck mittels eiserner Lunge, Nylonhemd oder Küraßkammer mit Pulmotoranschluß erzeugen, sind aufwendiger und haben Nachteile (*Stenger* und *Stoffregen, Bienias*).

Auf der Grundlage besonders dünner Trachealkatheter zur Atem- und Narkosegasvermittlung (evtl. Wechseldruckbeatmung) entwickelte *Kleinsasser* im Zeitraum von 1958 bis 1963 ohne Kenntnis von *Priests* und *Weselowskys* Bemühungen eine international verbreitete Mikrolaryngoskopiemethode. Die Injektionsbeatmung am offenen Endoskoprohr (*Sanders*) gehört zu den jüngsten Endoskopieentwicklungen.

3.5. Glasfaserlicht- und Glasfaserbildleitung

Ein wesentlicher Fortschritt vollzog sich mit der Einführung der »Kaltlichttechnik«. Von starken, gekühlten proximalen Halogenlichtquellen konnte zunächst über starre Quarzstäbe und später über flexible Glasfaserbündel und Wärmefilterung die Beleuchtung von Optiken zur Inspektion und Bilddokumentation der Körperhöhlen entscheidend verbessert werden. In Kombination mit brechungsgünstigeren Stablinsensystemen nach *Hopkins* sind nun fotofähige, sehr dünne Optiken herstellbar geworden. Sie kamen sowohl der Endoskopie von Nase und Nasennebenhöhlen (*Messerklinger*) zugute, als auch im Zusammenwirken mit einer CO_2-Gasinsufflation zur Entfaltung des spaltförmigen Cavum uteri der Hysteroskopie (*Lindemann* 1972), und zwar im Sinne echter endoskopischer Exploration mit gezielten Probeexzisionen und anderer Manipulationen durch den Zervikalkanal.

Mit der Lösung des Problems, aus geordneten, ummantelten Glasfasern flexible Bildleitkabel herzustellen, eröffneten sich neue Perspektiven in der Endoskopie. So führte *Hirschowitz* 1958 das erste vollflexible Gastroskop vor. Eine lückenlose Endoskopie des gesamten Magen-Darm-Kanals ist durch die Verfügbarkeit entsprechend langer Geräte transoral bzw. transanal mit prograden, flexiblen Optiken praktische Realität geworden. Inspektion, Foto- und Filmdokumentation, Probeexzisionen mit der flexiblen Zange, kleine Tumorresektionen sowie Polypektomien können heute ebenso wie die Sondierung der Papilla vateri und die retrograde Kontrastdarstellung der Gallenwege sowie des Pankreas in entsprechenden Zentren endoskopisch ausgeführt werden. Probeexzisionen mit kleinen Faßzangen sowie größere Gewebsresektionen und Papilleninzisionen sind durch Anwendung von Hochfrequenzdiathermieschlingen möglich. Ein ausreichender Optimierungsspielraum dieser Methoden besteht voraussichtlich auch im Hinblick auf die Herabsetzung der subjektiven Patientenbelastung mit dem Ziel der Erweiterung ungestörter Manipulationsfreiheit durch routinemäßigen Narkoseeinsatz. Ein systematisches simultanes endoröntgenoskopisches Arbeiten bleibt wegen der derzeitigen Strahlenempfindlichkeit der dünnen Glasfasern und Kunststoffe eine wesentliche Forderung an die technische Weiterentwicklung. Gleichzeitig ist es notwendig, die Lebensdauer zu verlängern. Man rechnet ca. 800 Untersuchungen pro Faserendoskop.

Demling berichtete über die Anwendung der Laser-Koagulation (Argonlaser) mittels flexibler Kunststofflichtleiter über den Manipulierkanal zur Fotokoagulation von Tumoren. Erste Mitteilungen über den Einsatz besonders dünner, flexibler Endoskope zu visuellen Untersuchungen der Kreislauforgane gehen auf *Pinet* und Mitarb. zurück. *Jelcke* empfiehlt die Katheterinspektionen peripherer Bronchien mit dünnsten, passivflexiblen Optiken.

Wesentliche Fortschritte in der Endoskopie dürfen wir durch die Anwendung von Gradientenfasern erwarten. Erste Ergebnisse mit der Gelenkendoskopie (*Kita* und *Uchida*) berechtigen zu der Hoffnung, daß zukünftig auch wesentlich dünnere, vollflexible Endoskope in kleinste Körperhöhlen und in das interstitielle Gewebe eingeführt werden können, wodurch die visuelle Inspektion sich wesentlich weiterentwickeln würde (s. Tafel 4.6. *i*).

Moderne Endoskopie der Luft- und Speisewege

– Allgemeiner Teil –

4. Instrumentarium, Arbeitsplätze, Pflegemaßnahmen

4.1. Endoskope

An Endoskope müssen unterschiedliche, komplizierte und oft gegensätzliche Anforderungen gestellt werden. Vorrangige Bedeutung kommt folgenden Funktionen zu:

- Eröffnung des Körperhöhlenzuganges,
- Entfaltung der Körperhöhlen,
- Streckung gekrümmter Körperhöhlen,
- Beleuchtung und Objektdarstellung,
- Manipulationsfreiheit,
- einfache Bedienung,
- Stabilität und Verschleißfestigkeit,
- einfache Pflege und Wartung.

Unterschiedliche Materialien, Struktur- und Formelemente sind versuchsweise herangezogen bzw. ersonnen worden, um Endoskope zu konstruieren, die diesen Anforderungen genügen. Es ist nicht nur interessant, sondern auch von praktischem Nutzen, sich mit

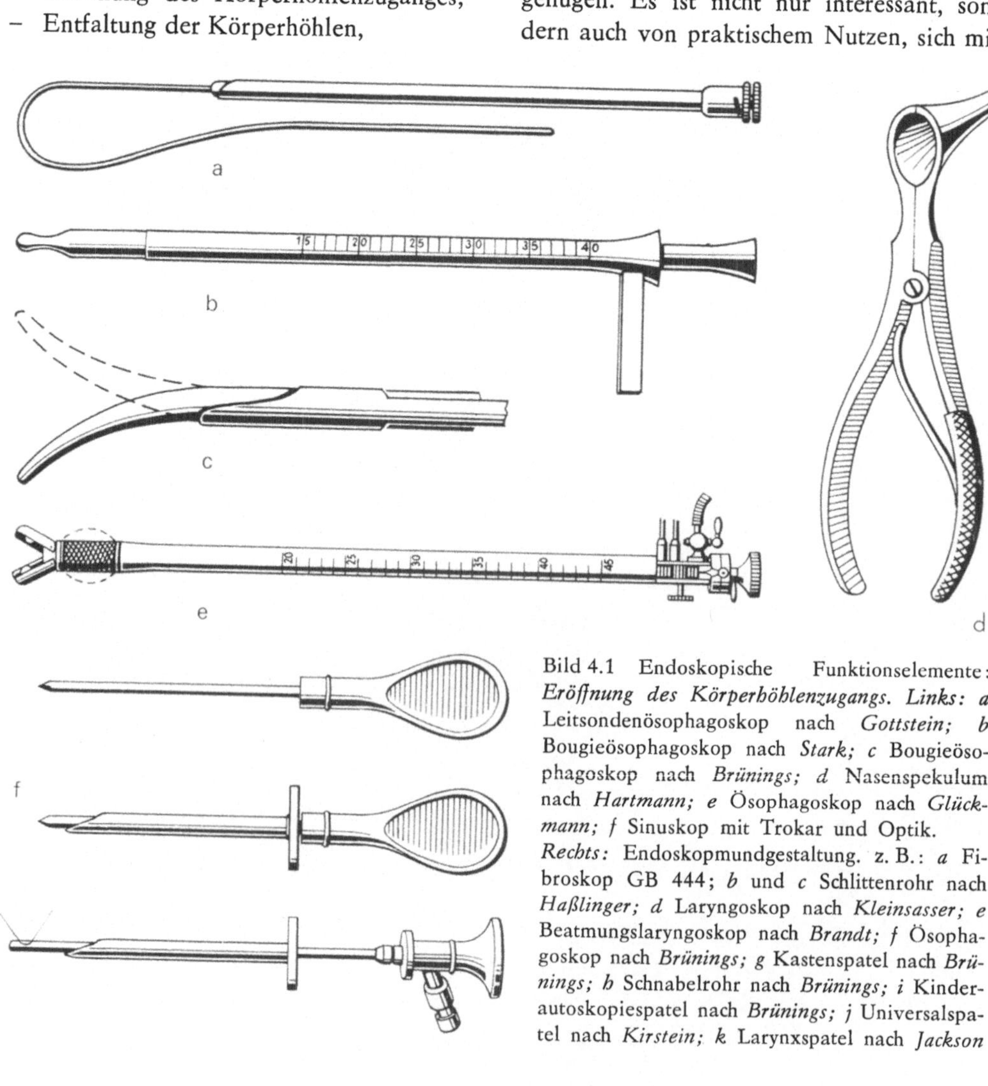

Bild 4.1 Endoskopische Funktionselemente: *Eröffnung des Körperhöhlenzugangs. Links: a* Leitsondenösophagoskop nach *Gottstein; b* Bougieösophagoskop nach *Stark; c* Bougieösophagoskop nach *Brünings; d* Nasenspekulum nach *Hartmann; e* Ösophagoskop nach *Glückmann; f* Sinuskop mit Trokar und Optik. *Rechts:* Endoskopmundgestaltung. z. B.: *a* Fibroskop GB 444; *b* und *c* Schlittenrohr nach *Haßlinger; d* Laryngoskop nach *Kleinsasser; e* Beatmungslaryngoskop nach *Brandt; f* Ösophagoskop nach *Brünings; g* Kastenspatel nach *Brünings; h* Schnabelrohr nach *Brünings; i* Kinderautoskopiespatel nach *Brünings; j* Universalspatel nach *Kirstein; k* Larynxspatel nach *Jackson*

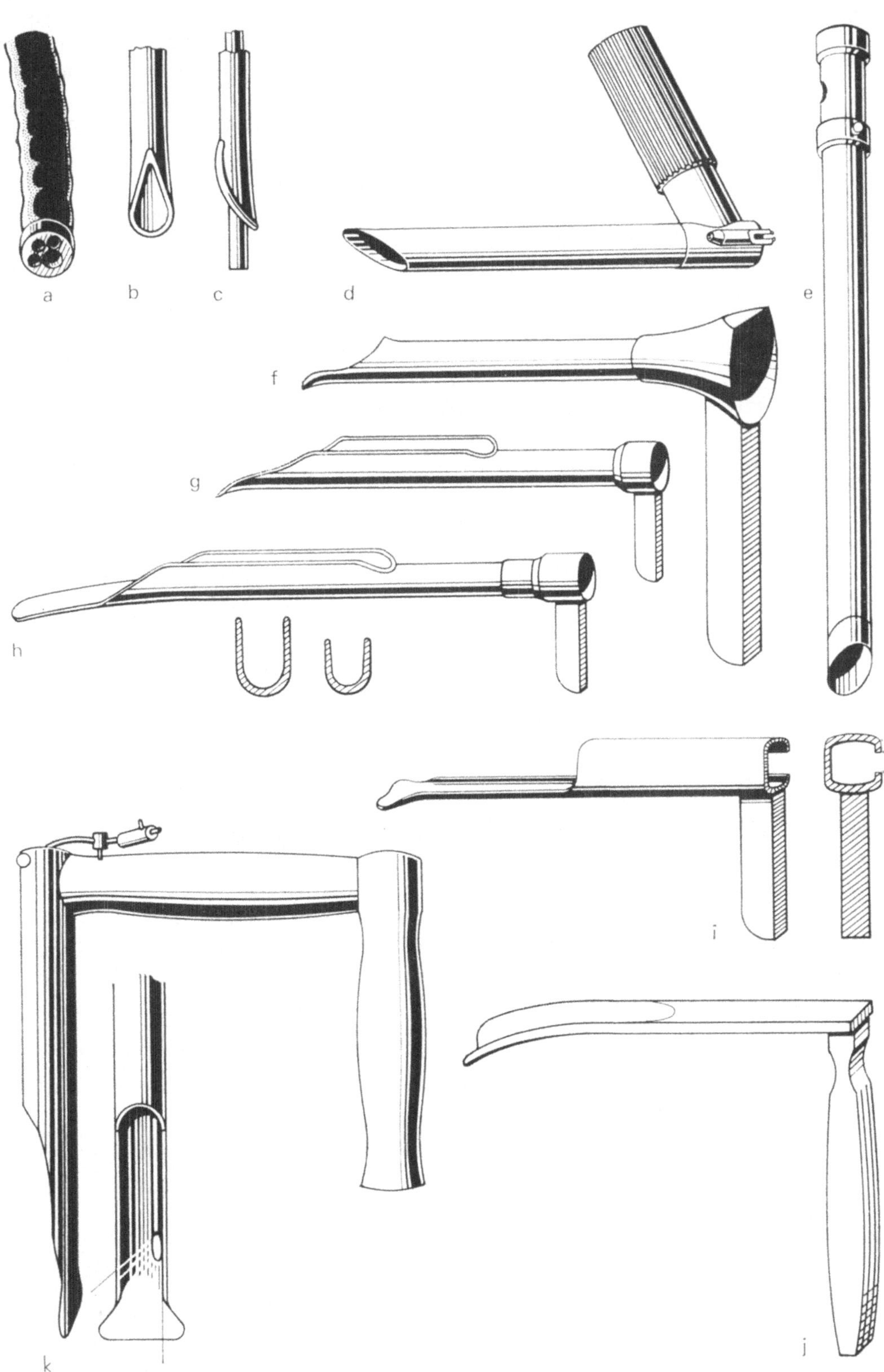

a
b
c
d
e
f
g
h
i
j
k

den wichtigsten, bisher bekannt gewordenen konstruktiven Lösungswegen vertraut zu machen.

4.1.1. Endoskopische Funktionselemente

Zur *Eröffnung des Körperhöhlenzugangs* gelangten die verschiedensten wegsuchenden, dehnenden und künstlich wegbereitenden Vorrichtungen zum Einsatz (Bild 4.1). Unter Verzicht auf Sichtkontrolle haben die Mediziner, ihre Sondierungserfahrungen nutzend, anfangs vorn abgerundete, mäßig dicker werdende Bougies als Pfadfinder und Erweiterungsmittel für das überzogene Endoskoprohr, z. B. zur Überwindung der Enge des Speiseröhreneingangs, aber auch des Kehlkopfes, angewendet, wobei der palpatorischen Kontrolle besondere Bedeutung zukam. Als Mandrin modifiziert, ist das gleiche Prinzip zur »blinden« Intubation noch heute bei der Rektoskopie gebräuchlich. Es liegt gleichfalls dem abgebogenen bougierungsfähigen »Schnabel« von Zytoskopen zugrunde. Der Forderung *Brünings* entsprechend, die Endoskopeinführung möglichst unter Sicht vorzunehmen, werden Rohrendoskope in unterschiedlicher Weise distal kantenarm angeschrägt. Ist der Rohrmund rechtwinklig stumpf abgesetzt und nur konisch angeschrägt, so entstehen trotz großer Geschicklichkeit beträchtlich scheerende Reibungskräfte. Das geschieht z. B. bei der Eröffnung des Speiseröhrenmundes trotz guter Kooperationsbereitschaft des Patienten in Schleimhautanästhesie unter Nutzung des Schluckaktes, in geringerem Ausmaß aber auch in Relaxansnarkose. Bleibt ein mehr oder weniger großer Rohrkreissektor bestehen, so verteilen sich die Eröffnungskräfte auf diese rechtwinklig zur Verschubrichtung erhalten bleibenden Flächen. Eine durchgehende Abschrägung z. B. von 60°, die bei Beatmungslaryngoskopietuben verwendet wird, erlaubt neben einer guten Abdichtung des Atemsystems im Kehlkopfeingang das atraumatische Abheben und Aufladen der Epiglottis von der Rachenhinterwand.

Die 45°-Abschrägung hat besondere Vorteile (Bild 4.2) durch den geringen, keilförmigen Anstieg, wenn in Schleimhautanästhesie die verschlossene Glottis oder der Hypopharynx-Ösophaguseingang eröffnet werden muß. Weitere Abschrägungen sind unnötig und erhöhen in ungeübter Hand die Perforationsgefahr. Aussparen und Ausziehen von Rohrwandanteilen modifizieren das Instrument zum Rinnen- oder Blattspatel.

In Kombination von zwei oder drei Blattspateln mit gelenkiger Verbindung vereinen sich die distalen runden oder flachen Abschnitte zu bougieartig gestalteten Spreizspekula. Sie sind uns aus dem Altertum zu Rektum- und Vaginaluntersuchungen überliefert worden und waren die beherrschenden »Endoskope« des Mittelalters. Heute behaupten sie sich als Rhinoskope, Tracheostomaskope, Proktoskope und dgl.

Um Körperhöhlen künstlich zu eröffnen,

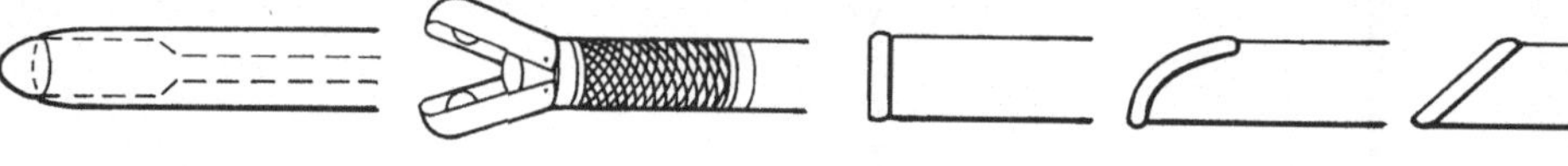

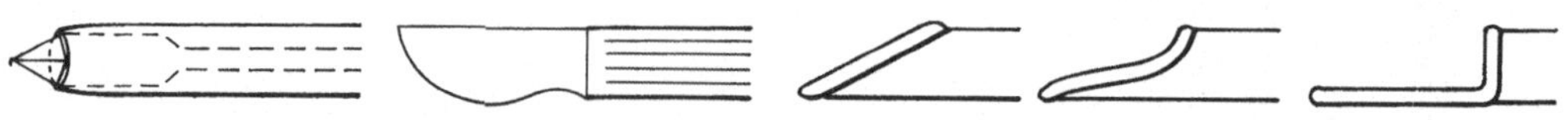

Bild 4.2 Prinzipielle Eröffnungsmöglichkeiten von Körperhöhlen. *a* ohne visuelle Kontrolle mit Bougie bzw. Mandrin, Spreizbranchen, Trokar; Skalpell; *b* mit visueller Kontrolle differente Rohrmündung (Keilprinzip)

werden scharf angeschliffene Mandrins zur Bahnung eines blutigen Zugangs durch benachbarte Gewebe verwendet. Die stufenlos überzogene Hülse verbleibt nach blinder Einführung in der Höhle als Endoskoptubus liegen, wie z. B. bei der Kieferhöhlenendoskopie oder Transtracheoskopie.

Bei der Mediastinoskopie wird der Zugang mit Skalpell und Schere »chirurgisch« angelegt und die gesamte zu untersuchende Körperhöhle im lockeren Bindegewebe gleichfalls iatrogen, mit dem präparierenden Zeigefinger palpierend oder instrumentell endoskopisch kontrolliert, künstlich ausgebildet.

Die *Entfaltung kollabierter Körperhöhlen* oder aktiv kontrahierter Zugänge können Endoskoprohre allein oder zusätzliche Vorrichtungen herbeiführen, so daß Raum für Sicht und Manipulation entsteht (Bild 4.3). Feststehende distale Rohrauftreibungen verschenken nützlichen Rohrquerschnitt. Aufblasmanschetten dagegen sowie verschiedene Spreizmechaniken in Kombination mit dem Spatelprinzip oder komplizierte, dem Regenschirmprinzip entlehnte Spreizeinrichtungen zur Kardiaerweiterung oder zur Sigmoideoskopie sind mechanisch komplizierte, störanfällige Problemlösungen. Schnabelartige Spreizbranchen oder längs aufklappbare Rohrgestaltungen sollen die Lösung und gefahrlose Extraktion von Ösophagusfremdkörpern erleichtern. Gegen einseitige Verschlußkräfte, die besonders im Pharynx wirken, sind einmal Spatelendoskope in Verbindung mit einfachen Hebelhandgriffen, zum anderen aber auch wesentlich kompliziertere, innen und außen ansetzende Stütz-, Hänge- und Spreizmechaniken mit feststellbaren Schraub- und Arretierungsvorrichtungen entwickelt und angewendet worden.

Ein anderes Entfaltungsprinzip kann bei relativ gut abzudichtenden Körperhöhlen genutzt werden. Durch wohldosierte Insufflation von Außenluft oder Gasen (Sauerstoff, CO_2) werden Speiseröhre, Magen, Darm, Pleura- und Peritonealhöhle, Cavum uteri übersichtlich dargestellt. Mittels Ventilsteuerung und intermittierender alveolärer Aufblähung wird bei Beatmungsendoskopen die Atmung künstlich aufrechterhalten. Durch Instillation von optisch klaren Flüssigkeiten (z. B. Kochsalzlösung) lassen sich ableitende Harn- und Gallenwege, Herz und Gefäße freispülen und besichtigen.

Besonders originell ist die Ausnutzung von Schwerkraft und äußerem Luftdruck, die bei der Ösophagoskopie im Sitzen und der Rektoskopie in Knie-Ellenbogenlage die Organe entfalten.

Zur *Streckung gekrümmter Körperhöhlen* versuchten *Lewisohn* und *Brünings*, den gekrümmten Verlauf der Speiseröhre bzw. des Trancheobronchialbaums schrittweise streckend zu begradigen (Bild 4.4). Durch Einführung von flexiblen Tuben, die nachträglich in situ mit nachzuschiebenden starren Rohren oder versteifbaren Gliedermechanismen begradigt werden, sollte die achsengerechte Licht- und Bildübertragung mit geringster Traumatisierung hergestellt werden. Beträchtliche Lumenverluste waren durch die Doppelwandigkeit und Gliedermechanik unvermeidbar (s. Bild 4.4).

Erst die Glasfaserlicht- und Bildübertragungstechnik konnte mit lenkbaren Flektionselementen diesen Entwicklungsansatz zur endoskopischen Erschließung gekrümmter Körperhöhlen befriedigend lösen. Da die nachträgliche Streckung in eine durchgehende optische Achse entfällt, ergaben sich neue, noch nicht ausgeschöpfte Anwendungs- ▶

Bild 4.3 Endoskopische Funktionselemente: Entfaltung von Körperhöhlen. *1* Außengestützt: *1a* Pharynx-Larynx-Darstellung mit OP-Laryngoskop nach *Brünings*; *1b* Epipharyngoskop nach *Gyergyai*; *1c* Schwebelaryngoskop nach *Killian*; *1d* Gegendrucklaryngoskop nach *Brünings*. *2* Innengestützt: *2a* Spreizdirektor nach *Hasslinger*; *2b* Sigmoskop nach *Regenbogen*; *2c* Nasenspekulum nach *Killian*; *2d, e*, verschiedene Spreizendoskope nach *Brünings* *2f* nach *Seiffert*; *3a* Spreizbronchoskop nach *Brünings*; *3b* Pneumatisches Ösophagoskop nach *Brünings*; *3c* Entfaltung des Ösophagus durch intrathorakale Druckverängerung im Inspirium nach *Mosher*

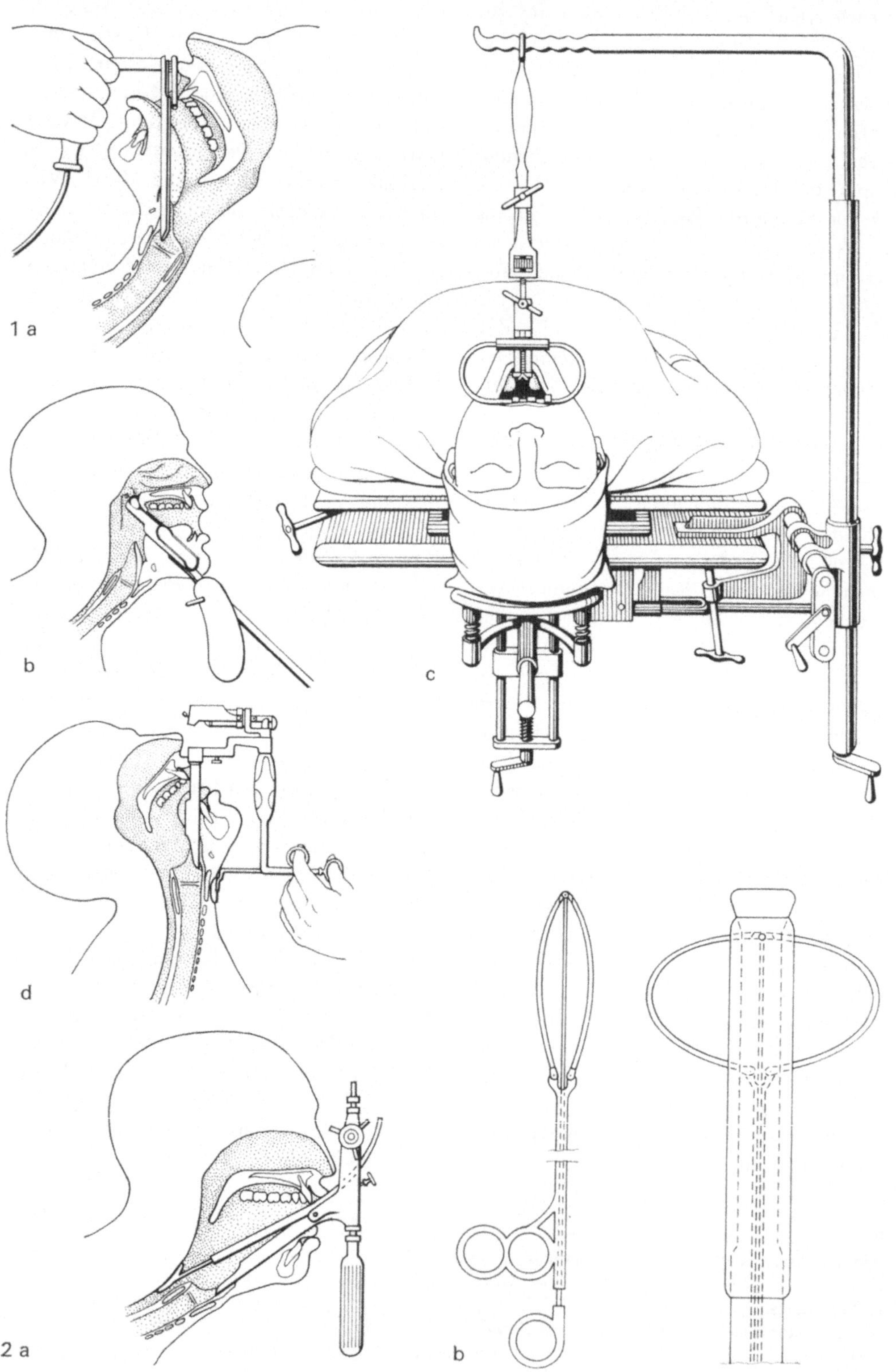
1 a
b
c
d
2 a
b

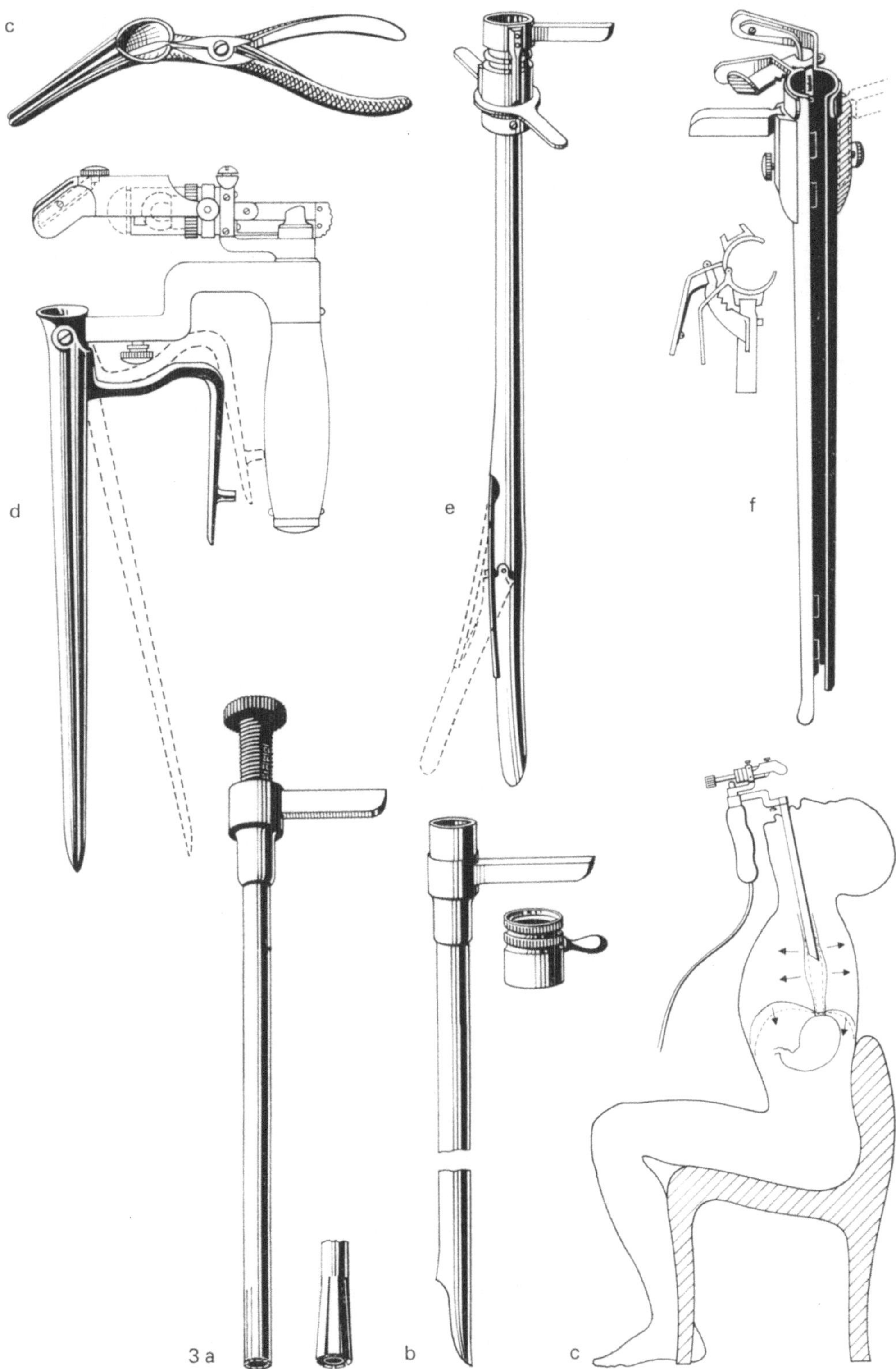
c
d
e
f
3 a
b
c

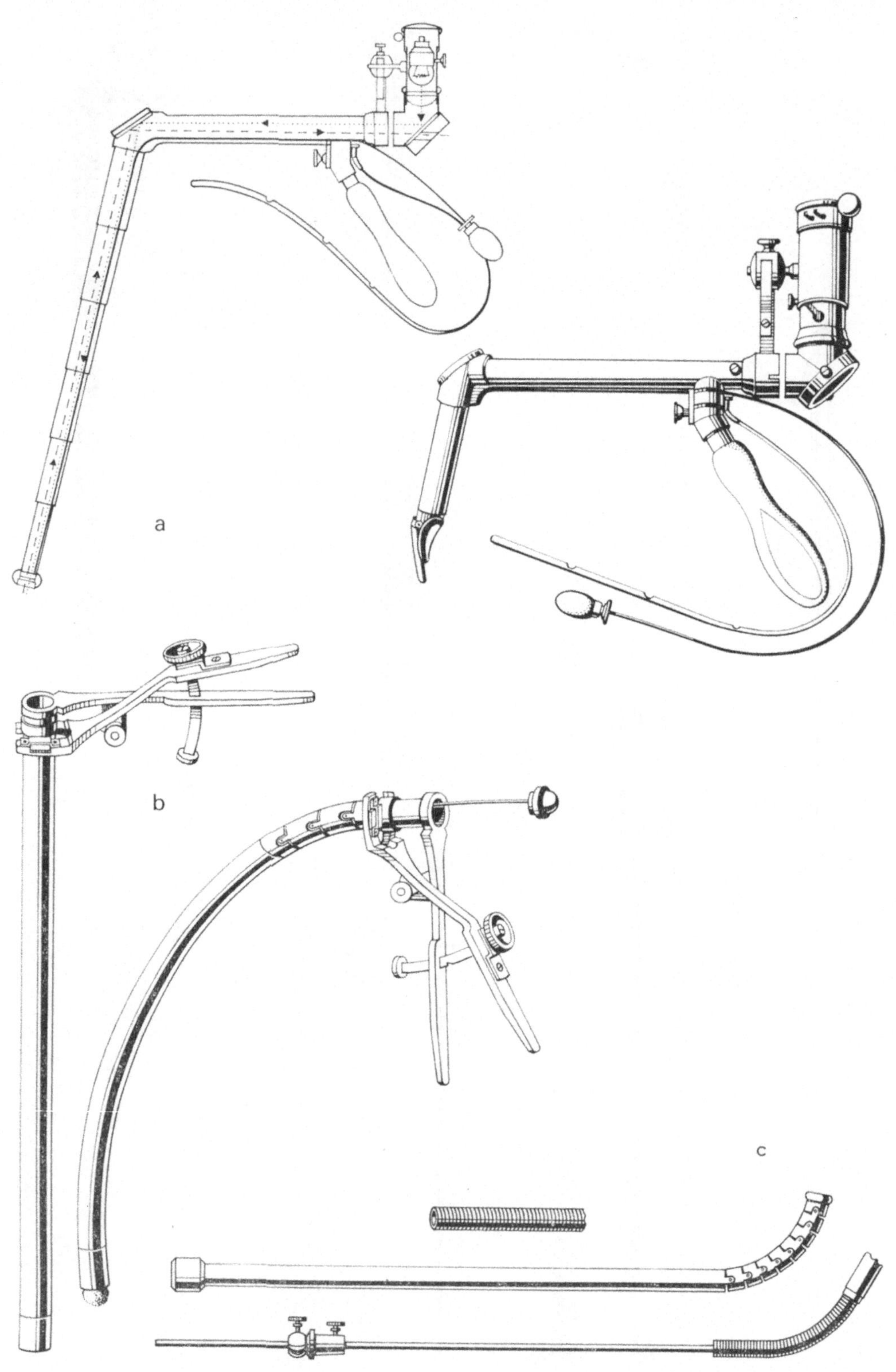
a
b
c

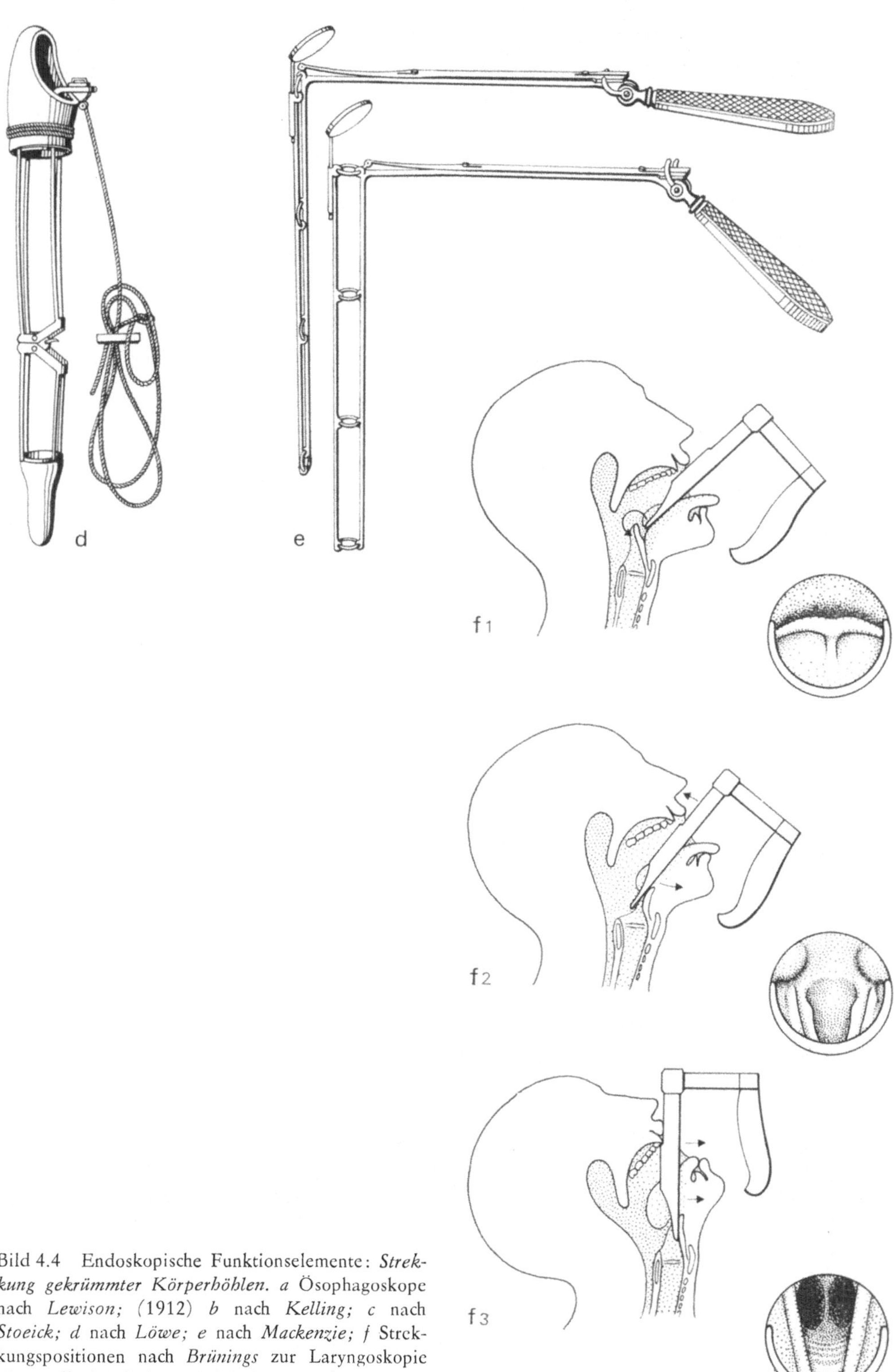

Bild 4.4 Endoskopische Funktionselemente: *Streckung gekrümmter Körperhöhlen. a* Ösophagoskope nach *Lewison;* (1912) *b* nach *Kelling; c* nach *Stoeick; d* nach *Löwe; e* nach *Mackenzie; f* Streckungspositionen nach *Brünings* zur Laryngoskopie eingestellt *f 1* Epigottis, *f 2* Arygegend, *f 3* Glottis

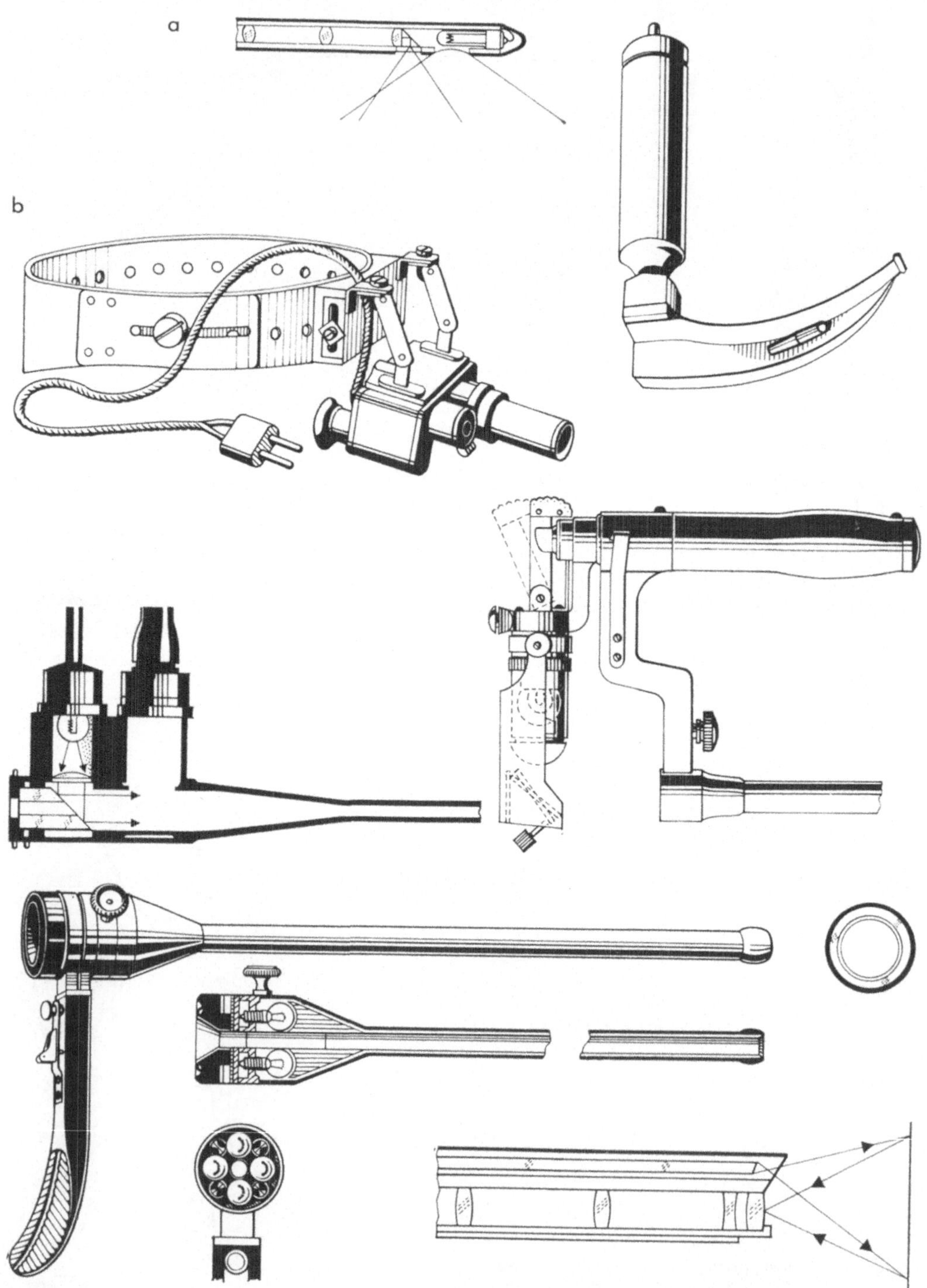

Bild 4.5 Endoskopische Funktionselemente: *Beleuchtungseinrichtungen. a* distale Lichtquelle; *b* proximale Lichtquelle mit starrer Tubus- oder Quarzglasübertragung; *c* proximal-externe Lichtübertragung mit flexibler Glasfaserbündelübertragung

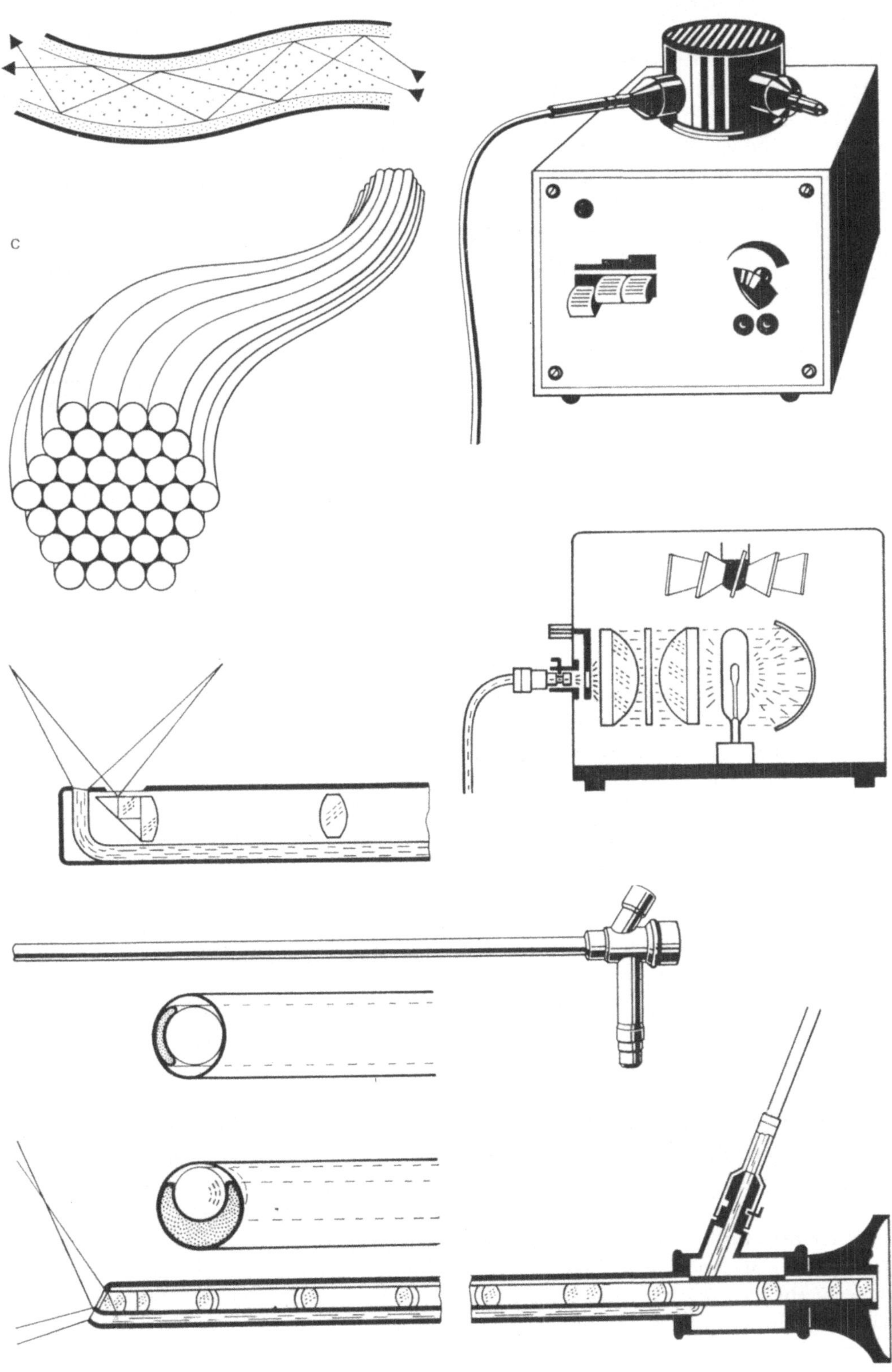
C

bereiche dieses scheinbaren Streckungsprinzips.

Die *Beleuchtung der Körperhöhlen* können wir durch proximale oder distale Anordnung der Lichtquelle vornehmen (Bild 4.5). Proximal sind bisher alle bekannten Strahlenquellen genutzt worden. Tageslicht und insbesondere die leistungsstarke direkte Sonnenstrahlung standen nicht immer zur Verfügung; Kerze, Wachsfackel, Petroleum-, Kalziumkarbid- und Gasbrenner als Lichtquellen der Pioniere der Endoskopiegeschichte waren zu leistungsschwach oder unhandlich.

Erst die elektrische Beleuchtung genügte im wesentlichen den endoskopischen Bedürfnissen. Der offene Lichtbogen war ebenfalls unhandlich, so daß die geschlossenen Lampen, jeweils dem technischen Höchststand entsprechend, Einsatz fanden. Heute bewirken Halogen- oder Xenongasfüllung selbst für Filmaufnahmen höchste Lichtausbeute. Elektronenblitzröhren gestatten kürzeste Belichtungszeiten zu Fotozwecken. Optische Zusatzeinrichtungen wie Reflektoren, Kondensoren, Wärmefilter und Kühleinrichtungen sowie spezielle Lichtleiteinrichtungen in Form von Spiegeln, Prismen, hochpolierten Endoskopwänden sowie Quarzglaslichtleiter und beschichtete Glasfasern übertragen das Licht zum distalen Objekt mit relativ geringen Verlusten.

Die distale Lichtquellenanordnung ist zur Ausleuchtung großräumiger Körperhöhlen besonders geeignet. Der Austrittswinkel kann sehr weit gehalten werden (> 100°). Entsprechend dem Quadratabstandsgesetz über Ausbreitung von Lichtstrahlen besteht jedoch ein ungünstiger steiler Leistungsabfall in langgestreckten Körperhöhlen.

Durch die Anwendung ummantelter Glasfasern als Lichtleiter könnten proximale oder sogar freistehende Hochleistungslichtprojektoren mit dem distalen Lichtaustrittsfenster anstelle der konventionellen distalen Glühlampen verbunden werden. Hohe Lichtintensitäten im Sinne distaler Kaltlichtbeleuchtung mit flachem Leistungsabfall verbessern die Möglichkeiten zur Inspektion, Foto- und Filmdokumentation außerordentlich.

Die Lichtleitung innerhalb feiner Glasfasern (20–50 μm), deren ausgezeichnete Flexibilität bei einem Faserdurchmesser unter 70 μm beginnt, beruht auf der Totalreflektion in optischen Fasern (Bild 4.5 c). Durch Ummantelung der einzelnen Faser mit einer stabil trennenden zweiten Glasschicht von 1–2 μm Dicke niederen Brechungsindexes werden die Lichtverluste noch reduziert. Trotzdem wird die proximal eingestrahlte Lichtenergie nach ca. 19 000 Reflektionen/Meter, praktisch jedoch durch Verunreinigungen, auf 50–60 % geschwächt. Das Licht verläßt die Austrittsapertur der Fasern mit einem Austrittswinkel von ca. 72° (praktisch 60°) und vermag die Tiefen wesentlich besser als eine Glühlampe aufzuhellen.

Bei der *Objektdarstellung* begrenzen Querschnitt und Länge des Endoskoprohres durch den kleinen Sichtwinkel (max. 5–20°) das Gesichtsfeld (Bild 4.6 *a*) und durch den festen Objekt-Augenabstand die Detailerkennbarkeit. Aber auch die monokulare Betrachtung schränkt die Beurteilbarkeit räumlicher Beziehungen und struktureller Feinheiten beträchtlich ein. Schon von *Brünings* wurden deswegen Fernrohrlupen zur Sichtverbesserung eingesetzt. In einer speziellen Schwenkhaltung befestigt, können unter 3- bzw. 6-facher Vergrößerung auch sehr diffizile Operationen unter Lupensicht exakt kontrolliert ausgeführt werden (s. Bild 4.6).

Eine Objektvergrößerung gelingt auch mit Optikendoskopen, die einen genügend scharfen Nahsichtbereich haben. Durch Heranfahren, d. h. Verkleinern des Objekt-Objektivabstandes oder Vorschaltung einer Zoomoptik, kann eine Objektvergrößerung erzielt werden (Bild 4.6 *c* und *d*). Beidäugiges, also stereoskopisches Endoskopieren, kann durch genügend weitlumige Endoskoptuben erzielt werden, wenn strahlengangkomprimierende Prismenbrille (*Wessely*) oder die Stereolupe (*von Eiken,* Bild 4.6 *b*) benutzt oder zwei Bildleitkabel integriert werden. Durch die Anwendung des Operationsmikroskops haben *Kleinsasser* und *Gabriel* die Endoskopie des Kehlkopfes und des Nasenrachens für binokulare mikroendoskopische Objektdarstellung und bimanuelle Eingriffe erschlossen. Der Durchmesser der beiden Objektivumhüllenden begrenzt jedoch die Anwendung auf weitlumige Endoskope (> 16 mm Durchmesser, Bild 4.6 *b*). Mitbeobachtungseinrichtungen für Mikroskop und Optikendoskope kommen den Lehransprüchen außerordentlich entgegen. Durch einfache Spiegel- oder Schwenkspiegelsysteme sowie moderne starre Winkeloptiken wurden die »toten Winkel« in großen oder verzweigten Körperhöhlen einsehbar gemacht. Diese Optiken mit Öffnungswinkel von 60–70° erlauben eine vollständige Rundumsicht, wenn mindestens drei Optiken mit Blickrichtung 180°, 110° und 70° zur Verfügung stehen (Bild 4.6 *e*).

Völlig neue Möglichkeiten ergeben sich für eine Panoramainspektion durch die Bildübertragung mit platzidentisch angeordneten flexiblen optischen Faserbündeln (Bild 4.6 *f*), die ein Rasterbild übertragen. Die aktiv und passiv flexiblen Anteile eines Fasergastroskops z. B. erlauben, das Objektiv in jeden Wandbereich zu steuern. Als Inversionsgastroskopie wird retrospektiv die Kardia mit durchziehendem Endoskop vom Magen aus betrachtbar (Bild 4.6 *g*). Ohne Lenkeinrichtung sind Lichtleit- und Bildleitbündel besonders schlank zu halten. Sie können gezielt besonders weit in die Bronchialbaumperipherie vorgeschoben werden (*Jelcke*).

Einer weiteren Modifizierung der Glasfaserlicht- und -bildleiter sind durch die Wellennatur des Lichtes Grenzen gesetzt. Bei optischen Fasern unter 3–5 μm Durchmesser kommt es zu Beugungserscheinungen mit großen Informationsverlusten.

Entwicklungsaspekte zeichnen sich ab durch eine neue Fasertechnologie, über die japanische Autoren erstmals 1969 berichteten. Damit können räumliche Bildinformationen mit sehr geringem Dämpfungsverlust (~ 80 dB/km) in monofilen Gradientenfasern übertragen werden (*Jahn*). Der Brechungsindex der Fasern wird durch Ionendiffusion parabolisch von der Faserachse nach außen rotationssymmetrisch vergrößert. Dadurch erfolgt die Lichtleitung nicht mehr durch Totalreflektion an der Glasoberfläche, sondern die kontinuierliche Dichteänderung ruft eine kontinuierliche Lichtbeugung um die Faserachse hervor. Durch diese Selbstfokusierung (»selfoc-faser«) werden die Fasergrenzflächen nicht mehr erreicht, wodurch die Refraktionsverluste entscheidend verkleinert werden und die zurückgelegte Weglänge des Lichtes im dämpfenden Medium sich erheblich verkürzt (Bild 4.6. i).

Mit ersten endoskopischen Prototypen wurde für die Arthroskopie der Fingergelenke diese Faserbildübertragung erfolgreich angewendet. Da bereits Fasern von 0,2 mm ∅ im Radius von 3 cm krümmungsfähig sind, dürfen wir in absehbarer Zeit auf den Bau noch dünnerer, auch flexibler Endoskope hoffen. Damit würden z. B. auch das Mittelohr, die oberen Nasennebenhöhlen, die Ureteren oder die periphersten Bronchien inspizierbar werden. Durch binokulare Faserausstattung würde sich die Stereoendoskopie auf einfache Weise realisieren lassen.

Möglicherweise läßt sich daraus auch eine Art »Gewebsendoskopie« entwickeln. Die palpatorisch und röntgenoptisch kontrollierte Punktion z. B. bei Tumoren der Lunge, der Nieren und dgl. zur Gewinnung zytologischen Untersuchungsmaterials könnte durch Injektion eines weg- und sichtbereitenden feinen Flüssigkeitsstrahls auch visuell beobachtet werden. Gefährliche Strukturen (z. B. Gefäße) wären unter Sichtkontrolle wesentlich exakter und gefahrloser zu umgehen.

Die *Manipulationsfreiheit* wird primär durch die anatomischen Verhältnisse, d. h. durch den geringsten Querschnitt und die Tiefe der Körperhöhle begrenzt. Die beste Ausnutzung des gegebenen Organquerschnittes gelingt natürlich mit dem dünnwandigsten Rohr. Sein Lumen jeweils komplett für Beleuchtung und Betrachtung und Manipulation nutzen zu können, bietet ohne Zweifel

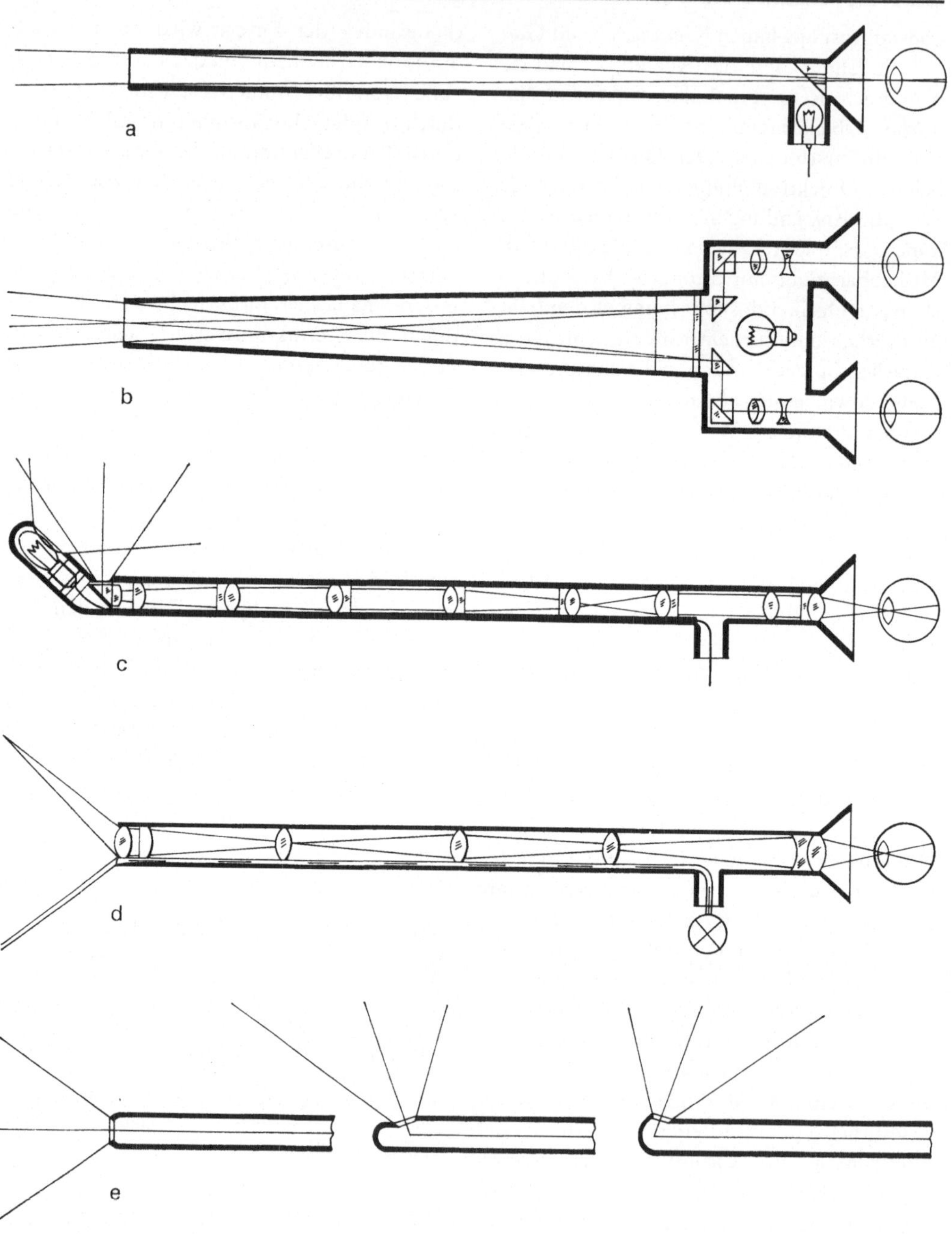

Bild 4.6 Optische *Systeme zur Bildübertragung. a* Tubus-Bildübertragung mit Ausblickwinkel max. 8°; *b* konischer Endoskoptubus mit Ausblickwinkel max. 16°; *c* und *d* Optik-Endoskop mit Ausblickwinkel 60–70°, Blickrichtung 90° bzw. 180°; distale bzw. proximale Beleuchtung; *e* wichtige Ausblickwinkel-Varianten bei Optik-Endoskopen (180°, 110°, 85°); *f* Quarzstab-Lichtübertragung und *g* Faserbündel-Bildübertragung (flexibel mit Raster), verschiedene Krümmungsfähigkeiten reiner Faserendoskope, dadurch Ausblickwinkel 360°; *h* Gastrokameraprinzip; *i* selfoc-Faser-Endoskop mit weitem Arbeitskanal und Faserbündelbeleuchtung (Entwicklungsprojekt)

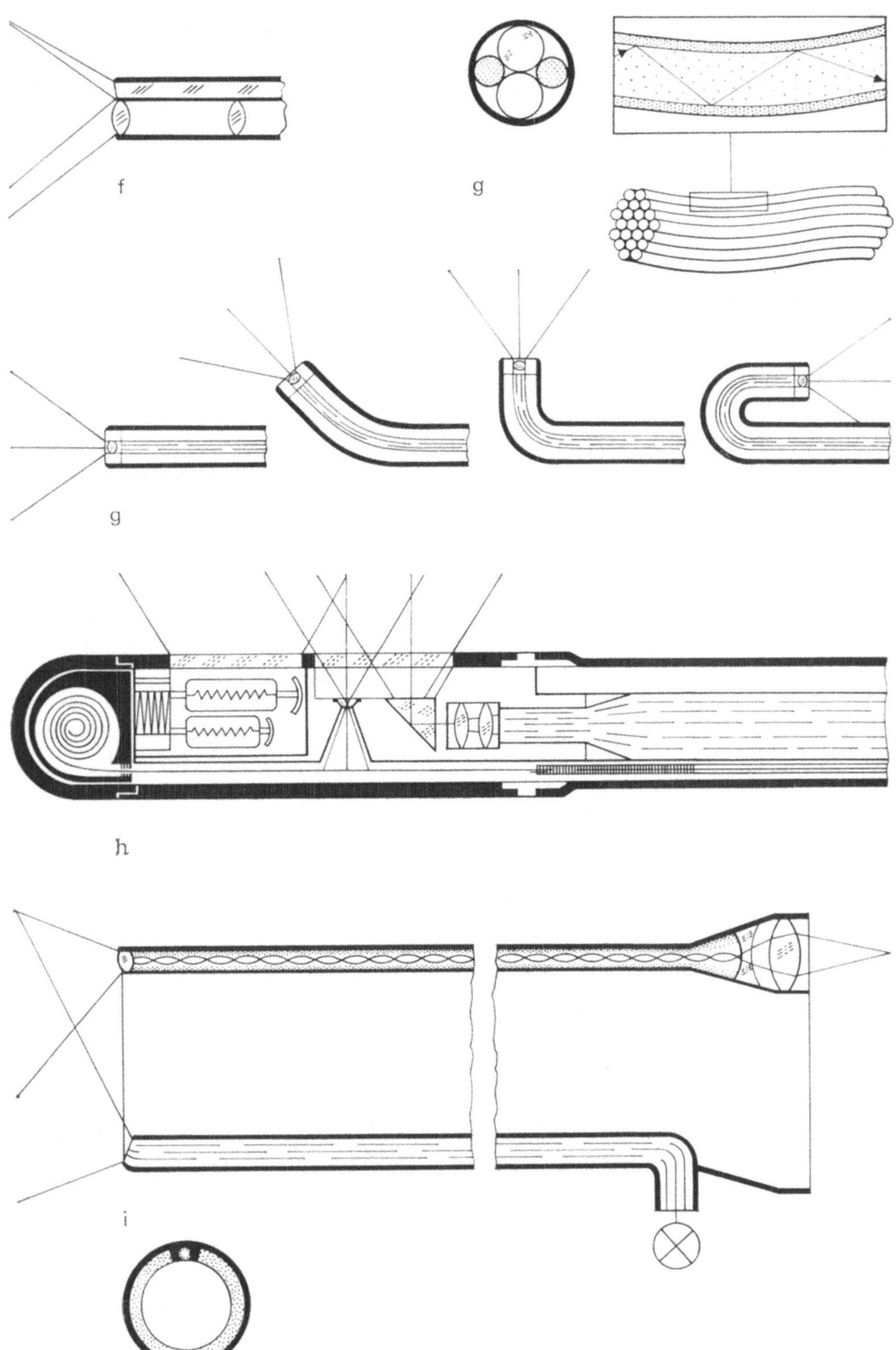
f
g
g
h
i

die größte Bewegungsfreiheit. Einfache glatte und ggf. konische Rohre (z. B. Laryngoskoptuben nach *Kleinsasser*) lassen binokulare Sicht über Operationsmikroskop und bimanuelle Operationen, z. B. mit Scheren, Messern, Zangen, Kanülen und Saugkathetern zu. Tubusinstrumente mit fest montierbarer proximaler Beleuchtung schränken durch Spiegel- oder Prismenanordnung die Bewegungsfreiheit mehr oder weniger ein. Die Untersuchung in Allgemeinanästhesie mit Muskelrelaxation begrenzt die auftretenden Biegungs- und Deformierungskräfte, z. B. durch die Zähne, auf ein Minimum und verhindert Beschädigungen selbst dünnwandiger Rohre. Die Krikoidenge ist beim Neugeborenen längst kein Endoskopiehindernis mehr. Allerdings sind bei Tubusdurchmessern unter 4 mm die Manipulationen nicht mehr ausreichend visuell zu kontrollieren.

Demgegenüber bieten 2,8–4 mm dicke Optiken bei derartig engen Verhältnissen noch vorzügliche Übersicht. Außen entlang geführte oder gekoppelte Zangen erlauben sichtkontrolliertes Manipulieren.

Die Manipulationsfreiheit bei Zystoskopen, optikgeführten Zangen und Faserendoskopen ist wesentlich geringer, weil für die schlanken ggf. flexiblen Spezialzangen, Bürsten, Schlingen, Katheter neben den optischen Systemen nur enge Kanäle zur Verfügung stehen. Der Gesamtaußendurchmesser liegt derzeitig minimal bei 4 mm.

Um eine *einfache Bedienung* des Endoskops zu gewährleisten, sollte die Handhabung weder virtuose Fingerfertigkeit noch extreme Kraftleistungen erfordern. Nach einer Einarbeitungszeit muß jeder manuell nicht gerade Unbegabte Routine- und Noteingriffe ausführen können. Bei flexiblen Faserendoskopen läßt sich trotz günstiger Gestaltung und Anordnung der Bedienelemente am Arbeitskopf diese Forderung nicht voll verwirklichen. Zur Ausführung von Manipulationen kann auf einen zusätzlichen Helfer nicht immer verzichtet werden.

Verschleißfestigkeit: Sachliche Zweckmäßigkeit der Konstruktion schützt vor moralischem Verschleiß, Stabilität gegen mechanischen Verschleiß. Verchromte Messing- und Neusilberrohre sind leicht zu bearbeiten, jedoch sehr empfindlich gegenüber deformierenden Biß-, Biege- und Scheerkräften. Dünnwandigen Optiken und Tuben aus rostfreiem Stahl gehört die Zukunft.

Die Glasfaserinstrumente verlieren durch Faserbrüche ihren Gebrauchswert. Besonders unter Röntgenstrahleneinwirkung wird die Lebensdauer von ca. 800 Untersuchungen noch verkürzt.

Selbst hochbeanspruchte Lampen haben eine mittlere Lebensdauer von 50–500 Stunden. Für die Elektronenblitzröhre, z. B. der Fotoeinrichtung MGB 405, ist eine Lebensdauer von 500–1 000 Blitzen angegeben. Eine entsprechende Bevorratung mit Ersatzteilen bzw. Ersatzgeräten oder ein gut funktionierender Service der Hersteller sowie ausreichende Finanzmittel zur Ersatzbeschaffung müssen diesen durch Höchstleistungen und Höchstbeanspruchung entstehenden hohen Verschleiß kompensieren.

Einfache Pflege und Wartung sind Anforderungen, die selbst von guten Endoskopkonstruktionen nicht immer voll erfüllt werden. Die gut eingearbeitete Schwester muß nach besonderer Unterweisung mit feinmechanischem Geschick und oft beträchtlichem Zeitaufwand die Instrumente zerlegen, reinigen, pflegen, zusammensetzen und möglichst sterilisieren können. Unterschiedliche Materialien und Formen im gleichen Gerät zwingen zu unterschiedlichen Mitteln und Methoden. Der Gerätehersteller sollte deswegen gut durchdachte, in der Praxis anwendbare Empfehlungen zur Reinigung, Pflege und Desinfektion, besser Sterilisation, sowie zweckmäßige Hilfsmittel, z. B. Spül- und Saugreiniger, formgerechte Behälter für Lösungs- und Desinfektionsmittel, Sterilaufbewahrungsbehälter für Tuben, Zangen, Katheter und dgl. als Zubehör mitentwickeln und mitliefern!

Diese grundsätzlichen Anforderungen an Aufbau und Form des Endoskops muß der Konstrukteur mit seinen persönlichen Erfahrungen unter Berücksichtigung der Verfügbarkeit spezieller Baumaterialien und dazugehöriger Fertigungstechnologien und unter Beachtung vernünftiger Kostenrelationen zu einer optimalen konstruktiven Gestaltung des Endoskops umsetzen. Die unterschiedliche Betonung dieser oder jener funktionellen Leistung wird in erster Linie das typische Aussehen der Endoskope prägen. Natürlich werden auch subjektive Faktoren des Konstrukteurs das »styling« mitbestimmen.

4.1.2. Handelsübliche Endoskopsysteme

Von den international bedeutenden Herstellern medizinischer Instrumente werden neben Spezialanfertigungen heute eine geradezu verwirrende Vielfalt spezieller Endoskopausführungen angeboten, mehr oder weniger komplett ausgestattet mit Arbeitsinstrumenten, Hilfs- und Pflegegeräten. Trotz aller Unterschiede lassen sich sämtliche Endoskopausführungen einer von drei endoskopischen Grundtypen zuordnen:

- Spatel- und Rohrendoskope,
- starre Optikendoskope,
- flexible Faserendoskope.

Die Diskussion darüber, welche dieser Endoskoptypen Besseres und mehr leisten und deswegen zu bevorzugen sind, ist abgeschlossen. Jeder Typ hat seine charakteristischen Vorzüge und Nachteile. Der verantwortlich leitende Arzt muß dafür sorgen, daß im gut durchdachten, wohlorganisierten endoskopischen Versorgungssystem im Bedarfsfall für den Patienten die wirksamste Endoskopietechnik zur richtigen Zeit einsetzbar ist. Nach diesen Gesichtspunkten muß auch unter Berücksichtigung ökonomischer Überlegungen eine sorgfältige Auswahl der zu beschaffenden Geräte und Instrumente erfolgen.

4.1.2.1. Spatel- und Rohrendoskope

Spatelendoskope als Spezialvariante von Rohrendoskopen übertragen ihre Öffnungs- und Entfaltungsfunktion nur in eine Richtung. Im Mund-Rachen-Gebiet sollen Zunge und Zungenwurzel, vom Spatelblatt nach ventral gezogen, eine maximale Entfaltung und Begradigung des Hohlorgans hervorrufen, um möglichst uneingeschränkt bis in den Kehlkopf hinein Einblick und Eingriff zu ermöglichen.

Freihändig, mittels rechtwinklig angeordnetem Griff geführt, haben sich Modifikationen des ersten Larynxspatels nach *Kirstein* heute als Intubationslaryngoskope nach *Negus* oder *Magill* und über die Fläche konvexgekrümmt als *Macintosh*-Spatel für den Anästhesisten bei der Intubation von Kathetern unentbehrlich gemacht. Ein solcher Spatel darf heute bei keinem endoskopischen Eingriff im Bereich der Luft- und Speisewege fehlen.

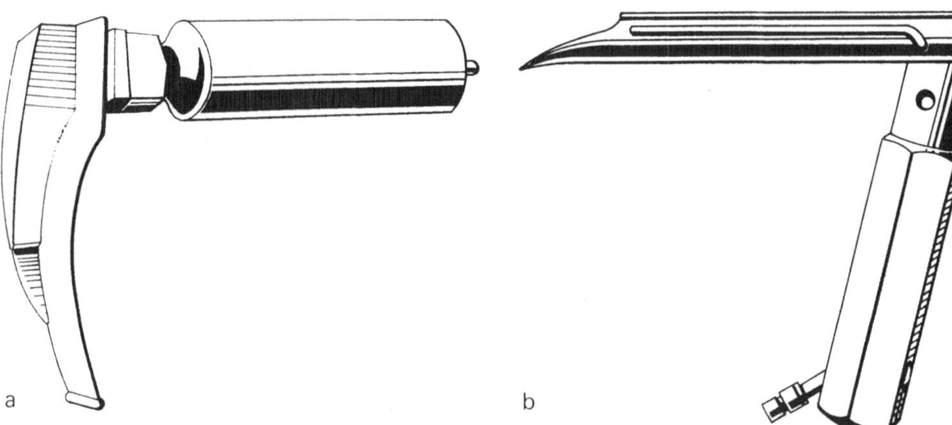

Bild 4.7 Spatellaryngoskope. *a* nach *Macintosh*, *b* nach *Magill*

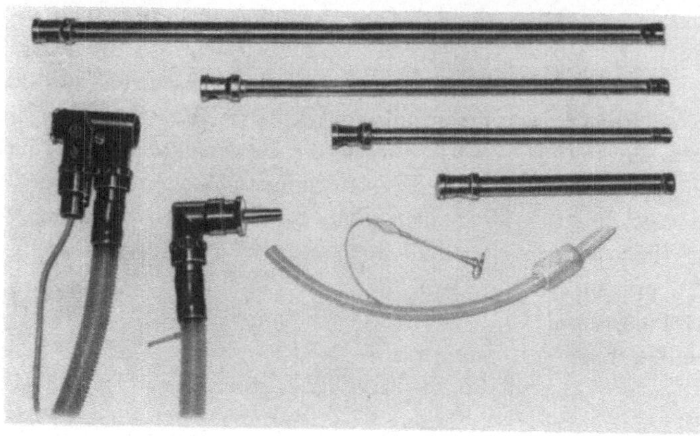

Bild 4.8 Rohrendoskope MGB 441 zur Laryngo-, Tracheo-, Broncho-, Ösophagoskopie mit Arbeitskopf, Trachealkatheter mit vorgeblähter Manschette (*Rusch*)

Distale Glühlampenbeleuchtung und Batterie im Handgriff genügen einer einfachen Orientierung, insbesondere auch im Noteinsatz. Proximale Lampenanordnung in Verbindung mit Glasfaserlichtleitung erfüllt höchste Lichtansprüche, benötigt jedoch Lichtprojektor und Netzanschluß (Bild 4.7).
Mit Rohrendoskopen geeigneter Abmessung gelingt es z. B., bis zu 50 cm über die Speiseröhre in das Körperinnere hinein vorzudringen. Verschiedene baukastenartig angelegte Tubusendoskopsysteme haben alle bekannten europäischen Hersteller medizinischer Geräte im Angebot. Wir bevorzugen das vom Beatmungsbronchoskop nach *Friedel* ausgehende Endoskopsystem MGB 441 (Bild 4.8). Der Arbeitskopf vereint proximale Lichtquelle (Lampe oder Glasfaserkaltlichtanschluß) mit Kondensor und 45°-Ringspiegel mit Tubuslichtleitung. Die einfache Steckrastverbindung läßt mit einem Griff Laryngoskop, Tracheoskop, Bronchoskop, Ösophagoskop, Thorakoskop, Rektoskop, Amnioskop und dgl. durch einfachen Tubuswechsel entstehen. Ein Ventil am Arbeitskopf ermöglicht IPP-Beatmung im halboffenen System, eine Injektionsdüse dient der Beatmung im offenen System, oder aber eine Druckerhöhung im geschlossenen System wird zur Blähung des untersuchten Organs genutzt (Pneumoösophagoskopie).
Das Stützlaryngoskop nach *Kleinsasser* stellt eine besondere Variante der Tubuslaryngoskopie dar. Besonders große konische Rohre schaffen in Verbindung mit bewährter Stützeinrichtung (Bild 4.9) nach *Seiffert* bzw. *Riecker* die Voraussetzungen zu stereomikroskopischen bimanuellen chirurgischen Interventionen im Kehlkopf, wenn ein Operationsmikroskop mit 300 bzw. 400 mm Arbeitsabstand (Vorsatzlinse) zur Komplettierung zur Verfügung steht. Die Ausstattung mit einer Injektordüse zur IPP-Beatmung im offenen System ist unkompliziert.

4.1.2.2. Starre Optikendoskope

Die 1876–1879 von *Nitze* in Dresden-Friedrichstadt gefundene Problemlösung für die Zystoskopie mit engem Körperhöhlenzugang wurde zum Ausgangspunkt einer besonderen Entwicklungslinie von Endoskopen. Diese Endoskope haben ihre Vorzüge inzwischen auch bei Anwendung in den Luft- und Speisewegen erwiesen (Bild 4.10). Der gesamte Rohrquerschnitt wird durch Einbau eines optischen Linsen-Prismensystems zur Inspektion genutzt. Der Gesichtsfeldwinkel des einfachen Rohres von etwa 5–10° wird auf 60 bis 100° erweitert und Objektiv-Prismen vermitteln die verschiedensten Ausblickwinkel.
Die ursprünglich distale Beleuchtung wird heute vornehmlich durch proximale Lichtquellen in Verbindung mit platzsparenden Glasfaserlichtleitern wesentlich leistungsverstärkt zur Inspektion sowie zur Foto- und

Filmdokumentation verwirklicht. Die Errechnung optimaler Varianten optischer Systeme mit Hilfe elektronischer Datenverarbeitung, die Herabsetzung von Reflektionsverlusten durch Oberflächenvergütung (Bedampfung) und schließlich die Verminderung der Anzahl zu durchlaufender Oberflächen durch Anwendung von Stablinsen (*Hopkins*) verbessern die Leistung heute handelsüblicher Optikendoskope außerordentlich. Trotz geringer Außendurchmesser (2,8 bis 4 mm) konnte das Auflösungsvermögen auf 40–50 Linien mm und der Öffnungswinkel auf 70–100/mm vergrößert werden.

Wenn auch eine Reihe von Herstellern heute sehr dünne, helle und farbechte Weitwinkeloptiken anbieten, die mit gutem Kontrast und hohem Auflösungsvermögen das Objekt abbilden, so können unsere Wünsche hinsichtlich größter Tiefenschärfe und verzeichnungsfreier Randabbildung doch noch nicht immer voll erfüllt werden. Die objektiven Gesetzmäßigkeiten der abbildenden Optik sowie die derzeitig maximal erzielbaren Beleuchtungsintensitäten setzen hier ihre Grenzen. Um diese Leistungsfähigkeit beim Kauf bereits beurteilen zu können, verlangen wir vom Hersteller folgende charakterisierende Angaben des jeweiligen Optikendoskops:

- Außendurchmesser und Nutzlänge,
- Ausblickrichtung und Öffnungswinkel,
- Eingangspupille und Brennweite und davon abhängig
- Tiefenschärfe und Helligkeit.

Dazu einige Erläuterungen:
Als Ausblickrichtung bezeichnen wir den Winkel zwischen Einblickachse (Auge – Okular) und Ausblickachse (Objektiv – Objekt). Wir unterscheiden Vorausblickoptik: Ausblickrichtung 180° und Seitblickoptik: Ausblickrichtung kleiner als 180°. (Einzelne Firmen geben die Ausblickrichtung als Winkel zwischen Optikachse und Ausblickrichtung *vor* dem Objektiv an. Dementsprechend entstehen prograde bzw. retrograde Blickrichtungen von 0°–135°.)

Als *Öffnungswinkel* oder Dingwinkel 2σ beschreiben wir den von der Optik erfaßten, zur Abbildung gelangenden Raumsektor. Er beträgt z. B. bei Normaloptiken von $60° = 2 \times 30°$ und kann bei Weitwinkeloptiken auf 74°–100° erweitert werden.

Auf Grund des hohen Brechungsindexes von Wasser werden Zystoskopoptiken mit 60°-Dingwinkel im Medium Luft zu Weitwinkeloptiken. Weisen die Optiken einen Öff-

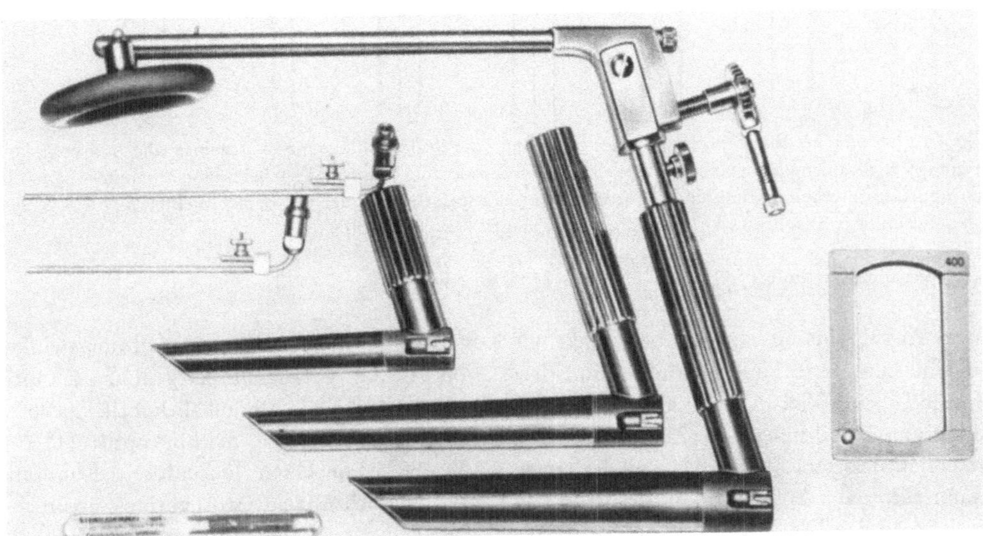

Bild 4.9 Rohrlaryngoskop nach *Kleinsasser* mit modifizierter Bruststütze nach *Seiffert*

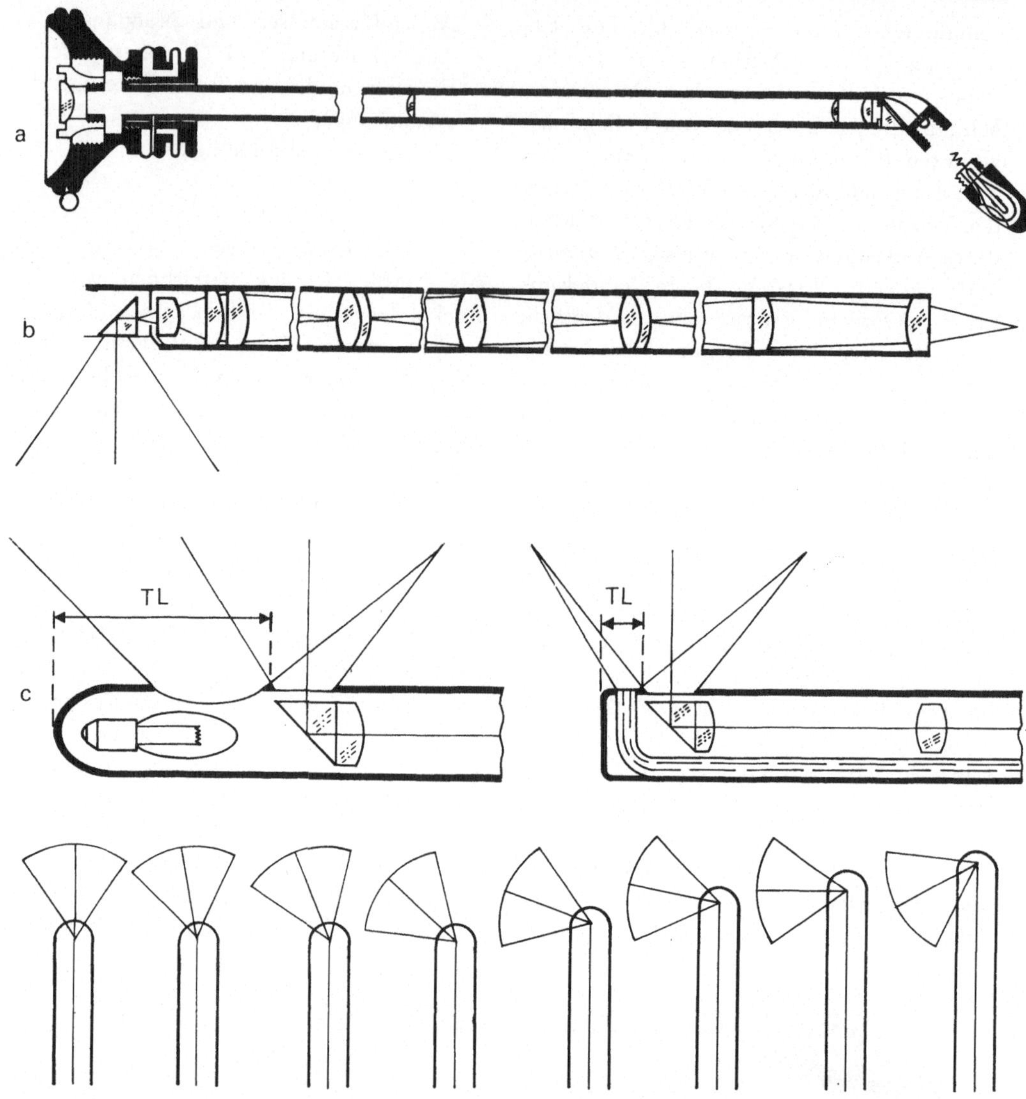

Bild 4.10 Optikendoskope (schematischer Aufbau). *a* distale Glühlampe – schematische Linsenanordnung; *b* Strahlengang in einer Winkeloptik; *c* distale tote Länge (TL) bei konventioneller Lampen und Glasfaserbeleuchtung und Anordnung der Glasfaserlichtbündel vor dem Objektiv; *d* handelsübliche Ausblickwinkel (0°, 20°, 35°, 45°, 65°, 85°, 90°, 100°)

Alternativnomenklatur 180°, 160°, 145°, 135°, 115°, 95°, 90°, 80°

nungswinkel von 60° auf, so benötigen wir für eine komplette Panoramainspektion drei Optiken: eine Vorausblickoptik (180°) mit Raumsektorabbildung von 210°–150°, eine erste Seitblickoptik (135°) mit inspizierbarem Raumsektor von 165°–105° und eine zweite Seitblickoptik (90°), die bis in den retrograden Bereich von 120°–60° blicken läßt.

Stehen Optiken mit einem Öffnungswinkel von 70° zur Verfügung, so genügen 2 Optiken, d. h. eine Vorausblickoptik (180°): 215°–145° und eine Seitblickoptik (115°): 150°–80°, um einen lückenlosen Rundumblick, jedoch ohne Retrospektive zu tun.

Der genutzte *Linsendurchmesser* bzw. die *Eingangspupille* bestimmen mit der 4. Potenz die Helligkeit des Bildes, aber auch umgekehrt mit der *Brennweite* die *Tiefenschärfe* innerhalb des Sichtkegels entsprechend dem Auflösungsvermögen der Optik. Hierbei gilt das menschliche Auge als Standardmaß. Bei einem Sehweitenabstand von 25 cm zum Objekt vermag das Auge 14 Linien pro mm zu unterscheiden, während eine Kleinbildkamera auf einem Farbfilm bis zu 80 Linien darstellen kann. Gute Optiken übertragen 40–50 Linien pro mm im Bereich der exakt objektzugehörigen Bildebene. Darum werden auch noch vor und hinter dieser Objektabbildungsebene liegende Bereiche subjektiv vom menschlichen Auge scharf wahrgenommen. Als Grenzmaß des Schärfenbereiches wurde der Zerstreuungskreis um ein punktförmiges Objekt gewählt, der $\geq 1/30$ mm beträgt. Die Abbildung dieses Punktes $> 1/30$ mm ist also bereits unscharf. Diese entscheidenden physikalischen Größen, die *Helligkeit* und *Tiefenschärfe,* sind aber neben der Optik-Eingangspupille auch von der Anzahl der vom Bild zu durchlaufenden Oberflächen determiniert. Darum ist die Qualität der Optik natürlich auch entscheidend von der Lichtzuführung abhängig, die bei modernen Optiken von der Leistung des externen Lichtprojektors und der verlustarmen Lichtleitung im Faserbündel bestimmt wird. Mit Hilfe von Verstellokularen können die schmalen Scharfbereiche besonders »heller« Optiken mit großem Bilddurchmesser, die durch große Eingangspupillen entstehen, als sogenannte »Variooptiken« zur Übersichts- und Lupenbetrachtung mit geringem Objektabstand herangezogen werden. Derartige hochleistungsfähige Optiken haben heute noch Außendurchmesser von $\geq$ 4mm. Gekoppelt mit Manipulationsinstrumenten, z. B. Zangen, Injektionskanülen, Kathetern, werden sie, den Vorschlägen *Lemoines, Müllers* und *Dietzels* folgend, in Kombination mit Rohrendoskopen zur Erweiterung der Inspektions- und Arbeitsmöglichkeiten im Bereich der Luft- und Speisewege herangezogen (Bild 4.11). Den speziellen Ansprü-

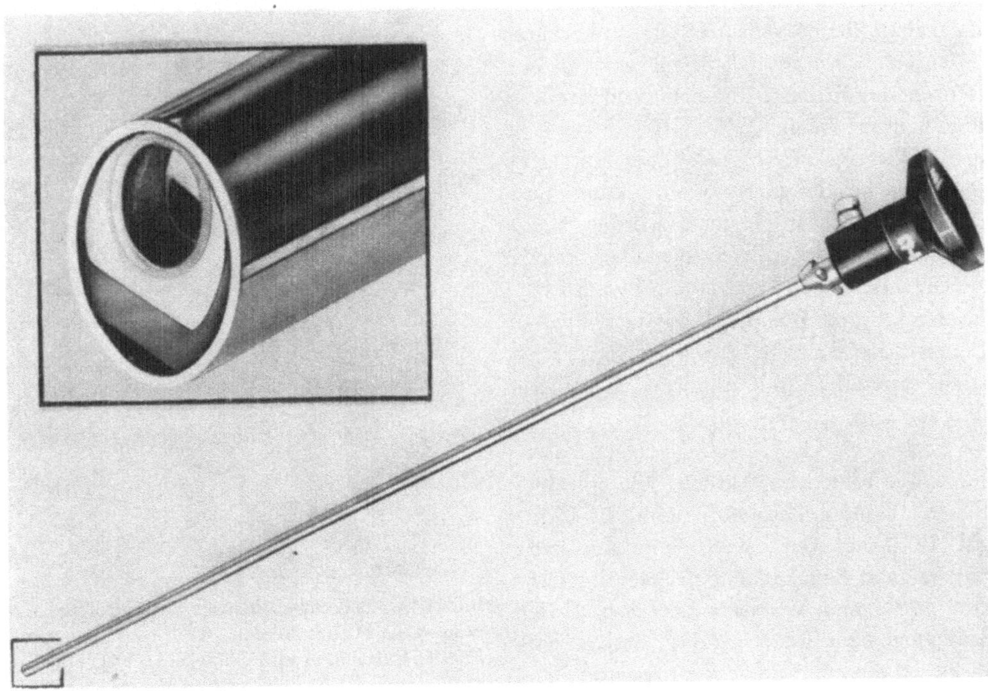

Bild 4.11 Optikendoskop MGB 410–43 (Ausblickrichtung 160°)

chen der Nasenendoskopie genügen solche schlanken Optiken (2,8–4 mm) gerade eben. Als Hilfsmittel erschließt Trokar mit Hülse den Kieferhöhlenzugang, ein Velumretraktor den Epipharynx. Seit 1978 sind die ersten Selfoskope als Arthroskope mit D = 1,7 mm auf dem Markt. Sie stellen einen großen Fortschritt dar.

4.1.2.3. Flexible Faserendoskope

Durch die Weiterentwicklung der Glasfaserlichtleitung zur Glasfaserbildleitung stand den Endoskopkonstrukteuren ein prinzipiell neues Bauelement zur Verfügung. Mit flexiblen optischen Faserbündeln, die mindestens aus etwa 70 000 ummantelten, optisch hochreinen, 20–50 μm starken Einzelfasern bestehen, die objektiv- und okularseitig platzidentisch angeordnet sind, werden gut beleuchtete Objekte als Rasterbild auch über stark gekrümmte Strecken übertragbar. Zusätzlich notwendige Bauelemente, wie Lichtleitbündel, kombinierter Arbeits- und Saugkanal sowie Spül- und Insufflationskanal, Steuerelemente, Stütz- und Schutzhüllen erfordern zusätzlichen Raum und begrenzen den Einsatz auf genügend großlumige Körperhöhlen.

1956 berichtete *Hirschowitz* über erste Erfahrungen bei der Gastroskopie. Länge und Flexibilität des Instruments werden heute selbst den Erfordernissen des Darmkanals gerecht. Die bei uns im Handel befindlichen Faserendoskope für die Luft- und Speisewege werden von relativ wenigen internationalen Herstellern mit ähnlicher Leistungsfähigkeit und Qualität angeboten.

Als Endoskope für Speisewege zeigen Faserendoskope folgenden Aufbau: Ein spiralgestützter Kunststoffschlauch umhüllt Licht- und Bildleitbündel, einen spiralgestützten Arbeits- und Saugkanal, einen ventilgesteuerten Luft- und Wasserspülkanal und vier Seilzuglogen zur Steuerung des distalen Endstücks. In diesem Endstück enden alle Bauelemente in Form von Leuchtfenstern, 74°-Weitwinkel-Objektiv, freien und düsenbestückten Kanalöffnungen entsprechend der Bilder 4.12 und 4.13. Neben progradem

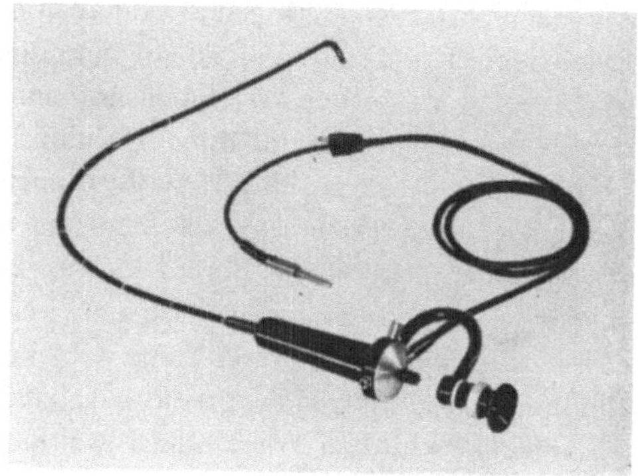

Bild 4.12 Faserbronchoskop MGB 9444–1100

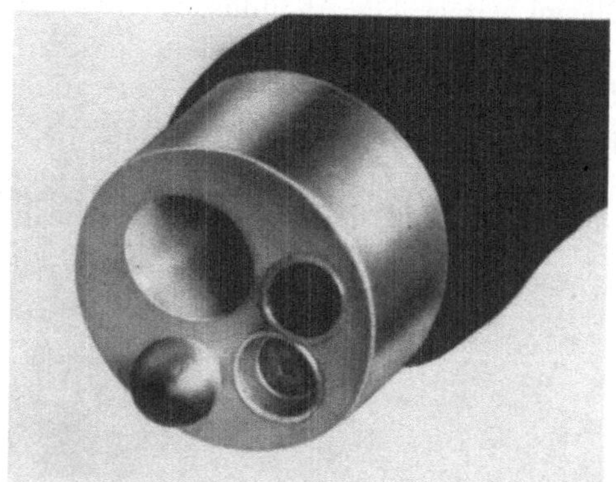

Bild 4.13 Endstück MGB 9444 mit Objektiv Spüldüse, Lichtaustritt, Arbeitskanal

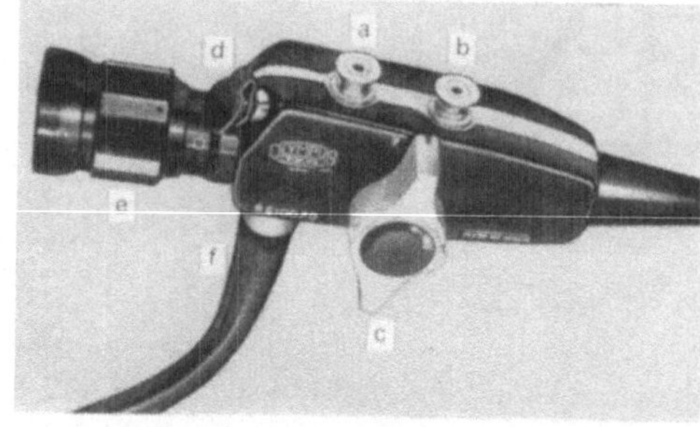

Bild 4.14 Bedienungselemente am Faserösophagoskop OLYMPUS Modell EF. *a* Absaugventil; *b* Luftinsufflation- und Spülventil; *c* Lenkhebel; *d* Eingang zum Biopsiekanal; *e* Dioptrinausgleich; *f* Verbindungsteil zum Netzgerät

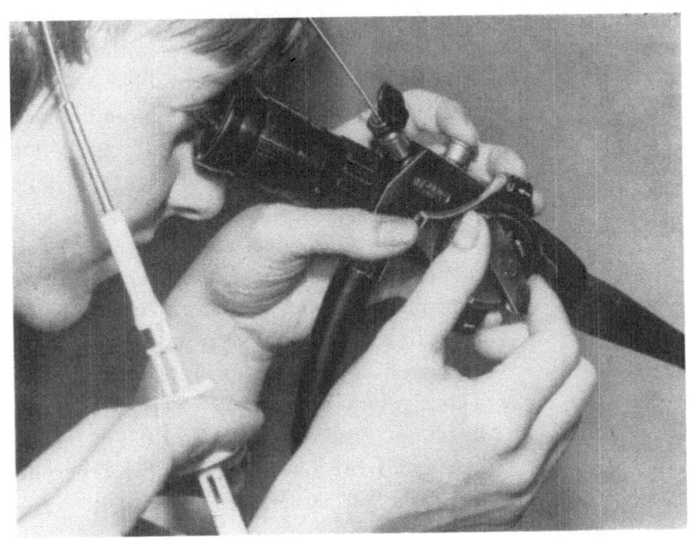

Bild 4.15 Bedienung des Faserösophago-Gastroduodenoskops OLYMPUS GIF D_3

Ausblick sind auch Seitblickendoskope für Spezialaufgaben üblich.

Für die Ösophago-Gastro-Duodenoskopie sind Außendurchmesser von 13–15 mm, besser aber von 8–10 mm bei Arbeitslängen von 100 mm geeignet. Die Bilder 4.12 bis 4.15 zeigen Faserendoskope mit Saug- und Spülvorrichtung für Luft- und Speisewege.

Die Bedienung des Instrumentes erfordert eine gewisse Geschicklichkeit, wobei besser zwei gut aufeinander eingespielte Personen zusammenwirken. Ein beschmutztes Objektiv kann durch gezielten Düsenstrahl während des Eingriffs gereinigt und die Spülflüssigkeit abgeblasen werden, wobei der gewünschte Blähungszustand von Speiseröhre, Magen oder Darm über die gleiche Luftdüse hergestellt wird.

Die gesteuerte Auslenkung der Spitze durch die Seilzugbetätigung ist nach oben, unten, rechts, links maximal um 180° (!) möglich. Alle wichtigen Funktionen werden vom Endoskopkopf aus betätigt (s. Bild 4.15). Eine automatische Kleinbildkamera kann am Okular befestigt werden und erlaubt, über Spiegelreflexbetrachter die endoskopische Situation ständig ohne wesentliche Helligkeitsverluste im Auge zu behalten. Im Rasterbild sind die einzelnen Bildpunkte gerade eben erkennbar. Dementsprechend ist die Detailauflösung beschränkt, so daß Objektivvergrößerungen nur durch Verkürzen des Objekt-Objektivabstandes möglich ist. Das Weitwinkelobjektiv ergibt einen Ausblickwinkel von 72–74° und einen Tiefenschärfenbereich von 5 mm–∞. Prinzipiell der gleiche Aufbau mit Geradeausblickoptik wird für die längeren Koloskope verwendet. Für die Inspektion und Sondierung der Ausführungsgänge von Galle und Pankreas kommen mit Winkeloptik ausgerüstete Duodenoskope in Betracht.

Durch den Arbeitskanal können sowohl Sekrete abgesaugt als auch Medikamente und Röntgenkontrastmittel injiziert werden.

Ebenso können Absaugkatheter zur Gewinnung zytologischen Untersuchungsmaterials, flexible Probeexzisionszängchen zur Entnahme winziger Gewebsproben für die histologische Untersuchung, aber auch Schlingen zur Abtragung von Polypen unter Sichtkontrolle ebenso wie Fremdkörperfaßzängchen und Koagulationssonden eingeführt werden (Bild 4.16).

Bei flexiblen Broncho- und Pharyngoskopen muß zugunsten geringerer Außendurchmesser (4–5 mm) bzw. großlumiger Arbeitskanäle (–2,6 mm) z. B. auf Spül-, Luftdüsenausrüstung und mehr als 2 Seilzugsteuerungen verzichtet werden.

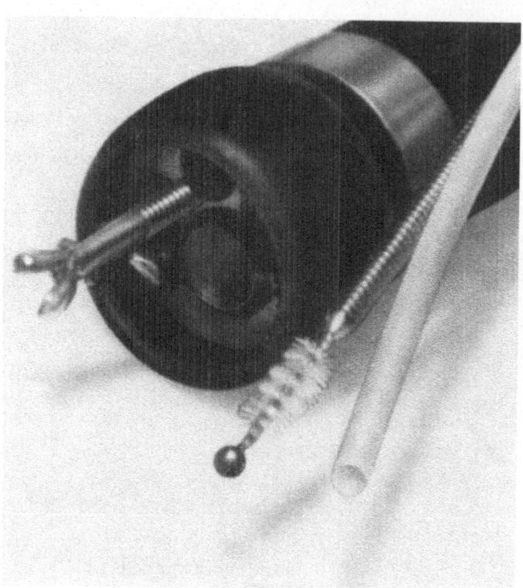

Bild 4.16 Arbeitsinstrumente (Zange, Bürste, Katheter) mit Endstück OLYMPUS GIF D_3

4.1.2.4. Anwendungsschwerpunkte von Spatel-, Tubus-, Optik- und Faserendoskopen

Vorausgesetzt, daß alle Endoskope zur Verfügung stehen und auch technisch und methodisch beherrscht werden, bestimmen Ort und Art der Erkrankung die Instrumentenwahl.

Wo wir mit dem Sicht und Arbeitsraum schaffenden Spatel oder einem großlumigen Tubus nicht mehr einzudringen vermögen, greifen wir auf den schlanken Tubus zurück. Wollen wir weiträumig oder tiefer hinein sehen, so setzen wir zusätzlich schlanke Endoskopoptiken ein. Reicht der anatomische Querschnitt nur mehr für eine schlanke Optik, so müssen wir auf Manipulationsfreiheit verzichten. Selbst bei tiefliegenden, nur auf winkligen Zugängen erreichbaren Körperhöhlen verschaffen wir uns mit flexiblen Faserendoskopen die gewünschte Einsicht bei begrenzter Arbeitsfreiheit.

Sind Körperhöhlen allen Gerätearten zugängig, so veranlassen uns die gestellten Aufgaben und die geforderte trainingsabhängige Sicherheit ihrer Erfüllung, aber auch der Zeit- und Kostenaufwand, das geeignete Endoskop und die Untersuchungs- und Anästhesiemethode auszuwählen. Wollen wir funktionelle Bewegungsabläufe analysieren, dann bevorzugen wir die am wenigsten beeinflussende Instrumente mit möglichst guter Sicht, d. h. schlanke und flexible Faseroptiken. Wollen wir aber feinste Strukturveränderungen mit Lupe oder Mikroskop betrachten, auch palpatorisch abgrenzen, kompliziert manipulieren oder gar blutig operieren, dann dürfte das größtmögliche Tubusendoskop ggf. in Verbindung mit flexiblem Faserendoskop und flexiblem Arbeitskanal für zentral gelegene Körperhöhlen seine Einsatzberechtigung finden.

4.2. Endoskopische Arbeits- und Operationsinstrumente

Zur Ausführung endoskopischer Eingriffe sind die verschiedensten Arbeitsinstrumente erdacht worden. Formgebung endoskopischer Instrumente und Materialbeschaffenheit müssen in besonderem Maße Grazilität und Stabilität in sich vereinen, um auch in engen und tiefliegenden Körperhöhlen manuell exakt gerichtete Kräfte zu entfalten. Wir können heute in den menschlichen Körperhöhlen mechanisch, thermisch, strahlenphysikalisch und chemisch auf das biologische Substrat einwirken.

In Verfolgung diagnostischer und therapeutischer Ziele sind wir imstande, Gase, Flüssigkeiten und Feststoffe in die Hohlräume, auf ihre Flächen oder in die Nachbargewebe zu bringen oder aber auch zu entfernen. Speziell geformte Instrumente können z. B. als iatrogene Fremdkörper eingeengte Hohlräume offen halten. Andere Instrumente gestatten uns, Gewebe scharf oder stumpf zu trennen oder auch quetschend, ätzend, koagulierend zu zerstören. Eine Auswahl besonders wichtiger Instrumente soll nach ihren

Hauptfunktionen geordnet in folgender Übersicht möglichst bildhaft dargestellt werden. Es entspricht jedoch nicht dem Anliegen eines Lehrbuchs, katalogartig das Produktionsprogramm der Industrie zu reflektieren. Anscheinend veraltete oder selten erforderliche Spezialinstrumente wurden dann berücksichtigt, wenn ihr Konstruktionsprinzip besonders originell komplizierte Endoskopieprobleme zu lösen vermag und deswegen nicht in Vergessenheit geraten sollte. Spezielle Arbeitsmittel, z. B. für endoskopische Bestrahlungsmethoden oder für die Endoprothesenbehandlung, werden in gesonderten Kapiteln besprochen.

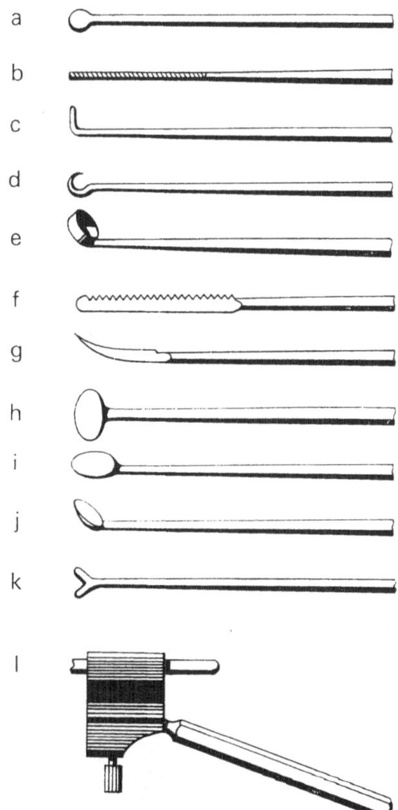

Bild 4.17 Endoskopische Arbeitsmittel: Handinstrumente. *a* Knopfsonde; *b* Watteträger; *c* Häkchen stumpf; *d* Häkchen scharf; *e* Curette; *f* Säge; *g* Sichelmesser; *h* querovales Messer; *i* längsovales Messer; *j* Schälmesser; *k* Knotenschieber; *l* Handgriff

4.2.1. Einfache chirurgische Handinstrumente zum Tasten und Trennen

Knopfsonden zur Konsistenzbestimmung, stumpfe und scharfe Häkchen zum Heben und Ziehen, Sägen zum Zerteilen von Fremdkörpern, Küretten und Messer verschiedener Form und Stellung zur schneidenden und schälenden Gewebstrennung können, an einem handlichen Griff unter Sicht geführt, verschiedene endoskopische Aufgaben auch unter mikrochirurgischen Bedingungen erfüllen (Bild 4.17).

4.2.2. Instrumente zum Transport von Flüssigkeiten (Bild 4.18)

Watteträger zum Abwischen von Sekreten und als Medikamententräger auch in der Spezialausführung als Pinselspritze nach *Brünings* zur besonders kontrolliert sparsamen Applikation flüssiger, differenter Pharmaka, z. B. Anästhetika, müssen sorgfältig gedrillt werden.

Bei der Anfertigung von Wattedrillern werden häufig Fehler gemacht. Der zwischen den ersten drei linken Fingern gehaltene lockere Watteflausch muß durch mittiges Einlegen der Spitze und axiales Drehen (Drillen) des Trägerschaftes mit der rechten Hand die gefährliche Spitze fest einhüllen, einen saugfähigen lockeren, vorragenden Pinsel bilden, der nicht abrutschen kann und nach Gebrauch leicht durch »Linksdrall« wieder abzulösen sein (Bild 4.19).

Zur großräumigen und großzügigen Applikation, z. B. von Anästhetika, dient der Spray mit Gummigebläse durch Abgabe eines grobtropfigen Aerosols. Absaugrohre und Absaugkatheter helfen, das Gesichtsfeld von funktions- und sichtstörendem Schleim, Eiter, Blut, Nahrung und dgl. zu reinigen und danach die Instillation von flüssigen Medikamenten zu erleichtern. Röntgenkontrastmittel werden halbseitig mit dem Dop-

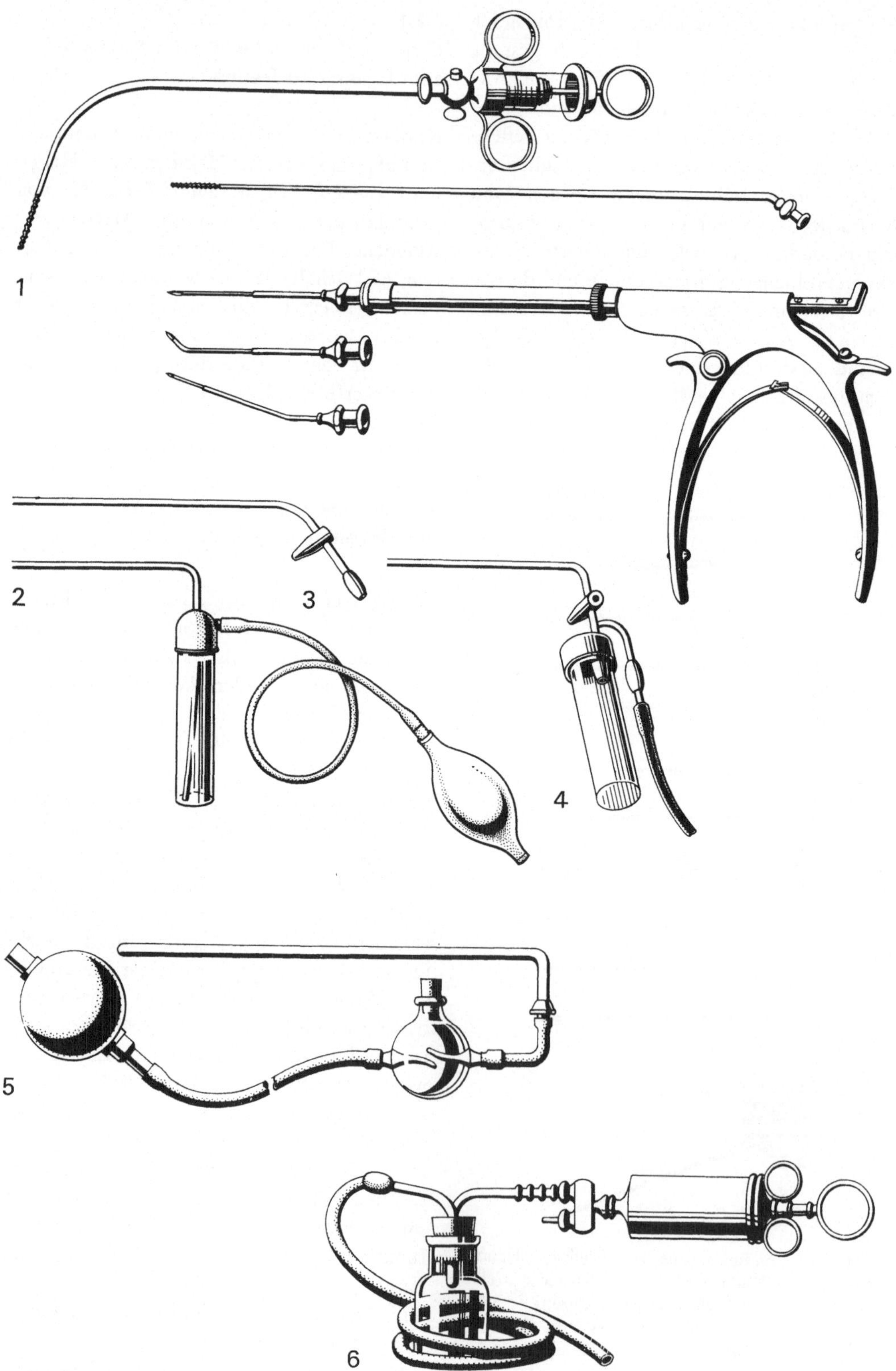
1
2
3
4
5
6

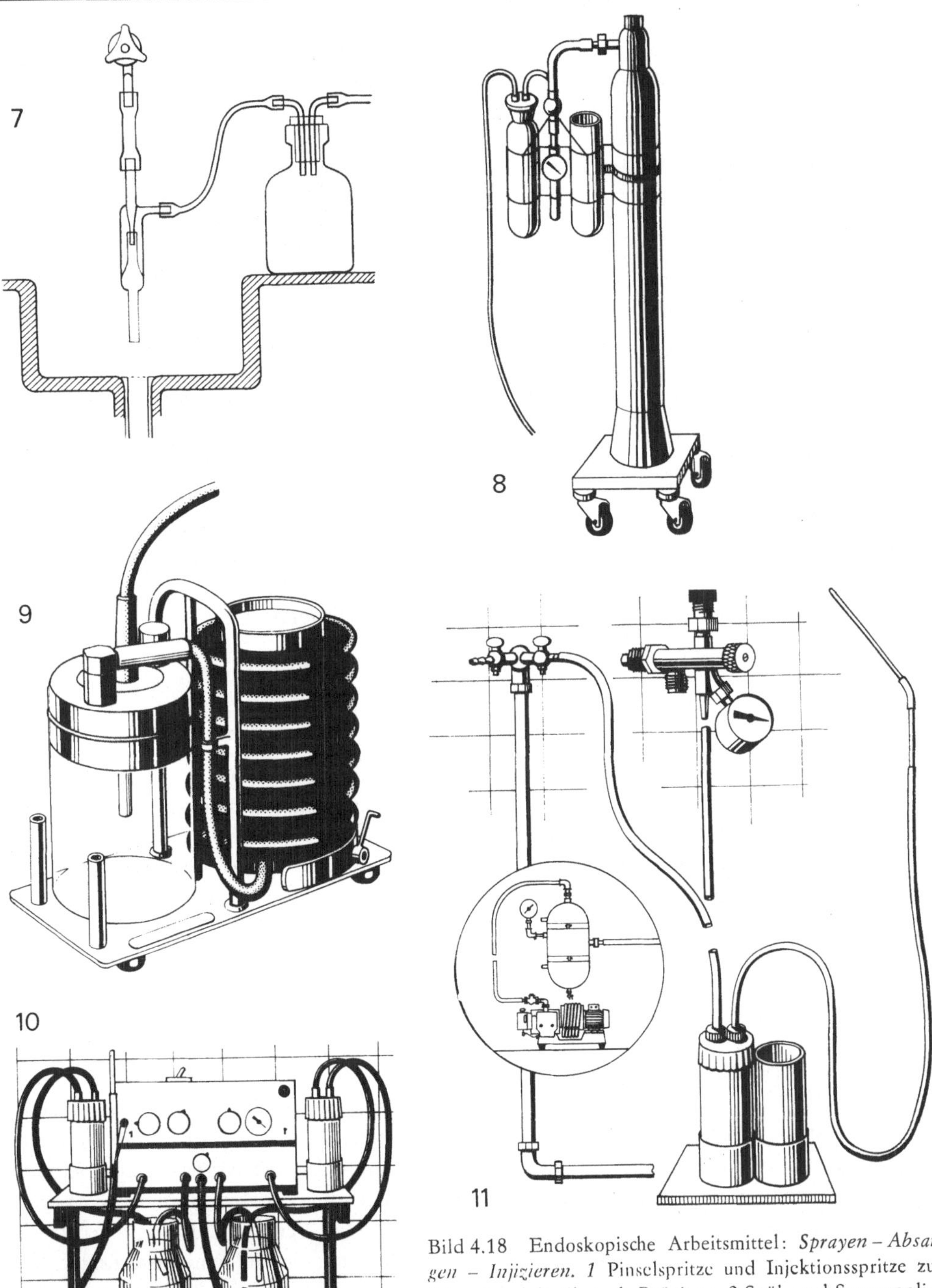

Bild 4.18 Endoskopische Arbeitsmittel: *Sprayen – Absaugen – Injizieren.* *1* Pinselspritze und Injektionsspritze zur Stimmbandplastik nach *Brünings*; *2* Spül- und Sprayapplikator; *3* Absaugstab mit Druckdosierung; *4* Absaugstab mit Sekretfänger. *Absaugsysteme: 5* Speichelpumpe nach *Brünings; 6* Sekretaspirator nach *Jackson;* 7 Wasserstrahlpumpe; *8* Sauerstoffflasche und Injektorsaugdüse (max. bis 0,2 at); *9* Fußpumpe MEDI; *10* elektrische Saugpumpe; *11* zentrale Absauganlage (Wandarmatur max. 0,9 at)

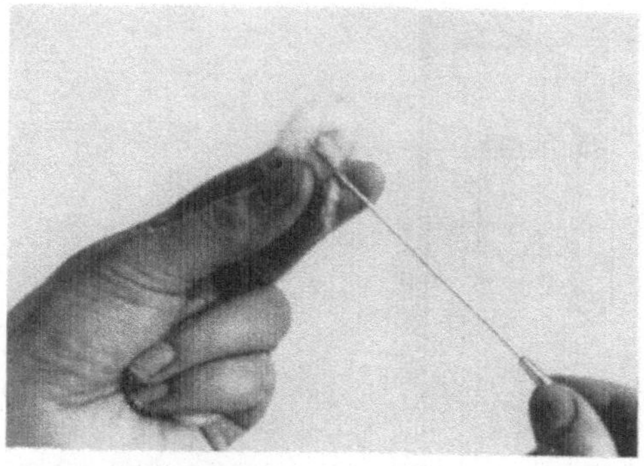

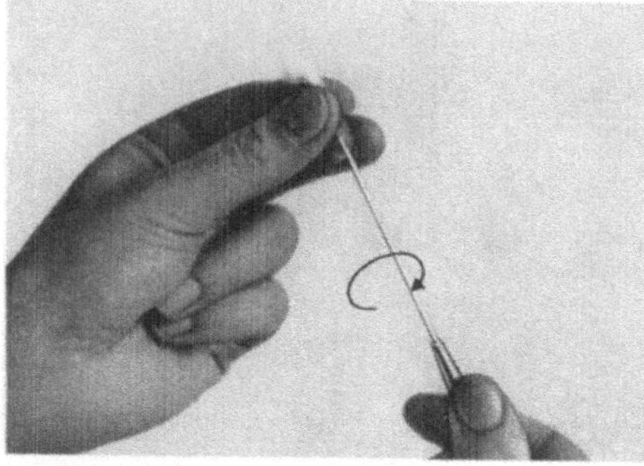

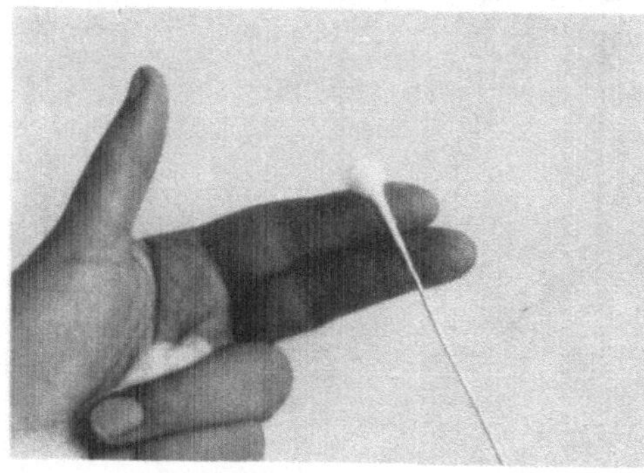

Bild 4.19 Anfertigung eines Wattedrillers

pellumenkatheter nach *Carlens* und bei Kindern mit dem Kontrastmittelapplikator nach *Thal* eingebracht. Im Bronchialbaum leiten spezielle Führungsrohre nach *Friedel* feine flexible Bürsten oder röntgenfähige Katheter unter Sicht in die gewünschten Lappenostien (Bild 4.20 *1* f.). Unter Röntgensicht in verdächtige Herdgebiete geschoben, können durch Oberflächentraumatisierung mit zellulären und geweblichen Anteilen angereicherte Sekrete herausgefegt oder herausgesaugt werden.

Injektionskanülen und dickere, scharf angeschliffene Kanülen mit Mandrin erlauben, durch Punktion und saugstanzende Handhabung aus dem Nachbargewebe Untersuchungsmaterial zu gewinnen, vorausgesetzt, daß ein Sekretfänger in die Saugleitung geschaltet wurde. Während für flüssige Sekrete notfalls einfache hand- oder fußbetriebene Absaugpumpen, Wasserstrahlpumpen bzw. die Druckgasdüse von Narkosegeräten ausreichenden Unterdruck erzeugen, müssen für visköse Materialien und bioptische Zwecke höhere Saugleistungen durch transportable starke Kolben- oder Membranpumpen oder stationäre Vakuumpumpen, z. B. in Verbindung mit zentralen Absauganlagen, zur Verfügung stehen. Sehr nützlich erweist sich der Spritzenhandgriff nach *Stormby* (Bild 4.20) wegen der sicheren, tastkontrollierten Kanülenführung.

4.2.3. Zangeninstrumente

Sie verleihen dem Operateur eine besonders hohe Arbeitsfähigkeit in der Körperhöhle. Besonders der Zangengriff nach *Kahler* ist geeignet, bei diffizilen Arbeiten feine Tastreize vom Instrument auf die Endglieder von Daumen und Mittelfinger zu übertragen und gleichzeitig wohldosierte Schwenk-, Schub-, Zug- und Schließbewegungen dabei auszuführen. Drehbewegungen um 360° können den Griffringen durch Ober- und Untergriffhaltungen bequem mit der rechten Hand übertragen werden. Die dem Objektabstand gut angepaßte Länge von Rohrschaft und Schubstange soll die Arbeitsansätze zu einer kontinuierlichen, reibungsarmen Bewegung der Maulteile verhelfen. Es ist zweckmäßig und ökonomisch, vielbenutzte Ansätze verschiedener Längen und fester Verbindung verfügbar zu haben, während selten gebrauchte Spezialansätze bei Bedarf mit freien Zangen verschraubt werden. Schwierige Zangenmanipulationen sind bei engeren Räumen noch durch optikgeführte Spezialkonstruktionen gezielt möglich (Bild 4.21 *1, 3, 4*).

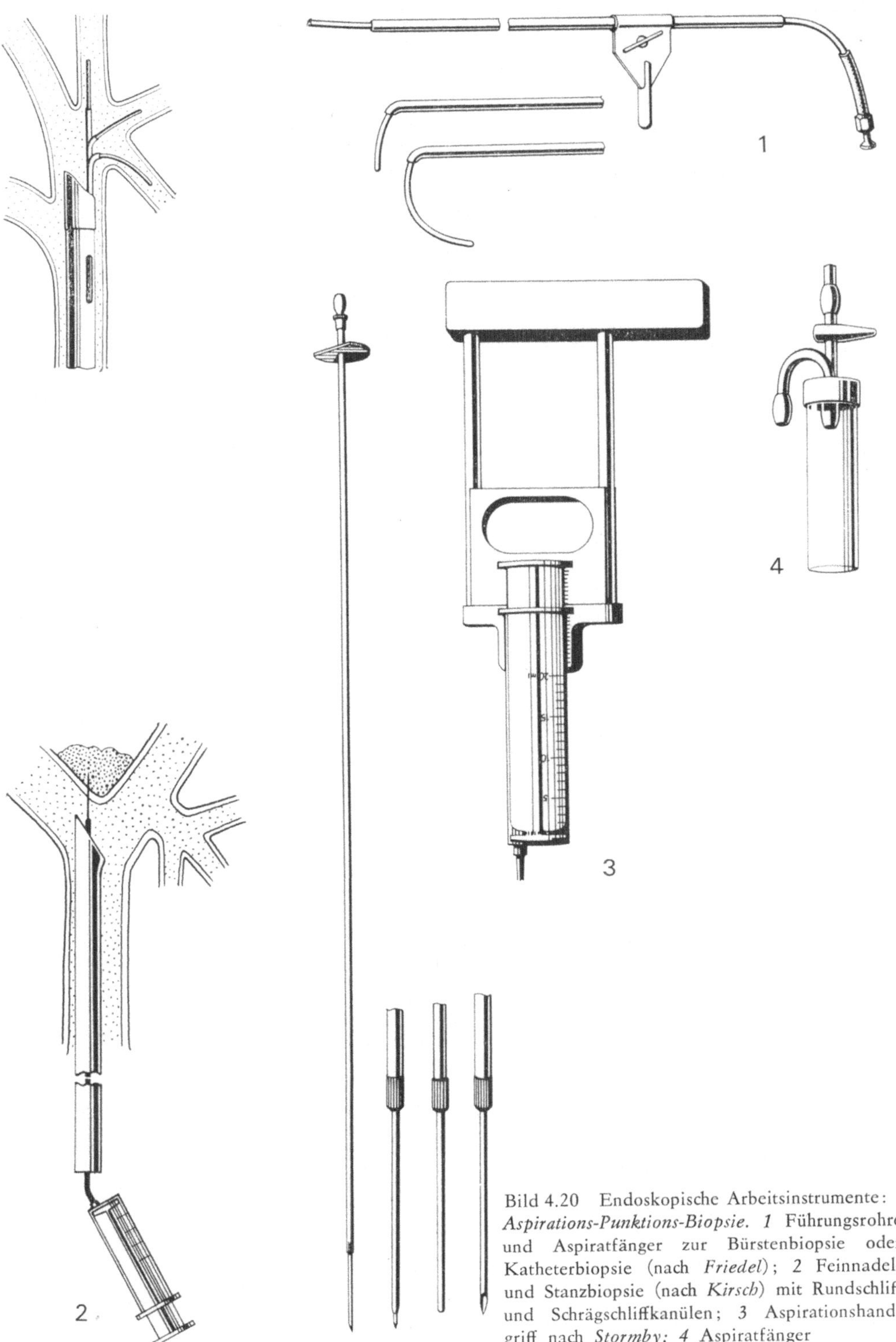

Bild 4.20 Endoskopische Arbeitsinstrumente: *Aspirations-Punktions-Biopsie. 1* Führungsrohre und Aspiratfänger zur Bürstenbiopsie oder Katheterbiopsie (nach *Friedel*); *2* Feinnadel- und Stanzbiopsie (nach *Kirsch*) mit Rundschliff und Schrägschliffkanülen; *3* Aspirationshandgriff nach *Stormby; 4* Aspiratfänger

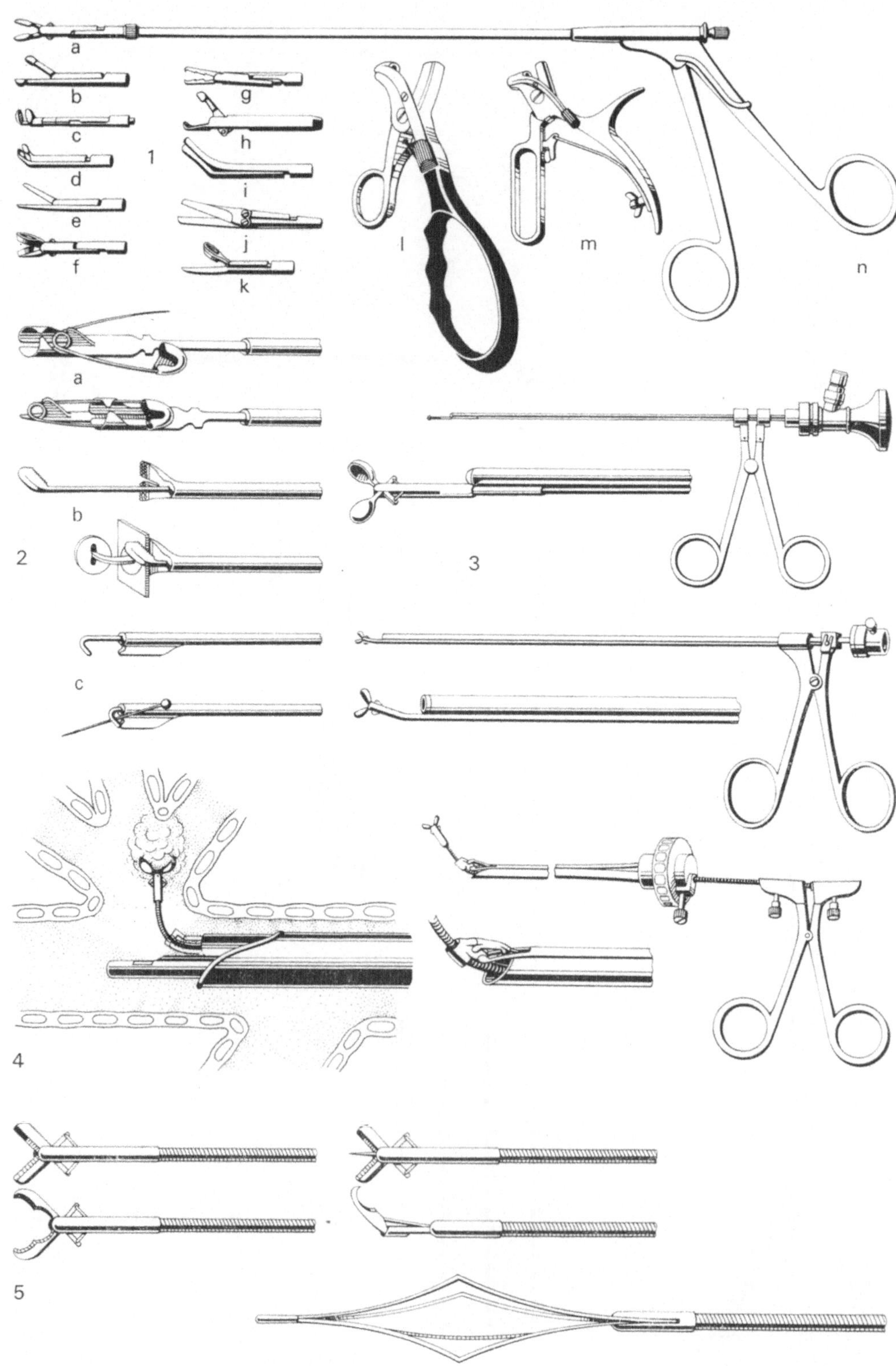
a
b
c
d
e
f
g
h
i
j
k
1
l
m
n
a
b
2
c
3
4
5

Bei der Montage von Zangenansätzen ist darauf zu achten, daß die Griffringe knapp vor ihrer Schließstellung gehalten und der Arbeitsansatz in geschlossenem Zustand aufgeschraubt wird. Einfacher, kompletter Branchenschluß ist nur dadurch gewährleistet. Zu einer guten Ausstattung gehören fein- und grobgezähnte Faßzangen auch mit gebogenen Branchen für weiche Fremdkörper, verschiedene Doppellöffel und Stanzen sowie Scheren verschiedener Branchenstellung. Für Kleinkinder und die Belange der Mikrolaryngoskopie müssen die Instrumente besonders grazil gebaut sein. Für seltene Aufgaben, z. B. tiefgreifende Probeexzision, ist die Bajonettstanze (*Greifenstein*) oder der Nadelbrecher (*Casseberry*) oder ein Sicherheitsnadelschließer (*van Eicken*) verfügbar zu halten (Bild 4.21 *2*).

4.2.4. Instrumente zum Dehnen und Weiten

Als Dehnungsinstrumente empfehlen sich die vielseitig nützlichen Hartgummi- oder röntgenfähigen Kunststoffbougies, die nach *Charrier* mit 0,3 mm steigendem Durchmesser, abgerundeter Spitze und glatter Oberfläche sowie temperaturabhängiger Flexibilität handelsüblich sind. Metalldilatatoren nach *Hegar* sind infolge ihrer Achsenkrümmung günstig zur Erweiterung endonasaler und transtracheostomal erreichbarer Stenosen (Bild 4.22). Die *Stark*sche Sonde erlaubt unter Röntgensicht die exakte Dehnung von spastischen Kardiastenosen (Achalasie).

4.2.5. Instrumente zur Atmung und Beatmung

Die wichtigsten Instrumente sollen hier eigenständig vorgestellt werden, weil die Atemfunktion insbesondere bei Anwendung moderner Anästhesieverfahren, aber auch bei ventilatorischen Notfallsituationen ggf. unabhängig von der endoskopischen Aufgabe auch in der prä- und postendoskopischen Phase zu sichern ist. Eine gutabgedichtete Atemmaske, der Pharynxtubus nach *Guedel*, der Larynxdilatator nach *Brünings*, die Endoskoptuben, die Trachealkatheter aus PVC (weiß), aus Latex nach *Woodbridge* oder ein Doppellumenkatheter nach *Carlens* – vermögen wie die Trachealkanülen nach *Luer, Biesalski, Wiesmann, Rügheimer* u. a. über ein Tracheostoma die *freie Verbindung* zwischen dem Atemtrakt und der äußeren Atemluft bzw. dem Beatmungs- oder Narkosesystem herzustellen (Bild 4.23). Atemventile verschiedener Art verhindern die Rückatmung im halboffenen oder geschlossenen Beatmungssystem.

4.2.6. Instrumente zur Blutstillung

Um Blutungen beherrschen zu können, sind Instrumente in einem Sterilpaket bereitzuhalten, die den katastrophalen Folgen pathogener, aber auch iatrogener Gefäßverletzungen wirksam entgegenwirken.
Zur Kompression rupturierter Ösophagusvarizen: Doppelballonkatheter nach *Blakemore-Sengstaken* (Bild 4.24).

◀
Bild 4.21 Endoskopische Arbeitsmittel: *Zangeninstrumente. 1 a* Doppellöffel nach *Lange, 1 b* Winkellöffel nach *Scheinmann, 1 c* Doppellöffelstanze, rund, nach *Rosenberg, 1 d* Doppellöffel nach *Brünings, 1e* Langlöffel nach *Fraenkel, 1f* Stanze nach *Krause, 1g* Alligatorzange nach *Kahler, 1h* Krallenlöffelzange, *1 i* Stanze nach *Struyken. 1 j* Divertikelschere nach *Seiffert, 1 k* Bajonettstanze nach *Greifenstein, 1 l* Griff nach *Brünings, 1 m* Griff nach *Hunber, 1 n* Griff nach *Kahler, 2* Spezialfremdkörperextraktoren, *2a* Sicherheitsnadelschließer nach *van Eicken, 2b* Kragenknopfzange nach *Morton, 2c* Nadelbrecher nach *Casseberry; 3* Optikführung für starre und *4* flexible Zangen; *5* wichtigste Formen für flexible Arbeitsinstrumente

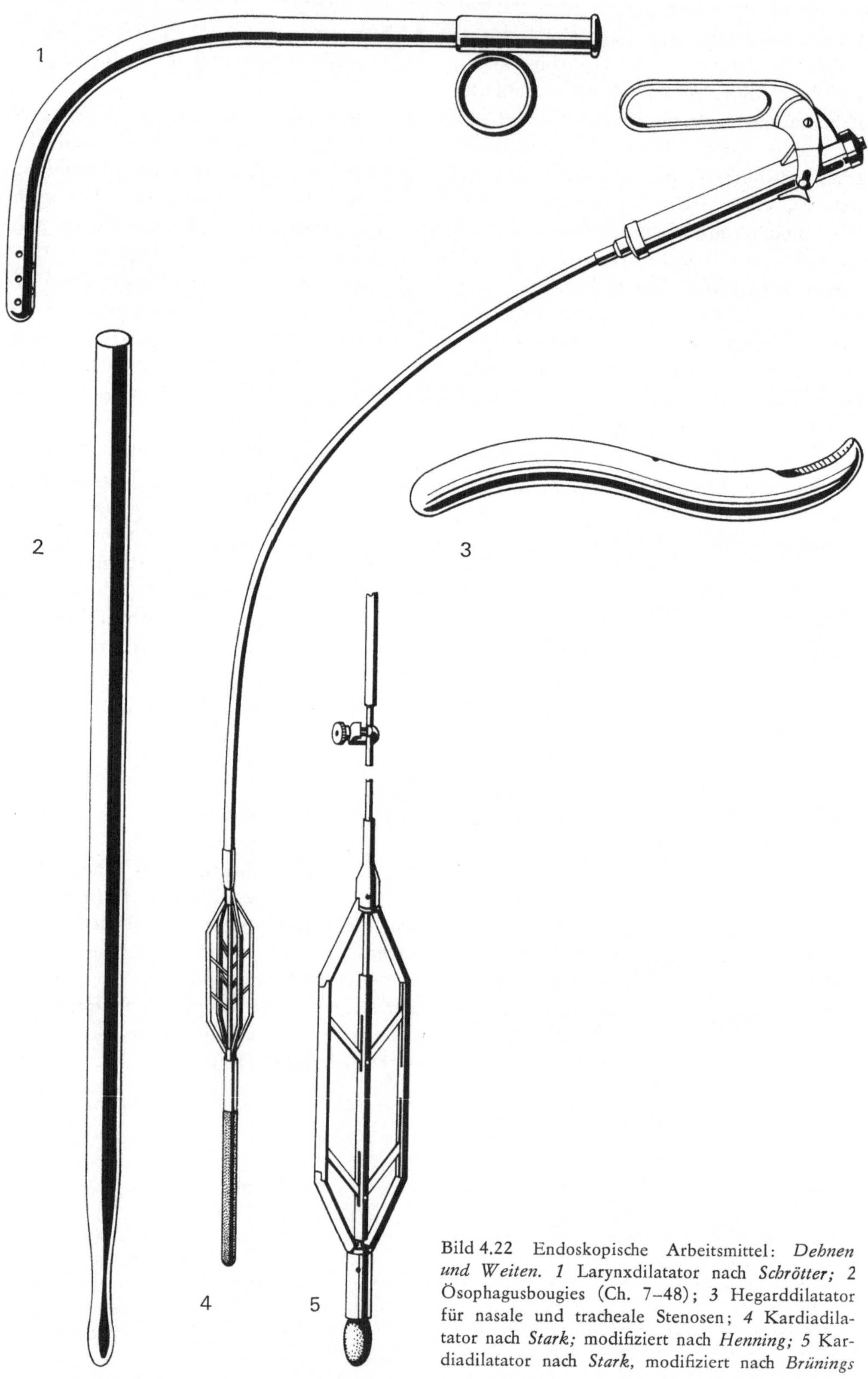

Bild 4.22 Endoskopische Arbeitsmittel: *Dehnen und Weiten. 1* Larynxdilatator nach *Schrötter; 2* Ösophagusbougies (Ch. 7–48); *3* Hegarddilatator für nasale und tracheale Stenosen; *4* Kardiadilatator nach *Stark;* modifiziert nach *Henning; 5* Kardiadilatator nach *Stark,* modifiziert nach *Brünings*

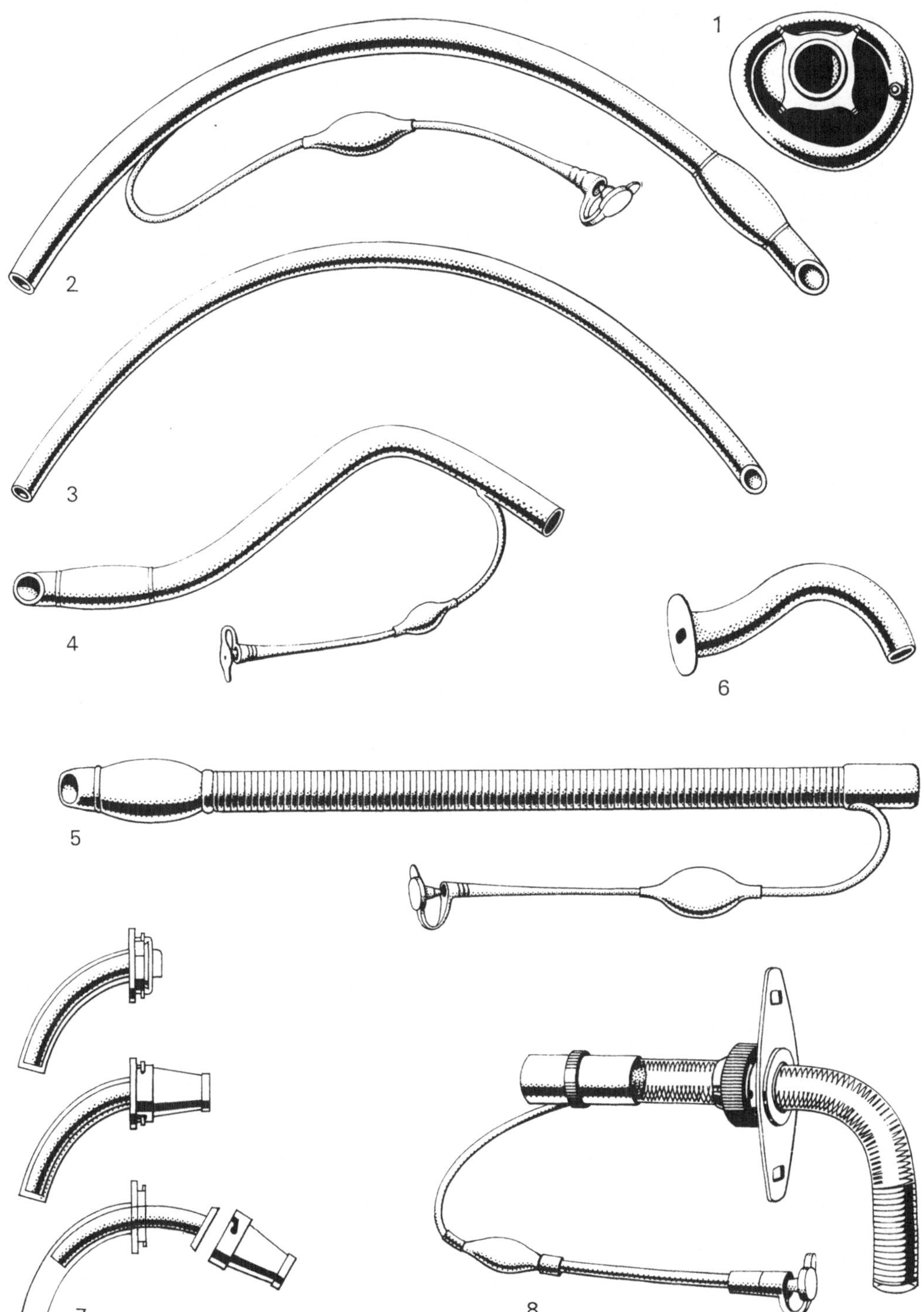

Bild 4.23 Endoskopische Arbeitsinstrumente: Vermittlung von *Atmung und Beatmung*. *1* Atemmaske; *2* Trachealkatheter nach *Magill;* *3* nach *Rüsch;* *4* nach *Kuhn;* *5* nach *Woodbridge;* *6* Pharynxtubus nach *Guedel;* *7* Trachealkanüle nach *Biesalsky;* *8* nach *Rügheimer*

Zur einseitigen Bronchusblockade: Doppellumenkatheter nach *Carlens.*
Zum Freihalten des unteren Tracheobronchialbaums bei Blutungen in Pharynx, Larynx und oberer Trachea: Trachealkatheter nach *Woodbridge.*
Zur bronchialen Tamponade: erbs- bis bohnengroße Mulltupfer nach *Friedel.* Sie eignen sich auch zur Tamponade bei laryngealen und trachealen Blutungen in Verbindung mit einem *Woodbridge*-Tubus. Die Tupfer werden endoskopisch zwischen Tubus- und Trachealwand plaziert. Zur Blutstillung können aber auch im allgemeinen Zubehör befindliche Wattedriller mit Adrenalinlösung benutzt sowie ein Koagulationssaugstab in Verbindung mit angeschlossenem Diathermiegerät eingesetzt werden. Im besonderen Fall bleibt die endgültige Versorgung der Blutung dem chirurgischen Eingriff vorbehalten.
Bei profusem Nasenbluten: Ballonkatheter nach *Masing* oder *Belloque*-Tamponade.

4.3. Foto, Film- und Fernseheinrichtungen zur Endoskopie

Czermak hat als erster 1861 vor dem Verein der Ärzte in Prag eine nicht überlieferte Fotografie des Kehlkopfes demonstriert. Die Aufnahme wurde von einem Berufskollegen mit der Plattenkamera unter Benutzung von Kehlkopfspiegel und Sonnenlicht in indirekter Laryngoskopietechnik aufgenommen. *Albrecht* hat mit dem Kolpofot in den 50er Jahren mit dieser Methode über den Kehlkopfspiegel ausgezeichnete Befunddokumente für die Lehre geschaffen. Für den Routineeinsatz ist diese Methode jedoch nicht geeignet und auf andere Körperhöhlen auch nicht zu übertragen. Es hat deswegen nicht an Mühen gefehlt, alle direkten Endoskopiemethoden hinsichtlich ihrer Brauchbarkeit zur Fotodokumentation zu überprüfen.

4.3.1. Distale Anordnung von Lichtquellen

Sie erwies sich an Optikendoskopen trotz der von *Nitze* bei der Herstellung von Blasenaufnahmen gemachten guten Erfahrungen zunächst als nicht übertragbar auf andere Organe. Seinem Fotoatlas der Zystoskopie aus dem Jahr 1900 konnten ein halbes Jahrhundert lang nur gezeichnete Bildwerke über die Erkrankungen von Luft- und Speisewegen folgen. Die verschiedenen Varianten distaler Anordnung von ein- und mehrteiligen Optiklampen hatten trotz Überlastung zur Filmexposition bei unzureichender Hitzeabführung Unterbelichtung oder Unschärfe der Bilder zur Folge.
Elektronenblitzröhren in Körperhöhlen widersprechen mit 300–500 Volt Arbeitsspannung den einschlägigen Sicherheitsvorschriften. Die distale Anordnung von Lampe und Kamera (Gastrokamera) vermeidet Lichtverluste und liefert scharfe, jedoch sehr kleine Bilder (vgl. Bild 4.6 *b*). Auf kleinere Körperhöhlen war dieses gastroskopische Verfahren aus Platzgründen nicht übertragbar.

4.3.2. Proximale Anordnung von Lichtquellen

Nur die proximale Anordnung von Lichtquellen gestattet genügend starke Lichtleistungen und ausreichende Wärmeableitung durch Gebläse oder Wasserkühlung.

4.3.2.1. Tubuslichtleitung und Tubusbildleitung

Brubaker und *Holinger* haben das *Desormeaux*sche Uretheroskopprinzip zur ersten leistungsfähigen Endofotoeinrichtung weiterentwickelt. Neben der Pilotlichtanlage wurde eine Magnesiumblitzlampe zur einmaligen Erzeugung von ca. 20 000 Lumen für die Objektbeleuchtung über hochglänzende Tubuswände eingesetzt. Die Autoren konnten 1946 vorzügliche Farbfotos vorweisen

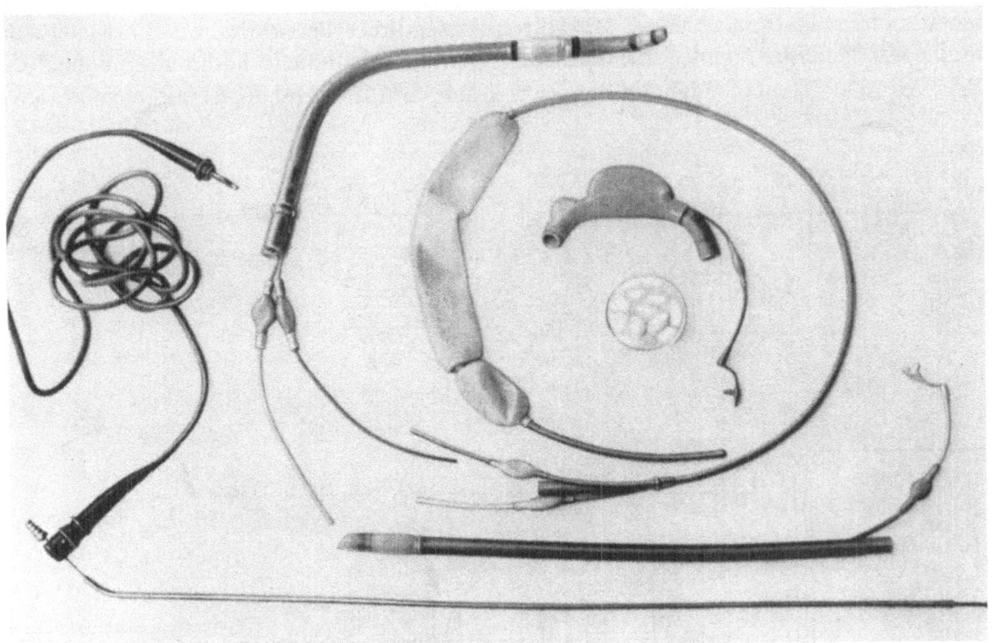

Bild 4.24 Instrumente zur Blutstillung: Nasentubus nach *Masing; Woodbridge*-Tubus; *Carlens*-Tubus; *Sengstaken-Blakeymore*-Sonde; Saug-Koagulator; Kleintupfer zur Bronchustamponade *(Friedel)*

(Bilddurchmesser 5–7 mm, Belichtungszeiten $^{1}/_{50}$ Sek.).

Für Filmaufnahmen im Bronchialbaum genügte als Lichtquelle eine 12-Volt 240-Watt-Wolframfadenlampe. Einen routinemäßigen klinischen Einsatz fanden diese teuren Individualbauten (Bild 4.25 *a*) jedoch nicht.

Die erste handelsübliche Foto-Kinoeinrichtung MGB 442 wurde 1964 von *Kuhn* und *Werner* eingeführt. Sie entwickelten das *Desormaux*sche Endoskopprinzip zu einer klinisch routinemäßig einsetzbaren endoskopischen Foto- und Filmeinrichtung weiter. Es zeichnete sich als preisgünstiges, seriengefertigtes Gerät durch gute Leistungen und Handlichkeit (Bild 4.25 *b*) aus. Mit einer wassergekühlten 6-Volt 50-Watt-Punktlichtlampe konnte durch Überspannung während der Aufnahme ein Bilddurchmesser von 8–12 mm mit $^{1}/_{5}$–$^{1}/_{32}$ Sek. bzw. Bildfrequenz von 24–8 Bildern auf normalem Farbfilm ($^{17}/_{10}$° DIN) quantitativ genügend belichtet werden. Durch Spiegelreflexvorsätze gelangen uns nach kurzer Einarbeitungszeit auch im klinischen Routineeinsatz vorzügliche Filmaufzeichnungen in Luft- und Speisewegen. Die Einzelbilddokumentation mit der automatischen Kamera »Mikroma« ließ zu wünschen übrig. Die erreichte Filmbildschärfe ist bisher von keiner neueren Entwicklung übertroffen worden. Luft- und Speisewege konnten in allen Abschnitten ggf. über Schwenkspiegel gefilmt werden.

Von den mikrochirurgischen Laryngoskopiemethoden ausgehend, lag es nahe, das Operationsmikroskop mit einer Ringblitzröhre vor dem binokularen Objektiv auszustatten. Selbst durch die den Verschlußzeiten angepaßte Überspannung von extrem fokussierter Mikroskoplampe (6 Volt/50 Watt) konnten mit Hilfe eines Spezialnetzgerätes ausreichende Lichtverhältnisse für die Bilddokumentation (*Kleinsasser*) erreicht werden. Auch für die indirekte Epipharyngoskopie (*Gabriel*) und indirekte Laryngoskopie (*Wendler*) sind so neben günstigen Arbeitsauch günstige Fotobedingungen gegeben. Die Anwendung einer Polaroidkamera (*Land*) zur sofortigen endoskopischen Bilddokumentation ist möglich, aber teuer. Mit Hilfe eines Spezialadapters können Kinokameras (*Beaulieu* 8/16/32 mm) oder Farbfernsehkameras (*Philips*) angeschlossen werden. Ein wesentlicher Fortschritt war durch moderne Farbfilmqualitäten höchster Empfindlichkeit mit $^{27}/_{10}°$ DIN als Ektachrom 400 (KO-

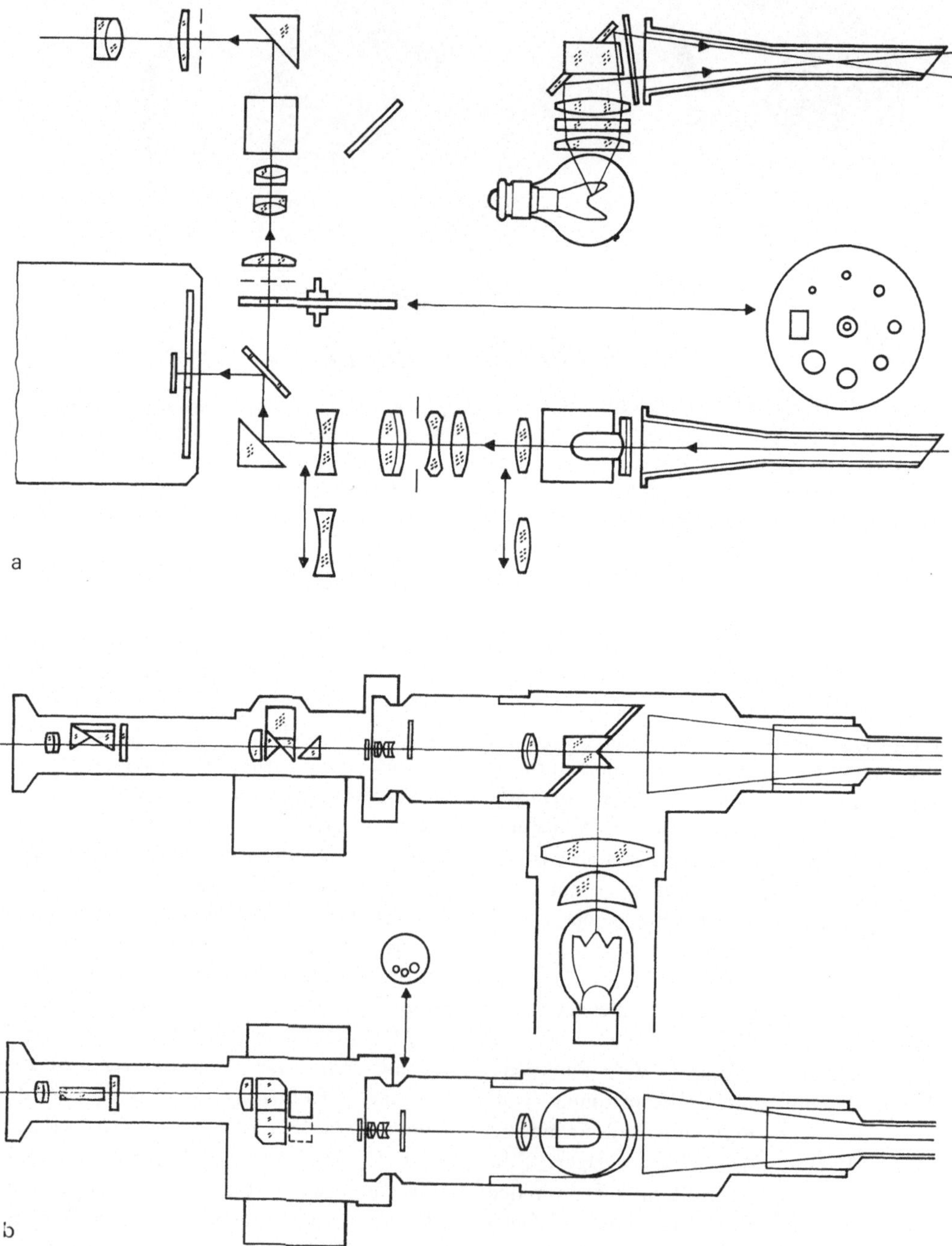

DAK) für die Endofotodokumentation gegeben. Die jüngsten Entwicklungen auf dem Gebiet der Videotechnik aber werden voraussichtlich nicht nur der Forschung und Lehre hervorragende Dokumentationsmöglichkeiten bringen.

4.3.2.2. Quarzstab- oder Glasfaserlichtleitung, Optikbildleitung

Durch die Entwicklung raumsparender Lichtleiter wurde es möglich, proximal d. h. außerhalb der Körperhöhle angeordnete Hochleistungslichtquellen, wie überspannbare Glühlampen, Lichtbogenlampen oder Elektronenblitzröhren, auch bei Optikendoskopen anzuwenden.

Die ursprüngliche Idee *von Schrötters*, ein separates, verspiegeltes Glasrohr (s. Bild 4.5 *b*) zur Lichtleitung im Bronchoskop zu nutzen (1908), wurde 1938 von *Schulz, van Treeck* zur Ohrfotografie aufgegriffen. Quarzglasstäbe wurden seit Ende der 30er Jahre von verschiedenen Herstrellern beim Bau von Endoskopoptiken herangezogen. Durch externe Elektronenblitzeinrichtungen gelangen *Maassen* (1963) u. a. bei Benutzung von Extrachromfilmen $^{22}/_{10}$° DIN) unschärfenfreie großflächige Bilddokumentationen im Bronchialbaum, im Mediastinum und bei der Thorakoskopie. *Schwab* und *Schönfeld* berichten über gute Ergebnisse in der Speiseröhre. Nachteilig bei der Quarzstablichtvermittlung blieb die Bruchgefahr und der erhebliche Platzbedarf des Stabes, was zwangsläufig zu größeren Optikdurchmessern führte.

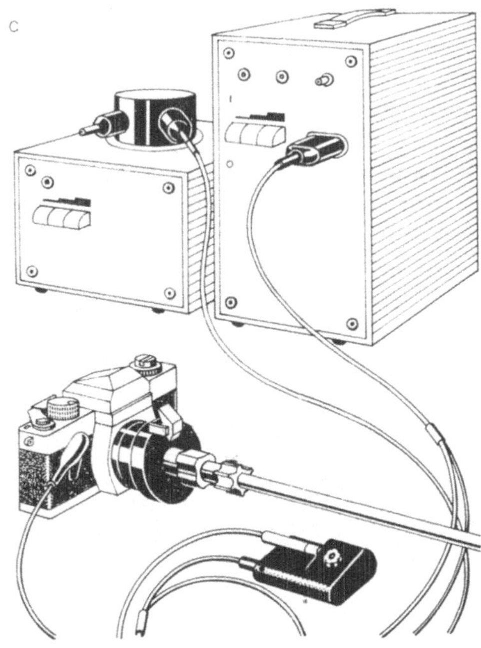

Bild 4.25 Endoskopische Fotoeinrichtungen (Schema. *a* nach *Brubaker* und *Holinger; b* MGB 442 nach *Kuhn* und *Werner; c* Fotoeinrichtung MGB 405

Der Einsatz von Glasfaserbündeln zur Lichtübertragung und die Entwicklung von Stablinsensystemen (*Hopkins*), die sich durch weniger Oberflächendurchgänge und damit geringere Lichtverluste für das Bild auszeichnen, brachte weitere Fortschritte (*Kuhn*, 1967). Die dünnsten Fotooptiken benötigen nur noch einen Außendurchmesser von 3 bis 4 mm. Die niedrigen Lichtverluste erlauben die Anwendung kleiner Eintrittspupillen. Damit wird ein großer Tiefenschärfenbereich von 0,4–∞ erreicht, wie z. B. bei der automatischen Robotkamera bestückten Fotoeinrichtung Bild 9.2.

Werden bei konventioneller Optikbauweise große Eintrittspupillen gewählt, so stehen besonders lichthelle Fotooptiken zur Verfügung. Zur Ausleuchtung von großen Bildflächen (12–20 mm Durchmesser) auf handelsüblichem Farbfilm (17° DIN) mit kurzer Belichtungszeit muß allerdings die geringe Tiefenschärfe durch Verstellokular kompensiert werden. Nicht immer lassen sich langgestreckte Befunde mit derartigen »Variooptiken« in ganzer Länge genügend scharf abbilden. Eine Universal-Endofotoeinrichtung (MGB 405) (Bild 4.25 *c*) mit proximaler Elektronenblitzanordnung stellte *Werner* 1967 für derartige einstellbare »Fotooptiken« vor.

Die in drei Stufen im Netzgerät einstellbare Lichtenergie wird von einer Miniaturblitzröhre mit einer maximalen Leistung von 450 Watt erzeugt und mittels Quarzstab durch die Keramikisolierung aus dem Plastgehäuse geleitet. Eine Steckrastverbindung erlaubt die direkte, proximale Kopplung mit der jeweiligen Fotooptik, in der die Lichtleitung platzsparend über Faserbündel zum distalen Austrittsfenster der Fotooptik erfolgen kann. Trotz positiver Erfahrungsberichte über die verschiedensten endoskopierten Organe blieben Wünsche hinsichtlich der großen subjektiven Fehlerquelle »Fehlbelichtung« offen. Die Entwicklung einer Fotoeinrichtung mit Belichtungsautomatik durch gesteuerte Lichtleistung bis zu 2 000 Ws wurde abgeschlossen (MGB 407).

Lichtstarke, dünnere Fotooptiken (3,5–4 mm Durchmesser) mit Stablinsensystemen sollen das Fotodokumentationssystem komplettieren. Ähnliche Einrichtungen sind bei den international führenden Firmen medizinischen Instrumentenbaus entwickelt worden und handelsüblich.

Die Endokino-Einrichtung MGB 406 wurde 1968 von *Werner* beschrieben. Gegenüber der Tubusfoto- und -filmeinrichtung 442 sollte durch Optiklicht- und Bildvermittlung ein wesentlich breiteres Einsatzfeld erschlossen werden. Kennzeichnend für den Aufbau des Gerätes waren ein leichtes, wassergekühltes Lampenhaus, in dem eine 12-Volt/100 Watt-Halogenpunktlichtlampe sehr geringer Abmessung direkt an die Optik gekoppelt wurde. Sie lieferte über einen Kaltlichtreflektor das Licht direkt in die Optiklichtleitfasern. Als Aufnahmekamera diente die elektromotorbetriebene leichte Kamera »Admira 16« oder die 8-mm-Kamera »Pentaflex 8« mit speziellen Spiegelreflexansätzen. Die unterschiedlichen Objekthelligkeiten konnten durch die Wahl der Bildfrequenz und der damit verbundenen Änderung der Belichtungszeit ausgeglichen werden. Es ergaben sich bei

Bildfrequenz	8	16	24	32	Bilder/ Sekunde
Belichtungszeiten von ca.	1/18	1/35	1/45	1/70	Sekunden.

Auch im weitlumigen, entzündlich geröteten Ösophagus konnten mit 8 Bildern/Sekunde noch ausreichende Bildbelichtungen bei einem Bildformat von 4 mm erzielt werden.

Auf die Notwendigkeit endoskopischer Farbfilmdokumentation, vor allem zu Ausbildungs- und Weiterbildungszwecken, aber auch zur Dokumentation von Forschungsergebnissen hinweisend, haben eine ganze Reihe von Autoren über brauchbare Arbeitsergebnisse bei der Laparoskopie, Säuglings-Laryngo-Tracheoskopie und Bronchoskopie berichtet. Übereinstimmend mit unseren eigenen Erfahrungen nötigt die geringe Tiefenschärfe der Optiken bei Panorama- und Fahraufnahmen zu ständigem Nachjustieren der Bildebene am Verstellokular der Optiken. Der steile Helligkeitsabfall führte auch leicht zu über- oder unterbelichteten Filmabschnitten. Die Filmqualität blieb bezüglich Detailauflösung, Plastizität, Tiefenschärfe und Bildausleuchtung hinter der mit der Foto-Kinoeinrichtung 442 erzielten zurück.

Trotzdem konnte eine umfangreiche klinische Routinefilmdokumentation für Problemfälle durchgeführt werden. Durch technische Weiterentwicklung sollte dem endoskopierenden und filmenden Operateur der derzeitig große Aufwand an Kontroll- und Einstellarbeiten abgenommen werden. Das ist technisch möglich 1. durch Anwendung extrem leistungsstarker Lichtquellen bei Vermeidung größerer Lichtverluste in der Optik und 2. durch Einsatz einer elektronischen Belichtungsautomatik, wie z. B. das OM-System von OLYMPUS (Japan), die die von der Filmschicht reflektierte Belichtungsenergie mißt, den optimalen Belichtungswert errechnet und den Lichtstrom oder die Verschlußzeit der Kamera oder ihre Blendenweite steuert! Bei Filmkameras kann auch die Ganggeschwindigkeit gesteuert werden. Ein stets optimal belichtetes Bildmaterial zu erhalten, ist dementsprechend unter Einsatz der Mikroelektronik ein technisch gelöstes Problem.

4.3.2.3. Glasfaserlichtleitung und Glasfaserbildleitung

Mit der Glasfaserlichtübertragungstechnik ergaben sich wesentlich bessere Fotomöglichkeiten, da die proximale Beleuchtungsquelle unter Zwischenschaltung eines Lichtleitkabels vom Endoskop abzutrennen ist. Die Kühlungsprobleme sind dadurch technisch recht unkompliziert mittels Luftgebläse zu lösen, da keine platz- und gewichtsmäßigen Grenzen wie bei den endoskopintegrierten Lampen bestehen. Natürlich müssen zusätzliche Lichtverluste durch die Kabelübertragung kompensiert werden.

Dieses Prinzip, die proximale Lichtquellenanordnung räumlich vom Endoskop zu trennen, bietet angesichts des weiter gestiegenen Lichtbedarfs moderner Glasfaserendoskope, die zudem foto-, film- und fernsehfähig sein sollen, den einzigen derzeitig technisch beherrschbaren Weg zur Erfüllung des hohen Lichtbedarfs. Die höchste Lichtleistung gibt derzeitig die Xenonlampentechnik (z. B. OLYMPUS CLX »S« mit 500 Watt).

Foto- und Filmmöglichkeiten mit Fibroskopen

Bei Gerätelängen von 1,2–1,8 m für flexible Endoskope ergeben sich trotz geringer einzelner Refraktionsverluste bei der hohen Anzahl von ca. 19 000 Reflektionen/m passierter Glasfaser (30 µm Durchmesser) und der Gesamtlänge des Lichtes auf dem Hinweg: »Lampe-Lichtleitfaser-Objekt« und Rückweg: »Objekt-Bildleitfaser-Okular« eine Fasergesamtlänge von über 4 Metern. Dabei ist durch die Subtotalreflektionen mit hohen Lichtverlusten von ca. 90 % zu rechnen. Auch sollten besonders großräumige Höhlen (z. B. Magen) mit z. T. geröteter, stark lichtabsorbierender Oberfläche nicht nur beobachtet, sondern fotografiert und gefilmt werden.

Die Fiberskope von OLYMPUS sind z. B. mit dem Projektor CLE 3 (Standard) ausgestattet. Eine gebläsegekühlte Halogenlampe (15 Volt/150 Watt) mit Kaltlichtreflektor, der für Wärmestrahlung durchlässig ist, erzeugt durch Überspannung während der Fotoaufnahme genügend Licht, um selbst im Magen bei Benutzung eines 18/10°-DIN-Farbfilm mit Belichtungszeiten von 1/25–1/100 Sekunden je nach Objektabstand zu fotografieren. Die eingebaute Belichtungsautomatik sorgt selbsttätig stets für richtige Verschlußzeiten. Das gesamte 11 kg schwere Netzgerät beherbergt alle weiteren Funktionselemente, wie Wasserspülung, Luftgebläse, Absaugpumpe und ist durch einen Zentralanschluß über ein flexibles Verbindungskabel von 1,5 m Länge mit dem Endoskopkopf verbunden.

Die mitgelieferte Fotokamera ist mit federgetriebenen Schnellaufzug ausgestattet. Sie kann stets während des gesamten Eingriffs einsatzbereit ohne wesentliche Helligkeitseinbuße mit dem Spiegelreflexokular am Arbeitskopf befestigt bleiben. Mit einem fixen Bildtiefenschärfenbereich von 5 bis 50 mm ist ohne zusätzliche Einstellarbeit jede Befundsituation sofort nur durch Betätigung des Auslösers zu dokumentieren. Allerdings erlaubt das Bildformat von 9,2 mm × 9,2 mm mit seiner erkennbaren Rasterung keine Bildvergrößerung, um den Informationsgehalt zu erhöhen. Die obere Grenze der derzeitig erreichbaren Lichtquellenleistung wird von den fahrbaren 70-kg-Netzgeräten CLX mit 500 Watt-Xenonkurzbogenlampen erreicht. Das Gerät des Herstellers OLYMPUS läßt auch für die Koloskopie mit Endoskoplängen von 1,8 m sowohl Foto- als auch Filmaufnahmen zu. Die Xenonlampe hat mit 500 Stunden eine beachtenswerte Lebensdauer.

4.3.3. Entwicklungsaspekte

Die außerordentlichen Fortschritte auf dem Gebiet der Mikroelektronik sind auch der endoskopischen Fernsehtechnik zugute gekommen. Kleine, leichte Fernsehkameras in Verbindung mit flexiblen Gradientenfasern werden voraussichtlich ohne wesentliche Bewegungsbehinderung und Platzanspruch zukünftig aus jedem beliebigen Tubusendoskop auch das endoskopische Manipulieren auf den Monitor übertragbar machen. Möglicherweise verzichtet der Operateur der Zukunft auf die Beobachtung durch das Okular. Für die Faserendoskopie bietet der Hersteller *Circon* (Kalifornien) bereits ein Endo-Video-System mit einer 2,5 kg leichten Fernsehkamera an. Zur Langzeitarchivierung größter Mengen von Bild- und Filmaufzeichnungen bieten sich wegen umfangreicher Speicherkapazität auf kleinstem Raum die Mikrofotogramm- bzw. die Laserkristallfotogrammtechnik an.

4.4. Simultane Endo-Röntgenoskopie

4.4.1. Geschichtliches und Grundsätzliches

Röntgendiagnostische Informationen sind seit Entdeckung der X-Strahlen durch *Röntgen* 1895 zum wichtigen Mittel der Befunderhebung geworden. Stets dann, wenn die visuellen Kontroll- und Informationsmöglichkeiten nicht mehr ausreichen, benötigen wir das Schattenbild der Röntgenstrahlung auf einem fluoreszierenden Bildschirm oder sein Fotogramm.
Bereits in den ersten Publikationen hat *Röntgen* (1896) auf den Aussagewert bei Nasen- und -nebenhöhlenerkrankungen hingewiesen. Wo möglich, stützen wir heute die Mehrzahl der Indikationen zum Einsatz belastender diagnostischer Maßnahmen, zu denen die Endoskopien, aber auch viele medikamentöse und operative Therapieverfahren gehören, auf röntgenologische Verdachtsdiagnosen.
1897 wies *Brias* auf die Bedeutung des Röntgenbefundes bei der Aufdeckung chronischer Speiseröhrenfremdkörper hin. Im Bereich der Luft- und Speisewege können verschiedene Aufnahme- und Durchleuchtungstechniken (Weichstrahl-Hartstrahl-Technik, Tomogafie, Kymografie, Kontrastdarstellungen und ggf. die Computertomografie über Größe, Form, Funktion und Nachbarschaftsbeziehungen wertvolle Aufschlüsse über normale und pathologische Verhältnisse geben. Auf den Wert röntgenologischer Voruntersuchungen wird jedoch im Speziellen Tei noch zurückzukommen sein.
Im Verlauf endoskopischer Eingriffe reichen zur sicheren Beurteilung der Situation häufig weder die inspektorisch von außen noch die endoskopisch gewonnenen Informationen aus. Der Gedanke, Endoskopie und Röntgenoskopie simultan einzusetzen, ist nicht neu. Die erste Mitteilung erfolgreicher Fremdkörperentfernung unter Röntgensicht stammt von *Grier* 1907. Über endoskopische Belange hinaus sind die Errungenschaften z. B. auf dem Gebiet der Herz- und Gefäßkatheterisierung, die Fortschritte operativer Frakturbehandlung (Drahtungen, Nagelungen u. dgl.) oder homogene Tumorspikkung mit radioaktiven Isotopen usw. an die gleichzeitige Durchleuchtungstechnik gebunden. *Lenz* und *Sedes* wiesen 1971 auf den Wert simultaner Röntgendurchleuchtung bei plastisch-rekonstruktiven und resezierenden Eingriffen im Bereich von Nase und Nasennebenhöhlen hin.

4.4.2. Indikationen zu endo-röntgenoskopischem Vorgehen

Röntgendurchleuchtung mit Endoskopie zu kombinieren, ist heute bei folgenden Aufgaben angezeigt:

Entfernung von röntgenkontrastgebenden Fremdkörpern aus endoskopisch nicht einsehbarem Bereich

a) endokavitäre, periphere Lokalisation (Subsegmentbronchien, chronische Fremdkörper hinter Granulationsbildungen);

b) extrakavitär (jenseits der Schleimhaut liegende penetrierte oder perforierende Fremdkörper, Projektile).

Kontrollierte Behandlung von Luft- und Speisewegsstenosen

a) Narbenstenosen und Achalasie (Bougierung, *Stark*sche Sonde und Endoprothesendauerdilatation;

b) maligne Tumoren (Applikation von Strahlenquellen oder Endoprothesen);

c) Malazie- und Kompressionsstenosen (Dauerdilatation mit Endoprothesen).

Endografie während der Endoskopie

a) Halbseitenbronchografie mit *Carlens*-Katheter (nach *Friedel*);

b) gezielte Segmentbronchografie mit *Metras*-Katheter;

c) Halbseitenbronchografie bei Kindern nach *Thal.*

d) Tantalstaubendografie (nach *Zamel*).

Periphere Lungenkatheterung (nach Friedel)

a) diagnostisch bei Lungenverschattungen zur Differenzierung von Tumoren, Tbc, chronischer Bronchitis, Pneumonien;

b) therapeutisch bei Kavernen und Abszessen.

Transtracheale, -bronchiale, -ösophageale Punktion und Zangenbiopsie

a) zur bakteriologischen, zytologischen oder histologischen Materialgewinnung;

b) zur Pulmonalisdruckmessung und -angiografie (*Kirsch*).

Funktionskontrolle von Lunge und Herz

a) während der Endoskopie;

b) bei Komplikationen und bei Reanimationsmaßnahmen (z. B. Darstellung aktiver und passiver Zwerchfellbewegung bei Spontanatmung oder künstlicher Beatmung, Pneumothoraxausschluß, Beurteilung von Mediastinumlage und Herzkontraktionen, Lagekontrolle von Punktionskanülen, Venenkatheter und dergleichen).

4.4.3. Methoden topografischer Lagebestimmung

Besondere Schwierigkeiten beim simultanen endo-röntgenoskopischen Vorgehen bereitet die Vieldeutigkeit topografischer Beziehungen des dreidimensionalen Patientenkörpers auf der zweidimensionalen Röntgenbildfläche. Besonders das endoskopische Rendezvous, z. B. zwischen Extraktionsinstrument und Fremdkörper oder Probeexzisionsinstrument und Tumorverschattung, verlangt Eindeutigkeit in der Lagebestimmung. Zwei Prinzipe können diese Eindeutigkeit während Endo-Röntgenoskopie herbeiführen:

Röntgendurchleuchtung in verschiedenen Ebenen

a) durch einfache Umlagerung des Patienten im Strahlengang. Sie ist schwierig bei liegendem Endoskop, behindert das oft komplizierte Manipulieren und erfordert Hilfspersonen. Der von *Wullstein* 1961 beschriebene, um mehrere Achsen drehbare Röntgen-Endoskopietisch setzt diese Behinderung bei einfacher Patientenfixierung erheblich herab (vgl. Bild 3.20);

b) durch doppelte Objektabbildung. Hierbei sind nach einem Vorschlag von *Tucker, Manges,* und *Jackson* zwei Röntgenröhren und zwei Bildschirme im Winkel von 90° zueinander angeordnet. Nachteilig sind die doppelten Kosten von zwei Geräten sowie die doppelte Strahlenbelastung von Patient und Personal.

Analyse der Parallaxendifferenz bei parazentraler Objektdurchleuchtung

a) durch Beobachtung des Parallaxenverschiebungseffektes: Er tritt bei gegenläufigen Bewegungen von Röntgenröhre und Bildschirm während fortlaufender Durchleuchtung auf (*Welin* und *Dietzel*).
Die unterschiedliche Verschiebungsrichtung und -geschwindigkeit der einzelnen Strukturen im Durchleuchtungsbild ist lokalisationsabhängig und gestattet bei entsprechendem Training eine recht exakte Lagezuordnung;

b) durch Doppelbilderzeugung mittels zweier nebeneinander liegender Röntgenröhren auf einem Leuchtschirm: Die Lagebestimmung ist hierbei nach *Timm* sicher und schnell mit einem Blick erfaßbar. wenn die Objekte (z. B. Fremdkörper und Faßzange) zueinander bewegt werden. Die Nachteile sind auch hier die größere Strahlenbelastung und höhere Kosten.

4.4.4. Elektronische Röntgenbildverstärkung

Die weitgefaßte Indikationsstellung simultanen Einsatzes endoskopischer und röntgenoskopischer Arbeitstechnik wird im Hinblick auf die Gesamtstrahlenbelastung zu einem Problem für Arzt und Assistenz, wenn wir die Untersuchungen *Dietzels* über die örtlich auftretenden Dosen zugrunde legen.
Diese Schwierigkeiten treten mit der Einführung der elektronischen Bildverstärkung in den Hintergrund.
Bekanntlich stellt der Leuchtschirm bei einer vertretbaren Röntgendosisleistung nur ein sehr dunkles Schattenbild der durchstrahlten Objekte dar. Seine mittlere Helligkeit gleicht der einer vom Mond beschienenen Landschaft (3×10^{-7} cd/cm^2). Bei dieser geringen Helligkeit sind Sehschärfe und Kontrastempfindlichkeit des Auges noch gering (= Stäbchensehbereich). Bei normalem Kontrast sind maximal 3 mm große Objekte gerade erkennbar. Bei größerer Helligkeit steigt die Detailbarkeit an, z. B. werden bei 3×10^{-4} cd/cm^2 noch Objekte bis 0,2 mm Größe wahrgenommen.
Die hohe Leuchtdichteverstärkung durch elektronische Bildverstärker mit Verstärkungsfaktor ca. 3 000 erlaubt, die Röntgendosisleistung um 50 %–80 % zu senken und bringt gleichzeitig eine bessere Detail- und Kontrasterkennbarkeit.
Neuerdings wird über batteriebetriebene transportable Miniröntgengeräte mit radioaktiven Strahlenquellen (10–30 Ci Cadmium^{109} oder Jod^{125}) und Bildverstärker berichtet, die mit einem Verstärkungsfaktor von ca. 40 000 einen bemerkenswerten Fortschritt bringen können (Lixiskope = Low itnensity x-ray imaging scope).
Die Fernsehübertragung des Bildverstärkerbildes, die mittels einer entsprechenden Fernsehkamera durch Vidikon-, Endikon-, Orthi-

kon- oder Plumbikonaufnahmeröhre über verschiedene verstärkende, synchronisierende, stabilisierende Anlageteile erfolgt, läßt das uns geläufige Rasterfernsehbild auf einem oder mehreren Monitoren entstehen.
Seine Leuchtdichte liegt mit etwa $1,5 \times 10^{-2}$ cd/cm^2 im Bereich der größten Augenempfindlichkeit (Zäpfchensehen). Der Kontrast ist erheblich stärker als beim primären Röntgenschirmbild und beim Bildverstärker. Helligkeit und Kontrast lassen sich auf den Wert des besten Bildeindruckes abstimmen. Die Kontrastdetailerkennbarkeit wächst um den Faktor 5 an. Die Dunkeladaptationen, besonders hinderlich für den gleichzeitig endoskopisch arbeitenden Durchleuchter, der sich sonst eines gut adaptierten Helfers bedienen mußte, wird überflüssig, d. h., es wird in einem nur leicht abgedunkelten Raum gearbeitet.
Die 1960 von *Wullstein* angegebene Konzeption eines modernen Röntgenendoskopieraumes, der mit drehbarem Endoskopietisch, elektronischem Bildwandler und Fernsehbildwiedergabegerät ausgestattet ist (Bild 4.26), kann auch heute noch als maßgebend bezeichnet werden. Sicher ist damit ein beträchtlicher technischer und ökonomischer Aufwand verbunden, den nur der Leistungs- und Sicherheitsgewinn zu rechtfertigen vermag.

4.4.5. Handelsübliche Geräte

Noch bestimmen internationale Hersteller den derzeitigen technischen Höchststand auf dem Gebiet medizinischer Röntgentechnik. Röntgenfernseheinrichtungen, die mit speziell für endoskopische Aufgaben oder andere moderne Untersuchungsmethoden der Urologie, Angio-Kardiologie, Gastroenterologie usw. konstruiertem Zubehör, wie Untersuchungstische und Dokumentationsmittel (Schirmbildkamera, Kassettenschnelldienst, Videorekorder ausgestattet werden, sind kostspielig. Für die Ausstattung endoskopi-

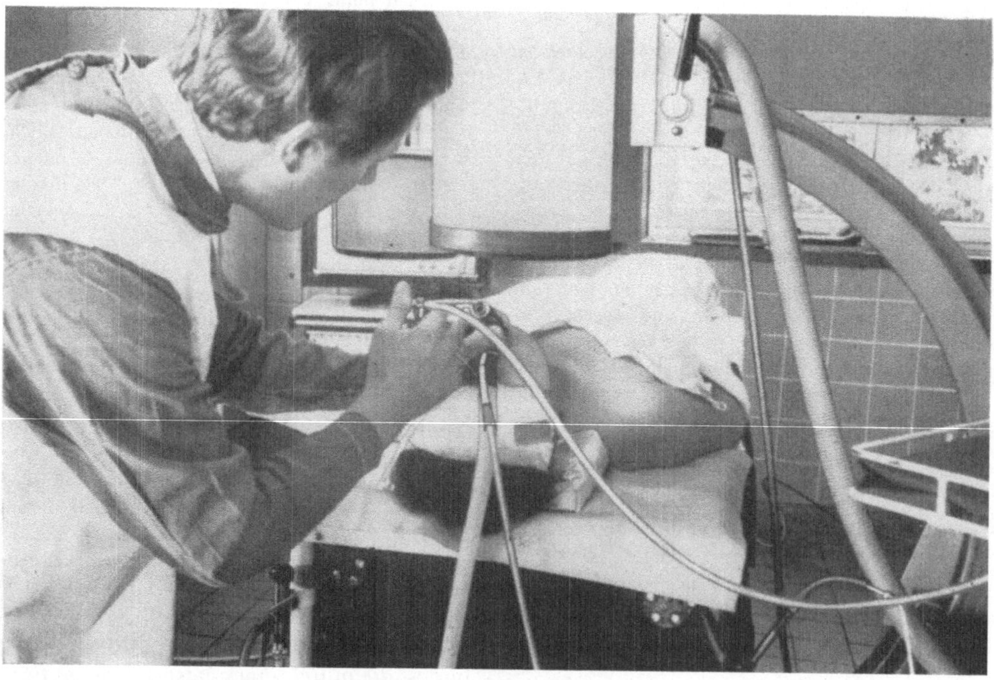

Bild 4.26 Röntgenendoskopischer Arbeitsplatz mit TuR DE 18

scher Arbeitsplätze empfehlen sich zwei kooperativ von verschiedenen Betrieben des RGW hergestellte Gerätekombinationen:

Variante I

1. *Röntgenuntersuchungsgerät Typ TuR DG 10;*

2. *Untersuchungstisch »Endoskopievariante« Typ TuR DG 115.*
Diese Sonderausstattung erleichtert die häufigen Positionsänderungen während endoskopischer Eingriffe. Alle Versorgungsanschlüsse sollen unterflurig verlegt sein;

3. *Röntgenbildverstärker ZOX 270*
mit einem Eingangsfeld von 27 cm (9 Zoll), das auch den Kontrollansprüchen bei ösophagischen und bronchologischen Eingriffen genügt;

4. *Röntgenfernsehanlage RFA 33*
mit Fernsehkamera, fahrbarem Betriebsgerät, Signalharmonisierungsrorrichtung (RSH 10.10) und schwenkbarem Monitor (D = 290 cm, 500 Zeilen). Die automatische Dosisleistungssteuerung und Grauwerteleminierung sichert durch die Hervorhebung feiner Bildstrukturen einen hohen Informationsgehalt.

Bei der Installation dieser Einrichtung müssen die einschlägigen gesetzlichen Vorschriften beachtet werden (Strahlenschutzverordnung von 1969, GBl. II, S. 635, Arbeitsordnung 980: Betrieb von Röntgeneinrichtungen 1971, GBl. I S. 693).
Das Einhalten räumlicher Minimalforderungen (Größe und Vorhandensein getrennter Schalt- und Untersuchungsräume, Umkleidekabine, Dunkelkammer) erfordert die bauliche Umgestaltung entsprechender Räume. Ärztliche Qualifizierungsempfehlungen können durch ständige Zusammenarbeit mit einem Facharzt für Radiologie oder durch eine zusätzliche radiologische Spezialausbildung im Rahmen der Facharztaus- und -weiterbildung abgesichert werden. Auf die Mitarbeit einer Röntgenassistentin (MTR) kann nicht verzichtet werden. Mit dieser Einrichtung können dann die vor- und nachgehenden Röntgenuntersuchungen, wie Thoraxdurchleuchtungen, Ösophagusbreipassagen und diverse Aufnahmeverfahren am gleichen Arbeitsplatz in qualifizierter Weise ausgeführt werden.

Variante II

Demgegenüber stellt die Ausstattung des Endoskopiearbeitsplatzes mit einer transportablen Durchleuchtungseinheit keine derartig räumlichen und personellen Anforderungen, und der Kostenaufwand ist wesentlich niedriger.

1. *Röntgendurchleuchtungseinheit TuR DE 18*
»C-Bogengerät« mit Röntgenbildverstärker 70 × 190 (Eingangsfeld 19 cm/6 Zoll) oder ggf. als Sonderausstattung ZOX 270 (Eingangsfeld 27 cm/9 Zoll);

2. *Untersuchungstisch »Endoskopievariante« TuR DG 115 (s. Variante I, 2);*

3. *Röntgenfernsehanlage RFA 33*
mit Kamera, Betriebsgerät, Signalharmonisierung, automatischer Dosisleistungssteuerung und Monitor (*s. Variante I,* 4.).

Bei dieser Einrichtung ist die Einzelbilddokumentation der Befunde – gravierend bei endografischen Indikationen – technisch noch nicht befriedigend gelöst. Anschlußmöglichkeit für einen Videorekorder ist vorgesehen. Bei der Sonderausstattung mit dem größeren Bildverstärker (ZOX 270) bleiben hinsichtlich simultaner visueller Röntgenkontrolle keine Wünsche offen.
Die Inbetriebnahme solcher Röntgeneinrichtungen ist durch Antragstellung beim Staatlichen Amt für Strahlenschutz und Atomkontrolle der DDR in Berlin genehmigungspflichtig. Die Mitarbeiter sind in den Kreis beruflich strahlenexponierter Personen einzubeziehen und werden entsprechend überwacht.

4.5. Endoskopische Arbeitsplätze und Räume

Natürlich müssen die räumlichen und organisatorischen Voraussetzungen für endoskopische Eingriffe von den örtlichen Gegebenheiten ausgehen. Von diesen Voraussetzungen und den Fähigkeiten des Operateurs und seiner Helfer hängt in erster Linie ab, welche Endoskopieaufgaben angepackt und bewältigt werden können. Andererseits verlangen die aktuellen endoskopischen Aufgaben, die letztlich der hilfesuchende Patient stellt und die wir möglichst wirkungsvoll lösen wollen, eine entsprechende Ausstattung und Vorbereitung.

Dem Charakter des endoskopischen Eingriffs entsprechend, wurden vielfach endoskopische Arbeitsplätze sinnvollerweise in Operationsräumen um den Operationstisch, um besondere Spezialtische oder Untersuchungsstühle angeordnet.

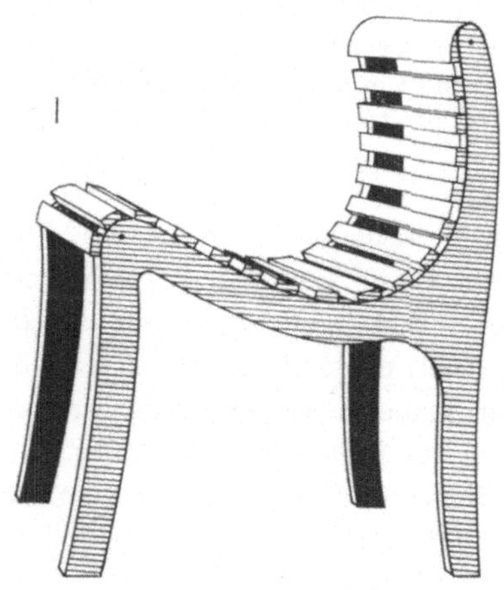

Anästhesietisch, Narkose- bzw. Beatmungsgeräte, Beleuchtungs-, Foto- und Absauggeräte sowie griffnahes, z. B. in Schränken aufbewahrtes diverses Instrumentarium, das ggf. schnellstens bei Ausweitung des Eingriffs oder bei Komplikationen herangezogen werden muß, komplettieren den endoskopischen Arbeitsplatz. Mit einem transportablen Röntgendurchleuchtungsgerät versehen (*Variante II*), können auch die modernen röntgenendoskopischen Arbeitsmethoden ausgeführt werden. Da eine Röntgenfernseheinrichtung auch im Operationsbetrieb sinnvoll eingesetzt werden kann, kommt die höhere zeitliche Auslastung der ökonomischen Zweckmäßigkeit hoher Investitionen zugute. Als Zwischenlösung kann auch die zeitweise Mitnutzung vorhandener Röntgendiagnostikeinrichtungen in radiologischen Einrichtungen empfehlenswert sein.

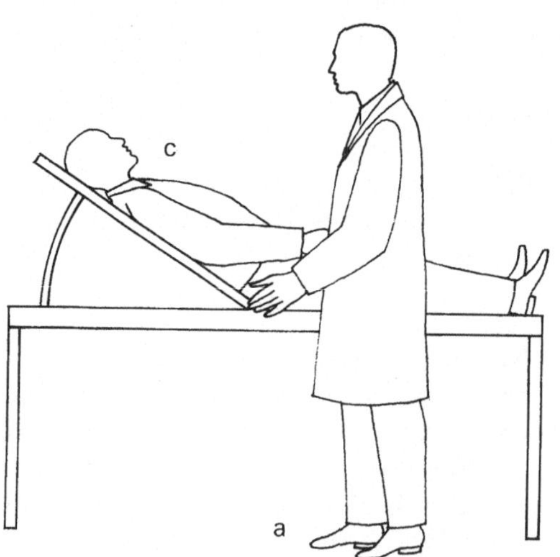

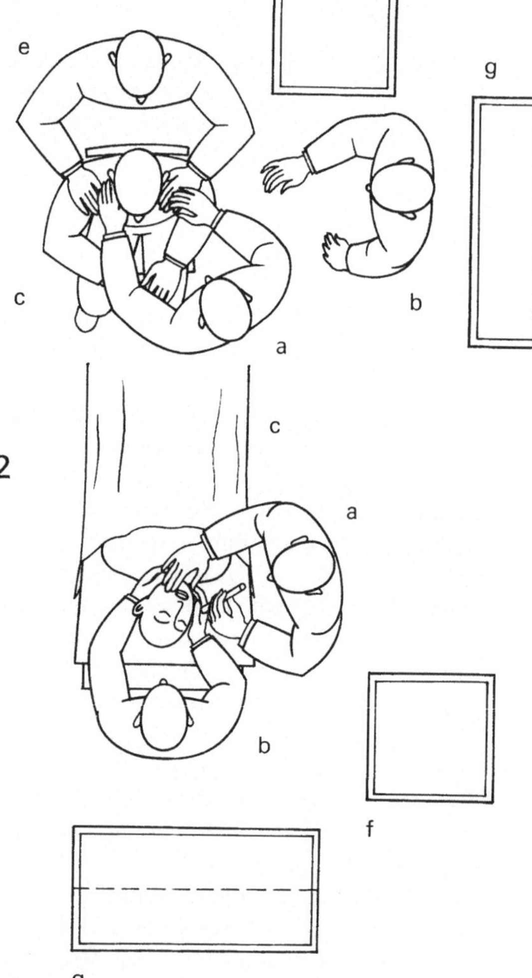

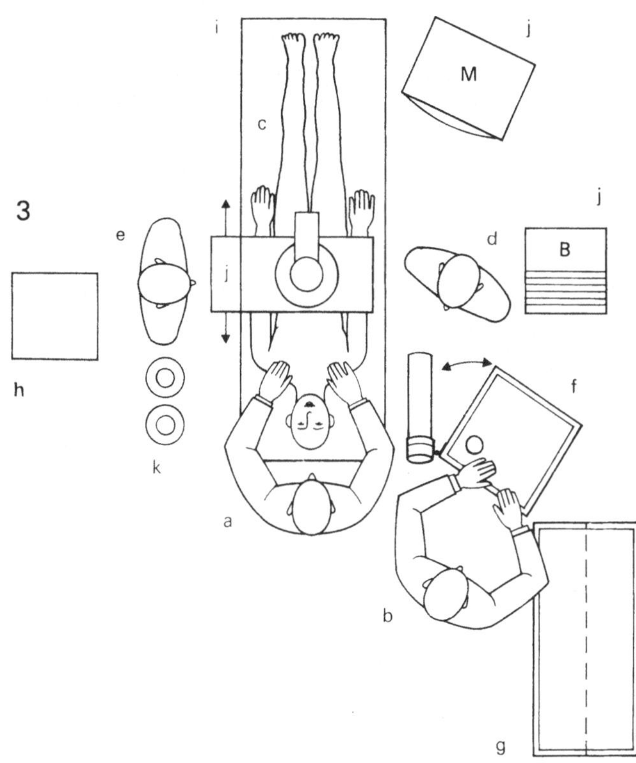

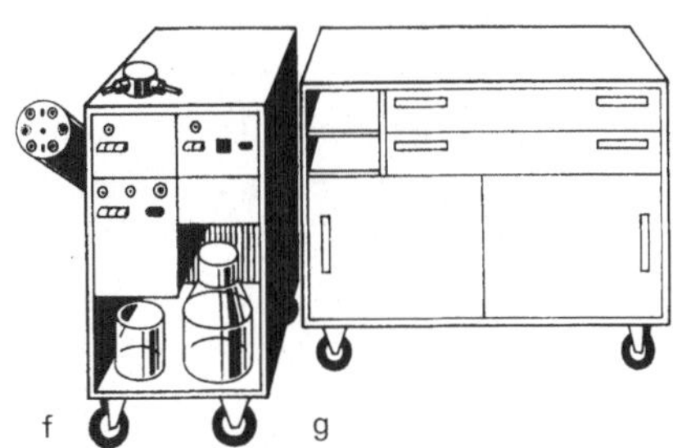

Btld 4.27 Endoskopische Arbeitsplätze *1* zur Bronchoösophagoskopie in Lokalanästhesie (sitzend); *2* zur Rhino-, Sinu-, Salpingo-, Fibroskopie (halbsitzend oder – liegend); *3* zur Narkoseendoskopie der Luft- und Speisewege (Überkopfposition) sowie für simultane Endo-Röntgenoskopie. Es bedeuten im einzelnen: *a* Untersucher; *b* Instrumentierschwester; *c* Patient; *d* Röntgenarzt; *e* Anästhesist (Anästhesieschwester); *f* Geräteeinheit; *g* Instrumententischschrank; *h* Anästhesietisch; *i* Patientenliege; *j* Röntgengerät – Monitor (M) – Kassettenbox (B); *k* Sauerstoff- oder Narkosegerät; *l* Untersuchungsstuhl nach *Brünings*

So entspricht es einer rationellen Grundmittelausnutzung, zunächst Röntgenarbeitsplätze innerhalb klinischer oder poliklinischer Facheinrichtungen provisorisch zu Endoskopiearbeitsplätzen herzurichten, unter Berücksichtigung der vorhandenen Gegebenheiten und bereits bestehender zeitlicher Auslastung mit anderen Aufgaben im Einvernehmen mit den Radiologen. Bei technischer Neuausstattung mit leistungsfähigen Durchleuchtungsgeräten (z. B. TuR DG 10) nebst elektronischem Bildwandler und Fernsehkette sollten durch unterflurige Verlegung der Kabelanschlüsse auch für endoskopische Mitnutzung optimale Arbeitsbedingungen geschaffen werden.

Ohne spezielle Aufwendungen lassen sich für die Abwicklung einer endoskopischen Spezialsprechstunde, für die Durchführung erforderlicher Voruntersuchungen (Röntgen, Labor) und Nachbetreuung sowie Behandlung von Komplikationen bereits vorhandene Untersuchungszimmer, Operations-. Röntgen-, Sterilisations-, Vorbereitungs-, Warte-, Labor- und Personalräume mitnutzen. Auch die vorhandene Bettenkapazität kann bei entsprechender zeitlicher Abstimmung für alle denkbaren endoskopischen Bedürfnisse, die nicht stets eine stationäre Aufnahme erfordern, in die Vorbereitung einbezogen werden. Allerdings sind Funktionsballungen Grenzen gesetzt, um nicht Qualitätsverluste und unerträgliche Arbeitsbedingungen hervorzurufen. Zu beachten ist, daß das Arbeitsteam während der Untersuchung sowie beim Auf- und Ablegen des Patienten genügend Bewegungsfreiheit benötigt.

Im einzelnen haben sich drei Arbeitsplatzanordnungen für Personen und Geräte bewährt, die im Bild 4.27 dargestellt sind:

1. Arbeitsplatz für Endoskopien in sitzender én-face-Position

In speziellen Fällen kann auch heute bei Ösophagoskopie, Epipharyngoskopie und Rhinoskopie im Sitzen in Lokalanästhesie endoskopiert werden (Bild 4.27 *1*). Dazu leistet der Spezialstuhl nach *Brünings,* wo noch vorhanden, gute Dienste (Bild 4.27 *l*).

2. Arbeitsplatz für Endoskopien in halbliegend-seitlicher èn-face-Position

Bei verschiedenen Endoskopien, z. B. der Nasenhöhlen, wie auch bei transtracheostomaler Endoskopie und Fiberendoskopie, hat sich eine Platzverteilung um den liegenden oder halbliegenden Patienten bewährt (Bild 4.27 Fig. 2).

3. Arbeitsplatz für Narkoseendoskopien in Überkopfposition

Der vorhandene Röntgentisch, Operationstisch oder aber eine fahrbare Trage, die das Umbetten vor und nach dem Eingriff erübrigt, sowie Instrumententisch (Bild 4.27 *f, g*) mit Lichtprojektoren und Foto- und ggf. Filmeinrichtung als fahrbare Funktionsgruppen, können mit wenigen Handgriffen um den Endoskopietisch angeordnet werden, wie es Bild 4.27 Fig. 3 veranschaulicht. Eine sehr zweckmäßige und komplette Gerätezuordnung bietet die Arbeitseinheit für Bronchologie und Gastroenterologie vom Typ MGB MGB 309-0100, (Bild 4.27 3*f*/*g*).
Ein Instrumenteschrank (MGB 9301 und 9302) in erreichbarer Nähe hält alle evtl. sonst noch erforderlichen Hilfsinstrumente und Geräte bereit.
Zweckmäßig ist es, im näheren Arbeitsplatzbereich in Instrumentenschränken ggf. erforderliches Zusatz- und Ersatzinstrumentarium bereitzuhalten, um ohne Lauferei und Zeitverlust allen plötzlich auftretenden Schwierigkeiten gewachsen zu sein. Dazu gehören selbstverständlich Mittel zur Bekämpfung von Zwischenfällen und zur Reanimation (s. Kap. 7.1.).
Bei Benutzung von Röntgendurchleuchtungsräumen vervollständigen zusätzliche Arbeitsmittel, Bildschirm, ggf. mit elektronischer Bildverstärkereinrichtung, Monitor und abgeschirmtes Filmmagazin die Anordnung der Gerätesysteme.
Als Arbeitskollektiv sollten neben dem Operateur ein Assistent, ein Mitarbeiter als Anästhesist und einer als Röntgenologe im Routinebetrieb zur Verfügung stehen (Bild 4.27 3). Größere Ruhe im Arbeitsablauf ist durch Anwesenheit einer weiteren Hilfsperson zu erreichen. In dringlichen Notfallsituationen können versierte Endoskopiker durchaus mit nur einem Helfer mit modernen Narkoseendoskopien lebenserhaltende Eingriffe erfolgreich ausführen.

4. Arbeitsplatz für Notfallendoskopien

Speziell bei respiratorischen Notfällen müssen wir unverzüglich mit einem zweckmäßig vorbereiteten, transportablen Notendoskopiebesteck tätig werden können, vergleiche dazu Kap. 7. Anästhesiezwischenfälle – Notfallendoskopien – Reanimation. Ohne besondere Raumansprüche zu stellen, muß ggf. jede feste Liegefläche, sei es ein großer Tisch, eine Trage, ein Bett oder aber der Fußboden einer stabilen Lagerung des Patienten genügen. Wichtig sind Arbeits- und Bewegungsfreiheit von Kopf, Hals, Thorax des Patienten sowie eine symmetrische Kopf-Rumpfposition als notwendige Voraussetzung für die Intubation, zum Freimachen der Luftwege, zur Beatmung und zu anderen Reanimationsmaßnahmen. Ein untergeschobenes Brett kann zu weiche, federnde Bettmatratzen stabilisieren.

4.6. Pflegemaßnahmen – Desinfektion und Sterilisation

Zielstellung

Wenn auch endoskopische Eingriffe im Bereich der Luft- und Speisewege nicht unter hochsterilen Kautelen ausführbar sind, so muß das Instrumentarium doch in jedem Fall funktionssicher, sauber und frei von virulenten, pathogenen Keimen bereitgestellt werden. Die Anwendungen von Desin

Tabelle 4.1 Instrumentendesinfektion

Mittel	Präparat	Konzentration	Einwirkzeit
Kresol/Phenol	z. B. Wofasept	2—4 %	10 Minuten (2- bzw. 3 mnl)
Propanol	z. B. Optal	60 %	10 Minuten (2- bzw. 3 mnl)
Äthanol	z. B. Äthanol	80 %	10 Minuten (2- bzw. 3 mnl)

Tabelle 4.2 Instrumentensterilisation bzw. -schlußdesinfektion

Mittel	Präparat	Konzentration	Einwirkzeit
Glutaraldehyd	z. B. Cidex I, Hospex	2 %	45 Minuten
Perchloressigsäure	z. B. Wofasteril	0,2—0,5%	15 Minuten
Formaldehyd	z. B. Paraformaldehyd		10 Stunden
Äthylenoxyd	z. B. Äthylenoxyd	90 %	2 Stunden
Gammastrahlen	RO 60	2,5 Megarad	je nach Aktivität
Dampf 121°	Autoklaven		12 Minuten

fektionsmitteln und Sterilisationsmaßnahmen erhöht allerdings unvermeidlich den Verschleiß und verkürzt die Gebrauchsfähigkeit. Umso wichtiger wird gleichzeitig die Anwendung geeigneter Pflegearbeiten. Mit vertretbarem Aufwand an Hilfsmitteln, Personal und Zeit empfiehlt sich folgendes Programm der Reinigung und Pflege, Desinfektion und Sterilisation für endoskopische Instrumente, Hilfsmittel, Geräte und Räume. Dieses Programm steht im Einklang mit der in der DDR gültigen Hygieneordnung und ist aus praktischen Gründen auf eine möglichst kleine Zahl von Mitteln und Verfahren ausgerichtet (Tab. 4.1 u. 4.2).

4.6.1. Instrumentarium

In der grafischen Übersicht (Bild 4.28) sind die wesentlichen Arbeitsprozesse vor und nach der endoskopischen Untersuchung der Patienten in einem doppelten Zyklogramm dargestellt.

Instrumenteaufbewahrung

Endoskoptuben, Arbeitskopf, Atemventile, Faßzangen u. a. Manipulatoren, Optiken, werden liegend, flexible Faserendoskope dagegen hängend unter Verunreinigungsschutz in geschlossenen Instrumenteschränken bzw. -kästen übersichtlich und griffbereit aufbewahrt.

Aus sterilen Tuchpaketen, Glas- oder Emaillekästen sind unter sterilen Kautelen zum Gebrauch zu entnehmen

- Absaugsysteme zur Gewinnung bakteriologischen Materials,
- Instrumentarium zur Mikrochirurgie *(Kleinasser)*
- Punktionskanülen und schneidende Instrumente,
- Injektions- und Perfusionssysteme,
- Beatmungskatheter und Absaugsysteme für die Trachea.

Instrumentevorbereitung

Die voraussichtlich zum geplanten Eingriff erforderlichen Instrumente werden aus Regalen und Schränken genommen, auf ihre Funktionssicherheit überprüft und auf dem Instrumententisch in typischer Ordnung bereitgelegt.

Instrumentenachbereitung

Nach dem Eingriff muß vielfach eine zeitsparende einfache Nachbereitung der infizierten Instrumente erfolgen, um mehrere

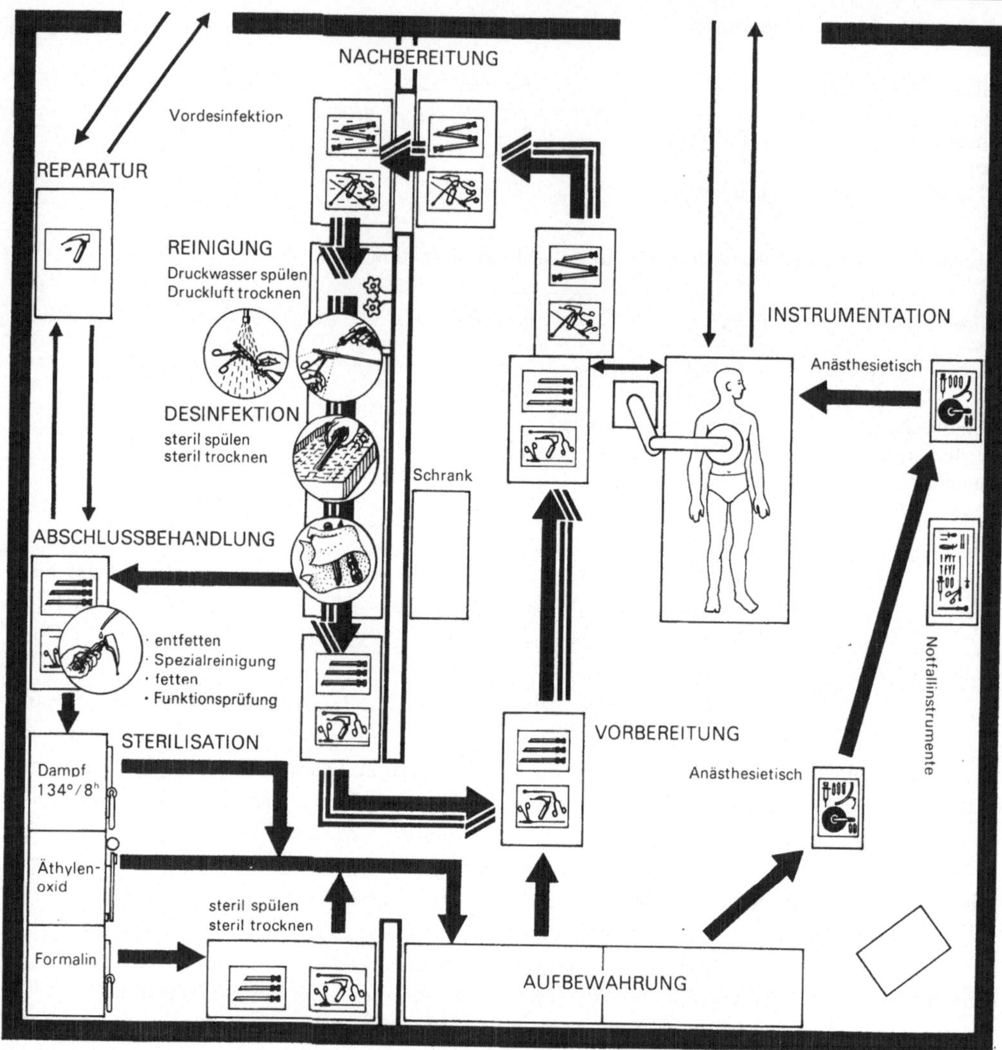

Bild 4.28 Instrumente: Reinigung – Pflege – Desinfektion – Sterilisation (Funktionsschema)

Patienten kurzfristig mit dem gleichen Instrumentarium untersuchen zu können. Die Nachbereitung beginnt mit der Entnahme der Instrumente aus der Ablageschale, die mit Desinfektionslösung (Wofasept 2 %) gefüllt ist. Es folgen gründliches Aus-, Ab- und Durchspülen aller Verunreinigungen im Waschbecken unter fließendem Wasser, mehrfaches lückenloses Abwischen mit Wofasept 2 % oder Wofasteril 0,5 % (nur korrosionsfeste Teile) oder Äthanol 70 %. Eine 2× zehnminütige Desinfektionszeit und reichliches Nachspülen zur Beseitigung der Desinfektionsmittelreste mit sterilem Wasser erlauben eine erneute, hygienisch akzeptable Benutzung beim folgenden Eingriff. *Merke:* Fibroskope ausschließlich mit Äthanol und Glutaraldehyd behandeln!

Die endgültige Abschlußbehandlung am Ende eines größeren Endoskopieprogrammes schließt sich der einfachen Nachbereitung an. Nach sorgfältiger Inspektion und Funktionsprüfung werden defekte Verschleißteile (Ventilplättchen, Lampen und dgl.) ausgetauscht bzw. zur Reparatur ausgesondert. Eine intensive Reinigung kann

Tabelle 4.3 Instrumentenpflege

Mittel	Präparat	Konzentration	Einwirkzeit
Natriumhypochlorid 1,5 % + Natriumhydroxid 7 %	Antiformin	40 %	2—5 Minuten
Feinmechaniköl	Perladin		
Glyzerin	DAB 7		

mechanisch bei flexiblen Endoskopen mit-Spezialbürsten und bei Kanülen mit Mandrindrähten erfolgen. Stärker verkrustete Saugkanäle, Kanülen oder Zangenführungen können chemisch durch Auslösen festhaftender organischer Ablagerungen mit 50 %iger Antiforminlösung wieder gängig gemacht werden. Dabei ist mit Gummihandschuhen und vielfachem sorgfältigen Nachspülen zu arbeiten.
Vorsicht: Lauge! Augenschutz wegen der starken Ätzwirkung!

Nach dem Trocknen werden die Instrumente mit säurefreiem, nicht harzendem Feinmechaniköl geschmiert und korrosionsgeschützt (Tab. 4.3). Alle sauerstoffleitenden und optischen Teile (Optikfenster, Tubuswände, Ventilteile und dgl.) müssen mit Äther oder Benzin entfettet und ggf. mit Glyzerin geschmiert werden. Desinfektionen oder Sterilisation schließen die Abschlußbehandlung ab. Für hitzeempfindliche Instrumente aus Plast, Glas-Metallteile (Optiken, Schiebefenster, Faserendoskope und dgl.) kommt nur eine Desinfektion mit Alkohol (80 %) und ggf. 0,2 % oder 0,5 % Perchloressigsäure (nicht für Optikokulare verwenden) in Frage (Wirkzeit 10–20 Minuten). Metallteile, aber auch Glas, vertragen eine Sterilisation im Autoklaven. Die nachfolgende Verpackung mit Formalintabletten und griffbereite Lagerung schließen den täglichen Programmablauf ab und bereiten gleichzeitig die nächste Benutzung instrumentenseitig nach einer Lagerzeit von mindestens zehn Stunden infolge der bakteriziden, sporiziden und viruziden Formalinwirkung einwandfrei vor.

4.6.2. Absauggeräte

Absauggeräte und ihre unterdruckleitenden Schläuche, Ventile und Verbindungeen werden besonders stark mit infektiösem Material verunreinigt. Deswegen bedürfen sie besonders sorgfältiger Pflege- und Desinfektionsmaßnahmen, die nach Abschluß der Instrumentenversorgung und vor der Raumreinigung und -desinfektion ausgeführt werden.

1. Mechanische Grobreinigung, ständiges Nachsaugen aus beigestelltem, sterilisiertem Wasserbehälter, der für jeden Patienten erneuert wird, verhindert Verstopfung schon während der Benutzung und erleichtert die Hauptreinigung.

2. Distale Abschlußschläuche und weitlumige Glasverbindungsstücke sind für jeden Patienten frisch desinfiziert bzw. autoklaviert einzusetzen.

3. Die Hauptreinigung und Desinfektion des Gerätes erfolgt am Ende des Endoskopieprogramms und nach abgeschlossener Instrumentenpflege und -desinfektion. Es wird wie folgt vorgegangen:
ausgiebige Durchsaugung mit 4 % Wofasept oder 0,5 % Perchloressigsäure;
Demontage des Gerätes, Entleerung und Ausspülung der Auffanggefäße mit Wasser. Ausgießen und Abwaschen der Behälter, Anschlüsse und Dichtungen mit Wofasept 4 %;
Montage des Gerätes, Funktionskontrolle: Einsaugen von frischer Desinfektionslösung (Wofasept 4 % oder Perchloressigsäure 0,5 %). Sie bleibt als langzeitig wirkendes Depot im Schlauch- und Ventilsystem sowie auf dem Boden der Auffangbehälter deponiert.

4.6.3. Einrichtungsgegenstände

Sämtliche kontaminierten Oberflächen, z. B. Instrumententische, Schränke, Stühle, Tragen, Gummiauflagen, Kissen, Röntgengerät, aber

Tabelle 4.4 Raum- und Fußbodendesinfektion

Mittel	Präparat	Konzentration	Einwirkzeit
Kresol/Phenol	Meleusol	2—5 %	4 Stunden

auch Wände im Endoskopieraum, Warteraum und Flure (bis Handhöhe), Türen, Türklinken, Fenster, die vom Patienten und arbeitendem Personal mit infizierten Händen berührt werden können, sollen einer täglichen desinfizierenden Reinigung mit Wofasept 2 % als Wischung mit feuchtem Tuch nach Abschluß aller Reinigungsarbeiten unterzogen werden.
Wöchentlich einmal werden alle Flächen mit Propanol entfettet und desinfiziert.

4.6.4. Fußböden

Sie werden nach Abschluß des täglichen Arbeits- und Pflegeprogramms mit Grobdesinfektionsmitteln, z. B. mit Meleusol (Kresol 32 %, Äthylmonosulfonatlösung 5 %) aufgewischt (Tab. 4.4).

4.6.5. Kontrollmaßnahmen

Die verantwortliche leitende Schwester kontrolliert durch Stichprobenuntersuchungen die Qualität der Pflegemaßnahmen, und der benutzende Arzt sollte mit Anerkennung, aber auch Tadel den jeweiligen Zustand der Arbeitsmittel im Arbeitskollektiv würdigen. Für eine objektive Effektivitätskontrolle empfiehlt es sich, bakteriologische Untersuchungsmethoden in vier- bis achtwöchigem Rhythmus einzusetzen. Zur Prüfung der Dampfsterilisationsprozesse wird zweckmäsigerweise der Erdsporentest anzuwenden sein. Für die Prüfung der verschiedensten Desinfektionsmaßnahmen haben wir die sehr praktische Agar-Mikroabklatschmethode nach *Schuschke* benutzt.

5. Anästhesie bei Endoskopien

Das Gelingen endoskopischer Eingriffe im Bereich der Luft- und Speisewege, des Kopfes, Halses, Brustraumes ist aus anatomischen und physiologischen Gründen ganz besonders von einer wirkungsvollen Schmerz- und Reflexbekämpfung abhängig. Die Schmerz- und Reflexausschaltung soll jedoch ohne wesentliche Beeinträchtigung der Atemfunktion bzw. des Gasstoffwechsels erfolgen und keine gefährlichen Wirkungen auf das Herz-Kreislaufsystem ausüben. Dementsprechend müssen wir uns natürlich auf gute Kenntnisse der physiologischen und pathophysiologischen Zusammenhänge zwischen Atmung und Kreislauf stützen können.

Unabhängig davon, ob ein Fachanästhesist im Arbeitsteam mitwirken kann – noch steht den wachsenden endoskopischen Bedürfnissen ein beträchtlicher Fehlbedarf an Fachanästhesisten gegenüber – muß der endoskopierende Arzt den pharmakologischen Eingriff mit Anästhesiemitteln ebenso wie die mechanische Intervention mit dem Endoskop sowie die instrumentellen Manipulationen hinsichtlich ihrer Auswirkungen auf das kardiorespiratorische System richtig beurteilen können. Erst dadurch kann er eine angemessene methodische Durchführung zum Erreichen des Endoskopieziels planen und gestalten, zumal die oft bereits eingeschränkte Vitalfunktion »Atmung« mit Kreislaufauswirkungen beseitigt werden soll. Im Bewußtsein seiner Verantwortung, den Patienten aus der Gefährdung zu befreien, gestörte Lebensfunktionen zu verbessern oder gar wiederherzustellen, muß der Gedanke des »nihil nocere« stets gebührend berücksichtigt sein.

5.1. Zur Physiologie und Pathophysiologie der Atmung

Um in Kürze ein möglichst weitreichendes Verständnis für die wichtigen, sich berührenden und einander ergänzenden Besonderheiten und Probleme der Endoskopie, Anästhesie, der Atmung und künstlichen Beatmung beim Leser zu wecken, werden in diesem Kapitel die theoretischen Fakten und Zusammenhänge entsprechend ihrer endoskopischen Nutzanwendung ausgewählt dargestellt. Offenbleibende Fragen und wichtige Details müssen in den entsprechenden Kapiteln der Lehrbücher von *Frey, Hügin* und *Mayrhofer, Barth* und *Meyer* sowie Übersichten, Handbuchbeiträgen, Monografien von *Hutschenreuter* und *Janssen, Pellnitz, Henschel* und grundlegenden Arbeiten von *Schädlich* nachgelesen werden. Die jüngste Standortbestimmung auf diesem Gebiet wurde auf dem Bronchologiesymposium im Oktober 1975 in Mainz von *Griesbach* und *Müller* veröffentlicht.

5.1.1. Ventilation – Diffusion – Perfusion

Ventilation, Diffusion und Perfusion sind Teilfunktionen der äußeren Atmung.

Die *Ventilation* wird durch das funktionelle Zusammenwirken neuromuskulärer und passiv elastischer Strukturelemente der Atmungsorgane gewährleistet. Der Brustkorb mit Atemmuskulatur, Pleura und Lunge mit vasalen, alveolär-bronchialen elastischen Raumstrukturen sowie die größeren Luftwege müssen als atemmechanisches System sinnvoll zusammenwirken. Erkrankungen, wie z. B. Myasthenie oder Poliomyelitis,

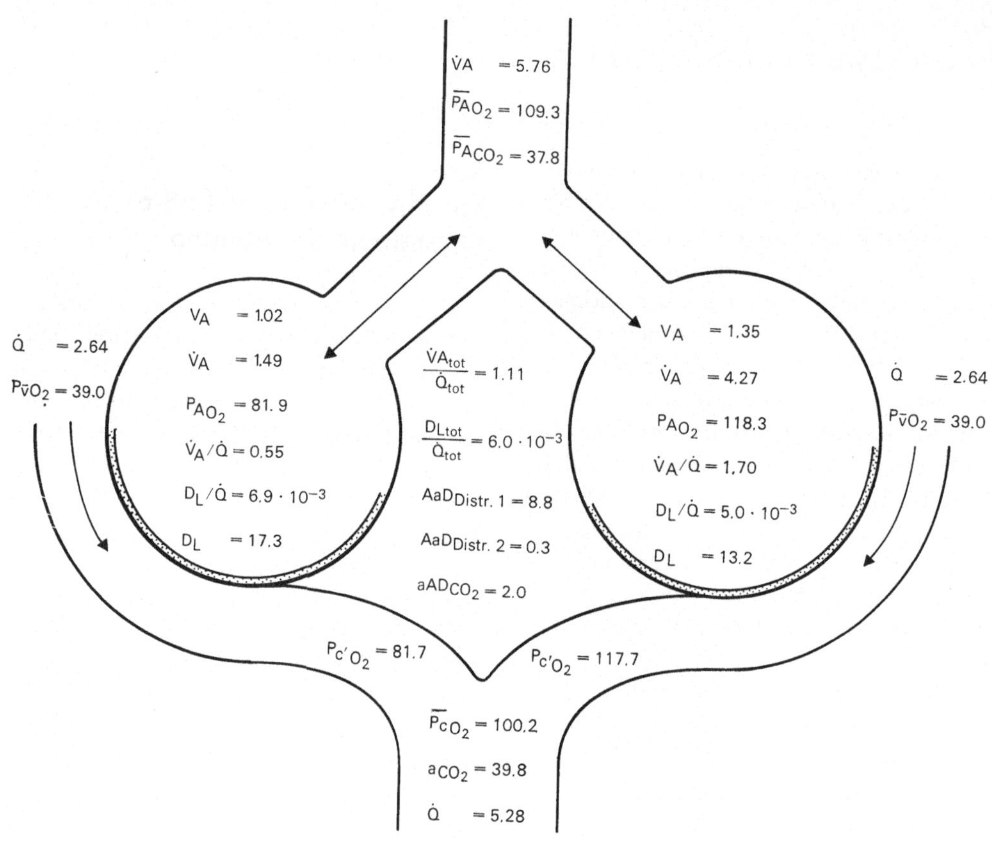

Bild 5.1 Normale Verteilung von Atemgasen in den Bereichen Ventilation – Perfusion – Diffusion bei 29 gesunden Personen (Mittelwertanalyse). Modifiziert nach *W. Schmidt* in *Griesbach/Müller*, Bronchologische Eingriffe, Thieme Verlag Stuttgart

Symbole

V_A = alveoläre Ventilation (l/min)
P_A = alveolärer Druck (Torr)
Q = Durchblutung, Perfusion (l/min)
D_L = Diffussionskapazität (ml/min. Torr)
P = endkapillärer Druck (Torr)
P_v = gemischtvenöser Druck (Torr)
C = Konzentration (Vol %)
S = Sättigung (%)
α'_{Qz} = Scheinlöslichkeitskoeffizient (ml/ml · Torr)
i = Beziehung des Hauptsymbols auf den Teilprozeß im Lungenkompartiment
tot = Beziehung des Hauptsymbols auf den Prozeß in der Gesamtlunge
ć = endkapillär
A = alveolär
v = gemischtvenös

Pleuritis, Pneumonie, Bronchiektasen, Bronchitis, Asthma und obere Luftwegsstenosen, stören die Ventilation.

Die *Diffusion* ist ein komplexer Vorgang, der sich vornehmlich an der alveolär-kapillären Grenzfläche abspielt. Ihre Durchlässigkeit, z. B. für Sauerstoff und Kohlendioxid, kann durch Fibrosen, Sarkoidosen, Emphyem, Lungenödem oder Lungenstauung herabgesetzt sein.

Die *Perfusion* stellt die vaskulär-hämodynamische Seite des Gasaustauschs dar. Embolien, Lungeninfarkt, arterio-venöse Fisteln, Emphysem, Fehlbildung mit Shunt verkleinern beispielsweise die durchströmte, kapillarisierte, alveoläre Grenzfläche und vergrößern die normale funktionelle Inhomogenität der betroffenen Lungenkompartimente. Selbst geringgradige Störungen nur jeweils eines dieser Teilprozesse »Ventilation – Diffusion – Perfusion« ziehen durch ungleiche Verteilung (Distribution) der Blutgase in den Strombahnen stets größere und immer negative Auswirkungen auf den Gasaustausch mit Erhöhung der gesamten alveolär-arteriellen Gasdruckdifferenz für Sauerstoff oder CO_2 nach sich.

Im Bild 5.1 sind die von *Schmidt* bei erwachsenen Männern gemessenen Leistungen der alveolären Ventilation (VA) in l/min, der Perfusion (Q) in l/min und der Diffusionskapazität (DL) in ml/min zu mathematisch berechenbaren Beziehungen als Funktionsschema dargestellt. Solche mathematischen Modelle erlauben es, Veränderungen des Gasaustausches auch bei endoskopischen Eingriffen auf Grund vorausgehender Messungen prospektiv zu berechnen, z. B. welche Blutgasverhältnisse bei nur einseitiger Lungenbeatmung mit Veränderungen des Gasgemisches und Verkleinerung des Sauerstoffanteils oder bei Spontanatmung nach Lungenresektion zu erwarten sind.

5.1.2. Steuerung der Ventilation

Normalerweise wird die »äußere« Atmung durch zentrale Steuerimpulse, die auf die atemmechanischen und hämodynamischen Vorgänge einwirken, mit dem Bedarf der »inneren« Atmung in Übereinstimmung gebracht. Dabei spielt das sogenannte bulbäre Atemzentrum, ein automatisches Reizbildungszentrum der Formatio reticularis, sowie ein höheres, empfindlicheres motorisches Zentrum der Pons, eine koordinierende Rolle. Als Steuergrößen wirken auf diese Zentren vor allem die lokale CO_2-Spannung und in gewissem Umfang auch die H-Ionenkonzentration sowie der O_2-Partialdruck des Gewebes. Weitere zentripetale Informationen aus den Chemorezeptoren des Karotis-Sinus (Glomus caroticum) und aus pleuralen Dehnungsrezeptoren (Vagaler *Breuer-Hering*-Reflex) erreichen das Atemzentrum und werden zu Steuerimpulsen für Atemfrequenz und Atemzugvolumen umgesetzt. Außerdem werden Strömungsveränderungen infolge physiologischer und pathophysiologischer Kaliberschwankungen des Trachealsystems in Form des Widerstandsreflexes (*Fleisch*) und des Lungenvolumenreflexes (*Breuer*) im Atemzentrum in diese Steuervorgänge einbezogen. Sie wirken einerseits auf die Kontraktionskraft der Atemmuskulatur ein bzw. beeinflussen andererseits die Zeitdauer der Atemphasen. Neben der Atemmechanik sind aber auch hämodynamische Vorgänge Stellglieder des Regelkreises Atmung.

5.1.3. Atemschutzreflexe

Atemschutzreflexe verhindern eine Gefährdung der tieferen Atmungsorgane durch gefährliche äußere Einwirkung. So führt der »*Kratschmer-Holmgreen*-Reflex« durch chemische und mechanische Reizung der Schleimhaut von Nase und Kehlkopf, z. B. durch Äther, Ammoniak oder Staub, zum exspiratorischen Atemstillstand. Im Extremfall können Laryngospasmus, Bronchospasmus, Bradykardie, Blutdruckabfall und sogar Herzstillstand hervorgerufen werden (*Skramlik, Brödi*). Durch mechanische, entzündliche oder chemische Reizung der Schleimhaut von Larynxhinterwand, Trachea, Bifurkation und großen Bronchien, aber auch reflexogener Zonen von Pleura, Lungenkreislauf, Magendarmtrakt und Gehörgang wird über den Vagus das Hustenzentrum der Medulla oblongata gereizt.

5.1.4. Atemmechanik und Hämodynamik

Atemmechanisch wird durch die Kontraktion der Atemmuskeln (Zwerchfell- und Mm. intercostales-Wirkung 2:1) das Volumen der Thoraxhöhle vergrößert. Die im kapillaren Spaltraum der Pleura ausgespannten Lungen übernehmen den negativen Druck und übertragen ihn als Sog in ihre Hohlräume. Dadurch strömt inspiratorisch das Atemgas durch die unterschiedlich weiten Luftwege in die Alveolen. Gleichzeitig werden auch die Gefäße des Lungenkreislaufs erweitert.

Hämodynamisch werden bei negativem intrathorakalem Druck (Bild 5.2) sowohl der venöse Zustrom in Vena cava und rechtes Herz als auch der arterielle Einstrom in die intrapulmonalen Gefäßbahnen erleichtert. Druck und Strömungswiderstand sinken ab und entlasten die Arbeit des rechten Herzens. Im Exspirium wirken die elastischen Rückstellkräfte des Lungenparenchyms und der Atemmuskulatur passiv zusammen. Der dabei erhöhte positive intrathorakale Druck läßt die Atemluft mit flachem Druck-Zeit-Verlauf ausströmen und erhöht dabei auch

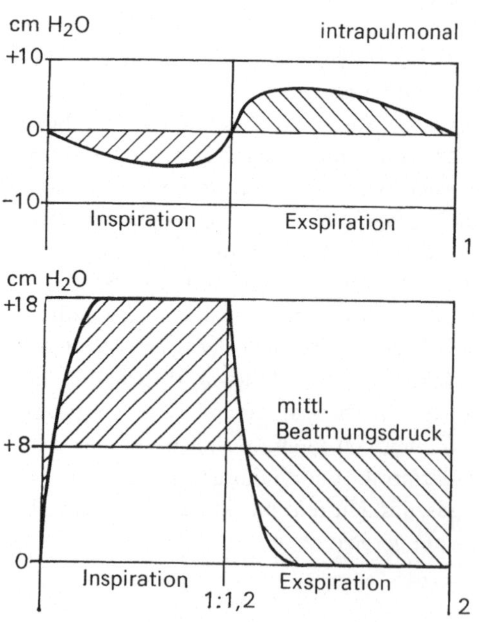

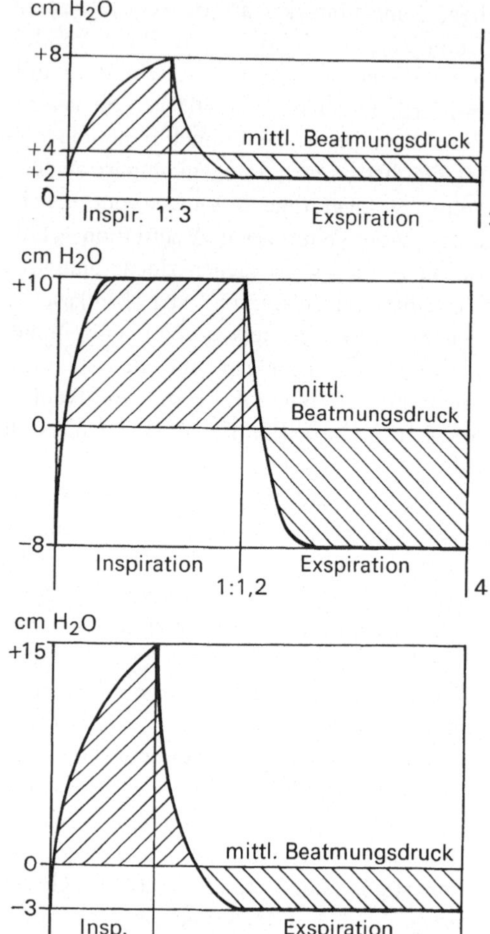

Bild 5.2 Intrapulmonale Druckverhältnisse bei Atmung und Beatmung.
Beispiel 1: bei Spontanatmung
($\Delta t_{insp.}/\Delta t_{expir.} = 1:1{,}2$)
Beispiel 2: bei IPP-Beatmung
($\Delta t_{insp.}/\Delta t_{expir.} = 1:1{,}2$)
Beispiel 3: bei PEEP-Beatmung
($\Delta t_{insp.}/\Delta t_{expir.} = 1:3$)
Beispiel 4: bei APN-Beatmung
($\Delta t_{insp.}/\Delta t_{expir.} = 1:1{,}2$)
Beispiel 5: bei APN-Beatmung
($\Delta t_{insp.}/\Delta t_{expir.} = 1:3$)

geringgradig den Strömungswiderstand im kleinen Kreislauf bis zum Eintritt der Atempause (Bild 5.2 *1*).

Pathologische Querschnittseinengungen des Atemweges durch stenosierende Erkrankungen, aber auch durch willkürliche bzw. reflektorische Verschlüsse (z. B. der Glottis beim Pressen und Husten), lassen den intrathorakalen Druck unter Mitwirkung auch der Atemhilfsmuskulatur exspiratorisch extrem steigen und inspiratorisch stark abfallen. Die dabei auftretenden hohen Druckdifferenzen wirken sich stets hämodynamisch aus. Meßbar sind diese physiologischen, aber auch die pathophysiologischen Druckabläufe durch Meßsonden im Ösophagus, in der V. cava oder im Pleuraraum. Simultane Messungen bewegter Atemvolumina und zugehöriger Druckabläufe geben eine direkte Aussage über die geleistete Atemarbeit und erlauben zusammen mit anderen Funktionsprüfungen (Bestimmung z. B. von Fluß-Volumendiagrammen, Messungen der in-und exspiratorischen Sekundenkapazitäten) Aufschluß über Ausmaß und Lokalisation von Strömungswiderständen in den Atemwegen. Die uns besonders interessierenden krankhaften Querschnittsverlegungen der Atemwege werden zunächst durch eine Erhöhung der muskulären Atemarbeit kompensiert oder, falls diese nicht ausreichen, durch eine Frequenzsteigerung der Atmung ausgeglichen. Verkleinertes Atemvolumen ist jedoch nicht einfach durch erhöhte Frequenz ausgleichbar, da die Totraumventilation einer Erhöhung des alveolären Sauerstoffangebots im Wege steht.

5.1.5. Bedeutung freier Luftwege für Atmung und Beatmung

Aus dieser pathophysiologischen Betrachtung ergibt sich, welche große Bedeutung der Freihaltung bzw. Freimachung der Atemwege von krankhaften Einengungen zukommt.

Bei Atemwegsverlegungen, z. B. bei Bewußtlosen oder Narkotisierten durch Kollaps der Mundrachenweichteile hervorgerufen, genügt zur kurzfristigen Freimachung des Atemwegs die Anwendung des *Esmarch*schen Handgriffs oder die Herstellung einer stabilen Seitenlage, um einer motorisch intakten Atemfunktion den Weg zu öffnen. Bei länger anhaltenden Verlegungen in Pharynx, Larynx oder Trachea verlangt Atmung und Sekreteleminierung stets die intratracheale Intubation bzw. nach wenigen Tagen die Tracheotomie. Welche Möglichkeiten bestehen, um die Luftwege dauerhaft frei zu halten, wird im Rahmen der speziellen Krankheitsbilder später zu besprechen sein.

5.2. Methoden künstlicher Beatmung

Ist dagegen die Spontanatmung sub- oder insuffizient geworden, müssen wir den lebensnotwendigen Gasaustausch durch künstliche Beatmung aufrecht erhalten. Das muß gleichermaßen bei Ausfall der nervösen Steuerung z. B. nach Schädeltraumen, Narkosezwischenfällen oder bei Lähmung der Atemmuskeln z. B. medikamentös durch Muskelrelaxation oder Störung der Atemmechanik bei Verletzungen des Thorax-Lungen-Systems in sinnvoller Weise geschehen.

5.2.1. Assistierte Atmung

Eine sub- oder insuffiziente Spontanatmung können wir durch assistierte Atmung verbessern. So können z. B. durch Atemwegsstenose erschwerte In- oder Exspirationen durch zeitgerecht angelegten Druck oder Sog ein ausreichendes Atemzugvolumen erhalten. Äußere Thoraxkompressionen im Exspirium erweisen sich dabei als wirksamer. Endotrachealer Sog verstärkt dagegen eine spastische oder schlaffe Verengung des Atemwegsquerschnitts direkt durch den exspiratorischen Unterdruck, aber auch infolge Erweiterung der Gefäßstrombahn.

5.2.2. Kontrollierte Beatmung

Bei totalem Ausfall der Spontanatmung durch periphere Lähmung der Atemmuskulatur oder durch zentrale Lähmung des Atemzentrums stirbt der Patient innerhalb weniger Minuten an Erstickung, wenn nicht eine kontrollierte Atmung dem entgegenwirkt und Hypoxie und die zunächst die Azidose erzeugende Kohlensäureanhäufung beseitigt. Bei endoskopischen Eingriffen können uns beide Formen einer Apnoe begegnen. Zentrale Atemdepression resultiert beispielsweise bei chronischen Gasstoffwechselstörungen infolge Reizschwellenerhöhung der Zentren im Verlauf assistierter Atmung, weil die zur Stimulierung des Atemzentrums erforderlichen hohen CO_2-Werte schnell abgeatmet und höhere O_2-Partialdrucke gleichfalls keinen Anreiz zu spontanen Atemexkursionen geben. Rufen wir iatrogen durch medikamentöse Muskelrelaxation den Zustand peripherer Atemlähmung hervor, so verpflichtet uns das, den Gasaustausch in möglichst normalen Grenzen entsprechend den Anforderungen eines ungestörten Intermediärstoffwechsels im Hinblick auf Sauerstoffaufnahme und CO_2-Abgabe weiterzuführen.

5.2.3. Beatmungstechniken bei Endoskopien

Zeitweise haben vier Beatmungsmethoden bei endoskopischen Eingriffen eine größere praktische Bedeutung erlangt:

- die apnoische Sauerstoffaufnahme (Diffusionsatmung),
- die äußere Unterdruckbeatmung,
- die inspiratorische Überdruckbeatmung – IPPB,
- die Wechseldruckbeatmung – APNPB.

5.2.3.1. Apnoische Sauerstoffaufnahme (Diffusionsatmung)

Durch 2–5minütige Sauerstoffvoratmung im halbgeschlossenen System über eine Maske werden alle Stickstoffanteile in Blut und Geweben wie im Alveolarraum durch Sauerstoff ersetzt. Dadurch wird die sogenannte Sauerstoffpumpe zur O_2-Versorgung der Gewebe wirksam, d. h. der in der Peripherie dem Hb entnommene Sauerstoff wird infolge des hohen alveolären PO_2 von 700 Torr über Diffusion wieder aufgefüllt. Durch Endoskop oder Katheter strömt während des Eingriffs permanent insufflierter Sauerstoff aus der Trachea weiter in die Alveolen. Die fehlende CO_2-Eliminierung in Apnoe jedoch begrenzt nach *Barth* das Verfahren auf 10–15 Minuten, da im Blut des Menschen bereits nach sechs Minuten eine Hyperkapnie mit arteriellen CO_2-Werten über 8,0 kPa (60 mm Hg) auftreten und direkt in die respiratorische Azidose führen.

Bedeutung: Es liegt hier kein echtes Beatmungsverfahren vor, da nur die Sauerstoffaufnahme für begrenzte Zeit in normalen Grenzen gehalten wird. Zahlreiche Kontraindikationen, der störende Zeitdruck sowie bessere und echte Beatmungsverfahren für narkoseendoskopische Eingriffe mit Muskelrelaxanzien kennzeichnen dieses Verfahren zu Recht als überholt. Die Erhöhung der Diffusion durch hochfrequenten Wechseldruck ist eine neue Variante des Apnoeprinzips noch ungeklärter Effektivität.

Klinische Bedeutung behält die Nutzung dieses Prinzips der apnoischen Sauerstoffaufnahme jedoch für die Intubation mit Endoskopen und Kathetern, bei ungünstigen anatomischen Verhältnissen und für den Anfänger.

5.2.3.2. Äußere Unterdruckbeatmung

Die künstliche Beatmung durch Anwendung von Unterdruck nach dem Prinzip der Eisernen Lunge in Form der Küraß- oder Nylonhemdkammern mit Pulmotoranschluß wurde nicht nur bei gelähmten Patienten (Poliomyelitis) eingesetzt. Der technische Aufwand ist beträchtlich, die Systemabdichtung nicht ohne Probleme und der Zugang zum Patienten stark behindert. Für die Beatmung muskelrelaxierter Patienten während narkoseendoskopischer Eingriffe setzten *Binias, Eckel* und *Bankamp, Stenger* und *Stoffregen* u. a. dieses Prinzip ein. Dem Vorteil, bei Luftwegseingriffen am offenen Endoskop ohne Unterbrechung arbeiten zu können, steht der Nachteil der Belästigung des Operateurs durch die Ausatemluft des Patienten gegenüber. Außerdem sind längere Beatmungspausen wegen der atmosphärischen Luftbeatmung mit ca. 21 % Sauerstoff nicht möglich.

Bei Endoskopien der Speisewege muß durch tracheale Intubation der Luftweg frei gehalten werden und am geschlossenen Ösophagoskoprohr gearbeitet werden, da sonst eine erhebliche Magenblähung entsteht, die Erbrechen provoziert und postnarkotisch insbesondere bei Emphysematikern und adipösen Menschen atmungsstörend wirkt. Eine simultane Röntgenoskopie, auf die bei vielen endoskopischen Eingriffen nicht verzichtet werden kann, ist nicht möglich. Dieses Verfahren ist darum für endoskopische Zwecke nicht zu empfehlen.

5.2.3.3. Inspiratorische Überdruckbeatmung – IPPB und PEEB

5.2.3.3.1. *Wirkungsweise*

Wie der englische Name »intermittent positive pressure breathing« = IPPB zum Ausdruck bringt, wird das Atemgas in der Einatemphase durch erhöhten Druck in die unteren Luftwege gedrückt und so das erforderliche Atemvolumen in den Alveolarraum gebracht.

Die Exspiration erfolgt passiv durch die elastischen, inspiratorisch gedehnten atemmechanischen Rückstellkräfte in Lungengewebe und Thoraxwand wie bei der Spontanatmung.

5.2.3.3.2. *Nebenwirkungen*

Durch IPPB werden die normalen intrathorakalen Druckverhältnisse beträchtlich verändert. Im Gegensatz zur Spontanatmung (s. Bild 5.2 *1*), bei der inspiratorisch ein kreislaufunterstützender negativer Druck herrscht und nur exspiratorisch durch Wirken der elastischen Ausatemkräfte ein geringer und abfallender Überdruck entsteht, verläuft IPPB in- und exspiratorisch mit positiven Druckwerten (s. Bild 5.2 *2* u. *3*). Der mittlere intrathorakale Druck, normalerweise in Nullwertbereichen, wird in positive Druckbereiche verschoben, woraus sich kreislaufdynamische Auswirkungen und eine erhöhte Herzarbeit ergeben. Der venöse Zufluß in die V. cava und in das rechte Herz wird gehemmt, an den gefüllten Halsvenen deutlich erkennbar. Der Mitteldruck in der A. pulmonalis weist bereits mit Beginn der Muskelrelaxation eine mittlere Druckerhöhung von 40 Torr auf. Das Herzschlagvolumen sinkt ab bei Erhöhung der Schlagfrequenz, die Gesamteffektivität der künstlichen Beatmung im Vergleich zur Spontanatmung erreicht nur einen Wirkungsgrad von 70–80 %.

Trotz dieser Nachteile wird IPPB und PEEB »positiv endexspirativ pressure breathing« wegen ihrer einfachen Handhabung als häufigstes künstliches Beatmungsverfahren auch bei endoskopischen Eingriffen bevorzugt.

5.2.3.3.3. *Praktische Ausführung*

Durch die Einhaltung fester methodischer Regeln können die Nebenwirkungen und pathophysiologischen Besonderheiten der

IPP-Beatmung gering gehalten werden, so daß die kardiorespiratorische Gesamtleistung durch Kompensationsvorgänge suffizient bleibt.

1. *Inspirium:* Das erforderliche Atemvolumen von ca. 500 ml plus Leckverluste soll aus nicht überfülltem Atembeutel (1,5 l) zügig unter kräftigem Druck und Flow mit beiden versetzten Händen abgegeben werden.

2. *Exspirium:* Atemvolumen druckfrei durch weite Atemwege abströmen lassen (Ventilspiel beachten), dabei entleerten Atembeutel entspannt vom nachströmenden Frischgas füllen lassen.

3. *In- und exspiratorisches »timing«:* optimale Relationen

$\Delta\, t_{\text{insp.}} / \Delta\, t_{\text{exsp.}} = 1:2$ bis $1:3$.

Das Exspirium kann durch eine Atempause verlängert werden, sofern eine ausgeglichene Blutgassituation das zuläßt.

4. *Großlumige Atemwege:* Sie erleichtern die geforderten Druck- und Zeitwerte durch hohen Gasstrom (flow) bei niedrigen Drükken einzuhalten und erlauben die palpatorische Kontrolle der Atemwiderstände in den Atemwegen.

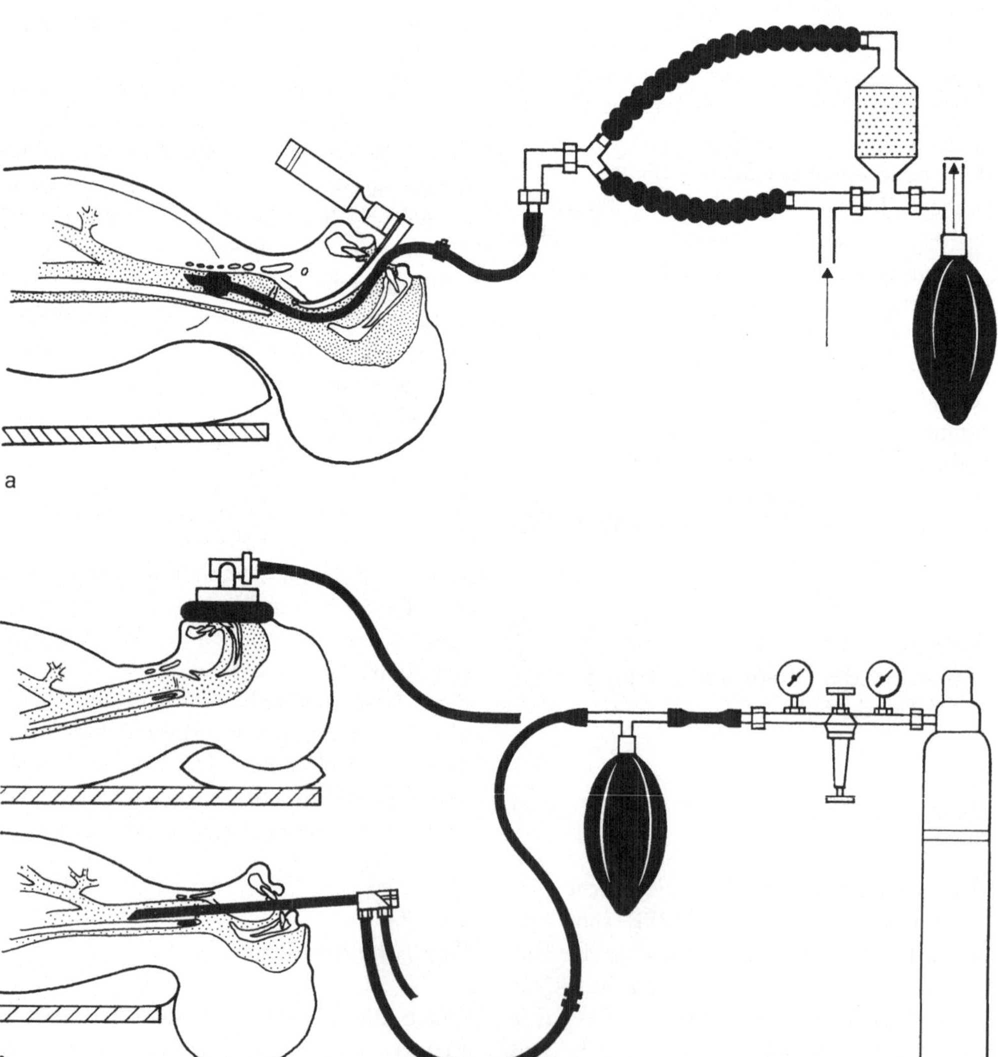

5. *Atemfrequenz:* Ca. 12–15 Atemzyklen pro Minute gestatten die Verabreichung eines Bruttoatemvolumens von ca. 8 l/min bei Erwachsenen.

6. *Leckverluste:* In Endoskopbeatmungssystemen sind Lecks in unterschiedlicher und wechselnder Größe unvermeidbar. Sie sollen natürlich möglichst klein gehalten werden durch abdichtende Handhabung der Beatmungsmittel. Die Leckverluste sind durch entsprechend höheres Atemvolumen unbedingt auszugleichen.

7. *Atemgasqualität:* Hohe Sauerstoffanteile, am besten reiner Sauerstoff (= 700 Torr) verringern bei kardiorespiratorischen und kardiozirkulatorischen Problemfällen das Risiko durch therapeutisch wirkendes Sauerstoffüberangebot gegenüber metabolischen Stoffwechselrückständen.

8. *Hypoxiefreier Übergang zur Spontanatmung:* Durch individuelle psychische Führung vor und nach der Narkose, durch verbale Verhaltensanweisungen und beruhigen-

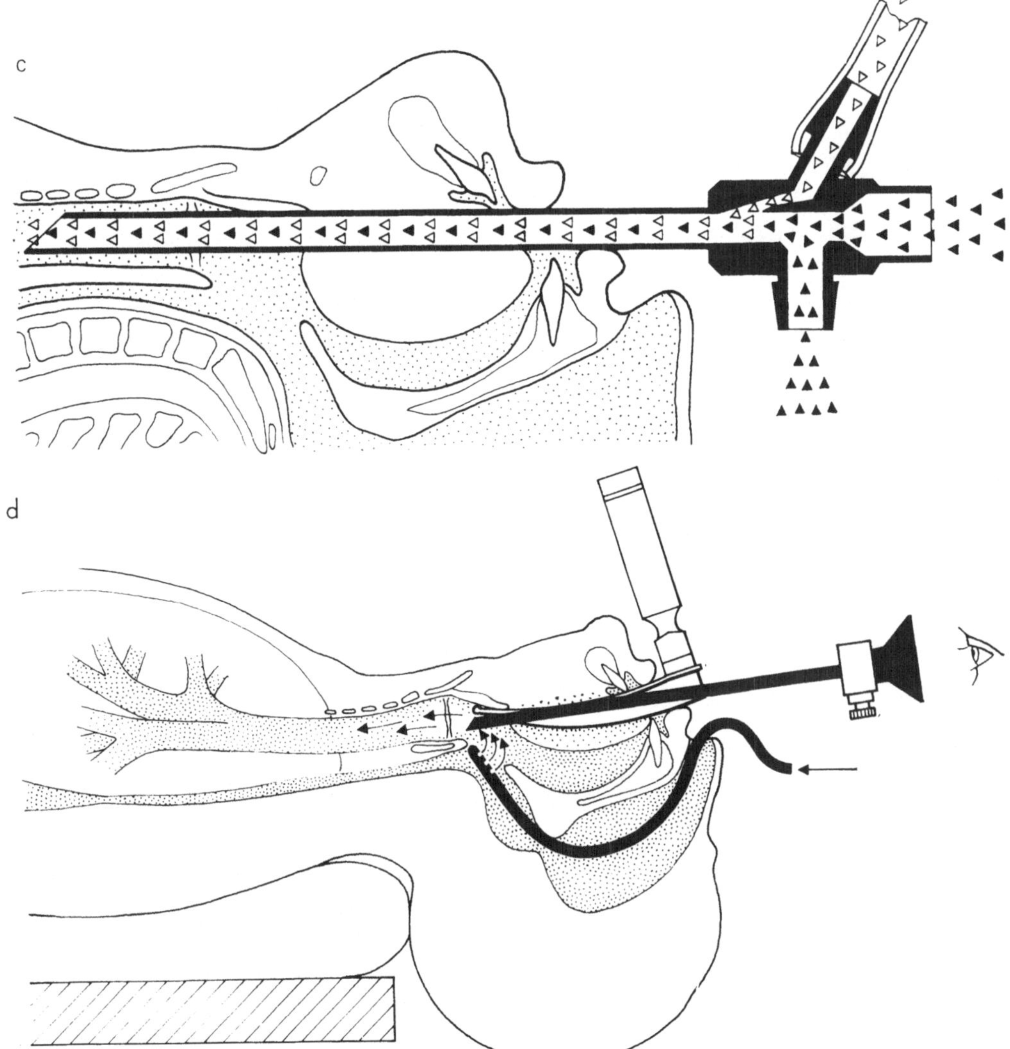

Bild 5.3 Beatmungssysteme bei endoskopischen Eingriffen. *a* halbgeschlossenes System; *b* halboffenes, inkomplett abgedichtetes System; *c* offenes Injektionsbeatmungssystem; *d* offenes Spontanatmungssystem und Narkosegasinsufflation

des Handeln kann die postnarkotisch mögliche Erstickungsangst begrenzt und jede Panikstimmung vermieden werden. Der *Essmarch*sche Handgriff und ggf. kurzfristiges Belassen eines Trachealkatheters bis zur Rückkehr koordinierter Atemmotorik verhindern Hypoxien durch passageren inspiratorischen Glottisspasmus.

5.2.3.3.4. *Beatmungssysteme, technische Mittel und richtige Handhabung*

Halbgeschlossenes System (Bild 5.3)
Trachealkatheter mit Manschettenabdichtung können bei der Mikrolaryngoskopie und bei Endoskopien der Speisewege einen guten Aspirationsschutz und ideale Voraussetzungen zur kontrollierten IPPB auch mit reinem Sauerstoff geben. Da in diesen Fällen im allgemeinen keine apnoischen Arbeitspausen erforderlich sind, können hier auch geringere Sauerstoffanteile und stattdessen beigemischte Narkosemittel (Lachgas, Halothan) verabreicht werden.

Diese Mischnarkosen gehören jedoch in die Hand der Fachanästhesisten, da sie hinsichtlich ihrer obligaten Voruntersuchungen zum Ausschluß von Kontraindikationen, Prämedikation, Nachsorge und staionäre Betreuung wesentlich anspruchsvoller sind. Das betrifft auch die Beatmungs- und Narkosegeräte mit ihren komplizierten und vielfältigen Spezialausstattungen.

Halboffenes, inkomplett abgedichtetes System

Bei den Beatmungsendoskopien verzichten wir auf den Systemabschluß zugunsten endoskopischer Aktionsfähigkeit (Bild 5.3 *b*). Die Verbindungsmöglichkeiten zwischen Beatmungssystem und Atemtrakt sind in der Schemadarstellung zusammengefaßt (Bild 5.4 und 5.5).

Bei intaktem Atemweg kann eine ausreichend leckarme Verbindung hergestellt werden *(a)*, jeweils Bild 5.5:

1. durch gutsitzende *Atemmaske* in Verbindung mit dem *Essmarch*schen Handgriff (c);

2. durch *Beatmungslaryngoskop* und Nutzung des extralaryngealen Abdichtungsprinzips (*Brandt* 1964). Dabei muß der in verbesserter *Jackson*-Position liegende, relaxierte Patient lateral der Zunge aus dem rechten Mundwinkel intubiert sein. Die 60°-Eingangsebene des Laryngoskoprohrmundes wird nach dem Aufladen der oberen Hälfte der Epiglottis mit der Rohrlippe durch Achsendrehung des Rohres um 180° in gute Kongruenz mit der Larynxeingangsebene gebracht (*f*), wobei die Rohrlippe über der Arygegend hinten positioniert ist; weitere Abdichtung besorgen Mundbodenweichteile;

3. durch *Tracheoskope,* deren Durchmesser keine große Lücke zur Schleimhaut der Krikoidenge belassen (*g*);

4. durch *Bronchoskope,* wenn der extralaryngeale Weichteilkollaps durch seitliche Intubation wie bei der Laryngoskopie ausgenutzt wird und nicht durch Kopfdeflektion und mediane Intubation aufgehoben werden muß (*h*). In diesen Fällen muß eine zusätzliche, feuchte Rachentamponade abdichten helfen;

5. durch *Trachealkatheter (d),* deren Lumen der Krikoidenge gut angepaßt sind – aber nicht quetschen! Eine tracheale Manschettenabdichtung kann unterbleiben, wenn der Katheter links der Zungenmasse plaziert wird, um rechts lateral der Insinuation der Speisewegsendoskope genügend Raum zu geben (*i, j*).

Bei Tracheotomierten ist stets über die Traealkanüle mit Hilfe einer Konusverbindung zum Beatmungssystem suffiziente Beatmung zu erzielen (Bild 5.5 *b, e*). Bei Aspirationsgefahr kann ein Trachealkatheter oder eine *Rügheimer*-Kanüle mit Dichtmanschette komplette Systemabdichtung herbeiführen (vgl. Bild 5.3. *a*).

Technische Einrichtungen des Beatmungssystems: Der Sauerstoffflasche muß mittels Reduzierventil pro Minute ggf. mehr als 20 l Frischgas entnommen werden können. Solche Durchflußmengen haben in jedem Fall Schweißarmaturen, die sich bei hohen Leck-

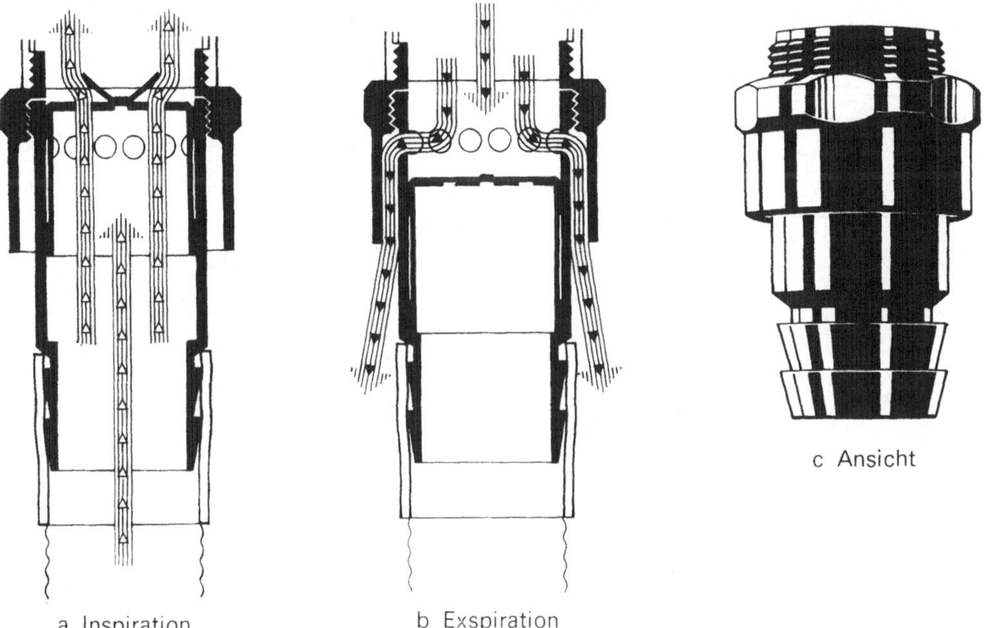

Bild 5.4 Zweiwegwechselventil nach *Friedel*. *a* Kolbenposition Inspiration; *b* Kolbenposition Exspiration; *c* Ansicht von außen

verlusten, u. a. Gasbedürfnissen, (s. Injektionsbeatmung) bewährt haben. Das Atembeutelvolumen soll beim Erwachsenen 1,5 l betragen, um ohne Überfüllung pro Atemzug ggf. 1 000 ml abgeben zu können. Der Innenquerschnitt des Beatmungssystems sollte möglichst durchgängig 15–20 mm betragen, um genügend niedrige Strömungswiderstände zu haben und den Beatmungswiderstand am Atembeutel tastend kontrollieren zu können.

Das Atemventil muß bei Beatmung und Spontanatmung ohne wesentliche Totraumvergrößerung und ohne zusätzliche Atemwiderstände funktionieren. Das spezielle Zweiwegewechselventil nach *Friedel* am Endoskopkopf (s. Bild 5.4) erfüllt diese Forderungen in idealer Weise. Es ist ebenso mittels Zwischenstück an der Atemmaske, an Trachealkatheter und Endoskopkopf in Verbindung zu den verschiedensten Tuben in der schon beschriebenen Weise mit den Luftwegen des Patienten zu verbinden (s. Bild 5.5). Stets garantiert es widerstandsarme, rückatmungsfreie Exspiration, die durch leisen Klick auditiv kontrollierbar ist. Leichte Pflege und störungsarmer Betrieb sind weitere vorteilhafte Eigenschaften.

Notbeatmung: Steht in Notfällen bei ausgefallener Spontanatmung kein Beatmungssystem zur Verfügung oder fällt das bis dahin funktionsfähige Beatmungssystem z. B. durch Sauerstoffmangel oder Defekt aus, kann die Ausatemluft eines Menschen den Gasaustausch beim Patienten voll aufrechterhalten. Die Exspirationsluft enthält bei forcierter Atmung noch 16 % O_2 und nur 3 % CO_2. Unter Zwischenschaltung der Schlauchverbindung jenseits des Atembeutels sind sehr einfache und wirksame, hygienisch einwandfreie Notbeatmungssysteme zwischen zwei Menschen zu bilden, die eine Mund-zu-Endoskop-, Mund-zu-Katheter-, Mund-zu-Masken- oder Mund-zu-Kanülen-Beatmung gestatten.

Offenes System

Injektionsbeatmung: 1967 hat *Sanders* nachweisen können, daß dem Prinzip einer »Ven-

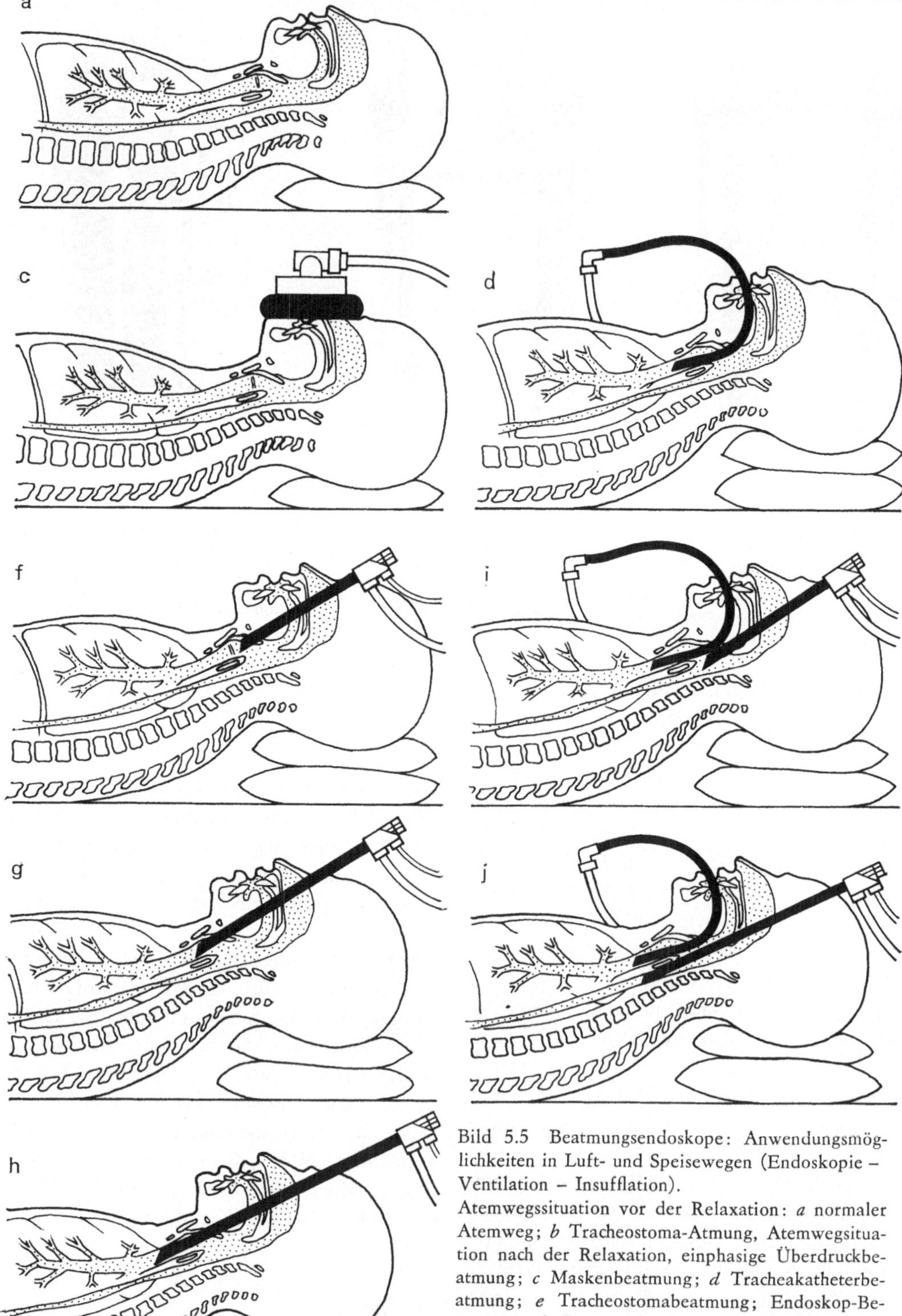

Bild 5.5 Beatmungsendoskope: Anwendungsmöglichkeiten in Luft- und Speisewegen (Endoskopie – Ventilation – Insufflation).

Atemwegssituation vor der Relaxation: *a* normaler Atemweg; *b* Tracheostoma-Atmung, Atemwegsituation nach der Relaxation, einphasige Überdruckbeatmung; *c* Maskenbeatmung; *d* Tracheakatheterbeatmung; *e* Tracheostomabeatmung; Endoskop-Beatmung; *f* Laryngoskopie; *g* Tracheoskopie; *h* Bronchoskopie; Katheter- bzw. Kanülenbeatmung; *i, l* Hypopharyngoskopie; *j, m* Ösophagoskopie (einschließlich Pneumoösophagoskopie; *k* Laryngoskopie

b

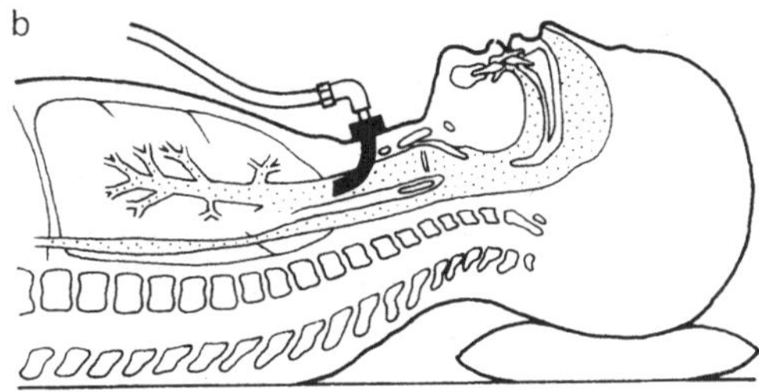

e

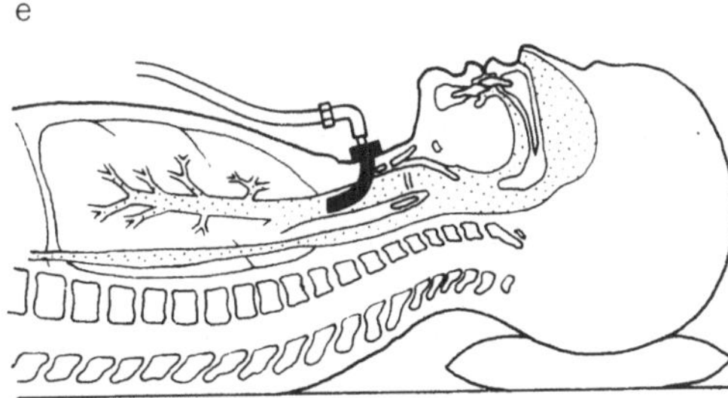

k

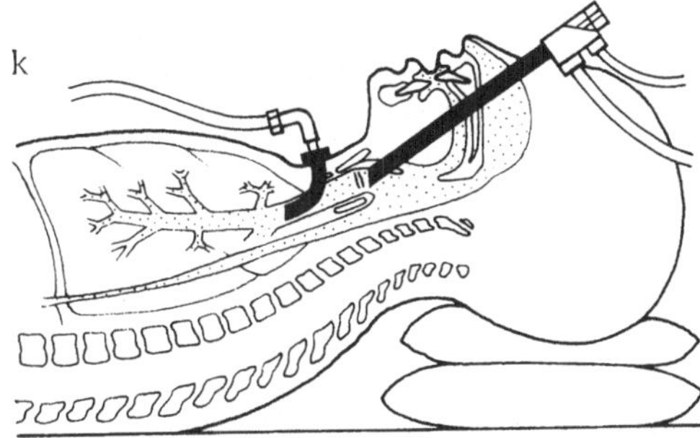

l

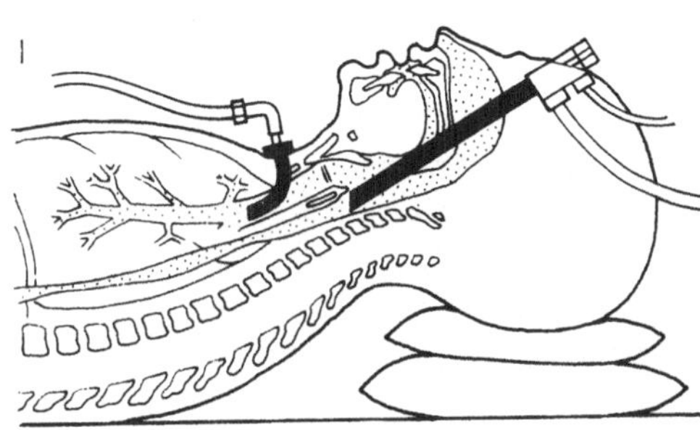

m

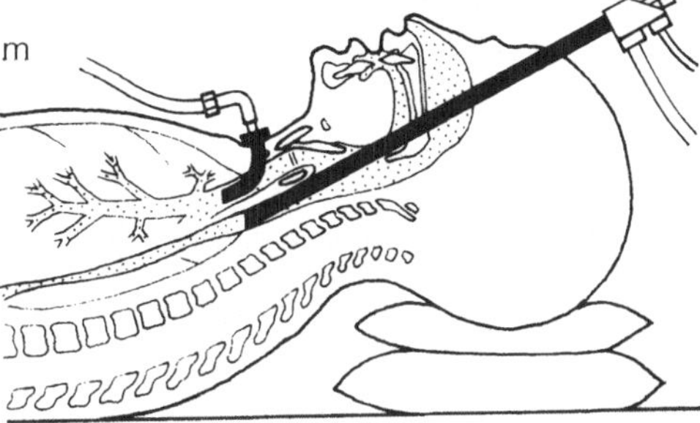

turidüse« entsprechend ein in das offene Endoskoplumen injizierter Gasstrahl die zur IPP-Beatmung bei Muskelrelaxation des Patienten erforderlichen Beatmungsdrucke und Volumenbewegungen erzeugt werden können.

Wirkungsweise: Der Prinzipskizze (s. Bild 5.3 *c*) ist zu entnehmen, wie ein Gasstrahl, der mit hohem Druck (2–3 at) durch eine Düse achsengerecht in ein offenes Rohr geleitet wird, die darin befindliche, stehende Luftsäule durch gasinterne Reibungskräfte innerhalb turbulenter Strömungen in Bewegung setzt.

Die kinetische Energie des Injektionsstrahls ist eine Funktion seiner Masse (Volumen) und seiner Geschwindigkeit und damit ein Ausdruck des Gasdruckes und des Düsenquerschnittes. Diese Bewegungsenergie wird durch Reibungsverluste, die vom Rohrquerschnitt und Oberflächenverhältnissen abhängig sind, gemindert und geht mit ihrem Restbetrag direkt in die inhomogene, turbulente Gasströmung über, die den distalen Rohrmund verläßt. Das pro Zeiteinheit unter bestimmtem Druck austretende Volumen setzt sich quantitativ und qualitativ aus dem Düseninjektionsvolumen (z. B. reiner Sauerstoff) und dem proximal eingesaugten Raumluftvolumen zusammen.

Dieses strömungsphysikalische Prinzip für die künstliche Beatmung bei Endoskopien anzuwenden, erscheint deswegen sinnvoll, weil mit seiner Hilfe der luftdichte Verschluß des Beatmungs- und Endoskopiesystems, also der proximale Fensterabschluß am Endoskop, überflüssig wird. Endoskopische Manipulationen brauchen sich nicht mehr auf die Apnoezeit zu beschränken. Auf Nutzen, Grenzen und Gefahren dieses Prinzips in der Praxis wird im Speziellen Teil, Kap. 10.6., Beatmungsendoskopie im offenen System, näher eingegangen.

5.2.3.4. Wechseldruckbeatmung – APNPB (alternating positive – negative pressure breathing)

Durch *a*lternierende *p*ositiv-*n*egative Druckbeatmung APN oder Drucksogbeatmung, die über ein Zweiwegewechselventil geleitet wird, können die intrathorakalen mittleren Beatmungsdrucke (vgl. Bild 5.2 *4,5*) gegen Null, ja sogar in negative Druckbereiche geführt werden. Die umgekehrten Druckabläufe vermögen jedoch nicht die physiologische, hämodynamisch günstige Wirkung der Spontanatmung zu ersetzen. Allerdings werden die kardiozirkulatorischen Kompensationsmechanismen bei APN-Beatmung weniger stark als bei IPP-Beatmung in Anspruch genommen (*Poppelbaum*).

Dieses Verfahren ist insbesondere bei komplizierten Beatmungsaufgaben indiziert:

a) bei *Stenosebeatmung,* z. B., wenn bei Mikrolaryngoskopie nach *Kleinsasser (Gabriel* und *Langenbeck, Priest* und *Weselowski* Trachealkatheter unter 24 Charriere Anwendung finden müssen. Hier ist es das Ziel, die Exspirationszeit durch Erhöhung der Strömungsgeschwindigkeit durch den angelegten exspiratorischen Sog zu verkürzen;

b) bei *Risikopatienten mit gestörter Atemmechanik,* z. B. bei Emphysematikern, Langzeitbeatmeten mit Complianceverlusten oder gestörter Hämodynamik infolge Rechtsherzinsuffizienz, Hypovolämie und Schock.

Technisch wird der Wechseldruck mit Hilfe eines Faltenbalgs anstelle des Atembeutels manuell oder durch entsprechend ausgestattete Beatmungsgeräte erzeugt. Der unphysiologische negative Exspirationsdruck birgt die Gefahr der obstruktiven Verlegung in den kleineren Bronchien (»air-trapping«) mit reduziertem Gasaustausch in sich.

Wo irgend möglich, wird IPPB bei Endoskopien bevorzugt (*Kampehl, Brückner* und *Gerth*). Zur Langzeitbeatmung dagegen hat sich besonders die PEEB = *p*ositive *e*nd-*e*xpirativ *b*reathing bewährt (Bild 5.2 *3*), zur Vermeidung einer Schocklunge.

5.2.4. Überwachung endoskopischer Beatmung

Jede künstliche Beatmung bedarf wie die Spontanatmung einer dynamischen, bedarfsgerechten Steuerung. Eine objektive, instrumentelle Überwachung der Beatmungseffektivität durch Gasvolumetrie oder Partialdruckmessung von PO_2 und PCO_2 in der Exspirationsluft scheidet als praktische Überwachungsmethode bei Beatmungsendoskopien wegen der inkomplett abgedichteten, halboffenen Systeme aus. Als experimentelle Stichprobenanalyse sind Leckratenbestimmungen von grundsätzlichem methodischem Interesse. Meßmethoden zur fortlaufenden, transkutanen Bestimmung der Blutgasverhältnisse sind seit einigen Jahren technisch möglich und werden zunehmend auch bei risikobelasteten endoskopischen Untersuchungen eingesetzt. Abgesehen von problematischen Risikofällen, werden wir allerdings vorläufig auf objektive Meßwerte verzichten und die bewährten klinischen Kontrollmöglichkeiten der Beatmungsüberwachung heranziehen.

5.2.4.1. Subjektive Überwachung der Beatmungseffektivität

Im klinischen Routinebetrieb werden einige Kriterien des Gasstoffwechsels einem visuellen, auditiven oder palpatorischen Istwert-Sollwertvergleich unterzogen. Die Sollwertgrundlage bilden normale Erfahrungswerte des beatmenden Helfers bzw. des verantwortlichen Operateurs. Sie können vor dem Eingriff beim Patienten durch Messung von Puls und Blutdruck individuell ergänzt werden.

Kriterien effektvoller Beatmung sind

- deutliche in- und exspiratorische Thorax-Abdomenbewegungen;
- typische in- und exspiratorische Strömungs- und Leckgeräusche;

- durch Ventilklick unterbrochene Beatmungsphasen;
- geringer Inspirationswiderstand bei der Atembeutelkompression;
- gute Sauerstoffversorgung der Gewebe, beurteilt an der hellroten Farbtönung im Bereich der Lippen und Fingernägel;
- intakte Herz-Kreislauffunktionen, überprüft an normaler bzw. erhöhten Pulsfrequenz- und Blutdruckwerten.

Kriterien gefährdeter Beatmung sind

- erhöhte Schweißproduktion;
- Blässe und Zyanose;
- weite Pupillen, Bradykardie oder Tachykardie;
- Blutdruckabfall.

Sie zeigen Hypoxie, Hyperkapnie, Azidose und reflektorische Kreislaufreaktionen (Schock) an. Ihnen muß durch Abstellen des Fehlers, z. B. ungenügende Beatmungstechnik, unzureichende Narkosetiefe, unzureichende Atropinwirkung, sofort entgegengewirkt werden (s. Kapitel 7. Anästhesiezwischenfälle – Notfallendoskopie – Reanimation).

Unterbrechung der endoskopischen Manipulationen, Bronchialtoilette und effektive Ventilation, ggf. unter Einlage eines weiten, abgeblockten Trachealkatheters zur leichteren Beatmungsführung, sind absolut vorrangig bis zur Normalisierung der kardiorespiratorischen Vitalfunktionen. Bei Beendigung des Eingriffs ist eine assistierte Sauerstoffbeatmung bis zur völlig suffizienten Spontanatmung über den belassenen Trachealkatheter sicherzustellen.

5.2.4.2. Objektive Meßmethoden bei Beatmungsendoskopien

5.2.4.2.1. *Leckratenbestimmung*

Methode: In verschiedenen Untersuchungsreihen haben wir die wechselnden Leckraten bei Beatmungsendoskopien meßtechnisch zu erfassen versucht.

Zur Sammlung des Leckvolumens wurde der Kopf des Patienten in einen am Hals abgedichteten Plastikfolienbeutel gehüllt, durch den luftdicht der Endoskopubus hindurchgeführt und z. B. in typischer Laryngoskopiesituation im Kehlkopf plaziert (Bild

Bild 5.6 Prinzip der Leckratenbestimmung bei inkomplett abgedichtetem endoskopischen Beatmungssystemen, z. B. bei der Beatmungslaryngoskopie

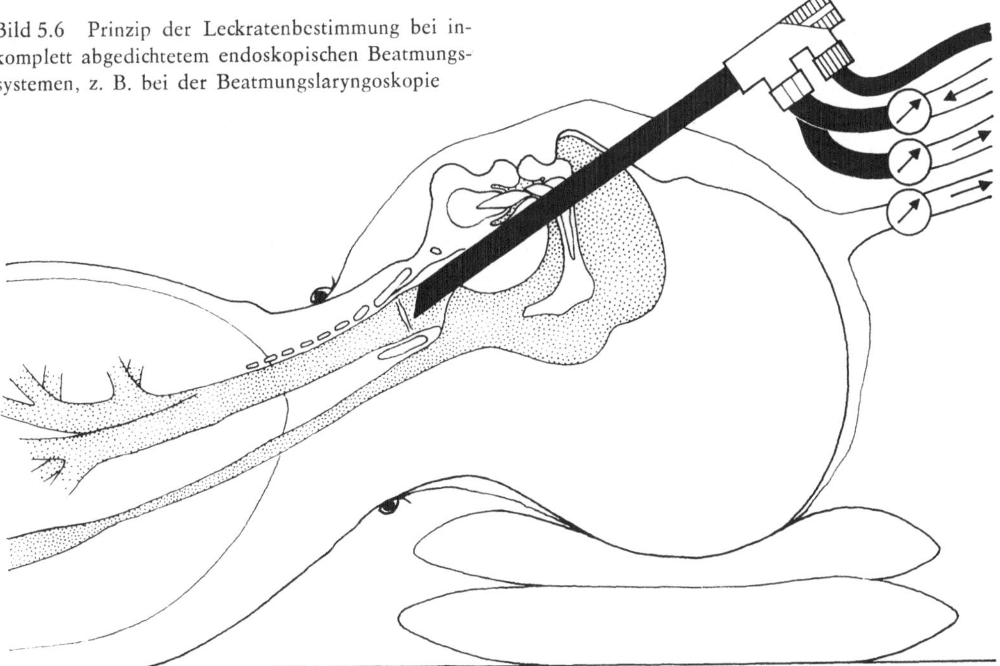

5.6. Das infolge inkompletter Abdichtung des Laryngoskops in den Beutel strömende Atemgas wurde über einen Stutzen volumetriert. Das Exspirationsvolumen, das komplett das Ausatemventil am Endoskopkopf verläßt, wird über einen zweiten Stutzen, wie auch das Inspirationsvolumen, über ein Volumeter geleitet und gemessen.

Ergebnisse: In der Tabelle 5.1 haben wir die Resultate bei acht Patienten gegenübergestellt. Das Leckvolumen ist unterschiedlich groß und lag zwischen 0 und 900 ml Atemgas. Sein Anteil am vorgelegten Inspirationsvolumen betrug dementsprechend 0 bis 60 %. Die entscheidende Information entnehmen wir der Rubrik »Exspiration«, die uns die Menge des effektiven Beatmungsvolumens zeigt. Trotz hoher Leckrate von 60 % (z. B. bei Pat. 4, 38jähriger Mann, komplettes, prognathes Oberkiefergebiß; kurzer, vernarbter, rigider Hals mit fixiertem Luftwegsgerüst, Zustand nach Strumektomie und Tracheotomie) gelingt es immer, ein genügend großes Beatmungsvolumen (350 bis 600 ml/Inspirium) in die Lunge zu bringen.

Aus dieser Untersuchung ergibt sich, daß bei der Beatmungslaryngoskopie die Leckrate besonders von den anatomischen Besonderheiten der beteiligten Patientenorgane, der Lagerung des Patienten in verbesserter *Jackson*-Position und natürlich von der Position des Rohrmundes im Atemtrakt abhängig ist. Es ist grundsätzlich immer anzustreben, das Endoskoprohr aus dem rechten Mundwinkel lateral der Zahnleiste oder durch eine Zahnlücke lateral der Zungenmasse durch Aufladen der Epiglottis in den Kehlkopfeingang zu bringen. Dann wird die Rohrlippe nach dorsal über die hintere Kommissur gedreht. Nur auf diese Weise wird beim muskelerschlafften Patienten das sogenannte *extralaryngeale Abdichtungsprinzip von Vollrohrlaryngoskopen* voll wirksam, so daß in vielen Fällen eine leckfreie Abdichtung des Beatmungssystems erzielt werden kann.

Bei der Beatmungsbronchoskopie fanden wir noch wesentlich ungünstigere Leckraten. Die relativ dünnen Bronchoskoprohre spannen durch ihre translaryngeale Lage und ihre intrathorakale und maxilläre Abstützung den Mundrachenraum regelrecht auf und verhindern den abdichtenden Kollaps der Zungen- und Rachenweichteile in Rückenlage insbesondere dann, wenn nicht streng seitlich intubiert wurde. Zur Verringerung extremer Gasverluste empfiehlt sich in diesen Fällen, das System durch eine feuchte Rachentamponade abzudichten.

Bei Benutzung von Trachealkathetern ohne Abdichtmanschette beobachten wir wesentlich geringere Leckverluste, die bei aufgeblasenen Blockermanschetten natürlich gänzlich verschwinden.

5.2.4.2.2. *Blutgasanalysen*

Die Messung der Blutgase im Kapillarblut ist wegen apparativer und personeller Aufwendigkeit an größere Kliniken gebunden und derzeitig nur für Stichprobenuntersuchungen bei Risikoeingriffen oder zur Behandlung von Zwischenfällen geeignet. Als

Tabelle 5.1 Ergebnisse volumetrischer Untersuchungen zur Beurteilung der Beatmungseffektivität bei der Beatmungslaryngoskopie

	Mittlere Beatmungsvolumina (in ml pro 10 Atemzüge)			
n = 8	Inspiration	Exspiration	Leck	%
1.	900	600	300	33
2.	500	500	0	0
3.	550	500	50	10
4.	1 500	600	900	60
5.	400	350	50	12
6.	600	400	200	33
7.	700	350	350	50
8.	600	500	100	17
Durchschnittswert	5 750	3 800	1 950	32 %

direktes »on-line«-Kontrollverfahren zur automatischen Steuerung künstlicher Beatmung bei operativen und endoskopischen Eingriffen ist die derzeitige Meßtechnik noch nicht heranzuziehen, obgleich das in verschiedener Hinsicht erstrebenswert wäre (*Poppelbaum*).

Eigene Untersuchungen: In Zusammenarbeit mit der Lungenklinik der Medizinischen Akademie Magdeburg haben wir zur Überprüfung der Beatmungseffektivität entsprechende Blutgasuntersuchungen ausgeführt.

Methode: Mit dem Mikro-Astrup-Equipment (AME) wurden Messungen mittels PCO_2-Meter und PO_2-Meter im Mikroblutverfahren ausgeführt und in Anwendung des Nomogramms nach *Siggard-Andersen* und *Engel* die übrigen Größen ermittelt, und zwar

- der Sauerstoffpartialdruck (PO_2a),
- der Kohlensäurepartialdruck (PCO_2a),
- der *p*H-Wert,
- das Standardbikarbonat,
- das aktuelle Bikarbonat.

Die Blutentnahme mittels heparinisierten Glaskapillaren erfolgte nach einem feststehenden Programm: vor, während und nach dem endoskopischen Eingriff aus dem hyperämisierten Ohrläppchen oder durch Punktion der A. femoralis.

Ergebnisse: Im Bild 5.7 haben wir die Mit-

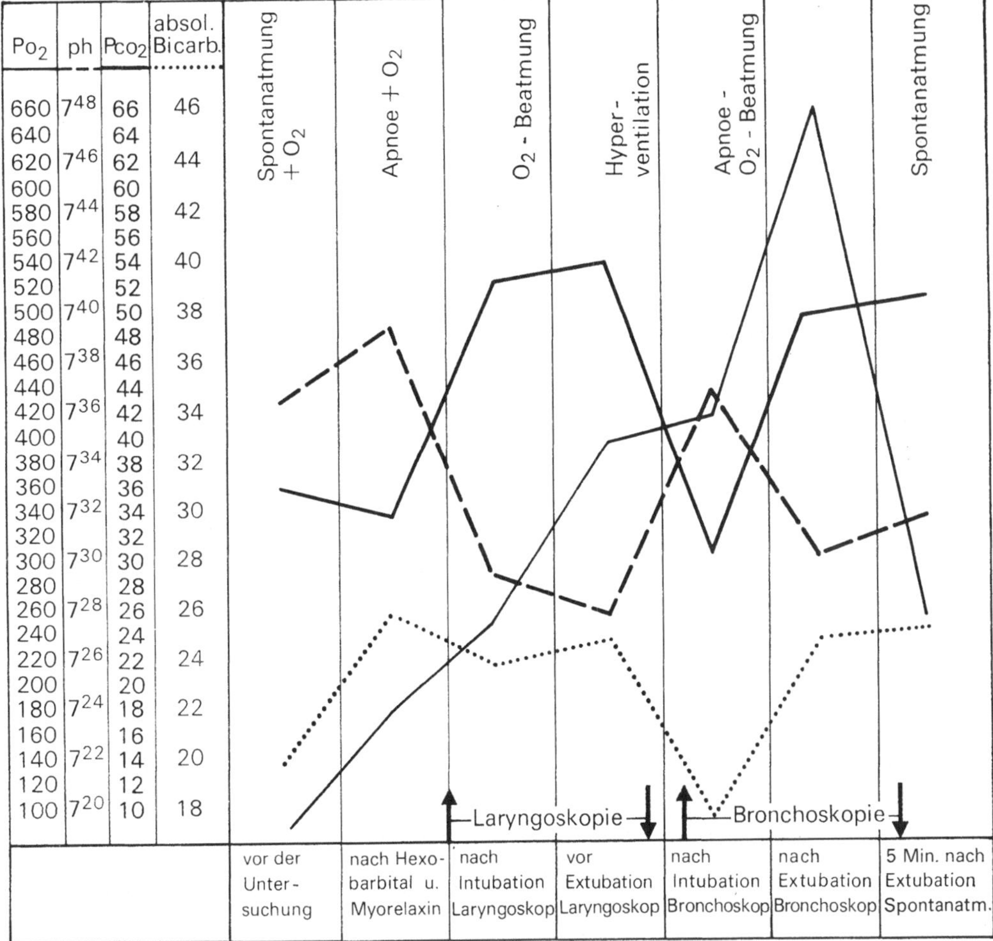

Bild 5.7 Blutgasverhältnisse während laryngoskopischer und bronchoskopischer Eingriffe (Mittelwerte n = 18)

telwerte von 18 Patienten (8 Frauen und 10 Männern) Durchschnittsalter 54 Jahre, dargestellt, die mit Stimmbandpolypen, umschriebenen Stimmbandkrebsen bzw. Verdacht auf Ösophagusfremdkörper endoskopiert wurden. Während der Laryngoskopie und Endoskopbeatmung mit reinem Sauerstoff unter üblichem Ausgleich der Leckverluste gelingt es unschwer, PCO_2a in Normalhöhe zu halten, während PO_2a mit 440 Torr eine nicht ungewünschte Hyperoxämie anzeigt. Sie erlaubt minutenlange Unterbrechung der IPP-Beatmung während operativer Manipulationen und der anschließenden Umintubation. Die Einlage eines Trachealkatheters durch das Endoskop mit dem Ziel, den pertubierten Kehlkopf, z. B. im Sinne einer Mikrolaryngoskopie nach *Kleinsasser* weiter zu beforschen oder eine endolaryngeale Iridiumbestrahlung (*Brandt*) auszuführen oder aber zur Ösophagoskopie die Beatmung sicherzustellen, gestattet nun, durch diesen Katheter ebenso wie bei der Beatmungslaryngoskopie (Bild 5.8) ohne Schwierigkeiten hyperventilierend (20–24 Atemzüge/min) eine Hyperoxie von 660 Torr, der physikalischen Sättigung des Blutes entsprechend, zu erzeugen.

Die vorübergehende mäßige Hyperkapnie von 50 Torr mit deutlicher respiratorischer Azidose wird in eine Alkalose umgewandelt. Bereits 5 Minuten nach der Extubation sind

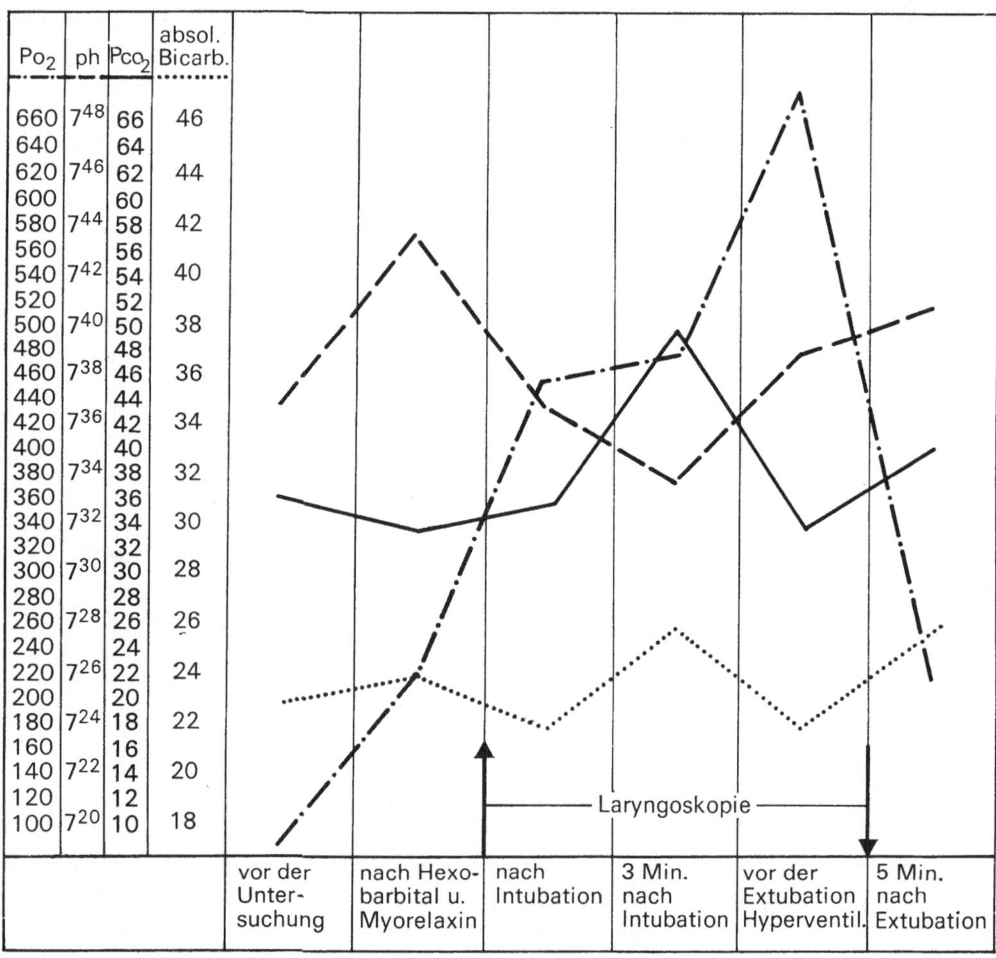

Bild 5.8 Blutgasverhalten bei Beatmungslaryngoskopie mit abschließender Hyperventilationsphase (Mittelwerte n = 10)

die Werte praktisch zur Norm zurückgekehrt.
Ähnliche Blutgasverhältnisse können im Verlauf der Bronchoskopie und -grafie beobachtet werden. Entsprechend der höheren Leckverluste stellt sich im Verlauf der Bronchoskopbeatmung bei Patienten mit obstruktiven bzw. obstruktiv-restriktiven Ventilationsstörungen allerdings eine deutliche Hyperkapie (50 Torr) mit respiratorischer Azidose (pH 7,34) ein, während der PO_2a bei 100 Torr normal bleibt.
Die einseitige Katheterbeatmung bei Halbseitenbronchografien mittels *Carlens*-Tubus dagegen kann hyperventilierend noch hyperoxämische Werte, nicht immer jedoch normalen PCO_2 herbeiführen bzw. aufrechterhalten. Als unzureichend erwies sich die Beatmung mittels reiner atmosphärischer Luft mit einem Sauerstoffanteil von 21 %. Die beträchtlichen azidotischen Werte (pH 7,31), die Hyperkapnie (70 Torr, und das Absinken des PO_2 auf 35 Torr verbieten es, bei der endoskopischen IPP-Beatmung sauerstoffarme Gasgemische zu benutzen! Bei der Beatmung mit Sauerstoffluftgemischen von 40 % O_2-Anteilen dagegen fand *Schilling* noch ausreichende Blutgasverhältnisse im Verlauf bronchologischer Eingriffe.
Dementsprechend erscheint eine Beatmung mit Lachgas-Halothan-Sauerstoff-Gemischen, die analgetische und narkotische Wirkung haben, diskutabel, wenn ein Sauerstoffanteil von 40–50 % eingehalten wird. Durch die manipulatorisch erforderlichen Beatmungspausen kann infolge starken Diffusionsrückstroms aus der Blutbahn jedoch sehr schnell völlig sauerstoffreie alveoläre Lachgasatmosphäre entstehen, die die Hypoxie verstärkt und über die Beatmungsphase hinaus verlängert (*Fink*). Die Gefahr von Kontraktilitäts- und Reizleitungsstörungen im Herzen werden dadurch zusätzlich hypoxämisch erhöht. Noch niedrigere Sauerstoffpartialdrükke in der Beatmungsluft bei Lachgassauerstoffnarkosen im Verhältnis 4:1 bzw. 3:1 sind gefährlich.
Im Gegensatz dazu können die nachteiligen Wirkungen reiner Sauerstoffbeatmung bei den relativ kurzen Narkosezeiten vernachlässigt werden. Daß die Stimulierung des Atemzentrums bei chronischer Hypoxie aufgehoben wird, fällt in Anbetracht der ohnehin kontrollierten Beatmung nicht ins Gewicht. Die Herabsetzung der Lungenelastizität und die Minderung der alveolären Oberflächenspannungskräfte durch die reine Sauerstoffbeatmung machen sich als Compliance-Verlust bei länger dauernder IPP-Beatmung bemerkbar. Selbst beim thoraxstarren Emphysematiker konnten wir beim Wiedereintritt der Spontanatmung die geschwächten Exspirationskräfte mit einer großen Blut-Sauerstoffreserve regelmäßig ohne größere zyanotische Zustände überbrücken und den Patienten zur suffizienten Spontanatmung zurückführen. Allerdings ist besonderer Wert auf systematische Sekretabsaugung zu legen, um optimale Strömungsverhältnisse ohne Querschnittseinengungen zu schaffen, wozu auch der *Essmarch*sche Handgriff dient. Nur in wenigen Ausnahmefällen mußten wir erneut Trachealkatheter zur Unterstützung der geschwächten Exspirationskräfte mit vorübergehender assistierter Beatmung im Verlauf der Aufwachphase respiratorisch subsuffizienter Patienten einlegen (3 Patienten von 6 000).
Natürlich muß berücksichtigt werden, daß die Hyperoxämie bei chronisch ateminsuffizienten Patienten auch eine Intensivierung des aeroben Stoffwechsels und ein verstärktes Abtragen zurückgestellter metabolischer Reaktionen und Prozesse herbeiführt. Aber das ist eine durchaus gewünschte Nebenwirkung, mit nachwirkendem Therapieeffekt. Dieser kann den Emphysematikern und chronisch-spastischen Bronchitikern subjektiv und objektiv neben dem Effekt der Bronchialtoilette für viele Stunden Erleichterung bringen.

5.2.4.2.3. Komplexe Registrierung von Vitalfunktionen bei Beatmungsendoskopien

Die vorgenannten klinischen Kriterien lebenswichtiger Körperfunktionen durch empfindliche, objektive, fortlaufend registrierbare Meßwerte zu ergänzen, ist ein berechtigtes Anliegen. Neuerdings hat sich zur Signalableitung, Verstärkung, »monitoring« und Registrierung von aussagefähigen Daten über wichtige Vitalfunktionen z. B. ein EKG-Mehrkanalschreiber 3 NEK 1 (VEB Meßgerätewerk Zwönitz) als geeignete Zentraleinheit erwiesen. Diese gestattet eine simultane bzw. alternierende Überwachung und Registrierung folgender Lebensfunktionen:

- *Ventilation:* nach mechanoelektrischer Wandlung thorakoabdominaler Atembewegungen mittels Gürtelpneumotachografen;
- *Blutgase:* durch transkutane pO_2-Messung mittels MO 10 (*Clark*-sondenprinzip) (VEB Präcitronik Dresden);
- *EKG:* durch Extremitäten- oder Brustwandableitung (*Nebb* D);
- *EEG:* durch bitemporale oder fronto-occipitale Ableitung über das Biomonitorsystem (VEB Meßgerätewerk Zwönitz);
- *RR*: unblutig nach *Riva-Rocci,* ggf. automatisch mittels Physiomaten.

Die ersten klinischen Erfahrungen mit einem derartigen Meßplatz, dessen Kabelbaum über einen Schwenkarm über dem Patientenkopf geführt den endoskopischen Eingriff nicht wesentlich stört (Bild 5.9), sind ermutigend (*Brandt* u. *Eger*).

Die Ergänzung der klinischen Zustandsbeurteilung des Patienten durch registrierte Meßwerte: Atemvolumina/Zeit (semiquantita-

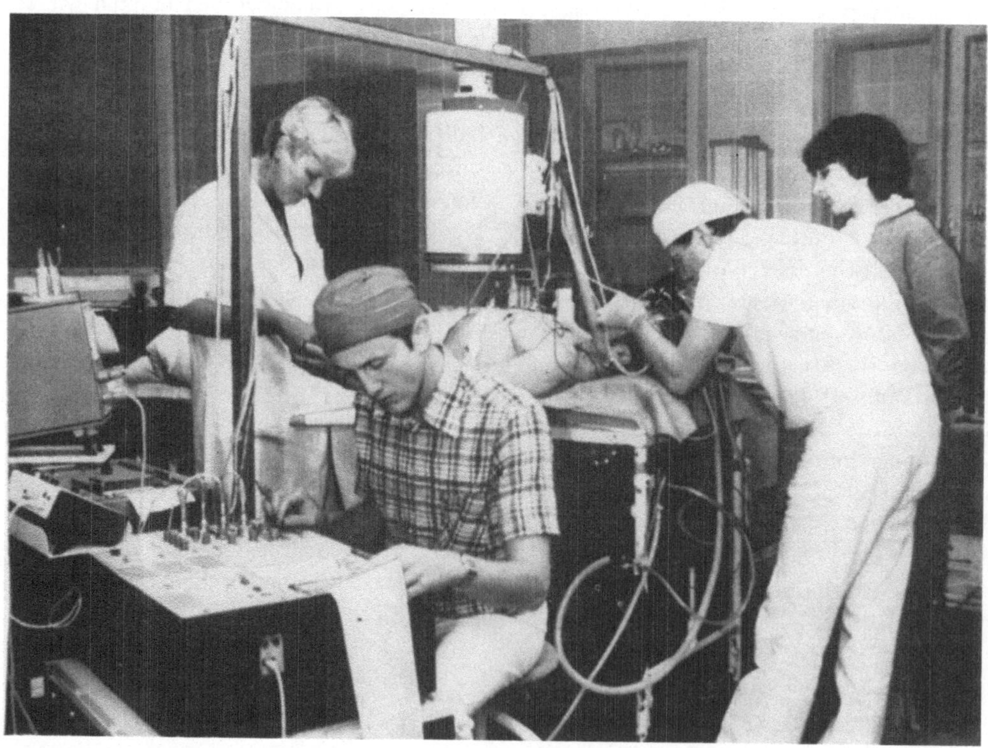

Bild 5.9 Meßplatz zur Überwachung von Vitalfunktionen bei endoskopischen Eingriffen

tiv) im In- und Exspirium, des Blutsauerstoffes als fortlaufende Niveau- und Trendbeurteilung, des EKGs zur Früherkennung von Störungen der Reizbildung, -leitung und Erregungsrückbildung und des EEG zur Einschätzung der Narkosetiefe begründet folgende Einsatzschwerpunkte:

- Endoskopie bei hohem kardiorespiratorischem Risiko;
- Unterstützung von Reanimationsmaßnahmen;
- vergleichende Untersuchungen bei verschiedenen Endoskopie- und Anästhesiemethoden.

Zusammenfassung

Objektive Messungen von Leckraten und Blutgasverhältnissen bei Beatmungsendoskopien haben uns Aufschluß über die prinzipiellen Grenzen der Methodik gegeben. Derartige Meßverfahren sind jedoch nicht geeignet, als direktes »on-line«-Kontrollverfahren zur automatischen Steuerung künstlicher Beatmung bei Narkosen und Endoskopien rautinemäßig herangezogen zu werden.
Deswegen müssen wir vorläufig noch subjektive Kriterien zur Effizienzprüfung von Atmung und Beatmung benutzen. Die Fähigkeit dazu ist von Erfahrungswerten abhängig und muß im Rahmen von Aus- und Weiterbildung systematisch trainiert werden.

5.3. Anästhesieverfahren für endoskopische Eingriffe

5.3.1. Vorbereitung der Patienten

Die Beurteilung der Anästhesiefähigkeit des Patienten erfolgt rationellerweise im Rahmen der erforderlichen Voruntersuchungen im Zusammenhang mit der Herausarbeitung der endoskopischen Aufgabenstellung.

5.3.1.1. Voruntersuchung

Durch anamnestische Erhebungen, klinische Untersuchung und Labortests schätzen wir den Gesamtorganismus und wichtige Teilsysteme hinsichtlich der Belastbarkeit ein.

Allgemeinzustand: inspektorische Beurteilung des physischen Kräftezustandes in Relation zur Körpermasse, von Hautfarbe und Schleimhautdurchblutung, palpatorische Einschätzung des Hautturgors, Beinödeme, Messung der Körpertemperatur bei Fieberverdacht. Bei Abweichungen von Erfahrungsnormwerten werden im Labor untersucht: Hb/Hk, Kreatinin, Gesamt-EW, Blutzucker, Serumelektrolyte.
ZNS: Von Interesse sind die psychisch-vegetativen Persönlichkeitsmerkmale einschließlich Kooperationsbereitschaft und -fähigkeit, Krankheitseinsicht, Körperhaltung, Bewegungskoordination.
Augen: Glaukom (-anfall)anamnese.
Nase: Luftdurchgängigkeit, Infektzeichen, (Rhagaden, Sekret).
Mundhöhle: Zahn- und Kieferverhältnisse: Zahnerkrankungen, -defekte, Prognathie, beweglicher Zahnersatz.
Halswirbelsäule: Beweglichkeit, Fehlhaltungen.
Atemsystem: Dyspnoe in Ruhe oder bei Belastung (ggf. durch sog. Treppentests). Stridor (inspiratorisch-exspiratorisch); Thoraxinspektion: Einsatz der Atemhilfsmuskulatur, Asymmetrie der Bewegung; Röntgen: Thoraxübersichtsaufnahme (obligatorisch bei Patienten über 40 Jahren oder intrathorakalen Erkrankungshinweisen).
Herzkreislaufsystem: Einflußstauung, Varikosis, Thrombophlebitis, Pulsfrequenz, -rhythmik, Blutdruck; EKG: bei allen Rhythmusstörungen oder Hypertonie sowie bei Patienten mit anamnestischen Herzbeschwerden oder jenseits des 40. Lebensjahres, insbesondere bei Rauchern.
Die gewonnenen Untersuchungsergebnisse dürfen ihre Gültigkeit am Endoskopietag noch nicht verloren haben. Operateur oder Anästhesist sind also verpflichtet, *vor* Anästhesiebeginn nach einer eingeschränkten Anästhesiefähigkeit zu fahnden, um sie ggf. zu beseitigen oder den Eingriff zu verschieben.
Um in größeren klinischen Einrichtungen trotz Arbeitsteilung keine Unterlassungen

Anästhesie-Protokoll

Name: Vorname: geb.:

I. Anamnese:

1. Lungen- und Bronchialerkrankungen:
2. Herz-Kreislauferkrankungen:
3. Stoffwechsel (Diabetes, Nieren, Leber):
4. Blutungsübel:
5. Frühere Narkosen:
6. Sonstiges:

II. Befund:

1. A. Z. (Exsikkose, Zyanose, Dyspnoe, Hyperhidrosis, Einflußstauung: akuter Infekt: o. B.)
2. Blutdruck: Pulsfrequenz: Arrhythmie: Temp.:
3. Rö.-Thorax: EKG:

III. Prämedikation

Atropin: Menge Uhrzeit:
Sonstige: Art: Menge:

Datum: Unterschrift (Stationsarzt)

Datum: Uhrzeit: (Narkosearzt)

Art der Anästhesie:

Schleimhautanästhesie:
Menge:
i. v., Hexobarb., Relaxans
Menge:
Inhalation: N_2O, O_2, Halothan
Menge:

1. Anästhesiearzt oder -schwester:
2. Anästhesie-Beginn: Ende: Dauer:
3. Verlauf: normal: Besonderheiten:

Art der Operation/Endoskopie:

Operateur:

Datum: Unterschrift (Narkosearzt oder -schwester)

Bild 5.10 Anästhesieprotokoll für endoskopische Eingriffe

dieser Voruntersuchungen eintreten zu lassen, hat sich ein vorgedrucktes Narkoseprotokoll (Bild 5.10) bewährt. Den Krankenunterlagen beigefügt, bestätigt es dem Anästhesisten die ordnungsgemäße Ausführung der Voruntersuchung und sichert gegen Irrtümer oder den Vorwurf fahrlässiger Pflichtverletzungen ggf. mit rechtlichen Konsequenzen.

Dieses Voruntersuchungsprogramm sollte nur ausnahmsweise (z. B. bei dringlichen Notfällen) eingeschränkt werden.

5.3.1.2. Kontraindikationen

Eine Gegenanzeige für Anästhesie und Endoskopie besteht bei drohenden oder bereits manifesten dekompensierten Insuffizuständen
der *Herzkreislauforgane,*
der *Atmungsorgane,*
der *Stoffwechselorgansysteme* und
der *neurovegetativen Steuersysteme.*

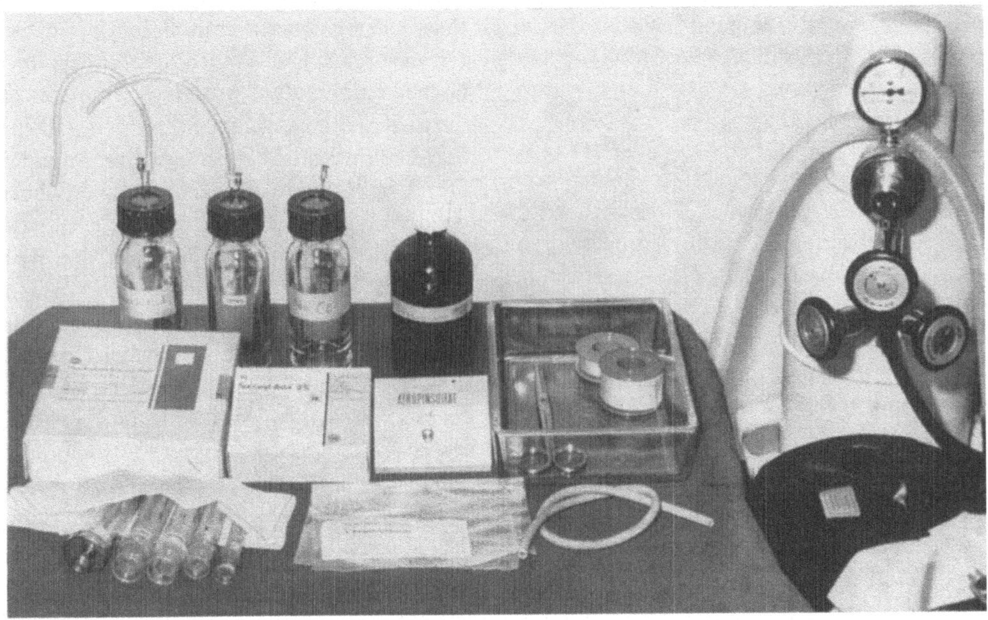

Bild 5.11 Narkosetisch für die i. v.-Barbiturat-Relaxansnarkose (vgl. Seite 128 Dosierungshinweise!)

Herzkreislauforgane

Hochgradige Anämien, Exsikkosen und akute Volumenmangelzustände sind durch Infusionen oder Transfusionen auszugleichen. Herzinfarkte und Apoplexien müssen wegen Rezidivgefahren mindestens 8–12 Wochen zurückliegen. Floride Angina pectoris, Koronarsklerose oder bradykarde Rhythmusstörungen sind besonders empfindlich gegenüber Sauerstoffmangel. Es drohen Herzstillstand und Infarkt. Durch Hinzuziehen des Kardiologen und der ihm verfügbaren Defibrillator- und Schrittmachertechnik kann fatalen Verläufen bei solchen Zwischenfällen vorgebeugt werden. Chronische Rechts- und Linksherzinsuffizienzen mit Einflußstauung, Ödeme, Ruhedyspnoe oder Zyanose sind im allgemeinen durch internistische Vorbehandlung ausreichend zu kompensieren. Man sollte bei straffer Indikationsstellung die Zurückstellung solcher Patienten auch nicht übertreiben. Bei Hypertonien wirkt z. B. die Relaxation durch Weitstellung der peripheren Strombahn wie ein Aderlaß und damit entlastend auf das Herz. Die hyperventilierende Sauerstoffbeatmung kann vorhandene CO_2-Retentionen in Blut- und Geweben reduzieren und sich therapeutisch sehr nützlich auswirken. Bei unzureichender künstlicher Beatmung allerdings kann das erhöhte kardiale Risiko manifest werden!

Atmungsorgane

Alle Atmungsstörungen müssen differenziert werden. Wir unterscheiden:

- *Ventilationsstörungen,* z. B. durch Luftwegsobstruktion (Fremdkörper, Tumorstenosen) und Pneumonien, exsudative Pleuritis, Poliomyelitis, Myasthenie;
- *Störungen der Diffusion,* z. B. bei Fibrosen, Pneumokoniosen, Sarkoidosen, Emphysem, Lungenödem;
- *Perfusionsstörungen,* z. B. durch Lungenembolien, -infarkt, arterio-venöse Fisteln.

Selbst dekompensierte Ventilationsstörungen, die voraussichtlich durch Fremdkörper, Sekret- und Tumorobstruktion oder entzündliche Querschnittsreduzierung bedingt sind, stellen keine Kontraindikation dar, da ihre Klärung und Beseitigung gerade das erstrebte Ziel der Endoskopie ist.

Stoffwechselorgansysteme

Präkomatöse oder komatöse diabetogene, hepatogene, nephrogene Krankheitsbilder müssen durch internistische Vorbehandlung in einen narkosefähigen Zustand überführt werden. Kompensierte Leber- und Nierenschädigungen sind z. B. bei niedriger Barbituratdosierung und guter Sauerstoffversorgung keine Kontraindikationen.

Neurovegetative Steuersysteme

Fieberhafte Zustände (über 39°) bei Infekten und Intoxikationen erhöhen den Sauerstoffbedarf. Das erhöht anfallende CO_2 und andere Stoffwechselprodukte binden die Puffersysteme des Blutes. Außerdem wird die Reflexbereitschaft des Vegetativums sowohl bei Schockverhältnissen als auch bei extremen psychischen Streßsituationen (Angst) stark erhöht. Solche Patienten müssen zunächst von der endoskopischen Untersuchung ausgeschlossen oder durch Schockbekämpfung mit Infusionen und ggf. Kortisonderivaten schnell narkosefähig gemacht werden. Bei dringlichen Indikationen kann eine Hyperthermie durch Antipyretika und physikalische Abkühlung behandelt werden. Die Körpertemperatur soll 38,5° nicht übersteigen. Die Einleitung einer antibiotischen Behandlung ist selbstverständlich.

5.3.1.3. Prämedikation

Atropin

Die entscheidende, deswegen obligate und in den meisten Fällen völlig ausreichende Anästhesie- und Endoskopieprämedikation erfolgt durch Atropin (d, l – Hyoscyamin).
Wirkungsweise: Atropin wirkt peripher am autonomen Nervensystem, insbesondere am N. vagus durch Verdrängung des Azetylcholins, dem Reizüberträgerstoff zum peripheren Erfolgsorgan. Der so bedingte anticholinergische Effekt des Atropins blockiert die durch Krankheit, Angst, Schmerzen und Fieber erhöhte Reflexbereitschaft des Patienten. Durch endoskopische Manipulationen unvermeidbar ausgelöste Reize werden, auch wenn z. B. eine Schleimhautanästhesie die Reizaufnahme bereits erheblich einschränkt, im zentrifugalen Schenkel des Reflexbogens abgefangen. Herzrhythmusstörungen, Kammerflimmern und Bronchospasmen werden ebenso wie Schleim-, Schweiß- und Speichelsekretionen inhibiert. Einer Vasomotorenlähmung mit Kreislaufkollaps wird vorgebeugt bzw. sie wird aufgehoben. Der Tonus der glatten Muskulatur wird herabgesetzt. Im Bereich des Ösophagusmundes und der Kardia ist das bei Endoskopien der Speisewege von praktischer Bedeutung.
Nebenwirkungen: Intraokulare Druckerhöhung bei latentem oder manifestem Glaukom werden durch die Mydriasis verstärkt.
Prophylaxe bzw. Therapie: 1–2 Tropfen Eserin-Salicylicum 1 %ig intrakonjunktival. Die gestörte Wärmeregulation bei Kleinkindern führt in heißen Räumen wegen der fehlenden Schweißproduktion zur Wärmestauung oder in zugigen, kühlen Räumen bei fehlender Bedeckung durch verstärkte Hautdurchblutung zur Unterkühlung.
Dosierung: Atropin wird gewichtsbezogen gegeben. Mindestens 0,1 mg pro 10 kg Gewicht dürfen bei intramuskulärer Applikation nicht unterschritten werden. Wir bevorzugen eine etwas höhere Dosis (1 mg) für den erwachsenen Menschen und verzichten im allgemeinen auf jede weitere Prämedikation.

Sonstige Mittel

Antipyretika: Patienten mit fieberhaften Temperaturen ohne dringliche Endoskopieindikation werden zurückgestellt. Bei dringenden Eingriffen wird z. B. mit Aminophenazon 0,1–0,3, kalten Wadenwickeln, Eisbeuteln u. dgl. die Körpertemperatur auf minimal 38,5 ° gesenkt.
Analgetika: Im allgemeinen kann bei endoskopischen Eingriffen auf eine zusätzliche Schmerzbe-

kämpfung verzichtet werden, da die Schmerzempfindlichkeit gering und die Eingriffe wenig schmerzhaft sind. Ausnahmen bilden stark entzündliche Prozesse und ausgedehnte mikrochirurgische Eingriffe im Kehlkopf. Das Dolcontral ® hat sowohl bei der Schmerzbekämpfung als auch bei der Minderung präendoskopischer Ängste eine größere Anwendung erfahren. Wegen seiner ca. nur zweistündigen Wirkung ist es besonders für die »potenzierten« Schleimhautanästhesien geeignet. Als unerwünschte Nebenwirkung muß eine 1–2stündige Atemdepression erwartet werden, die den Einsatz bei bereits ateminsuffizienten Patienten verbietet.
Bei Allgemeinanästhesien wird der Nachschlaf und damit die Nachbeobachtungszeit stark verlängert, was die stationäre Aufnahme verlangt. Übelkeit und Erbrechen, insbesondere bei Frauen, schränkt die Indikation auf besondere endoskopische Problemfälle ein. Kürzer und günstiger wirkt Fentanyl®.
Herzglykoside: Eine systematische Vorbehandlung bei Patienten über 50 Jahre ist nicht erforderlich. Sie bleibt manifesten Herzinsuffizienzen vorbehalten.

5.3.1.4. Psychisch-physische Führung

Wir wissen von *Guedel*, daß psychische Erregung und Angst nicht nur den Stoffwechsel und damit den Sauerstoffbedarf erhöhen, sondern die Reflexerregbarkeit steigern. Dementsprechend messen wir dem vertrauenschaffenden Gespräch vor der geplanten Lokal- oder Allgemeinanästhesie eine besondere Bedeutung zu. Dem Verständnisvermögen angepaßt, sollen Ziel und Methode von Anästhesie und endoskopischem Eingriff erläutert werden, um die Furcht vor dem Unbekannten abzubauen. Gleichzeitig wird damit die Aufklärungspflicht erfüllt. Wir verweisen nur auf häufigere Zwischenfälle bei riskanten Eingriffen und das insgesamt doch niedrige Risiko und betonen demgegenüber das hohe Risiko, nichts zu unternehmen, und induzieren so kooperative Partnerschaft.
Eine fünfstündige Nahrungskarenz ist eine obligate Narkosevoraussetzung, obgleich darauf bei dringlichen Eingriffen, z. B. bei Fremdkörpern, nicht gewartet werden darf.
Erbrechen sahen wir nur ausnahmsweise dann, wenn falsche Maskenbeatmung oder ösophagoskopische Lufteinblasung zur Magenblähung geführt haben.
Unmittelbar vor dem Eingriff sollen gerade bei ambulanten Eingriffen die Patienten nochmals zur Blasen- und Darmentleerung veranlaßt werden. Entfernung von losem Zahnersatz, das Ablegen beengender Kleidungsstücke, insbesondere der freie Oberkörper, nur leicht durch offenes Op.-Hemd abgedeckt, schließen die Patientenvorbereitung ab.

5.3.2. Durchführung der Anästhesie

5.3.2.1. Schleimhautanästhesie bei Spontanatmung

5.3.2.1.1. *Geschichtliches*

Das älteste Oberflächenanästhetikum ist das Kokain. Als Hauptalkaloid in den Kokablättern (Erythrotoxolon coca) wurde es von den Inkas wegen seiner stimulierenden und berauschenden Wirkung zu religiösen Zeremonien benutzt. Obwohl bereits 1860 von *Niemann* rein dargestellt, entdeckte *Koller* erst 1884 die oberflächenbetäubende Wirkung an der Zungenspitze und empfahl es zur Hornhautanästhesie in 2%iger Lösung.
Mit der Aufklärung der Kokainstrukturformel durch *Willstätter* (1898) wurde die Synthese analog aufgebauter lokalanästhetisch wirkender einfacher Verbindungen möglich. Die toxischen Gefahren der von *Corning* und *Schleich* mit Kokaininjektionen entwickelten Leitungs- und Infiltrationsanästhesie (1891) wurde durch die Novokaindarstellung durch *Einhorn* (1904) vermeidbar. Die von *Jelinek* 1884 in Wien mit 20 %iger Kokainlösung erzielte Oberflächenanästhesierung des Rachens und Kehlkopfes war häufig durch Überdosierung kompliziert. In den folgenden Jahrzehnten wurden weitere Lokalanästhetika, wie das Pantokain (Tetrakain) 1931 durch *Fussgänger* und *Schaumann* und das Lidokain (Xylocitin) 1948, ein Phenacetinabkömmling und durch *Profft* 1952 das Exotankain, ein Piperidinderivat, synthetisiert. Sie brachten wesentliche Verbesserungen durch Reduzierung der Nebenwirkung und Vergrößerung der therapeutischen Breite.

5.3.2.1.2.
Wirkungsweise

Die Schleimhautanästhesie ist eine besondere Form der Lokalanästhesie. Durch Diffusion erreichen die Präparate in der Schleimhaut die sensiblen Nervenendigungen. Ihre gute Lipoidlöslichkeit bedingt ihre erhöhte Affinität zum Nervengewebe.
Nach *Burn* kommt es zu einer Blockierung der Reizleitung im Sinne einer kompetitiven Verdrängung der Reizüberträgerstoffe (Azetylcholin bzw. Histamin). Nach *Naharashi* durchwandern die Lokalanästhetika mit Hilfe ihrer lipophilen Anteile die Zellmembran und verschließen von innen die sogenannten Natriumtore, wodurch der bei Erregung notwendigerweise erfolgende Einstrom von Natrium in das Zellinnere unterbleibt, also auch keine Reizreaktion mehr eintritt (*Westhues*).

5.3.2.1.3.
Auswahl des Mittels

Aus der Tabelle 5.2 ergibt sich, daß wir heute auf das auch vasokonstriktorisch wirkende Kokain, das wegen Suchtgefahr der Betäubungsmittelgesetzgebung unterworfen ist, verzichten können. Wir haben mit dem Pantokain ein 7fach wirkungsstärkeres und mit dem Exotankain sogar ein 10fach stärkeres Oberflächenanästhetikum zur Verfügung (*Hausschild*). Wenn auch beide Mittel eine um das 2,5fach höhere Toxizität aufweisen, so ist trotzdem ein wesentlich höherer Wirkungsgrad und damit größere therapeutische Breite der Präparate gegeben. Da die Dauer des endoskopischen Eingriffs im allgemeinen eine halbe Stunde nicht übersteigt, ist das Exotankain ® zu bevorzugen.

5.3.2.1.4.
Applikationstechnik

Das Oberflächenanästhetikum ist sehr sparsam mit dem Wattepinsel aufzutragen. Die besonders empfindlichen und reflektogenen Zonen werden bevorzugt touchiert, so z. B. die laterale Nasenwand, der Zungengrund, die Gaumenbögen, die Rachenhinterwand (1. Etage), Epiglottis und Kehlkopfeingang (2. Etage) sowie die Bifurkation und Hauptbronchien (3. Etage).
Die mittelsparende Pinselspritze nach *Brünings* ist zu Unrecht in Vergessenheit geraten. Statt dessen wird zeitsparend und bequem die Applikation mit dem Spray bevorzugt. Zur »topischen Inhalationsanästhesie« empfahl *Pickroth* 4%iges Xylocitin, das mit Ultraschallgeneratoren vernebelt, sehr bequem eine ausreichende Reflexausschaltung für kleine Eingriffe in Kehlkopf und Bronchialbaum herbeiführen soll.
Uns hat sich das Exotankain auch als Aerosol bewährt. Notfalls muß mit dem Tupfer nachanästhesiert werden. Zur Speiseröhrenanästhesie können kleine Anteile des durch Spray oder Pinsel eingebrachten Anästhetikums verschluckt werden. Die Treibgasaero-

Tabelle 5.2 Kokainäquivalente Eigenschaften und Dosierung von Oberflächenanästhetika (berechnet nach Angaben von *Frey, Hügin, Mayrhofer* und *Hausschild*)

	Wirkungseigenschaften					Maximaldosen bei Applikation mit	
	Beginn	Dauer	Intensität	Toxizität	EMD	Spray	Tupfer
Kokain	sofort	1 Std.	1	1	0,05	10 ml/0,5 %	1 ml/5 %
Pantokain bzw. Tetrakain	5–10 Min.	2 Std.	7	2,5	0,02	10 ml/0,2 %	1 ml/2 %
Xylocitin bzw. Lidokain	sofort	3–5 Std.	0,3	0,5	0,1	10 ml/1 %	2,5 ml/4 %
Exotankain	sofort	1/2 Std.	10	2,5	0,05	10 ml/0,5 %	5 ml/1 %

solabpackung von Exotankain mit Dosierungseinrichtung bringt neben der Schleimhautreizung durch den Alkohol als Trägermedium nur geringen Nutzen, da der Zeitaufwand wegen der kleinen Einzeldosen zu groß ist.

5.3.2.1.5. Dosierung

Die in der Tabelle 5.2 aufgeführten Maximaldosen für Erwachsene (nach *Eichholtz*) sollen eingehalten werden, obgleich niemals eine vollständige Resorption auftreten kann. Werden die Grenzdosen und Konzentrationen irrtümlich stark überschritten, so kann der fermentativ im Stoffwechsel der Leber und Muskulatur ablaufende Eleminierungsmechanismus überfordert werden; Vergiftungserscheinungen durch Wirkstoffkumulation sind dann auch bei epimuköser Verabreichung möglich. Dieser Gefahr kann durch Zugabe von maximal 5 Tropfen Adrenalin 1:1 000 (besser Nor-Adrenalin) durch vasokonstriktorische Resorptionsverzögerung und damit Depotwirkung entgegengewirkt werden.

5.3.2.1.6. Nebenwirkungen

Da alle Lokalanästhetika starke Protoplasmagifte sind, die über die Schleimhäute schnell resorbiert werden, können über die örtliche Wirkung hinaus ZNS und vegetatives Nervensystem in Mitleidenschaft gezogen werden. Bei exsikkotischen Patienten und über entzündete Schleimhautoberflächen werden besonders leicht toxisch wirkende Resorptionsquoten erreicht.
Die Symptomatik ist gekennzeichnet durch Übelkeit, Erbrechen, Atemdepression, Tachykardie, Blutdruckabfall, feucht-blasse Haut, Mattigkeit und schließlich epileptiforme Krämpfe und Absenzen. Ihnen liegt ein Zusammenbruch zentraler und peripherer vegetativer und zentralnervöser Regelmechanismen zugrunde. Als Gegenmaßnahmen muß zunächst an die Sicherung des Gasaustausches gedacht werden, d. h. Sauerstoffinhalation, Intubation eines *Guedel*-Tubus. Bei Krämpfen und Zyanose wird eine Barbiturat-Relaxansnarkose und künstliche Sauerstoffbeatmung über einen Trachealkatheter die gefährlichen Auswirkungen abfangen. Infusionen großer Mengen Flüssigkeit beschleunigen die Eliminierung durch Erhöhung der Nierenausscheidung. Nor-Adrenalin kann der Kollapswirkung entgegenwirken.
Prophylaktisch ist es möglich, durch »potenzierte« Lokalanästhesie den Anästhesiemittelbedarf zu senken. Lytische Cocktails aus einer Phenothiazin-Dolcontral-Lepinalkombination schaffen somnolente, mit unter inkooperative, kollapsgefährdete Patienten, aber keine willigen Partner. Dieser Zustand ist praktisch nicht steuerbar und mitunter narkoseartig mit unvorhersehbaren Nebenwirkungen. Bei zerebralsklerotischen alten Menschen und Alkoholikern werden extreme Erregungszustände beobachtet. Demgegenüber hat die Kombination mit Neuroleptanalgesie deutliche Vorteile (s. Kap. 5.3.2.2.).

5.3.2.1.7. Indikation

Bei endoskopischen Eingriffen im Bereich der Luft- und Speisewege sind zwei Einsatzbereiche der Lokalanästhesie herauszustellen:

a) einfache Inspektionen mit funktioneller Fragestellung, insbesondere, wenn kein differenziertes Manipulieren erforderlich ist;

b) Untersuchungen mit modernen, atraumatischen, grazilen oder flexiblen Endoskopen.

So benötigt die Nasenendoskopie nach *Messerklinger* mit dünnen, starren Optiken selbst bei Ausführung kleiner operativer Eingriffe allerdings eine sorgfältige, gut sitzende Schleimhautanästhesie. Gleiches gilt für die mit flexiblen Endoskopen leicht ausführbare

Pharyngo-Laryngo-Tracheo-Bronchoskopie und Ösophago-Gastroskopie, die als endoskopisches Inspektionsverfahren zunehmend Verbreitung gefunden hat.
Einfache Fremdkörperösophagoskopien werden aus traditionellen Beweggründen oder mangels Fachanästhesisten auch heute z. T. noch immer in Lokalanästhesie durchgeführt. Insbesondere bei älteren zahnlosen Menschen mag das für den versierten Facharzt unproblematisch und von Erfolg gekrönt sein. Es besteht jedoch zweifellos ein höheres Perforationsrisiko, insbesondere bei Vorliegen eines chronischen oder spastisch fixierten Hypopharynx-Ösophagusmund-Fremdkörpers oder gar distal verkeilten Fremdkörpern. Wir halten diese Indikation für überholt und nur dann erlaubt, wenn sich eine Allgemeinanästhesie aus anderen Gründen verbietet.

In der Magdeburger Klinik wurden 1972 bis 1974 bei drei Patienten kleine eingespießte Fremdkörper trotz vorausgehender Ösophagoskopie in Schleimhautanästhesie erst in Narkose und Relaxation gefunden und konnten dann auch problemlos entfernt werden. Auch das Krankengut der Bezirks-HNO-Klinik Dresden-Friedrichstadt der Jahre 1976/80 umfaßt Komplikationen bei Ösophagusfremdkörpern bei sieben Patienten, die im Zusammenhang mit extern durchgeführten Ösophagoskopien in Lokalanästhesie auftraten (s. Bild 8.1).

5.3.2.1.8.
Kontraindikationen

Für differenzierte diagnostische Eingriffe, insbesondere zur Klärung dezenter oder tiefgelegener morphologischer Veränderungen sowie bei schmerzintensiven therapeutischen Eingriffen einschließlich der Fremdkörperentfernung sollte, wo möglich, ein höherer Grad der anästhesiologischen Ruhigstellung bevorzugt werden. Bei operativen Eingriffen im Kehlkopf mit seinen funktionell außerordentlich empfindlichen Strukturen stellt der unberechenbar reagierende, wache oder gedämpfte und daher durchaus nicht in jeder Problemsituation kooperative Patient ein unnötiges Risiko für die Sicherung eines optimalen postoperativen Stimmergebnisses, z. B. bei Gewebsresektionen, dar.

Die heute nur noch begrenzte Leidensbereitschaft der Patienten sollte nicht durch psychologischen Druck zu angstvoller Mitarbeit umfunktioniert werden. Das gilt insbesondere im Hinblick auf die Früherfassung von Erkrankungen, bei denen sich durch das Fehlen von Beschwerden weder Leidensdruck noch Krankheitsbewußtsein und keinerlei Leidensbereitschaft entwickeln konnte. Unangenehme Untersuchungstorturen sprechen sich schnell herum und zehren die Bereitschaft in der Bevölkerung auf, sich derartig unangenehmen, »nur« vorsorgenden Untersuchungen auszusetzen. Darüber hinaus sind Angst und Furcht nicht zu unterschätzende Gefahrenquellen für Anästhesiezwischenfälle. Wir verloren 1960 einen 35jährigen Patienten, der zur indirekten laryngoskopischen Polypabtragung den Operationsraum betrat und plötzlich durch akutes Herzversagen zusammenbrach, als der Operateur zur Einleitung der Schleimhautanästhesie dem Patienten gegenüber Platz nehmen wollte.

5.3.2.2.
Schleimhautanästhesie – Neuroleptanalgesie (NLA) bei assistierter Spontanatmung

5.3.2.2.1.
Geschichtliches

Seit 1958 wurden schnellanflutende Neuroleptika und Analgetika entwickelt (*Janssen*), die von *De Castro* und *Mundeler* (1959) zur Erzielung einer Neuroleptanalgesie angewendet wurden (*Henschel* 1964). Über den Nutzen bei laryngoskopischen Eingriffen berichteten erstmals *Eichhoff* und *Salehi* (1969).

5.3.2.2.2.
Auswahl des Mittels

Nachdem anfangs Haloperidol, Palfium und Phenoperidin Anwendung fanden, werden heute das Dehydrobenzperidol® als Neuroleptikum und das Fentanyl® als Analgetikum bevorzugt. Beide Präparate sind die gegenwärtig am schnellsten, stärksten und kürzesten wirkenden und dementsprechend am besten steuerbaren Mittel dieser Art.

5.3.2.2.3.
Wirkungsweise

Mit der NLA ist es offenbar möglich, Analgesie und Neurolepsie ohne die narkotikaspezifischen reversiblen toxischen Störungen der Oxydations- und Phosphorylierungsvorgänge des zerebralen Intermediärstoffwechsels hervorzurufen. Psychische Indifferenz, motorische Ruhe und Schmerzfreiheit werden durch selektive Drogenwirkung auf Thalamus, Hypothalamus, retikuläres System und Gammaneurone (*Henschel*) erzielt, ohne daß Schlaf und allgemeine Dämpfung die Kooperativität mindern. Es handelt sich weder um einen echten Schlaf, noch um einen richtigen Wachzustand. Wegen seiner psychisch-physischen Ruhe wird er treffend als »Mineralisation« bezeichnet. Eine zusätzliche Schleimhautanästhesie mindert die ohnehin nicht als Schmerz wahrgenommenen und verarbeiteten Berührungsreize durch das Endoskop. Die durch starke Reizschwellenerhöhung gedämpften Schutzreflexe werden extrem eingeschränkt. Das gilt allerdings auch für die Atmungssteuerung (s. Nebenwirkungen).

Nach Aufforderung führt der Patient alle willkürlich gesteuerten Bewegungen aus. Dadurch können die Funktionsabläufe sowohl im Kehlkopf als auch im Luftröhren- und Bronchialbereich eingehend endoskopisch beobachtet und z. B. gefilmt werden. Gerade die direkte endoskopische Inspektion der komplizierten Bewegungsabläufe während der Stimmgebung, ggf. unter stroboskopischer Beleuchtung, und die Kontrolle der Hustenfunktion im Luftröhren- und Bronchialbereich können sehr zur ätiologischen Aufklärung der gegebenen Symptomatologie und damit zur Diagnosesicherung beitragen.

5.3.2.2.4.
Nebenwirkungen

Fentanyl hat eine starke atemdepressorische Nebenwirkung. Der Dämpfung des Atemzentrums wird am einfachsten durch niedrige Dosierung, häufigere Aufforderung zum tiefen Atmen, durch zusätzliche Sauerstoffinsufflation oder aber assistierte Spontanatmung während des gesamten Eingriffes entgegengewirkt (*Gebart* und Mitarb.). Angesichts dieser ungewünschten und gefährlichen Nebenwirkung ist die Anwendung der NLA nur bei bereitgehaltener und sofort einsetzbarer assistierter oder auch kontrollierter Beatmung erlaubt. Die Möglichkeit der endotrachealen Intubation, ggf. auch Muskelrelaxation, gehört u. E. zu obligaten Sicherheitsvorkehrungen dieses Anästhesieverfahrens. Mit dem Einsatz des unbedingt mit bereitgestellten wirkungsvollen Antidots Nalorphin ®, Lorfan ®, kann bei Überdosierung oder nach Abschluß des Eingriffs durch Dosen 0,5–2 mg i. v. die NLA sofort abgebrochen werden.

Herberhold konnte bei diesem Vorgehen bei 800 Endoskopien in NLA und Schleimhautanästhesie durch Blutgasuntersuchungen stets einen ausreichenden Gasaustausch nachweisen.

5.3.2.2.5.
Kontraindikationen

Hypertonie.

5.3.2.2.6.
Applikation – Dosierung

Nach üblicher Patientenvorbereitung – Nahrungskarenz – Atropingabe – erfolgt die Führung der Anästhesie nach den Dosierungsrichtlinien der Tabelle 5.3).

Einleitung der NLA: beim Erwachsenen zügige i. v. Injektion von 10–20 mg Dehydrobenzperidol, 0,2–0,3 mg Fentanyl, Schleimhautanästhe-

Tabelle 5.3 Dosierungssichtwerte für die Neuroleptanalgesie (NLA) in Verbindung mit Schleimhautanästhesie (z. B. Exotankain) und ggf. assistierte Spontanatmung nach *Eickhoff* u. *Salehi*

Vorbereitung	Einleitung		Weiterführung	Ende
Atropin (i. m.)	Dehydrobenzperidol + (i. v.)	Fentanyl (i. v.)	Fentanyl (i. v.)	Nalorphin (i. v.)
< 60 kg < 1,0 mg	10,0 mg	0,2 mg	0,1 mg . . .	0,5 mg
> 60 kg = 1,0 mg	20,0 mg	0,3 mg	0,1 mg . . .	1,0 mg

sierung mit Exotankainspray (1. Etage: Gaumenbögen, Rachen, Epiglottis).

Endoskopintubation und Fortsetzung bzw. Vervollständigung der Schleimhautanästhesie (2. Etage: Larynxeingang, obere Trachea, ggf. 3. Etage: Bifurkation, Bronchien); während des gesamten Eingriffs erfolgt eine Sauerstoffinsufflation; wiederholte Aufforderung zur Atmungsvertiefung wirkt der zentralen Atemdepression entgegen, ggf. assistierte Beatmung.

Beendigung der NLA: Nach Abschluß des endoskopischen Eingriffs wird durch 0,5–1 mg Nalorphin ® i. v. die Analgesie abgebrochen.

Nachsorge: Nach 4–6stündiger Nachbetreuung durch Angehörige kann der Patient in Begleitung entlassen werden.

5.3.2.2.7. Klinische Bedeutung

Dieses Verfahren muß seinen prinzipiellen Wert noch in breiter klinischer Anwendung erweisen. Zur Gewinnung funktioneller Informationen im Bereich der Luft- und Speisewege bietet es außerordentlich günstige Untersuchungsbedingungen. Unsere ersten eigenen Erfahrungen (60 Patienten) lassen keine nachteilige Berichterstattung zu.

5.3.2.3. Maskennarkose mit Äther oder Chloroform bei Spontanatmung

Mehr als hundert Jahre hat die nach *Schimmelbusch* (1862) benannte Maskennarkose methodisch bei der Durchführung von Allgemeinnarkosen vorgeherrscht.

Bei Katastrophensituationen hat das Verfahren auch heute noch seine Bedeutung wegen der Einfachheit der Mittel: Ätherflasche, Mull und Maske.

Methode: Nach Atropinprämedikation und Narkoseeinleitung mit dem heute verpönten Cloräthyl ® bis sum Rauschstadium (I), in dem der Patient sich verzählt und das selbstkritische, erinnerungsfähige Bewußtsein ausgeschaltet ist, wird auf Ätherapplikation übergegangen, um möglichst schnell über das Exzitationsstadium (II) in das Toleranzstadium III_2 nach *Guedel* zu kommen. Bei den auf diese Weise tiefnarkotisierten, muskelentspannten Patienten wurden z. B. in der Magdeburger HNO-Klinik bis 1964 wie zu Zeiten *v. Miculicz* und seiner Schüler Endoskopien der Luft- und Speisewege durchgeführt, wenn die Lokalanästhesie keine ausreichenden Arbeitsbedingungen zu garantieren vermochte.

Nachteile: Der Eingriff steht unter Zeitzwang. Für Endoskopintubation – Manipulation – Extubation steht im offenen System nur die kurze »Abatmungszeit« der Narkosemittel bis zum Eintritt der Exzitation zur Verfügung. Spontanatmung und erhaltener Muskeltonus sind beträchtliche Störfaktoren. Reflektorische Atemstillstände durch Glottisschluß verbieten endolaryngeale Eingriffe. Postnarkotische Schleimhautirritation (Ödem, Hypersekretion) in Larynx, Trachea und Bronchien, postoperatives Erbrechen sind keine seltenen Nebenwirkungen. Durch die Vorteile moderner Narkoseverfahren wurde diese veraltete Methode weitgehend verdrängt.

5.3.2.4. Vorläufer der Beatmungsendoskopien mit Barbituraten und Muskelrelaxanzien

Riecker hat 1950 die Muskelrelaxation in die endoskopische Anästhesiepraxis eingeführt. Durch Kombination mit den seit den 30er Jahren verfügbaren, kurzwirkenden Barbituraten, konnte der intravenöse Narkosemittelweg fern vom Endoskop nun seinen prinzipiellen Vorzug nachweisen. Die ersten

Verfahren, den Gasaustausch als passive Leistung durch das offene Endoskop zu gewährleisten, waren jedoch unzureichend.

1. Die *Apnoetechnik* gestattete selbst bei Anwendung der sog. »Sauerstoffdiffusionsatmung« (*Breu, Barth*), d. h. permanente Sauerstoffinsufflation nach intensiver Sauerstoffvoratmung (Kap. 5.2.3.1.), nur relativ kurze Untersuchungszeiten. Die CO_2-Kumulation mit Ausbildung einer respiratorischen Azidose hat zahlreiche Gefahren und Kontraindikationen und läßt nur unkomplizierte Standardeingriffe zu.

2. Die *Unterdruckbeatmung* von außen nach dem Prinzip der »Eisernen Lunge« in Form der Nylonhemd- oder Küraß-Beatmung mit Pulmotorantrieb (*Bienias, Eckel* u. *Bankamp*) erwies sich als zu aufwendig, ineffektiv gegenüber Adipösen, Emphysematikern und anderen respiratorisch Erkrankten und ließ keine simultane Röntgenuntersuchung zu.

5.3.2.5. Intravenöse Barbiturat-Relaxansnarkose mit IPP-Sauerstoffbeatmung

Die mit Atropin prämedizierte, intravenöse Barbiturat-Relaxansnarkose stellt nach *Schädlich, Bendad* u. *Urban* u. a. gegenwärtig die optimale Allgemeinanästhesie für endoskopische Eingriffe dar, wenn ein suffizienter Gasstoffwechsel durch künstliche Beatmung gesichert ist (Arbeitsplatz Bild 5.11).

5.3.2.5.1. *Barbiturate – Mittel und ihre Wirkung*

Für Endoskopienarkosen, wie auch zur Einleitung von Apparatnarkosen mit trachealer Intubation, haben als kurzwirkende Narkotika *Barbitursäurederivate* eine hervorragende Bedeutung erlangt: die sog. N-methylierten Barbiturate, wie das Evipan ® oder das Hexobarbital ®, und die Thiobarbiturate, wie das Penthotal ®, Brevinarkon ®, die auf dem amerikanischen Arzneimittelmarkt dominieren.

Beim Evipan-Natrium bzw. Hexobarbital-Natrium handelt es sich jeweils um die Natriumsalze der N-Methyl-Cyclo-Hexenyl-Methyl-Barbitursäure, die, wegen ihrer Unbeständigkeit in Trockenampullen geliefert, zu frischer wäßriger Lösung unmittelbar vor dem Gebrauch zuzubereiten ist.

Gute Verträglichkeit führt auch bei paravenöser Injektion nicht zu Gewebsschäden. Deswegen ist bei schlechten Venenverhältnissen, z. B. bei Kindern, die intramuskuläre Applikation möglich. Verbesserung der Resorptionsbedingungen durch 50–100 E Hylase vorinjiziert – gleiche Nadel, gleicher Ort – am besten unter Verdoppelung der Einzeldosis, wobei die höhere Konzentration von 10 % günstiger ist.

Demgegenüber weisen Thiobarbiturate, die nach *Frey* wegen ihrer gleichfalls narkotisch wirkenden Abbauprodukte fälschlich als »ultrakurzwirkende Barbiturate« bezeichnet werden, durch ihre Gewebsunverträglichkeit neben der Nekrosegefahr bei versehentlich paravenöser Injektion nicht den Vorteil intramuskulärer Applikationsmöglichkeit auf. Diese Barbiturate rufen als Nebenwirkung einen starken zerebralen Depressionszustand hervor.

Pharmakodynamische Wirkungsweise: Beginn, Intensität und Dauer der Narkosewirkung sind vom Dosis-Zeitfaktor abhängig, wobei einerseits Mittelkonzentration, Injektionsgeschwindigkeit und Kreislaufzeit, andererseits die pharmakodynamischen Umverteilungsvorgänge sowie biochemische Eleminierungsprozesse zu berücksichtigen sind.

Als gesichert wird heute angenommen, daß die lipophilen Barbitursäureanteile im ZNS primär die ATP- bzw. Azetylcholinsynthese hemmen und dadurch die oxydative Phorphorylierung der intermediären Atmungsvorgänge blockieren.

Primärverteilung: In Abhängigkeit von der Höhe des initialen Blutspiegels können Sedierung, Hypnose bzw. Narkose erreicht werden. Nach *Barth* werden die Narkosestadien (*Guedel*) schneller durchlaufen und weichen von den Narkosestadien der Äthernarkose ab.

Im EEG konnte *Schädlich* diese Stadien mit typischen Veränderungen objektivieren, die dem Beobachter bei dem schnellen Ablauf entgehen (Tab. 5.4).

Tabelle 5.4 Barbituratnarkosestadien nach *Schädlich*

Stadium I	Atemdepression, keine Analgesie
Stadium II	keine Exzitation, gelegentlich leichte Muskelbewegungen, Gähnen, Hustenreiz
Stadium III_1	deutliche Kreislauf- und Atemdepression nach O_2-Voratmung (evtl. Apnoe, keine Schmerztoleranz)
Stadium III_2	stärkere Kreislauf- und Atemdepression, Schmerztoleranz, Rachen- und Kehlkopfreflexe sind erhalten

Der kurzzeitig hohe initiale Blutspiegel des wäßrig gelösten Barbiturats verteilt sich primär im gesamten Organismus in der wäßrigen Phase des Systems *»Wasser-Fett«* von Geweben und Organen. Das besonders gut durchblutete ZNS erhält und entnimmt große, das wenig durchblutete Körperfett entsprechend geringe Mengen des lipophilen Barbiturats. Bereits 30 Sekunden nach der Injektion sind mehr als 50 % des Wirkstoffspiegels nicht mehr in der Blutbahn anzutreffen.

Die Eliminierung aus dem ZNS verläuft parallel in zwei Phasen:

- *als biophysikalische Umverteilung* und
- als *biochemischer Abbauvorgang.*

Biophysikalische Umverteilung: Nach 1,5 bis 2,5 Stunden stellt sich zwischen Wasser- und Fettphase ein stabiles Konzentrationsgleichgewicht von 1:3 her. Unabhängig von den die Primärverteilung bestimmenden Durchblutungsraten werden in allen Geweben entsprechend ihres jeweiligen Lipoidgehalts (z. B. ZNS und Fettdepots) nach und nach annähernd gleich hohe Barbituratmengen angetroffen. Der wirksame, wäßrig gelöste Barbituratblutspiegel sinkt relativ schnell durch hohe Aufnahmekapazität des Körperfettes ab und entzieht so dem ZNS fortlaufend die primär hohen, narkotischen Wirkstoffkonzentrationen.

Biochemische Abbauvorgänge: Parallel dazu werden vorwiegend in Leber und Niere die Barbiturate mit einer Abbaugeschwindigkeit von 10–15 % pro Stunde, d. h. ca. 90 % in 12 Stunden, eliminiert.

Dosierung: Unter Berücksichtigung dieser pharmakodynamischen Vorgänge ergeben sich besondere Dosierungsgrundsätze:

1. Die Mittel werden zügig schnell appliziert, um mit geringen Gesamtdosen im ZNS eine hohe initiale Wirkdosis zur Herbeiführung des zentralen Depressionszustandes zu erzielen.

2. Die Gesamtdosis soll 1 g nicht überschreiten. Bei einem Krankengut von 7 000 Narkoseendoskopien haben wir diese Gesamtdosis nur in ca. 1,3 % der Fälle ausgeschöpft. Die Vorteile der Kurznarkose werden zumindest durch die stundenlange Nachbeobachtungsverpflichtung eingeschränkt.

Praktische Dosierungshinweise: Zur i. v. Applikation hat sich 0,5 %Lösung in 20 ml Aqua-dest.-Lösung in Rekordspritze, verwechslungssicher gekennzeichnet, bewährt (Bild 5.11). Bei i. m. Applikation ist die 1 %ige Lösung günstiger. Nach den Richtwerten der Dosierungstabelle (Tab. 5.5) kann die individuelle Dosis vorgewählt und über ein Perfusionsbesteck in die Unterarmvene injiziert werden.

Bei Kurzeingriffen (ca. 5 Min.) genügt die einfache Einschlafdosis $\sim$ ca. $^2/_3$ des Tabellenwertes.

Bei 20-Minuten-Eingriffen mit evtl. schmerzhaften Manipulationen ist die 1,5fache Einschlafdosis – etwa voller Tabellenwert – zu verabreichen, z. B. 0,5 g einfache Einschlafdosis + 0,25 g halbe Einschlafdosis.

Bei Langzeiteingriffen, z. B. bei unvorhergesehenen endoskopischen Schwierigkeiten,

Tabelle 5.5 Dosierungsrichtwerte für i. v. Barbiturat-Relaxansnarkosen

Gewicht	Atropin sc. o. i. m.	Atropin i. v.	Hexobarbital-Natrium i. m.	Hexobarbital-Natrium i. v.	Succicuran o. Myorelaxin i. m.	Succicuran o. Myorelaxin i. v.	Alter (bei Sollgewicht)
5 kg	0,2 mg	0,1 g	0,1 g		15 mg	10 mg	3 Monate
bis 7 kg			0,15 g		20 mg	15 mg	6 Monate
bis 10 kg	0,3 mg	0,15 mg	0,2 g		25 mg	20 mg	1 Jahr
bis 12 kg			0,25 g		30 mg	25 mg	2 Jahre
bis 15 kg	0,36 mg	0,15 mg	0,3 g		40 mg	30 mg	3 Jahre
bis 17 kg			0,35 g	1 1/2	45 mg	35 mg	4 Jahre
bis 20 kg	0,4 mg	0,2 mg	0,4 g	Ein-	50 mg	40 mg	6 Jahre
bis 23 kg			0,45 g	schlaf-	55 mg	45 mg	8 Jahre
bis 26 kg	0,5 mg	0,25 mg	0,5 g	dosis,	65 mg	50 mg	10 Jahre
bis 30 kg	0,6 mg	0,3 mg	0,6 g	nach	75 mg	60 mg	13 Jahre
bis 40 kg	0,7 mg	0,35 mg	0,65 g	Wirkung	100 mg	80 mg	15 Jahre
bis 50 kg	0,8 mg	0,4 mg	0,7 g		125 mg	90 mg	>16 Jahre
bis 60 kg	0,9 mg	0,45 mg	0,8 g			100 mg	u. Erwach-
bis 80 kg	1,0 mg	0,5 mg	1,0 g			110 mg	sene
Medikamentkonzentration	1 mg/ml	0,5 mg/ml	1 g/10 ml	1 g/20 ml	100 mg/10 ml		

kann der Rest von 0,25 g nochmals zügig nachgespritzt für ca. 1 Stunde praktisch immer gute Arbeitsbedingungen aufrechterhalten.

Auf zu geringe Schlaftiefe weisen erhöhter Relaxanzienbedarf, Unruhe, Schweißausbruch hin. Bei normalen Kreislaufverhältnissen und Narkosetoleranz tritt bereits 10 bis 30 Sekunden nach der Injektion die Wirkung rasch ein.

Subjektiv beschreiben uns die Patienten auf Befragen den Einschlafvorgang stets als angenehmes Rauschempfinden. Das zur Kontrolle und Beruhigung geführte Gespräch reißt ab, geht in ein Gähnen über und wird von den Zeichen des Stadiums III der Barbituratnarkose geprägt.

Nebenwirkungen und Gegenmaßnahmen

1. Zentrale Erregung des Parasympatikus mit gesteigerter Reflexreagibilität von Glottis und Bronchien;
2. Dämpfung des Atemzentrums mit Herabsetzung des Atemzugvolumens und der Atemfrequenz;
3. Depression des Herz-Kreislaufsystems mit Steigerung der Herzfrequenz, Erhöhung des peripheren Gefäßwiderstandes, Reduzierung des Herzminutenvolumens, mäßige Blutdrucksenkung.

Diese Nebenwirkungen intravenös verabreichter Barbiturate veranlassen zur Ausarbeitung der in sich abgestimmten i. v. Narkosemethode. Die vorausgehende Atropinprämedikation hemmt die vagale Erregungssteigerung, die komplette Muskelrelaxation erfordert ohnehin kontrollierte Beatmung und erübrigt die Steuerung durch das gedämpfte Atemzentrum. Die leicht hyperventilierende Sauerstoffbeatmung gleicht die der körperlichen Inaktivität durchaus angemessene Kreislaufwirkung aus, so daß weder CO_2-Retention, noch Sauerstoffmangel den intermediären Gasstoffwechsel und seine Puffersysteme belasten müssen.

5.3.2.5.2. *Muskelrelaxanzien – Mittel und ihre Wirkung*

Pharmakodynamische Wirkungsweise: Unter

Muskelrelaxation verstehen wir die volle, tonuslose Erschlaffung der willkürlichen Muskulatur durch Unterbrechung der neuromuskulären Erregungsübertragung. Die sich von Kurare, dem indianischen Pfeilgift herleitenden Muskelrelaxanzien unterbinden die nervale Reizübertragung von der motorischen Nervenendplatte auf die Muskelfasern durch Verdrängung der Transmittersubstanz »Azetylcholin«.

Wir unterscheiden kompetitive von depolarisierenden Blockersubstanzen, je nachdem, ob das Relaxanzium den Rezeptor nur besetzt oder auch die Depolarisation, d. h. Kontraktion der Muskelzelle auszulösen vermag *(Hausschild)*. Bei Endoskopien hat die depolarisierende Relaxation Vorteile. Sie wird als initiale, unkoordinierte Muskelfibrillation, z. T. mit tonisch-klonischen Krampfaktionen, erkennbar. Die schlaffe Lähmung folgt unmittelbar. Nichtnarkotisierte empfinden diese Wirkung unangenehm schmerzhaft. Durch Ausfall auch der Atemmuskulatur entsteht zunehmende Erstickungsangst. Die Glottis ist in Intermediärstellung geöffnet und dadurch für endoskopische Manipulationen einschließlich Einführung von Tuben und Katheter bestens vorbereitet. Die völlige Erschlaffung der Stimmritze bildet sich erst nach dem Eintritt der generalisierten Muskellähmung aus, und die ersten wiederkehrenden Spontanaktionen der willkürlichen Muskulatur zeigen sich an den Schließbewegungen der Glottis und veranlassen bei weiterzuführenden Eingriffen die Nachdosierung des Relaxanziums.

Ohne künstliche Beatmung würde die Apnoe sehr schnell zur Hypoxie, Zyanose und Anoxie, d. h. zum Erstickungstod führen. Verfügbarkeit und Beherrschung einer wirksamen Beatmungsausrüstung sind darum unverzichtbare Vorbedingungen für den Einsatz von Muskelrelaxanzien.

Die Eliminierung erfolgt durch die Pseudocholinesterase, allerdings wesentlich langsamer als der Abbau des verdrängten natürlichen Reizübertragungsstoffes Azetylcholin. Die Lähmung dauert normalerweise ca. 3 bis 5 Minuten. Die funktionell eng gekoppelte Atemmuskulatur, einschließlich Glottismuskulatur, nimmt zunächst schwache und unkoordinierte Spontanbewegungen wieder auf, wobei es kurzzeitig zu paradoxen Aktionen kommen kann, wie z. B. Glottisschluß bei forcierter Inspiration.

Mittel für Endoskopienarkosen: Das »Succinylcholin« = »Bernsteinsäure–bis–Cholin« – und seine Abkömmlinge gehörten zu den depolarisierenden Muskelrelaxanzien. Seiner besonders günstigen Eigenschaften wegen bevorzugen wir die Chloride, Bromide und Jodide als Narkoseadjuvanzien für endoskopische Eingriffe. Handelsüblich sind in der DDR Succicuran ® und Myorelaxin ®.

Durch fermentative Abbauvorgänge im Magen-Darmkanal sind perorale Gaben unwirksam. Bei Endoskopienarkosen ist der i. v. Applikationsort wie für das vorher verabreichte Barbiturat die Unterarmvene. Mit Hilfe eines Perfusionsbestecks sind remittierende Einzelgaben in Abhängigkeit gewünschter individueller Ansprüche möglich.

Dosierung: Im allgemeinen wird nach Einleitung der atropinprämedizierten Barbituratnarkose (1–1,5fache Einschlafdosis) in Abhängigkeit vom Gewicht beim Erwachsenen nicht zu schnell 100–150 mg Succicuran ® oder Myorelaxin ® in 10%iger Lösung injiziert. Erste Anzeichen wiederkehrender Spontanmotorik im Glottiszwerchfellbereich veranlassen die Nachinjektion von 50–100 mg. Die Dosierungstabelle (s. Tabelle 5.5) gibt Richtwerte, die durch individuelle Erfahrungswerte für den Einzelfall Abweichungen zuläßt. Diese Einzeldosen können vielfach nachgegeben werden, evtl. bei langen Eingriffen durch Dauertropfinfusion (5–10 mg/min). Die Nachlaufgeschwindigkeit soll so eingerichtet werden, daß gerade die Eliminierungsrate gedeckt wird. Eine Gesamtdosis von 1 g Relaxanzium sollte nach *Frey* nicht überschritten werden, um Kumulationsgefahr und verlängerte Apnoe zu vermeiden.

Nebenwirkungen: Ein verzögerter Relaxans*abbau* beruht zumeist auf einem Pseudocholinesterasemangel oder auf Anwesenheit von Cholinesterasehemmern wie z. B. Neostigmin, Prokain. Additive Verstärkung der Relaxation wird der Anwesenheit von Streptomycin, Neomycin, Polymyxin, Viomycin, Paomycin zugeschrieben. Erniedrigter Esterasespiegel kann bei Lungentumoren, bei Leberschäden, Kachexie, Exsikkose vorliegen. *Therapie:* Geduldige, ggf. stundenlange künstliche Beatmung; Fermentsubstitution durch Blut- oder Plasmatransfusion. Wir mußten niemals zu diesem Mittel greifen. Wir sahen unter 7 000 Endoskopien bei 25 Patienten, die in 45–60 Minuten 1 bzw. 1,28 Succicuran ® erhalten hatten bei 4 Patienten eine verlängerte Apnoe (maximal 6 Stunden). Geduldige Beatmung genügte stets als Gegenmaßnahme. Neben- oder Nachwirkungen konnten wir nicht beobachten.

Der sogenannte *Laryngospasmus* in der Aufwachphase bei wiederkehrender Spontanatmung entsteht auf der Grundlage vorübergehender neuromuskulärer Koordinationsstörung aller Atemmuskeln. Das wohlabgestimmte Zusammenwirken von äußerer Atemmuskulatur und Glottismotorik im Zusammenwirken mit der Kiefer-, Rachen-, Mundmuskulatur benötigt eine möglichst angst- und panikfreie aufgehellte Bewußtseinslage.

Man sollte also die *Extubation* niemals in Hypoxie und CO_2-Retention vornehmen. Die Wiederaufnahme des verbalen, psychisch beruhigenden Kontaktes in Verbindung mit assistierter hyperventilierender Beatmung führt den Patienten aus der evtl. Lufthungerangst trotz noch bestehender Atemdepression heraus. Wir extubieren unter Sekretabsaugung erst, wenn auf Kommando die Augen geöffnet werden, erste Atemexkursionen und ein wiederkehrendes Bewußtsein erkennbar sind. Danach erfolgt Absaugtoilette auch des Mund-Rachens. Der *Essmarch*sche Handgriff erleichtert die Weithaltung des oberen Atemwegs. Beruhigendes Zusprechen und ggf. Sauerstoffzuatmung stellen den Übergang zur eigenkontrollierten suffizienten Atmung her. Sollte unbemerkt oder unvermeidlich doch eine stärkere CO_2-Retention mit Azidose und Hypoxie entstanden sein und bestehen Unruhe, Erstickungsangst und Zyanose oder sogar CO_2-Narkose, soll sofort erneut relaxiert und reintubiert werden und durch kontrollierte, hyperventilierende Beatmung dieses Gasstoffwechseldefizit beseitigt und dann erst endgültig extubiert werden.

Unter den Nebenwirkungen an Herz- und Kreislauforganen stehen reaktive *Blutdruckerhöhung* und auch *Herz-Rhythmusstörungen* im Vordergrund. Sie sind klinisch als Bradykardien, selten sogar als kurzzeitige Asystolien, aber häufiger als Tachykardien und mitunter Tachyarrhythmien mit *Blutdruckerhöhung* erkennbar. Im allgemeinen bedürfen sie keiner Behandlung. Bei Hexobarbitursäurenarkosen werden derartige, harmlose Störungen selten, bei Thiobarbituratnarkosen in 5 bzw. 17 % der Fälle und in Verbindung mit Halothan, das selbst in ca. 30 % Herzrhythmusstörungen hervorruft, wurden Arrhythmien in 54 % der Fälle beobachtet.

Ursächlich werden direkte Einwirkungen auf das vegetative Nervensystem (autonome Ganglien und Barorezeptoren) angenommen. Direkte Einflüsse auf das intrakardiale Reizleitungssystem werden insbesondere in Verbindung mit Hyperkaliämien von über 4 m mol (8 m val)/l diskutiert. Sie müssen bei »Polytraumatisierten« in der vulnerablen Phase vom 7.–90. Tag, z. B. nach schweren Verbrennungen oder neurogenen Muskeldystrophien (Tetanus, MS, Querschnittslähmungen, Apoplexien u. dgl.) gefürchtet werden. Hier sind Herzstillstände besonders zu erwarten. Durch die zeitlich dissoziiert ablaufenden Muskelkontraktionen nach Relaxation entstehen insbesondere an den vorgeschädigten Muskelzellen zusätzliche Membranschäden mit überhöhtem Kaliumreflux von ca. 2,5 m mol (5 m val)/l. Die bereits vorhandene Hyperkaliämie erreicht dadurch letale Höhen. Dieser kardialen Katastrophe kann ebenso wie dem Muskelkater mit Vorinjektion von d-Tubokurarin (2 mg/kg) vorgebeugt werden. Über diese Komplikationsproblematik ist bei *Starck* nachzulesen.

Eine *Erhöhung des Strömungswiderstandes* in der A. pulmonalis ist unmittelbar nach der Relaxation nachzuweisen. Er entsteht durch den Ausfall der Atemmuskulatur. Ihr Tonusverlust führt direkt zur Verkleinerung des Thoraxvolumens und reduziert auch den durchströmten Gesamtquerschnitt des kleinen Kreislaufs, d. h. der peripheren Lungengefäße. Hinzu kommt die fehlende inspiratorische Unterdruckphase, die den Mitteldruck in Nullbereichen hält. Diese beiden Faktoren bedingen auch die hypertone Adaptation im großen Kreislauf. Narkosen mit Muskelrelaxation für Patienten mit latenter Rechtsherzinsuffizienz und Hypertonie sind dementsprechend risikohöher einzuschätzen.

Kasuistik:

Fall 1: Bei einem 68jährigen Mann wurde in der Schlußphase der Endoskopie ein *Adam-Stokes*-Syndrom erneut manifest, nachdem es jahrelang bis auf eine im EKG nachzuweisende Reizleitungsstörung klinisch geheilt erschien.
Verlauf: Trotz optimaler Beatmung wurde der Patient in Zwei-Minuten-Abständen infolge Asystolie tief zyanotisch. Durch tachykarde Schlagserien von ca. 50 Herzaktionen bildete sich trotz Apnoe die Zyanose völlig zurück. Nun setzte die Spontanatmung wieder ein, unter der sich erneut eine tiefe Zyanose einstellte, da gleichzeitig erneuter Kreislaufstillstand Perfusion und Gastransport zum Erliegen brachte. Dieser anscheinend paradoxe Effekt einer Atemstörung von *Cheyne-Stokes*schen Typ mit zunehmender Zyanose während der Atmung bis zum Atemstillstand und Rückbildung der Zyanose während der Apnoe, konnte erst nach fortlaufender Pulskontrolle und EKG-Monitoring in seinen Zusammenhängen voll erkannt werden. Der hinzugezogene Kardiologe konnte durch externen Schrittmacher (Ösophaguselektrode) bei fortgeführter assistierter Beatmung die Behandlung erfolgreich abschließen.
Fall 2: Bei einer herzgesunden 42jährigen, adipösen Frau kam es bei der Extubation des Trachealkatheters nach Ösophagoskopie zu einem akuten Lungenödem. *Therapie:* Erneute Intubation, Dauerrelaxation, Sedierung, Herzglykosidtherapie und dreitägige Respiratorbeatmung (IPP) auf der Intensivabteilung ließen die endgültige Extubation zu. Nachdem bei einem 1. Extubationsversuch 24 Stunden zuvor ein Reizidivödem aufgetreten war. Da ein Infarkt nicht nachgewiesen werden konnte, muß in diesem Fall ätiologisch an eine akute, passagere Linksherzinsuffizienz infolge Kammerflimmern gedacht werden, die mit der Succinylcholinwirkung im Zusammenhang stehen kann.

Der *Muskelkater* nach Succinylcholin ist seit 1952 als Nebenwirkung bekannt. Er kann das Allgemeinbefinden am nächsten Tag erheblich beeinträchtigen. Bei nachfolgenden Eingriffen werden die Beschwerden geringer. *Mayrhofer* führt ihn auf Ionenfreisetzung bzw. Milchsäureanreicherung zurück. *Urban* empfiehlt langsame Injektionstechnik oder Vorinjektion kleiner Dosen eines nicht depolarisierenden Relaxanziums, z. B. 2 mg Alloferin ® oder 2,0 mg Curarin ®.
Fleckförmige, konflurierende *Erytheme* an Hals und Stamm sind Ausdruck peripherer Vasomotorenstörung, die sowohl Folge der Atropin-Barbiturat- als auch der Succinylcholinwirkung sein können. Ihnen kommt keine praktische Bedeutung zu.

5.3.2.5.3. *Indikation – Kontraindikation*

Kurzwirkende Muskelrelaxanzien sind bei Endoskopienarkosen aus zwei Gründen mit Vorteil anzuwenden

1. um alle willkürlichen Bewegungen des Patienten als Störgrößen auszuschalten und
2. um die nachteiligen Nebenwirkungen der Barbiturate auf das Atemsystem zu kompensieren, d. h. effektvoll kontrolliert beatmen zu können.

Das eben gelingt am besten bei totaler Lähmung der Atemmuskulatur. Die besonderen Vorteile dieser kombinierten, i. v. Barbiturat-Relaxans-Narkose können wir bei allen endoskopischen Eingriffen aber nur ohne Patientengefährdung nutzen, wenn die Voraussetzungen zur künstlichen Beatmung zur Verfügung stehen, vom Operateur beherrscht werden und keine Kontraindikationen das endoskopische Vorgehen überhaupt verbieten (s. Kap. 14.1.). Diese Kontraindikationen sollen in folgender Weise zusammengefaßt werden: Die Einleitung einer i. v. Barbiturat-Relaxans-Narkose ist zu unterlassen bei manifesten oder drohenden dekompensierten Insuffizienzen

- der Herz-Kreislauforgane,
- der Atmungsorgane,
- der neurovegetativen Steuersysteme.

Eine Ausnahme bilden die Fälle, bei denen der narkoseendoskopische Eingriff gerade auf die Beseitigung der Ursache des Insuffizienzzustandes abzielt, z. B. die lebensrettende Beseitigung akuter Luftwegsobstruktion durch Fremdkörper, Blutung u. dgl.
Die erzielbare maximale Patientenruhigstellung werden wir speziell dann einsetzen, wenn uns psychogene, schmerzbedingte oder reflektorische Störungen an einer qualitätsgerechten Arbeitsweise ohne Zeitdruck hindern würden.
Je mehr wir Vorsorgeaufgaben lösen wollen, d. h. diagnostische Klärung von Frühsymptomen betreiben, um so mehr benötigen wir ungestörte Ruhe zum diffizilen endoskopischen Eingriff. Stellen wir die Indikation zur atropinprämedizierten Barbiturat-Relaxans-Narkose weit, dann wird die notwendige Untersuchungsbereitschaft unserer Patienten wachsen und die Sicherheit des Operateurs sich trainingsbedingt steigern. Den vielfältigen Erkrankungen der oberen Luft- und Speisewege können wir auf diese Weise immer besser entgegenwirken.

5.3.2.6. Kombinationsnarkose mit Lachgas-Halothan-Sauerstoff

Die Ausführung dieser Narkoseverfahren bleibt stets dem Fachanästhesisten vorbehalten. Das Anliegen dieses Kapitels kann nur sein, Möglichkeiten und Grenzen der Verfahren zu skizzieren, um der Zusammenarbeit zwischen Operateur und Anästhesist bessere Grundlagenn zu geben. Die Auswahl der Voruntersuchungen zum Ausschluß von Kontraindikationen und die Kenntnis der besonderen Risiken von endoskopischem Eingriff unter dieser Narkose bedarf entsprechenden Verständnisses.

5.3.2.6.1. Kombinationsnarkose mit Muskelrelaxation

Mittel und ihre Wirkung

Der gut ausgebildete und erfahrene Anästhesist kann durch vielfältige Kombinationen und differenzierte Dosierungen eine sehr schonende, sichere, individuell angemessene Narkose gestalten.

1. Zur Prämedikation werden über Atropin hinaus gern Dolcontral ® und Phenothiazine zur potenzierenden Wirkungssteigerung herangezogen. Der Mitteleinsparung dient auch der Einsatz der Neuroleptanalgesie mit Droperidol ® bzw. Thalamonal ®.

2. Die Einleitung der Narkose erfolgt aus differenten Gründen lieber mit Faustan ® oder Propanidid ® anstelle des Barbiturats oder direkt mit Halothan (Fluothan ®, Halothan AWD ®) speziell bei Kindern.
Komplettierung und Aufrechterhaltung der Narkose durch Lachgas (N_2O) und Muskelrelaxation (Succicuran ® und Tricuran ® oder Flaxedil ®) hat vielfältige problematische Aspekte hinsichtlich der Beurteilung von Narkose und Nebenwirkungen. Dazu einige Bemerkungen über das *Halothan*: Brom-, Chlor-, Trifluor-, Äthan wurden 1956 synthetisiert und sehr schnell in die Narkosepraxis eingeführt. Die klare, süßlich riechende, nicht brennbare Flüssigkeit ist gegen Alkali und Hitze sehr stabil und hat einen Siedepunkt bei ca. 50 °C. Ungewöhnlich hoher Öl-Wasser-Koeffizient von 330 ist für die Narkosewirkung von Bedeutung. Aggressivität gegenüber Aluminium, Zinn, Gummi und Plaste sowie der Zerfall in Phosgen (!) und Halogensäure (!) unter

Lichteinwirkung ist im Hinblick auf Nebenwirkungen bedeutsam. Die gegenwärtige Beliebtheit beruht auf der kurzen Anflutzeit sowie der starken Tonusherabsetzung der willkürlichen Muskulatur. Bronchodilatation und Hemmung der Schleimsekretion (Speichel) sind günstige Wirkungen bei endoskopischen Eingriffen. Bereits nach 3–5 Minuten ist das Narkosestadium III_{1-2} erreichbar, wenn dem Atemgas 2–4 Volumen/% Halothan beigemischt werden.

Zur Aufrechterhaltung der Narkose mit allerdings schwacher Analgesie genügen 0,5 bis 1,5 Volumen/%. Bis zum Stadium III_2 bleiben jedoch Pharynx und Larynx ausgesprochen reflexempfindlich, weswegen prinzipiell eine zusätzliche Schleimhautanästhesie empfohlen wird. Ungewünscht ist die depressive Wirkung auf das Immunsystem *(Adam)* und den Kreislauf mit Bradykardie und Hypotonie. Die Herz-Minuten-Volumina sinken um 15–50 % bei einem Halothananteil im Atemgas von 0,5–2 Volumen %. Ungünstig wirkt die periphere Vasodilatation durch erhöhte Blutungsintensität bei operativen Manipulationen und anderen Verletzungen. Akuter Blutdruckabfall erhöht die Schockgefahr bei eintretenden Blutverlusten. Die Bestimmung der Narkosetiefe ist schwieriger und die therapeutische Breite ist relativ schmal. Durch Zugabe von 50–60 % Lachgas zum Halothan-Sauerstoffgemisch kann der Halothananteil auf 0,5 bis 1 % reduziert werden.

Indikation – Kontraindikation

Mit dem analgetisch wirkenden Lachgas und kontrollierter Beatmung im geschlossenen, leckfreien System können sämtliche operativen Großeingriffe, auch die endolaryngealen Eingriffe im Rahmen der Mikrolaryngoskopie *(Kleinsasser)*, zeitlich kaum begrenzt ausgeführt werden, ebenso Hypopharyngoskopien und Ösophagoskopien z. B. bei komplizierten Fremdkörpern oder Stenosebougierung.

Diese Kombinationsnarkosen sind in halboffenen, inkomplett abgedichteten Atemsystemen von Beatmungsendoskopen jedoch schlecht zu verabreichen, Apnoische Arbeitspausen führen beim Patienten zu sauerstofffreier Lachgasatmosphäre in den Alveolen und so zu Hypoxie und Hyperkapnie. Auch die Belastung des Operateurs mit hohen exhalierten Halothankonzentrationen spricht in Anbetracht der in letzter Zeit diskutierten Nebenwirkungen neben ökonomischen Überlegungen gegen eine derartige Anwendung.

5.3.2.6.2.
Kombinationsnarkose ohne Muskelrelaxation

Mittel, Applikation, Dosierung

Nach Atropinprämedikation wird ein Halothan-Lachgas-Sauerstoffgemisch von zunächst 2,5 % – 50 % – 47,5 % über Maske, dann über Insufflationskatheter im unteren Mesopharynx bis zum Eintritt des Toleranzstadiums verabreicht.

Die Darstellung des Larynx mittels *Macintosh*-Spatez und die Einführung von dünnen Optikendoskopen ist bei niedrigerer Halothankonzentration (1 %) und höheren Lachgasanteilen 75 % mit 25 % Sauerstoff ist bei einem hohen Flow im offenen System zeitweise gut möglich (Bild 5.12).

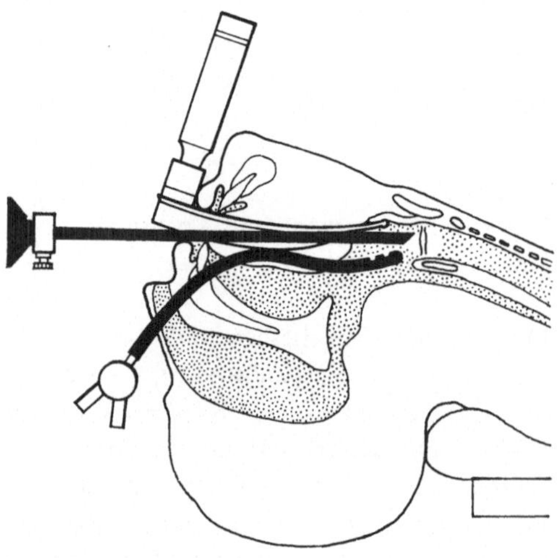

Bild 5.12 Optik-Spatellaryngotracheoskopie nach *Thal* und *Röse*

Indikation

Röse und *Thal* empfehlen die Darstellung des Larynx mittels *Macintosh*-Spatels und die Einführung von dünnen Optikendoskopen in die Trachea, um bei erhaltener Spontanatmung die funktionellen Verhältnisse bei Stridorcongenitus studieren zu können.

Nebenwirkungen und Nachteile

Die Narkose ist ausgesprochen schwierig steuerbar, da die ohnehin erkrankungsbedingt gestörte Ventilation durch die narkotische Atemdepression nicht sicher kontrolliert beeinflußt werden kann und kein überhöhtes Sauerstoffangebot als Sicherheit dem intermediären Gasaustausch zur Verfügung steht.
Der Wunsch, deswegen die Narkose flach zu halten, läßt sich bei der unvermeidbaren Berührung von reflektogenen laryngealen Zonen und dadurch leicht auslösbaren reflektorischen Atemstillständen (*Kratschmer-Holmgren*-Reflex; s. Kap. 5.1.3.) nicht immer verwirklichen. Selbst die Querschnitteinbußen des Atemwegs durch die dünnen Optiken erhöhen Hypoxie- und Hyperkapniegefahr, so daß der Spasmus von äußerer Atemmuskulatur, Glottis und Bronchien mit kompletter Thoraxstarre schlagartig tiefe Zyanosen nach sich ziehen kann. Trotz trachealer Intubation und Schleimhautanästhesie ist eine künstliche Beatmung erst nach Erlöschen des Reflexes möglich.
Dementsprechend darf die schwierige Narkoseführung nur dem besonders erfahrenen Fachanästhesisten in kinderbronchologischen Zentren übertragen werden.

6. Endoskopien ohne Anästhesie

6.1. Risikoendoskopien mit psychogener Toleranz

Das Prinzip psychologischer Schmerzbekämpfung wurde von der modernen Medizin nicht systematisch untersucht und entwickelt, obgleich bekanntlich suggestives und autogenes Selbstbeherrschungstraining durchaus geeignet ist, Schmerz- und Reflexschwellen zu erhöhen. *Bruns* erzielte mit dieser Methode bereits 1865 die notwendige Toleranz zu indirekt laryngoskopischen Operationen.
Weder chinesische Akupunktur noch Hypnose konnten als Sonderformen suggestivpsychologischen Schmerzbekämpfung an klinischer Bedeutung gewinnen. Der mit diesem Verfahren verbundene Zeitaufwand und die individuellen Unsicherheitsfaktoren sind groß, so daß diese Methoden heute Ausnahmesituationen vobehalten sind.

So gelang es uns, bei drei älteren Kindern (über 8 Jahre) in hochgradiger Atemnotsituation bei fehlender Narkosemöglichkeit außerhalb der Klinik durch verbalen Zuspruch die erforderliche Kooperabilität zu entwickeln, um die Einführung eines Larynxendoskoptubus und die sichtkontrollierte transglottische Einlage eines Trachealabus vorzunehmen und damit den Transport in die Klinik zu sichern.

6.2. Zwangsendoskopien

Nicht oder unzureichend anästhesierte Patienten unter Anwendung physischer Gewalt zu endoskopieren, stellt eine unzeitgemäße, inhumane und riskante Prozedur dar. Die extremen reflektorischen Gefahren bei hochgradigen Angstzuständen und erhebliche mechanische Verletzungsmöglichkeiten gebieten, diese Vorgehen abzulehnen. Das gilt auch für die diagnostischen Endoskopien im Säuglingsalter, auch bei Kleinkindern, die im gefesselten Zustand und mit festgehaltenem Kopf nach *Jackson, Eriksen* u. a. zu untersuchen.
Selbst nach Prämedikation mit Atropin und Sedativa dürfte angesichts guter, moderner Anästhesieverfahren heute auf Zwangsendoskopien verzichtet werden können.

7. Anästhesiezwischenfälle – Notfallendoskopie – Reanimation

7.1. Vorsorgemaßnahmen zur Notfallversorgung

Jeder endoskopische Arbeitsplatz sollte auf Notfallsituationen, einschließlich wirkungsvoller Reanimationsmaßnahmen vorbereitet sein. Der endoskopische Eingriff selbst kann z. B. bei respiratorischer Insuffizienz bereits eine solche, die Ursache beseitigende Notfallmaßnahme sein.

Andererseits kann während und auch durch das anästhesiologische und endoskopische Vorgehen ein bedrohlicher Zwischenfall unvorhersehbar eintreten oder ausgelöst werden, dem wir so effektvoll wie möglich begegnen müssen.

7.1.1. Mittel – Geräte – Pharmaka am endoskopischen Arbeitsplatz

Folgende Hilfsmittel sollten an jedem endoskopischen Arbeitsplatz bereitgehalten werden:

1. *Instrumentarium zur trachealen Intubation und Sauerstoffbeatmung (Bild 7.1)*

- *Macintosh-Spatel, Trachealkatheter* verschiedener Größe (Ch. 20/26/30/36);

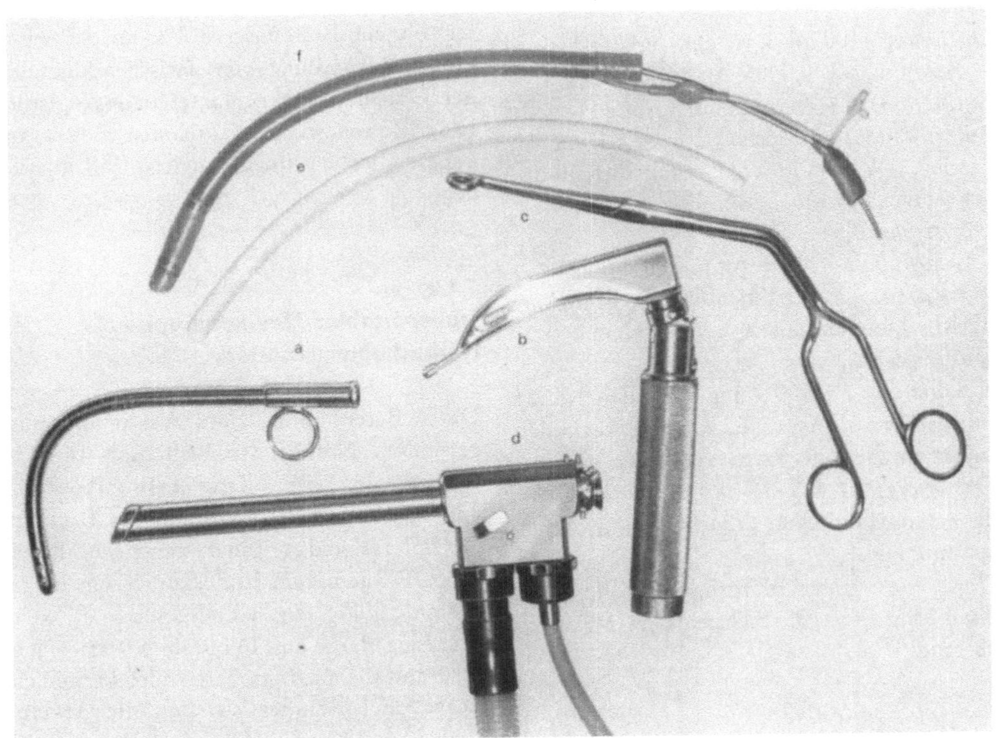

Bild 7.1 Intubationsinstrumente. *a* Intubator nach *Schrötter; b Macintosh*-Spatel; *c Magill*-Faßzange; *d* Beatmungslaryngoskop; *e* PVC-Katheter *(Rüsch)*; *f* Latex-Katheter *(Woodbridge)*

– *Beatmungslaryngoskop* mit Beatmungssystem, einschließlich *O_2-Gerät;*
– *Nottracheotomiebesteck;*
Indikation: dekompensierte Ateminsuffizienz

2. Pharmaka und Applikationsmittel

– Einige Injektions*spritzen* und *Kanülen;*
– *Hexobarbital-Natrium AWD* ® 1,0 Ampullen Nr. VI.
Indikation: Krämpfe – überdosierte Lokalanästhetika.
Applikation: subhypnotische Dosen, dazu assistierte Sauerstoffbeatmung.
– *Calciumthiosulfat*-Ampullen Nr. VI.
Indikation: Hyperventilationstetanie (Pfötchenstellung) allergischer Schock, Bronchospasmus
Dosierung: 1–2 Ampullen i. v.
– *Prednisolut* 100 mg Ampullen Nr. VI.
Indikation: Schock, allergisches oder toxisches Lungenödem, subglottisches Schleimhautödem.
Dosierung: 100 mg i. v., ggf. mehrfach.
– *Atropin sulf.* 0,0005 Ampullen Nr. VI.
Indikation: Herzrhythmusstörung, vagale Reizzustände, Bronchospasmus, Hypersekretion, Vasomotorenlähmung (Kollaps, Schweißausbruch).
Dosierung: 0,5 mg i. v.
– *g-Strophantin* 0,25 Ampullen Nr. VI.
Indikation: Kreislaufinsuffizienz, bradykarde Rhythmusstörungen, Lungenödem.
Dosierung: 0,25 mg i. v.
– *Adrenalin 1:1 000* 1 mg Ampullen Nr. VI
Indikation: 1. Asystolie zur intrakardialen Injektion (4. ICR parasternal links).
Dosierung: 0,1–0,3 mg (ikd).
2. Anaphylaktischer Schock mit Bronchospasmus.
Dosierung: (unter Blutdruckkontrolle) 0,05 bis 0,1 mg i. v., ggf. mehrmals im Minutenabstand.

3. Infusionslösungen

– *Elektrolyt-Infusionslösung* 153 (isotonisch-isoosmotisch).
Indikation: Narkosemittelkumulation.
– *Infukoll M 40* (Dextran 10 % in phys. Kochsalz).
Indikation: Volumenmangel.

4. Augentropfen

– Neoserin-Augentropfen ad vitr. pipett.
Indikation: akuter Glaukomanfall: extremer Augendruck, Kopfschmerz, Sehstörungen, Erbrechen.

5. Blutkonserve: aus erreichbarer Blutbank.

Indikation: stundenlange irreversible Relaxation infolge Pseudocholinesterasemangels.
Nach Blutgruppenbestimmung und einer gruppengleichen Konserveneinkreuzung wird eine Substitutionstherapie nur bei anamnestisch bekannter Abbaustörung prophylaktisch vorbereitet.
Die ständige Bereithaltung dieser Hilfsmittel (bis auf Blutkonserven) kann der wirksamen Behandlung von Zwischenfällen bei der Durchführung geplanter endoskopischer Eingriffe ebenso zugute kommen wie erkrankungs- oder unfallbedingten Notfallsituationen.

7.1.2. Transportables Notendoskopie-Nottracheotomiebesteck

Durch Bereithaltung eines zweckmäßig ausgewählten Notfallinstrumentensets für Laryngoskopie, ggf. Tracheo-Bronchoskopie und Tracheotomie sind wir in der Lage, im Notfall fast jeden Raum, günstigenfalls einen OP-Raum zum Endoskopieraum umgestalten zu können, vorausgesetzt, er weist eine Liegefläche auf. Die stabile Rückenlagerung notfalls auf Bett, Tisch oder Fußboden, Trage oder Röntgentisch und die Arbeitsfreiheit am Kopf-, Hals- und Brustbereich des Patienten sind hierbei von entscheidender Bedeutung.

Folgende Ausstattung ist als Notbesteck zu empfehlen:

1. *Macintosh*-Spatel mit Batteriehandgriff,
dazu Mulltupfer und *Magill*-Faßzange;
2. Beatmungsendoskopiekopf MGB 441 komplett mit

- Atemventil, Atembeutel, Schlauchansatz,
- Punktlichtlampe und Ersatzlampe,
- 6 V-Trafo für Netzanschluß ggf. 6 V-Batterie
  Laryngoskoptubus (9) 12 (16) mm,
- Tracheoskoptubus 8 (11) mm,
- Absaugstab – Fremdkörperfaßzange;

3. Trachealkatheter nach *Woodbridge* Ch. 24. 32, nach *Rüsch* (weiß) Ch. 18, 24, 32; Intubator nach *v. Schrötter*
4. 2 große Flügelkanülen (∅ 3 mm) zur Notpunktion der Trachea;
Koniotom nach *Brünings* (Bild 7.2)
5. Skalpell, Nasenspekulum nach *Killian* und Trachealkanülen, Klemmen, Catgut, Nadeln.

Das Ganze wird in einem Instrumentensieb als steriles Tuchpaket eingeschlagen oder in verschweißtem Plastbeutel bereitgehalten (s. Bild 7.1 u. 7.3). Drei Formalintabletten in perforierter Plastschachtel sorgen für eine genügende Sterilität.
Dabei steht griffbereit eine Absaugpumpe BZ 02 mit Fußbetrieb. Durch die Bereithaltung dieser Ausrüstung sind die technischen und räumlichen Voraussetzungen für den endoskopisch ausgebildeten Facharzt gegeben, praktisch an jedem Ort einen erfolgversprechenden Versuch zu machen, die verlegten Atemwege eines Patienten nicht nur endoskopisch freizumachen, sondern durch Katheterintubation auch freizuhalten. Er ist dann imstande, fortlaufend zu beatmen, entweder Mund-zu-Beatmungsendoskop oder Mund-zu-Trachealkatheter, wobei ggf. ein Laienhelfer zu unterweisen und anzustellen ist. Im günstigen Falle steht Sauerstoff zur Verfügung. Sollte die Intubation mißlingen, kann die perkutane Trachealpunktion mit einer dicken Flügelkanüle bei Kindern noch eine ausreichende Notventilation ermöglichen, die durch assistierte Beatmung Mund-zu-Kanüle zu unterstützen wäre. Als »ultima ratio« bleibt die Tracheotomie mit dem Messer wobei das *Killian*sche langbranchige Spekulum den Wundkanal zur Einlage der Kanüle aufspreizen kann.
An möglichst vielen größeren Polikliniken und Kliniken Vorbereitungen für die Behandlung respiratorischer Notfälle zu treffen, um jederzeit unverzüglich Hilfe leisten zu können, ist eine wichtige Aufgabe zur Verbesserung der medizinischen Notfallversorgung.

7.2. Notfallendoskopie und Reanimationsmaßnahmen

In dringlicher Notsituation, z. B. bei hochgradigen Atemnotzuständen, Atemstillstand, Bewußtlosigkeit oder akutem Kreislaufstillstand (Asystolie, Kammerflimmern), gleich welcher Ätiologie, darf kein unnötiger Zeitverlust die letzte Rettungschance des Patienten zunichte machen. Zweckmäßig ist innerhalb eines Klinikums ein übersichtlicher Alarm- und Arbeitsplan für alle potentiellen Helfer (Bild 7.2).
Die sofortige Verabreichung von reinem Sauerstoff – dabei wird das 5fache des Normalwertes angeboten – bewirkt selbst bei dekompensierter Ruhedyspnoe trotz Weiterbestehens der Störung im Bereich innerer oder äußerer Atmung sofortige Rekompensation des Gasstoffwechsels, solange Atmung und Kreislauf noch nicht völlig zum Erliegen gekommen sind. Die nun wieder verfügbare Atemreserve sollte zur diagnostischen Klärung von Art und Ort der Störung und zur Vorbereitung entsprechender Therapiemaßnahmen genutzt, keinesfalls aber verwartet werden.

Akuter Atem- und Kreislaufstillstand

Atemstillstand - Zyanose
Pulslosigkeit - blasse Zyanose
Pupillen weit und lichtstarr
evtl. Krämpfe

ITA
NOTRUF
Kardiologie

- **Atemwege frei machen, Kopf überstrecken, Atemspende 16-20/min. Sobald wie möglich Intubation.**
- **Externe Herzmassage auf harter Unterlage. Unteres Sternumdrittel alternierend mit Beatmung 5:2.**
- **Venösen Zugang schaffen, Subklaviapunktion, evtl. Venae sectio. Infusion: Gelafusal, evtl. Infukoll M 40.**

Ekg anschließen:

Herzstillstand hyperdynam: Defibrillation

Herzstillstand adynam:
1. Alupent bis 1,5 mg (3 ml) intrakardial: 4 ICR 2 cm parasternal;
2. Ca-gluconicum bzw.-thiosulfat 1 ml/min Herzstillstand;
3. Infusion anlegen: E 153 500 ml mit 5 mg (10 ml) Alupent.

Bild 7.2 Reanimationsschema »Dresden-Friedrichstadt« 1978

7.2.1. Mindestvorbereitung des Patienten

Bei anamnestischer Kurzinformation und abschätzender Inspektion wird bei Restatmung möglichst Sauerstoff angeboten und dann die Kreislauffunktion durch Beurteilung der Pulsqualitäten der A. radialis bzw. A. carotis oder durch Auskultation der Herzaktionen überprüft. Die Anlegung eines sicheren venösen Zuganges, ggf. durch Punktion der V. subclavia oder Venae sectio und die i. v. Atropinapplikation schließen diese Mindestvorbereitung ab, falls nicht Apnoe und Asystolie die unverzügliche Aufnahme sinnvoller Reanimationsmaßnahmen verlangen.

Die horizontale Lagerung des Patienten auf fester Unterlage, z. B. Operations- oder Röntgentisch, Trage oder notfalls dem Fußboden in Rückenlage mit freiem Zugang zum Kopf und Thorax sind Grundvoraussetzung für jede Wiederbelebungsmaßnahme.

7.2.2. Wiederbelebungsmaßnahmen

In folgender Reihenfolge sind die Vitalfunktionen wieder in Gang zu bringen, um die Irreversibilität des Hirntodes nach fünf Minuten Zirkulationsstop zu verhindern:

- Wiederherstellung der Ventilation,
- Wiederherstellung der Zirkulation.

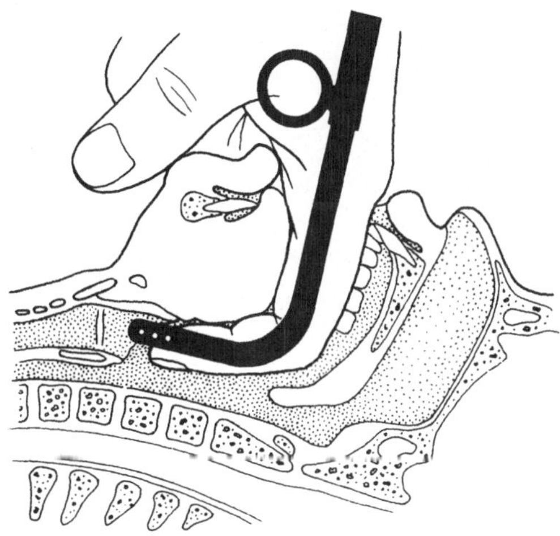

Bild 7.4 Einführung des „Lebensretters" nach *Schrötter*

Wiederherstellung der Ventilation

Ohne Hilfsmittel: *Herstellung freier Atemwege* durch manuelle Entfernung von Fremdkörpern, Flüssigkeit, Sekreten (z. B. auf den Kopf stellen bzw. Kopftieflagerung bei Kindern oder Handgriff nach *Heimlich*); Thoraxkompression bei Kopftieflagerung, *Essmarch*scher Handgriff: Vorziehen des Unterkiefers.

Künstliche Beatmung: Mund-zu-Mund-, Mund-zu-Nase-Beatmung, Frequenz 18×/Minute.

Mit Hilfsmittel: *Herstellung freier Atemwege* durch Spatellaryngoskopie, Rachentoilette und tracheale Intubation eines Beatmungskatheters, besser eines Beatmungslaryngo-Tracheoskopes: O_2-*Beatmung* und Tracheobronchialtoilette. Bei vergeblichen Intubationsversuchen als »ultima ratio« Notintubation mit *Schrötter*-bougie oder Nottracheotomie: (s. Kap. 10.8. und Bild 7.3 und 7.4).

Steht Sauerstoff nicht bereit, so erfolgt Atemspende: Mund-zu-Endoskop, Mund-zu-Katheter oder Mund-zu-Trachealkanüle, besser Rubenbalg-zu-Katheter-zu-Kanüle-zu-Endoskop. Frequenz: 16–20 ×/Minute.

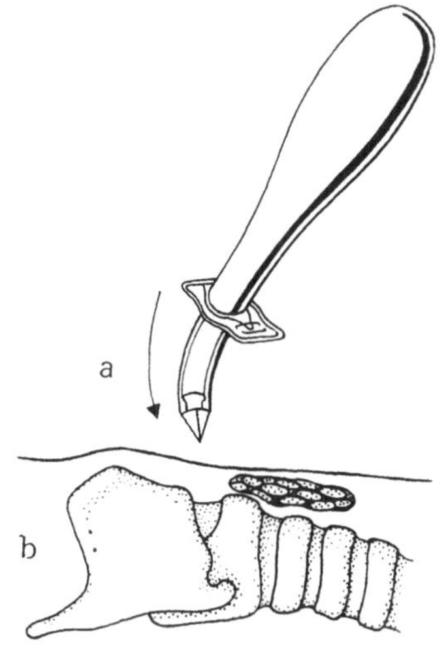

Bild 7.3 Koniotomie nach *Brünings*

Wiederherstellung der Zirkulation

Ohne Hilfsmittel: *Indirekte Herzmassage* durch Sternumkompression beidhändig; Frequenz: 1 ×/Sekunde; nach 5 Kompressionen: 2 Beatmungszyklen, Hochlagerung der Beine zur Erhöhung des zirkulierenden Kreislaufvolumens.

Effektivitätskontrolle: Die Pulswelle soll tastbar und mit ca. 8,0 kPa (60 mm Hg) meßbar sein, wobei die Zyanose verschwindet.

Mit Hilfsmittel: Zusätzliche Schaffung eines sicheren venösen Zugangs, am schnellsten Punktion der V. subclavia (Bild 7.5).

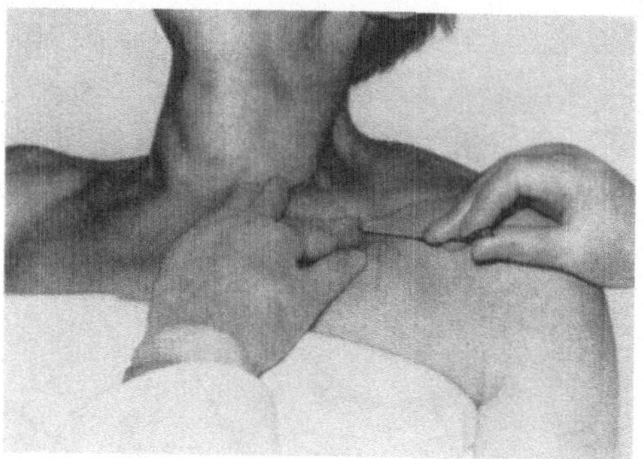

Bild 7.5 Punktionstechnik der V. subclavia

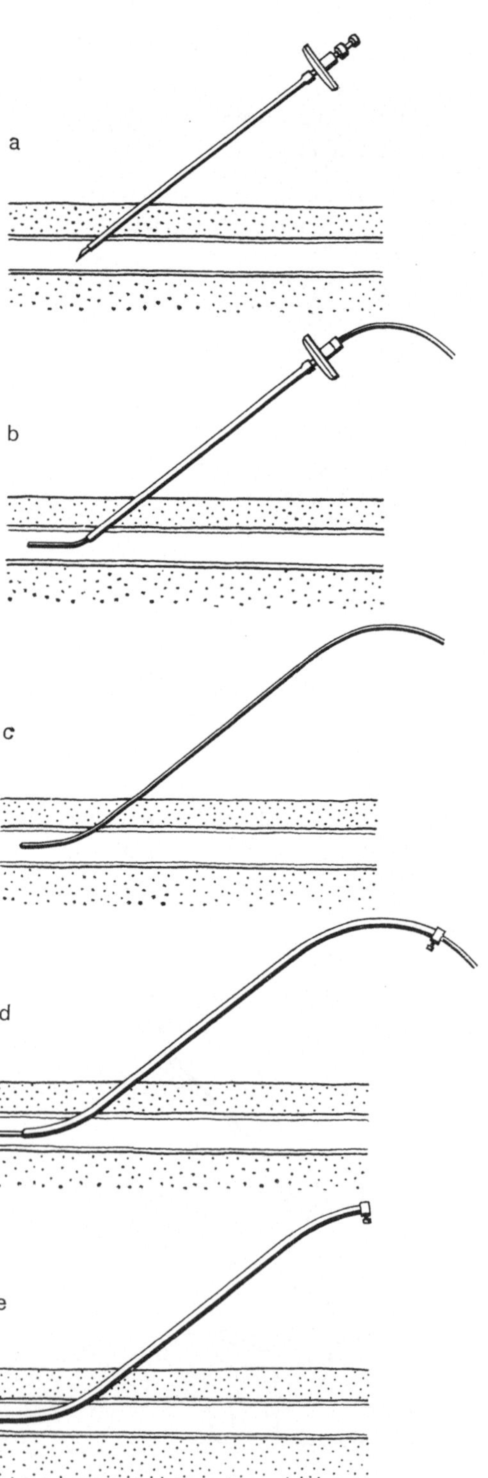

Punktionstechnik: Der Einstichpunkt liegt etwa 2 cm kaudal der Klavikula und 1 cm lateral der Medioclavicularlinie. Nach Anästhesie wird mit langer Kanüle (Flexüle), am besten mit dem Cavafix-System punktiert. Die Kanüle wird in einem Winkel von etwa 20° zur Frontalebene in Richtung Sternoklavikulargelenk geführt. Man tastet sich mit der Nadelspitze am Unterrand der Klavikula vor und trifft dabei auf das Lig. costoclaviculare, hinter dem unmittelbar die Vena subclavia liegt. Dieses kräftige Ligament wird durchstoßen und unter Aspiration die Vene punktiert. Kathetereinlage nach *Seldinger* (Bild 7.6), Röntgenkontrolle! M 40 in V. subclavia. Spätestens jetzt Hinzuziehung eines Kardiologen: EKG zur Differenzierung in *diastolische Asystolie* – dann 0,5 mg Adrenalin/10 ml Kochsalz intrakardial (4. oder 5. ICR 2 cm parasternal links) oder *systolischer Herzstillstand* mit Kammerflimmern – dann Defibrillation. Eine direkte Herzmassage nach Thorakotomie: Schnittführung in 4. ICR links wird für wenig aussichtsvoll gehalten!

Bild 7.6 Vorgang der perkutanen Katheterisierung nach *Seldinger. a* Punktion des Gefäßes; *b* Einführung des Führungsdrahtes; *c* Entfernung der Kanüle, der Führungsdraht liegt allein im Gefäß; *d* über den Führungsdraht Einführung des Katheters; *e* Entfernung des Führungsdrahtes, der Katheter liegt allein im Gefäß

8. Befund- und Verlaufsdokumentation – Archivierungsprobleme

8.1. Informationstheoretische Grundlagen

Jede wissenschaftlich betriebene Heilkunde muß sich auf möglichst einheitlich definierte Methoden der Erhebung, Bewertung, Dokumentation, Archivierung und des Austausches von Befunden stützen. Der Vorgang der *Befunderhebung* ist in großem Umfang subjektiv und weist dementsprechend in Quantität und Qualität der Informationsgewinnung beachtliche Unterschiede auf. Der Vorgang der *Befundbewertung* als intellektuelle Leistung des Untersuchers ist ein höchst individueller Vorgang. Ohne hier auf Einzelheiten der Informationstheorie eingehen zu können, sei darauf hingewiesen, daß bereits durch die sinnesphysiologischen Kodierungsvorgänge nachfolgend die zentripetale Reizleitung und Informationsverarbeitung über Divergenz- und Konvergenzschaltungen im neuronalen Netzwerk durch ererbte und erworbene, trainierbare Fähigkeiten sowie durch entsprechende Vorprogrammierung, z. B. durch vorgegebene spezifische Aufgaben- und Fragestellung, durch Wirkungsgradverstellung der Reizleitungssysteme zur Informationsverstärkung, aber auch zu Informationsverlusten führt, die durch zentrifugale, steuernde Fasersysteme hervorgerufen werden (*Keidel*). Die *Bewertung* so veränderter Informationen erfolgt als Wechselwirkung mit Gedächtnisstrukturen in Form sofortiger psychischer und auch motorischer Rückkopplungsvorgänge, die die Informationsaufnahme nach Relevanzgesichtspunkten optimiert und z. B. auch den endoskopischen Ablauf zur Auftragserfüllung steuert. Die so skizzierte Erkenntnisleistung des wohl höchstentwickelten datenverarbeitenden Systems (*Hassenstein*), des menschlichen Zentralnervensystems, sind natürlich viel komplexer, differenzierter, im Detail noch unerkannt.

Bereits während der Befunderhebung beginnt der Prozeß einer hirnphysiologischen *Informationsdokumentation* im Gedächtnisspeicher des ZNS. Elektrophysiologische und biochemische Untersuchungsmethoden haben in den letzten Jahrzehnten neue Erkenntnisse seiner Funktionsweise erbracht. Ohne Einzelheiten der Ausführungen *Drischels* hier wiedergeben zu wollen, sei auf die bekannte Begrenztheit und relative Unzuverlässigkeit der heute durch Lern- und Vergessenskurven meßbaren Kurz- und Langzeitspeicherung von Informationen beim Menschen hingewiesen.

Diese vom Zeitfaktor abhängige Unzuverlässigkeit begründet, weswegen wir unser Gedächtnis nur für kurze Zeit als *Datenarchiv* benutzen sollten. Eine möglichst baldige *Datendokumentation* auf einen verlustsicheren Informationsträger zu bringen, erscheint deswegen unbedingt erforderlich.

8.2. Praktische Methoden der Dokumentation

8.2.1. Anästhesieverlaufsdokumentation

Aus praktisch-klinischen Erfordernissen und forensischen Gesichtspunkten ist es notwendig, die wesentlichen Daten einer ordnungsgemäßen, d. h. den Regeln entsprechenden Anästhesieführung dokumentarisch niederzulegen.

8.2.1.1. Anästhesiologischer Kurzbericht

Das kann im Rahmen des Endoskopieberichtes in aller Kürze im Sinne eines eingearbeiteten anästhesiologischen Teilberichts erfolgen. Der Operateur wird von dieser Methode Gebrauch machen, wenn er ohnehin die Anästhesieausführung ohne Fachanästhesist allein zu verantworten hatte. Er kann sich darin anamnestisch auf die Erwähnung negativer Normabweichungen, z. B. Risikofaktoren, beschränken. Anamnestische und klinische Normaldaten, auch normalverlaufende Anästhesien, werden nicht, der Mittelverbrauch sowie Besonderheiten ihrer Wirkungen und Nebenwirkungen jedoch unbedingt schriftlich fixiert.

8.2.1.2. Anästhesieprotokoll

Im großen klinischen Betrieb bewährt sich die Anwendung vorgedruckter Anästhesieprotokolle. Ihre Benutzung erleichtert eine umfassende Erhebung der Anamnese sowie klinischer, röntgenologischer und Laborbefunde, auch wenn diese Voruntersuchungen nicht vom Anästhesieverantwortlichen selbst ausgeführt, veranlaßt oder die Ergebnisse überprüft wurden. Durch persönliche Unterschrift des approbierten Arztes bürgt dieser für die Richtigkeit und Sorgfalt der Untersuchungsergebnisse. Operateur und Anästhesist beschränken sich auf die nochmalige Überprüfung auch hinsichtlich akut aufgetretener Kontraindikationen oder zusätzlicher Risikofaktoren. In einer Zwischenanamnese sind Allgemeinzustand mit Körpertemperatur, Hautturgor, Atmung, Puls und ggf. Thoraxaufnahme und EKG die entscheidenden Kriterien (vgl. Bild 5.10).
Das Protokoll wird vervollständigt und abgeschlossen durch die Beschreibung von Art und Menge angewandter Mittel, Dauer und Verlauf der Anästhesie sowie der Bezeichnung des endoskopischen Eingriffs und den Namen des Operateurs. Als Bestandteil der Krankenunterlagen wird es später durch den Endoskopiebericht ergänzt (Bild 8.1).

8.2.2. Endoskopische Befunddokumentation

Die endoskopische *Befunderhebung* erfolgt vornehmlich visuell, wobei jedoch auch akustische, palpatorische Informationen, ja sogar Riechqualitäten mit berücksichtigt werden. Es entstehen dabei Befunddaten, z. B. über Größe, Lokalisation, Farbe, aktive und passive Beweglichkeit, Konsistenz, Vulnerabilität, Geruch und andere Merkmale der betreffenden Organabschnitte mit ihren im Vergleich zur Normalsituation krankhaften Veränderungen. Bei der *Befundbewertung* versuchen wir durch den Rechts-Links-Vergleich oder durch Vergleich mit vereinbarten, allgemeinbekannten, aber recht differenten Standardgrößen (Erbse, Bohne, Kirsche, Kinderfaust usw.) und wo irgend möglich durch Erfassen und Registrieren meßtechnisch gewonnener Größen (Durchmesser, Länge, Breite, Umfang in cm) die Information zu entsubjektivieren.
Natürlich bedürfen diese Daten der Ergänzung durch Informationen über den Zustand übergeordneter Organsysteme, um die Wechselwirkungen zwischen Organabschnitt und Gesamtorganismus sowie seiner Umweltbeziehungen berücksichtigen zu können. Hier sind auch die Beobachtungen und Meßdaten des Anästhesieverlaufs einzuordnen. Die Belastbarkeit und die Reaktionen des Gesamtorganismus und seiner erkrankten Teilbereiche unter der Wirkung der Anästhesie als »dosierter Intoxikation« zu registrieren, kann sehr aufschlußreich sein.
Ihren Wert für Klinik, Lehre und Forschung haben einige Dokumentationsmethoden bewiesen:

- der schriftliche Endoskopiebericht,
- die Befundskizze,
- das Befundfoto,
- die Filmdokumentation.

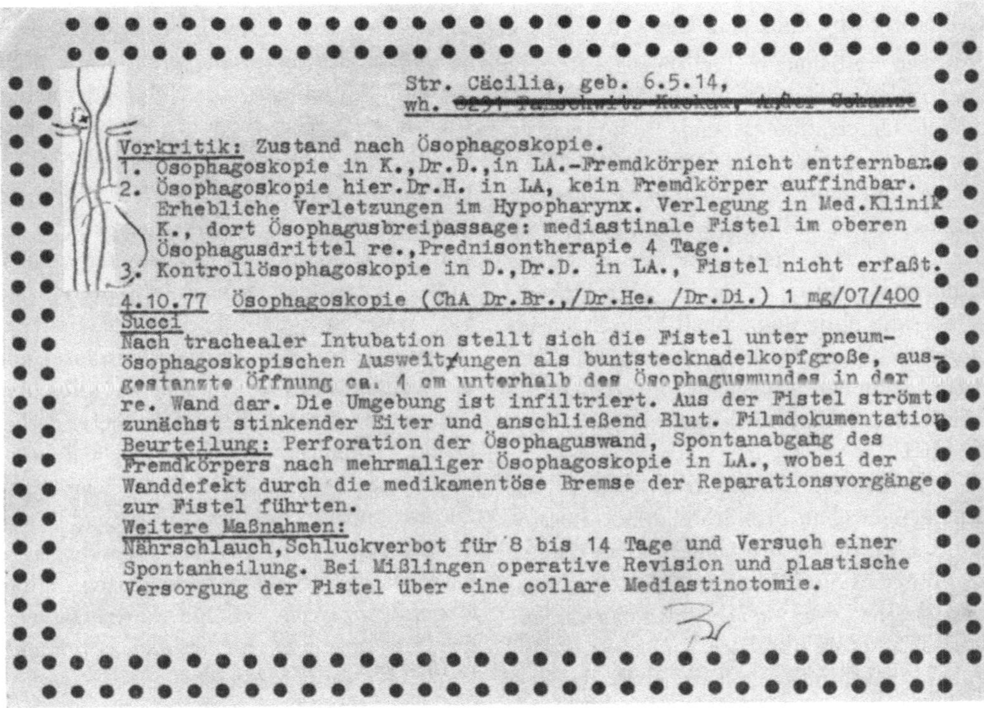

Str. Cäcilia, geb. 6.5.14,
wh.

Vorkritik: Zustand nach Ösophagoskopie.
1. Ösophagoskopie in K.,Dr.D.,in LA.-Fremdkörper nicht entfernbar.
2. Ösophagoskopie hier.Dr.H. in LA, kein Fremdkörper auffindbar. Erhebliche Verletzungen im Hypopharynx. Verlegung in Med.Klinik K., dort Ösophagusbreipassage: mediastinale Fistel im oberen Ösophagusdrittel re.,Prednisontherapie 4 Tage.
3. Kontrollösophagoskopie in D.,Dr.D. in LA., Fistel nicht erfaßt.

4.10.77 Ösophagoskopie (ChA Dr.Br.,/Dr.He. /Dr.Di.) 1 mg/07/400 Succi

Nach trachealer Intubation stellt sich die Fistel unter pneum-ösophagoskopischen Ausweitungen als buntstecknadelkopfgroße, ausgestanzte Öffnung ca. 1 cm unterhalb des Ösophagusmundes in der re. Wand dar. Die Umgebung ist infiltriert. Aus der Fistel strömt zunächst stinkender Eiter und anschließend Blut. Filmdokumentation

Beurteilung: Perforation der Ösophaguswand, Spontanabgang des Fremdkörpers nach mehrmaliger Ösophagoskopie in LA., wobei der Wanddefekt durch die medikamentöse Bremse der Reparationsvorgänge zur Fistel führten.

Weitere Maßnahmen:
Nährschlauch,Schluckverbot für 8 bis 14 Tage und Versuch einer Spontanheilung. Bei Mißlingen operative Revision und plastische Versorgung der Fistel über eine collare Mediastinotomie.

Br

Bild 8.1 Endoskopiebericht (auf A5-Schreibblock und Randlochkarte, Duplikat)

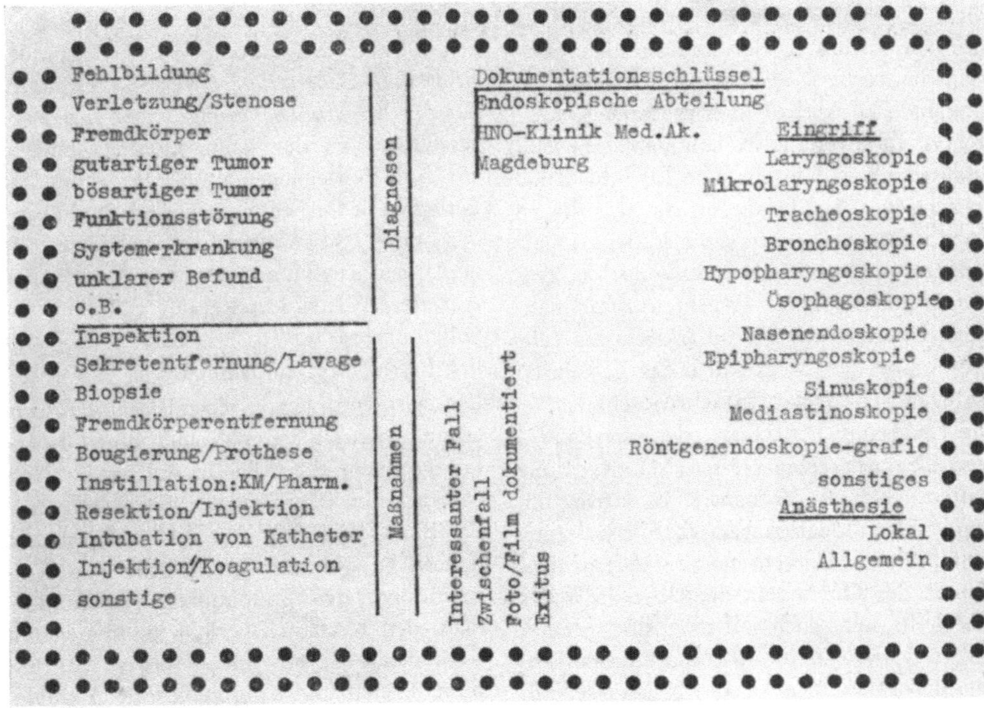

Fehlbildung
Verletzung/Stenose
Fremdkörper
gutartiger Tumor
bösartiger Tumor
Funktionsstörung
Systemerkrankung
unklarer Befund
o.B.
Diagnosen

Inspektion
Sekretentfernung/Lavage
Biopsie
Fremdkörperentfernung
Bougierung/Prothese
Instillation:KM/Pharm.
Resektion/Injektion
Intubation von Katheter
Injektion/Koagulation
sonstige
Maßnahmen

Interessanter Fall
Zwischenfall
Foto/Film dokumentiert
Exitus

Dokumentationsschlüssel
Endoskopische Abteilung
HNO-Klinik Med.Ak.
Magdeburg

Eingriff
Laryngoskopie
Mikrolaryngoskopie
Tracheoskopie
Bronchoskopie
Hypopharyngoskopie
Ösophagoskopie
Nasenendoskopie
Epipharyngoskopie
Sinuskopie
Mediastinoskopie
Röntgenendoskopie-grafie
sonstiges

Anästhesie
Lokal
Allgemein

Bild 8.2 Kodierungsschlüssel für die endoskopische Befunddokumentation

8.2.2.1. Der schriftliche Endoskopiebericht

Auf den verbalen, in täglicher Praxis sehr kurz gefaßten, nur das Wesentliche darstellenden Untersuchungs- und Befundbericht, der gleichzeitig den Verlauf des diagnostischen Heileingriffs protokollartig darstellt, können wir grundsätzlich nicht verzichten. Besonders vorteilhaft sind die einfachen technischen Mittel – Papier und Schreibgerät – die billig und schnell kleindimensionierte Dokumente herstellen lassen, die leicht zusammenzufügen, zu sortieren, zu archivieren, auszutauschen und zu reproduzieren sind.

Wir bevorzugen den durchschriftlichen Bericht auf gewöhnlichem Schreibblock mit eingelegter *Kerblochkarte* unter Kopierpapier im Format A 5 (s. Bild 8.1).

Der Bericht wird hand- oder maschinenschriftlich sofort nach der Endoskopie auch unter Auswertung simultaner Röntgenbefunde für das Krankenblatt bzw. die Poliklinikkarte und für das endoskopische *Befundarchiv* niedergelegt.

Diese Doppelarchivierung erlaubt leichten Informationsfluß in der arbeitsteiligen Gemeinschaftsarbeit, genügende Datensicherung und den Aufbau eines zentralen Datenarchivs. In jeweils leicht handhabbaren Einzeldateien bzw. Karteien von 1 000 bis 2 000 Karten ($^1/_2$- bis 1-Jahreszeitraum), die in alphabetischer Sortierung nach dem Familiennamen jederzeit alle endoskopischen Eingriffsprotokolle eines Patienten zusammenführt, ist durch die Kerbmarkierungen sehr leicht nach den Merkmalen des gewählten Schlüssels (Bild 8.2) zu selektieren.

Die Endoskopieberichte werden zweckmäßigerweise nach einem festen Standard formuliert. Name, Vorname, Geburtsdatum stellen den Identifikationskopf dar. Zeitpunkt, Art der Untersuchung bilden mit dem Namen des Operateurs die Überschrift des Protokolls. Inhaltlich soll möglichst in einer kurzen *Vorkritik* die wichtige Zusammenhangsinformation aus der Anamnese mit Ziel- bzw. Fragestellung, die zur Untersuchung veranlaßte gegeben werden. *Befunddarstellung und Eingriffsbeschreibung* einschließlich des *Anästhesieverlaufs* (Prämedikation, Mittelverbrauch, Besonderheiten) folgen, wenn kein separates Anästhesieprotokoll vom Anästhesisten geführt wird.

Hierdurch wird das geistige Verarbeitungsprogramm des Arztes mit seinem zielorientierten Selektieren und Abstrahieren von Informationen, des Diskriminierens irrelevanter Daten einschließlich der speziellen Begriffswahl bei der Informationsumsetzung in schriftsprachliche Symbole zwischen den Zeilen mit festgehalten. Der befunderhebende Heileingriff wird in seinen Zusammenhängen trotz subjektiver Umsetzung durchschaubar, reproduzierbarer und bleibt in seinen Bedingtheiten nachvollziehbar.

Auch die gezogenen Konsequenzen sollten in der *Beurteilung* stets mit dargestellt werden. Sie können ggf. als *vorläufige* oder *endgültige Diagnose* erscheinen.

In vielen Fällen werden *weitere diagnostische Maßnahmen* oder *Therapiemaßnahmen vorzuschlagen* sein. Sie können bereits im gleichen Eingriff ausgeführt und mitbeschrieben werden und würden so den Befundbericht zum *Behandlungsprotokoll* erweitern, das durch *Nachbehandlungsanweisungen* abgeschlossen werden kann. Hierin verstehen wir auch Festlegungen zur Einbeziehung des Patienten in Dispensairegruppen, die in ein-, vier- oder achtwöchigem, sechs- oder zwölfmonatigen Rhythmus nachuntersucht werden. Auf der Kartenrückseite des Befundprotokolls angebrachte Taschen können nachträglich *Befundfotos* aufnehmen.

Dieses so entstehende zentrale *Befundarchiv* erlaubt die sichere Führung von Dispensairegruppen, die schnelle statistische Auswertung des Krankengutes für Klinik und Forschung und hält für den studentischen Unterricht, wie auch für die Aus- und Weiterbildung, den protokollierten Befundbericht, den Krankheitsverlauf zusammen mit Befundskizze, Foto oder Hinweis auf das Filmszenenarchiv (chronologische Archivierung) zum sofortigen Zugriff bereit.

8.2.2.2. Die Befundskizze

Skizzierungen endoskopischer Befunde können den Informationsgehalt des schriftlichen Befundes erheblich bereichern, ohne ihn stärker auszuweiten. Größenverhältnisse, besondere Formen und Strukturen des pathologisch veränderten Organabschnittes, lassen sich besser skizzieren und dadurch plastischer verdeutlichen als verbal beschreiben. Die äußeren Nachbarschaftsbeziehungen, die palpatorisch oder röntgenologisch eruiert wurden, sind ohne Zeitaufwand, ohne wortreiche Darlegung unter Betonung des Wesentlichen als einfache Strichskizze aufzubewahren. Ein besonderer Vorteil ist, daß mit einem Blick assoziativ noch nach Monaten und Jahren beim Berichtenden differenzierte Erinnerungen an die reale Befundsituation wachgerufen werden. Vergleichsbewertungen über Pro- oder Regredienz pathologischer Veränderungen werden weniger leicht subjektiv verfälscht.

Tatsächlich wird der erfahrene und geübte Untersucher diese Bilderkurzschrift nach kurzer Übungsphase perfekt beherrschen. Um eine Abstimmung der individuellen Standardskizzen zu bewirken, haben wir ein Skizzensortiment im Bild 8.3 zusammengestellt. Bei der Befundbeschreibung liegt es unter dem Glas der Schreibplatte zur Anleitung für den jüngsten Assistenten bereit.

Der zeichnerisch Unbegabte kann sich entsprechende Klischeestempel anfertigen lassen. Er hat dann nur noch mit Farb- oder Schreibschrift den Krankheitsbefund einzuzeichnen.

8.2.2.3. Das Befundfoto

Die endoskopische, oft eindrucksvolle Befundsituation schnell und objektiv im Bild festzuhalten, ist ein alter Wunsch, der sich besonders beim Endoskopieren immer wieder aufdrängt, um den kurzen, mit beträchtlichem Aufwand erreichten Einblick in das erkrankte Organinnere jederzeit reproduzieren zu können. Die Bilddokumentation in Schwarz-Weiß hat nur begrenzten Informationsinhalt. Speziell das Farbbild kann die Aussagefähigkeit verbaler Befunde in Krankenunterlagen außerordentlich aufwerten. Bei Befundvergleichen oft noch dezenter dynamischer Krankheitsprozesse bewirkt eine Bilddokumentation trotz der Arbeitsteilung in poliklinischen und klinischen Bereichen eine höhere Effektivität der ärztlichen Zusammenarbeit.

Es darf jedoch nicht übersehen werden, daß die Motivwahl bereits subjektiv ist, auch wenn sie nach dem Typischen und Wesentlichen der Befunde trachtet. Die spätere Interpretation der Bilddokumente schließt weitere subjektive Faktoren ein. Auch hier sollten Vieldeutigkeiten durch zusätzliche Befundskizzen und verbale Beschreibung ausgeschlossen werden.

Die *Weiterbildung* von Ärzten, Fachärzten und Endoskopiespezialisten ist, ebenso wie der studentische Unterricht, besonders auf visuelle Befunde als Lehr- und Lernmittel angewiesen. Gerade endoskopische Befunde sind nur auf diese Weise einem größeren Hörer- oder Leserkreis zu vermitteln. Entsprechende Diatonreihen stehen bislang noch immer in begrenztem Umfang zur Verfügung.

Der *Forschung* geben fotografische Bilddokumente von Befunden und Verläufen die erforderliche objektive Datengrundlage auch am biologischen Objekt, um neue Behandlungsmethoden in ihrer Wirksamkeit zu überprüfen und zu vergleichen. Die technischen Voraussetzungen für eine Bilddokumentation, die in Zukunft immer mehr zu einem routinemäßigen Bestandteil des endoskopischen Untersuchungsganges wird, sind vorhanden (s. Kap. 4.3.). Der Aufwand an Zeit bleibt infolge gereifter Technik in erträglichen Grenzen. Vielfach werden noch Geräte benutzt, die ohne Belichtungsautomatik arbeiten. Eine höhere Ausschußquote beim Ungeübten ist kaum vermeidbar, zu-

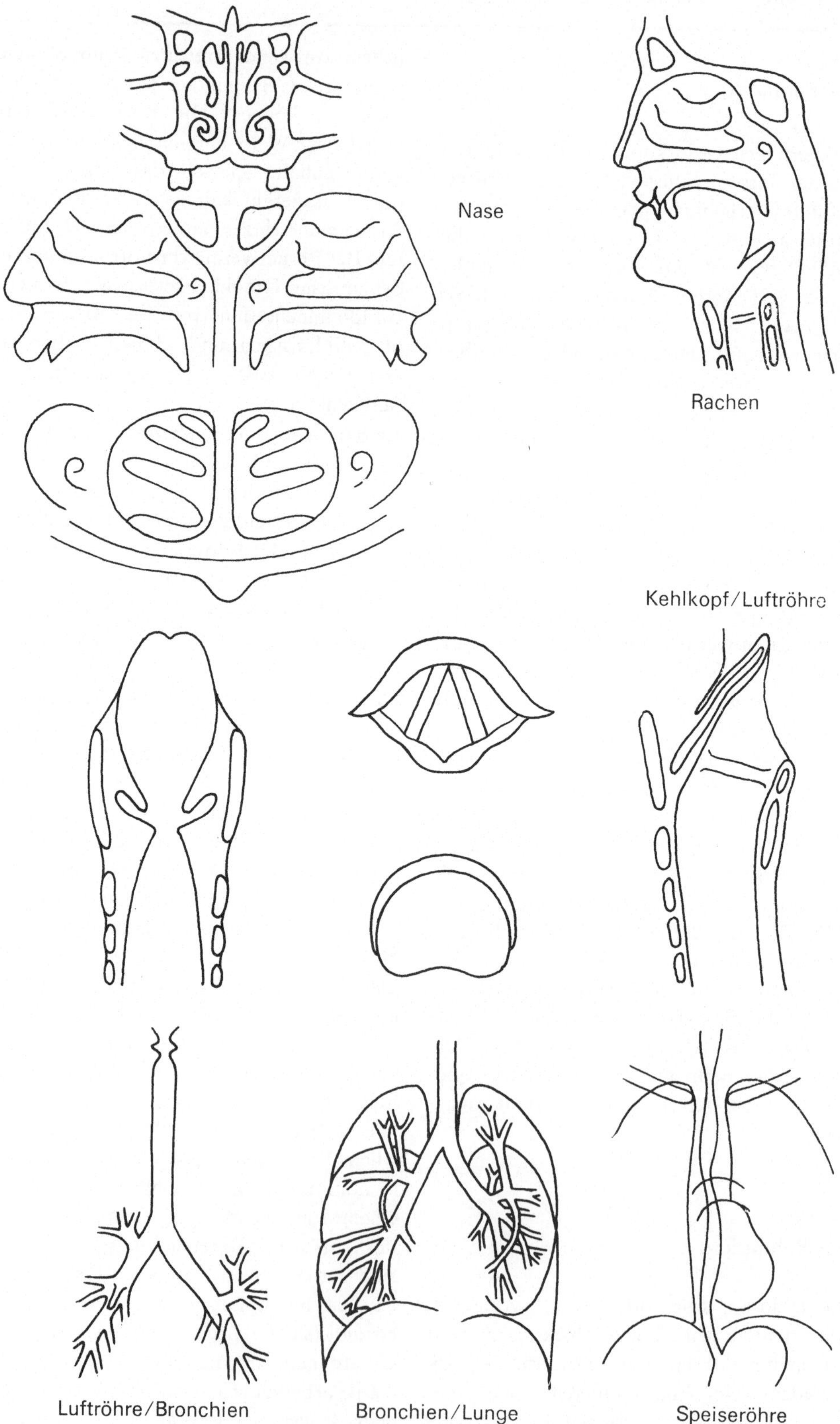

Bild 8.3 Standardskizzen für die Dokumentation endoskopischer Befunde

mal außerdem noch optische Systeme mit geringem Tiefenschärfenbereich Anwendung finden. Neben Fehlbelichtungen sind Objektunschärfen häufigere Fehlerquellen. Die Bildformate der zumeist benutzten Colorumkehrfilme sind für die visuelle Auswertung ohne vergrößernde projizierende Hilfsmittel ungeeignet. Die Verwechslungsgefahr erfordert derzeitig noch zusätzlichen zeitlichen und personellen Aufwand. Eine routinemäßige Sofort-Papierpositiv-Herstellung, dem Polaroidverfahren entsprechend, ist teuer und gegenwärtig an die Elektronenblitztechnik gebunden (*Gabriel* et al.).
Die der Filmentwicklung nachfolgende Rahmung der Bilder birgt die Gefahr der fehlerhaften Zuordnung zu den Krankenunterlagen und zum Patienten. Hier bedürfte es der Entwicklung von Kameraobjektiven, die die Patientendaten von einem vorgeschriebenen, eingeführten numerierten Papierstreifen mit jeder Einzelaufnahme auf unbenutzte Bereiche des Filmbildes projiziert und so mitdokumentiert. Dieses Prinzip hat sich für die Röntgenbefunddokumentation bekanntlich sehr bewährt.
Die *Archivierungsprobleme* im klinischen Routineeinsatz sind durch folgendes Vorgehen zu lösen:
Vor oder nach jeder Aufnahmeserie eines Patienten werden grundsätzlich Patientenname und Datum mitfotografiert sowie zwei Bilder unbelichtet gelassen. Dadurch ist das Fotolabor imstande, die Bildserien eindeutig einander zuzuordnen und als Serie gebündelt auszuliefern. Die Bilder erhalten einen einfachen Rahmen aus weißer Pappe. Sie sind leicht zu beschriften und den Krankenunterlagen anzuheften bzw. in einer angeklammerten Tüte der Kerblochkarte mit dem Befundbericht nachträglich beizufügen. Für Lehrzwecke können Einzelbilder in einem zusätzlichen Archiv unter anderen Gesichtspunkten sortiert aufbewahrt werden.
Das von *Bergerhoff*, *Verhagen* und *Friedmann* (1970/71) beschriebene Verfahren zur Herstellung von Röntgenbildfotografien auf Kleinbildformat (24 × 36) nach vorausgehender elektronischer Kontrastharmonisierung mit einem Fernsehregelkreis bietet die Möglichkeit, vor oder während der Endoskopie gewonnene Röntgenaufnahmen ggf. mit verbesserter Qualität stets ohne Informationsverluste auf das Diaformat 5 × 5 zu übertragen. Ein besonderer Vorteil läge darin, alle Formen der Befunddokumente als Bericht, Skizze, Endo- und Röntgenbild in einem einfach handhabbaren übersichtlichen Archiv beisammen zu haben.

8.2.2.4. Die Filmdokumentation

Mit der Farbfilmaufzeichnung endoskopischer Befunde werden die normalen oder krankhaften Strukturelemente, aktive und passive Bewegungsabläufe, die auch Informationen über Beschaffenheit tieferer Schichten geben, dokumentierbar. Trotz der Zweidimensionalität des Filmbildes kann durch Positionsänderungen zwischen Objektiv und Objekt in Gestalt des Schwenkens (Winkeländerung) oder Fahrens (Abstandänderung) dem Betrachter die Rauminformation vermittelt werden. Nachteilig allerdings sind bei der Filmdokumentation der höhere Lichtbedarf, die höheren Kosten des Filmmaterials, die zeitaufwendigen Entwicklungs- und Archivierungsarbeiten und Demonstrationsvorbereitungen (Schneidearbeiten, Koordination mit Röntgenbefunden u. a., Dias u. dgl.), abgesehen von teuren Projektionsgeräten. Die Mitarbeit eines versierten Fotografen ist unbedingte Voraussetzung zur Sicherung eines geordneten Betriebes.

Filmarchivierung

Es ist zweckmäßig, das Filmarchiv chronologisch aufzubauen. Jeder neue Film wird mit dem Einlegedatum gekennzeichnet. Das Datum entspricht der Archivnomenklatur. Über die Kerblochkartendatei ist so jeder gefilmte Befund sofort den zugehörigen persönlichen Daten und verbalen Befundbeschreibungen und Beurteilungen zuzuordnen. Es ist günstig, ein einfaches Filmschneidegerät mit Bildprojektion zur Betrachtung und Entnahme einer Filmszene zu benutzen. Kasuistische Demonstrationsfilme lassen sich auf diese Art für Lehr- und Weiterbildungszwecke relativ schnell zusammenstellen. Allerdings verläßt diese Szene das Archiv, da eine erneute Rückgabe der Szenen an ihren Archivplatz unvertretbar aufwendig wird. Als Kompromiß zwischen Handlichkeit und vernünftigen Kosten ist unseres Erachtens gegenwärtig das 16-mm-Filmformat das optimale Filmdokumentationsmaterial für endoskopische Befunde.

8.3. Dokumentation und elektronische Datenverarbeitung

Durch die Einführung der Elektronik in den Bau von mechanischen Rechenmaschinen, die handbetrieben bereits in der Mitte des vorigen Jahrhunderts die vier Grundrechenarten beschleunigt ausführten und mit der Lochkartentechnik von *Hollerith* kombiniert schon 1885 bei einer amerikanischen Volkszählung die Auswertungszeit von zehn Jahren auf vier Jahre verkürzen konnten, wurden die elektromechanischen Rechenwerke der 30er Jahre mit ihrem großen Energie- und Raumbedarf und hoher Störanfälligkeit überwunden.
Nach Ablösung der Rechner der 1. Generation, die mit -zigtausend Elektronenröhren und Magnettrommeln ca. 100 Operationen/Sekunde leisteten, ist auch die 2. Rechnergeneration auf der Basis der Transistortechnik mit Ferritkernspeichern (zu denen z. B. der R 300, wie auch die Systeme Minsk, Ural 16 und IBM 140 gehören) mit ihren 1 000 bis 10 000 Rechenoperationen/Sekunde durch die Rechner der 3. Generation entscheidend verbessert worden. Durch Festkörperschaltkreise, Dünnschichtspeicher und Mikromodultechnik werden als Mikroelektronik hohe Sicherheit, geringer Energie- und Raumbedarf und hohe Leistungen von mehreren Millionen Operationen/Sekunde erbracht.
Mit den zugehörigen Ein- und Ausgabegeräten der 1. und 2. Peripherie sind sie z. B. bezüglich Geschwindigkeit von Datenvergleich und -verknüpfung, Datenspeicherkapazität usw. dem menschlichen Gehirn z. T. überlegen.

Neue, aussichtsreichere Einsatzmöglichkeiten für Biologie und Medizin bieten sich an. Biometrie und medizinische Informatik sind neue Wissenschaftszweige, die sich der Aufgabe widmen, diese großen Möglichkeiten der Computertechnik für die Medizin zu erschließen (*Berndt, Grabner, Naumann, Oeser, Tölle* u. a.).

Eine besonders verlustarme und umfassende Möglichkeit der Dokumentation, Übertragung und Archivierung visueller Informationen erschließt den operativen, röntgenologisch sowie endoskopisch arbeitenden Fachdisziplinen die elektronische Bildumwandlung mit elektronischer Bildverstärkung.

8.3.1. Röntgenfernsehen

Die röntgenologische Diagnostik konnte zuerst die Vorteile elektronischer Bildverstärkung und Fernsehübertragung in Schwarz-Weiß-Technik deutlich machen. Seit 1955 wird sie nun zunehmend im klinischen Routinebetrieb angewendet. Bessere Detailerkennbarkeit durch elektronische Signalsteuerung bzw. Signalharmonierung, erhöhte Kontraststeilheit oder Kontrastüberhöhung, Wegfall der Raumverdunklung, geringere Strahlenbelastung, Monitorwiedergabe für mehrere Betrachter sind die wichtigsten Verbesserungen im Bereich der Informationsgewinnung. Darüber hinaus vereinfachen sich Informationstransport und Archivierung durch Bildschirmfotografie oder Magnetbandspeichertechnik bzw. neuerdings Magnetplattenspeicher entsprechend der jüngeren Möglichkeiten elektronischer Datenverarbeitung.

8.3.2. Endoskopisches Fernsehen

Mit der Entwicklung der Fernsehtechnik ergab sich sofort die Aufgabe, diese Form direkter Informationsübertragung und -verteilung für Lehre und Fortbildung zu nutzen. Die endoskopischen Verhältnisse und Vorgänge können einem größeren Zuschauer-

kreis leicht mit geringem Lichtbedarf und aktuell »life« vorgeführt werden.
In Verbindung mit didaktisch wohlgeformter, oft idealisierter Filmschau bringt das eine beträchtliche Bereicherung der Lehrveranstaltung (*Rayl* u. a.).

Der Realisierung dieser grundsätzlichen Möglichkeiten standen zunächst beträchtliche Schwierigkeiten entgegen: Farbfernsehkameras waren recht kompakt und schwer, so daß eine direkte Kopplung mit freihändig geführten Endoskopen nicht in Betracht kam. Durch Entwicklung einer relativ kleinen Farbfernsehkamera mit einem 5/8 Plumbicon wurden 1970 erstmals mikrochirurgische Operationen im Rahmen von Fortbildungsveranstaltungen einem größeren Zuschauerkreis vorgeführt. Hierbei diente das Stativ des Operationsmikroskops gleichzeitig der Halterung der noch gewaltigen Aufnahmekamera. Ebenso wie bei der endoskopischen Mikrochirurgie des Kehlkopfes sind die Lageveränderungen des Endoskops beim Verlauf dieses endoskopischen Eingriffs unbedeutend, wodurch für diese relativ unkomplizierte Form des Endoskopierens die Technik der Fernsehübertragung als erschlossen angesehen werden kann. Für die freihändig geführten Endoskope hat *Cantus* 1971 über ein anderes Vorgehen berichtet und zitiert darüber hinaus Versuche, wonach Endoskopokular und konventionelle Farbfernsehkameras mittels Bildübertragungskabel gekoppelt wurden, um eine möglichst geringe Behinderung der Endoskopführung zu garantieren.

Das vom Hersteller Circon entwickelte Color-Endovideo-System liefert über eine Miniaturfarbfernsehkamera aus Faserendoskopen auf den Monitor oder den Videorekorder so hochwertige Bilder, daß der Operateur sich in der endoskopischen Führung von Gerät und Arbeitsinstrument nur noch vom Monitorbild leiten lassen kann. Handelsüblich wurden Glasfaser- oder Gliederkettenbildüberträger.
In Zukunft dürfen wir von dünnen, monofilen Gradientenfasern, die als selbstfokussierende dünne Stablinsen für millimeterdünne Optiken angewendet werden, noch günstigere Lösungen der Bildübertragung aus allen Körperhöhlen erwarten.

8.3.3. Komplexe visuelle Befunddokumentation

Je billiger und kleiner Fernsehkameras werden, je geringer ihr Lichtbedarf wird, umso umfangreicher wird die Anwendung zur objektiven medizinischen Befunddokumentation sein. Derzeitig noch kostspielige Modellentwicklungen und erste praktische Erfahrungen an einzelnen Kliniken weisen auf eine Entwicklung hin, die zu umfassender Dokumentation und Archivierung verschiedenster Befunddaten und Bildbefunde einschließlich Röntgenfernsehbefunden führen wird.
Von verschiedenen Aufnahmeplätzen gewonnene Informationen, z. B. Röntgenbild, Herzton, EKG, können auf verschiedenen Kanälen über entsprechende Kreuzschienenverteiler jedem beliebigen zugeschalteten Sichtgerät (Monitor) zugeführt oder im zentralen Bandspeicher mit entsprechender Kennzeichnung archiviert werden. Die Befunde lassen sich zur sofortigen oder späteren, ggf. zentralen Auswertung im Ärztekollektiv abrufen, können zur Aus- und Weiterbildung zu gewünschten Terminen auch in verlangsamter »slow motion«-Bildfolge oder als Standbild in Ruhe ohne Informationsverlust ausgewertet werden. Durch diese Bandaufzeichnungstechnik von Fernsehdokumenten tritt eine neue Form nicht nur röntgenologischer, sondern auch allgemein klinischer, einschließlich endoskopischer Befundaufzeichnung, -auswertung und -archivierung in unser Blickfeld (*Gebauer*).
Diese komplexe Erfassung kann der Dynamik biologischer Prozesse beim diagnostischen oder therapeutischen Handeln, dem physiologischen oder pathophysiologischen Geschehen und dem pathologisch-anatomischen Substrat in entscheidend höherem Maße gerecht werden als unsere derzeitigen »Augenblickbefunde«. Die angefallene Informationsflut würde unsere derzeitig begrenzten Speichermöglichkeiten allerdings schnell überfordern, auch wenn nur eine Minimalauswahl einem Langzeitspeicher nach

Dieser **Fragebogen** dient der Früherkennung von Krankheiten.

Sie können bei Störungen in Ihrem Wohlbefinden durch Beantwortung und Rücksendung der umseitig aufgeführten Fragen kostenlos Ihre Beschwerden von Fachärzten beurteilen lassen. Falls eine nähere Untersuchung oder Behandlung nötig erscheint, werden Sie dazu aufgefordert werden.

Fühlen Sie sich eindeutig krank, so ziehen Sie unabhängig von Ihrer Beteiligung an dieser Früherkennungsaktion Ihren Hausarzt zu Rate.

Wollen Sie diese zusätzliche Möglichkeit, Ihre eigene Gesundheit zu pflegen und zu erhalten nicht nutzen, so genügt die Rücksendung der Karte mit Ausfüllung der nachfolgenden Personalien und Daten im vorgedruckten Umschlag.

Bitte nicht knicken oder kniffen. Der Bogen wird von EDV-Geräten ausgewertet.

Ihre Angaben unterliegen der ärztlichen Schweigepflicht.

Name ____________ Geburtsname (Frauen) ____________ Vorname ____________

Geburtsdatum ____________

Geschlecht männlich*) [ ] weiblich*) [ ]

Familienstand ledig*) [ ] verw.*) [ ] verh.*) [ ] gesch.*) [ ]

erlernter Beruf ____________

jetzige Tätigkeit ____________

Arbeitsstelle

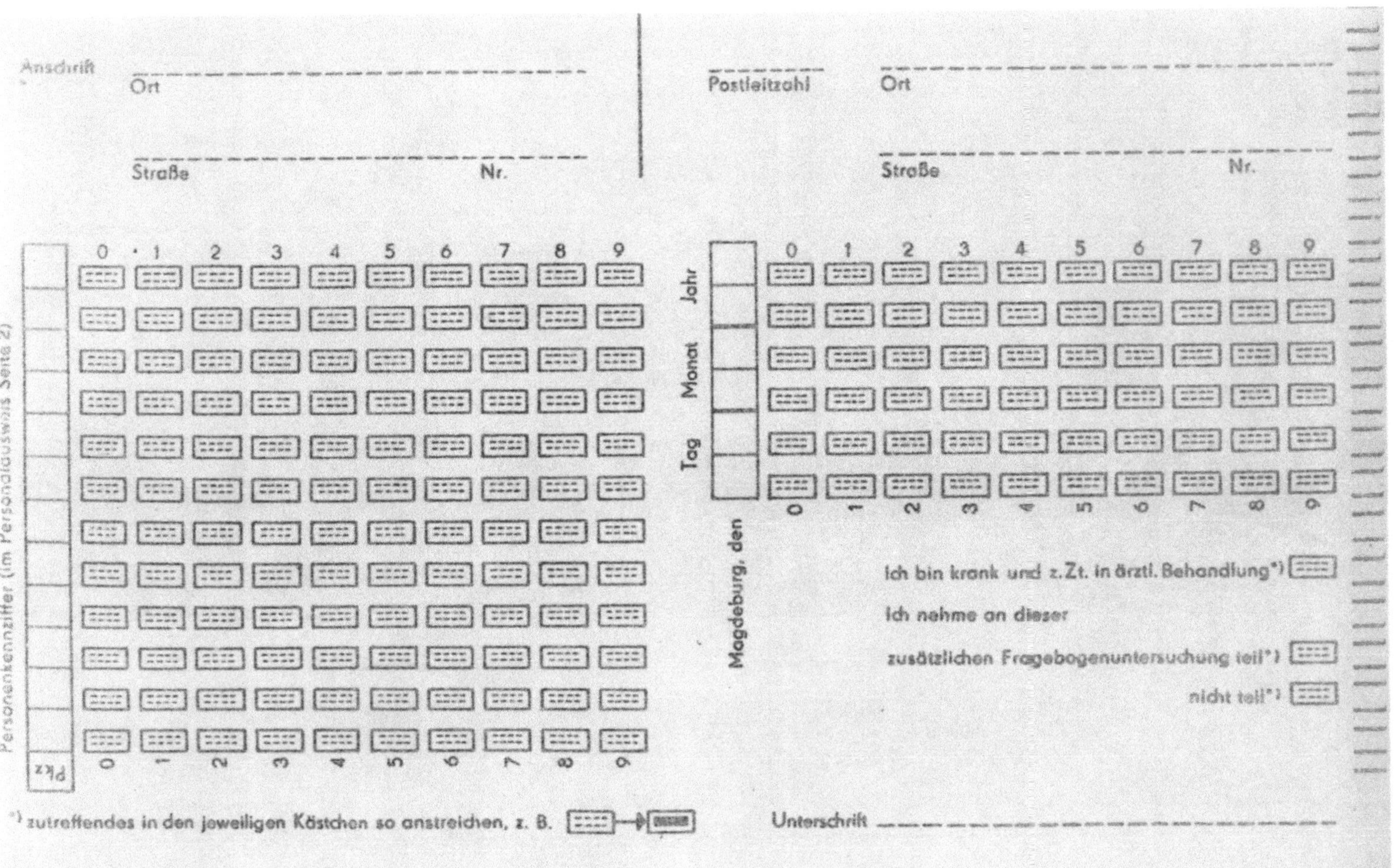

Anschrift

Ort

Straße Nr.

Postleitzahl Ort

Straße Nr.

Personenkennziffer (im Personalausweis Seite 2)

Pkz 0 1 2 3 4 5 6 7 8 9

Jahr Monat Tag 0 1 2 3 4 5 6 7 8 9

Magdeburg, den

Ich bin krank und z.Zt. in ärztl. Behandlung*)

Ich nehme an dieser zusätzlichen Fragebogenuntersuchung teil*)

nicht teil*)

*) zutreffendes in den jeweiligen Kästchen so anstreichen, z. B.

Unterschrift

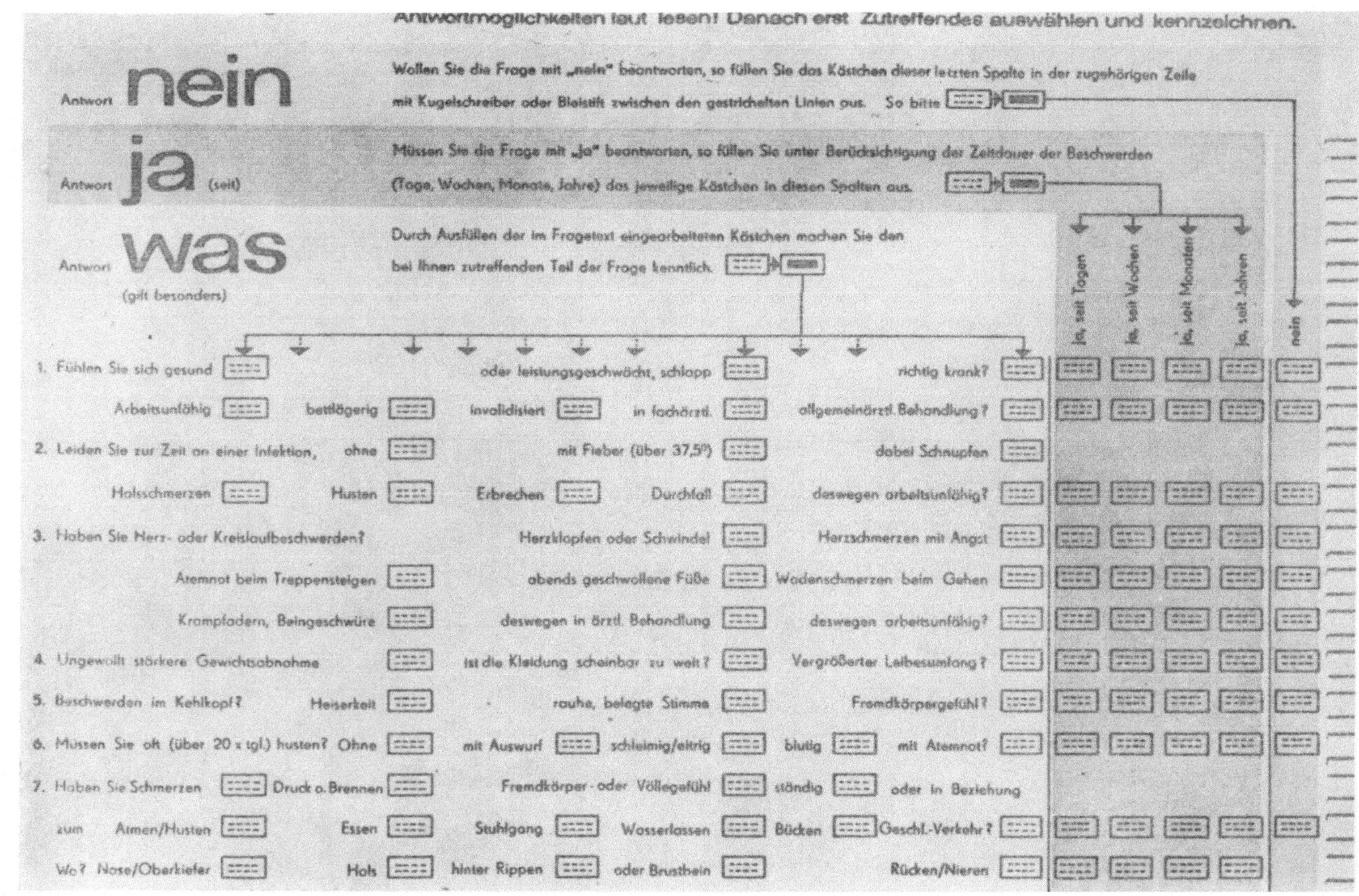

Antwortmöglichkeiten laut lesen! Danach erst Zutreffendes auswählen und kennzeichnen.

Antwort **nein** — Wollen Sie die Frage mit „nein" beantworten, so füllen Sie das Kästchen dieser letzten Spalte in der zugehörigen Zeile mit Kugelschreiber oder Bleistift zwischen den gestrichelten Linien aus. So bitte

Antwort **ja** (seit) — Müssen Sie die Frage mit „ja" beantworten, so füllen Sie unter Berücksichtigung der Zeitdauer der Beschwerden (Tage, Wochen, Monate, Jahre) das jeweilige Kästchen in diesen Spalten aus.

Antwort **was** (gilt besonders) — Durch Ausfüllen der im Fragetext eingearbeiteten Kästchen machen Sie den bei Ihnen zutreffenden Teil der Frage kenntlich.

Frage	ja, seit Tagen	ja, seit Wochen	ja, seit Monaten	ja, seit Jahren	nein
1. Fühlen Sie sich gesund [ ] oder leistungsgeschwächt, schlapp [ ] richtig krank? [ ]	[ ]	[ ]	[ ]	[ ]	[ ]
Arbeitsunfähig [ ] bettlägerig [ ] invalidisiert [ ] in fachärztl. [ ] allgemeinärztl. Behandlung? [ ]	[ ]	[ ]	[ ]	[ ]	[ ]
2. Leiden Sie zur Zeit an einer Infektion, ohne [ ] mit Fieber (über 37,5°) [ ] dabei Schnupfen [ ]					
Halsschmerzen [ ] Husten [ ] Erbrechen [ ] Durchfall [ ] deswegen arbeitsunfähig? [ ]	[ ]	[ ]	[ ]	[ ]	[ ]
3. Haben Sie Herz- oder Kreislaufbeschwerden? Herzklopfen oder Schwindel [ ] Herzschmerzen mit Angst [ ]	[ ]	[ ]	[ ]	[ ]	[ ]
Atemnot beim Treppensteigen [ ] abends geschwollene Füße [ ] Wadenschmerzen beim Gehen [ ]	[ ]	[ ]	[ ]	[ ]	[ ]
Krampfadern, Beingeschwüre [ ] deswegen in ärztl. Behandlung [ ] deswegen arbeitsunfähig? [ ]	[ ]	[ ]	[ ]	[ ]	[ ]
4. Ungewollt stärkere Gewichtsabnahme [ ] ist die Kleidung scheinbar zu weit? [ ] Vergrößerter Leibesumfang? [ ]	[ ]	[ ]	[ ]	[ ]	[ ]
5. Beschwerden im Kehlkopf? Heiserkeit [ ] rauhe, belegte Stimme [ ] Fremdkörpergefühl? [ ]	[ ]	[ ]	[ ]	[ ]	[ ]
6. Müssen Sie oft (über 20 x tgl.) husten? Ohne [ ] mit Auswurf [ ] schleimig/eitrig [ ] blutig [ ] mit Atemnot? [ ]	[ ]	[ ]	[ ]	[ ]	[ ]
7. Haben Sie Schmerzen [ ] Druck o. Brennen [ ] Fremdkörper- oder Völlegefühl [ ] ständig [ ] oder in Beziehung					
zum Atmen/Husten [ ] Essen [ ] Stuhlgang [ ] Wasserlassen [ ] Bücken [ ] Geschl.-Verkehr? [ ]	[ ]	[ ]	[ ]	[ ]	[ ]
Wo? Nase/Oberkiefer [ ] Hals [ ] hinter Rippen [ ] oder Brustbein [ ] Rücken/Nieren [ ]	[ ]	[ ]	[ ]	[ ]	

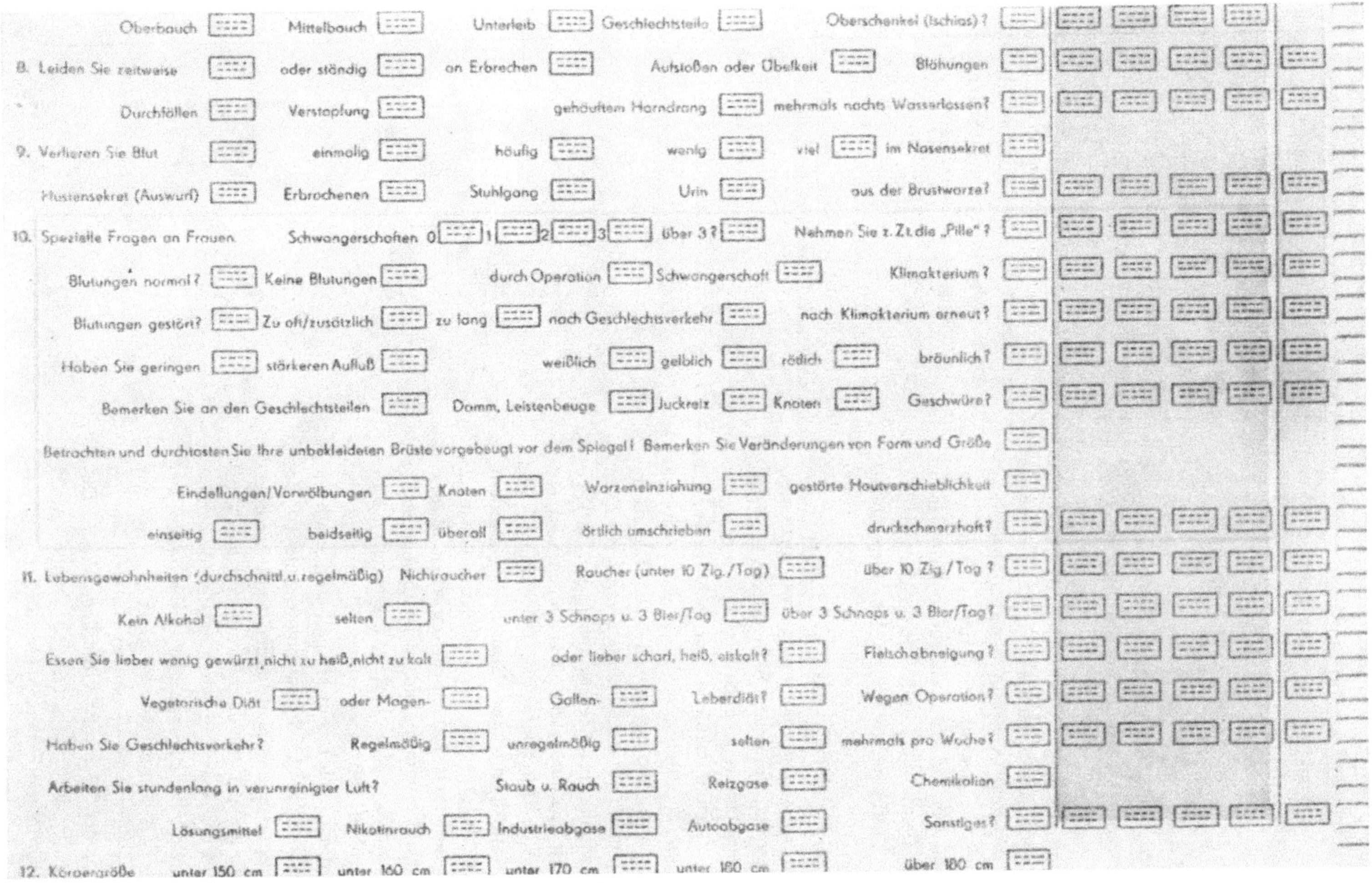

Oberbauch ☐ Mittelbauch ☐ Unterleib ☐ Geschlechtsteile ☐ Oberschenkel (Ischias)? ☐

8. Leiden Sie zeitweise ☐ oder ständig ☐ an Erbrechen ☐ Aufstoßen oder Übelkeit ☐ Blähungen ☐

Durchfällen ☐ Verstopfung ☐ gehäuftem Harndrang ☐ mehrmals nachts Wasserlassen? ☐

9. Verlieren Sie Blut ☐ einmalig ☐ häufig ☐ wenig ☐ viel ☐ im Nasensekret ☐

Hustensekret (Auswurf) ☐ Erbrochenen ☐ Stuhlgang ☐ Urin ☐ aus der Brustwarze? ☐

10. Spezielle Fragen an Frauen. Schwangerschaften 0 ☐ 1 ☐ 2 ☐ 3 ☐ über 3? ☐ Nehmen Sie z. Zt. die „Pille"? ☐

Blutungen normal? ☐ Keine Blutungen ☐ durch Operation ☐ Schwangerschaft ☐ Klimakterium? ☐

Blutungen gestört? ☐ Zu oft/zusätzlich ☐ zu lang ☐ nach Geschlechtsverkehr ☐ nach Klimakterium erneut? ☐

Haben Sie geringen ☐ stärkeren Ausfluß ☐ weißlich ☐ gelblich ☐ rötlich ☐ bräunlich? ☐

Bemerken Sie an den Geschlechtsteilen ☐ Damm, Leistenbeuge ☐ Juckreiz ☐ Knoten ☐ Geschwüre? ☐

Betrachten und durchtasten Sie Ihre unbekleideten Brüste vorgebeugt vor dem Spiegel! Bemerken Sie Veränderungen von Form und Größe ☐

Eindellungen/Vorwölbungen ☐ Knoten ☐ Warzeneinziehung ☐ gestörte Hautverschieblichkeit ☐

einseitig ☐ beidseitig ☐ überall ☐ örtlich umschrieben ☐ druckschmerzhaft? ☐

11. Lebensgewohnheiten (durchschnittl. u. regelmäßig) Nichtraucher ☐ Raucher (unter 10 Zig./Tag) ☐ über 10 Zig./Tag? ☐

Kein Alkohol ☐ selten ☐ unter 3 Schnaps u. 3 Bier/Tag ☐ über 3 Schnaps u. 3 Bier/Tag? ☐

Essen Sie lieber wenig gewürzt, nicht zu heiß, nicht zu kalt ☐ oder lieber scharf, heiß, eiskalt? ☐ Fleischabneigung? ☐

Vegetarische Diät ☐ oder Magen- ☐ Gallen- ☐ Leberdiät? ☐ Wegen Operation? ☐

Haben Sie Geschlechtsverkehr? Regelmäßig ☐ unregelmäßig ☐ selten ☐ mehrmals pro Woche? ☐

Arbeiten Sie stundenlang in verunreinigter Luft? Staub u. Rauch ☐ Reizgase ☐ Chemikalien ☐

Lösungsmittel ☐ Nikotinrauch ☐ Industrieabgase ☐ Autoabgase ☐ Sonstiges? ☐

12. Körpergröße unter 150 cm ☐ unter 160 cm ☐ unter 170 cm ☐ unter 180 cm ☐ über 180 cm ☐

Bild 8.4 Fragebogen zur Früherkennung von Krankheiten (Seiten 152/153 Vorderseite, Seiten 154/155 Rückseite)

Behandlungsabschluß übergeben würde. Darum bleiben derartige umfassende Dokumentationssysteme in absehbarer Zukunft nur wenigen großen klinischen Lehr- und Forschungseinrichtungen vorbehalten.

8.3.4. Allgemeine EDV-gerechte Datengewinnung – Gesundheitsdatenbank

Das noch junge Arbeitsgebiet der klinischen »Informatik« bemüht sich in Ausnutzung der EDV, dem Arzt die bestmöglichen Informationen sowohl über den Patienten, als auch über die anzuwendenden Kriterien für die Beurteilung und Entscheidungsfindung zur Verfügung zu stellen. Das setzt voraus, daß von ihr zuvor alle wichtigen Daten möglichst objektiv erfaßt und integriert worden sind. Die Sammlung von anamnestischen und klinischen Befunddaten muß problemorientiert möglichst im maschinenlesbaren Zustand erfolgen, um nicht zusätzliche Dokumentationsarbeit mit großem Zeit- und Personalaufwand entstehen zu lassen. Im Rahmen eines Forschungsauftrages zur Früherkennung des Krebses haben wir EDV-gerechte anamnestische Fragebögen und epikritische Untersuchungs-, Behandlungs- und Verlaufsdokumente (Bild 8.4) entwickelt. Ihre Strichmarkierungen sind ohne manuelle Locharbeit von einem optischen Markierungsleser unmittelbar in maschinengerechte Datenträger (Lochkarten, Lochstreifen, Magnetband, Magnetplatte) zu übertragen und dadurch sofort maschinell auszuwerten. Durch den Verzicht auf eine detaillierte Befunddarstellung wurde der sonst erforderliche große Formularaufwand auf ein Minimum reduziert. Trotzdem entstehen wichtige individuelle Befunddaten, insbesondere bei der Verdachtsdiagnose »Krebs«, dem wir derzeitig unsere besondere Aufmerksamkeit zuwenden. Auf der Grundlage dieser Daten, die durch Stammdaten (Name, Alter, Anschrift und Personenkennziffer) individualisiert und mit Angabe der Untersuchungsstelle und des -zeitpunktes vollautomatisch gespeichert und archiviert werden können, entsteht bereits eine einfache Datenbank. Sie ist vielfältig erweiterungs- und ausbaufähig. An derartigen Systemlösungen wird international vielerorts gearbeitet. So befindet sich z. B. in Schweden seit 1971 für die Region Stockholm mit 1,5 Millionen Einwohnern ein zentrales Gesundheitsdatenzentrum im Aufbau.

In der DDR arbeitet eine Forschungsgruppe der Medizinischen Akademie Dresden an der Ausarbeitung EDV-gerechter Krankenunterlagen. Von entscheidender Bedeutung ist eine einheitliche Datengewinnung auf der Grundlage maschinengerechter Klassifizierungssysteme. International sehr weiterentwickelt ist u. a. z. B. die TNM-Klassifikation der UICC, um deren Einführung in das HNO-Fach sich in besonderem Umfang *Schwab* und *Löbe* bemüht haben.

Moderne Endoskopie der Luft- und Speisewege

– Spezieller Teil –

9.
Endoskopie von Nase, Nasennebenhöhlen und Nasenrachen

9.1.
Einleitung

Die potentiellen Möglichkeiten endoskopischer Arbeitsmethoden können nur im Rahmen eines umfassenden, rationellen Untersuchungs- und Behandlungssystems voll ausgeschöpft werden. Einzelne Organabschnitte oder Organkomplexe sind mit dem Endoskop vielfach endgültig diagnostisch zu beurteilen, und krankhafte Veränderungen können wirksam therapeutisch beeinflußt werden.
Mit Rücksicht auf unsere begrenzten personellen, ökonomischen und zeitlichen Potenzen bevorzugen wir eine Auswahl besonders aussagestarker *Voruntersuchungen.* Die sich daraus ergebende *Verdachtsdiagnose* begründet den endoskopischen Eingriff, sofern keine Kontraindikationen eine endoskopische Untersuchung verbieten.

9.2.
Voruntersuchungen

9.2.1.
Anamnestische Erhebungen

Hier interessieren uns Beschwerden, die der Patient im Gebiet der Nase, des Mittelgesichts und des Kopfes selbst bemerken kann hinsichtlich Lokalisation, Quantität, Zeitbezug und dynamischer Tendenz. Qualitativ gezielt fragen wir nach Dysästhesien, wie Fremdkörpergefühl, Brennen, Stechen, Schmerzen u. dgl. sowie nach Störungen der normalen Funktionen, wie z. B. der Luftdurchgängigkeit, Resonanzfähigkeit, Sekretion, Reflexauslösung (Niesen, Husten, Bronchospasmus), des Riech- und Schmeckvermögens usw.
Wegen der engen funktionellen und pathoätiologischen Beziehungen werden wir besonders auch nach Beschwerden im gesamten Respirationstrakt, der benachbarten Kopf-, Hals- und Thoraxorgane, aber auch nach allgemeinen Beschwerden fragen. Von Interesse sind auch länger zurückliegende Zeitabschnitte und die familiäre Vorgeschichte. Bereits während der Exploration im Gespräch erfolgen neben der Dokumentation der wesentlichen Einzelheiten die Untersuchungen.

9.2.2.
Klinische Untersuchungen

9.2.3.
Allgemeinbefund

EZ und AZ, Kolorit und Turgor der Haut, Hirnnervenfunktionen sind relativ schnell zu beurteilen.
HNO-Status: Erst nach orientierender, aber vollständiger Untersuchung von Ohren, Mundhöhle, Hals und Kehlkopf gehen wir zur eigentlichen Erhebung des Nasenbefundes über.

9.2.4.
Lokalbefund

Klassische Untersuchungsmethoden

1. Inspektion und Palpation der äußeren Nase, der Nasenvorhöfe, der fazialen Wandbereiche der Nasennebenhöhlen und der Lymphabflußgebiete im Hals und Nacken sowie
2. Rhinoskopia anterior und posterior, ggf. mit Palpation, Sekret- oder Gewebsentnahme im vorderen Drittel der Nasenhaupthöhle geben im allgemeinen bereits wichtige Aufschlüsse.

Durchleuchtung der Nasennebenhöhlen

1. Die Diaphanoskopie der Kieferhöhle, des Siebbeins, der Stirnhöhle hat nur noch begrenzte Bedeutung.

2. Das Röntgenogramm im Strahlengang *halbaxial* stellt Kieferhöhle, Stirnhöhle, *posterior-anterior* Siebbeinhöhlen, Stirnhöhlen und *axial*-überkippt nach *Welin* besonders Stirnhöhlen und Keilbeinhöhlen gut dar.

3. Eine Rhinografie mit Kontrastmittel (Aufnahme ap und seitlich) kann bei Stenosierungen wichtige lokalisatorische Aussagen geben.

Punktion der Kieferhöhle vom unteren Nasengang

Sterile Sekretentnahme, Spülung, ggf. Röntgenkontrastdarstellung dienen dem Ausschluß bzw. der Differenzierung vorhandener Röntgenverschattungen in Empyem, Zysten, entzündliche Gewebshyperplasien oder echte Tumorbildung.

Funktionsprüfungen

Diese Prüfungen sollen Normabweichungen qualitativ und quantitativ aufdecken.

Luftdurchgängigkeit: auskultativer Seitenvergleich in- und exspirantorischer Luftpassage; Exspirationstest mittels Wattebausch, Handrücken, Hauchplatte nach *Glatzel*; passive Luftperflation mit *Politzer*-Ballon (bei Kindern); quantitativ: Rhinomanometrie (*Bachmann, Mlynshi*).
Resonanzwirkung: Rhinolalia aperta – Rhinolalia clausa anterior oder posterior.
Riechprüfung: qualitativ rechts/links-Vergleich und gustatorisches Riechen; evtl. quantitativ Olfaktometrie (*Elsberg, Gudziol* u. a.).

Diese Untersuchungsmethoden werden hinsichtlich Reihenfolge, Auswahl und ggf. Ergänzung durch weitere spezielle, hier nicht erwähnte Verfahren unter Berücksichtigung des jeweiligen Krankheitsbildes und örtlicher Gegebenheiten vom behandelnden Arzt individuell festgelegt. In den meisten Fällen kann bereits eine Verdachtsdiagnose gestellt werden.

9.2.5. Verdachtsdiagnose

Sie zu erhärten oder mit hoher Wahrscheinlichkeit auszuschließen, begründet nun den Einsatz der jeweiligen endoskopischen Untersuchung der Nasenhöhlen. Die Endoskopie schließt den Untersuchungsgang vielfach mit einer sicheren diagnostischen Aussage ab, weil die endoskop-optisch erweiterten Inspektionsmöglichkeiten verbesserte und detaillierte Struktur- und Funktionsbeobachtung, gezielte Sekret- und Gewebsentnahme mit nachfolgenden mikrobiologischen, histologischen, biochemischen und anderen Spezialuntersuchungen des gewonnenen Materials erlauben.
Auf der Grundlage so endoskopisch abgesicherter Krankheitsdiagnose können die therapeutischen Möglichkeiten eingesetzt werden. Es versteht sich, daß Krankheits- und Heilverlauf gleichfalls mit endoskopischen Verfahren sehr genau verfolgt werden können. Außerdem sind verschiedene endoskopische Therapieverfahren entwickelt worden, die in den folgenden Abschnitten mit den verschiedenen Methoden der Nasenendoskopie besprochen werden.

9.3. Methoden oberer Luftwegs-endoskopie

Folgende endoskopische Arbeitsmethoden finden für unsere prophylaktischen, frühdiagnostischen, ebenso wie für unsere traditionellen klinischen Aufgaben der Diagnostik, Therapie und Metaphylaxe zunehmenden Einsatz:
die anteriore Optikrhinoskopie,
die Sinuskopie (Highmoroskopie),
die posteriore Optik-(Spiegel)-Rhinoskopie,
die mikroskopische Epipharyngoskopie,
die direkte Salpingoskopie,
die direkte Rhinopharyngoskopie mit flexiblen Faseroptiken.

9.3.1.
Anteriore Optikrhinoskopie

Über die wohl umfassendsten klinischen Erfahrungen auf dem Gebiet der Nasenendoskopie verfügt derzeitig *Messerklinger*. Die von ihm entwickelte Arbeitsmethode schließt eine über 80jährige Entwicklung ab, die von *Hirschmann, Valentin, Zarniko, Riccabona, Timm, Nehls, Rosemann, Bauer* und *Wodak, Helmich, Draf* u. a. getragen wurde. Bei Verfügbarkeit schlanker »Kaltlicht«optiken stehen der breiten klinischen Anwendung dieser Methode keinerlei unüberwindliche Hindernisse entgegen.

9.3.1.1.
Instrumentarium und Anästhesiemittel

Auf dem steril abgedeckten Instrumententisch werden je nach Zielstellung des Eingriffs folgende *Instrumente, Hilfsgeräte und Zubehör* bereitgelegt (Bild 9.1 u. 9.2):

- Optik 4 mm (Vorausblick 30 °) mit Lichtleitkabel und Projektor, ggf. mit kompletter Fotoeinrichtung;
- Optik 4 mm (Seitenblick 60° bzw. 120°);
- Optik 2,8 mm (Seitblick 30 °);
- Saugstab 2 mm mit Dosierventil mit zugehöriger Schlauchverbindung und Absaugsystem;
- Fremdkörperfaßzange (fein); Doppellöffelfaßzange (fein);
- Absaugkatheter (Ch, 6–9) zum Absauggerät, dazu steriles Auffanggefäß;
- Nachsaugflüssigkeit: 100 ml sterile Kochsalzlösung;
- Pipettenflasche mit Antibeschlagmittel, z. B. Tacholiquin ®;
- Präparatröhrchen für bakteriologisches und histologisches Material mit steriler Kochsalzlösung bzw. absolutem Alkohol;

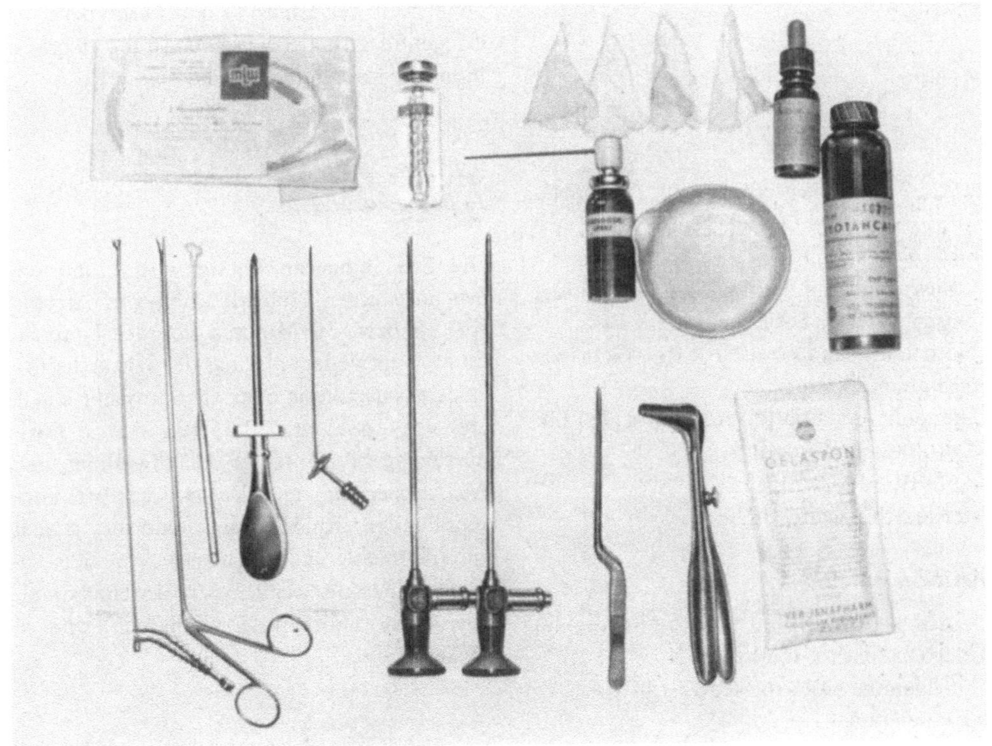

Bild 9.1 Instrumentarium zur Rhinoskopie

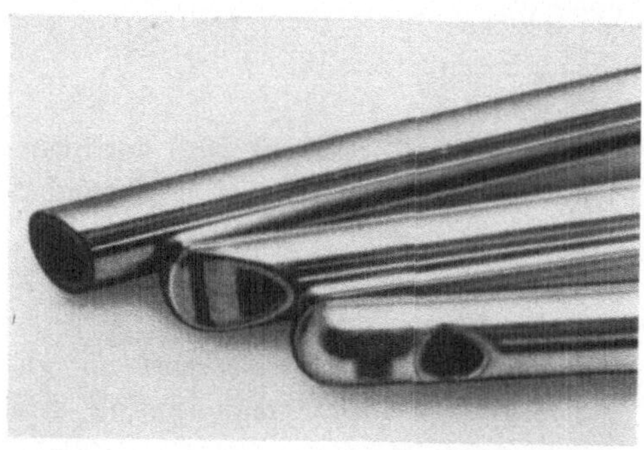

a

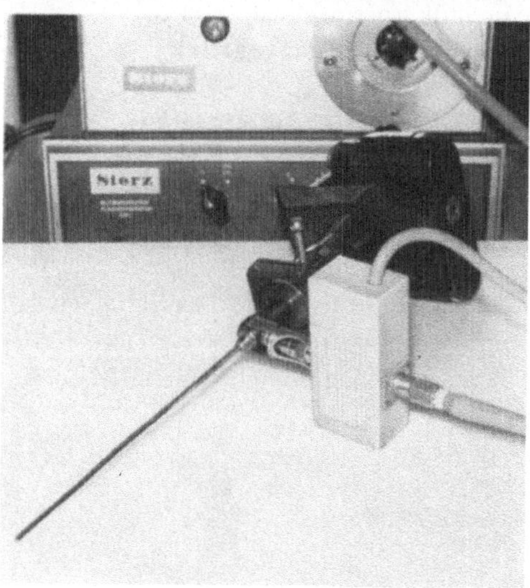

b

Bild 9.2 *a* Rhinoskopoptiken:: 30° Vorausblick, 70° und 120° Seitblick; *b* Fotoeinrichtung am Nasenendoskop (*Storz*)

- Objektträger für zytologische Präparate;
- Nasenpinzette, Schere, Wattedriller;
- Nasentamponadestreifen 2 cm, Gelasponschwamm, Watte;
- Hämophobinampulle, Adrenalin 1:1 000, Trichloressigsäure 40 %,
- Abfallschale, Zellstoff;
- sterile Schutzhandschuhe.

Anästhesiemittel:

1. Atropin sulf. 1 mg zur Prämedikation, Dosierung (nach Tabelle 5.5).
2. Schleimhautanästhesiegemisch:

Rp Exotankain 6,0
Rhinex 2,0
Adrenalien 1/1 000 5 Tropfen oder

Rp Pantokain 1 % 6,0
Privin 2,0
Adrenalin 1/1 000 5 Tropfen

3. Applikationshilfsmittel:

Nasenspekulum nach *Hartmann*, Wattedriller mit Watte;
Spraygebläse oder Ultraschallaerosolgenerator USI 50.

9.3.1.2. Untersuchungsgang

9.3.1.2.1. Lagerung

Der Patient wird auf dem Untersuchungstisch mit erhöhtem, leicht rechtsgedrehten Kopf gelagert. Der Arzt sitzt, ihm zugewandt, rechts in Schulterhöhe daneben (s. Bild 4.27 2). Wir decken den Patienten mit einem Schlitztuch ab, erhöhen so die Sauberkeit des Eingriffs und verhindern die erregende visuelle Mitbeobachtung der Manipulation durch den Patienten.

9.3.1.2.2. Anästhesierung

Die Schleimhautanästhesie wird grundsätzlich nach einer Prämedikation von Atropin (ca. 15 bzw. 30 Minuten vor der Untersuchung) entweder als nasale Ultraschallinhalationsanästhesie oder als Spray mit einem Gebläse appliziert. Bei behinderter Luftdurchgängigkeit erfolgt Abschwellung und Anästhesierung mit Wattepinsel bei konventioneller Rhinoskopia anterior gezielt und im mittleren Nasengang besonders intensiv. Überschreitungen der Einzelmaximaldosis von 5 ml (beim Erwachsenen) sind zu vermeiden.

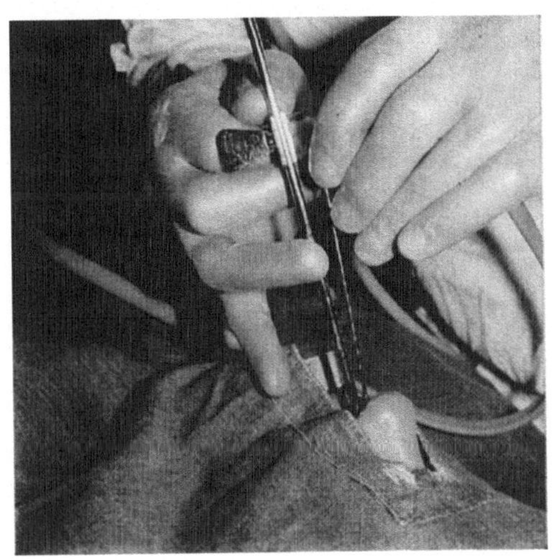

Bild 9.3 Bimanuelles, endonasales Rhinoskopieren

9.3.1.2.3. *Untersuchungstechnik*

Grundsätzlich werden alle fünf Nasenbereiche, soweit sie im Einzelfall zugängig sind, mit der Vorausblickoptik in der von *Messerklinger* angegebenen Methode mit sehr geringer Verletzungsgefahr fast atraumatisch und systematisch von hinten nach vorn inspiziert. Die Einführung der Optik durch den im allgemeinen weiten unteren Nasengang oder einen anderen rhinoskopisch bei der Anästhesierung als genügend weit erkannten Zugang zuerst in den Nasenrachen, muß dementsprechend mehrfach vorgenommen werden (Bild 9.3).

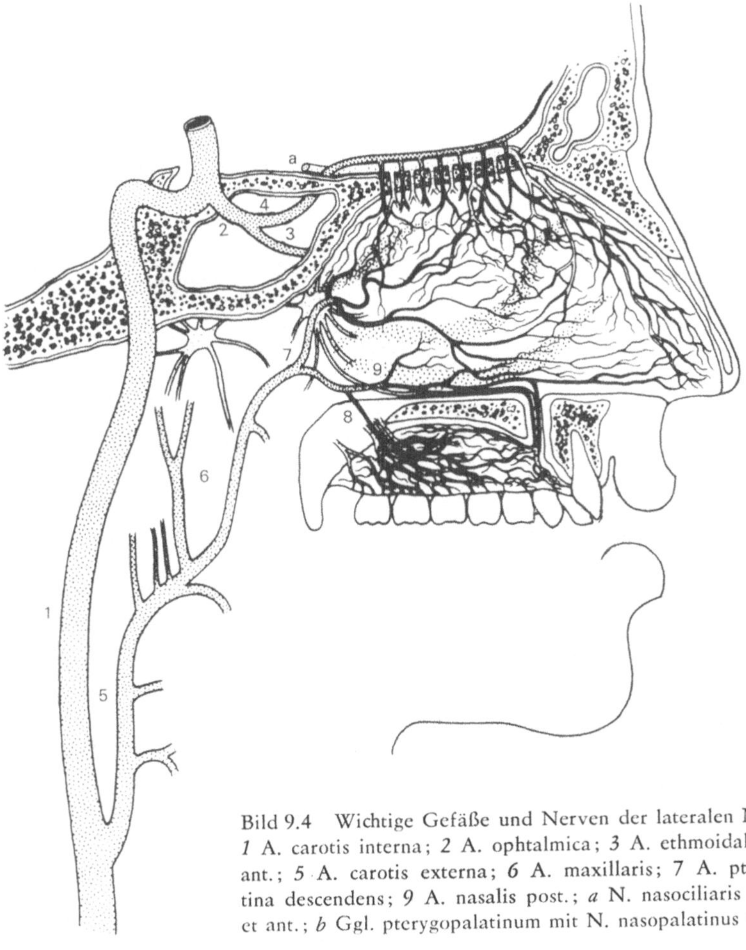

Bild 9.4 Wichtige Gefäße und Nerven der lateralen Nasenwand.
1 A. carotis interna; *2* A. ophtalmica; *3* A. ethmoidalis post.; *4* A. ethmoidalis ant.; *5* A. carotis externa; *6* A. maxillaris; 7 A. pterygopalatina; *8* A. palatina descendens; *9* A. nasalis post.; *a* N. nasociliaris mit Nn. ethmoidalis post. et ant.; *b* Ggl. pterygopalatinum mit N. nasopalatinus (über 7)

Ergeben sich bei der systematischen Inspektion der fünf Nasenabschnitte Auffälligkeiten bzw. unzureichend sichtbare Strukturen (Ostien), so werden diese danach durch die Seitblickoptik mit günstigerer Perspektive beurteilt. Die Raumorientierung ist durch diese Winkeloptik deutlich schwieriger und gelingt nur durch die vorausgehende prograde Inspektion und durch die Anwendung der gleichen Untersuchungstechnik »von hinten nach vorn«, durch die man palpatorisch kontrolliert die Optikspitze in den gewünschten Nasenabschnitt lenken kann und unter visueller Kontrolle die fragliche Struktur zwangsläufig in das Blickfeld zieht. Nach abgeschlossener Beurteilung der ersten, weniger suspekten oder fraglich gesunden Seite erfolgt die Untersuchung der problematischen bzw. erkrankten zweiten Seite.

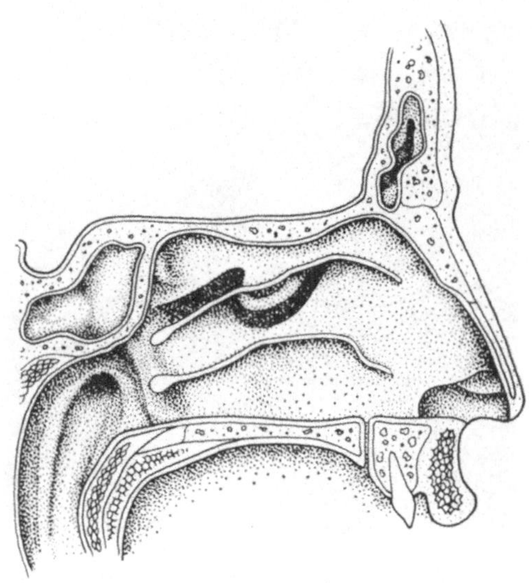

Bild 9.6 a Anatomie der Nasenhaupthöhle II. Die laterale Nasenwand nach Muschelabtragung

9.3.1.2.4. Endoskopische Anatomie und Physiologie

Im einzelnen wird die Inspektion sich auf die endoskopisch sichtbaren anatomischen und physiologischen Verhältnisse mit dem

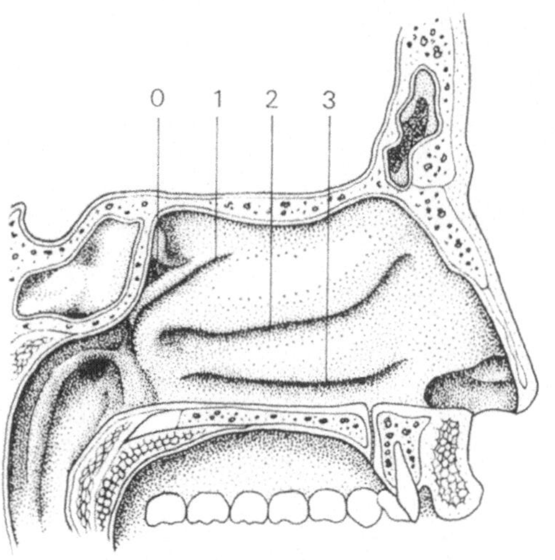

Bild 9.5 Anatomie der Nasenhaupthöhle I. Die laterale Nasenwand mit Recessus sphenoethmoidalis *(0)*, obere *1*, mittlere *2* und untere *3* Muschel

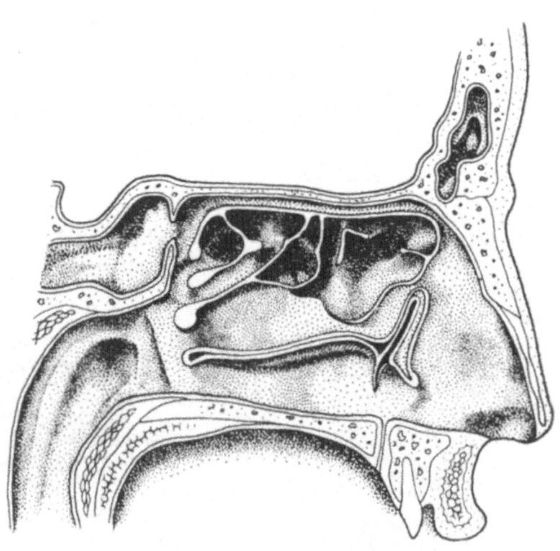

Bild 9.6 b Anatomie der Nasenhaupthöhle III mit Siebbein – Infundibulum, Ductus nasofrontalis

Ziel richten, ggf. vorliegende pathologische Abweichungen von der Norm zu erfassen. Die in den Bildern 9.4, 9.5, 9.6 einfach skizzierte Nasenanatomie soll dazu beitragen, eingehende Studien der komplizierten topografischen Anatomie bei *Zuckerkandl, Zarniko, Naumann* u. a. anzuregen und wachzuhalten.

Im *Nasenrachenraum* wird im Dachgebiet

besonders die strukturelle Symmetrie der Rachentonsille (auch zur Einschätzung der darüberliegenden Keilbeinhöhle) und der Sella turcica mit Hypophyse beachtet. Die Seitenwände sind durch die Tubenöffnungen auch von otologischem Interesse und verdienen ebenso wie der weiche Gaumen neben der Wertung von Schleimhautfarbe, Gefäßzeichnung, Sekretbelag und des darunterliegenden Reliefs (*Rosenmüller*sche Grube, Lymphfollikel, Muskulatur des Levator veli palatini) eine Bewertung der Bewegungsabläufe während des Schluckaktes (Bild 9.7).

Die nachfolgende Inspektion des *unteren Nasenganges* gelingt durch Ablenken der Optikspitze nach lateral und langsames Herausziehen lückenlos und völlig unblutig. Medial und oben vom Os turbinale begrenzt, lateral vom Os maxillare, d. h. im wesentlichen von der medialen Kieferhöhlenwand und kaudal vom Os palatinum, kann der gebildete Raum durch Größe und Füllungszustand der Schwellkörper der unteren Muschel weit und kuppelförmig, aber auch spaltförmig eng sein.

Nach *Messerklinger* wenden wir unsere besondere Aufmerksamkeit dem Ansatz der Muschel und dem dort entstehenden maxilloethmoidalen Winkel zu. Hier deuten Rötung und Schwellung der Schleimhaut auf entzündliche Kieferhöhlen-Siebbeinprozesse hin. Ferner wird dem mittleren oberen, oft konkaven Abschnitt des unteren Nasenganges mit besonders dünnen Knochenwandungen, die wir bei der Kieferhöhlenpunktion durchdringen, besondere Beachtung zuteil. Narben und sogar persistierende, aber auch operativ angelegte Fenster zur Kieferhöhle lassen wertvolle Rückschlüsse und Einblicke in operierte Höhlen zu.

Im vorderen Teil des unteren Nasenganges finden wir unschwer in der lateralen Wand oder im Muschelwinkel die Einmündung des Ductus nasolacrimalis. Sein Ostium kann trichter-, schlitz- oder rinnenförmig sein (*Messerklinger*) (Bild 9.8). Rötung und Schwellung unmittelbar dahinter deutet auf entzündliche Verwicklungen in den tief herabreichenden Infundibulumzellen oder auf Sinusitis maxillaris hin. Blockierungen des Tränenabflusses nehmen hier nicht selten auch durch Tumoren ihren Ursprung.

Der Austritt von Tränenflüssigkeit ist fast immer auch ohne Anfärbung des Sekretes im Konjunktivalsack, z. B. mit Fluoreszin, unter UV-Lichtbetrachtung zu beurteilen. Als Ausdruck starker Hyperämie kann das

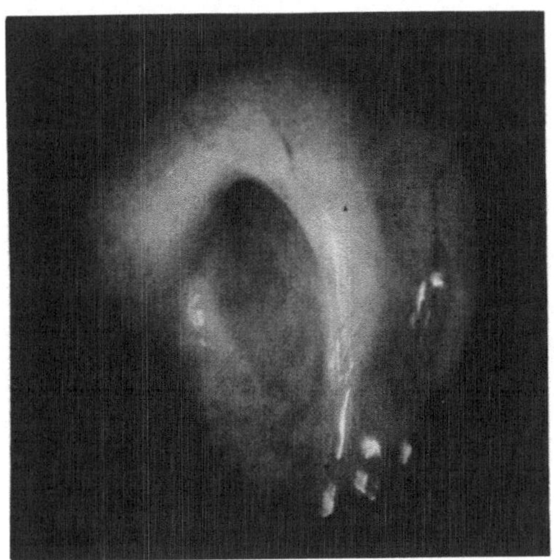

Bild 9.7 Normales, leicht klaffendes linkes Tubenostium

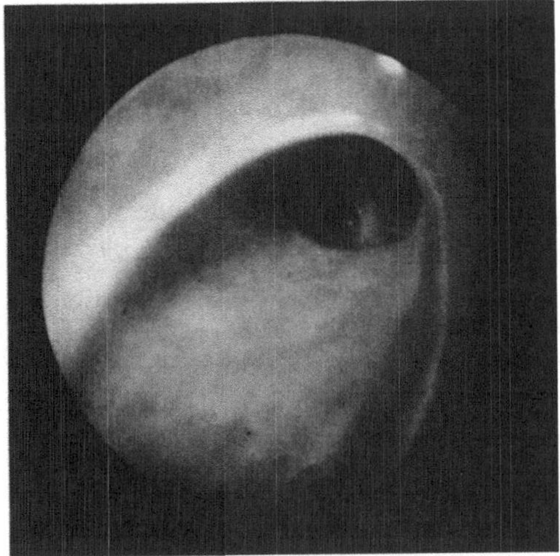

Bild 9.8 Unterer Nasengang links: Trichterförmiges Tränengangsostium (Aufn. *Messerklinger*)

Tränensekret das Licht pulsierend reflektieren.

Mit der Winkeloptik findet man im vordersten Teil neben dem Septum oft die Mündung des Canalis incisivus, durch den A. und V. nasopalatina ziehen und von dem aus sich Nasenvorhofzysten entwickeln können.

Die endoskopische Untersuchung des *mittleren Nasenganges* erfolgt gleichfalls aus dem Nasenrachen von hinten nach vorn. Der individuell weite Gang wird unten von der konvexen medialen Fläche der unteren Muschel, medial und oben von der mittleren Muschel begrenzt. Dieses »Ethmoturbinale« zeigt unterschiedlich ausgeprägte Längsfurchungen, die als rudimentäre, entwicklungsgeschichtliche Reste ausgedehnterer Oberflächenbildung aufzufassen sind und als wulstartige »Untermuscheln« bzw. als typische »Muschelsinus« imponieren. Senkrechte Knochenlamellen unterteilen den langgestreckten Raum ggf. in Fächer. Im vorderen Abschnitt entsteht dadurch bisweilen eine Muschelzelle, die Bulla conchalis.

Die laterale Begrenzung des mittleren Nasenganges zeigt eine verwirrende Vielfalt. Zum leichteren Verständnis sollte nochmals ein Anatomiebuch (*Peter, Pernkopf, Zuckerkandl*) zur Hand genommen werden. Im vorderen Abschnitt bestimmen der flache Wulst des Agger nasi, gleichfalls entwicklungsgeschichtliches Muschelrudiment, unter dem der Saccus lacrimalis verläuft, sowie der Processus uncinatus und der darüberliegende Hiatus semilunaris das endoskopische Bild. In diesem vorhofartigen Raum münden die vorderen Siebbeinzellen, der Ductus nasofrontalis und das trichterförmige Kieferhöhleninfundibulum ein (Bild 9.9). Eine oft erweiterte, vorgeschobene Siebbeinzelle – Bulla ethmoidalis – kann hier zusätzlich für topografische Varianten sorgen. Die umgebenden Wandbereiche sind häutig und werden als untere, vordere bzw. hintere Kieferhöhlenfontanelle bezeichnet. Akzessorische Kieferhöhlenostien lokalisieren sich in dieser Pars membranacea (Bild 9.10)). Die

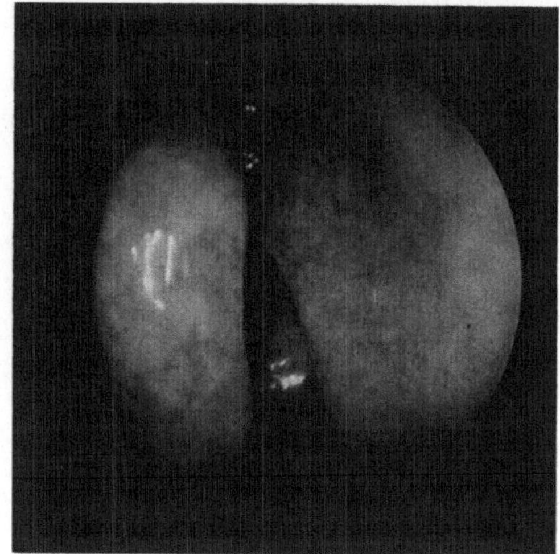

Bild 9.9 Kopf der linken mittleren Muschel und Proc. uncinatus, dahinter ausladendes Infundibulum: Vorderrand des Dct. maxillaris (Aufn. *Messerklinger*)

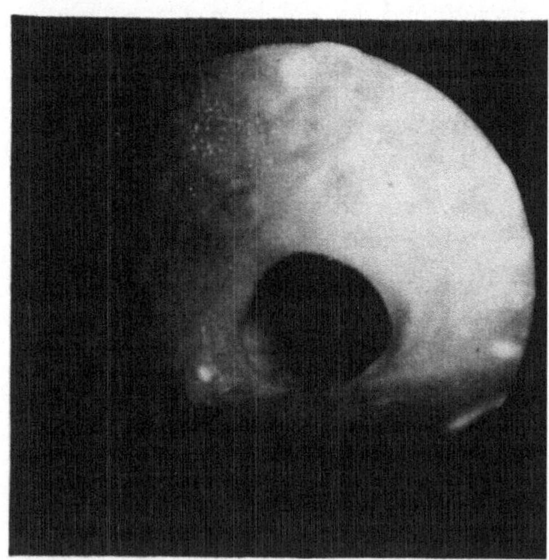

Bild 9.10 Großes akzessorisches Kieferhöhlenostium in der hinteren Fontanelle

Beurteilung der Verhältnisse ist durch die Vielfältigkeit normaler Strukturvarianten erschwert. Sie beansprucht deswegen klare entwicklungsgeschichtliche Vorstellungen, exaktes anatomisches Wissen und beträchtliche endoskopische Erfahrungen. Besondere Beachtung verdienen Farbe, Schwellungszustand und Konsistenz der Schleimhäute im Bereich der Ostien und ihrer membranösen

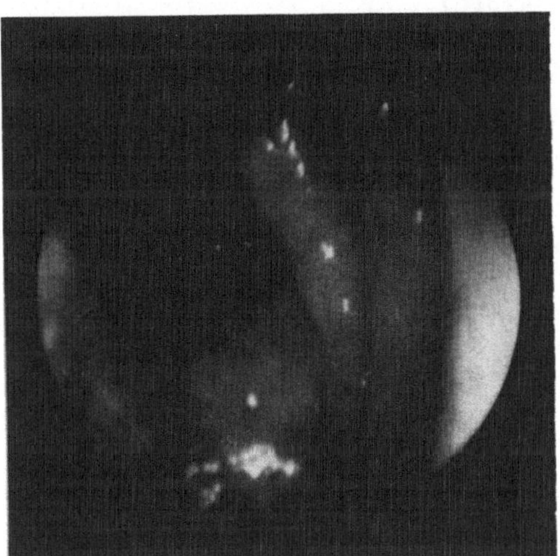

Bild 9.11 Recessus sphenoethmoidalis rechts mit Ansatz der mittleren und oberen Muschel, dahinter kleines Keilbeinhöhlenostium

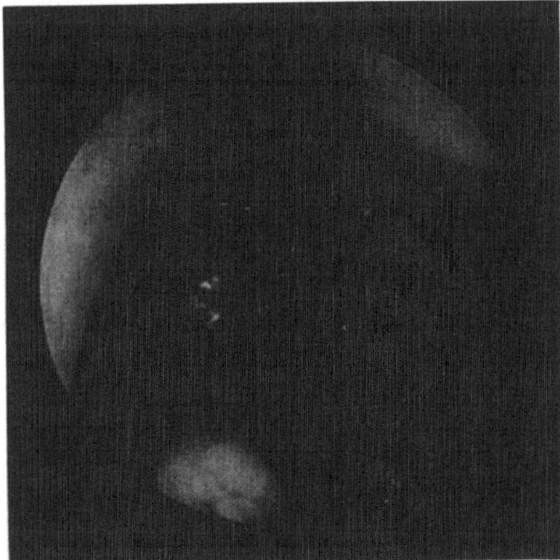

Bild 9.12 Probeexzision hinteres Septum: Nasenrachenfibrom

Umgebung. Hier und über den dünnwandigen Siebbeinzellen, dem Agger nasi, der Bulla ethmoidalis und dem Muschelkopf ergeben sich nicht selten wertvolle Unterscheidungshinweise zur Differenzierung zwischen begrenzten entzündlichen, nekrotisierenden, aber auch tumorösen Prozessen und diffusen generalisierten infektiösen Veränderungen (*Naumann, Hommerich*).

Die Untersuchung des *Recessus sphenoethmoidalis* gelingt durch Zurückziehen der erneut in den Nasenrachen geschobenen Optik unter Anhebung der Spitze über die mittlere Muschel. In diesem hinteren Abschnitt des oberen Nasenganges interessieren an seinen dorsalen Flächen die Keilbeinhöhlenostien (Bild 9.11). Im lateralen Winkel unter der deckenden Schleimhaut liegen tief im knöchernen Sulcus pterygopalatinum A. und N. pterygopalatini. Sie entspringen A. u. N. maxillaris, treten durch das Foramen pterygopalatinum in das Naseninnere und erreichen absteigend ihre Versorgungsbereiche, nämlich die hinteren Abschnitte von Nase und Gaumen (s. Bild 9.6 *b*).

Oberer Nasengang (Ethmoturbinale 3 bis 5) und Lamina cribosa sind nur mit der 2,8 mm Optik zu besichtigen. Hier interessieren insbesondere die Ostienverhältnisse hinterer Siebbeinkomplexe und posttraumatische Veränderungen im Sinne von Hämatomen, Fissuren, Frakturlinien, Liquorrhoe.

9.3.1.2.5. Operative Manipulationen

Mit zunehmender Übung gelingt es, die Inspektion falls erforderlich, durch palpatorische Informationen zu ergänzen. Dabei leitet entweder die Endoskopoptik selbst die Gewebewiderstände zur tastenden Hand, oder es werden entsprechende Werkzeuge zusätzlich eingeführt. So gelingt es in vielen Fällen, bimanuell Sonden, Absaugröhrchen oder feine Faßzangen in das Blickfeld der Optik zu führen und dort visuell kontrolliert zur Konsistenzprüfung, zur Lösung und Entfernung von Fremdkörpern, Sekreten und Gewebsproben zu benutzen (Bild 9.12). Gezielt z. B. die dünne Keilbeinhöhlenvorderwand paramedian direkt über dem Boden zu punktieren, um ein Empyem auszuschließen oder Kontrastmittel zu applizieren, ist ebenso möglich,

wie ein Anästhetikum zu injizieren (Blokkade des Ggl. pterygopalatinum) und auch zu inzidieren (z. B. Fensterung der membranösen Fontanellen, Eröffnung der kranken Siebbeinzellen u. dgl.).
Es sind auch Sondierungen, Bougierungen, Katheterisierungen stenosierter Nasengänge und einmündender Ostien unter Sichtkontrolle möglich. Kontrastmittelapplikation zur Röntgendarstellung nicht nur der Kieferhöhle, sondern auch des Dct. nasolacrimalis und der Tuba pharyngotympanica sind im Entwicklungs- bzw. Erprobungsstadium und hinsichtlich ihres klinischen Wertes von Interesse.

9.3.1.3. Indikation – Kontraindikation

Die Indikationsstellung stützt sich auf die durch Voruntersuchungen gestellte Verdachtsdiagnose. Diese mit endoskopischen Mitteln zu bestätigen oder zu entkräften und möglichst kurativ oder auch palliativ zu behandeln, ist das Endoskopieziel.
Durch die praktisch lückenlose, detaillierte, vergrößernde Inspektion sind wir in der Lage, sehr umschriebene und damit auch frühe Krankheitsstadien der verschiedensten Qualität sehr exakt auch im Hinblick auf die Ausdehnung zu diagnostizieren, und z. T. auch endoskopisch zu behandeln. Damit qualifizieren Fakten die Festlegungen einer konservativen oder operativen Therapieplanung bezüglich Wahl der Methode und Ausdehnung der Maßnahmen. Darüber hinaus schränkt sich die Indikation für endonasales operatives Vorgehen mit der Rhinoskopia media (*Killian*) bzw. transmaxilläre, transethmoidale oder transpalatinale Operationen beträchtlich ein (*Eckert-Möbius*, *Pfalz*, *Wigand* u. *Steiner*).

9.3.1.3.1. Fehlbildungen

Unter der typischen Symptomatik nasaler Stridor oder Mundatmung, Rhinorrhoe, gestörter Saugakt treten kongenital Dysplasien der Nase durch ihren Querschnittsverlust klinisch in Erscheinung.
Das bekannteste Krankheitsbild ist die Choanalatresie in der inkompletten oder kompletten häutigen, oder knöchernen Form.
Die Feststellung der Form und Ausdehnung der Fehlbildung ist wegen der kleinen Verhältnisse endoskopisch bei Neugeborenen durch Selfoskope möglich. Differentialdiagnostisch sind obstruierende Entzündungen, Fremdkörper, Oberkieferosteomyelitis abzugrenzen.
Handelt es sich um inkomplette und kurze Atresien, so können Bougierung und bei größeren Kindern endoskopisch kontrolliertes Fräsen, evtl. nachfolgende Dauerdilatation mit Endoprothese eine Dauerheilung bzw. Besserung erzielen. Transpalatinale operative plastische Rekonstruktion sollte möglichst nicht im Säuglingsalter vorgenommen werden, wofür bei einseitigen Veränderungen auch keine Notwendigkeit besteht (*Albrecht, Denecke, Jungblut* u. a.).

9.3.1.3.2. Fremdkörper und Traumen

Zur Klärung von Art, Lokalisation und Stellung akuter endonasaler Fremdkörper wird die Optikrhinoskopie nur ausnahmsweise z. B. für die schonende Extraktion bizarr geformter oder verhakter Fremdkörper herangezogen. Chronische Fremdkörper verbergen sich nicht selten hinter der Symptomatologie einseitiger eitriger Nasenhaupt- und Nebenhöhlenentzündung mit Obstruktionserscheinungen, Rhinolithbildung durch Inkrustation weist auf lange Liegedauer hin. Iatrogene Fremdkörper (z. B. Mullstreifen u. dgl.) kommen nach vorausgehenden operativen Eingriffen und anderen Behandlungsverfahren durch Unachtsamkeit immer wieder vor. Die Endoprothesenbehandlung zur Dauerdilatation von Stenosen setzt den endonasalen weichen, glatten hohlen Fremdkörper visuell kontrolliert durch Optikrhinoskopie bewußt und mit großem Nutzen ein (vgl. Kap. 13.). Schleimhauterosionen und Ulzerationen sind hierbei wie auch bei transnasaler Lage von Nährsonden und Trachealkathetern nicht immer vermeidbar. Exakte endoskopische Befunderhebung vermag zweckmäßige Behandlungsmaßnahmen wie Salbeneinlagen (z. B. Antibiotika und Prednison), auch Silastikfolieneinlage zur Atresie- und Synechieverhütung zu indizieren und zu kontrollieren.

Nach Mittelgesichts- und Schädelbasisfrakturen kann die Endoskopie das Ausmaß und die Lokalisation von Frakturlinien aufklären helfen. Zur Indikationsstellung einer operativen Revision vermag sie durch exakte Lokalisation von diskreten Blutungen und Liquorrhoen nach *Messerklinger*, *Buiter* durchaus beizutragen.

9.3.1.3.3. *Fluoreszindarstellung von Liquorfisteln nach Messerklinger*

Instrumentarium

- Einbau eines Blaufilters in den Filterschieber des Kaltlichtprojektors;
- Befestigung eines komplementären Sperrfilters am Optikokular.

Methode: Suboccipalpunktion und Injektion 1 ml Floureszin-Natrium-Lösung 5 %, Lagerung Kopf tief in Bauchlage für eine stunde, danach Anästhesierung und Endoskopie in typischer Weise (vgl. auch *Simon).*

Ergebnisse: a) Starke Liquorrhoe – gelbbraune Liquorstraße in Normallicht bis zur Austrittstelle (Siebbein, Lamina cribrosa) verfolgbar; b) mäßige Liquorrhoe – gelbe Liquorstraße, die im Blaulicht oder UV-Licht grüngelb fluoresziert. Scharfe Begrenzung = kurze Entfernung zum Duradefekt, breite fluoreszierende Fläche. Unscharf begrenzt = große Entfernung zur Liquorquelle; c) minimale Liquorrhoe – Abtransport des markierten Liquors (Fluoreszinverdünnung von 1/10 Mill., doch leicht nachweisbar) auf dem normalen Sekretweg des Zilienschleimteppichs.

9.3.1.3.4. *Funktionsstörungen der Tränenwege, des weichen Gaumens und der Tuba pharyngotympanica*

Bei fraglich fehlendem Austritt von Tränenflüssigkeit aus dem Ductus nasolacrimalis bei intakter Produktion und normalen Lidverhältnissen kann durch intrakonjunktivale Gabe eines Tropfen Fluoreszinlösung (1 %) durch das Fehlen endonasaler Fluoreszenz die Blockierung des Abflußsystems gesichert werden (Technik der Blaulichterzeugung Kap. 9.3.1.3.3.).

Eine Sondierung des Dct. nasolacrimalis vom unteren Nasengang aus kann mit zangengeführten, ausgezogenen Plastkathetern, die sich auch bei der Sialografie bewährt haben (*Brandt* und *Philipp*) unter Optiksicht versucht werden.

Dakryozystografie: Durch Injektion wasserlöslicher Röntgenkontrastmittel (Visotrast 290 vom VEB Fahlberg-List) entstehen Zystogramme, die über Ort und Ausdehnung des Verschlusses Hinweise geben. Distale narbige, postinfektiöse- oder posttraumatische Verschlüsse können durch eine Dauerbougierung (8–14 Tage) gebessert werden. Hartnäckige Rezidive sind zu heilen durch

Transnasale Tränensackoperation nach West-Halle (1910).

Instrumentarium:

- Komplettes Rhinoskopieinstrumentarium, dazu
- Instrumentarium zur Mikrochirurgie des

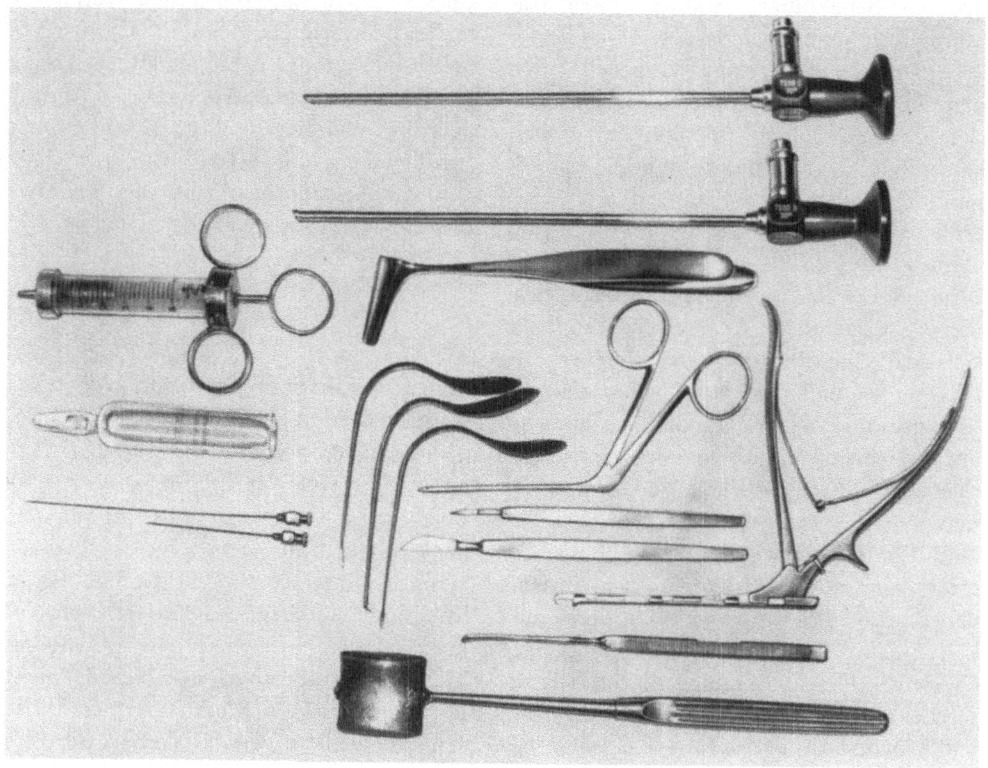

Bild 9.13 Instrumentarium zur Tränensackoperation nach *West*, Halle

Ohres mit schmalem Skalpell, schmalem Flachmeißel oder Turbinenfräße, stärkerer Doppellöffelstanze (Bild 9.13).

Anästhesiemittel: Exotankain 6,0, Rhinex 2,0, Adrenalin 1 % 8 Tropfen, Xylocitin 1 % 1 ml, Rekordspritze mit langer Kanüle; Exotankain in Tropfpipette.

Anästhesierung: Schleimhautanästhesie wie zur Optikrhinoskopie, dazu 1 Tropfen Exotankain intrakonjunktival, Infiltrationsanästhesie subperiostal über dem Agger nasi.

Methode: Eine vorausgehende submuköse Septumresektion erweist sich erforderlich, wenn nach *Heermann* (1957) unter Sicht des Operationsmikroskops vorgegangen werden soll.

Operationstechnik: Umschneidung eines Schleimhautlappens über dem Agger nasi, Ablösung desselben, Resektion der dünnen Knochenlamelle über dem Saccus lacrimalis mit Fräse, schabendem Meißel und Doppellöffelstanze, Fensterung des freigelegten Saccus in Längsrichtung, Schleimhaut von Saccus und Nasenschleimhaut werden mit Gelasponschwammeinlage adaptiert (*Denecke*).

Indikation: kooperativ mit Ophthalmologen.

Weicher Gaumen

Bei Verschlußinsuffizienzen des weichen Gaumens infolge Mißbildungen des Gaumens (Spaltbildungen), Zustand nach direkten Verletzungen, traumatischen oder postapoplektischen Nervenläsionen, die durch Rhinolalia aperta und nasalen Austritt von Getränken in Erscheinung treten, kann die Endoskopie vorteilhaft zur Klärung beitragen. Exakte Lokalisation der undichten Stelle, ggf. durch Trinken gefärbter Flüssigkeiten (Methylenblau), kann einem geplanten plastisch-rekonstruktiven Heileingriff wertvolle Hinweise geben.

Tuba auditiva

Während des Schluckaktes und des *Valsalva*schen Versuches kann der Tubenöffnungsmechanismus mit kurzfristigem Einblick bis zum Isthmus beobachtet werden. Darüber hinaus kann die Tube auch mit einem zusätzlich eingeführten, abgebogenen Katheter sehr exakt sondiert werden. Ob sich daraus eine standardisierte Technik für die Mittelohrdiagnostik – Endografie mit wasserlöslichem Kontrastmittel – oder eine verbesserte tubogene Behandlungsmethode (*Heermann, Pfalz, Wright, Zöllner*) entwickeln läßt, bleibt abzuwarten (s. auch Direkte Salpingoskopie Kap. 9.3.7.).

9.3.1.3.5. Entzündungen

Akute Rhinitis: Durch nasenendoskopische Untersuchungen von Patienten, die an einem der so häufigen mikrobiellen Infektionen der Luftwege – dem *banalen Schnupfen* – erkrankt sind, können die typischen, morphologischen reaktiven Veränderungen diffuser akuter Entzündungen sehr genau studiert werden.

Die alle Bereiche betreffenden Veränderungen der Schleimhäute imponieren neben der serös schleimigen, später eitrigen Hypersekretion bei ödematöser Schwellung der Schleimhaut, Quellung der Submukosa, livider Rötung, durch hyperämisch erweiterte, gestaute Gefäße, gefüllte submuköse Schwellkörper (Venenplexus) mit rinnenförmiger Stufenbildung an der Grenze zu gefäßarmen Muschelbereichen. Pulsierende Sekretreflexe, besonders im Bereich eingeengter, verschwollener Ostien, z. B. des Ductus nasolacrimalis und des Hiatus semilunaris, deuten ebenso auf Miterkrankung benachbarter Nebenhöhlen hin wie die pulsierende, den mittleren Nasengang ausfüllende Vorwölbung der Fontanellen *(Hajek, Messerklinger)* und die Ausfüllung des Muschelsinus mit entzündlich gequollener Schleimhaut (Bild 9.14). Ihre Rückbildung kann Wochen in Anspruch nehmen *(Messerklinger)*. Bei diesen Zuständen ist der Betäubungseffekt des Anästhesiemittelgemisches nur durch Wattedriller ausreichend. Die mechanische Vulnerabilität der Schleimhaut ist beträchtlich. Direkte therapeutische Konsequenzen lassen sich durch die endoskopische Bestätigung der klinisch gesicherten Diagnose im allgemeinen nicht herleiten, so daß dieses Krankheitsbild klinisch keiner endoskopischen Untersuchung bedarf.

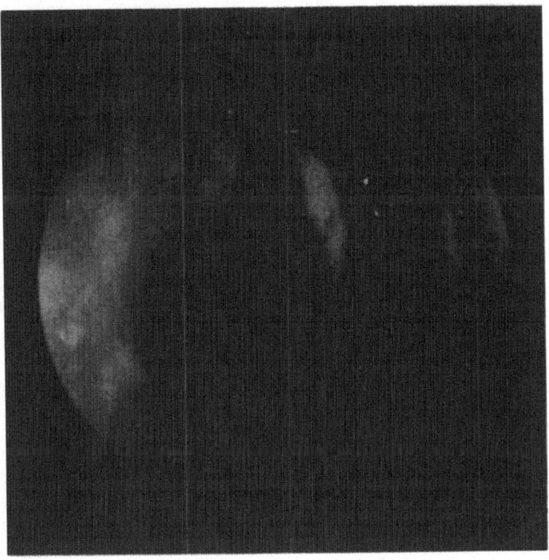

Bild 9.14 Fibrinös hämorrhagische Rhinitis nach Epistaxis und Ballonkatheterbehandlung

Chronische Rhinitis: Demgegenüber kann die Endoskopie bei subakutem oder chronischem Verlauf einer Rhinitis wertvolle diagnostische Aufschlüsse geben. Nicht selten finden wir als Ursache verzögerter Abheilung hartnäckige peristierende Entzündungsprozesse im Bereich einzelner Nebenhöhlenkomplexe. Unzureichende Sekreteliminierung infolge ineffektiver Schnaubgewohnheiten oder Gleichgültigkeit gegenüber den in manchen Familien zum guten Ton gehörenden verstopften und gefüllten Nasen oder als Folge umschriebener ungünstiger

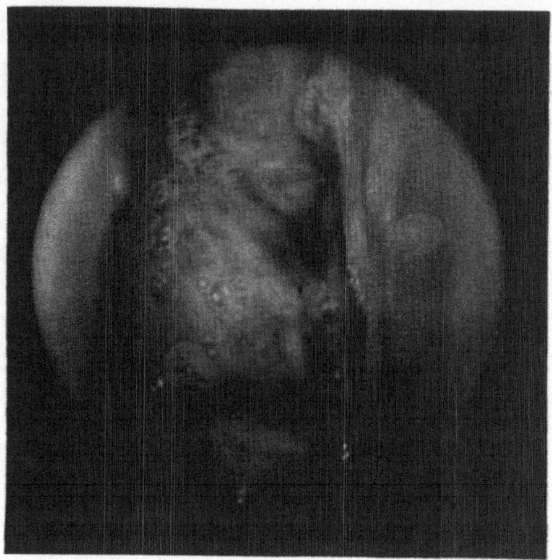

Bild 9.15 Persistierende Choanaltresie nach mehrfacher endonasaler Siebbeinoperation

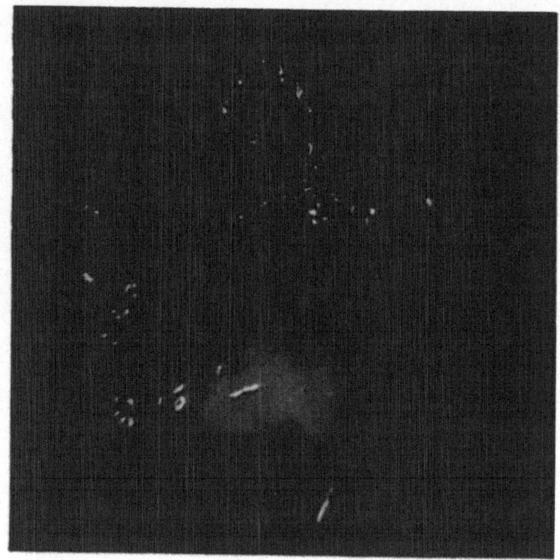

Bild 9.17 Tubenbereich und *Rosenmüller*sche Grube rechts bei ödematös-hamorrhagischer Rhinopharyngitis

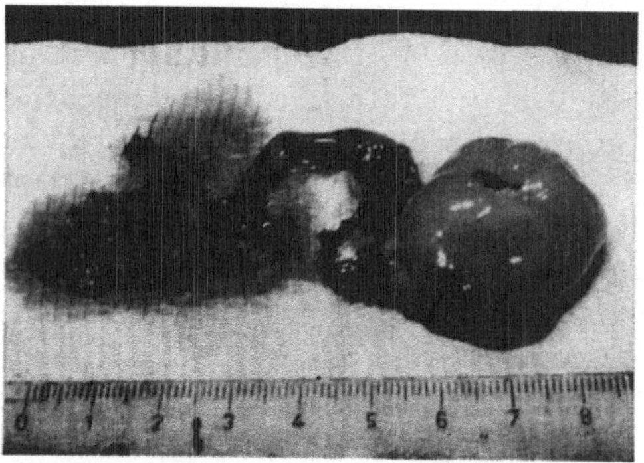

Bild 9.16 Reseziertes Osteom hinteres Muschelende (Fall Bild 9.15)

endonasaler Strömungsverhältnisse in der »ostiomeatalen Einheit« (*Zange, Naumann*), ggf. in Verbindung mit immunologischer Fehlleistung oder Insuffizienzerscheinung, spielen möglicherweise eine wichtige ursächliche Rolle (*Terrahe* u. *Radu*).

Wenn einzelne Siebbeinzellen nach umschriebener Ostitis mit Knochennekrose nach langwierigen Demarkierungsprozessen schließlich auch hyperplastisches, mesenchymales Reparationsgewebe hervorbringen, sollten wir diesen Ursachen nachgehen, um sie wirkungsvoll zu behandeln.

Messerklinger hat sich sehr eingehend der endoskopischen Aufklärung solcher Prozesse gewidmet. Können wir eine umschriebene, persistierende, hyperplastische oder nekrotisierende Entzündung im Bereich der Bulla conchalis, des Muschelsinus, der Bulla ethmoidalis oder vorgeschobener Infundabulumzellen der Nachbarschaft des Dct. nasolacrimalis, des Agger nasi, des Processus uncinatus, der hinteren Siebbeinzellen oder auch der Keilbeinhöhlen nachweisen, so werden wir stets auch endoskopisch erreichbare Hyperplasien und Nekrosen inzidieren bzw. resezieren. Eine breite Eröffnung zur Drainage miterkrankter Höhlen unterbricht den pathoätiologischen »Circulus vitiosus«, der nach *Naumann* wiederum jedoch nicht immer zur Restitutio ad integrum führen muß (Bild 9.15–9.21). Rhinitis infolge dauernder Überlastung durch Luftverunreinigung mit physikalisch-chemisch aggressiven oder allergenen Stäuben bedürfen einer weitergestellten, endoskopischen Dispensairebetreuung. Analog zur chronischen Bronchitis läßt der chronische Entzündungsprozeß besonders beim Raucher an ein erhöhtes Karzinomrisiko denken (Bild 9.17) (*Wodak, Albrecht*). *Kleine Blutungen* sollten dann in jedem Fall eine eingehende endoskopische Exploration, ggf. mit zytologischer oder gezielter Gewebsuntersuchung von suspekten Schleim-

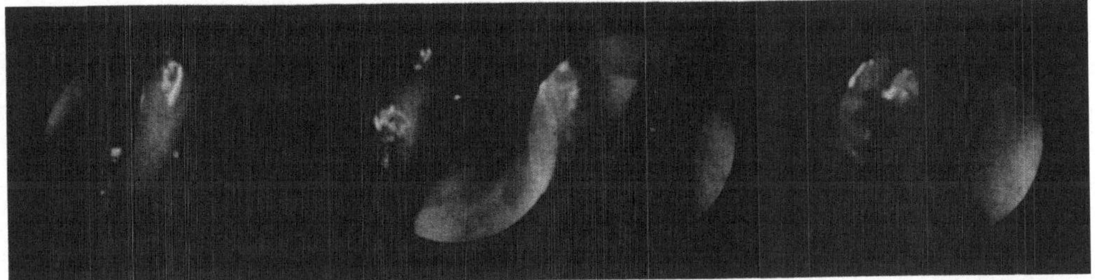

Bild 9.18 Ethmoiditis circumscripta mit polypöser Schleimhaut im Infundibulum und im oberen Nasengang

Bild 9.19 Schleimhautpolyposis im oberen Nasengang vor der Abtragung

Bild 9.20 Polypinsertion im Infundibulum

Bild 9.21 Restpolyp vor der endoskopischen Abtragung

hautarealen veranlassen. *Spezifische tuberkulöse und luische Entzündungen* sind zur ausgesprochenen Rarität geworden und werden als überraschende histologische oder bakteriologische Zufallsbefunde entdeckt. Eine Publizierung solcher seltenen Fälle sollte nicht unterbleiben.

9.3.1.3.6. Tumoren

Ob Nasenpolypen ätiologisch nun Ausdruck lokal-überschießender mesenchymaler Reparationsvorgänge oder Ausdruck immunologisch-bakterieller Gewebsallergien (*Rajka*) oder aber als virusinduziertes Tumorleiden anzusprechen sind, können wir gegenwärtig nicht mit genügender Sicherheit entscheiden.

Wichtiger für die Nasenendoskopie ist, daß beginnende Polypenbildung exakt topografisch zu bestimmen ist und durch endoskopisch gezielte Resektion unter Mitnahme angrenzender kranker Siebbeinzellwände behandelt und histologisch beurteilt werden kann (Bild 9.18 bis 9.21). Wichtig ist ferner, daß solitäre Choanalpolypen langgestielt vielfach von akzessorischen Kieferhöhlenostien innerhalb der Fontanellen ausgehen und dort leicht abgesetzt werden können. Ob ein ätiologischer Zusammenhang zwischen den runzligen und z. T. zitzenförmigen Ausweitungen der Fontanellen nach akuten Entzündungen der Kieferhöhle und der Entstehung solcher solitären Polypen besteht, ist gegenwärtig ungeklärt. – Weitere gutartige Neubildungen sind *Fibrome* und *Hämangiome,* die im Septumbereich auch als blutende »Septumpolypen« bisweilen taubeneigroß werden können. *Papillome* mit semimalignen, stark rezidivierenden Eigenschaften gehen vor allem »invertiert« von der Basalzelle dysplastischer Siebbeinpolypen aus und bedürfen radikaler chirurgischer Entfernung im Gesunden (*Albertini, Messerklinger* u. a.)

Sarkome und *Karzinome* werden noch sehr häufig erst durch ihre Spätsymptome – gestörte Luftdurchgängigkeit, Auftreibung des Nasengerüstes oder Invasion der Nachbarorgane – diagnostiziert. Das nicht seltene Frühsymptom, geringgradige Nasenblutung, wird vom Patienten, vom Hausarzt und auch vom Facharzt mit dem harmlosen Etikett »Epistaxis« versehen und läßt beim älteren Menschen primär an Hochdruck, Gefäßsklerose und borkige Rhinitis mit Verletzungen, aber kaum an Tumor denken, ganz im Gegensatz zu pathologischen Blutaustritten aus anderen Körperhöhlen. Hier müssen wir »umdenken«. Jede Nasenblutung, insbesondere geringeren Ausmaßes, die nicht als Massenblutung eindeutig dem Locus Kiesselbachii entspringt, bedarf sorgfältiger rhinoskopischer Untersuchung zum

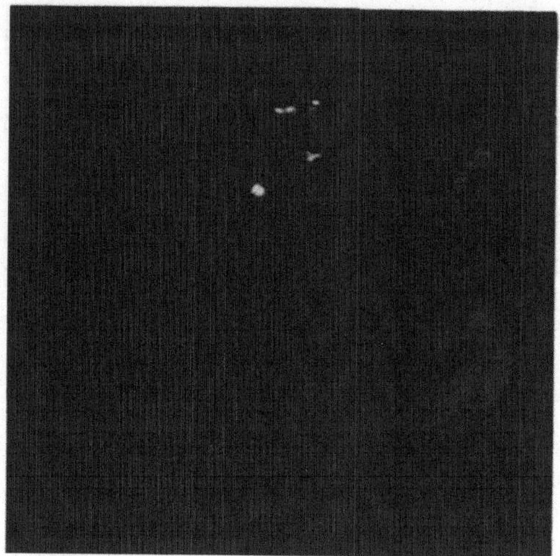

Bild 9.22 Hyperplastische Rhinopharyngitis: Probeexzision zum Tumorausschluß

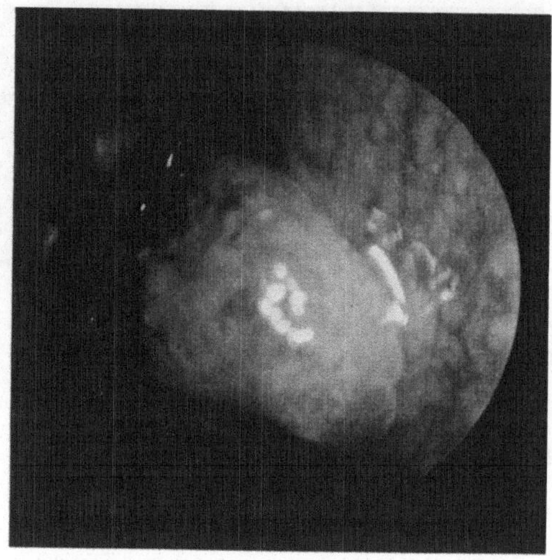

Bild 9.24 Histologisch invasives Plattenepithelkarzinom (Nahaufnahme Bild 9.23)

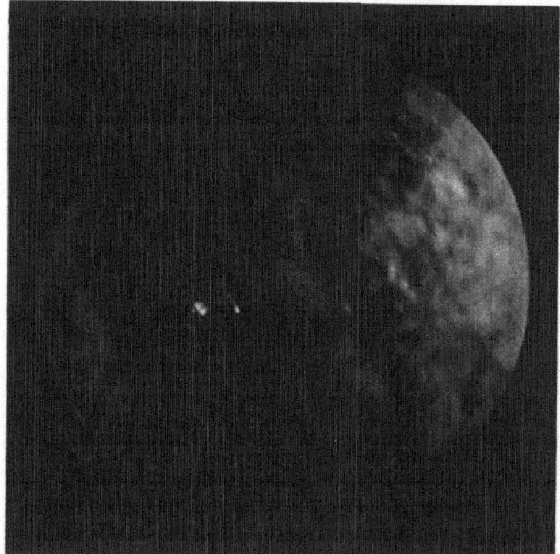

Bild 9.23 Makroskopisch »Blutender« Polyp im unteren Nasengang

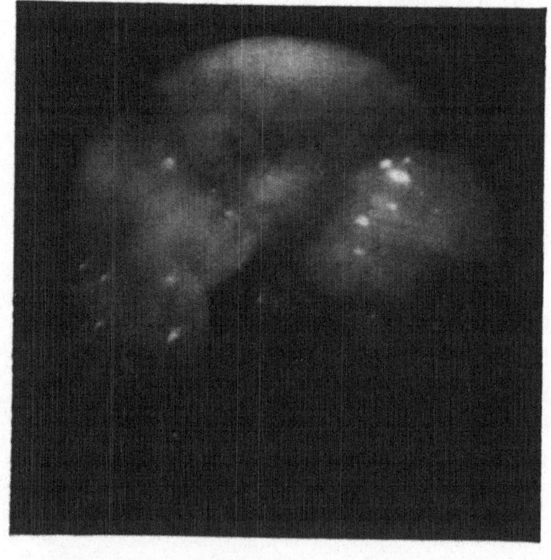

Bild 9.25 Fortgeschrittenes lymphoepitheliales Karzinom im Bereich unterer, mittlerer Muschel und weichem Gaumen

Ausschluß einer umschriebenen Geschwulstbildung. Hierzu gehört eine sorgfältige, differenzierte Anamneseerhebung, um aus dem großen Topf »Epistaxis« die Tumorverdächtigen systematisch auszusieben und endoskopisch zu untersuchen. Ob lokale, chronisch entzündliche, subklinisch verlaufende Prozesse im Zusammenwirken mit kanzerogenen Luftverschmutzungen den Nebenhöhlenmalignomen vorausgehen, könnte zukünftig durch systematisch betriebene rhinoskopische Dispensairebetreuung chronisch staubexponierter Patientengruppen erforscht werden (Bild 9.22, 9.23, 9.24, u. 9.25). Die Befunddokumentation erfolgt nach der Einteilung der Nasennebenhöhlen-Regionen (Bild 9.26) sowie nach der TNM-Klassifikation (Tab. 9.1).

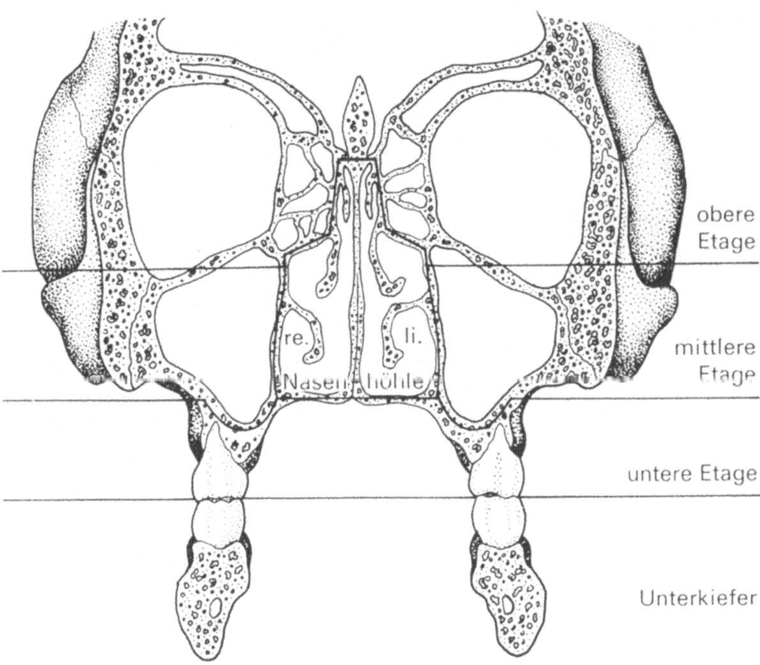

Bild 9.26 Einteilung der Nase und Nebenregionen zur Tumorklassifikation

Tabelle 9.1 TNM-Klassifikation: Regionen und Bezirke der Nase und Nasennebenhöhlen (Übersicht)

Region	Bezirk
Innere Nase	Nasenboden Septum[1] seitliche Nasenwand
Mittlere Etage	Os maxillare mit Kieferhöhle Os zygomaticum
Obere Etage	Siebbein und Maxillo-Ethmoidal-Winkel Stirnhöhle Keilbeinhöhle

[1] Nasendach ist nicht erwähnt, da die hier lokalisierten Tumoren klinisch zur Gruppe der Geschwülste der oberen Etage gerechnet werden müssen.

Zur Nachbarregion gehören: untere Etage Mundhöhle), Orbita, Stirnbein, Schädelbasis, Endocranium, Fossa infratemporalis, Flügelgaumengrube, Epipharynx, Wangenweichteile, Haut, Unterkiefer und Gegenseite.

T_1 = Tumor auf einen Bezirk begrenzt
T_2 = Tumor überschreitet den Bezirk, aber nicht die Region
T_3 = Tumor überschreitet die Region, aber bleibt auf das Organ beschränkt; oder befällt eine Nachbarregion mit
T_4 = Tumor dehnt sich auf mehr als eine Nachbarregion aus; oder überschreitet die Grenzen des Organs noch weiter; oder überschreitet die Mittellinie und greift zur Gegenseite über

9.3.2. Kieferhöhlenendoskopie (Highmoroskopie)

9.3.2.1. Instrumentarium

Wir halten auf dem Instrumententisch das sterile Instrumentarium wie zur Optikrhinoskopie bereit und ergänzen es (Bild 9.27) durch

- Trokar und Hülse für operative Eingriffe 6 mm und 8(!) mm (MGB 441)
- optikgeführte Doppellöffelzange (Bild 9.28);
- 100-ml-Rekordspritze und Schlauchverbindung;
- körperwarme, sterile physiologische Kochsalzlösung;
- Spülwasserauffangschale;
- diverse Kieferhöhlendrains (PVC-Katheter), abgekantet, seitlich distal perforiert.

9.3.2.2. Untersuchungsgang

9.3.2.2.1. Lagerung

Die Rückenlage erleichtert wie bei der Optikrhinoskopie auf dem Operationstisch eine gute Fixierung des Kopfes in gewünschter Position während der Optikeinführung und der Untersuchung. Zugleich trägt diese Lage zur physisch-psychischen Entspannung und zur Heraufsetzung der Schmerzschwelle bei. Abdeckung des Patienten mittels Schlitztuch erhöht die Sauberkeit und verhindert die Beobachtung beunruhigender Vorbereitungen zur Trokarpunktion.
Ein Saugkatheter, im Nasenrachen plaziert, sorgt für ständige Blut-, Sekret- und Spülwassereleminierung.

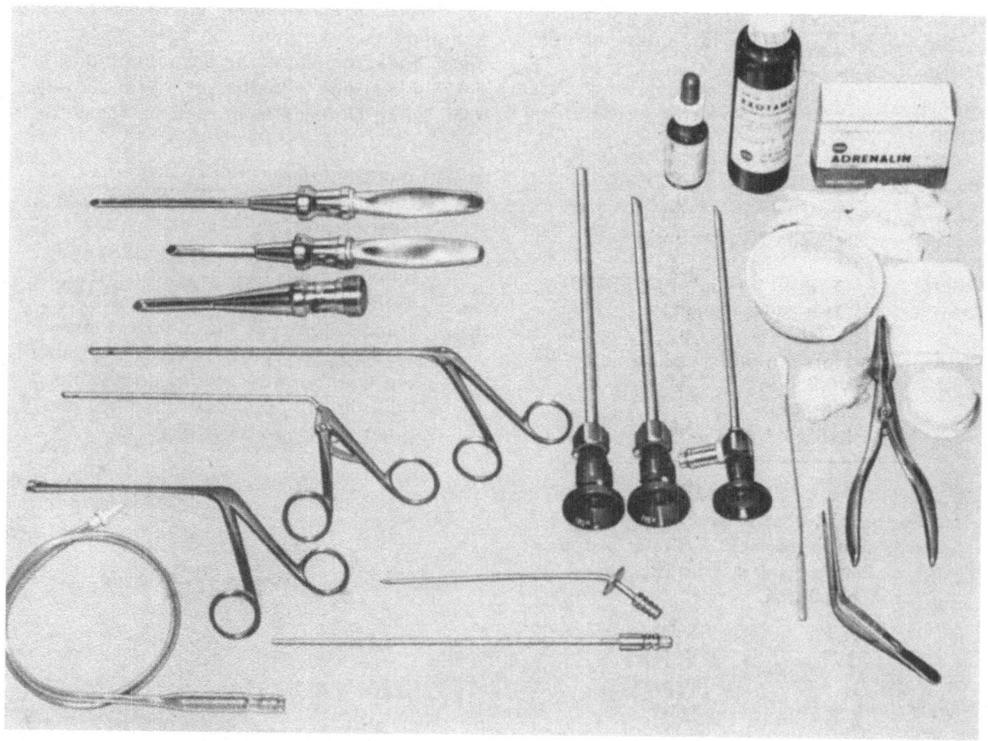

Bild 9.27 Instrumentation zur Sinuskopie

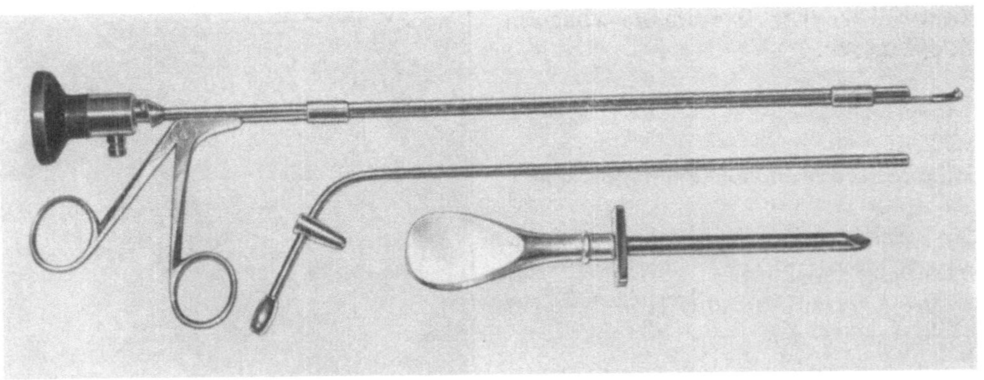

Bild 9.28 Operationssinuskops (6 mm) mit optikgeführter Doppellöffelzange

9.3.2.2.2. *Anästhesierung*

Lokalanästhesie: Nach Atropinprämedikation erfolgt die Applikation der abschwellend und anästhesierend wirkenden Lösungskombination mittels Spray, Wattedriller bzw. Mullstreifeneinlage in den unteren und mittleren Nasengang. Bei transfazialem Vorgehen ergänzt eine Xylocaininfiltrations- bzw. Leitungsanästhesie des N. infraorbitalis und N. incisivus. Für sehr empfindliche Patienten und während der Einarbeitung in die Methode empfiehlt sich eine *Allgemeinanästhesie* entweder als i. v. Barbiturat-Relaxansnarkose mit translaryngealer Intubation und IPP- bzw. assistierender Sauerstoffbeatmung nach Atropinprämedikation oder Apparatnarkose (Halothan-Lachgas-O_2) durch den Fachanästhesisten. Die Punktion im Lachgasrausch empfiehlt *Brodhage.*

9.3.2.2.3. *Untersuchungstechnik*

Grundsätzlich kann vom unteren Nasengang oder aber transfazial vorgegangen werden (*Seela, Peterson, Timm, Draf* u. a.).

Nasales Vorgehen: Ansetzen von Trokar mit Hülse sehr kurz hinter dem Muschelkopf und bohrendes Perforieren des hier dickeren Knochens in Richtung des äußeren Augenwinkels unter wohldosiertem Druck, der sofort mit der Handkante abgestützt werden kann. Hinterwandverletzungen durch Abrutschen werden so sicher vermieden.

Faziales Vorgehen: Von der anästhesierten Umschlagfalte aus wird die Fossa canina in ihrer tiefsten, dünnsten Stelle mit dem Trokar durch leichte drehende Bohrbewegungen in Richtung medialen Augenwinkel durchstoßen. Gute Abstützung und die Tiefe des Rec. ethmoidalis schützen vor Verletzungen.

Nach Entfernung des Trokars kann durch die zurückbleibende Hülse steril Sekret abgesaugt oder bei sekretfreier Höhle sofort mit der Optik inspiziert werden (Bild 9.29).

Vielfach muß sehr ausgiebig und gezielt eingedicktes, zähhaftendes Sekret mit großen Spülwassermengen unter beträchtlichem Druck mühsam entfernt werden. Es empfiehlt sich, zunächst das Spül-Saugröhrchen mit seitlichen Öffnungen zu benutzen. Durch Drehung ist die Spülrichtung veränderbar. Bei blockiertem Ausführungsgang bleibt zwischen Spülröhrchen und Hülsenwand genügend Abflußraum. Höchste Spülleistung erzielt man durch Einführung an der Spitze gekrümmter Plastkatheter, die eine Steuerung der Strahlrichtung zulassen. Trockensaugen bzw. Ausblasen und Trockenwischen

(Wattedriller) der Trokarhülse schließen die Spülung ab.

9.3.2.2.4. Endoskopische Anatomie und Physiologie

Wir besichtigen die Kieferhöhle nach einem feststehenden Programm.

Nasales Vorgehen: Im allgemeinen führen wir zunächst in den Tubus die 30°-Optik ein und bewerten Farbe, Relief und Gefäßzeichnung der Schleimhaut durch Drehen und Schwenken der Optik entsprechend der Nachgiebigkeit des knorpligen Septumsteges.

Dann erfolgt der sogenannte Standard-Rundumblick: Das Objektiv der 110° bzw. 70°-Optik liegt in Kieferhöhlenmitte. Ausblickrichtung aufwärts zum medialen Augenwinkel. Wir beginnen mit der Besichtigung der oberen nasalen Wandgebiete. Das sehr variabel geformte Ostium (Bild 9.30) und die Fontanellen können ggf. durch Valsalva oder Druckwechsel mittels Politzer-Ballon sichtbar gemacht werden. Der Recessus ethmoidalis, die konvexe Hinterwand, lateraler Recessus und Vorderwand mit Übergang zum medialen Orbitaboden – hier zeigt sich mitunter der Verlauf des N. infraorbitalis als Knochenwulst – könnten durch Achsendrehung ins Blickfeld gebracht werden. Durch zusätzliches Schwenken der Optikachse und Zurückziehen bis an die mediale Kieferhöhlenwand können bis auf Reste auch die vorderen medialen Höhlenwandabschnitte betrachtet werden.

Faziales Vorgehen: Bei transfazialem Vorgehen vom Mundvorhof aus in Infiltrationsanästhesie oder Narkose empfiehlt sich die Benutzung der dickeren Vorausblickoptik (4 mm – 30 °). Die Besichtigung insbesondere des »Siebbeinschachtes« und der Medialwand (Ostien – Fontanelle) gelingen so sehr leicht. Kieferhöhlenboden und vordere Wandbereiche bedürfen der Winkeloptikbetrachtung. Auch hier erleichtert der Valsalva bei zugehaltener Nase die Form, Lokalisation und Funktionsfähigkeit des Ostiums zu beurteilen.

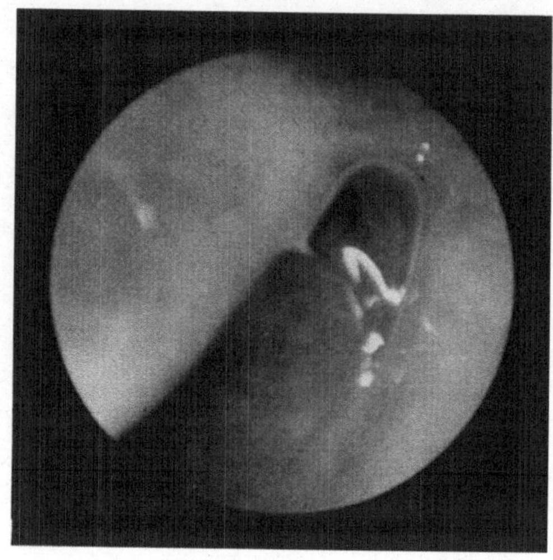

Bild 9.30 Reizlose Kieferhöhlenschleimhaut im Recessus ethmoidalis und am Ostium maxillare rechts

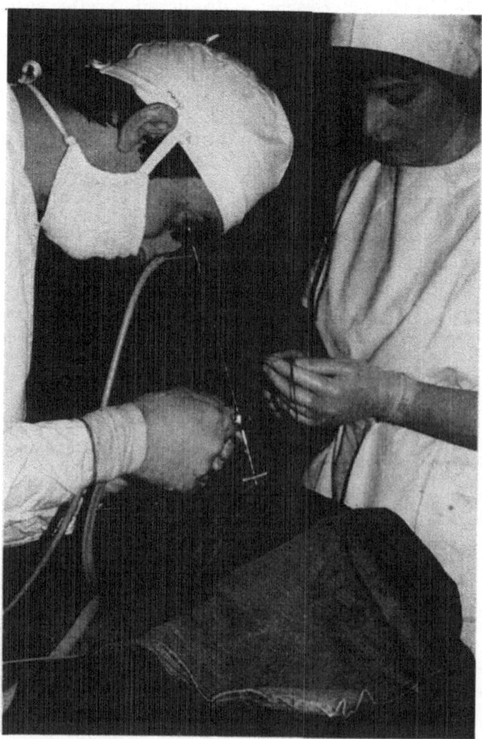

Bild 9.29 Bimanueller sinuskopischer Eingriff

9.3.2.2.5. *Operative Manipulationen*

Zytologische oder histologische Materialgewinnung gelingt mit Watteträger bzw. Doppellöffelinstrumenten dann leichter, wenn die Trokarhülse durch die Vorausblickoptik sehr exakt auf den verdächtigen Bereich eingerichtet werden kann und das Entnahmeinstrument sicher geführt ist. Soll unter Blickkontrolle operiert werden, so kann das leicht durch Kombination von pernasalem und transmaxillärem Vorgehen geschehen (*Hellmich* und *Heberhold*). Dieses komplizierte Arbeiten ist in Intubationsnarkose besonders schonend auszuführen. Der Einsatz des 6 bis 8 mm-Operationssinuskopes gestaltete sich auch in Lokalanästhesie völlig unproblematisch, wenn es dem Patienten nicht demonstrativ vorgeführt wird.

Dauerdrainage: Bei starken Eiterungen beenden wir den Eingriff vielfach durch Einlage eines Verweilkatheters zur Dauerdrainage und Spülbehandlung.

Ein distal gut abgerundeter PVC-Schlauch mit seitlichen Perforationen wird durch die Hülse im unteren Nasengang, der Kieferhöhlenhinterwand aufsitzend, eingeführt. Die Hülse wird nun darüber zurückgezogen. Der bleibende Katheter wird bis fast zur Nasenspitze gekürzt, so daß dieser Teil leicht gekrümmt im Nasenvorhof eingelegt werden kann.

Zur täglichen Spülbehandlung oder zur Empyemableitung wird sein proximales Ende dem Vorhof entnommen und ein Spül- bzw. Instillationssystem angeschlossen. Eine Dislokation droht nur nach außen, wenn beim Schnauben ein Verhaken am Taschentuch erfolgt.

9.3.2.3. Indikation – Kontraindikation

In der Einarbeitungszeit ist es zweckmäßig, unmittelbar vor Kieferhöhlenoperationen die aufgelegten Patienten unter Nutzung der bereits eingeleiteten Anästhesie zu sinuskopieren. Dadurch werden die manipulatorischen Fertigkeiten und die visuellen Bewertungskriterien durch den unmittelbaren Vergleich von endoskopischen und operativem Befund wirkungsvoll trainiert.

Fehlbildungen der Kieferhöhle sind selten und geben kaum Anlaß zur endoskopischen Klärung. Besonders kleine dickwandige, septierte Höhlen erschweren den Eingriff.

Verletzungen treffen die Kieferhöhlen nicht selten z. B. durch zahnärztliche Eingriffe. Eingebrochene, durchbohrte oder ausgesprengte Alveolarfächer sind praktisch stets osteomyelitisch verändert und rufen auch durch die Mundhöhlenkommunikation eine akute, häufig chronisch werdende Entzündung mit Fisteleiterung hervor. Die Endoskopie kann Aufschluß über das Ausmaß der Läsion und seine Prognose nur in der akuten Situation geben, da die entzündlichen Folgen das Bild schnell überlagern. Das trifft auch auf die exakte Beurteilung von »blow out«-Frakturen des Orbitabodens zu (Bild 9.31). Freie *Fremdkörper* aus Wurzelresten und Füllungsmaterial beschreibt *Rosemann*, Ihre endoskopische Entfernung ist durchaus möglich und sollte stets versucht werden.

Das Haupteinsatzgebiet der Kieferhöhlenendoskopie sind die subakuten und chronischen *Entzündungen* der Kieferhöhle.

Bei der *akuten* Sinusitis, die durch hyperämisch-ödematöse Schleimhaut mit feuchter Oberfläche gekennzeichnet ist, kann eine Verlegung der Ausführungsgänge (Schwellkörper der Ostien nach *Zange*) zu starken Kopfschmerzen, dem sogenannten »ex vakuo-Schmerz« führen (Bild 9.3?). Schlagartig werden durch Punktion und Einlage eines Verweilkatheters (*Schobel, Brodhage*) der Differenzdruck dauerhaft beseitigt und die drohende Komplikationsgefahr abgewendet.

Die *chronischen* Formen der Sinusitis zeigen endoskopisch ein sehr buntes Bild. Die Absonderung seröser, muköser oder puru-

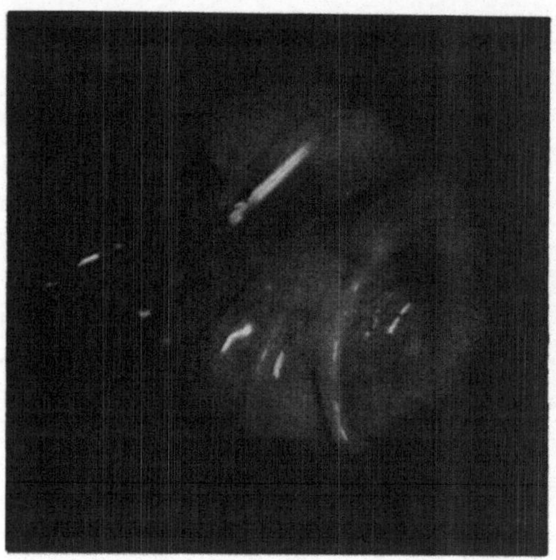

Bild 9.31 8 Wochen nach operativ reponierter Orbitabodenfraktur rechts

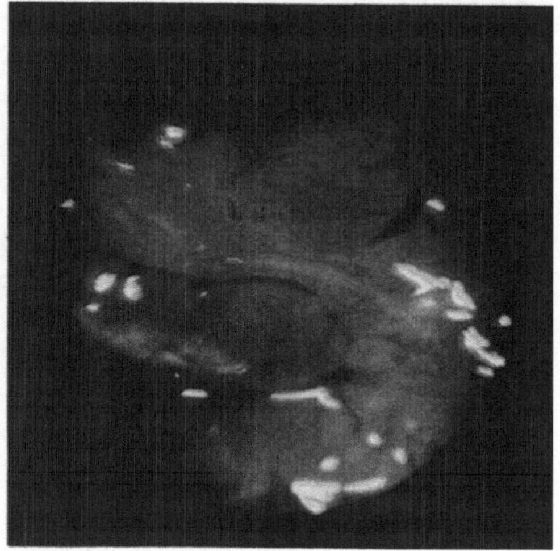

Bild 9.32 Ödematöse Ostiumschwellung rechts bei akuter Rhinitis, mit starken Obstruktionsbeschwerden

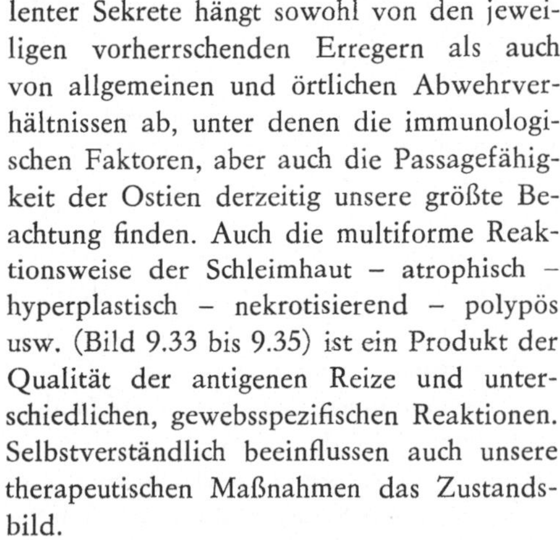

lenter Sekrete hängt sowohl von den jeweiligen vorherrschenden Erregern als auch von allgemeinen und örtlichen Abwehrverhältnissen ab, unter denen die immunologischen Faktoren, aber auch die Passagefähigkeit der Ostien derzeitig unsere größte Beachtung finden. Auch die multiforme Reaktionsweise der Schleimhaut – atrophisch – hyperplastisch – nekrotisierend – polypös usw. (Bild 9.33 bis 9.35) ist ein Produkt der Qualität der antigenen Reize und unterschiedlichen, gewebsspezifischen Reaktionen. Selbstverständlich beeinflussen auch unsere therapeutischen Maßnahmen das Zustandsbild.

Anliegen der Kieferhöhlenendoskopie bei Entzündungen ist es, die nicht ausreichenden klinischen und röntgenologischen Informationen durch morphologische, histologische und mikrobiologische *Diagnostik* zu erweitern und zu präzisieren. Mit ihrer Hilfe kann die entscheidende prognostische Einschätzung unter besonderer Berücksichtigung der Ostienverhältnisse gewagt werden, z. B. ob noch konservative Heilchancen bestehen, oder ob nunmehr eine operative Sanierungsmaßnahme unvermeidbar notwendig ist. Die Einführung eines *Verweilkatheters (Schobel, Brodhage)* oder die vergrößernde Trepanation der Perforation erweitert unsere Behandlungsmöglichkeiten bei chronischen Entzündungen um ein aussichtsreiches therapeutisches Verfahren.

Bei diskret verdächtigen Röntgenbefunden, z. B. einseitigen Transparenzeinbußen, Verschattung des lateralen Rezessus, fragliche Füllungsdefekte und fehlender klinischer Symptomatik wird eine aktive *Differentialdiagnostik* zwischen Normalbefund – Residuen nach Entzündung – fokal wirksamer rhinogener bzw. dentogener, lokalisierter oder generalisierter Entzündung oder aber Geschwulstbildung durch die Endoskopie und histomorphologische Beurteilung der Schleimhaut möglich. Es besteht heute kein Grund mehr, die Diagnose unter Röntgenkontrolle und Verlaufsbeobachtung zu verzögern. Insbesondere bei Verdacht auf maligne Geschwulst ist eine derartige beobachtende Haltung gegenüber diskreten Früherscheinungen nicht mehr zu vertreten. Ohne auf vollständige Ausbildung des typischen Symptombildes zu warten, können wir endoskopisch sofort Klarheit gewinnen, weil die Kieferhöhlenendoskopie wirklich zumutbar ist.

Gutartige *Zysten und Polypen* (s. Bild 9.31, 9.34 u. 9.35) lassen sich bereits präoperativ

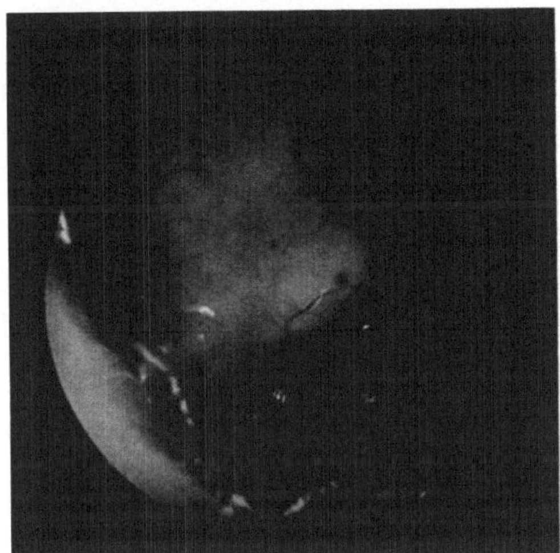

Bild 9.33 Hyperplastische Sinusitis im Bereich des Ostium maxillare mit Bodenzyste rechts

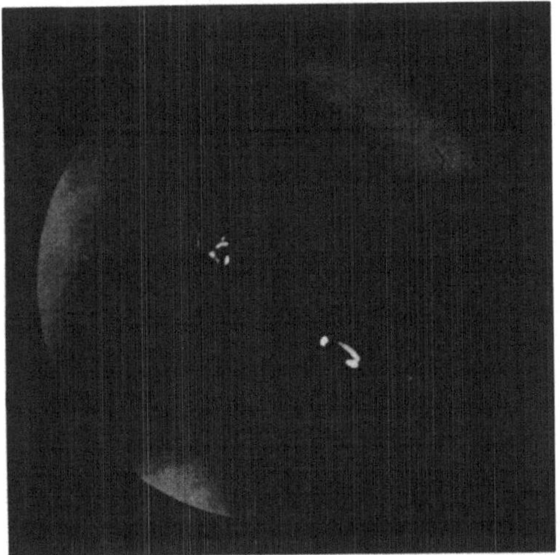

Bild 9.34 Dentogene Sinusitis maxillaris links mit eitriger Sekretion im Recessus alveolaris

unterscheiden. Negativer Polypennachweis in der Kieferhöhle bei Polypositas nasi erlaubt, eine unnötige Kieferhöhlenradikaloperation rechtzeitig aus dem Behandlungsplan zu streichen.

Solitäre bzw. umschriebene Veränderungen sind durch optisch kontrollierte Arbeit mit der Zange bei kombiniertem Vorgehen nasal-fazial oder mit Hilfe optisch geführter Zange (*Draf*) durch das Endoskop zu beseitigen. Wir benutzen seit 1975 für derartige

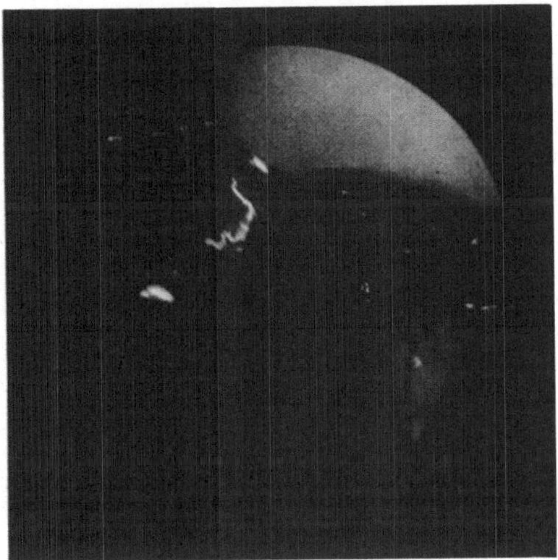

Bild 9.35 Kieferhöhlenzyste und chronisch hyperplastische Sinusitis im Recessus ethmoidalis rechts

operative, endoskopische Eingriffe ein 6 mm-Trokar mit Hülse und eine 4 mm-Optik (30°-Vorausblick) mit Zangenführung in starrer Kopplung (s. Bild 9.29). Im Einklang mit *Draf* und *Hellmich* gelang uns in der Mehrzahl der Fälle eine rezidivfreie Heilung solitärer Polypen und Zysten.

Seit einigen Jahren gewähren uns neuartige Sinuskopmodifikationen des MGB 441-Systems mit Trokarhülsen von 6 und 8 mm in Verbindung mit dem Arbeitskopf größere Arbeitsfreiheit unter proximaler Beleuchtung und Lupenkontrolle. Der Beatmungsanschluß gestattet die Inspektion bei Druckwechsel im Sinus zur Prüfung der Ostienfreiheit nach Resektionen.

Kontraindikationen zur Sinuskopie werden S. 184 zusammengefaßt.

9.3.3. Keilbeinhöhlenendoskopie

Der Endoskopie der Keilbeinhöhle wurde bislang geringes Interesse entgegengebracht. Einmal fehlte ein zweckmäßiges Instrumentarium, zum anderen sind isolierte Keilbeinprozesse selten, und Punktionen erschienen ohne exakte visuelle, d. h. endoskopische oder ggf. röntgenoptische Kontrolle wegen der engen Nachbarschaft von A. carotis interna, N. opticus und Hypophyse gefährlich.

9.3.3.1. Instrumentarium

Draf empfiehlt (1975, 1978)

- *zur Inspektion:* Trokar mit Hülse, Länge 200 mm, Durchmesser 5 mm, Optik 180° und 115°, Länge ca. 250 mm, bronchologische Zangeninstrumente;
- *zur Punktion:* stabile Punktionskanüle 150–200 mm;
- *zur Trepanation:* Doppellöffelzange nach *Blakesly.*

Unser Instrumentarium (Bild 9.36) besteht aus einer

- Trokarmodifikation MGB 441, 5 mm. Tubus, 180 mm;
- Resektoskopoptik 20°, MGB 410–43.

9.3.3.2. Untersuchungstechnik

Die Lagerung erfolgt wie zur Kieferhöhlenendoskopie liegend. Die Allgemeinanästesie wird bevorzugt.

Durchführung der Punktion: Unter Einstellung des Recessus sphenoethmoidalis mit der 30°-Optik mit übergeschobener Hülse wird diese in Höhe des hinteren Endes der mittleren Muschel wenige Millimeter oberhalb des Keilbeinbodens auf die oft dünne Keilbeinhöhlenvorderwand wenige Millimeter neben dem Septum plaziert. Austausch der Optik mit dem Trokar und Durchstoßen der Vorderwand oder mit dem schlanken Doppellöffelinstrument nach *Blakesly* trepanieren. Nach entferntem Trokar setzen wir den Endoskopkopf MGB 441 auf und können in gewohnter Weise endoskopieren und operieren (s. Kap. 9.3.2.). Die lateralen oberen Wandbereiche sind wegen benachbarten A. carotis interna und N. opticus schonungspflichtig!

9.3.3.3. Indikation

Nach erschöpfender röntgenologischer, rhinoskopischer und epipharyngoskopischer

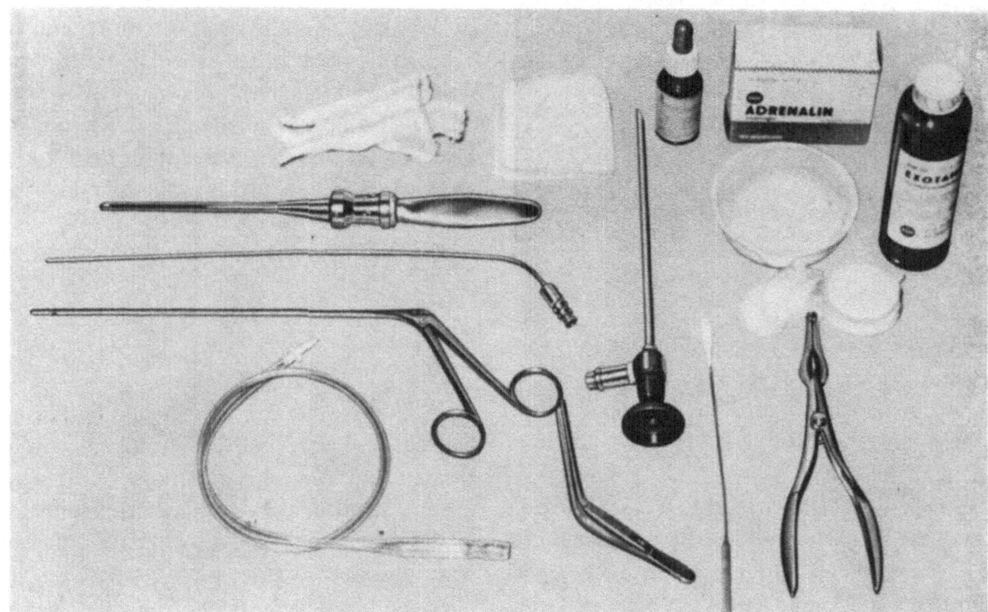

Bild 9.36 Instrumentarium zur Keilbeinhöhlenendoskopie: Modifikation des Endoskopsystems MGB 441

Voruntersuchung ist die Keilbeinhöhlenendoskopie angezeigt:

- zur Frakturlokalisation bei rhinobasalen Verletzungen mit Liquorrhoe oder Amaurose;
- zu Nachweis und Entlastung entzündlicher Keilbeinhöhlenprozesse (Empyeme!), Leitsymptom: retrobulbäre Kopfschmerzen;
- Tumoranschluß bzw. -nachweis;
- zur Beurteilung von Operabilität bei Nasenrachenmalignomen.

Draf warnt vor Probeexzision im seitlich-oberen Winkel der Höhle. Er beobachtet nach Probeexzision aus einer tumorgefüllten Höhle eine Amaurose.
Unsere eigenen Erfahrungen sind gering an Zahl und ohne Zwischenfälle verlaufen.

9.3.4. Stirnhöhlenendoskopie

Es liegt nahe, auch die Stirnhöhle endoskopischen Eingriffen zu erschließen. Als Zugangsweg kommt neben der Stirnhöhlentrepanation nach *Kuhnt* – sie gestattet den Einsatz des Operationsmikroskops – in erster Linie eine *Beck*sche Bohrung in Betracht *(Boenninghaus, Draf).*

9.3.4.1. Instrumentarium

Das Instrumentarium zur Kieferhöhlenendoskopie (s. Bild 9.27) wird durch

- Skalpell;
- Raspatorium;
- Bohrgerät mit 6-mm-Fräsansatz

ergänzt.

9.3.4.2. Anästhesierung

Atropinprämedikation und Infiltration der supraorbitalen Weichteile. Bei empfindlichen Patienten ist die Allgemeinanästhesie zu bevorzugen.

9.3.4.3. Lagerung wie zur Nasenendoskopie

9.3.4.4. Untersuchungstechnik

Schnittführung unmittelbar oberhalb der Augenbraue etwas medial des N. supraorbitalis; Abschieben des Periostes.
Die Trepanation soll nach der individuellen Topografie ca. 2 mm oberhalb des Stirnhöhlenbodens erfolgen. Die halbaxiale, frontale und überkippte axiale Röntgenaufnahme (nach *Welin*) gibt umfassende Raumvorstellungen über die Stirnhöhle einschließlich ihrer Tiefe.
Einführung von Trokar mit Hülse in das Bohrloch, ggf. Ankoppeln des Arbeitskopfs MGB 441.
Inspektion: Die 30°-Vorausblickoptik klärt die Hinterwandverhältnisse und das unklare Raumangebot vom inneren Bohrlochrand ausgehend. Die 60°-Optik bietet weitreichenden Panoramablick und Einsicht in den Ostiumtrichter kaudalwärts.
Endoskopische Anatomie: Die Stirnhöhle ist vielfach wegen großer Ausdehnung und septierten Aufbaus nur im zentralen, ostiennahen Abschnitt zu übersehen. Zur präzisierten Deutung des Röntgenbefundes erweist sich aber die Besichtigung des Septums interfrontale und der Einblick in die Recessus ethmoidalis, cranialis, lateralis und orbitalis vielfach als ausreichend. Die tiefste Raumausdehnung liegt stets paramedian oberhalb des Ostiumtrichters. In unterschiedlicher Länge münden Ostium bzw. Ductus nasofrontalis »direkt« im vorderen Abschnitt des Infundibulum maxillaris oder »indirekt« frei im mittleren Nasengang vorn. Der Durchmesser wird von *Hajek* mit 1 bis 4 mm angegeben.
Indikation: Auf der Grundlage klinischer

und röntgenologischer Voruntersuchungen ist die Stirnhöhlenendoskopie nach Ausschluß einer Aplasie (!) angezeigt:

Zur Diagnostik: visuelle Struktur- und Funktionsanalyse, dazu

Prüfung der Luftdurchgängigkeit des Ostiums. Durch Valsalva oder Luftkompression mit *Politzer*-Ballon kann normalerweise ein deutlicher Sekretblaseneffekt im Ostientrichter ausgelöst werden. Schleimhauthyperplasien z. B. mit Ventilcharakter sind durch flottierende Schleimhautbewegungen auffallend. Durch eine Manometrie und Volumetrie (*Zippel* u. *Vogt*) ist eine quantifizierte Aussage über den Ostienquerschnitt möglich.

Als Funktionstest bei Verschlüssen kann die Erweiterungsfähigkeit der »nasomeatalen Einheit« *(Naumann)* mit einer Adrenalin-Kochsalzlösung überprüft werden.

Mikrobiologische Materialentnahme (Sekret, Gewebe).

Histomorphologische Gewebsentnahme (Probeexzision).

Zur Therapie: Sekretentfernung bei Muko-, Pyozelen oder Empyem; Drainagewiederherstellung durch Instillation von Privin, Prednison, Antibiotika als Plombe nach *Rauch*.

Bougierung oder Gewebsresektion im Ostientrichter sollen Obstruktionen dauerhaft beseitigen.

Einlage eines Verweilkatheters.

Mit ihren diagnostischen Informationen und therapeutischen Möglichkeiten ergänzt die Stirnhöhlenendoskopie die klinische und röntgenologische Beurteilbarkeit subakuter und chronischer Entzündungen, erlaubt eine histormorphologische und mikrobiologische Ursachenklärung und Prognostik. Außerdem trägt sie zur präzisen Indikationsstellung operativer Interventionen bei. Die therapeutischen Möglichkeiten bei entzündlichen Erkrankungen werden erweitert.

Kontraindikationen: Wie jeder operative Eingriff, so verlangt auch jede Nebenhöhlenendoskopie eine sinnvolle Frage- bzw. Aufgabenstellung, die möglichst auch therapeutische Konsequenzen in sich bergen sollten. Unbegründete Endoskopien sind dementsprechend nicht angezeigt. Den kleinen Organabmessungen bei Säuglingen und Kleinkindern sind zukünftig keine technischen Grenzen mehr gesetzt, wenn die Selfoskope (OLYMPUS) mit 1,7 mm Durchmesser zur Verfügung stehen. Vor der zweiten Dentition sollte auf ein faziales Endoskopieren der Kieferhöhle verzichtet werden. Absolute Kontraindikation ergeben sich ggf. aus anästhesiologischen Gründen.

9.3.5. Posteriore Optikrhinoskopie

9.3.5.1. Intrumentarium und Anästhesiemittel

- Mundspatel und Nasenspekulum;
- Kehlkopfspiegel mit Wärmvorrichtung;
- Velumretraktor bzw. Absaugkatheter (Ch. 6) mit 2 Gefäßklemmen;
- Winkeloptik 85° mit Kaltlichtanschluß
- Antibeschlagmittel (Tacholiquin) in Tropfpipettenflasche;
- Doppellöffelinstrumente nach *Blakesly-Weil* und Modifikationen (nach *Buiter*).
- Präparateröhrchen;
- Spraygebläse gerade und nach oben.

Darin

Rp. Rhinex 2,0
Exotankain 6,0
Adrenalin 1/1 000, 5 Tropfen oder
Rp. Privin
Pantokain
Adrenalin 1/1 000, 5 Tropfen.

In Bereitschaft: komplettes Instrumentarium zur Nasenrachentamponierung (nach *Belloque)*.

9.3.5.2. Untersuchungsgang

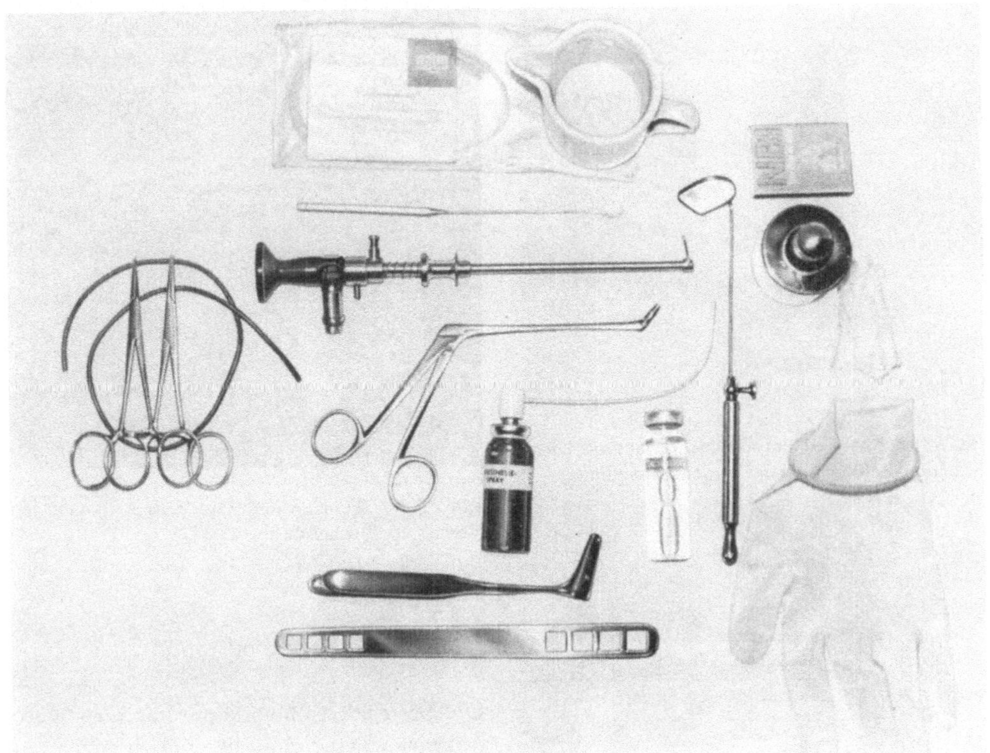

Bild 9.37 Instrumentarium zur posterioren Optikrhinoskopie

9.3.5.2.1.
Vorbereitung und Anästhesierung

Atropin (i. v. oder i. m.) nach Gewicht 15 bis 30 Minuten vor der Untersuchung. Der Patient wird psychologisch angemessen für die Mithilfe am Eingriff gewonnen.
Psychisch und physisch entspannt sitzt der Patient mit locker hängenden Schultern und Armen flach atmend vor dem Untersucher. Transorale und transnasale Sprayanästhesierung. Hintere Zunge, Gaumenbogen, Rachenwände und hintere Nasenhöhlen dürfen bei Berührung keine Reflexe mehr auslösen.

9.3.5.2.2.
Untersuchungstechnik

Steht eine mit Gaumenretraktor ausgestattete Winkeloptik nach *Eckert-Moebius* oder *Stuckrad* zur Verfügung, kann sehr leicht mit dem abgerundeten Gaumenhaken der weiche Gaumen vor das Objektiv gezogen werden (Bild 9.38). Durch geringes Drehen und Schwenken der Weitwinkeloptik sind die Nasenrachenwände bis auf die nasale Fläche des weichen Gaumens gut zu übersehen (Bild 9.39). Form, Farbe, Relief und Gefäßzeichnung des Dachgebietes mit Rachentonsille, den Tuben, Ostien und der *Rosenmüller*schen Grube, von Vomer und Choane mit den hinteren Muschelenden sind bequem bezüglich normaler oder pathologischer Verhältnisse zu inspizieren und können auch fotodokumentiert werden.
Eine Probeexzision unter Sicht mit abgewinkeltem Doppellöffelinstrument gelingt selbst aus den Muschelenden, wenn mit der entsprechenden Übung aus dem gegenüberliegenden Mundwinkel eingegangen wird (Bild 9.40).

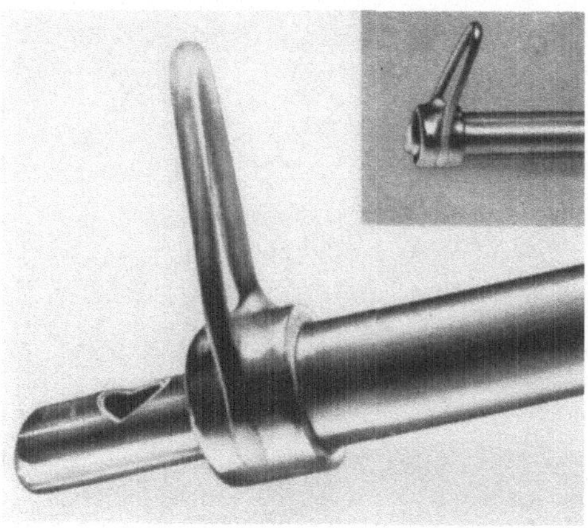

Bild 9.38 Funktion des Gaumenretraktors. *Oben:* Intubationsstellung; *unten:* Inspektionsstellung

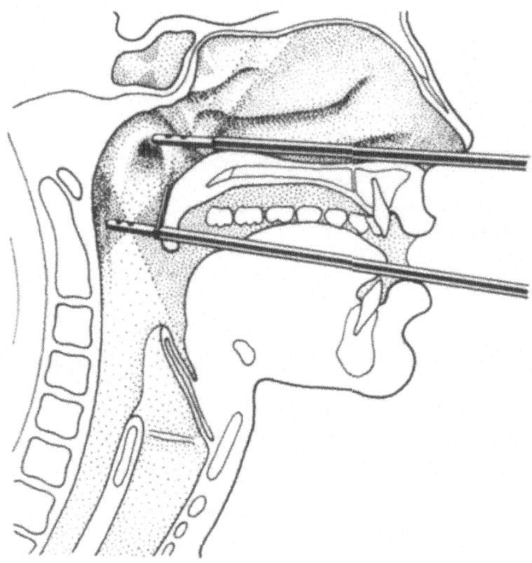

Bild 9.39 Sichtbereiche bei posteriorer Optikrhinoskopie (Schema)

Steht nur eine konventionelle 90°-Optik zur Verfügung, so müssen wir die Gaumenretraktion mit separatem Retraktor oder transnasale Gummizügel unter wohldosierter Zugwirkung vornehmen.

Inspektion und Probeexzision sind unter Licht- und Sichtvermittlung eines angewärmten Kehlkopfspiegels nach der Originalmethode von *Czermak* ebenso leicht möglich wie die Sondenpalpation.

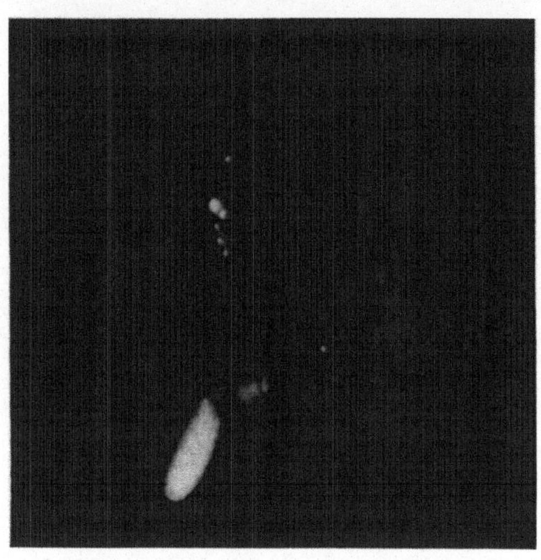

Bild 9.40 Tubenostium und rechte Choane mit Vomer vor Probeexzision

9.3.5.2.3. Indikation – Kontraindikation

Die posteriore Rhinoskopie mit Gaumenretraktion ist eine einfache, viel zu selten eingesetzte Untersuchungsmethode. Die durch kleine Nasenrachenspiegel während des klassischen Standarduntersuchungsganges oft nicht befriedigende Befunderhebung wird ergänzt oder erweitert. Eine fotografische Bilddokumentation mit Darstellung großer Wandabschnitte in einem Blickfeld ist mit modernen Weitwinkeloptiken möglich.

Auf die posteriore Optik- oder Spiegel-Rhinoskopie darf nicht verzichtet werden, wenn es um den Ausschluß bzw. Nachweis von Dysplasien und Atresien, spontaner oder posttraumatischer Blutungen, Entzündungen und Tumoren geht (*Albrecht, Eckert, Möbius* u. a.). Quantitative, qualitative und topografische Befundbeschreibung sowie bakteriologische und zytologische Sekret- und histologische Gewebsuntersuchungen nach Abstrich bzw. Exzision können im Einzelfall der diagnostischen Befunddeutung die erforderliche Sicherheit geben.

Kontraindikationen: Es ist im allgemeinen unnötig, hochakute, diffuse und fieberhafte

Nasenracheninfekte durch Anästhesierung und mechanische Alterierung zu belasten, weil keine therapeutischen Konsequenzen zu ziehen sind. Durch höhere Sensibilität, vegetative und vasomotorische Labilität können gefährliche Kreislaufreflexe ausgelöst werden. Das gilt auch für den Zustand hochgradiger Angst. Die Untersuchung darf deswegen weder beim Kind noch beim Erwachsenen erzwungen werden.

9.3.6. Mikroskopische Epipharyngoskopie

Die von *Ey, Gabriel* beschriebene Methode wendet die Möglichkeit der Mikrolaryngoskopie (*Gyergyai* 1910) modifizierend im Nasenrachenraum an. Die choanalen Abschnitte werden bei Bedarf aus der tangentialen Randsicht mittels Spiegel in 45°-Stellung indirekt »aufsichtig« gemacht.

9.3.6.1. Instrumentarium

Auf steril abgedecktem Instrumententisch wird je nach Art und Umfang des geplanten Eingriffs aus dem nachfolgenden Standardsortiment ausgewählt bzw. es wird zu ergänzen sein (Bild 9.41).

- Mundspatel und Narkosespatel (nach *Boyle-Davis* oder *Macivor*);
- Velumretraktor bzw. Absaugkatheter (Ch. 6) mit 2 Gefäßklemmen;
- Kehlkopfspiegel, evtl. mit Kugelgelenkhalterungen am Spatel;
- Operationsmikroskop mit 400-mm-Objektiv.

Instrumente: Knopfsonde, Faßzange, Doppellöffelzange (fein und grob), Saugstab, Nachsaugflüssigkeit, Präparatröhrchen für Sekret und Gewebe.
Zur Blutstillung: Nasenabsaugkatheter (Ch. 9), y-Stück zum Absauggerät oder zentrale Absauganlage,

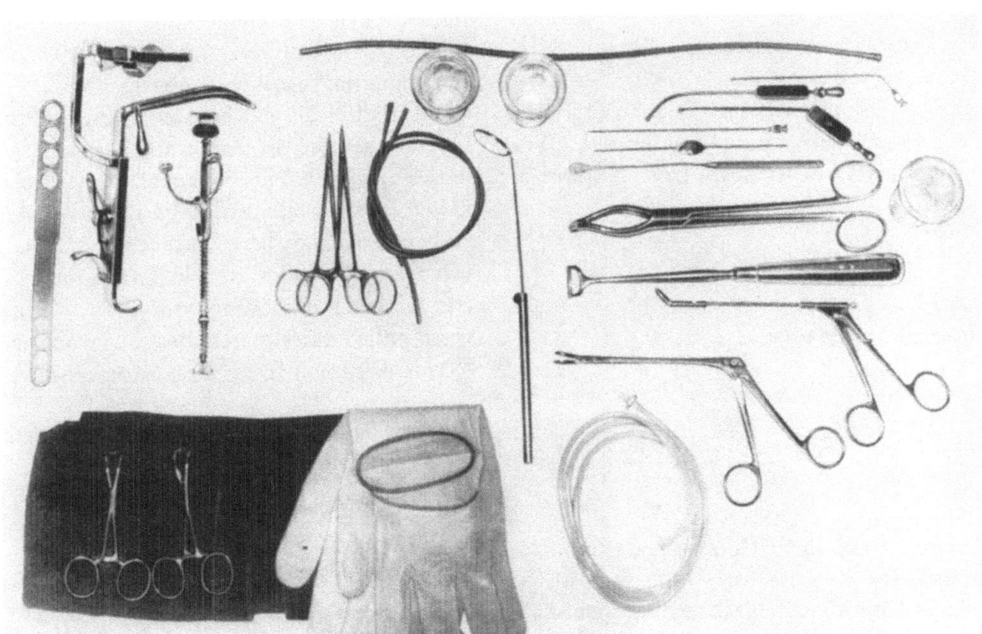

Bild 9.41 Instrumentarium zur Epipharyngoskopie. Linke Bildseite: Spatel, Retraktor, Spiegel, Abdecktuch mit Klemmen. Rechte Bildseite: Arbeitsinstrumente

in Bereitschaft:

1. Koagulationssaugstab mit Elektrokaustik;
2. Sterilpaket: Nasenrachentamponade nach *Belloque* mit Hämophobin Amp.;
3. Blutersatzmittel.

Zur Fotodokumentation: 180°- bzw. 110°-Fotooptik mit Kamera und Netzgerät, Antibeschlagmittel in Tropfpipettenflasche (Tacholiquin), Tupfer.

9.3.6.2. Anästhesiemittel

Zur Dosierung: Vgl. Tabelle 5.5!
Zur Prämedikation: Atropin sulfur.
Zur Lokalanästhesie: als Spray
Rp Exotankain 6,0
Rhinex 2,0
Adrenalin 1/1 000, 6 Tropfen
Rp Tetrakain 2 % 6,0
Privin 2,0
Adrenalin 1/1 000, 6 Tropfen
Zur Infiltrationsanästhesie: Xylocitin 1 % 4,0
Zur Allgemeinanästhesie: Hexobarbital, Myorelaxin, Sauerstoff;
Lachgas, Trikuran bei größeren Eingriffen; Perfusionsbesteck, Intubationsbesteck, Trachealkatheter, Beatmungs- bzw. Narkosegerät.

9.3.6.3. Untersuchungsgang

9.3.6.3.1. *Lagerung*

Lagerung auf dem Untersuchungstisch zunächst in »verbesserter *Jackson*-Position« mittels Kopfkissen. Nach genügender Anästhesierung erfolgt extreme Kopfdeflektion und Kopftieflagerung durch Rückenunterstützung. Der Operateur sitzt am Kopfende.

9.3.6.3.2. *Anästhesierung*

Nach gewichtsbezogener obligater Atropinprämedikation (i. m. 30 Minuten bzw. i. v. 5 Minuten vor der Untersuchung) sind die vagalen Reflexe ebenso wie die stark störende nasopharyngeale Schleimsekretion weitgehend blockiert. Wegen der notwendigen extremen Gewebsdehnung durch Kopfdeflektion, Gaumenretraktion und Mundöffnung sollte womöglich die Allgemeinanästhesie mit Muskelrelaxation bevorzugt werden. Nur ausnahmsweise kann bei guter Kooperationsbereitschaft in Lokalanästhesie vorgegangen werden.
Schleimhautanästhesie mittels Spray oder US-Elektroaerosolgenerator vor der Lagerung. Die Einlage eines getränkten Tupfers in den Nasenrachen oder die Injektion von 2 ml Xylocitin 1 % in den hinteren Abschnitt des weichen Gaumens schalten hier die reflexauslösende Tiefensensibilität sicher aus.
Allgemeinanästhesie mit Muskelrelaxanzien: Entweder als i. v. Kurznarkose für einfache Inspektionen und kleine Eingriffe (die Methode ist detailliert im Kap. 10.3.2.2. Beatmungslaryngoskopie abgehandelt). Für schmerzhafte, ausgedehnte mikrochirurgische Operationen ist die endotracheale Apparatnarkose mit Lachgas-Sauerstoff Muskelrelaxation unter Leitung des Fachanästhesisten zu bevorzugen. Sicherer intravenöser Zugang (Dauertropf) und tracheale Intubation mittels Katheter nach *Woodbridge* sind selbstverständlich zur sicheren Beatmung und zur Vermeidung von Inspiration erforderlich.

9.3.6.3.3. *Untersuchungstechnik und endoskopische Anatomie*

Nach optimaler Ruhigstellung des Patienten und des Operationsgebietes wird durch Einführung des selbsthaltenden Mundspatels und Gaumenretraktion durch transnasale elastische Gummizügel – selbsthaltende Retraktoren engen die Manipulationsfreiheit ein – der Epipharynx frei zugängig. Durch Einlage eines transnasalen Saugkatheters bleibt das Gebiet permanent von Sekreten frei. Für die makroskopische Epipharyngoskopie und die Routineadenotomie unter Sicht reicht die Beleuchtung mit Stirnspiegel oder Stirnlampe aus.

Durch Drehung des Kopfes, durch einseitigen Gaumenzug oder durch Einführung eines fixierbaren Kehlkopfspiegels können gezielt praktisch alle Wandabschnitte sichtbar gemacht werden. Die Benutzung des Operationsmikroskops erschließt das Gebiet allen Möglichkeiten mikroskopischer Inspektion und visuell kontrollierter bimanueller Operation (Bild 9.42). Foto- und Filmdokumentation sind über entsprechende Mikroskop- oder Optiksysteme möglich.

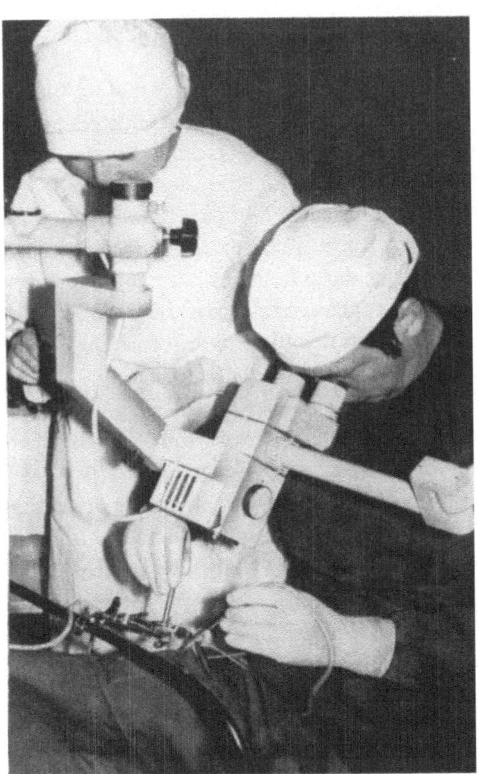

Bild 9.42 Typische Untersuchungsposition bei der mikroskopischen Epipharyngoskopie

Endoskopische Anatomie

Direkt einzustellen sind unschwer Rachenhinterwand und Rachendach mit mehr oder minder hyperplastischer, von Längskrypten durchzogener Tonsilla pharyngea (Bild 9.43). Der unterschiedlich tief angelegte Recessus pharyngeus (*Rosenmüller*sche Grube) im lateralen hinteren, dachnahen Winkel des Rachens wird von der kindlichen Tonsillenhyperplasie häufig völlig verdeckt. Der davorliegende Tubenwulst setzt sich durch Blässe und Prominenz von der Umgebung ab, wobei in seiner Umgebung noch reichlich lymphoepitheliale Follikel sichtbar sind und sich absteigend zum Seitenstrang formieren.

Die weiter vorn gelegenen Abschnitte, wie Tubenwülste, Vomer, Choane und hintere Muschelenden werden bequem mit Winkeloptiken bzw. einem großen Kehlkopfspiegel *indirekt* stereomikroskopisch betrachtet.

Während die *Inspektion* darauf gerichtet ist, unter pathologischen Sekretansammlungen, wie Borken, Schleim, Eiter, Blut Oberflächen- und Formveränderungen, z. B. Rötung, Schwellung, erodierte Schleimhäute und pathologische Gefäßstrukturen zu entdecken, dürfen ihr auch keine räumlichen Symmetrieabweichungen entgehen. Sie deuten auf tieferliegende krankhafte Prozesse oder Fehlbildungen hin.

Operative Manipulation

Unter direkter Sicht oder auch indirekt, ggf. bei Fixierung eines Spiegels mittels Kugelgelenk an einem Stativ oder aber am Mundsperrer, ist es möglich, in allen Abschnitten des Epipharynx bimanuell mit abgebogenen Instrumenten zu operieren. Die indirekte, binokulare stereoskopische Sichtkontrolle erfordert allerdings Übung. Durch Benutzung eines Umkehrprismas im Strahlengang des Mikroskops läßt sich sogar die richtige Seitenbeziehung herstellen.

Sekret- und Gewebsentnahme: Neben gezielten Sekretentnahmen zur bakteriologi-

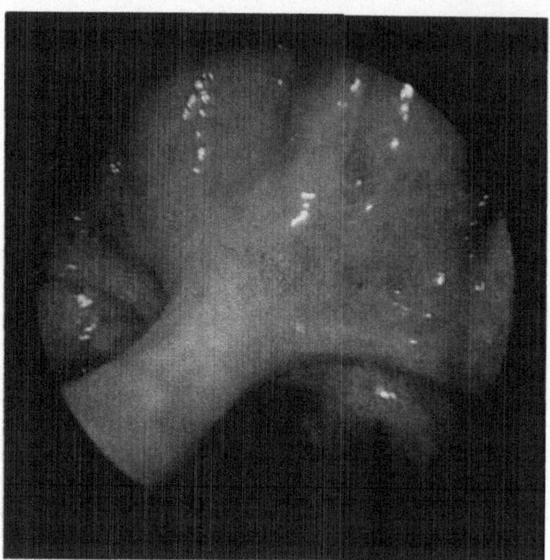

Bild 9.43 Normaler Epipharynx: gefurchte Rachentonsille, Vomerkante, Recessus sphenoethmoidalis

schen, histologischen oder biochemischen Untersuchung können oberflächliche und tiefe Probeexzisionen zur histologischen Befundklärung unter stereomikroskopischer Sichtkontrolle optimal plaziert zu einer sicheren Diagnose beitragen. Therapeutische Entfernung festhaftender Sekrete, Oberflächenbehandlung entzündlicher Prozesse mit verschiedensten Pharmaka, Abtragung hyperplastischer, obstruktiv wirkender Gewebsvermehrung durch Adenotomie und sanierende oder palliative Tumorresektionen sind unter Sichtkontrolle besonders sorgfältig möglich.

Adenotomie unter Sicht: Es bedeutet keinen nennenswerten Zeitverlust, die typische Adenotomie am hängenden Kopf durch Vorziehen des weichen Gaumens grundsätzlich unter Sicht (ohne Mikroskop) auszuführen. Der Eingriff kann wesentlich exakter ohne Zurücklassung von Gewebsresten erfolgen; außerdem wird die Methodik der »direkten Epipharyngoskopie« außerordentlich geübt. Ein zusätzlich gebogenes Ringmesser (Modifikation nach *Meuser*) erleichtert die Resektion. Leistungsstarke Absaugung, Tupfereinlage und restlose Gewebeabtragung mit abgebogenem Doppellöffel läßt Nachblutungen und Rezidive weitgehend vermeidbar werden.

Keilbeinhöhlenpunktion: Das Verfahren wurde von *von Gyergyai* 1910 vorgeschlagen. Unter Benutzung eines Kieferhöhlentrepans oder einer Fräse kann soweit als möglich vorn im Rachendach ca. 3–5 mm paramedian der Boden der rechten oder linken Keilbeinhöhle perforiert werden. Bohrtiefen von 3–4 mm sollen nicht überschritten werden. Sekretabsaugungen, Dauerdrainage und eine längere Spülbehandlung können durch transnasal eingeführte Plastkatheter mit distaler Perforierung (2–3 mm ∅ wie bei der Kieferhöhle erfolgen. Hierzu sollte das äußere Katheterende am Nasenflügel mit Leukoplaststreifen fixiert werden. Trepanierende Erweiterung der Bohrstelle ermöglicht bei Tumorverdacht auch auf diesem Wege eine histologische Klärung ggf. nach vorausgehender Röntgenkontrastdarstellung. Der N. opticus verläuft im lateralen Dachwinkel der Keilbeinhöhle, *Vorsicht! !*

Blutstillung: Auch bei stärkeren Gefäßblutungen gelingt elektroakustisch mittels Saugstabkoagulation die Verschorfung der Blutungsquellen mit hoher Sicherheit.

Wird ein blutendes Gefäß oder auch ein Tumoranteil zu weit vorn in der Nase trotz Vorziehens des Gaumens auch bei Spiegelsicht nicht genügend erreichbar, dann läßt sich die Narkoseendoskopie sofort zur *transpalatinalen Rhinotomie* erweitern.

Transpalatinale Rhinotomie: Dabei wird der weiche Gaumen paramedian durchtrennt und der Schnitt in z-Form im harten Gaumen der Gegenseite soweit wie notwendig fortgesetzt. Nach transmedianer Aufklappung und Resektion der knöchernen Gaumenplatte wird die Nasenhaupthöhle frei zugängig zur Ausführung jeglicher operativer Maßnahmen unter Schonung des hinteren, freien Gaumenrandes.

9.3.6.3.4. *Kontraindikation – Indikation*

Die mikroskopische Epipharyngoskopie ist zu unterlassen bei dekompensierter Insuffizienz der Herzkreislauforgane, der Leber und Nieren oder ihrer vegetativen Steuersysteme, bei Kieferklemme und schweren Halswirbelveränderungen. Eine mikroendoskopische Rachenuntersuchung unter Einschluß histologischer Befundklärung ist bei folgenden *Leitsymptomen* indiziert, wenn bereits die posteriore Optikrhinoskopie Hinweise auf morphologische Veränderungen aufgedeckt hat:

- einseitig gestörte Tubenbelüftung (Schallleitungsstörungen, rezidivierende Otitis);
- gestörte Nasenatmung unklarer Genese;
- chronische Hypersekretion mit Dysästhesien (Druck, Schmerz);
- Blutbeimengungen im Rachensekret.

Bei so begründetem diagnostischen Vorgehen, das eine sorgfältige Röntgendiagnostik einschließt, werden uns folgende Krankheitsbilder häufiger begegnen.

Fehlbildungen: Eine exakte präoperative Befundklärung hilft bei der *Choanalatresie,* den rekonstruktiven Eingriff entweder im Rahmen einer transpalatinalen Rhinotomie oder einer transnasalen Resektion als Trepanation mit Dauerbougierung zu planen und erfolgreich durchzuführen.

Kongenitale *Mittelohrdysplasien* verdienen bezüglich ihrer Tubenverhältnisse unser besonderes Interesse.

Verletzungen: Frische Pfählungsverletzungen des Gaumens sollten womöglich vor oder während der operativen Versorgung hinsichtlich der Verhältnisse im Pharynxdach – Schädelbasisbereich bezüglich Mitverletzung durch die direkte Epipharyngoskopie abgeklärt werden.

Entzündungen: Zahlenmäßig dominieren die chronischen hyperplastischen Prozesse der Rachenmandel im Kindesalter. Auf die Adenotomie unter Sicht und ihre Bedeutung für eine exakte Ausführung, insbesondere auch im Bezug auf die Tubenbereiche, wurde schon hingewiesen. Sowohl adenoide Reste als auch postoperative Vernarbungen können bei Vorgehen unter Sichtkontrolle leichter vermeidbar sein.

Dem chronischen Nasenrachenkatarrh werden wir bei weitgestellter Indikation nicht selten begegnen. Häufig sind lokalisierte, z. T. abszedierende und granulierende Entzündungsprozesse durch Sekreteindickung und -retention im Bereich der *Rosenmüller*schen Grube ursächlich beteiligt, epipharyngoskopisch zu erkennen und gezielt durch Absaugung günstig zu beeinflussen.

Das *Keilbeinhöhlenempyem* wird relativ selten diagnostiziert. Wir müssen bei der Differentialdiagnose des Kopfschmerzes daran denken und es röntgenologisch und endoskopisch suchen bzw. ausschließen. Der chronische, drückende, intrakraniell-retroaurikulär umschriebene Schmerz ist nicht immer typisch vorhanden. Hypersekretorische Beschwerden bei chronischen Hochziehgewohnheiten, typische Sekretstraße und verschattete Keilbeinhöhlen im Röntgenbild (überkippte axiale Aufnahme nach *Welin*) haben pathognomonische Bedeutung.

Bei der anterioren Optikrhinoskopie vorgefundene einseitige Rötungen in der Umgebung des Ostium sphenoidale werden transnasal sondiert, bougiert oder punktiert und abgeleitet. Mißlingt eine transnasale Keilbeinhöhlensondierung oder Punktion (siehe Kap. 9.3.3.), so kann vom Rachendach aus paramedian ein Punktionsversuch unternommen werden. Die erstrebte Eiterableitung kann den drohenden und gefährlichen Komplikationen (Keilbeinosteomyelitis, Kavernosusthrombose, Meningitis) vorbeugen.

Tumoren: Eine wirksame Geschwulstbehandlung muß sich über die histologische Qualitätsbestimmung hinaus auf eine exakte Lokalisationsdiagnose stützen. Im Nasenrachenraum sind diese Informationen präoperativ durch die mikroskopische Epipharyngoskopie am sichersten zu erlangen (*Ey* u. *Gabriel, Meuser* u. a.).

Fibrome und Angiofibrome imponieren vor

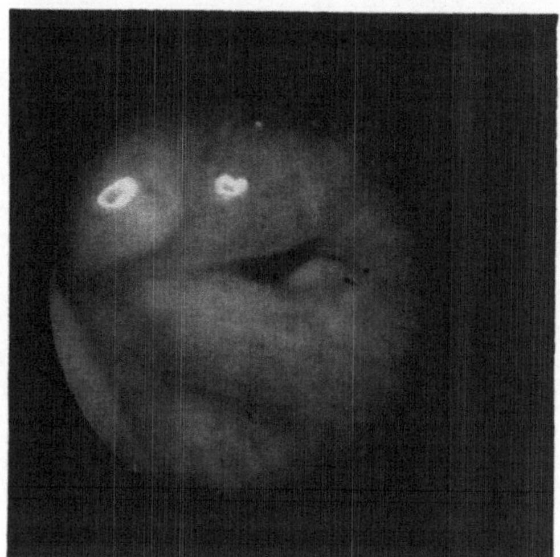

Bild 9.44 Rechte Choane: Obstruktion durch proliferierendes Nasenrachenfibrom (15 Jahre ♂)

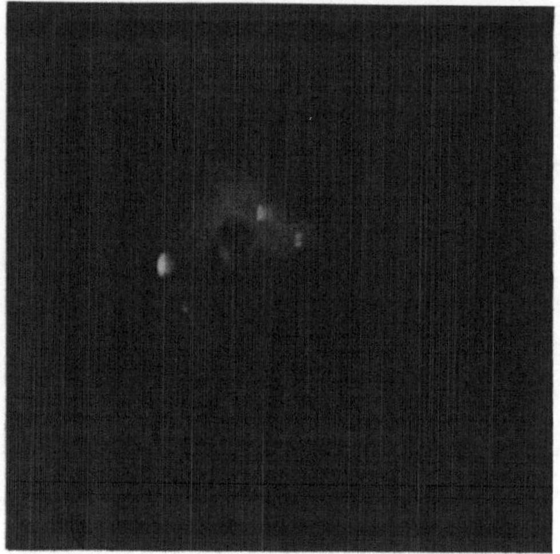

Bild 9.45 Exophytisches, malignes Non-Hodgkin-Lymphom

allem als glattwandige, höckrige, häufig gestielte Geschwülste und sind von Schleimretentionszysten leicht abzugrenzen. Infolge Stiltorsion kann es zu hämorrhagischen Infarzierungen kommen. Die dabei entstehende brüchige Konsistenz des Gewebes erregt Verdacht auf Malignität.

Das juvenile Nasenrachenfibrom wächst zapfenförmig verdrängend (Bild 9.44) und täuscht Infiltration vor (*Albrecht*). Da praktisch ausschließlich pubertierende Knaben erkranken, werden hormonelle Ursachen angenommen. Die radikale Resektionstherapie gelingt wegen der zapfenförmigen Wuchsform im Schädelbasisbereich oft nicht, wodurch Rezidivquoten über 40 % die klinisch oft bösartigen Verlaufsformen begründen.

Fibroepitheliome oder Papillome rezidivieren als präkanzeröse Prozesse stark und müssen möglichst radikaloperativ entfernt werden.

Non-Hodgkin-Lymphome (Bild 9.45), Fibrosarkome sowie *lymphoepitheliale* Karzinome dominieren unter den bösartigen Tumoren. Die insgesamt selteneren Karzinome ulzerieren häufig (*Behrend*). Die sich von persistierenden, entwicklungsgeschichtlichen Gewebsformationen herleitenden *Chordome* und *Kraniopharyngeome* sind selten und prognostisch sehr ungünstig.

9.3.7. Direkte Salpingoskopie

Unabhängig voneinander haben 1910 bzw. 1911 der Ungar *von Gyergyai* und der Amerikaner *Yankauer* diese Untersuchungstechnik im wesentlichen gleichartig vorgeschlagen (Bild 9.46 a u. b). Diese Methode ist zu Unrecht fast in Vergessenheit geraten.

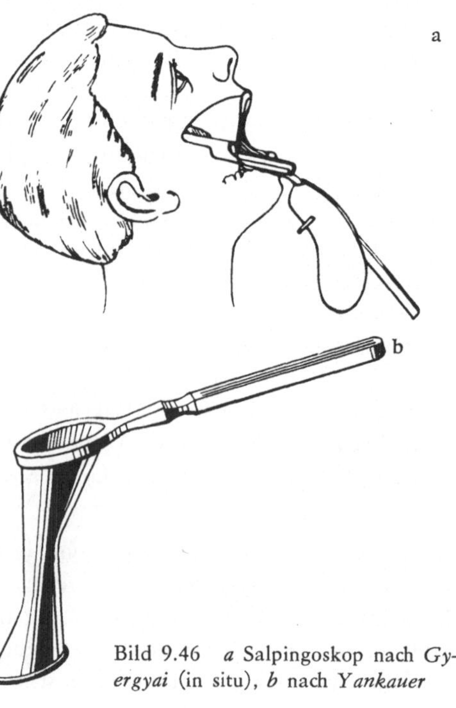

Bild 9.46 *a* Salpingoskop nach *Gyergyai* (in situ), *b* nach *Yankauer*

Unseres Erachtens kann die im folgenden beschriebene Modifikation das besondere Interesse des Otologen an der Tuba auditiva mit salpingoskopischen Mitteln erfüllen und dadurch die aktuelle klinische Bedeutung wesentlich erweitern.

9.3.7.1. Instrumentarium

- Beatmungslaryngoskop mit Tubus 9 und 12, Modifikation mit gewulstetem (Bild 9.47) Rohrmund mit Lupe und Beatmungssystem;
- 2 Absaugkatheter Ch. 6 zur Velumretraktion;
- Doppellöffel und Fremdkörperfaßzange (wie zur Laryngoskopie);
- Saugstab und Absaugkatheter (nasal) durch Y-Stück mit Absaugsystem verbunden, dazu Nachsaugflüssigkeit, sterile Handschuhe, verschiedene Tubenbougies und Tubenkatheter (0,5–2 mm ∅), Spülballon, Kathetergleitmittel.

Zur Tubenbehandlung:
Antibiotika, Prednison, wasserlösliche Röntgenkontrastmittel.

9.3.7.2. Untersuchungsgang

9.3.7.2.1. Anästhesierung und Lagerung

Dieser Eingriff kann beim Patienten mit guter Kooperationsbereitschaft in Schleimhautanästhesie im Sitzen vorgenommen werden. Wo irgend möglich, bevorzugen wir die Allgemeinanästhesie beim liegenden Patienten. In verbesserter *Jackson*-Position erfolgt Narkoseeinleitung und Relaxierung intravenös und tracheale Intubation mit Beatmung, ggf. Apparatnarkose wie bei der mikroskopischen Epipharyngoskopie oder Beatmungslaryngoskopie (siehe dort). Umlage-

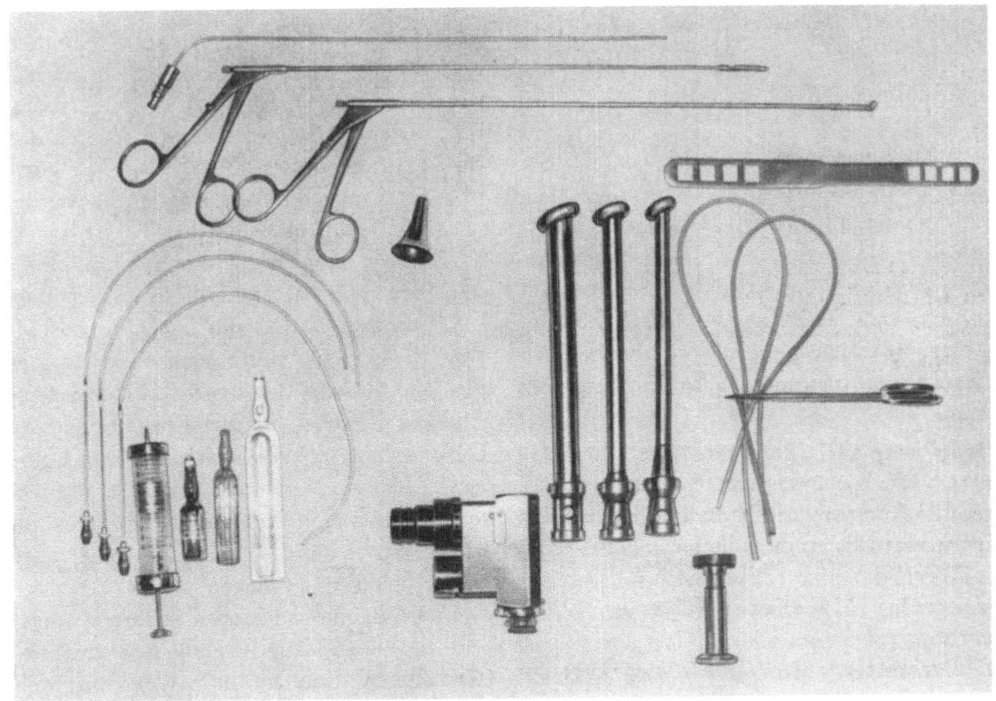

Bild 9.47 Instrumentarium zur Salpingoskopie mit modifizierten Laryngoskopen (MGB 441)

rung zur Kopfdeflektion; lockere transnasale Zügelumhüllung des weichen Gaumens durch dünne Absaugkatheter, Einlage einer transnasalen Absaugdrainage, Schlitztuchabdeckung. Positionswechsel des Operateurs aus Überkopfposition zur rechtsseitigen enface-Position.

9.3.7.2.2. *Untersuchungstechnik*

Durch Zuwenden oder Abwenden des Patientengesichts kann jeweils aus beiden Mundwinkeln der vom Gummizügel vorgezogene weiche Gaumen aufgeladen und der gegenüberliegende Tubenwulst eingestellt werden, wenn der hintere Oberkieferzahn als Hypomochlion dient. In dieser Position findet die Längsachse des Endoskops ihre Fortsetzung in der Verlaufrichtung der Tuba pharyngotympanica. Natürlich ist so auch das Rachendach, die *Rosenmüller*sche Grube, ja sogar mitunter das hintere untere Muschelende direkt zu besichtigen.

9.3.7.2.3. *Endoskopische Manipulationen*

Nach Drehung der Endoskopachse wird der abgeschrägte Rohrmund das Tubusostium abdichtend umschließen. Über das angeschlossene Beatmungssystem kann durch zarten Überdruck unter Lupensicht das Ostium eröffnet und *Sauerstoff insuffliert* werden. Diesen Vorgang können wir mittels Hörschlauch akustisch oder otoskopisch kontrollieren.

Bougierung und *Katheterisierung* der Tube unter Sicht können ggf. zur Erweiterung und zum Einbringen von Pharmaka dienen. Eine Inspektion bis zum Isthmus tubae (Bild 9.48) gelingt nicht selten nach solchen erweiternden Maßnahmen (*Gyergyai, Zöllner*).

Die *transtubare Mittelohrdrainage* vermag zum Gelingen plastisch rekonstruktiver Eingriffe am Mittelohr beizutragen, weil die

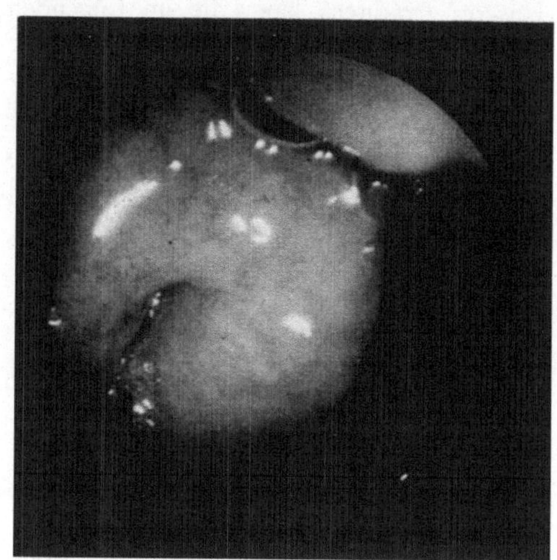

Bild 9.48 Linkes Tubenostium, Schleimhaut leicht hyperplastisch im Salpingoskop

tympanale Tubenkatheterung nicht selten mißlingt. Die *intratubare Strahlenbehandlung* chronisch entzündlicher hyperplastischer Tubenprozesse wurde u. a. von *Beck* und Mitarb. eingehend klinisch überprüft. Eine sichere, visuell kontrollierte Kontaktbestrahlung ist mit dem von *Pfalz* angegebenen Strontium-90-Applikator ohne zusätzliche Strahlenschutzvorrichtungen unter den Bedingungen der Salpingoskopie möglich. Mit einem abgebogenen Applikator ist dieser radiotherapeutische Eingriff auch transnasal oder epipharyngoskopisch auszuführen. Es werden Oberflächendosen von 1 000 rad/min in 1–2 mm Tiefe in Ausnutzung der starken β-Strahlung dieses Isotops zur Rückbildung des hyperplastischen lymphoiden Gewebes angewendet (*Pfalz*).

Die *Punktion der Keilbeinhöhle* (*von Gyergyai,* 1930) durch das Endoskop gelingt wesentlich weiter vorn als bei der mikroskopischen Epipharyngoskopie, da aus dem Mundwinkel eingegangen wird.

Der Keilbeinhöhlenboden ist hier dünner und mit einer langen Kanüle leichter zu durchstoßen. Spülung und Kontrastmittelfüllung sind möglich. Letztere erfordert simultane Röntgenoskopie.

9.3.7.3. Kontraindikation – Indikation

Gegenanzeige zu diesem Eingriff stellen hochakute infektiöse Nasenracheninfekte dar oder anästhesiologische Bedenken. Grundsätzlich sollte eine klare räumliche Übersichtsendoskopie in Form der Optik-(Spiegel-)Postrhinoskopie oder mikroskopische Epipharyngoskopie zur umfassenden Orientierung vor dieser wenig Übersicht vermittelnden speziellen Tubusendoskopie erfolgt sein. Danach vermag die Methode u. E. Nützliches zu leisten

- zur Differentialdiagnose und lokalen Therapie ostiennaher Tubenveränderungen, z. B. tubogener Mittelohrerkrankungen, Stenosen;
- zur Behandlung chronischer Rachenentzündungen, speziell der *Rosenmüller*schen Grube;
- ausnahmsweise zur Punktion und Kontrastmitteldarstellung der Keilbeinhöhlen.

9.3.8. Nasen-Rachenendoskopie mit flexiblen Faserendoskopen

Die Anwendungsmöglichkeiten flexibler Optiken sind im Nasen- und Rachenraum begrenzt und werden für die Praxis derzeitig unterschiedlich beurteilt.

9.3.8.1. Instrumentarium und Anästhesiemittel

- Bronchofiberskop MGB 9 444 1 000 (3 mm ∅, 180° Blickwinkel) oder
- Bronchofiberskop BF Typ 3 A (3,2 mm ∅, 180° Blickwinkel);
- Nasopharyngoskop NPF Typ 5 (3,7 mm ∅, 90° Blickwinkel);
- Antibeschlagmittel (Tacholiquin) in Pipettenfläche;
- Absaugkatheter (3-mm-Magensonde) und Absaugsystem Tupfer;
- Kathetergleitmittel, Zellstoff, Schutzhandschuhe.

Anästhesiemittel:

Atropin (Prämedikation nach Gewicht)
Rp. Exotankain 6,0
Rhinex 2,0
Adrenalin 1/1 000 8 Tropfen
oder
Rp. Pantokain 2 % 6,0
Privin 2,0
Adrenalin 1/1 000 8 Tropfen.

Applikator: Spraygebläse oder Ultraschallgenerator, ggf. Elektroaerosolvorsatz.

9.3.8.2. Untersuchungsgang

9.3.8.2.1. Lagerung und Anästhesierung

Nach Atropinvorbereitung wird durch nasales und orales Besprayen bzw. durch nasale Inhalation im Sinne »topischer« Inhalationsanästhesie (*Pickroth*) eine wirksame Oberflächenanästhesierung herbeigeführt. Gezielte Nachanästhesierung ist mitunter ohne Zeitverzug erforderlich. Der Patient kann im Sitzen oder halbliegend mit abgestütztem Kopf untersucht werden.

9.3.8.2.2. Untersuchungstechnik

Folgende Handhabung hat sich bewährt: Die linke Hand hält den kreisförmig gelegten Schaft und den Endoskopkopf mit seinem Einstellokular an das untersuchende Auge. Der Hebel zur Lenkung von Krümmungsrichtung und -grad des distalen Objektivendes wird mit dem Daumen bedient. Mit Daumen und Zeigefinger der rechten Hand wird der Endoskopschaft geführt, d. h. unter Sicht geschoben, gezogen, gewinkelt oder gedreht, wobei sich 3–5 Finger am Nasenrücken des Patienten abstützen.

Zunächst wird mit der prograden Optik in das rechte, dann in das linke Nasenloch eingegangen. Je dünner die flexiblen Optiken sind, umso schonender können die weiteren Abschnitte beider Nasenhaupthöhlen bei Beachtung der schon beschriebenen anatomischen Strukturen (s. Kap. 9.3.1. Anteriore Optikrhinoskopie) inspiziert werden. Die topographische Orientierung ist erschwert, da eine achsenstabile Verbindung zwischen Okular und Objektiv durch die Flexibilität und durch die Schlaufenhaltung nicht voll gelingt. Außerordentlich störend ist die schnelle Objektivverschmutzung durch Sekrete. Die Reinigung erfordert Extubation und danach erneute Intubation.

9.3.8.2.3. *Indikation – Kontraindikation*

Diese Untersuchungsmethode gibt die Möglichkeit, die Verdachtsdiagnose der verschiedenen Erkrankungen der Nasenhaupthöhle oder operierte Nasennebenhöhlen, ohne wesentlich mechanische Schleimhautbelastung, abzusichern oder zu entkräften. Histologische Materialgewinnung ist mit dem Gerät MGB 9 444-1 000 nicht möglich. Ein besonderer Vorteil liegt darin, daß durch die aktive Flektierbarkeit (180° bei MGB 9 444) im genügend weiten Nasenrachenraum z. B. die Tubenostien und die *Rosenmüller*sche Grube, aber auch die nasale Fläche des weichen Gaumens in Ruhe und in Funktion bei Schluck- und Sprechbewegungen beobachtet werden können.

In den engen Nasengängen kann durch die zusätzliche Untersuchung mit dem Seitblicknasopharyngoskop (NPF Typ 5) eine Ostieninspektion versucht werden. Sie ist dem Vorgehen mit starren Optiken eindeutig unterlegen. Ungünstig ist außerdem, daß der Tiefenschärfenbereich erst bei einem Objekt-Objektivabstand über 4 mm beginnt. Innerhalb der Nasengänge haben wird diese Distanz jedoch häufig unterschritten.

Operative Manipulationen sind kaum möglich, weil zusätzlich Instrumente, wie Saugkatheter oder Faßzangen, bei der Flexibilität des Endoskopschaftes nicht so sicher in das Blickfeld dirigiert werden können. Auch die transorale, retrograde Epipharyngoskopie bzw. Postrhinoskopie ist möglich. Der Zeitaufwand ist beträchtlich, wenn trotz vielfältiger Unterbrechungen (Objektivverschmutzung) eine lückenlose Inspektion z. B. zwecks Tumorausschluß vorgenommen werden muß.

Eine wesentliche Indikationserweiterung ist dadurch gegeben, daß auch die unteren Abschnitte des Atemweges, Pharynx, Larynx, Trachea und Bronchien nahtlos in die Untersuchungen einbezogen werden können (s. Kap. 10.7.).

Auf Grund des geringen Aufwandes an Vorbereitung und Nachsorge für ambulante, schleimhautanästhesierte Patienten und der minimalen mechanischen Belastung durch das dünne flexible Instrument, das keine postendoskopischen Beschwerden verursacht, eignet sich diese noch in der Entwicklung begriffene Inspektionstechnik prinzipiell als endoskopisches Screeningverfahren für Vorsorgeuntersuchungen und qualifizierte Dispensairebetreuung von Patienten mit erhöhtem Belastungsrisiko. Im klinischen Einsatz läßt sich das Verfahren zur differentialdiagnostischen Befunddeutung sowohl bei Fehlbildungen, Verletzungen, Fremdkörpern mit den obengenannten Einschränkungen heranziehen. Insbesondere aber bei neurogenen zentralen oder peripheren *Funktionsstörungen* kann es uns nützliche inspektorische Eindrücke vermitteln, die mit anderen Methoden nicht zu erlangen sind. Die technische Handhabung und qualitätvolle Befunddeutung allerdings erfordern Ruhe, Zeit und beträchtliches Training. Das Rasterbild bedingt ein begrenztes Auflösungsvermögen, so daß morphologische Feinveränderungen nachfolgend durch Endoskopie mittels Linsenoptik, Lupen- bzw. Mikroskopbetrachtung im Tumorverdachtsfall abgeklärt werden müssen. Die Foto- und Filmdokumentation objektivnaher Bereiche reicht für höchstempfindliches Filmmaterial (27 DIN) bezüglich der Belichtungszeiten. Das sehr kleine Bildformat läßt Wünsche offen. Über die Filmdokumentation können wir aus eigener Erfahrung nicht urteilen.

Kontraindikationen müssen im Nasen-Rachengebiet lediglich hinsichtlich der Lokalanästhesie beachtet werden.

10. Endoskopie von Kehlkopf, Luftröhre und Bronchien

10.1. Einleitung

Viele endoskopische Untersuchungs- und Behandlungsmethoden sind nach *Kirsteins* und *Killians* bahnbrechenden Entwicklungen auf dem Gebiet der Luftwegsendoskopie empfohlen worden (vgl. Kap. 3.).

In den letzten 30 Jahren verzeichnen wir im Schrifttum eine beträchtliche Zunahme neuer methodischer Vorschläge, die klassische endoskopische Arbeitsverfahren modifizieren (*Bienias, Brandt, Carlens, Dietzel, Friedel, Ikeda, Kleinsasser, Mårtenson, Minnigerode, Mündnich, Hoflehner, Riecker, Sanders, Stuckrad, Thal, Wullstein* u. a.).

Moderne Anästhesiemöglichkeiten und leistungsfähigere Medizintechnik forderten zu vielen Neuerungen heraus, die z. T. bereits im klinischen Einsatz ihre Nützlichkeit bewiesen haben. Natürlich sollten nur höhere Leistungsfähigkeit oder mehr Sicherheit ohne übertriebenen Aufwand ihren zunehmenden klinischen Einsatz begründen.

Die Auswahl des anzuwendenden Untersuchungsverfahrens erfolgt gezielt nach klinischen Gesichtspunkten auf der Grundlage anamnestischer, klinischer und röntgenologischer Informationen. Wenn wir auch bestrebt sind, die Leistungsmöglichkeiten des jeweiligen endoskopischen Verfahrens in diagnostischer und therapeutischer Hinsicht auszuschöpfen, so sollten dennoch im Heilplan stets die Möglichkeiten hals- und thoraxchirurgischen Vorgehens mit bedacht werden. Die Bekämpfung von Erkrankungen im Bereich von Kehlkopf, Luftröhre und Bronchien wird umso erfolgreicher sein, je besser es gelingt, Vor- und Nachuntersuchungen, Röntgen- und Labordiagnostik, Endoskopie und Chirurgie zu einem lückenlosen und wirkungsvollen diagnostisch-therapeutischen System optimal miteinander zu verbinden (*Biesalsky, Denecke, Naumann, Steinbrück* u. a.).

10.2. Voruntersuchungen

10.2.1. Anamnese

Trotz aller Bestrebungen um die Erfassung prämorbider Krankheitsstadien veranlassen in der Mehrzahl noch immer die subjektiven Krankheitssymptome die Patienten zu ersten Arztkonsultationen. Günstigenfalls gelingt es bereits dem Allgemeinmediziner als Haus- oder Betriebsarzt, durch sorgfältige Anamneseerhebung zwischen banaler Leichterkrankung und dringlich klärungsbedürftigem Verdachtsfall eines ernsten Leidens zu unterscheiden.

10.2.1.1. Subjektive Krankheitssymptome im Bereich des Kehlkopfes, der Luftröhre und der Bronchien

- *Stimmstörungen,* wie Heiserkeit und andere Dysphonien;
- *Sekretionsstörungen* mit Husten, Räuspern, schleimigem, eitrigem Auswurf oder anderen Dyssekretionen (z. B. Hämoptoe);
- *Atmungsstörungen,* wie Stridor, Tachypnoe, Zyanose in Beziehung zur Belastung;
- *Schmerzen* und andere Mißempfindungen im Hals-Thoraxgebiet, in Ruhe oder bei funktioneller Belastung durch Husten, Schlucken, Atmen, Sprechen.

Durch gezielte Fragestellung werden diese subjektiven Beschwerden auch in ihren ursächlichen, zeitlichen und dynamischen Bezügen eingeordnet.

10.2.1.2. Funktionsstörungen im Bereich der Nachbarorgane

Von Interesse sind weiter vorausgehende Erkrankungen und allgemeine begleitende Funktionsstörungen im Bereich der Nachbarorgane (Lunge, Herz- und Kreislauforgane, Speiseröhre, Magen, Leber) sowie der Zustand des Gesamtorganismus (Körpertemperatur, Leistungszustand, Gewichtsverhalten). Auch Gesichtspunkte der Erblichkeit und dysfunktioneller Verhaltensstörungen (Räusper-, Hustengewohnheiten) runden im Rahmen der Familienanamnese das Bild ab.

10.2.2. Untersuchungsbefunde

Während einer solchen anamnestischen Gesprächsführung, die auch Vertrauen schafft, sollte aus zeitökonomischen Gründen bereits die ärztliche Untersuchung begonnen werden.

10.2.2.1. Allgemeiner Befund

Allgemein- und Ernährungszustand des Patienten, Hautturgor und Hautfarbe, Körpertemperatur, Kreislauffunktion (Puls-Blutdruck) werden wie seine psychisch-emotionelle Reaktionslage eingeschätzt oder gemessen.

10.2.2.2. Lokalbefund

Mit Hilfe der »klassischen« Untersuchungsmethoden verschaffen wir uns über den Zustand der von uns betreuten Organgebiete und über den Lokalbefund einen Überblick.

10.2.2.2.1. Äußere Untersuchung

Inspektion: Reliefveränderungen oder Störungen der funktionellen Bewegungsabläufe bei Phonation, Schluckakt, Atmung werden durch Seiten- bzw. Symmetrievergleich aufgedeckt.
Palpation: Schmerzhaftigkeit, Formveränderung, Bewegungseinschränkung, asymmetrischen Stimmfremitus erkennen wir mit der tastenden Hand.
Auskultation: pathologische Atemgeräusche und Bronchophonie sind diagnostisch relevante akustische Phänomene.

10.2.2.2.2. Innere Untersuchung

Indirekte Laryngoskopie

Die innere Inspektion gibt bei hervorgezogener Zunge im Spiegelbild einen guten Überlick über den Kehlkopf, auch hinsichtlich seiner pharyngealen Beziehungen, seine oberflächlichen und tieferen Strukturen – Epiglottis, Arytaenoidbereiche, Taschenbänder, Ventrikeleingang, Stimmbänder und evtl. über die angrenzende Luftröhre. Beachtet werden Farbe, Gefäßzeichnung, Relief und Funktionssymmetrie bei Phonation und Respiration. Die Detailerkennbarkeit ist mit einem Operationsmikroskop zu verbessern *(Wendler)*. Eine routinemäßige Fotodokumentation auffallender Befunde ist durch die Mikroskopeinrichtung oder durch kurze, lichtstarke Winkeloptiken (Bild 10.1) mit kurzem Abstand zwischen Lichtaustritt und Objektiv (*Stuckrad*) nach der Inspektion möglich (Bild 10.2 *a* u. *b*).

Stroboskopie

Prinzip: Die für das Unterscheidungsvermö-

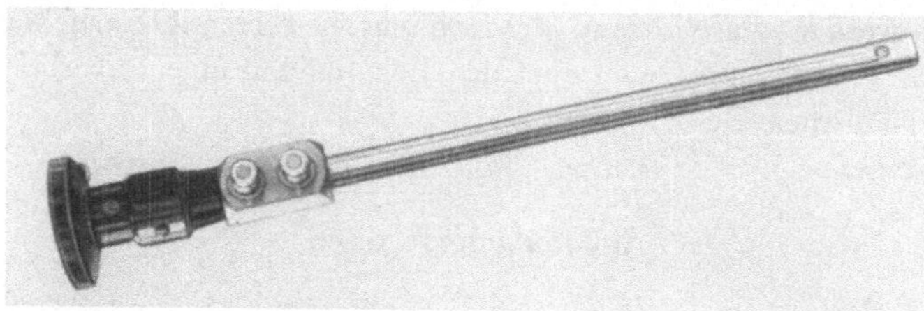

Bild 10.1 Winkeloptik zur indirekten Pharyngo-Laryngoskopie (MGB)

gen des Auges zu schnellen Schwingungsbewegungen intonierender Stimmbänder werden durch mikrofongesteuerte, gering frequenzasynchrone Impulsbeleuchtung indirekt laryngoskopisch sichtbar.

Beurteilung: Schwingungsart und Frequenzschwankungen charakterisieren und differenzieren funktionelle und strukturelle Erkrankungen bzw. physiologische Normabweichungen. Von besonderer differential-diagnostischer Bedeutung sind einseitige Veränderungen der Schwingungsamplitude und der Randkantenverschiebung. Sind sie nicht mehr zu erkennen, d. h. liegt z. B. ein phonatorischer Stillstand bei sonst intakter Ab- und Adduktion vor, so besteht nach *Schönhärl* als Zeichen submuköser Infiltration der dringende Verdacht auf maligne Neubildung.

Die *Hochgeschwindigkeitskinematografie* ist zur Erforschung schnellablaufender Stimmbandbewegungen herangezogen worden. Die sehr unhandlichen, kostspieligen Kameras sind mit außerordentlich leistungsstarken Lichtquellen ausgestattet. Im deutschen Schrifttum hat u. a. *Paulsen* über diese Forschungstechnik berichtet. Für klinische Zwecke hat diese Methode indirekter laryngoskopischer Aufzeichnung schneller Bewegungsabläufe im Kehlkopf keine Bedeutung.

Indirekte Laryngoskopie und *innere Palpation* kann in Schleimhautanästhesie bei beherrschter Mitarbeit des Patienten mit abgebogenen Sonden zur Konsistenzbestimmung von Geweben versucht werden.

Indirekte endolaryngeale Chirurgie: Von Bruns hat dieses Vorgehen zu diagnostischen und therapeutischen Zwecken im vorigen Jahrhundert begründet und dabei punktiert, injiziert, probeexzidiert und Gewebe reseziert. *Von Bruns* war aber auch der erste Larynxchirurg, der das indirekte Operieren zugunsten der *Kirstein*schen »Autoskopie« wieder aufgab und Polypen und Fremdkörper durch Rohr oder Spatel entfernte. Diese historisch notwendige Methode blieb lange Zeit bei Laryngologen im deutschen Sprach-

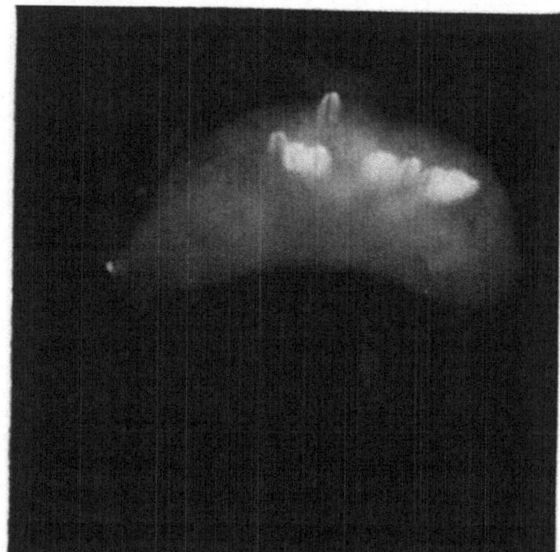

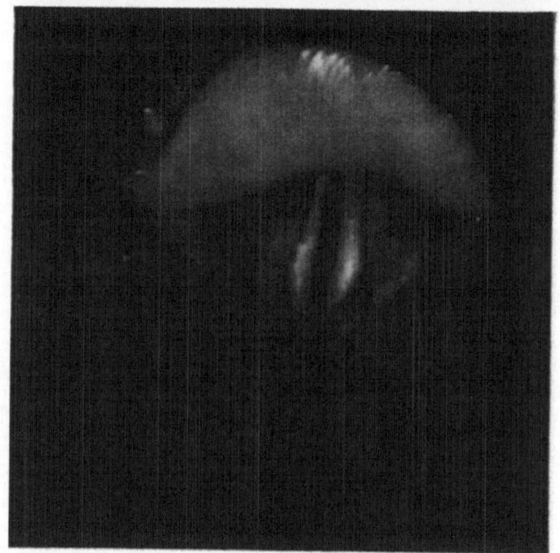

Bild 10.2 Indirektes Larynxfotogramm. *oben:* Respiration; *unten:* Phonation

raum dominierend. Sie beherrschten das beträchtliche Verletzungsrisiko im allgemeinen durch mühevolles Training, Geschick und Geduld. Heute stehen die modernen direkten Laryngoskopiemethoden mit optimaler Ruhigstellung des Patienten zur Verfügung. Das durch die begrenzten indirekten Sichtbedingungen, durch tote Winkel, durch plötzliche unvorhersehbare Abwehrreaktionen beträchtliche Verletzungsrisiko muß darum heute dem Patienten *nicht* mehr zugemutet werden. Jede unnötige Gefährdung der intakten oder rehabilitierbaren Stimmfunktion sollte unterbleiben.

10.2.2.2.3. Röntgenuntersuchung

In vielen Fällen können wir von einer vorausgehenden Röntgenuntersuchung wesentliche Informationen erwarten. Empfehlenswert sind

- Röntgenaufnahme der Halsorgane frontaler Strahlengang (»weich«);
- der Luftröhre posterior-anteriorer Strahlengang – (»hart« wegen schattendichter HWS und Mediastinalorganen);
- die Thoraxübersichtsaufnahme im posterior-anterioren Strahlengang.

In Auswertung dieser und ggf. der später endoskopisch erhobenen Befunde kann sowohl die Tomografie als auch die Laryngotracheografie zur Einengung der Verdachtsdiagnose oder besseren topographischen Beschreibung bzw. strukturell besseren Differenzierung eingesetzt werden.

Technik der Laryngotracheografie

Haftfähige, wasserlösliche Kontrastmittel, z. B. Falitrast, B′ 270 ®, Propiliodone ® und neuerdings Tantalpuder (*Fabrikant, Günnel, Nadel* u. *Mitarb.*) werden mit abgebogener Knopfkanüle mittels Kehlkopfspritze bzw. Pulvergebläse nach sorgfältiger Schleimhautanästhesie und Atropinprämedikation unter indirekter Spiegelsicht und möglichst auch Röntgensicht auf die trockenen Schleimhautflächen des Kehlkopfes und der Luftröhre aufgetropft bzw. aufgestäubt. Röntgenaufnahmen im p.-a.-Strahlengang in Respiration und Phonationsstellung sowie beim Valsalva im frontalten Strahlengang in Respiration (*Naumann* u. *Kruse*).

10.2.2.2.4. Ventilationsprüfungen

»Treppentest«: Durch zügig-schnelles Auf und Absteigen der Treppen einer Etage wird eine in Ruhe gerade noch ausgeglichene Leistungsinsuffizienz der Atmung durch langdauernde nachfolgende Dyspnoe, Stridor oder gar Zyanose deutlich erkennbar gemacht. Jede Belastungsinsuffizienz mahnt zur Vorsicht. Dieser Test ist zur orientierenden Einschätzung der kardiorespiratorischen Leistungsreserve und Narkosebelastbarkeit geeignet.

Atemfunktionsteste

im Lungenfunktionslabor: Im Zweifelsfalle und zur Begutachtung können exakte Meßverfahren Aufschluß über die kardiorespiratorische Leistungsfähigkeit einschließlich der in- und exspiratorischen Querschnittsbeurteilung von Kehlkopf und Luftröhre geben (*Albegger, Brandt, Schilling* u. a.).

Meßmethoden

1. Bestimmung der Atemvolumina (Spirometrie)

Sie geben bei größeren Normabweichungen der Vitalkapazität, des Atemgrenzwertes der inspiratorischen und exspiratorischen Sekundenkapazität Hinweise auf Strömungshindernisse.

2. Bestimmung der Atemarbeit

Die atemmotorischen Kompensationsmöglichkeiten der Atmungsorgane einschließlich ihrer elastischen Elemente (Compliance) werden z. B. im Zusammenhang mit einer Ganzkörperplethysmografie in die diagnostische Beurteilung einbezogen.

3. Die Ergooxytensiometrie
Sie zeigt unter leichter, mittlerer und schwerer Belastung (Fahrradergometer) am Verhalten der Blutgasverhältnisse die Leistungsgrenzen des gesamten kardiorespiratorischen Systems.

10.2.3. Verdachtsdiagnose

Die Informationen aus Anamnese und klinischer Untersuchung – die hier als Standard zusammengestellten Untersuchungsmethoden sollen nicht schematisch und vollständig, sondern in jedem Fall rationell gezielt eingesetzt werden – geben die Grundlage für eine vorläufige, die Voruntersuchungen abschließende Verdachtsdiagnose. Ihrer Sicherung, Entkräftung oder Differenzierung dienen die im einzelnen zu besprechenden Untersuchungsmethoden.

10.3. Methoden der Endoskopie unterer Luftwege

10.3.1. Spatellaryngoskopie

Dieses von *Kirstein* ausgehende Verfahren ist heute als Standardmethode der Anästhesisten zur translaryngealen, intratrachealen Intubation von Narkose- und Beatmungskatheter zur meistgeübten Endoskopiemethode geworden.

10.3.1.1. Instrumentarium (Bild 10.3)

- Spatellaryngoskop nach *Macintosh* oder *Magill* mit drei Spatelgrößen (Männer, Frauen, Kinder);
- *Magill*-Faßzange;
- Trachealkatheter (Ch. 36, 24, 16 u. a.);

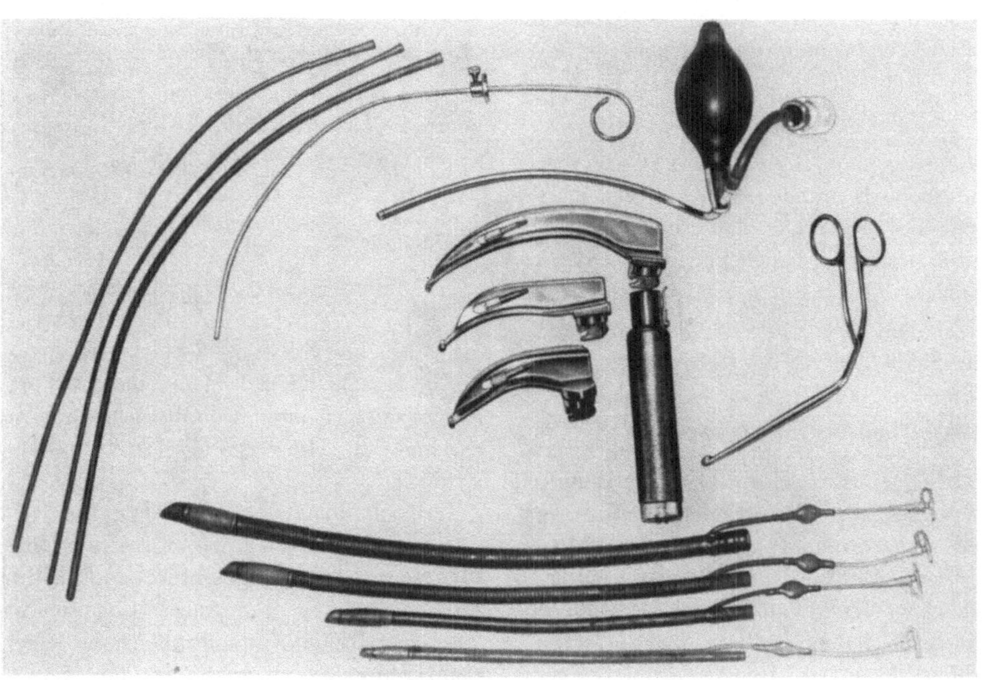

Bild 10.3 Instrumentarium zur Spatellaryngoskopie

- Absaugkatheter (Ch. 9) mit Absaugsystem;
- Arbeitsinstrumente je nach Aufgabenstellung.

10.3.1.2. Anästhesiemittel

Zur Prämedikation: Atropin mit 1 ml Injektionsspritze.

Zur Schleimhautanästhesie:

Rp Exotankain ® 1% 5,0
oder
Rp Pantokain 1% 5,0
im Larynxsprayer nach *Macintosh* oder im Ultraschallaerosolgenerator (*Pickroth, Kandt*).

Zur Allgemeinanästhesie: i. v. Injektionssystem, Hexobarbital-Natrium ® 1,0/20 ml Rekordspritze, Myorelaxin ® oder Succicuran ® 100 mg/10 ml Glasspritze (bei Bedarf mehrfach bereitstellen).

Die komplette Ausstattung für eine Apparatnarkose, mit Lachgas-Sauerstoff und Halan. Ihr Einsatz verlangt u. E. die Mitarbeit des Fachanästhesisten.

10.3.1.3. Untersuchungsgang

10.3.1.3.1. Lagerung

Durch verbesserte *Jackson*-Position, d. h. kopfunterstützte flache Rückenlage sollen die Halsweichteile weitgehend entspannt werden (Bild 10.4 *a*). Streng mediane Kopfhaltung erleichtert eine schnelle Orientierung im weitlumigen Pharynx (Bild 10.4 *b*). Die Mundhöhle wird dabei nochmals auf Zahnersatz, lockere Zähne und Zahnlücken überprüft.

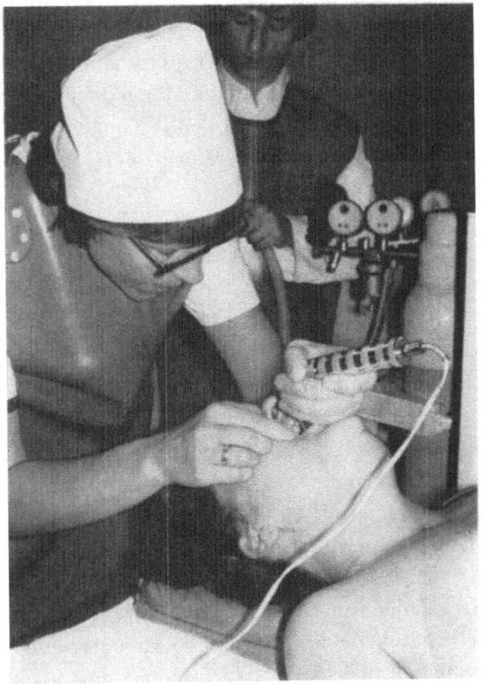

a

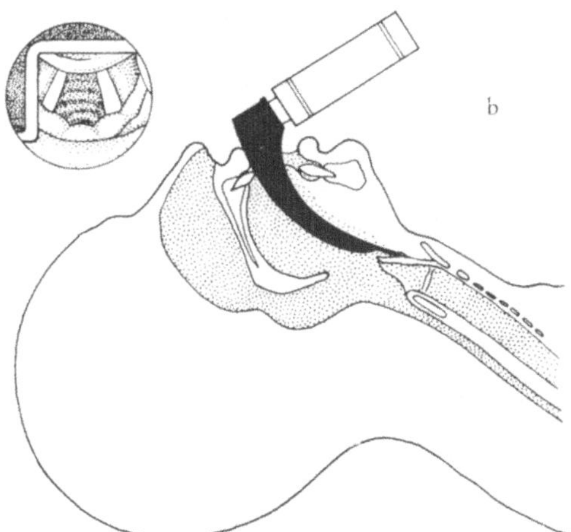

b

Bild 10.4 Spatellaryngoskopie: *a* Lagerung in verbesserter *Jackson*-Position; *b* Spatelpositionsschema

10.3.1.3.2. Anästhesierung zur Notfallaryngoskopie, zur Intubationslaryngoskopie, zur diagnostisch-therapeutischen Spatellaryngoskopie

Die Wahl der Anästhesieart muß dem Endoskopieziel und dem Zustand des Patienten angepaßt sein. Es sollen möglichst keine den Eingriff behindernden psychogenen oder reflektorischen Abwehrspannungen und -bewegungen der Mundboden-, Zungen-, Rachenmuskulator sowie Würg- und Hustenreflexe auftreten.

Zur *Notfall-Laryngoskopie* beim asphyktischen Bewußtlosen benötigen wir keine Anästhesie. Bei hypoxämischen Erstickungszuständen müssen womöglich Sauerstoffgaben und beruhigende psychische Führung die Erstickungsangst und damit verbundene Abwehranstrengungen dämpfen. Durch i. v. Atropinmedikation wird die schockbedingte Reflexgefährdung gemindert (Dosierung nach Gewicht). Ist der Patient kooperationswillig und -fähig, kann versucht werden, das Laryngoskop ohne Schleimhautanästhesie einzuführen, wobei feinfühlig die Reflexschwelle zu unterlaufen oder zu überlisten ist. Gelingt das nicht, muß unter fortgesetzter Sauerstoffzuatmung in typischer Weise die Schleimhaut anästhesiert werden. Spray oder exotankaingetränkte Tupfer müssen besonders Zungenrücken, Zungengrund, Gaumenbögen, Rachenhinterwand und Epiglottis-Arygegend erreichen. Die Atemnot kann sich bei diesen Maßnahmen bedrohlich steigern und schnelles Handeln, d. h. Intubation oder Tracheotomie erzwingen.

Stehen dem Geübten alle Narkosehilfsmittel einschließlich Hilfspersonal zur Verfügung, so darf und muß der sich z. B. kopflos wehrende, die Erstickung fürchtende Patient wie bei der Intubationslaryngoskope durch Narkotika (s. u.) ruhig gestellt werden. Wegen der vorbestehenden CO_2-Retention und Hypoxämie soll die Barbituratdosis beim Erwachsenen unter 0,5 g bleiben. Allerdings muß gesichert sein, daß sofort nach der medikamentösen Relaxierung der Atemweg mittels Beatmungskatheter oder Beatmungsendoskop für eine wirkungsvolle Beatmung freigemacht und damit die Notsituation überwunden werden kann.

– Zur *Intubationslaryngoskopie,* d. h. zur translaryngealen, intratrachealen Einlage von Narkosekathetern (Bild 10.5) oder Beatmungsendoskopen wird die i. v. Barbiturat-Relaxansnarkose nach Atropinprämedikation bevorzugt. Voratmung mit reinem Sauerstoff über die Atemmaske verlängert die unkritische Apnoezeit, die auch dem Anfänger ein schonendes und ruhiges Arbeiten gestattet.

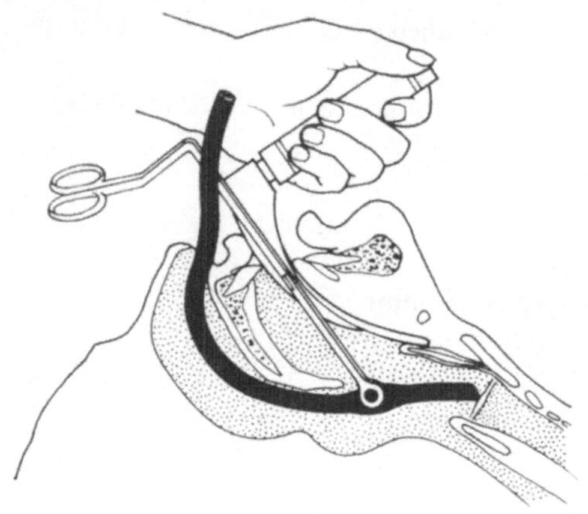

Bild 10.5 Nasale Intubationstechnik

– Zur *diagnostisch-therapeutischen Spatellaryngoskopie* werden wir bei funktioneller Fragestellung nach Atropingabe die Schleimhautanästhesie mittels Spray oder US-Aerosolgenerator allein oder mit einer Neuroleptanalgesie (NLA) kombiniert verabreichen.

Bei einer Inhalations-Insufflationsnarkose mit Halan-Lachgas-Sauerstoffgemischen im offenen System bleiben die atemmechanischen, passiven Bewegungsabläufe der Spontanatmung weitgehend erhalten und lassen sich dadurch gut endoskopisch beobachten (*Thal* und *Röse*).

Narkose mit Muskelrelaxation, tracheale Intubation und IPP- oder APN-Beatmung gestatten umfassende Strukturuntersuchung am Kehlkopf und seinen Nachbarorganen, Meso- und Hypopharynx, mit ungestörten, nur vom Katheter behinderten Arbeitsmöglichkeiten in diesen Bereichen. Der Einsatz von mechanischen Halteapparaten zur Stütz-

und Gegendrucklaryngoskopie (*Seiffert, Brünings*) bzw. Schwebefixation (*Killian*) sind heute u. a. aus psychischen Gründen nur in Vollnarkose und Relaxation vertretbar. Die großen Hebelkräfte und z. T. punktförmigen Kräftekonzentrationen können gefährliche Verletzungen hervorrufen (*Oeken*).

Beatmung im offenen System. Die Einführung einer Injektionsdüse in die Luftröhre anstelle eines Katheters nimmt wesentlich weniger Platz in Anspruch. Die rhythmische Lungenbelüftung (IPP) durch das Venturidüsenprinzip gelingt bei eingelegtem Laryngoskopspatel, d. h. offener Verbindung zur Außenwelt recht wirkungsvoll. Bedenkliche Nebenwirkungen sind in der Literatur beschrieben worden (Kap. 10.6.2.1.), so Trachealwandschäden in Form von Erosionen, Hämatome, Gewebsemphyseme. Wir können aus eigener Erfahrung das ungeschützte Einführen einer Injektionsdüse in die Luftröhre als Routinebeatmungsverfahren im Einklang mit *Stange, Wetzer* u. a. nicht befürworten.

Die Verfahren der Thoraxwandbeatmung mittels Eiserner Lunge, Küraß- oder Nylonhemdkammer in Verbindung mit Respiratoren (*Bienias, Edel* und *Bankamp*) sind umständlich, hinderlich, ineffektiv und ebenso wie die apnoische Sauerstoffaufnahme bei O_2-Insufflation, wegen ihrer Gefahren und zahlreichen Kontraindikationen nicht mehr gebräuchlich.

10.3.1.3.3. Untersuchungstechnik

Spatellaryngoskope sollen mit der linken Hand eingeführt werden (*Barth* und *Meyer*). Der endoskopisch versierte Rechtshänder bevorzugt bisweilen die besser zur Feinarbeit geeignete rechte Hand, um das Instrument so atraumatisch wie möglich einzulegen. Das kann im Notfall bzw. beim schleimhautanästhesierten Patienten besonders wichtig sein.

Einführung des Spatels

Rechte Hand: Öffnen des Patientenmundes, passives Kopfdeflektieren durch Aufwärtsziehen an der rechten oberen Zahnreihe (3. und 4. Finger). Der 2. Finger hebt die Zunge bis zum Sichtbarwerden der Uvula, der Daumen zieht als Quetschprophylaxe die Oberlippe von der Zahnreihe ab (s. Bild 10.4 *a*).

Linke Hand: Gleitende Einführung des Spatels womöglich streng median (wichtig bei gebogenem Spatel) bis zur Uvulahöhe des Zungenrückens. Erstes orientierendes Anheben der Spatelspitze bis zum Erkennen der Epiglottiskante. Unter nachlassendem Deflektionszug der rechten Hand wird bei gebogenem Statel die Spatellippe an die Plica glossoepiglottica geschoben. Bei geradem Spatel wird die obere Epiglottishälfte aufgeladen. Kurze zweite Lagekontrolle durch Spatelzug deckenwärts, wobei Arygegend und hintere Stimmbandanteile sichtbar werden, ggf. Lagekorrektur (s. Bild 10.4 *b*).

Bestehen bei intaktem, prognathem Oberkiefergebiß und muskelstarkem Kurzhals erschwerte Intubationsbedingungen durch erhöhten Muskeltonus oder durch Narben und Tumoren, so können gerade Rohrlaryngoskope (Beatmungslaryngoskop 9 und 12 mm) aus dem rechten Mundwinkel doch stets die Glottis übersichtlich einstellen (*Brandt, Tautenhahn* und Mitarb.).

Inspektion und endoskopische Anatomie

Die Entfaltung des weiten Pharynxlumens erfolgt möglichst durch linkshändigen Zug am Spatelgriff in Richtung Raumdecke unter Betonung der Spatelspitze, ohne die Frontzähne als Hypomochlion zu belasten. Dadurch werden das Cavum laryngis mit Taschen- und Stimmbändern, die Kehlkopfeingangsebene mit Epiglottis, Plicae aryepiglotticai und der schlitzförmig verschlossene Zugang in den retrolaryngealen Hypopharynxabschnitt mit rechtem und linkem Sinus piriformis sowie seitliche und hintere

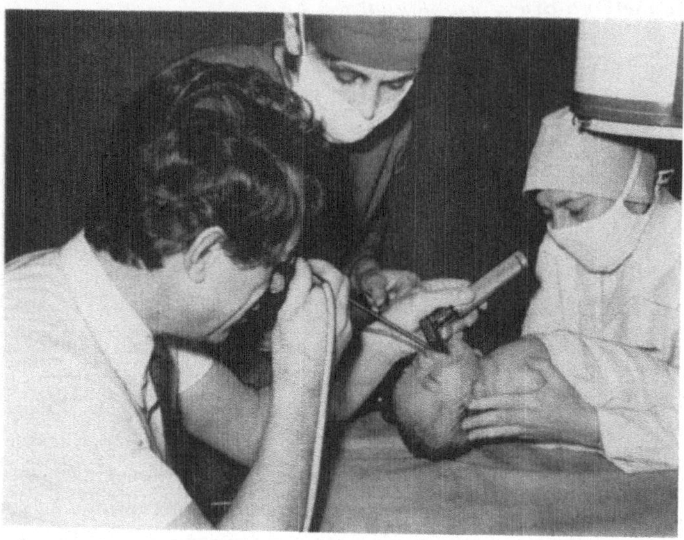

Bild 10.6 Laryngotracheoskopie nach *Thal* und *Röse*

Wandpartien des Pharynx gut übersehbar. Bei kompletter Muskelerschlaffung kann starker Spatelzug auch den trichterförmigen, retrolaryngealen Pharynxabschnitt bis zum Ösophagus entfalten (*von Eiken*).
Es gelingt dementsprechend auch ohne Spiegel, die pharyngo-laryngealen Halsorgane direkt in Augenschein zu nehmen und dadurch die operativen Möglichkeiten entscheidend zu verbessern.

Operative Manipulationen

Die freie rechte Hand kann bei dieser Endoskophaltung mit Hilfe angemessener Instrumente nun Sekret absaugen, Fremdkörper entfernen, Katheter oder Endoskop einführen und Abszesse inzidieren (Bild 10.6). Kompliziertere und diffizile Operationen – Exzisionen, Exstirpationen, Umstechungen – dürfen nicht durch reflektorische Abwehrspannung und Kontraktion beim Würgen und Husten behindert oder gefährdet werden. Allgemeinanästhesie und Muskelrelaxation und tracheale Intubation sind hierzu natürlich obligate Voraussetzungen. Bimanuelles Operieren ist möglich bei Übernahme des Spatels durch einen Assistenten oder Anbringung einer Haltevorrichtung, z. B. Stütze nach *Seiffert,* Gegendrücker nach *Brünings*, Aufhängung nach *Killian.*

10.3.1.4. Indikation – Kontraindikation

10.3.1.4.1. Notfallaryngoskopie

In allen Fällen akuter Ateminsuffizienz besteht die Notwendigkeit, die Atemwege schnellstens freizumachen und freizuhalten oder einen künstlichen Ersatzzugang im Sinne der Tracheotomie operativ zu schaffen, um die unverzichtbare Atemfunktion in jedem Fall wiederherzustellen. Die Einlage von Trachealkathetern ist dazu am besten geeignet. Die Kathetergröße soll so großlumig wie möglich gewählt werden. Auf die subglottische Schleimhaut im Ringknorpelbereich, der Stelle mit dem engsten und unelastischen Querschnitt, muß jedoch jede Druckwirkung unterbleiben!
Ateminsuffizienzen können verschiedenste Ursachen haben. Besondere Intubationsschwierigkeiten sind bei solchen Erkrankungen zu überwinden, bei denen es sich um obstruktive Veränderung in den Luftwegen handelt.
Fehlbildungen: Asphyxie oder kongenitaler hochgradiger Stridor verlangen beim Neugeborenen sofortige Befundklärung, um zu

entscheiden, ob z. B. Atresien, Zelen oder Fisteln durch Bougierung oder Intubation zu erweitern bzw. zu überbrücken oder durch Tracheotomie zu umgehen sind.

Neurogene Atemstörungen: Wir kennen paradoxe inspiratorische Glottisadduktion im Sinne diskoordinierter Steuerung der komplizierten Atemmotorik. Aber auch neuromuskuläre Atemlähmung (inkomplett – komplett) sind infolge perinataler Anoxien, Schädelhirntraumen, Apoplexie, Intoxikation, akuter Herzinsuffizienz und Rückenmarkprozessen (Poliomyelitis) zu beobachten. Sie verlangen den freien Zugang zu den unteren Luftwegen zur Sicherung der Atmung oder Beatmung sowie wirksamer Bronchialtoilette ggf. bis zum Wiedereintritt der normalen zentralen Leistungen. Primäre Intubation ist bis zur Prognoseklärung der Tracheotomie vorzuziehen. Die periphere Rekurrensparese infolge traumatischer oder infiltrativer Prozesse mit beiderseitiger Stimmbandlähmung in Paramedianstellung muß gleichfalls als Ursache akuter Luftnotsituation nicht selten dringlich versorgt werden.

Verletzungen: Stumpfe und scharfe Traumen der Schädel-Hals-Thoraxbereiche gehen häufig mit Bewußtlosigkeit einher. Nicht selten sind die durch Hämatome, Emphyseme oder Aspirate verlegten Luftwege Hauptursache der Ateminsuffizienz mit nachfolgender Hypoxämie. Vordringlich sind Reinigung der Luftwege von festen und flüssigen Fremdstoffen (Blut, Erbrochenes), Klärung der Blutungsquelle und des Verletzungsausmaßes, Katheterintubation mit Manschettenabdichtung zum Schutz der unteren Luftwege.

Fremdkörper werden von oben nach unten endoskopisch gesucht, nachgewiesen und entfernt oder ausgeschlossen. Das bedeutet nach Spatellaryngoskopie den Einsatz von Rohr- und notfalls auch Optikendoskopen bei den winzigen Größenverhältnissen des Säuglings (*Thal*).

Entzündungen: Ödematöse Schwellungszustände allergisch-hyperergischer, toxischer (Insektenstich) oder mikrobieller Genese können plötzlich die Epiglottis und Arygegend ballonartig auftreiben oder den subglottischen Raum verlegen. Die so bedingte akute Luftnot ist oft unter Intubations- oder Tracheotomiebereitschaft durch hochdosierte, rechtzeitige Kortisontherapie zu beherrschen.

Tumoren: Pendelnde Fibrome und gestielte, flottierende Polypen können zu plötzlicher Glottisverlegung führen. Langsam wachsende Malignome werden mitunter trotz extremer Stenose atemmechanisch und metabolisch kompensiert. Banale äußere Anlässe, z. B. Erkältungsinfekte, können zum plötzlichen und völligen respiratorischen Zusammenbruch führen und die umgehende Larynxpertubation erfordern (s. auch Notfalllaryngoskopie und diagnostisch-therapeutische Laryngoskopie).

10.3.1.4.2. *Intubationslaryngoskopie*

Am häufigsten werden bei der Spatellaryngoskopie gesunde Kehlköpfe beobachtet. Die Inspektion dient nur dem Ziel, unter visueller Kontrolle schnell, sicher und auch atraumatisch Narkose- und Beatmungskatheter sowie Endoskope durch den empfindlichen Luftwegssphinkter zu schieben.

Narkose und Muskelrelaxation bieten nach obligater Atropingabe und vorausgehender Maskenbeatmung mit Sauerstoff optimale Bedingungen zur Einstellung des Kehlkopfes.

Die perorale Intubation ist die am häufigsten gewählte Route zur Einführung von Kathetern, Endoskoprohren und Optiken. Ihre Gleitfähigkeit sollte durch Anfeuchtung (Katheter) oder z. B. Einfetten mit Silikonöl (Endoskoprohre) verbessert werden. Der Katheterdurchmesser muß der engsten Stelle, dem unelastischen subglottischen Ringknorpelabschnitt, so angepaßt sein, daß kein Druck über 2,7 kPa (20 mm Hg) (Kapillardruck) an dieser Stelle zur

Zirkulationsstörung bzw. zum Dekubitus in der Schleimhaut führen kann.

Ist der Kehlkopf durch typische Spatelposition sichtbar, so erfolgt aus dem rechten Mundwinkel die Kathetereinführung.

Gummi- oder *Kunststoffkatheter* (*Magill, Rüschelitt*) sind durch Eigensteife und konvexe Krümmung ohne Hilfsmittel, *Latexkatheter* (*Woodbridge*) mit gebogenem Mandrin durch die Glottis zu führen.

Doppellumenkatheter (Carlens) bedürfen spezieller Einführungstechnik. Der Sporn sollte mittels lösbarer Fadenschlinge an den distal gekrümmten linken Katheterschaft gebunden sein (s. Bild 10.88). Nach Glottispassage des Katheters mit der Krümmung aufwärts erfolgt während der Trachealpassage unter Lösung des Spornhaltefadens eine Rechtsdrehung um 270°, wodurch die distale Katheterkrümmung in den linken Hauptbronchus gleitet. Der Sporn reitet auf der Carina. Manschettenblockierung im linken Hauptbronchus und in der Trachea ergeben separate Zugänge zum linken und rechten Bronchialbaum (vgl. Bild 10.89). Der *Carlens*-Katheter ist insofern auch bei Blutungen einzusetzen.

Trotz vorsichtigen Vorgehens können beträchtliche Kehlkopfverletzungen auftreten. Über Epithelläsionen, Ödeme, Hämatome, Luxationen der Stellknorpel, Stimmbandrisse und Stimmbandlähmungen wurde vielfach berichtet und zitiert (*Brandt, Görisch* u. a.). Nach Intubationsnarkosen lassen sich in über 60 % der Fälle derartige, zumeist schnell abheilende Alterationen finden (*Chilla.*)

Auch *Endoskoptuben* zur Laryngo-Tracheo-Bronchoskopie werden am schonendsten aus dem rechten Mundwinkel unter Spatelsicht bis zur Glottis geführt. Nach Übernahme der Sichtkontrolle durch das Rohrendoskop wird der Spatel entfernt. Ein Tubuslaryngoskop hat nun volle Bewegungsfreiheit im Cavum laryngis, während Tracheo- und Bronchoskop in typischer Weise weiter mit der Rohrlippe voran durch die Glottis geschoben werden.

Die transnasale Katheterintubation bevorzugen wir zur Langzeitintubation und zur Narkoseführung insbesondere bei Mundhöhlenoperationen. Durch das jeweils weitere Nasenlumen bis zur Epiglottishöhe geschoben, wird das distale Katheterende von der Faßzange nach *Magill* unter Spatelsicht durch die Glottis geführt (s. Bild 10.5.).

Bei Manschettentuben ist besonders auf einwandfreie tracheale Manschettenposition zu achten. Da die Luftblähung zu keiner stundenlangen totalen Schleimhautanämie mit nachfolgenden Wandnekrosen führen darf, die besonders im krikoidalen Abschnitt katastrophale Stenosenzustände nach sich ziehen würden (s. Kap. Stenosen der Trachea), sollten bevorzugt Niederdruckmanschetten mit vorgeblähter, schlaffer Manschette verwendet werden (vgl. Bild 4.8).

10.3.1.4.3. *Diagnostisch-therapeutische Spatellaryngoskopie*

Diese Methode ist besonders zur Aufklärung und Behandlung funktioneller oder auch morphologischer Befunde im Kehlkopf und im angrenzenden Rachen und in der Luftröhre geeignet. Je nach Aufgabenstellung werden zuvor durch anästhesiologische Maßnahmen die normalen, psychisch und reflektorisch gesteuerten Bewegungsabläufe bis zur kompletten Muskelrelaxation ausgeschaltet.

Die *direkte Inspektion* verfolgt das Ziel, insbesondere am Kehlkopfeingang sowie in seiner äußeren pharyngealen Nachbarschaft, pathologische Farb-, Relief- und Formabweichungen deutlich erkennbar zu machen. In Lokalanästhesie und NLA können die phonatorischen und atemmotorischen Stimmbandbewegungen beobachtet werden.

Als *Aufsichtsendoskopie* (*Müller, Dietzel,* 1953/54) sind bei Anwendung von Winkeloptiken (90°) die durch Taschen- und

Stimmbänder verdeckten Kehlkopfabschnitte (Ventriculus laryngis und Regio subglottica) ebenso wie die übrigen Wandbezirke besonders diffizil zu besichtigen. Das kann z. B. zur exakten Feststellung von Tumorgrenzen von Vorteil sein.

Bei der *Optiklaryngo-Tracheoskopie des Säuglings* (*Thal-Röse*), auch bei den winzigen Raumverhältnissen des Neugeborenen, können mit Hilfe besonders schlanker Optiken (4 mm ∅) in Halan-Lachgas-Sauerstoffinhalationsnarkose z. B. differentialdiagnostische Untersuchungen beim Leitsymptom Stridor congenitus ausgeführt werden (s. Bild 10.6 u. 5.3. *d*).

Die Unterscheidung von strukturellen Mißbildungen des Knorpelgerüstes und funktioneller Unreife durch neuromuskuläre Fehlsteuerungen, die Abgrenzung von Fremdkörpern und Entzündungen hat große therapeutische Konsequenzen. Die endoskopische Beobachtung der in- und exspiratorischen Bewegungen, z. B. der Kehlkopfeingangsstrukturen und der Luftröhre (Pars membranacea, Knorpeldysplasien), sind ebenso wie die Filmdokumentation möglich. Die diffizile Narkoseführung in Form pharyngealer Gasinsufflation bei Spontanatmung verlangt behutsame Optikführung zur Vermeidung von Berührungsreizen mit reflektorischen Atemstillständen. Das Verfahren sollte darum besonders versierten Untersuchungsteams in kinderendoskopischen Zentren vorbehalten bleiben, in denen Fachanästhesist, Pädiater und Laryngologe zusammenwirken.

Operative Manipulationen: Infolge des breiten und kurzen Zugangs können im Bereich des äußeren Larynx und an seinen Eingangsstrukturen entwickelte Zelen und Zysten punktiert, inzidiert und Abszesse eröffnet sowie gutartige Tumoren reseziert oder bösartige Veränderungen probeexzidiert werden. Die Bougierung von Larynxstenosen die Einlage und der Wechsel von Dilatationsendoprothesen und Trachealkathetern bei der Langzeitintubationsbehandlung gelingt mittels Spatellaryngoskopie bei guter Sicht besonders leicht. Die Entfernung laryngealer Fremdkörper ist möglich. Bei plötzlicher völliger Obstruktion durch iatrogene Fremdkörper, z. B. bei Adenotomie oder zahnärztlichen Eingriffen, kann eine sofortige Entfernung lebensrettend sein.

Die Ausführung operativer Manipulationen im Cavum laryngis selbst, insbesondere im Bereich der empfindlichen Stimmbänder, liegt außerhalb des Indikationsbereichs dieser einfachen Methoden. Sie sind von den nachfolgend beschriebenen Tubuslaryngoskopien unter besseren Bedingungen ausführbar und diesen darum vorzubehalten.

10.3.2. Beatmungslarynkoskopie – halboffenes System

Dieses Endoskopieverfahren hat auf Grund der Organtopographie des Kehlkopfes eine Schlüsselstellung bei der sicheren und komplexen endoskopischen Beherrschung aller Abschnitte der Luft- und Speisewege in Narkose und Muskellähmung inne.

Fabian und *Brandt* haben zunächst unabhängig voneinander die Methode nach einem Studienaufenthalt bei *Friedel* 1960 entwickelt. Die bis dahin in Lokalanästhesie arbeitenden Laryngologen waren gleichermaßen von den ungestörten Arbeitsbedingungen während der Beatmungsbronchoskopie in Anwendung des Instrumentariums von MGB beeindruckt und motiviert, diese Methode ausbauend auf den Kehlkopf zu übertragen.

10.3.2.1. Instrumentarium

- Komplettes Beatmungslaryngoskop MGB 441, bestehend aus Arbeitskopf (Ringspiegel, Kaltlichtanschluß mit Kondensor, Fensterschieber, Aufsatzfernrohr);
- 4 austauschbare Laryngoskoptuben: D = 6, 9, 12, 16 mm, L = 120, 160 mm (Bild 10.7).

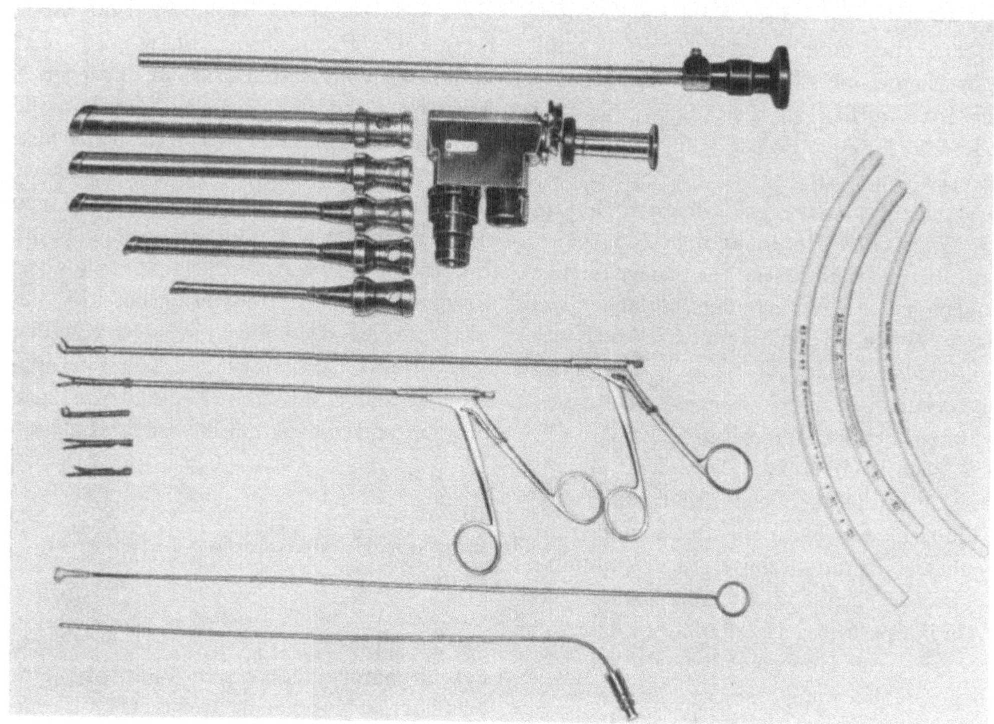

Bild 10.7 Instrumentarium zur Beatmungslaryngoskopie: Kompletter Tubensatz, Arbeitskopf, Lupe, Optik, Arbeitsinstrumente, Trachealkatheter

IPP-Beatmungssystem: Sauerstoffflasche, Reduzierventil mit hohem Flow (z. B. Schweißarmatur), Faltenschlauch, Atembeutel; Schlauchverbindung zum Atemventil an Endoskopkopf oder zum Atemventil an der Beatmungsmaske oder zum Atemventil am Konexstück zum Trachealkatheter (s. Bild 5.3. *b* u. 5.5.).

Arbeitsinstrumente:

- Saugstab mit Auffanggefäß und Schlauchverbindung zum Absauggerät oder zur zentralen Absauganlage (s. Bild 4.18, *3*, *4*);
- diverse Zangeninstrumente (FK-Faßzange, Stanzen, Doppellöffel), Watte-driller, Sonden, Bougies nach Bedarf (s. Bild 4.21. *1*).

Hilfsinstrumente:

- *Macintosh*-Spatel mit Trachealkatheter Latex/PVC: Ch. 28–36);
- Optiken 180° und 90°-Ausblickwinkel.

Sonstiges: Entsprechend jeweiliger Aufgabenstellung werden sterile Absaugsysteme, Punktionsbestecke, Fotoeinrichtung und in jedem Fall Instrumentarium zur Blutstillung bereitgehalten (s. Bild 4.24).

10.3.2.2. Anästhesiemittel

Zur Prämedikation:
Atropin (1 mg/1 ml NaCl in Glasspritze
Zur i. v. Barbiturat-Relaxansnarkose:
Perfusionsbesteck;
Hexobarbital-Natrium ® oder Evipan ® 1,0/20 ml in Rekordspritze;
Succicuran ® oder Myorelaxin ®

100 mg/10 ml in Glasspritze, mehrmals für remittierende Applikation.

10.3.2.3. Untersuchungsgang

10.3.2.3.1. Lagerung

Wie bei allen Beatmungsendoskopien wird der Patient in Rückenlage in verbesserter *Jackson*-Position mit erhohtem, leicht deflektiertem Kopf aufgelegt. Geeignet ist jeder Operationstisch, notfalls eine feste Trage. Wir bevorzugen den Röntgendurchleuchtungstisch, um jederzeit bei Spezial- und Noteingriffen zusätzliche Röntgeninformationen gewinnen zu können.

10.3.2.3.2. Anästhesierung

Bei vorgeplanten Eingriffen wird fünfstündige Nahrungskarenz eingehalten. Die Dosierung der Mittel erfolgt nach den gewichts- und altersbezogenen Richtwerten der Tabelle 5.5 (s. Kap. 5.3.2.5. Anästhesie: i. v. Barbiturat-Relaxansnarkose). *Atropinprämedikation ist unverzichtbar!* Die Injektion erfolgt entweder subkutan 30 Minuten, intramuskulär 15 Minuten oder intravenös 5 Minuten vor der Narkoseeinleitung. Wir bevorzugen die i. v. Prämedikation durch den Narkotiseur.

Sauerstoffvoratmung: Der Patient hält selbst die Atemmaske bis zur Narkosewirkung. Die Vorbereitungen werden für ein vertrauenschaffendes Gespräch genutzt.

Venenpunktion: am linken Unterarm – Ellenbeuge möglichst vermeiden – mit dem Perfusionsbesteck oder einfacher Flügelkanüle zur Schaffung eines sicheren intravenösen Zugangs, der ggf. durch Dauertropfinfusion mit Sorbit- oder Elektrolytlösung offengehalten wird.

I. v. *Barbituratinjektion:* Aus der etikettierten 20-ml-Rekordspritze wird die vorgeschätzte Einschlafdosis zügig schnell appliziert (z. B. 60 kg: 0,4) (Bild 10.8).

Merkmale der Narkosewirkung: Stadium I und II werden in wenigen Sekunden durchschritten. Kennzeichnend sind angenehmes Rauschempfinden, Gesprächsabbruch, tiefes Gähnen, selten Hustenreiz oder Schluckauf. Im Stadium III_2 besteht Bewußtlosigkeit, Atemdepression und Schmerztoleranz! *(Schädlich)*

Bei voraussichtlicher Endoskopiedauer über 10 Minuten wird sofort die halbe Einschlafdosis nachinjiziert (z. B. 60 kg: + 0,2; Gesamtdosis 0,6).

I. v. *Relaxansgabe:* Aus etikettierter 10-ml-Glasspritze werden beim Erwachsenen 100 mg des kurzwirkenden Succinylcholinderivates zügig injiziert.

Erhaltungsdosen von 80–100 mg folgen bei ersten Glottisaktionen nach.

Unter Muskelfibrillation erlischt infolge der Endplattendepolarisierung die Spontanatmung bei voller Relaxation.

Die Beatmung des apnoischen Patienten erfolgt zunächst mittels Mund-Nase umschließender Gesichtsmaske. Die Abdichtung des Atemsystems gelingt durch beiderseitigen Daumendruck in Verbindung mit dem *Essmarch*schen Handgriff. Die 2.–4. Finger beider Hände ziehen Kiefer, Mundboden nach vorn und entfalten den Rachen. Cave! Ösophagogastrale Gasinsuffizienz mit Erbrechen!

Bis hier weist der Untersuchungsgang bei allen Beatmungsendoskopien der Luft- und Speisewege keinerlei Unterschiede auf.

10.3.2.3.3. Einführung des Laryngoskops – Beatmung

Intubation mit Macintosh-Spatel: Der wenig geübte Untersucher sollte stets mit Hilfe des *Macintosh*-Spatels (s. Kap. Spatellaryngoskopie) den Mund-Rachen entfalten und das Laryngoskoprohr aus dem rechten Mundwinkel direkt unter die vorgezogene Epiglottis schieben. Eine Reinigung des Rachens

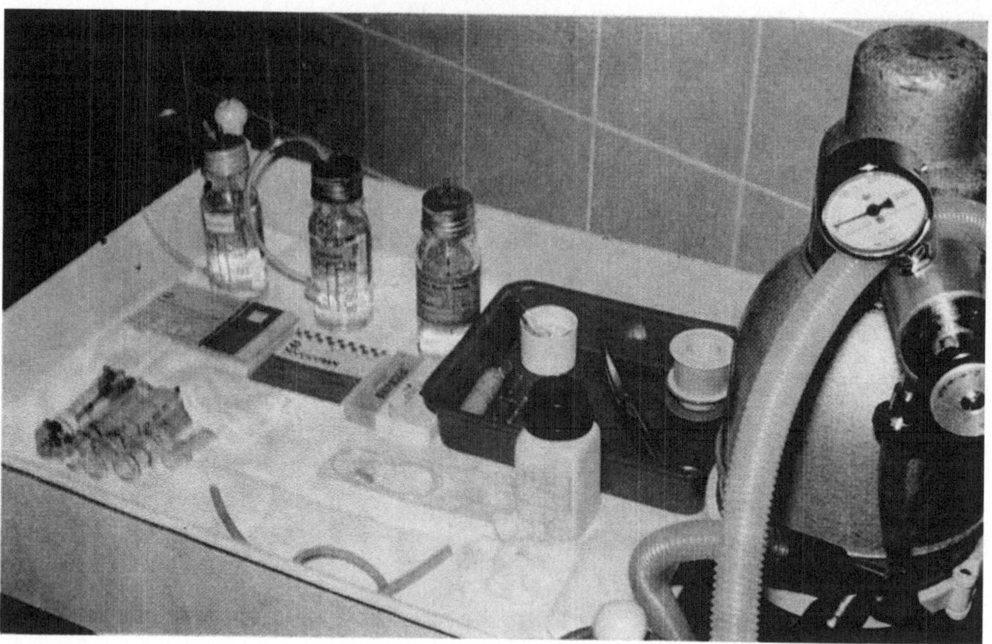

Bild 10.8 Anästhesietisch bei Beatmungsendoskopien: Narkosemittel für mehrere Untersuchungen in etikettierten Infusionsflaschen

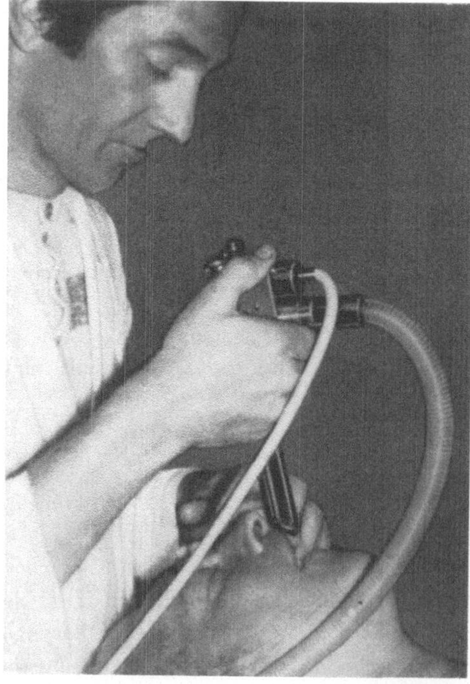

Bild 10.9 Intubation des Beatmungslaryngoskops. (1): Mundöffnung mit typischer Fingerarbeit

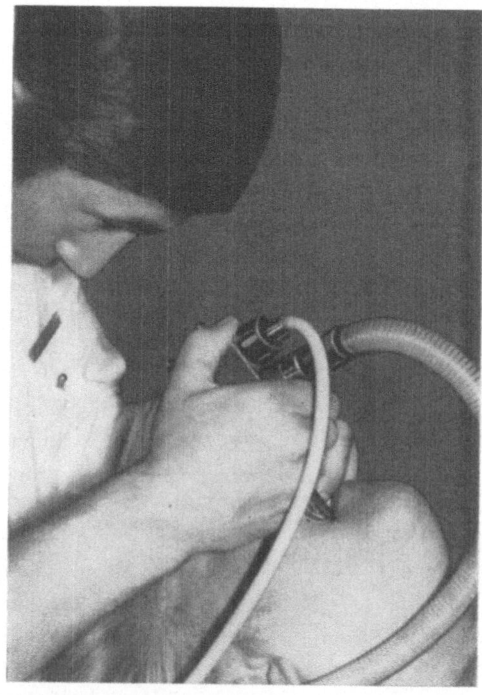

Bild10.10 Intubation des Beatmungslaryngoskops (2): Einfahrt *a* aus dem rechten Mundwinkel, Epiglottis unterfahren und heben.

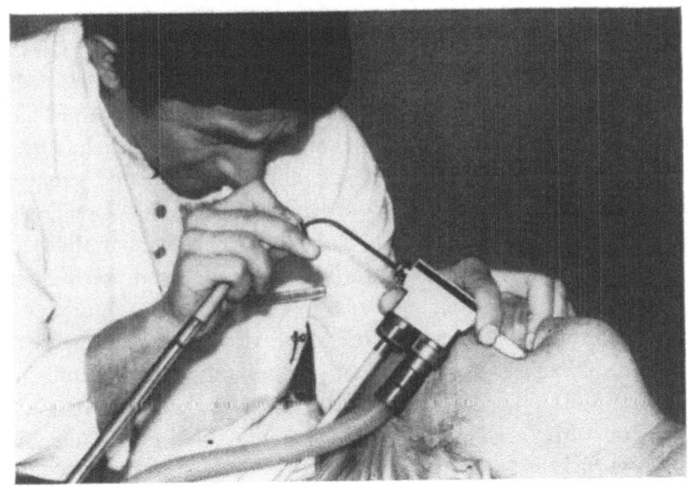

Bild 10.11 Intubation des Beatmungslaryngoskops (3): endet durch axiale Rohrdrehung um 180° und stabile Fixierung mit der linken Hand am Oberkiefer

von Blut und Sekret unter Spatelsicht kann notfalls die notwendige Übersicht schaffen.

Intubation ohne Macintosh-Spatel: Der versierte Untersucher wird folgendes Vorgehen in 8 Einzelschritten bevorzugen (Bild 10.9 bis 10.11):

1. Öffnung des Patientenmundes: 3. und 4. Finger der linken Hand ziehen den Oberkiefer zurück und reklinieren den Kopf. Der 2. Finger hebt enoral die schlaffe Zunge bis zur Darstellung der Uvula, der Daumen schiebt die rechte Oberlippe von der oberen Zahnreihe.

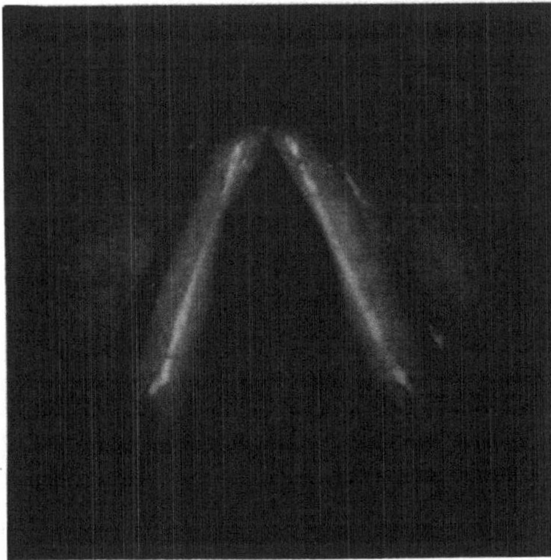

Bild 10.12 Direkte Laryngoskopie: normale Stimm- und Taschenbänder, klaffender Ventrikel, kleine, verdächtige Gewebshyperplasie am subglottischen Abhang links

2. Einlage des Beatmungslaryngoskops: Die rechte Hand führt aus dem rechten Mundwinkel (!) den Rohrmund bis zur Uvula.

3. Einstellen der Epiglottiskante: Bei Einblick in das Rohr und leichtem Verschieben und Anheben der Rohrlippe wird die Epiglottiskante in den Sichtbereich gebracht.

4. Aufladen der Epiglottis: Das Rohr wird nun rechts an der Epiglottiskante, diese mit der Rohrlippe unterfahrend und aufladend, weiter vorgeschoben (s. Bild 10.10).

5. Einstellen der Stimmbänder: Dies geschieht durch Anheben des distalen Rohrendes. Sollte bereits die Arygegend mit aufgeladen sein, genügt geringes Zurückziehen bei weiterer Anhebung der Rohrlippe, um nun das Cavum laryngis voll zu übersehen (Bild 10.12).

6. Achsendrehung des gesamten Instrumentes um 180° unter laryngoskopischer Sichtkontrolle: Die Rohrlippe wandert dabei nach dorsal über die Arygegend. Geringes Vorschieben verhindert das Vorfallen der aufgeladenen Epiglottis. Die Ansatzstutzen des Arbeitskopfes schwenken rechts herum und bleiben neben der Wange des Patienten.

7. Halten in Arbeits- und Beatmungsposition: Die linke Hand übernimmt nun das Endoskop und hält es stabil in der gewünschten Position. Dabei stützen sich 3. und 4. Finger an der oberen Zahnreihe, während 1. und 2. Finger den Laryngoskopkopf halten (s. Bild 10.11). Die rechte Hand ist zum instrumentellen Manipulieren frei.

8. Abdichtung des Beatmungssystems: Durch die Plazierung der Rohrlippe über der hinteren Kommissur – der Rohrmund ist auf 60° angeschrägt – und durch den aufrechtzuerhaltenden Weichteilkollaps muskelrelaxierter oder tief bewußtloser Menschen, die in Rückenlage infolge zurücksinkender Weichteile an der Pharynxobstruktion ersticken würden, wird das Beatmungssystem extralaryngeal abgedichtet. Das Cavum laryngis bleibt vom Endoskop unberührt. Nur die obere Epiglottishälfte ist, weil vom Rohrmund aufgeladen, nicht voll zu übersehen. Dieses *»extralaryngeale Abdichtungsprinzip* von Vollrohrendoskopen, speziell Laryngoskopen, erlaubt eine leckarme oder sogar leckfreie IPP-Beatmung. Seine Entdeckung (*Brandt*) und systematische Anwendung war die Voraussetzung, um mit Rohrendoskopen auch den Kehlkopf in Muskelrelaxation »unberührt« endoskopieren zu können.

10.3.2.4. Indikationen – Kontraindikationen

10.3.2.4.1. Inspektion und endoskopische Anatomie

Direkte Inspektion

Unter beatmungslaryngoskopischen Bedingungen können wir also die oberen Begrenzungen des Cavum laryngis, d. h. die Stellknorpelwülste, mit dazwischenliegender, leicht gefalteter hinterer Kommissur und die beiderseits lateral ansteigenden Plicae aryepiglottici sowie sehr tangential die unteren zwei Drittel der laryngealen Epiglottisfläche überblicken. Das obere Drittel der Epiglottis wird vom Laryngoskop verdeckt. Dieser Epiglottisabschnitt ist jedoch bereits während des Intubationsaktes im Blickfeld gewesen und kann durch Zurückziehen des Endoskops ggf. noch mehrfach und genauer besichtigt werden. Die Epiglottiswurzel zwischen den gewölbten Taschenbandflächen, die darunterliegenden oft weit klaffenden Eingänge zum Ventrikel (Sinus morgagni) umgeben die eine Etage tieferliegenden, normalerweise porzellanblassen Stimmbänder (s. Bild 10.12). Hier interessieren insbesondere die Kantenverhältnisse und die durch leichtes Schwenken des Rohres oder Beiseitedrängen der Stimmbänder mit der abgerundeten Rohrlippe gut darstellbaren subglottischen Stimmbandflächen mit konischem Übergang zum subglottischen Raum bis zur angrenzenden Luftröhre. Der Ringknorpel ist im allgemeinen als weißlich querer Wulst unter der vorderen Stimmbandkommissur deutlich hervorragend. Die beatmungslaryngoskopische Inspektion kennt praktisch keine toten Sichtwinkel, abgesehen von der begrenzten Einsicht in den Sinus morgagni.

Die Organsymmetrie erleichtert durch Rechts-Linksvergleich die Entdeckung pathologischer Farb-, Form- und Strukturabweichungen von der schleimhautbedeckten typischen Reliefbildung. Die lupenvergrößerte Betrachtung (3- oder 6fach) (Bild 10.13) verfeinert die Detailerkennbarkeit beträchtlich. Allerdings dürfen keine Asymmetrien durch das Instrument selbst herbeigeführt werden, die dann fehlgedeutet werden. Das gilt insbesondere auch für die funktionelle Beurteilung der Ab- und Adduktion der Stimmbänder, die am Ende der Muskellähmung die Untersuchung abschließt. Einseitige Bewegungseinschränkungen des rechten Stimmbandes werden nicht selten durch Verkantung des Stellknorpels durch die tief plazierte Rohrlippe hervorgerufen und müssen durch leichtes Zurückziehen beseitigt werden.

Eine qualitativ vorzügliche Filmdokumenta-

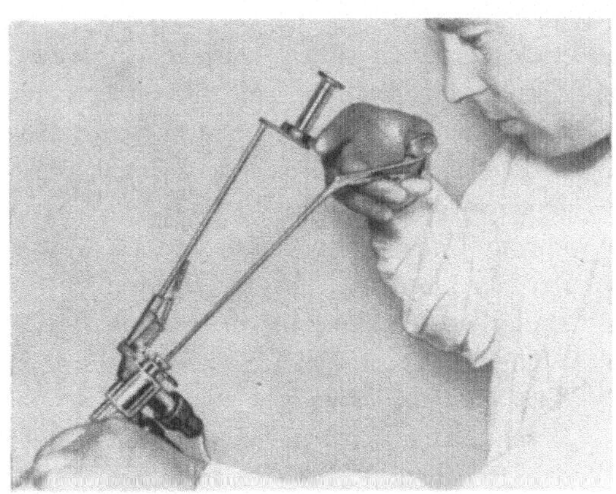
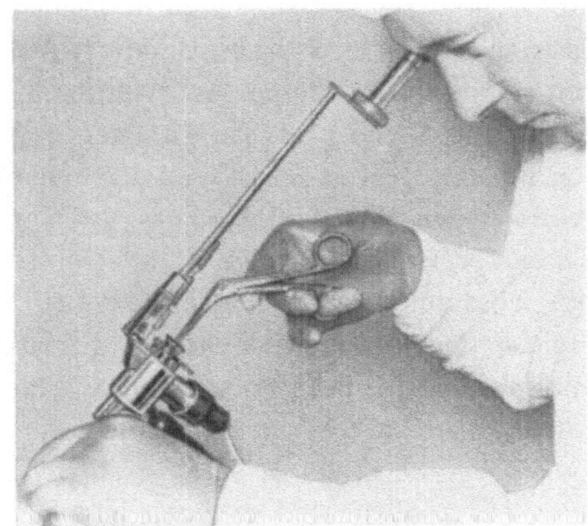

Bild 10.13 Schwenkbare Lupenhalterung nach *Oeken* und *Brandt*

tion der Befunde gelingt mit der Foto-Kinoeinrichtung MGB 442.

Optikinspektion

Unter Einführung von dünnen Diagnostikoptiken (135 ° und 90 °) sind auch die von *Müller* und *Dietzel* beschriebenen Vorteile der »Aufsichtsendoskopie« blickweitend einzusetzen. Insbesondere kommt das der Ventrikeldiagnostik zugute. Bei den besonders engen Räumen Neugeborener oder pathologischer Stenosen können solche starren oder flexiblen Optiken auch die untere Luftröhre inspizierbar machen.

Kurzinspektion von Trachea und Hypopharynx

Die Länge des Laryngoskoptubus erlaubt es, die Stimmbänder beiseite zu drängen und den subglottischen Raum und die angrenzende Luftröhre zu betrachten. Bei genügend kleinem Rohrquerschnitt kann auch die Ringknorpelenge überwunden werden. Gelingt eine achsengerechte Einstellung, so ist die gesamte Luftröhre bis über die Bifurkation hinaus zu übersehen. Schieben wir ein kleines Kissen oder die Faust unter den Rücken, so werden die Kyphose der BWS und die Trachea sofort gestreckt.
Den Hypopharynx und die äußeren Kehlkopfanteile können wir in Apnoe durch Zurückziehen des Rohres gleichfalls einer kurzen Besichtigung unterziehen. Vorausgehende und nachfolgende Hyperventilation erlauben dem zügig arbeitenden, versierten Endoskopiker den Sinus piriformis, den Ösophagusmund, die Valleculae mit Plica glossoepiglottica und die Plicae aryepiglottici orientierend zu besichtigen. Über zwei Minuten sollte diese Apnoeuntersuchung jedoch niemals ausgedehnt werden. Die laryngeale Reintubation mit Hyperventilation schließt diese Kurzinspektion ab. Eine sorgfältige Überprüfung der pathologisch anatomischen Verhältnisse, Probeexzisionen u. dgl. bleiben selbstverständlich der echten Beatmungshypopharyngoskopie bei Beatmung über einen Trachealkatheter vorbehalten.

10.3.2.4.2. Operative endoskopische Eingriffe

Die weitgehende Ruhigstellung des Patienten einschließlich seines reflexaktiven Kehlkopfes durch Narkose und Muskelrelaxation bietet dem Endoskopierenden bei der Beatmungslaryngoskopie optimale Arbeitsbedingungen. Zur Erhöhung der visuellen Kontrolle operativer Manipulationen haben *Oeken* und *Brandt* eine schwenkbare Lupenhalterung angegeben, die sich speziell bei Eingriffen an den Stimmlippen (s. Bild

10.13) bewährt. In Abhängigkeit geeigneter Instrumente können praktisch alle denkbaren Operationen ausgeführt werden. Mit Sonden und Haken sowie Faßzangen prüfen wir tastend die Konsistenz der Gewebe, eröffnen den Ventrikel, lösen Krusten oder Fremdkörper und ziehen sie, falls erforderlich, zusammen mit dem Rohr heraus. Mit Hohlsonden saugen wir Sekret und Blut ab und punktieren, falls notwendig, mit angeschliffenen Kanülen, um durch die Schleimhautoberfläche hindurch unter sterilen Kautelen Material zur bakteriologischen Untersuchung oder aber zytologischen oder histologischen Bearbeitung zu entnehmen. Selbstverständlich ist es möglich, Pharmaka oder auch Kunststoffsuspensionen, z. B. zur Auffüllung von Gewebsdefekten, zu injizieren. Mit schneidenden und stanzenden Faßzangen lassen sich sicher Gewebsresektionen und Probeentnahmen zur histologischen Untersuchung durchführen. Submukös liegende Fremdkörper, Zelen oder Zysten lassen sich freipräparieren und entfernen. Mit Dilatatorien, Kathetern und Endoprothesen sind wir in der Lage, narbige Strikturen oder Tumorobstruktionen zu erweitern und die Luftpassage aufrechtzuerhalten. Aber auch die Einführung von Strahlenquellen in Form radioaktiver Isotope oder Ultraschallquellen ist technisch möglich und wird klinisch angewendet.

Selbstverständlich ist die Blutstillung mit Elektrokoagulation gegebenenfalls in Kombination mit einer Absaugsonde ein wichtiger Bestandteil operativer endoskopischer Arbeitstechnik.

Als erste Hilfsmaßnahme bei stärkeren Blutungen gilt nach wie vor die Kopftieflagerung als wirksames Mittel zur Aspirationsverhütung. Die Einlage eines Manschettentubus bereitet notfalls eine operative Blutstillung als endgültige Maßnahme vor. Selbstverständlich erfordern diese Eingriffe ein gewisses Maß an Übung, Geschicklichkeit und Erfahrung, auch um die Grenzen der monokularen Sichtbedingungen ausgleichen zu können. Der relativ enge Lochquerschnitt im proximalen Ringspiegel begrenzt diese Einsicht in geringem Maße, jedoch die Einführung der Instrumente mit größerem Durchmesser beträchtlich. Ein bimanuelles Arbeiten ist nur ausnahmsweise möglich. Sollen Katheter oder Prothesen mit größerem Querschnitt eingeführt werden, so muß nach exakter Einstellung des Endoskops der Ringspiegel entfernt werden. Während der proximalen Öffnung wird die Ventilation unterbrochen.

Besonders vorteilhaft bei der Anwendung des frei beweglichen Beatmungsendoskops ist die jederzeit mögliche Einbeziehung der angrenzenden tieferen Luftwege in den Eingriff. Die Tracheoskopie bis zur Bifurkation ist durch Austausch des Tubus und Neuintubation bei relaxierten Patienten ohne Schwierigkeiten möglich. Selbstverständlich kann auf dem einliegenden Tracheoskoptubus, falls erforderlich, in Fortsetzung von Narkose und Beatmung unter optimalen Bedingunge tracheotomiert werden, wenn sich stenosierende Prozesse durch den Eingriff nicht beseitigen lassen. Zuvor ist jedoch zu überprüfen, ob eine vorübergehende Katheterintubation nicht ausreicht.

10.3.2.4.3. Translaryngeale Katheterintubation

Selbstverständlich kann das im Kehlkopf liegende Laryngoskoprohr auch als Führungsrohr für Narkose- oder Beatmungskatheter benutzt werden.

Methodik: Nach richtiger Katheterauswahl – der Katheter muß das Endoskoprohr nach Silikonisierung ohne störende Reibung passieren und muß vor allem auch der Glottisweite angemessen sein – wird in streng achsengerechter Tracheal-Endoskopeinstellung, ggfs. unter Weithalten der Stimmbänder mit dem Rohrmund, der Ringspiegel vom Endoskopkopf abgenommen. Der eingeführte Katheter wird mit einer Faßzange in richtiger Position festgehalten und das Endoskop über Faßzangen und Katheter zurückgezogen.

Diese besonders sichere und schonende Einführungsmethode von Trachealkathetern ist sehr nützlich bei

- Speisewegsendoskopien in i. v. Barbiturat-Relaxansnarkose;
- Notfallendoskopien und Reanimation (s. Kap. 7.2.);
- Problemintubationen (s. Kap. 10.3.1.4.),

z. B. durch anatomische Schwierigkeiten wie Prognathie, muskulärer Kurzhals mit intaktem Gebiß, bei pathologischen Verhältnissen wie Morbus *Bechterew*, Kiefergelenkankylosen, Wirbelfrakturen, Weichteilverletzungen, schweren, fixierenden Narbenbildungen des Halses nach Operation oder hohen therapeutischen Strahlenbelastungen, oder aber z. B. Langzeitintubationen bei kontrollpflichtigen Luftwegsstenosen wie Pseudocroup, Verbrühungen, Verätzungen, Luftröhrenstenosen, Fremdkörperverdacht. Bei Überschreitung der 48-Stunden-Grenze sollte unter laryngo-tracheoskopischer Sicht extubiert und unter Berücksichtigung der kontrollierten Schleimhautverhältnisse neu intubiert oder tracheotomiert oder die Intubationsbehandlung beendet werden. Die Fortsetzung einer translaryngealen Intubation lehnen wir ab, bei

- Dekubitalulcera und rezidivierenden Ödemen nach Langzeitintubation;
- Langzeitintubation über 2 Tage bei Erwachsenen, über 6 Tage bei Kindern;
- borkiger, ausgedehnter Sekretobstruktion, z. B. tracheo-bronchiale Sekretausgüsse (*Leicher*).

10.3.2.4.4. *Stimmbandinjektionsplastik*

Das Verfahren hat *Brünings* 1911 zur Behandlung schlaffer Stimmbandlähmung in Abduktionsstellung ausgearbeitet und dazu eine spezielle Injektionsspritze entwickelt. *Arnold* empfahl 1963, die Injektion von pastigen Kunststoffemulsionen anstelle von Paraffin vorzunehmen.

Ziel: Die Schlußunfähigkeit der Glottis bei Expektoration und Phonation soll durch Injektionsimplantantion beseitigt werden.

Instrumentarium:

- Injektionsspritze mit langer Bajonettkanüle;
- Kunststoffpuder, z. B. hochdisperses, implantationsfähiges Teflon, PVC, Polyäthylen, Elkafluvit u. dgl. in O-Penizillin emulgiert.

Methodik: Nach exakter, Symmetrie erhaltender Einstellung der Glottis werden durch einige Einstiche an der lateralen Stimmbandkante am Übergang zum Ventrikelboden kleine Depots (0,1–0,3 ml) der Emulsion unter Sichtkontrolle injiziert (Bild 10.14).

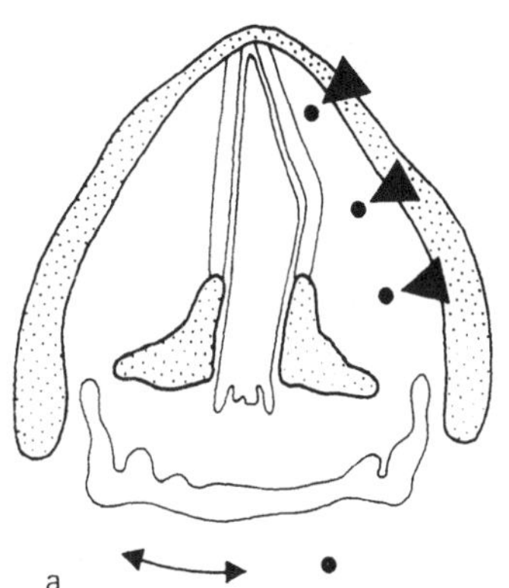

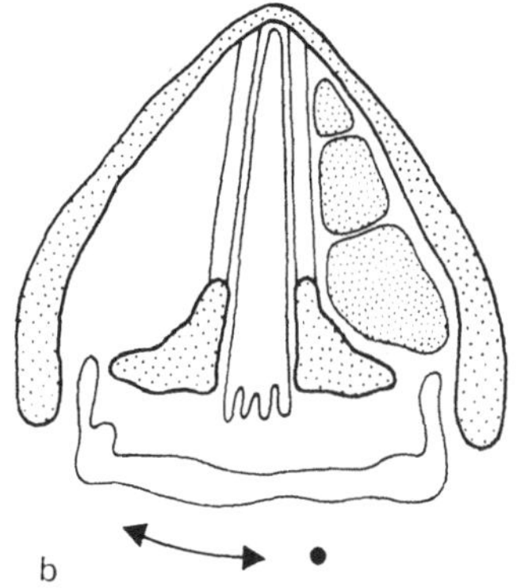

Bild 10.14 Injektionsplastik bei schlaffer Stimmbandlähmung nach *Brünings*. *a* Injektionsstellen am Stimmband für die Unterfütterung; *b* Situation nach durchgeführter Injektion

Die Abduktionsstellung der Stimmbandkante soll möglichst bis zur Paramedianstellung gebracht werden und einen geraden Kantenverlauf zeigen. Wird der Eingriff in Lokalanästhesie mit Neuroleptanalgesie vorgenommen, kann der Injektionseffekt durch die Phonationsleistung kontrolliert und dadurch die Dosierung optimal nach der Wirkung erfolgen: danach Antibiotikaabschirmung.

Indikation: Therapieresistente, über ein Jahr irreversible Stimmbandlähmungen in Abduktionsstellung sowie hochgradige Stimmlippenatrophien mit unzureichender Kompensation der Stimm- und Hustenfunktion durch die gesunde Seite.

Ergebnisse: Geringe Fremdkörperreaktionen klingen in wenigen Wochen ab. Wir können die positive Beurteilung dieser Methode durch *Brünings, Arnold, von Leden* auf Grund eigener Erfahrungen an einem kleinen Krankengut unter Mitwirkung der Stimmtherapeuten bestätigen. Stimmklang, Tonhaltedauer, Steigerungsfähigkeit sind wie emotionale Lautäußerungen (stimmhaftes Lachen, Räuspern) ebenso wie effektvolle Hustenexpektoration weitgehend wiederherzustellen.

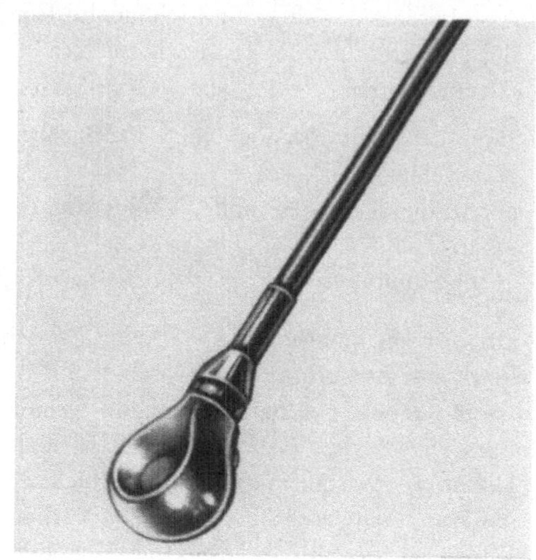

Bild 10.15 Iridiumapplikator zur endolaryngealen Bestrahlung

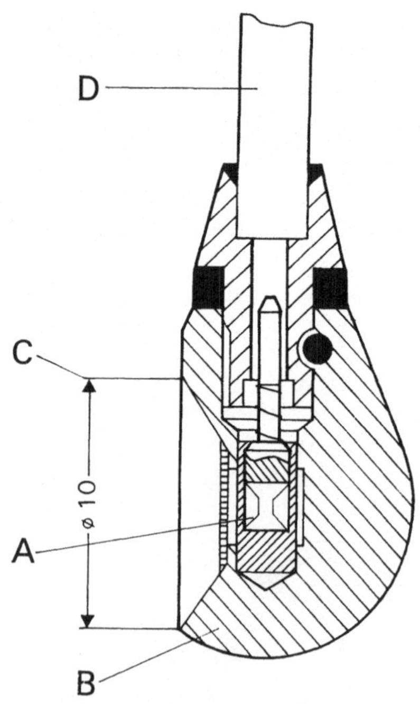

Bild 10.16 Iridiumapplikator (schematischer Aufbau). *A* Strahlenquelle (Iridium-192); *B* Goldabschirmung; *C* Strahlenaustrittsfenster; *D* Manipulierstab

10.3.2.4.5.
Endolaryngeale Iridiumbestrahlung

Bereits *Brünings* versuchte, den Kehlkopf von innen zu bestrahlen. Erste erfolgreiche indirekte laryngoskopische Krebsbestrahlungen führten *Krainz* und *Kumer* mit Radium durch. *Koburg* berichtete über eine interstitielle Kurzzeitbestrahlung während Stützlaryngoskopie im »after loading«-Verfahren.

Folgende epitumorale Bestrahlungsmethode (*Brandt*) hat seit 1968 in klinischer Anwendung als manuelle »after loading«-Methode ihre Nützlichkeit erwiesen:

Instrumentarium:

– Applikator aus 90 % Gold-Silberlegierung (Wandstärke 5 mm) mit Iridium-192 als Strahlenquelle (Walzenform 2 mm × 2 mm; Aktivität 2–5 Ci);

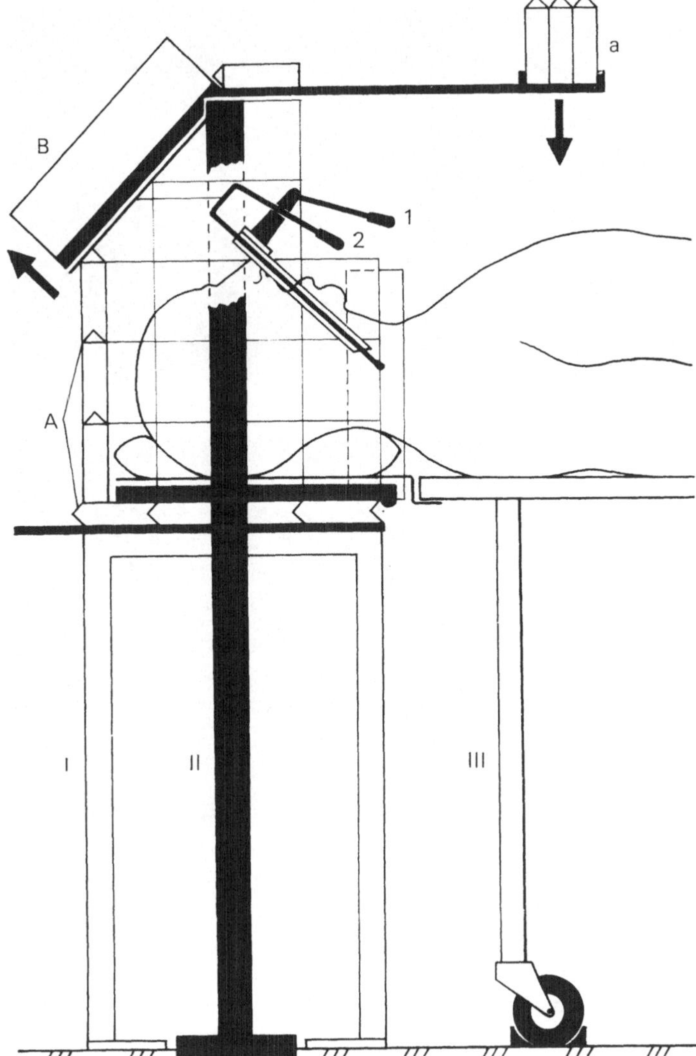

Bild 10.17 Strahlenschutzvorrichtung zur endolaryngealen Bestrahlung. *I* und *II* Stative, *III* fahrbarer Endoskopietisch. *A* Bleibausteine 5 cm; *B* Bleiglasfenster 10 cm mit *a* Gewichtsausgleich; *1* Laryngoskophandgriff, *2* Applikatorhandgriffe

- mit Strahlenaustrittsfenster (Durchmesser 100 mm, Öffnungswinkel 110°) (Bild 10.15 u. 10.16);
- mit Manipulierstab in U-Form.

Strahlenschutzeinrichtungen:

- Spezialcontainer für Transport, Aufbewahrung und Bereitstellung des Applikators;
- Strahlenschutzgehäuse für Kopf und Hals des Patienten aus 5 cm Bleibausteinen, 10 cm Bleiglasfenster und 10 cm Bleiabdeckung für das Halsgebiet (Bild 10.17);
- U-förmiger Spezialgriff für das Laryngoskop.

Methodik: In i. v. Barbiturat-Relaxansnarkose und Sauerstoffbeatmung IPP über Trachealkatheter (Ch. 24–26) wird nach Einführung des Laryngoskops der Patient in das Strahlenschutzgehäuse gefahren. Der Spezialapplikator wird dem Kontainer entnommen und am U-förmigen Manipulierstab durch das Laryngoskop in den Kehlkopf geführt und unter Sicht auf den Tumorbereich gerichtet.

Dosierung: Als Einzeldosis haben sich

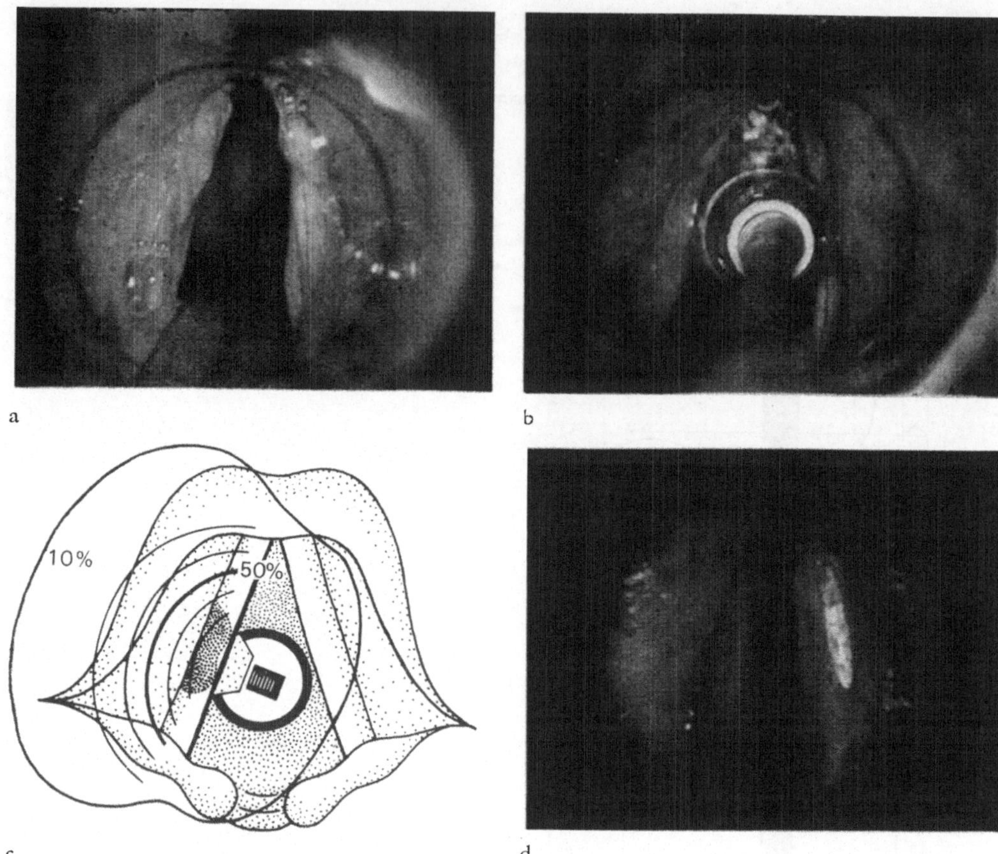

Bild 10.18 Stimmbandkrebs $T_1N_0M_0$ *Oeser* I/II linkes Stimmband; *b* Situation während der Bestrahlung; *c* Applikator und Strahlenfeld (schematisch); *d* Befund 8 Wochen nach endolaryngealer Bestrahlung

800 rad für das Tumorrandgebiet (Stadium *Oeser* I, 6 mm Gewebstiefe, Stadium *Oeser* II, 10,5 mm Gewebstiefe) als optimal erwiesen. Die Bestrahlungsdauer (2–12 min) ist von der Quellenaktivität abhängig. In 4–5 Fraktionen wird eine Gesamtdosis von 3 200–4 000 rad im Tumorrandgebiet erzielt, die tumorwärts dem Quadratabstandsgesetz folgend, steil zunimmt.

Indikation: Kehlkopfkrebse in Frühstadien, deren räumliche Ausbreitung unter laryngoskopischen Bedingungen in den von der 25% Isodose umhüllten Bereich des Spezialapplikators gebracht werden können (Bild 10.18). Das sind insbesondere Stimmlippenkrebse im Stadium $T_1N_0O_0$, *Oeser* I und II.

Ergebnisse: Im Verlauf der 5wöchigen ambulanten Bestrahlungszeit verschwinden die Tumoren und machen einer Hypoplasie des Epithels und flachen narbigen Einziehungen des Stimmbandes Platz. Bei Überdosierungen im Zusammenhang mit Infekten können nekrotisierende Entzündungen auftreten.

Heilungsquoten (n = 68): Stadium (*Oeser*) I 100 % 5-Jahresheilungen, Stadium *Oeser* II 95 % 5-Jahresheilungen; Stadium *Oeser* III und IV liegen außerhalb der Indikation und zeigen häufige Rezidive. Palliative Rückbildungen über Jahre sind auch nach mehrfachen Bestrahlungen mit Röntgen und Kobalt zu erzielen (Tab. 10.1).

10.3.2.4.6. Endoprothesenbehandlung

Bei Stenosen des Kehlkopfes ergeben sich für die Beatmungslaryngoskopie diagnostische und therapeutische Aufgaben. Die

Tabelle 10.1 Stadienbezogene Behandlungsergebnisse nach endolaryngealer Iridiumbestrahlung (n = 68)

Stadium TNM	Oeser	3-Jahresheilung Behandelte	Lebende rezidivfrei	5-Jahresheilung Behandelte	Lebende rezidivfrei
T_{is}		6	6	4	4
$T_1N_0M_0$	I	6	6	4	4
	II	30	30	22	21
$T_2N_0M_0$	III	19	17	11	7
$T_3N_0M_0$	IV	3	1	2	0
Gesamt:		64	60 (93 %)	43	36 (83 %)

Planung, Vorbereitung und Anwendbarkeit einer Endoprothesenbehandlung ist von der Beherrschung der obstruktiven Situation durch die Beatmungslaryngoskopie abhängig. Diese komplexe Thematik betrifft die Luft- und Speisewege generell und wird im Kapitel 13 selbständig behandelt.

10.3.2.4.7. *Kehlkopferkrankungen und Beatmungslaryngoskopie*

Das Einsatzfeld der Beatmungslaryngoskopie ist infolge seiner inspektorischen und manipulatorischen Möglichkeiten und seines geringen Aufwandes bei ambulanter Ausführbarkeit in relativ weiten Grenzen abgesteckt. Der unbehinderte Zugang zum Cavum laryngis, aber auch zu den benachbarten Organen Trachea und Pharynx durch das Endoskoprohr, die Sichtverbesserung durch Lupen und Optiken werden durch die Rücksichten auf eine effektive Beatmung kaum eingeengt. Lediglich die atmungsgerechte Haltung und der intermittierende Fensterverschluß des Endoskoprohres bringen diese Rücksichten zum Ausdruck. Andererseits ist die Doppelfunktion Endoskopie und Beatmung von besonderem Nutzen bei der Diagnostik und Therapie aller stenosierender Kehlkopferkrankungen, die durch Fehlbildungen, Traumen, Entzündungen, Tumoren verursacht und vom Neugeborenen bis zum Greisenalter geklärt und behandelt werden können. Die Enge des Rohres bedingt allerdings monokulare Sicht und einhändiges Arbeiten und beschränkt die endolaryngeale Arbeitsfähigkeit. Andererseits ist die Einstellbarkeit des Kehlkopfes stets vollständig zu erreichen.

Diese Besonderheiten der Beatmungslaryngoskopie müssen bei der Indikationsstellung berücksichtigt werden, insbesondere dann, wenn auch die Mikrolaryngoskopie nach *Kleinsasser* als Alternative zur Verfügung steht. Deswegen und um unnötige Doppeldarstellungen zu vermeiden, sollen die Krankheitsbilder des Kehlkopfes, die tubusendoskopischer Klärung und der Behandlung bedürfen, am Schluß des Kapitels 10.3.3. »Stützlaryngoskopie und endolaryngeale Mikrochirurgie« zusammenhängend besprochen werden.

10.3.2.4.8. *Kontraindikationen*

Die Ausführung einer Beatmungslaryngoskopie ist abzulehnen,

- wenn eine dekompensierte Insuffizienz der *Herz-Kreislauforgane* besteht, oder
- eine dekompensierte Insuffizienz der *Stoffwechselorgane* Leber-Niere vorliegt, oder

- wenn als Ausdruck hochgradiger Instabilität *vegetativ-vasomotorischer Steuersysteme*, z. B. im traumatischen Schock, im hochfieberhaftem Zustand, nach Infarkt und Apoplexie solche genannten Insuffizienzzustände einzutreten drohen und
- wenn eine dekompensierte respiratorische *Insuffizienz* mit Ruhedyspnoe und Hypoxie vorliegt, deren Ursache zu beseitigen nicht das eigentliche, voraussichtlich erreichbare Ziel der Beatmungslaryngoskopie ist bzw. mit endoskopischen Mitteln z. B. durch Freimachen verlegter Atemwege, Totraumverkleinerung durch Intubation oder Tracheotomie auch nicht erreicht werden kann, wie z. B. bei Pneumonie, fortgeschrittener Pneumokoniose, Tumorobstruktion u. dgl.

10.3.3. Stützlaryngoskopie und endolaryngeale Mikrochirurgie

Um bimanuelle Eingriffe im Kehlkopf vornehmen zu können, haben *Brünings* (1908) den ‚Gegendrücker', *Killian* (1912) die ‚Schwebefixation', *Hasslinger* den ‚Spreizdirektor' und *Seiffert* die ‚Bruststütze' zur selbsthaltenden Befestigung von Spatel- oder Rohrendoskope' entwickelt. Alle Halteapparate erzeugen z. T. durch komplizierte Hebelsysteme, die durch Schraub- und Rastmechanismen festzustellen sind, an Oberkieferfrontzähnen, Knochen und Gelenken der HWS sowie an Schleimhaut, Knorpel, Bändern und Muskeln des Mundboden-Rachen-Kehlkopfes umschriebene, z. T. extreme, schlecht kontrollierbare Druck-, Biegungs- und Dehnungsbelastungen. Die so nicht ganz gefahrlos erzeugten gewebseigenen Rückstellkräfte bewirken die gewünschte symmetrische Fixation des eingeführten Endoskops. Diese Verfahren sind nicht nur historisch von Interesse.
Die Zumutbarkeit solcher Prozeduren bei lokalanästhesierten, duldungsbereiten Patienten ist allerdings nur bei Erkrankungen mit hohem Leidensdruck gegeben.

In Anwendung moderner Anästhesiemethoden und des Operationsmikroskops wurden verschiedene Varianten vorzüglicher mikrolaryngoskopisch-mikrochirurgischer Endoskopiemethoden (*Denecke, Minnigerode* u. a.) ausgearbeitet. International weit verbreitet ist die von *Kleinsasser* vorgeschlagene Methodik.

10.3.3.1. Instrumentelle Technik

Mit folgender Standardausrüstung können die wesentlichen Operationen und mikrochirurgischen Eingriffe ausgeführt werden (Bild 10.19):

- Laryngoskoprohre (D: 16; 18; 20; 22 mm;)
- Bruststütze;
- Netzgerät mit Kaltlichtprojektor, Lichtleitkabel und Leuchtstäben;
- Instrumentensatz für Mikrochirurgie des Larynx (Doppellöffel, Faßzangen, Scheren, Nadelhalter, Schälmesser, Sichelmesser, Saugrohre, Koagulationssauger);
- Zahnschutzplatten mit zahnärztlicher Abdruckmasse;
- OP-Mikroskop mit 300- und 400-mm-Vorsatzobjektiv.

Die sich konisch verjüngenden, proximal querovalen Endoskoprohre am Winkelgriff (modifiziert nach *Holinger*) werden mit einer Bruststütze (modifiziert nach *Riecker*) verbunden. Konventionelle Operationsmikroskope, achsengerecht vor die Rohröffnung gestellt, gestatten mit Zusatzobjektiven (300 bzw. 400 mm Arbeitsabstand) binokulare Lupenbetrachtung der Kehlkopfverhältnisse mit 4- bis 12facher Vergrößerung.

10.3.3.2. Anästhesiemittel

Zur Prämedikation: Atropin Dolcontral.
Zur i. v. Barbiturat-Relaxansnarkose: Hexo-

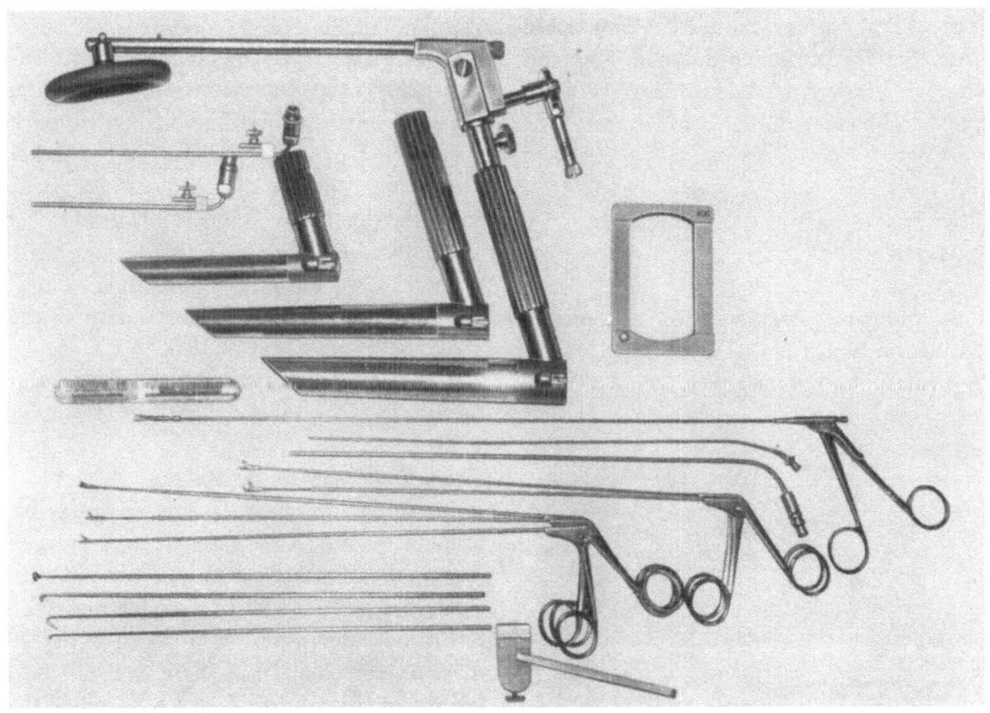

Bild 10.19 Instrumentarium zur Mikrolaryngoskopie nach *Kleinsasser,* verschiedene Tuben mit Bruststütze, Lichtleiter, 400-mm-Vorsatzlinse, Op.-Mikroskop, diverse Arbeitsinstrumente

barbital-Natrium ® 1,0/20 ml Spritze. Bei Bedarf mehrfach in Bereitschaft: Myorelaxin ® oder Succicuran ® 100 mg/10 ml Spritze.

Zur Applikation: i. v. Perfusionssystem.

Zur IPP-Beatmung mit Sauerstoff: Trachealkatheter nach *Woodbridge* (Charriere 20 bis 32), Beatmungssystem (O_2-Flasche), Reduzierventil, Atembeutel, Atemschlauch, Nichtrückatemventil – halboffenes System – Kupplungsstück zum Katheter).

Zur Kombinationsnarkose (Halan, N_2O, O_2) bei größeren Eingriffen: Narkosegerät und Zubehör in Verantwortung des Fachanästhesisten.

10.3.3.3. Untersuchungsgang

Es empfiehlt sich aus mehreren Gründen, dem mikrolaryngoskopischen Eingriff eine Beatmungslaryngoskopie vorauszuschicken. Sie gestattet aktuelle Befundinspektion im unberührten kranken Kehlkopf und erlaubt dabei endgültige exakte Planung des Vorgehens. Die Einführung des Trachealkatheters ist außerdem auf schonendste Weise auch beim krankhaft verengten Kehlkopf durch das Beatmungslaryngoskoprohr unter Sicht möglich. Immerhin sehen *Chilla* und *Gabriel, Görisch* u. a. nach Spatelintubation beim gesunden Kehlkopf nur ca. ein Drittel der Patienten frei von Intubationsschäden.

10.3.3.3.1. Lagerung

Völlige Flachlagerung auf dem Untersuchungstisch (OP- oder Röntgentisch) erleichtert die Einstellbarkeit aller Kehlkopfabschnitte (Bild 10.20 u. 10.21). Die Position »hängender Kopf« verhindert die Darstellung der vorderen Kommissur. Stabilisierung des Kopfes beiderseits mit handlichen Sandsäcken oder anderen Kopfstützen. Bei Kindern kann ein niedriges Tischchen (»Fußbank«) die Bruststütze tragen.

10.3.3.3.2. Anästhesierung

Nach obligater, zeitgerechter Atropinprämedikation wird ein i. v. Zugang mittels Perfusionsbesteck angelegt.

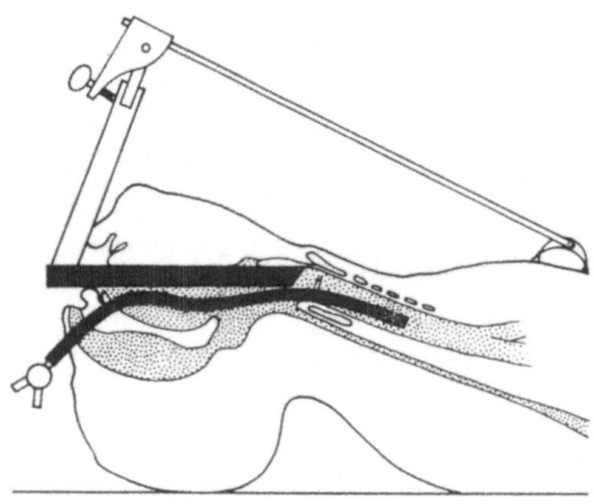

Bild 10.20 Lagerung des Patienten und Anordnung von Beatmungskatheter und Instrumentenposition bei Mikrolaryngoskopie

Bis zum Abbruch der Spontanatmung soll der Patient Sauerstoff voratmen.

I. v. Barbiturat-Relaxansnarkose: Für kleinere schmerzarme und kurze Eingriffe reicht die i. v. Barbiturat-Narkose mit Muskelrelaxation, wie sie bereits bei der Beatmungslaryngoskopie eingehend beschrieben wurde, völlig aus.

Schnelle i. v. Barbituratapplikation. *Dosierung:* 1,5fache Einschlafdosis nach Richtwerttabelle 5.5 (s. Kap. 5.3.2.5.1.). Zügige i. v. Relaxansgabe zur völligen Relaxation nach Richtwerttabelle 5.5 (s. Kapitel 5.3.2.5.1.).

Erwachsenendosis: ca. 100 mg.

Nun erfolgt die *tracheale Intubation* des Beatmungs- bzw. Narkosekatheters mittels Rohr- oder Spatellaryngoskop zur Vermittlung einer IPP- oder APN-Beatmung. Weiterführung der Anästhesie durch intermittierende Relaxansgaben, ggfs. weitere Barbituratgaben bis maximal 1 g wie bei der Beatmungslaryngoskopie.

Halothan-Lachgas-Narkose (Originalmethode): Bei großen Eingriffen wird die Kurznarkose als Apparatnarkose unter Regie des Fachanästhesisten weitergeführt.

Muß bei Risikopatienten die Narkose besonders flach gehalten werden, so soll eine zusätzliche Schleimhautanästhesie des La-

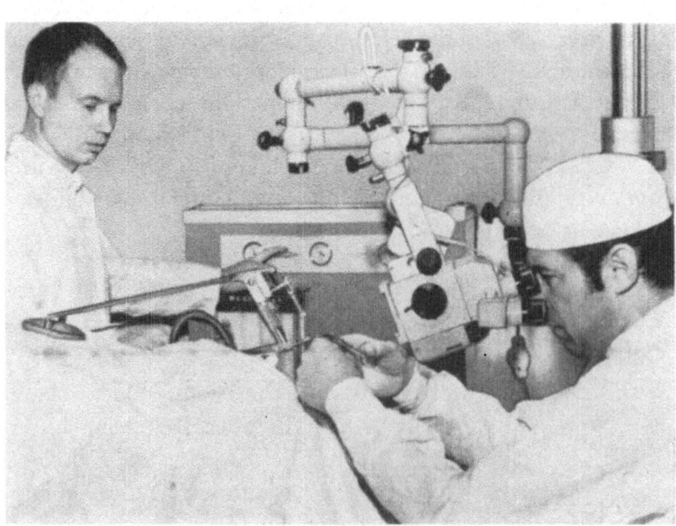

Bild 10.21 Typische mikrolaryngoskopische Arbeitssituation

rynx vagale Kreislaufreflexe mit Blutdrucksteigerung, Frequenzerhöhung, Rhythmusstörungen verhindern. Allerdings kann die Rückkehr koordinierter Spontanatmung nach dem Eingriff durch die aufgehobene Sensibilität beträchtlich verzögert werden. Außerdem besteht größere Aspirationsgefahr.

10.3.3.3.3. Einführung und Fixierung des Endoskops

Das Einlegen eines vorbereiteten *Zahnschutzes* am einfachsten aus schnellhärtendem Kunststoff (*Klemm*) oder einer Abdruckmasse soll den umschriebenen Druck des eingespannten Stützlaryngoskops auf die gesamte Zahnkieferleiste übertragen. Besonders bei kurzhalsigen, prognathen Patienten sind so selbst lockere, brüchige Zähne oder Zahnersatzkonstruktionen vor Verlusten oder Zerstörung zu bewahren oder Schmelzschäden zu verhüten.

Einführungstechnik

Nach Umlagerung des Trachealkatheters in die linke sublinguale Mundbodenfalte öffnet die linke Hand den Mund des Patienten. Dabei ziehen 4. und 5. Finger den Oberkiefer zurück, wobei die eingeführten 2. und 3. Finger gleichzeitig die Zunge vom weichen Gaumen abheben.

Nur bei kompletter Relaxierung sollte das distal beleuchtete Laryngoskoprohr mit der rechten Hand streng median bis zur Uvula geführt werden. Anheben der Rohrlippe und Aufladen der sichtbar werdenden Epiglottis durch zartes Verschieben des Rohres bis zum Petiolus unter zunehmender ventraler Hebung des distalen Endes. Wird der Katheter nur mit großer Kraftanstrengung vor den hinteren Abschnitten der Glottis (Arygegend, hintere Kommissur) sichtbar, so muß das nächst kleinere Endoskoprohr benutzt werden. Aufsetzen und Ankoppeln der Bruststütze, vorsichtiges Spannen der Drehschraube, wodurch scheinbar spielend

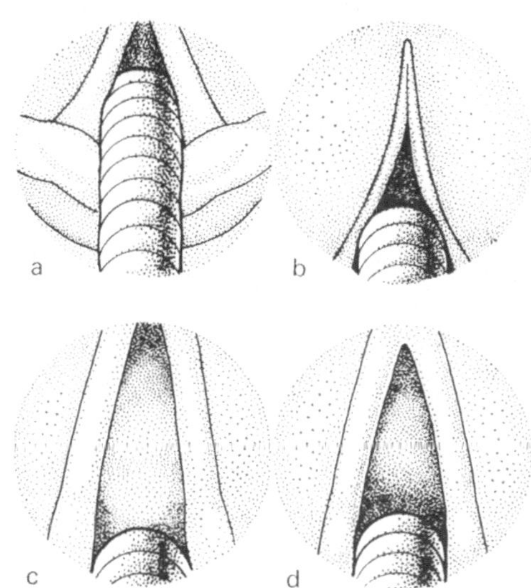

Bild 10.22 Fehlerhafte Endoskopeinstellung (schematische Darstellung nach *Kleinsasser*). *a* zu geringe Anhebung der Tubusspitze; *b* zu starke Anhebung der Tubusspitze; *c* Tubus liegt zu tief; *d* richtige Lage

leicht mittels hochübersetzter Kräfte der Winkel zwischen Endoskopgriff und Stützarm verkleinert wird. Die vorderen Stimmbandabschnitte kommen günstigenfalls bis zur vorderen Kommissur zur Darstellung (Bild 10.22). In einigen Fällen allerdings muß Gegendruck von außen durch die Hand der Assistenz etwas nachhelfen.

Gefahren und Komplikationen

Bei der Bedienung dieses notwendigen Spannungsvorgangs muß man sich stets vor Augen halten, daß die distalen Rohrpartien durch die stark übersetzte Gewindemechanik unkontrolliert mit extremer Kraft Kehlkopfgerüst und Zungengrund nach vorn drücken und den Mund-Rachenraum aufsperren. Gleichzeitig bilden die Spannkräfte aus Oberkiefer, Kopf, deflektierter HWS, BWS, Rippen und Sternum einen elastischen verspannten Bänder-Skelettbogen. Die dabei auftretenden Verdrängungskräfte belasten am stärksten die Zahnreihe und die HWS. Die Kräfte erreichen Grenzdrucke

von über 20 Kilopond (*Minnigerode*). Sie können beim Abgleiten des Endoskops aus der strengen Medianposition oder beim Überziehen der geweblichen Widerstandskraft bedenkliche Schäden anrichten.
Kleinsasser, Heiden, Kornmesser u. a. warnten vor vagalen Reflexen (Herzrhythmusstörungen, Bradykardien, Blutdrucksteigerung), Zahnschäden, Schmelzsplitterungen, Halsfrakturen, Luxationen, Mundbodenquetschungen und Zerreißungen der Regio tonsillaris mit Hämatomen, Phlegmonen sowie Paresen des N. hypoglossus und N. lingualis. *Oeken* beobachtete die Perforation eines Stützautoskopiespatels in die präepiglottischen Weichteile.
Angesichts der mechanisch risikolosen Laryngoskopietechnik mit schlankeren Tuben aus dem Mundwinkelbereich, z. B. der Beatmungslaryngoskopie, darf die mediane Intubation in anatomisch oder pathologisch-anatomisch ungünstigen Fällen nicht erzwungen werden. Hierzu gehört unbedingt auch das »Opfern« gesunder Frontzähne oder kunstvoller Kronen und Brücken.

10.3.3.3.4. *Inspektion und endoskopische Anatomie*

Bei normalen anatomischen Verhältnissen und sorgfältigem Vorgehen kann mikroskopisch und durch Vorschwenken des binokularen Operationsmikroskops in hervorragender Weise stereomikroskopisch laryngoskopiert werden. Die wichtigsten Abschnitte des Kehlkopfraumes, die Stimmbänder, oft auch die vordere Kommissur, die Eingänge in den Ventrikel und die darüberliegenden Taschenbänder sind bei verschiedenen Vergrößerungen hinsichtlich des Zustandes der Schleimhäute, des submukösen Gefäßnetzes, aber auch der reliefbildenden tieferen Gewebsabschnitte plastisch und dadurch besonders eindrucksvoll zu beurteilen. Durch Sonden und stumpfe Haken lassen sich die unteren Taschen- und Stimmbandabhänge, der Ventrikeleingang, der subglottische Raum ggf. durch zusätzlich eingeführte Spiegel trotz der Fixierung des Rohres bis zur Blokkermanschette untersuchen. Die hinteren Kehlkopfanteile, Arygegend und hintere Kommissur, hintere Stimmbandviertel mit Processus vocales werden allerdings nur sichtbar, wenn der Katheter vorgezogen oder weggewälzt wird. Befindet sich hier der Hauptbefund, so sollte man bereits bei der Intubation des Endoskoprohres den Katheter mit aufladen und ihn in die vordere Kommissur drängen. Diese ist dann allerdings der Beobachtung entzogen. Auch die äußeren Kehlkopfabschnitte können gezielt jeweils für sich eingestellt werden, z. B. die Arygegend, die Plicae aryepiglotticae und durch Zurückziehen des Rohres auch die zurückfedernde Epiglottis mit ihrer lingualen Fläche.

10.3.3.3.5. *Mikrolaryngoskopische Operationen*

Manipulationen bei binokularer Sicht

Unter diesen vorzüglichen binokularen Sichtbedingungen können wir nach einiger Einarbeitung mit schaftverstärkten, relativ biegungs- und torsionssteifen Spezialinstrumenten trotz der Enge und Tiefe des konischen Laryngoskoprohres exakt bimanuell chirurgisch arbeiten. Im einzelnen kann Gewebe gefaßt, in Schichten präpariert, durchtrennt und auch durch Naht wieder vereinigt werden. Zur sicheren Führung sollten die Nadeln des atraumatischen Nahtmaterials zuvor mit einer Diamantfräse beiderseits flächig angeschliffen werden. Sie geben der Faßzange torsionsfesten Halt. Das Knüpfen gelingt etwas zeitraubend gleichfalls durch den Einsatz einer Gabelsonde, die den Knoten am Spannfaden herabschieben kann. Blutstillung ist durch Absaugung, Elektrokoagulation, Umstechung, Tamponierung zwischen Larynx und Katheterwand (Spiraltubus) oder sehr effektvoll mit einem Doppelmanschettentubus möglich. Die untere Kathetermanschette wird unterhalb des Krikoids aufgeblasen, und eine supraglottische Blutung kann durch die gleichfalls zu blähende proximale Manschette kompressiv zum Stehen gebracht werden. Allerdings sollten wegen möglicher Drucknekrosen nur kurze Kompressionszeiten bis zur endgültigen operativen Notversorgung von außen gewagt werden.

Mikrolaryngoskopische Standardeingriffe

Auf der Grundlage dieser tubusendoskopischen Arbeitsweise sind einige mikrochirurgische Operationsverfahren ausgearbeitet worden, die sowohl die narkosebedingte Ruhigstellung, den sicheren Aspirationsschutz als auch die bimanuelle, stereomikroskopisch kontrollierte chirurgische Arbeitsfähigkeit weitgehend ausschöpfen und Aufwand und Risiko des Verfahrens voll rechtfertigen.

Partielle und totale Stimmbandekortikation: Die subepitheliale, aus lockerem, lamellär gebautem Bindegewebe bestehende Gewebeschicht, die bereits *Hajek* beschrieben hat, wurde von *Reinke* im Stimmlippenbereich näher analysiert und trägt seinen Namen. Sie erlaubt stimmphysiologisch das zur Phonierung reiner Töne erforderliche »Flottieren« der Schleimhaut. Diese Gewebeschicht ist durch die Linea arcuata superior und inferior sowie durch vordere Kommissur und Proc. vocalis durch feste Bindegewebsanheftungen begrenzt. In dieser Schicht gelingt es mikrochirurgisch recht leicht, krankhaft veränderte, epitheliale Herde oder subepitheliale Prozesse nach präparatorischer Trennung schonend von den tieferen Stimmbandschichten partiell oder total mit Faßzange und Schere oder dem Schälmesser zu umschneiden, zu lösen und unter Schonung der vorderen Kommissur und des Stimmbandkörpers zu resezieren, sozusagen das Stimmband umschrieben zu »entrinden« (Bild 10.23 *a*).

Indikation: *Reinke*-Ödem, breitbasige Knötchen und Polypen, hyperplasierende chronische Laryngitis, Präkanzerosen. Bei gleichzeitiger erfolgreicher antientzündlicher

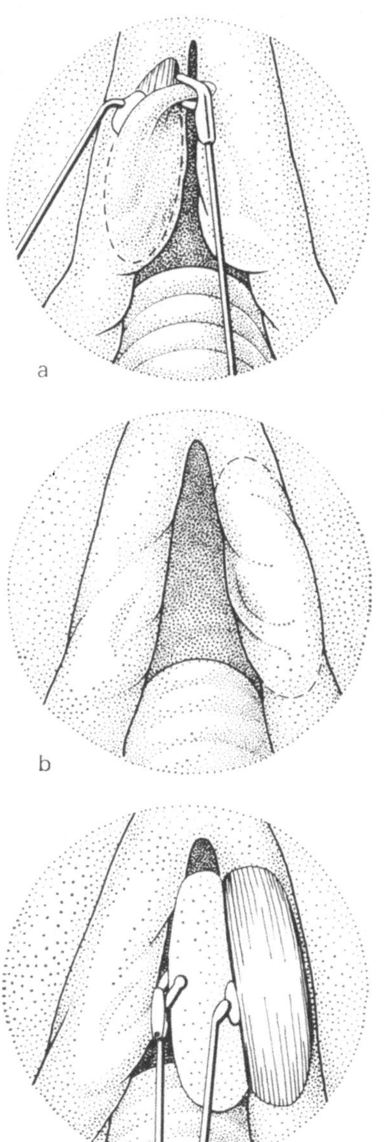

Bild 10.23 Stimmbanddekortikation *a* beim *Reinke*-Ödem; *b* u. *c* bei chronisch-hyperplastischer Laryngitis

Behandlung kann ein gesundes, neues, genügend verschiebliches Epithel wachsen (Bild 10.23 *b* u. *c*).

Endolaryngeale Arytaenoidektomie und submuköse Hemichordektomie: Das Verfahren geht auf *Thornell* zurück, *van Leeden*

hat es für die Laryngoskopie modifiziert (*Kleinsasser*).

Indikation: Die operative Glottiserweiterung ist indiziert, wenn eine 18–24 Monate (*Gabriel*) irreversible, beiderseitige Stimmbandlähmung in Paramedianstellung vorliegt und neuroplastische Verfahren nicht einsetzbar sind bzw. ohne Effekt blieben.

Ziel der Operation: Glottiserweiterung, Beseitigung des Tracheostomas oder der Dyspnoe bei geringer Belastung ohne völligen Stimmverlust.

Methode

1. Xylocainfiltration (1%) des Stimmbandes und der Arygegend.

2. Operation: *Schnittführung* dreieckig über dem Stellknorpel und paramedian an der Stimmbandkante bis zum vorderen Viertel.

Präparation: Mit Scherchen, Messer und Elevatorium wird der Aryknorpel von der Muskulatur bis zur Gelenkkapsel präpariert und ausgelöst, wobei das dreieckige Schleimhautareal oberhalb des Cartilago Wriesbergii und Santorini als Griff fungiert. Submuköse Freilegung des Stimmlippenkörpers bis 5 mm an die vordere Kommissur (Bild 10.24 *a* bis *d*).

Längsspaltung des M. vocalis und *Resektion* der medialen $^3/_4$ ihrer Masse. *Blutstillung* durch Elektrokoagulation. *Situationsnahtverschluß* unter Benutzung atraumatischer, angeschliffener Nadel mit Chromcatgut oder mit Fibrinkleber.

3. Ggf. *Einlage einer Endoprothese* für 1–2 Wochen oder Tracheotomie und *Soerensen*-Tamponade des Larynx.

Ergebnisse: Wie bei anderen Erweiterungseingriffen, ist mit einer Verschlechterung der Stimmfunktion zu rechnen, die der gewonnenen Querschnittserweiterung entspricht.

Endolaryngeale Chordektomie

Indikation: Im vorderen Stimmband lokalisierte, präinvasive und ausnahmsweise invasive Frühstadien des Stimmlippenkrebses: Stadium T_{is} und $T_{1a}N_0M_0$ /*Oeser I* (vgl. Kap. 10.3.3.5.5.).

Methode

1. Infiltrationsanästhesie der Tumorumgebung mit 1 % Xylocitin;

2. Operation: *Schnittführung* (Bild 10.25) unter Anheben des Taschenbandes von vorn nach hinten lateral im Ventrikelboden, mit einer Stichinzision in Richtung Schildknorpel beginnend. Quere Abtrennung des Proc. vocalis, danach Herauslösen der vorderen Kommissur und Absetzen auf der Gegenseite. Ablösung des so umschnittenen Stimm-

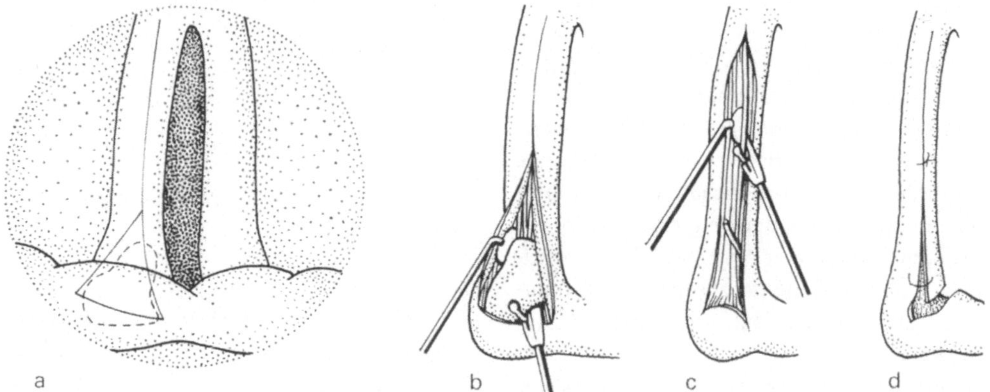

Bild 10.24 Endolaryngeale Arytaenoidektomie und submuköse Chordektomie nach *Thornell*. *a* Schnittführung; *b* Arytaenoidpräparation; *c* Resektion des M. vocalis; *d* Schleimhautnaht (nach *Kleinsasser*)

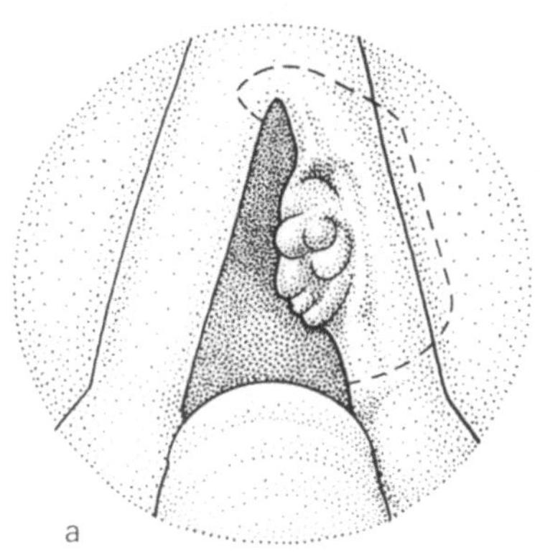

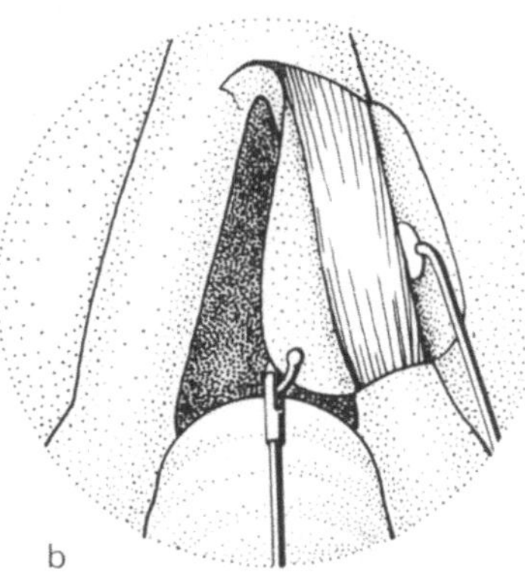

Bild 10.25 Endolaryngeale Chordektomie.
a Schnittführung;
b Präparation
(nach *Kleinsasser*)

bandes mit Tumorbereich, dabei *2–3 mm Sicherheitsabstand* zum Knorpelgerüst des Schild-Ringknorpels einhalten! *Absetzen* der subglottischen Schleimhautverbindung mit der Schere, dann Kontrollhistologie. *Blutstillung* durch Elektrokoagulation.

Ergebnisse: Die Heilungsquoten entsprechen denen anderer Verfahren und liegen bei ca. 90 % (5-Jahresheilung). Die Stimmfunktion ist mangels Glottisschluß schlecht und wird durch das Taschenband nur teilweise kompensiert.

Eine erweiterte Indikationsstellung für die Chordektomie in Verbindung mit der Arytaenoidektomie empfahl *Kleinsasser* bei größeren Stimmbandkrebsen $T_1N_0M_0$ *(Oeser II)*, wobei das Ziel darin besteht, die nachfolgende Telekobaltbestrahlung durch die Tumorresektion zu unterstützen. Hier ist u. E. die Teilresektion des Kehlkopfes vorzuziehen.

Iridium-192-Kontaktbestrahlung im »after loading«

Koburg modifizierte 1968 ein von *Mundinger* und *Sauerwein* (1964) für die Neurochirurgie entwickeltes Kontaktbestrahlungsverfahren für die Anwendung beim Kehlkopfkrebs.

Instrumentarium

- Komplettes Mikrolaryngoskopieinstrumentarium;
- Bestrahlungsgerät »*Gamma* med«;
- Narkosegerät mit Beatmungsautomatik.

Methode

Eine walzenförmige (L = 10 mm, D = 1 mm) Strahlenquelle aus Iridium-192 wird mit einer Aktivität von 40–120 Ci in das zu bestrahlende Herdgebiet als »after loading« eingeschoben. Das gelingt im Verlauf einer mikrolaryngoskopischen Untersuchung unschwer, wenn eine intra- oder paratumoral eingespießte Hohlsonde über einen Plastschlauch mittels automatisch gesteuerter Mechanik mit der Iridium-192-Quelle aus einem Aufbewahrungskontainer für die vorberechnete Bestrahlungszeit »nachladend« beschickt wird. In Sekunden bis Minuten entsteht durch die abgegebene γ-Strahlung, deren mittlere Energie 300–600 KeV beträgt, die gewünschte »Nekrodosis« für einen Tumor von 1–2 mm Durchmesser. Als Strahlenschutz für die benachbarten Kehlkopfanteile werden Wolfram-Kollimatoren empfohlen. Das automatisch arbeitende »after-loading-System« gestattet in Verbindung mit automatischer Narkoseführung, daß sich Operateur, Anästhesist und alle Assistenten während der Bestrahlung in strahlengeschützten Nachbarräumen aufhalten.

Ergebnisse: Stimmbandkrebse im Stadium *Oeser* I bilden sich über eine Phase der Strahlenepithelitis mit leichten Ödemen innerhalb von 14 Tagen bis 6 Wochen völlig zurück. Nach 6 Monaten ist nur noch ein weißliches Narbenfeld sichtbar. Dauerergebnisse wurden bisher nicht mitgeteilt.

10.3.3.4. Indikation – Kontraindikation

Die Mikrolaryngoskopie kann zu vielen diagnostischen und therapeutischen Leistungen herangezogen werden. Der binokulare, stereomikroskopische Einblick in den Kehlkopf ist immer wieder beeindruckend und qualitativ hinsichtlich der visuellen Beurteilung des morphologischen Substrates endolaryngealer Strukturen nur durch die histologische Untersuchung zu überbieten. Die bereits geschilderten, umfangreichen mikrolaryngoskopischen Operationen sind endoskopisch konkurrenzlos.

Allerdings geben wir den Charakter des kleinen ambulanten Eingriffs auf, wenn wir, den Empfehlungen *Kleinsassers* folgend, den Patienten einige Tage hospitalisieren. Auch die Hinzuziehung des Internisten zur Prüfung der Narkosefähigkeit, des Zahnarztes zur Anfertigung des Zahnschutzes, des Fachanästhesisten einschließlich der Narkoseassistenz dürfen nicht fehlen.

Nach *Weigand* lag bei der Mikrochirurgie die durchschnittliche Narkosezeit bei 18 Minuten, davon waren im Mittel nur ca. 9 Minuten reine Operationszeit. Das ist ein relativ hoher Personenzeitaufwand, der die Untersuchungsfrequenz selbst großer Kliniken beschränkt.

Außerdem verzichten wir Laryngologen bei originaler Ausführung auf den ersten Einblick in den noch unberührten kranken Kehlkopf, dem wir uns diagnostisch und therapieplanend oder therapeutisch widmen wollen, wohl wissend, daß schon im normalen Larynx in fast 70 % der Fälle Intubationsschäden zu beobachten sind (*Chilla*). Zudem engen wir durch die Anwesenheit des Trachealkatheters die Sicht und den operativen Handlungsraum beträchtlich ein und verzichten auf die freie Beweglichkeit des vom Mundwinkel eingeführten Endoskops, die eine Reihe von Manipulationen begünstigt und die Nachbarräume Hypopharynx und Trachea mit in den Eingriff einzubeziehen erlaubt.

In welchen Grenzen wir diese Methode jedoch in der täglichen klinischen Praxis einsetzen, wird auch davon abhängen, ob uns noch andere Endoskopieverfahren, z. B. die Beatmungslaryngoskopie, die Optik- oder Faserendoskopie neben der Mikrolaryngoskopie instrumentell gleichermaßen verfügbar sind, beherrscht und geübt werden. Unter günstigen Bedingungen kann dann für jeden klinischen Einzelfall Aufwand und Risiko sowie zu erwartender Nutzen bei der Lösung der anstehenden endoskopischen Aufgabe gegeneinander abgewogen werden. Inspektorische Befundklärung, z. B. die exakte topografische Beschreibung von Tumorgrenzen mit Fotodokumentation, eine differentialdiagnostisch klärende Probeexzision, die Entfernung umschriebener Hyperplasien sind auch ohne stereomikroskopische Kontrolle einhändig exakt und sicher auszuführen. Funktionsbeobachtungen sind durch Optikendoskope, insbesondere flexible Faseroptiken besonders aufschlußreich.

Echte *Kontraindikationen* engen die Indikationsstellung ein. Die Stützlaryngoskopie sollte unterbleiben

1. bei Patienten mit dekompensierter Insuffizienz der Herz-Kreislauf-, Atmungs- und Stoffwechselsysteme;
2. bei kurzhalsigen, muskelstarken Menschen mit prognathem, kompletten Oberkiefergebiß (ca. 2 % der Fälle nach *Glaninger*);
3. bei Erkrankungen der Halswirbelsäule (schwere Osteoporosen, Spondylarthrosen, Ankylosen, *M. Bechterew*, Wirbel-Tbc, nach Wirbeloperationen und -frakturen;
4. bei Verletzungen und Entzündungen der Halsweichteile;
5. bei narbigen, entzündlichen und tumorösen Kehlkopf- und Luftröhrenstenosen. Vergebliche Intubationsversuche und zusätzliche Blutungen können akute Erstickungsgefahr heraufbeschwören.

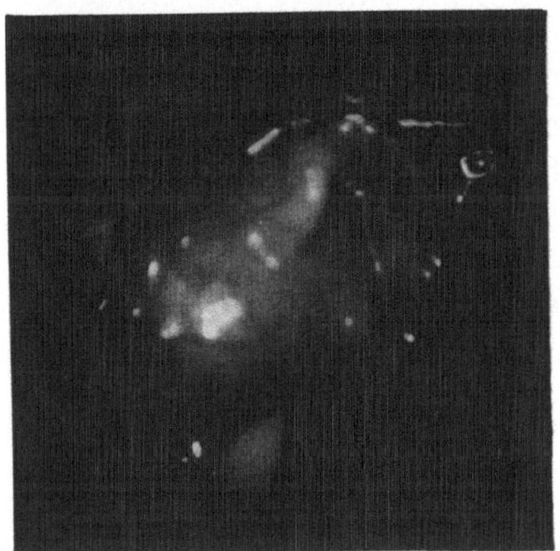

Bild 10.26 Kongenitale Zyste des Larynxeinganges (1monatiger Säugling)

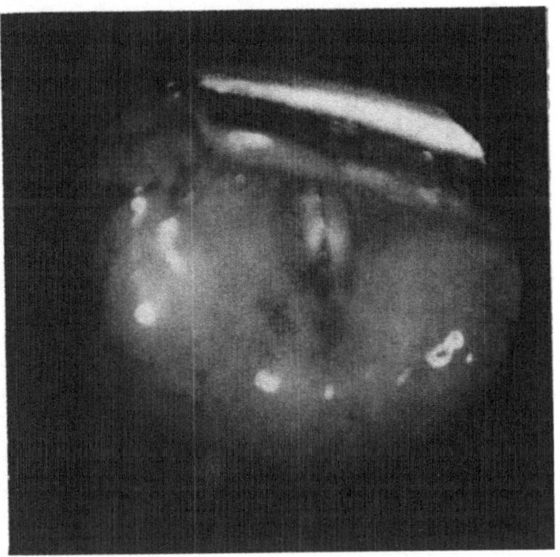

Bild 10.27 Zustand nach Zystenresektion und Sekretabsaugung

Hier muß ggf. eine vorausgehende Tracheotomie bessere Voraussetzungen schaffen.

10.3.3.5. Kehlkopferkrankungen und Laryngoskopie

10.3.3.5.1. Fehlbildungen

Hinter der Symptomtrias ‚stridor congenitus', Stimmstörung, Aspiration können sich verschiedene Entwicklungsstörungen von Kehlkopf und Luftröhre verbergen.
Eine umfassende Übersicht gibt *Landing*. Sie manifestieren sich bei leichteren Formen nicht selten erst im Säuglingsalter oder noch später im Zusammenhang mit Luftwegsinfektionen. Postnatale Luftnotsituationen können jedoch akut zur Befundklärung und dringlichen Sicherung der Atmung veranlassen (*Knoop*).
Hier kann eine Beatmungslaryngoskopie ggf. in Kombination mit Spatel-Optikendoskopie (*Röse, Thal, Simm*) die lebensbedrohliche Situation durch reine Sauerstoffbeatmung abwenden und die abnormen Veränderungen trotz winziger Verhältnisse aufklären. Folgende schwerwiegende Fragen müssen während der Endoskopie gestellt und beantwortet werden:

1. Sofortbehandlung erforderlich? Wenn ja, dann: Sofortbehandlung endoskopisch möglich? Wenn nein: Sofortbehandlung chirurgisch notwendig und möglich? Spezialbehandlung in einem kinderchirurgischen Zentrum erreichbar? Wenn ja: Intubation eines Trachealkatheters.
2. Sofortbehandlung vorläufig nur symptomatisch möglich, dann Tracheotomie.
3. Jede laryngeale Fehlbildung bedarf endoskopischer Kontrollen im Rahmen der Dispensairebetreuung. Genügt diese im vorliegenden Fall?

Bei einigen Fehlbildungen können endoskopische Eingriffe die einengenden Dysplasien teilweise oder völlig beseitigen, wobei die Tracheotomie nicht in jedem Fall erforderlich ist (*Holinger, Minnigerode* u. a.).

Zelen und Zysten

Als Folge von Ventrikelabschnürung oder Aplasie von Schleimdrüsenausführungsgängen können im Kehlkopfeingang kissenartige Verwölbungen entstehen. Sie verschließen das Cavum laryngis (Bild 10.26). Abpunktion oder Inzision schafft durch Entleerung des oft hochviskösen Schleimes kurzzeitig freie Luftpassage. Endgültige Heilung kann endoskopisch oder über eine Laryngofissur durch Exstirpation oder großflächige Fensterung bei Zelen erreicht werden (Bild 10.27).

Gerüstinstabilität

Als Ursache vorwiegend inspiratorischen Stridors mit juchzender Einatmung konnten wir bei Frühgeborenen und kleinen Säuglingen (vier Fälle) besonders weiche, schaufelartig flache Kehldeckel (Typ a nach *Minnigerode*) und in zwei Fällen verdickte und stark verschiebliche Schleimhautdecken über der Arygegend beobachten, die vom inspiratorischen Luftstrom regelrecht angesaugt wurden. Bei den letzteren handelt es sich um eine pathologische Übersteigerung der physiologischen respiratorischen Einwärtsbewegung der Plicae aryepiglottici et Cart. wrisbergii. Die Indikation zu segmentaler Resektion der hypermobilen Schleimhaut über dem Stellknorpel bzw. der lingualen Epiglottisfläche zur Hemmung des Ansaugeffektes durch Narbenfixierung sollte zurückhaltend gestellt werden.
Differentialdiagnostisch ist an eine *neuromuskuläre Dyskinesie* zu denken, die als Zeichen zentralnervöser Unreife besonders im Wachzustand inspiratorischen Glottisschluß und damit juchzenden Stridor hervorruft. Im Tiefschlaf und Narkose verschwinden dann diese Eltern und Arzt bedrohlich erscheinenden Symptome (*Händel, Wunderlich*).

Glottische und subglottische Stenosen

Operative Zurückhaltung üben wir gegenüber den subglottischen fibrös-hämangiomatösen Dysplasien der Ringknorpelplatte (*Minnigerode*). In den von uns beobachteten drei Fällen genügte die Tracheotomie, um Zeit zu gewinnen. In einem Fall versuchten wir eine mikrolaryngoskopische Resektion. Wir brachen den Eingriff ab, da sich zeigte,

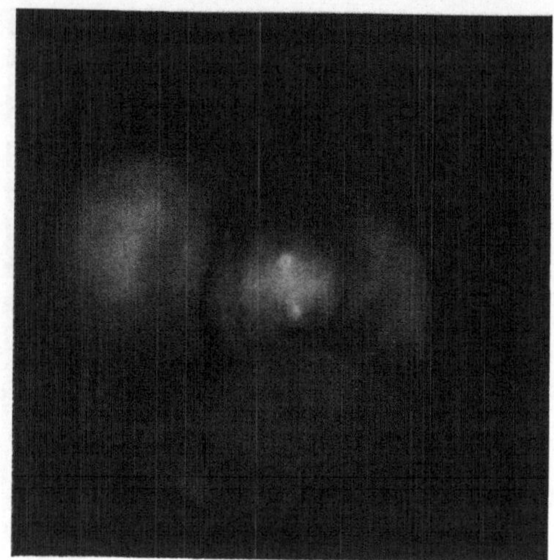

Bild 10.28 Kongenitale, laryngotracheale Atresie

daß das sehr derbe, fibröse Gewebe bei den engen, unübersichtlichen subglottischen Verhältnissen nicht genügend exakt zu resezieren war. In Anbetracht der häufig angiomatösen Qualität dieser Fehlbildungen (*Breining* und Mitarb.) wäre eine wirksame Blutstillung höchst problematisch geworden. Im Alter von 1,5–1,8 Jahren konnten wir dekanülieren, da das normale Größenwachstum bei Konstanz des fehlgebildeten Gewebes nun einen genügend großen subglottischen Querschnitt hergestellt hatte. Eine Blutung sahen wir niemals.
Glottische Stenosen können infolge ungenügender Rückbildung embryonalen Bindegewebes in der vorderen Kommissur als mehr oder minder dicke Segel- oder Diaphragmabildung in Erscheinung treten. In unseren vier Fällen ließen 2–3 Bougierungen den zur stridorfreien Atmung erforderlichen Querschnitt entstehen (Bild 10.28 bis 10.30). Eine blutige Durchtrennung und Plastik (Koburg), ggf. mit dauerdilatierenden Maßnahmen ist erst bei größeren Raumverhältnissen, also jenseits des Säuglingsalters zweckmäßig (*Messerklinger*).

Laryngo-(tracheo)ösophageale Fisteln

Husten und Dyspnoe während der Nah-

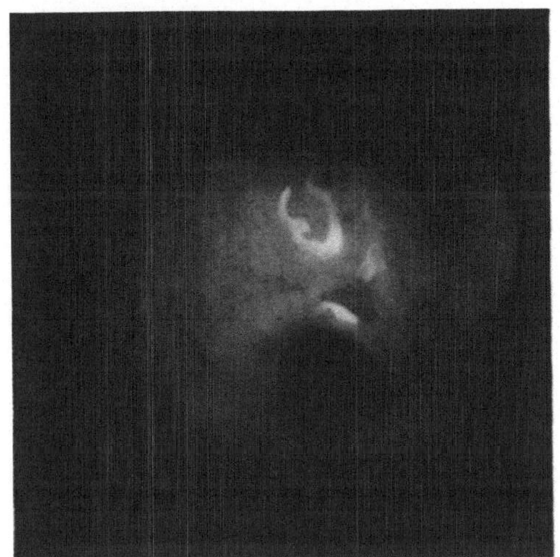

Bild 10.29 Befund 10.28 aus der Nähe vor der endoskopischen Durchtrennung

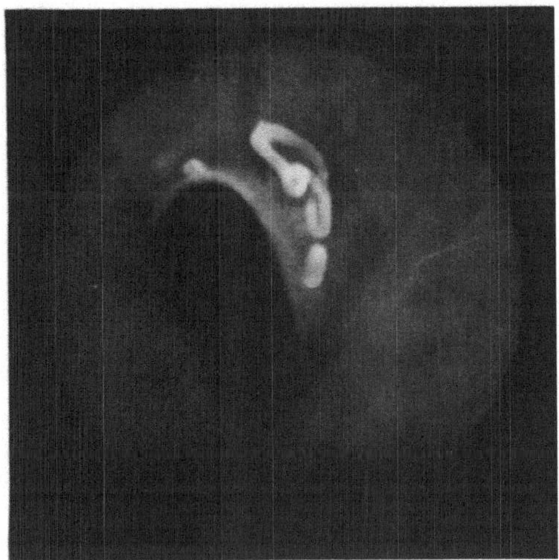

Bild 10.30 während der Endoprothesenbehandlung

rungsaufnahme sollen zur endoskopischen Suche nach abnormen Speise-Luftwegsverbindungen veranlassen! Das Ausbleiben vollständiger Trennung von Darmrohr und Luftwegsanlage ist häufiger im Trachealbereich zu beobachten als im Kehlkopf. Normalerweise findet die primär rein epitheliale Trennung von der Bifurkation aufsteigend durch sekundäres Einwachsen mesenchymaler, bindegewebig-muskuläre Trennelemente bereits beim 9 mm langen Embryo seinen Abschluß.

Wir unterscheiden je nach Ausdehung der Spaltbildung nach *Pattersson* Typ I–III (Bild 10.31 *a* u. *b*). Als Sonderform kann die *intratracheale Struma* gelten (Kap. 10.4.4.5.2.).

Die Behandlung sollte so früh wie möglich in Form einer mikrochirurgischen, transösophageal-pharyngealen zweischichtigen Lappenplastik erfolgen, um den rezidivierenden, unbehandelt sicher zum Tode führenden Aspirationspneumonien zuvorkommen. Einzelheiten siehe bei *Novoselac*.

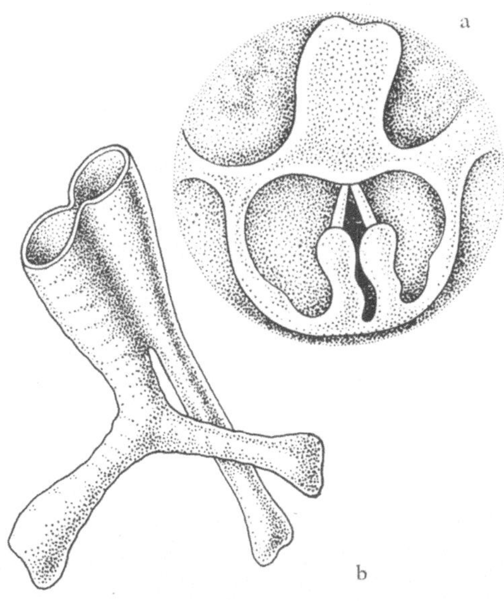

Bild 10.31 Laryngotracheoösophageale Fistel. *a* Defekte hintere Kommissur *b* infolge inkompletter Ausbildung des Septums ösophagotracheale (nach *Patterson*)

10.3.3.5.2. Verletzungen

Äußere Traumen

Stumpfe Gewalteinwirkung durch Verkehrs-, Sport- und Arbeitsunfälle treffen den Kehlkopf in exponierter Halslage häufig. Soweit sie durch Stridor, Hämoptoe, Hautemphysem und Stimmstörung auf Contusio oder Fraktur verdächtig sind, bedürfen sie wie scharfe Schnitt-, Stich- und

Schußverletzungen eingehender endolaryngealer Befundklärung und ggf. einer Frakturreposition. Vordringlich ist die Ruhigstellung des glottischen Sphinkters sowie Vermeidung von Innendruckerhöhung durch strenges Husten- und Räusperverbot in Verbindung mit Infekt- und Ödemprophylaxe durch Antibiotika und Kortikosteriode. Bei bedrohlichem Gewebeemphysem oder Blutung ist die chirurgische Freilegung und Versorgung sowie Tracheotomie indiziert.

Innere Traumen

Verletzungen des endolaryngealen Raumes und seiner Wandstrukturen sind gleichermaßen wichtiges Aufgabenfeld der Laryngoskopie. *Fremdkörper:* Die Symptomatik ist durch anfallartig einsetzende Hustenattacke mit inspiratorischem Stridor, Diplphonie gekennzeichnet. Übergang zur exspiratorischen Apnoe deutet auf obstruierenden, laryngealen Bolus hin. Solche, insbesondere bei den früheren Rauschadenotonsillektomien immer prophezeiten, jedoch selten beschriebenen, gefürchteten Komplikationen erfordern sofortiges Handeln, wo möglich endoskopische Entfernung des Atemhindernisses und Beatmung.
Häufiger sind kleinere, im Kehlkopf verklemmte Fremdkörper. Nach Abklingen des initialen Hustens, der wie beim Pseudocroup bellend sein kann und zu Fehldeutungen und damit zur Fehlbehandlung veranlaßt, beherrschen die inspiratorische Atemstörung und Stimmstörung das klinische Bild (Bild 10.32). Die Differentialdiagnose sollte deswegen möglichst endoskopisch durch sicheren Fremdkörperausschluß erfolgen, spätestens zum Abschluß einer Intubationsbehandlung oder vor dem Dekanülement nach Tracheotomie. *Thal* u. *Wutke* beobachteten bei nicht diagnostizierten oder übersehenen laryngealen Fremdkörpern tödliche Komplikationen.

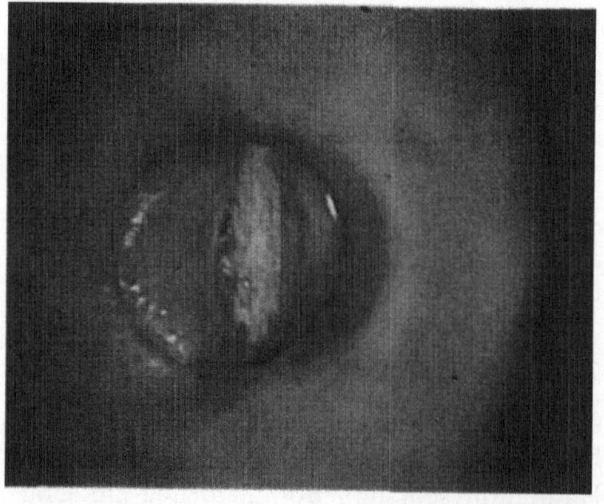

Bild 10.32 Rinderknochen in der Glottis eines 6monatigen Kindes mit Dysphonie, keine Dyspnoe

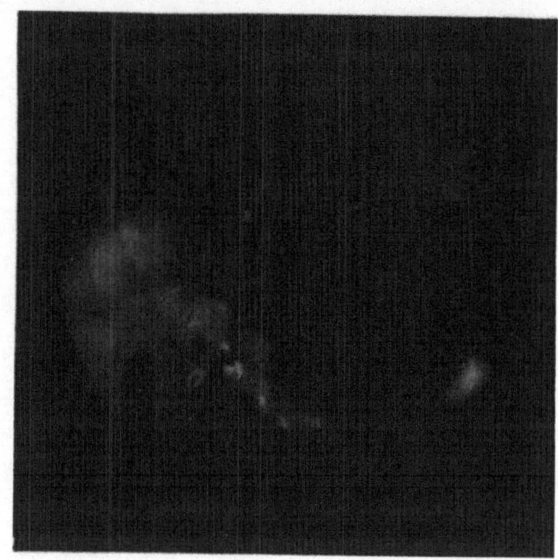

Bild 10.33 Granulierende Verätzungswunde nach Kalilaugenaspiration

Verbrennungen, Verbrühungen, Verätzungen: Nach thermischen und chemischen Verletzungen von Mukosa und Submukosa können wir wie bei mechanischer Gewebsüberlastung ödematöse oder infiltrative Gewebsreaktionen beobachten. Nekrosen und reparative Heilvorgänge (Bild 10.33) schränken auch später noch den laryngealen Querschnitt ein. Gelingt es nicht, durch sog. »medikamentöse Tracheotomie« diese Reaktionen zu begrenzen, so müssen kurzfristig die translaryngeale, intratracheale Intubation oder langfristig die Tracheotomie die Luftpassage freihalten und die Sekreteleminierung kontrollierbar und effektiv erhal-

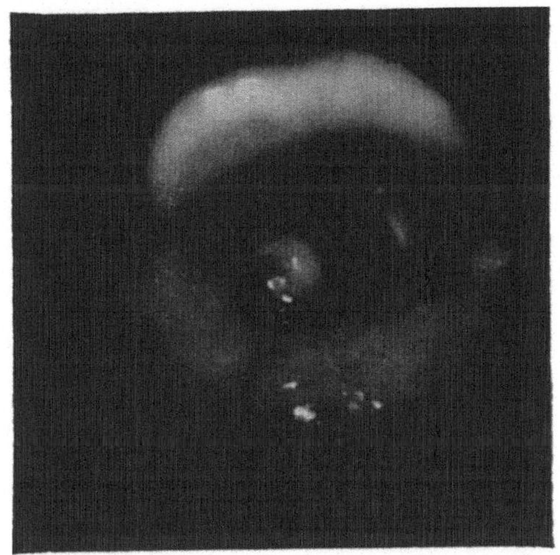

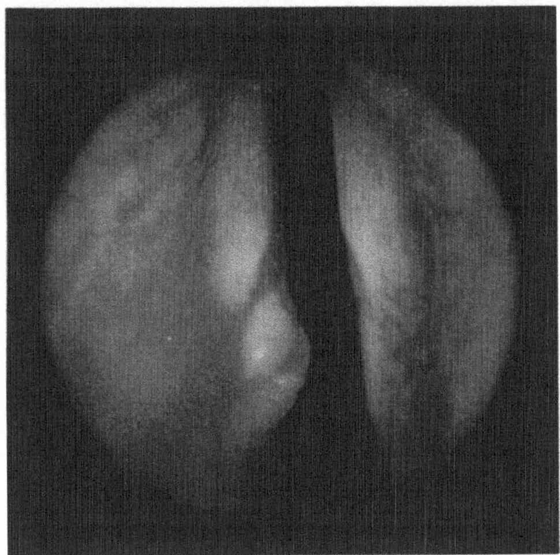

Bild 10.34 Intubationsgranulom am rechten Proc. vocalis und Stimmbandmitte links; Kontaktpachydermie links

ten. Narben und Strikturen sind natürlich als gefürchtete Spätschäden nicht immer vermeidbar.

Intubationsschäden: Zur Langzeitintubation sollen oberflächenglatte PVC-Katheter *(Rüsch)* größtmöglich, aber noch leicht gleitend eingeführt werden. Beim Erwachsenen wird die Liegedauer auf zwei Tage, bei Kindern unter laryngoskopischer Kontrolle maximal auf 6 Tage begrenzt.

Auch bei kurzzeitigen Intubationen zu Narkosezwecken lassen sich in über 60 % der Fälle pathologische Veränderungen nachweisen. Die Schadensskala reicht von reversiblen Hyperämien, Erosionen, Ulzerationen über gefürchtete flächige Schleimhaut- oder gar tiefgreifende Knorpelnekrosen mit nachfolgenden Strikturen und Stenosierungen, die langwierige operative und auch endoprothetische Rehabilitationsmaßnahmen oder Dauertracheotomie nach sich ziehen (*Löhle* u. Mitarb.).

Intubationsgranulome (Bild 10.34) entwikkeln sich an den Proc. vocales infolge Zerstörungen des dünnen Mukoperichondriums. Ursächlich sind bei besonders flachgeführten Narkosen die permanenten, tonisch-klonischen Glottisschlußbewegungen, die Schleimhaut und Knorpelhaut am Katheter buchstäblich zerquetschen, in Betracht zu ziehen. 5–6 Wochen später zeigen sich dort reparative Granulationspolypen und machen sich mit einer zunehmenden Heiserkeit bemerkbar. Die endoskopische Abtragung vermag den Heilprozeß zu beschleunigen.

Iatrogene ausgedehnte, flächige Epitheldefekte beider Stimmbänder in der vorderen Kommissur infolge Dekortikation oder ausgedehnte Papillomabtragungen, Kauterisation, aber auch Verätzung und Verbrühung heilen mit mehr oder weniger typischen, unterschiedlich dicken, membranösen Segelbildungen zwischen den Stimmlippen ab. Sie schränken die Glottisfunktion ein und bedingen Heiserkeit und Atemnot.

Synechien können auch angeborene Folge gehemmter Rückbildung embryonalen Gewebes sein. *Kleinsasser* und *Nessel* empfehlen als Therapie die operative Durchtrennung unter mikrolaryngoskopischen Bedingungen, ggf. nach Tracheotomie. Flache Kunststoffröhrchen sorgen dafür, daß die Trennung bis zur Epithelisierung fortbesteht. Ihre Fixierung erfolgt durch transkutane Haltenähte, die durch eingestochene Punktionskanülen unschwer eingeführt werden können. Eine normale Stimmfunktion ist jedoch mit diesen Maßnahmen nicht immer zu erreichen.

10.3.3.5.3. Funktionsstörungen

Dyskinesien können als chronisches endogenes Trauma wirken. Sie und andere Noxen können sogar tumorartige morphologische Veränderungen hervorbringen. Laryngoskopische Eingriffe erleichtern ihre Erkennung und Beseitigung.

Knötchen, Polypen, Zysten, Varizen der Stimmlippen

Hyperkinetische Dauer- und Fehlbelastungen maltretieren schwingungsmechanisch das Gewebe insbesondere an der Grenze zwischen vorderem und mittlerem Stimmbanddrittel. Als Reizantwort bilden sich ein- oder beidseitig eng umschriebene hyperämische, ödematöse, infiltrative, fibrosierende mesenchymale Reaktionen, aber auch Erosionen und Ulzerationen des Epithels mit granulierenden Reparationsvorgängen heraus (*Arnold, Baker, Böhme*, u. a.)
Aber auch zystisch-degenerative oder teleangiektatisch-variköse Gewebsreaktionen können das histologische Bild bestimmen. Die nun hinzutretenden Stimmstörungen provozieren zusätzlich durch dauerndes Räuspern und Husten extreme Strömungskräfte, so daß die umschriebenen Knötchen (Bild 10.35) schließlich zu großen, oft pendelnden Polypen regelrecht ausgezogen werden (Bild 10.36). In der ersten Entwicklungsphase in Form »weicher« Knötchen sind sie durch weitgehende Ausschaltung der traumatischen Ursache, d. h. Stimmruhe, Räusper- und Rauchverbot, Stimmschulung und Anleitung eines Stimmpädagogen noch rückbildungsfähig. In den fortgeschrittenen Stadien wird die Aussicht auf konservativen Heilerfolg geringer und außerordentlich zeitaufwendig. Die operative endoskopische Abtragung derartiger Pseudotumoren unter Mikroskop- oder Lupenkontrolle mit Doppellöffel und Sichelmesser soll gesundes Gewebe schonen. Rezidive sind bei Weiterwirken der Ursache unvermeidlich. Darum ist zusätzliche Stimmtherapie obligatorisch. Sehr wichtig ist die histomorphologische Gewebsuntersuchung wegen der Differentialdiagnose zu echten Tumoren (Fibroepitheliome, Hämangiome, Zylindrome), die *Behrendt* in 20 % der Fälle fand und die auch dann ggf. malignes Verhalten zeigen (*Leicher*).

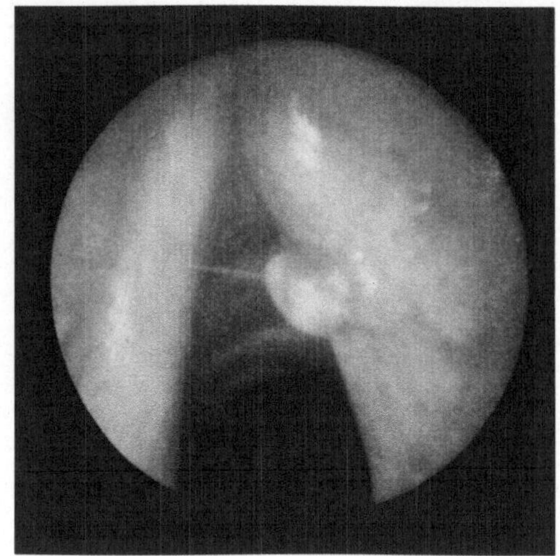

a

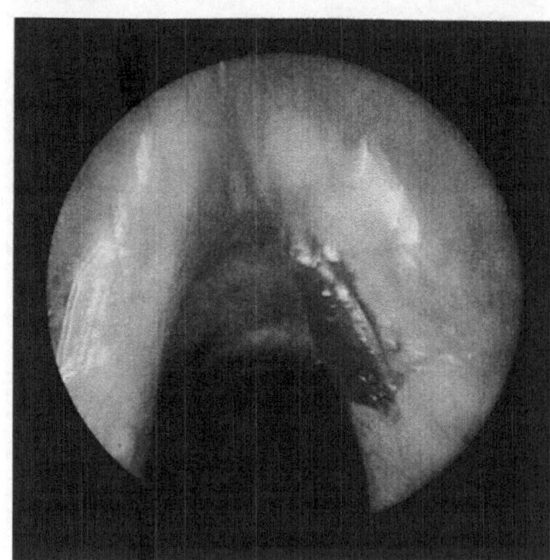

b

Bild 10.35 *a* Verhornendes Stimmbandknötchen nach chronischer Stimmüberlastung; *b* nach lupenkontrollierter Abtragung

Kontaktulkus – Kontaktpachydermie

Gleichfalls ätiologisch als Folge hyperkinetischer Fehlbelastung sind die am Proc. vo-

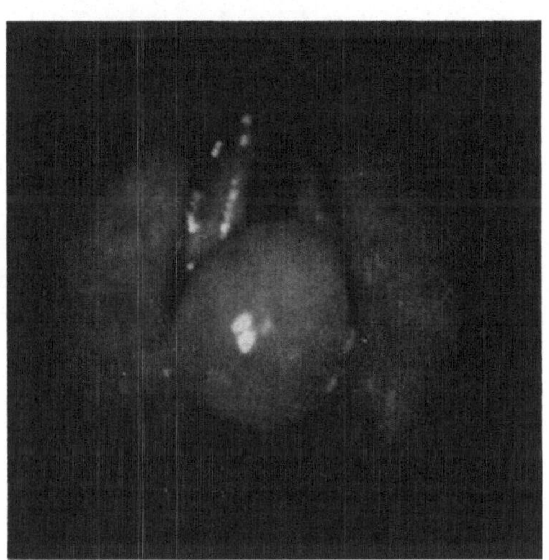

Bild 10.36 Pendelndes Stimmbandfibrom rechts

calis des Stellknorpels im hinteren Drittel der Stimmbänder angesiedelten Defekte und mesenchymal-epitheliale Reparationsbildungen aufzufassen.

Die Stimmbänder schlagen hier hammerartig bei hartem Stimmeinsatz ihr ungepolstertes Mukoperiost gegeneinander. Dieser Vorgang findet auch bei zu flach geführten Intubationsnarkosen statt (s. Intubationsschäden). Es entstehen ulkusartige Epithel- und Perichondriumdefekte. Bei permanentem Weiterwirken des Traumas, z. B. bei Lärmarbeitern, lassen zentrale Destruktionen und vom Rand ausgehende mesenchymale und epitheliale Reparationen die typischen pachydermischen, schüsselförmigen, zentral ulzerierten und eingezogenen hyperplastischen Veränderungen entstehen.

Als Therapie der Wahl verkürzt die mikrolaryngoskopische oder lupenlaryngoskopische Abtragung des hyperplastischen Gewebes den Heilverlauf beträchtlich, wobei der Ausschaltung der Schadenursache durch Stimmtherapie und Sprecherziehung sicher die entscheidende Rolle bei einem definitiven Heilerfolg zukommt.

Stimmbandlähmungen

Schäden des N. recurrens durch neuritische oder tumoröse Einwirkung sowie infolge iatrogener, operativer Verletzung im Verlauf von Strumarezidiveingriffen führen zu ein- oder beiderseitigen Paresen.

Schlaffe Paresen in Abduktionsstellung treten zahlenmäßig hinter straffen Lähmungen in Adduktionsstellung zurück. Während einseitige schlaffe Lähmungen durch endoskopische Injektionsplastik hinsichtlich ihrer Stimmstörungen gut gebessert werden können, interessiert uns bei den doppelseitig straffen Lähmungen die Restbeweglichkeit, die bei nachlassender Muskelrelaxation endoskopisch gut erkennbar ist. Der Einsatz neuroplastischer, myoplastischer Rekonstruktionsverfahren (Postikusraffung nach *Moser*) sowie die verschiedenen Laterofixationseingriffe oder die endoskopische Arytaenoid-Chordektomie nach *Thornell* können mit endoskopischen Informationen besser geplant oder sogar ausgeführt werden. Notfalls wird palliativ bzw. symptomatisch kurzfristig eine tracheale Intubation oder längerfristig eine Endoprothesenbehandlung, oder aber bei fehlender kardiorespiratorischer Leistungsreserve die Tracheotomie durchzuführen zein (vgl. Kap. 10.3.2.4.4., 10.3.2.4.6. u. 10.8.).

10.3.3.5.4. Entzündungen

Akute Kehlkopfentzündungen

Akute Laryngitis bei Rhino-pharyngo-tracheo-Bronchitis: Die verschiedenen Formen entzündlicher Mitbeteiligung des Kehlkopfes bei panrespiratorischen, mikrobiellen Infekten mit deszendierenden oder aszendierenden Verläufen verlangen im allgemeinen von sich aus keine endoskopische Untersuchung. Wir begegnen diesen katarrhalisch-ödematösen oder auch hämorrhagisch-fibrinösen Schleimhautbildern bei der laryngoskopischen Klärung eines Fremdkörperver-

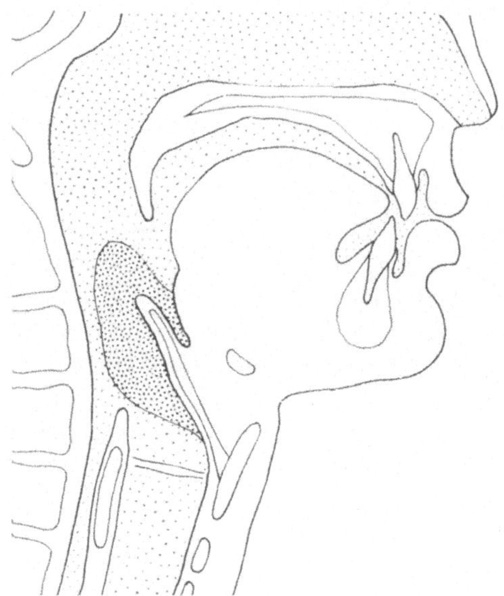

Bild 10.37 Epiglottitis (schematisch)

dachtes oder bei anderen akuten Entzündungsformen.

Epiglottis phlegmonosa – Epiglottisabszeß (Bild 10.37): Schluckschmerzen mit zunehmender kloßiger Sprache, Stridor. Speichelretention im Rachen bei akut fieberhaften Allgemeinbeschwerden, Unvermögen feste Nahrung aufzunehmen, kennzeichnen die Symptomatik.

Die endoskopische Differentialdiagnostik hat Herpes zoster und Retropharyngealabszeß auszuschließen und findet oft eine einseitige, vorwiegend lingual, ödematös ballonartig aufgequollene Epiglottis. Ausgangspunkt sind fast regelmäßig Zungengrundtonsillitiden (*Arndt, Biesalzki*).

Wir therapieren nach trachealer Intubation endoskopisch durch Inzision und Abszeßabsaugung unter Antibiotikatherapie, ggf. Kortisonapplikation.

Pseudocroup – stenosierende Laryngo-tracheo-Bronchitis: Diese akute, fieberhafte Erkrankung des Kleinkindes beginnt mit bellendem Crouphusten, vorwiegend inspiratorischem Stridor, Tachypnoe. Ödematöse Quellung der subglottischen Schleimhaut (Bild 10.38 u. 10.39) oder borkig hypersekretorische Obstruktion der oberen Trachea (*Leicher*) charakterisieren das pathomorphologische Bild. Die endoskopische Differentialdiagnose schließt Fremdkörper, Laryngismus stridulus (psychogener Glottiskrampf) und Epiglottitis aus.

Die endoskopische Therapie besteht aus Bronchialtoilette (mitunter ausreichend) und trachealer Intubation, wenn die konservative

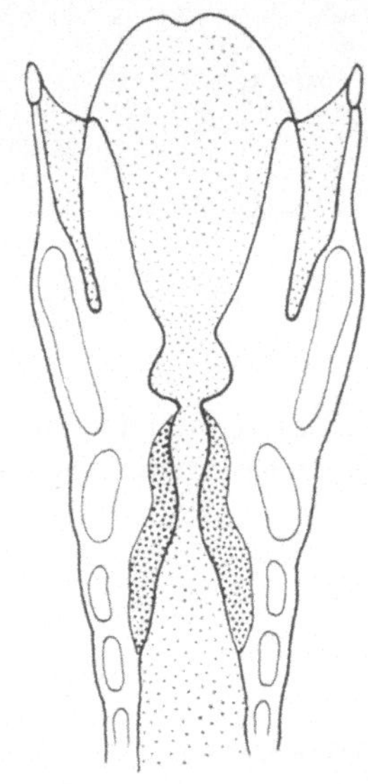

Bild 10.38 Subglottische Laryngitis (schematisch)

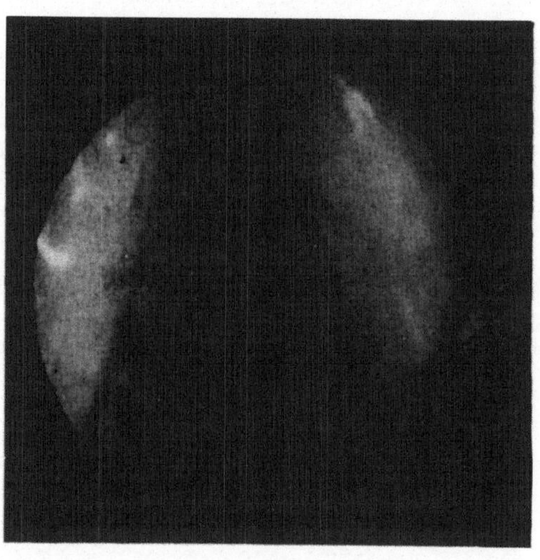

Bild 10.39 Subglottische Laryngitis (Endofoto)

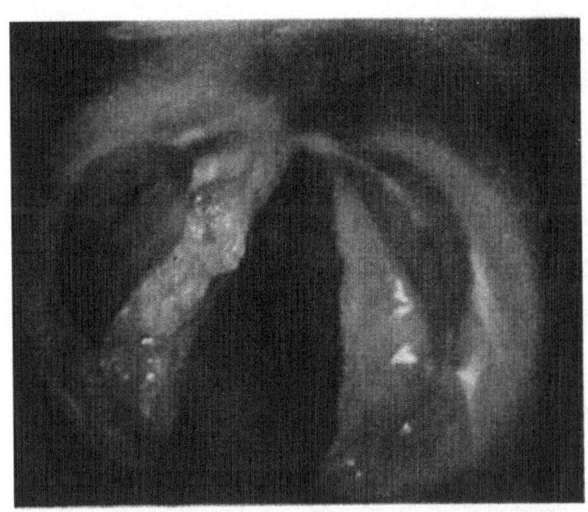

Bild 10.40 Laryngitis tuberculosa

Sofortbehandlung mit Kortison (> 100 mg) unter Antibiotikaschutz, Dampfbett, Sedierung nicht bald eine ausreichende Atmung herbeiführen kann. Durch Kontrollaryngoskopie stellen wir den frühestmöglichen Extubationstermin fest. Zeitpunkt: Das Kind atmet und spricht am Tubus vorbei. Spätester Termin: Dekubitalulzera mit freiliegendem Knorpel an der hinteren Kommissur, subglottisch, indiziert die Tracheotomie.

Spezifische Kehlkopfentzündungen

Diphtherische Laryngitis: Der diphtherische echte Croup, mit stenosierenden, fibrinös nekrotisierenden Schleimhautbelägen und borkiger Obstruktion gehört durch die konsequente Impfprophylaxe der Historie an.
Laryngitis luica: Nach gummösen Schleimhaut-Knorpelzerstörungen begegnet sie uns im allgemeinen nur noch in seltenen Fällen mit ausgedehnten, narbigen Deformierungen. Die Antibiotikatherapie als Mittel der Wahl erfolgt nach exakter serologischer Diagnostik und histologischer Verifizierung noch aktiver Strukturen. Für die Endoskopie erwachsen neben Verlaufskontrollen keine weiteren therapeutischen Aufgaben.
Laryngitis tuberculosa: Als Abseuchungstuberkulose bei offenen, ansteckenden Lungentuberkulosen sind submuköse miliare, konfluierende Knötchen im Bereich der Stimmlippen und der Epiglottis zu beobachten. Taschenbandulzerationen sind makroendoskopisch leicht mit dem Karzinom zu verwechseln (Bild 10.40). Die Histologie bestätigt den bereits durch die Thoraxaufnahme oder Vorgeschichte gestützten Verdacht. Die allgemeine tuberkulostatische Therapie übernimmt der Pulmologe, wobei indirekt laryngoskopische Pharmakainstillation den Heilverlauf beschleunigen kann.

Chronische Kehlkopfentzündungen

Extreme Atemluftqualitäten (Hitze, Kälte, Trockenheit) sowie staubförmige chemische oder mikrobielle Luftverunreinigungen (Gase bzw. Aerosole) vermögen insbesondere beim Mundatmer und beim zusätzlich belasteten Raucher das individuell unterschiedliche Kompensationsvermögen chronisch belasteter Schleimhäute zu überfordern. Funktionelle Überbeanspruchungen bei Rednern, Lärmarbeitern, Räusperern sind weitere ätiologische Faktoren, die als langfristige Reizüberlastung schließlich akute Vorstadien unterschiedlicher Formen chronischer Kehlkopfentzündungen hervorzurufen vermögen. Ihre Ausschaltung hat entscheidende therapeutische Bedeutung. Die endoskopische Diagnostik vermag im wesentlichen drei Hauptformen zu unterscheiden:

- das *Reinke*sche Stimmlippenödem,
- die atrophische Laryngitis,
- die hyperplastische chronische Laryngitis.

*Reinke*sches *Stimmlippenödem – polypoid chorditis:* Wohl vorwiegend durch mechanische Überlastung, wie extremen Stimmgebrauch, Husten, Räuspern, wird die strömungsphysikalisch hochbeanspruchte subepitheliale Verschiebeschicht unter dem Plattenepithel der Stimmbänder (*Hajek, Reinke*) hydropisch degenerierend unter Verlust trabekulärer Septen sackförmig ausgeweitet. Die mukopolysacharidreiche, gallertige Flüssigkeit hebt die Schleimhaut kissenartig schlaff, flottierend zwischen ihren Anhef-

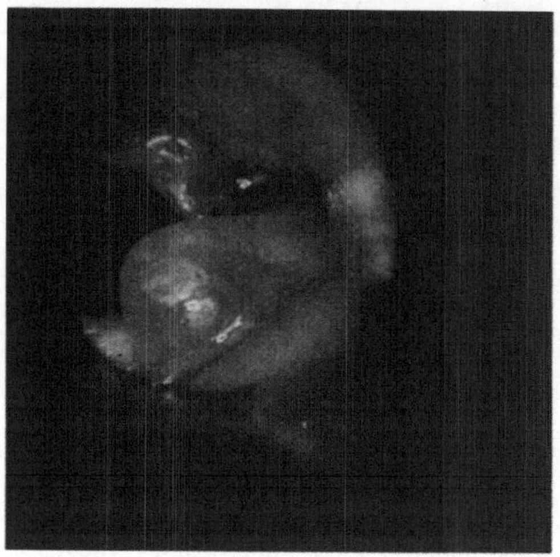

Bild 10.41 *Reinke*sches Stimmlippenödem

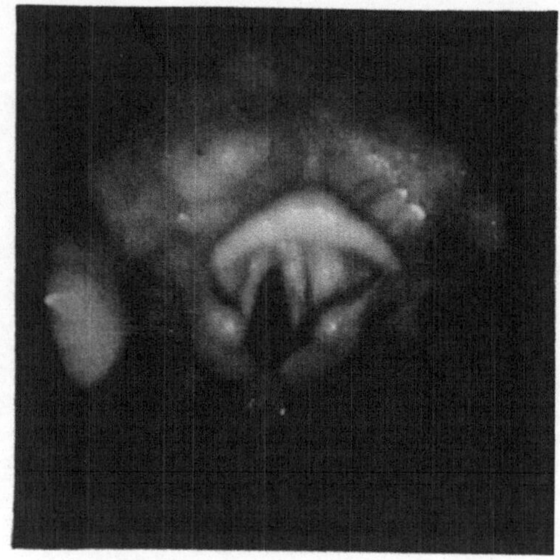

Bild 10.42 Chronische, hyperplastische Laryngitis (indirekter Spiegelbefund)

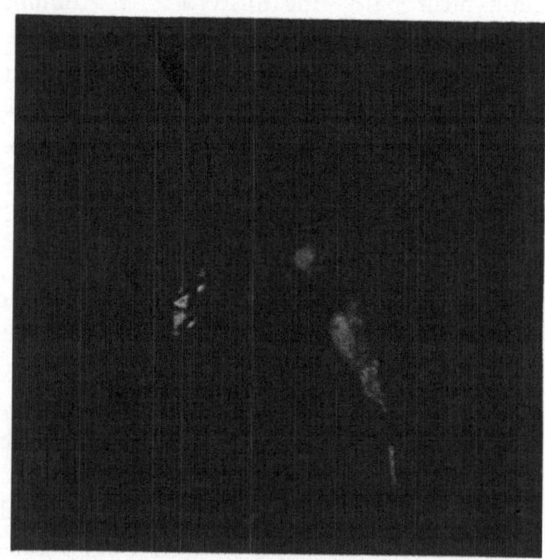

Bild 10.43 Der gleiche Befund wie Bild 10.42 bei direkter Laryngoskopie: verruköse Leukoplakie

tungsstellen, den Lineae arcuatae inferior und superior, dem Proc. vocalis und der vorderen Kommissur ab. Zelluläre Extravasate fehlen weitgehend (Bild 10.41).

Die sorgfältige endoskopische Abtragung der Schleimhaut ohne Verletzung des Stimmbandkörpers und ohne flottierende Schleimhautränder sowie Absaugung der festhaftenden Gallerte bereitet der Reepithelialisierung beste Bedingungen. Die Schleimhaut der vorderen Kommissur muß unbedingt geschont werden. Ruhigstellung während der Abheilung und Ausschaltung der Schadenursache verhütet Rezidive. Maligne Entartungen sind selten (*Eggemann, Scheuffler*).

Atrophische Laryngitis: Diese Form der Kehlkopfentzündung tritt isoliert recht selten auf und imponiert laryngoskopisch durch trockene, blasse, glänzende Schleimhäute. Pathophysiologisch scheint es sich um eine glandulär-sekretorische und mesenchymalreperative Erschöpfung im Verlauf langdauernder, subakuter Entzündungsverläufe zu handeln. Therapeutisch versuchen wir infektiöse und mechanische Noxen zu beseitigen und durch perorale, besser parenterale Gaben von Vitamin A, B, C und D sowie Panthenolinhalate die Schleimhaut regenerativ zu stärken. Oft sind neben atrophischen Bereichen hyperplastische Partien gleichzeitig zu beobachten.

Hyperplastische Laryngitis: Im Hinblick auf metaplastische Entwicklungsmöglichkeiten stellt uns diese Form epithelial-subepithelialer Entzündungsreaktion des Kehlkopfes vor schwierige diagnostische und therapeutische Aufgaben. Wir müssen bei diffusen wie zirkumskripten Prozessen schwerwiegende Entscheidungen hinsichtlich der Über-

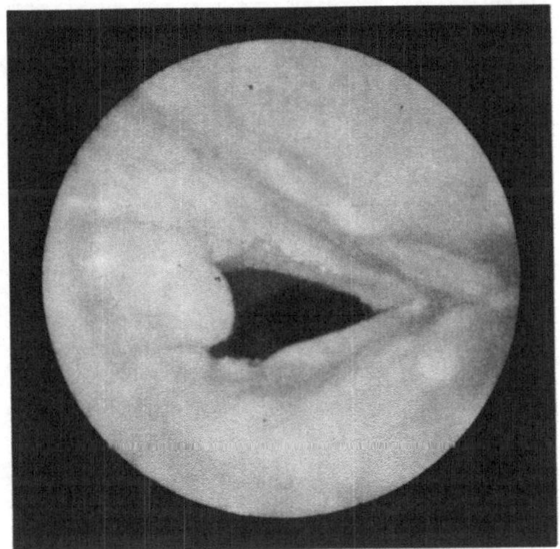

Bild 10.44 Schwere, hyperplastische Laryngitis mit Interarytaenoidpachydermie bei chronischer Holzstaubexposition

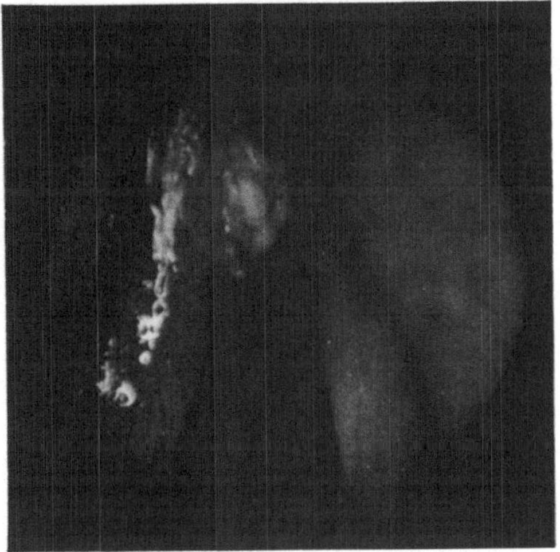

Bild 10.45 *a* Chronische Laryngitis mit dezenter, verhornender Schleimhauthyperplasie I. Grades (*Kleinsasser*); *b* verruköse Keratose, subglottisch verdeckt

wachungspflicht durch endoskopisches Inspizieren und Probeexzidieren in Anwendung histomorphologischer Kriterien treffen, die am sichersten im Rahmen eines Dispensaires verwirklicht werden (Bild 10.42 bis 10.44). Nach *Kleinsasser* unterscheiden wir histologisch folgende Hyperplasieformen:

Epithelhyperplasien I. Grades: Hyperplasie regelmäßig aufgebaut, gleichmäßig differenzierte Zellen, keine Zellatypien (Bild 10.45 *a*).

Epithelhyperplasien II. Grades: Hyperplasien mit herdförmigen Schichtungsstörungen

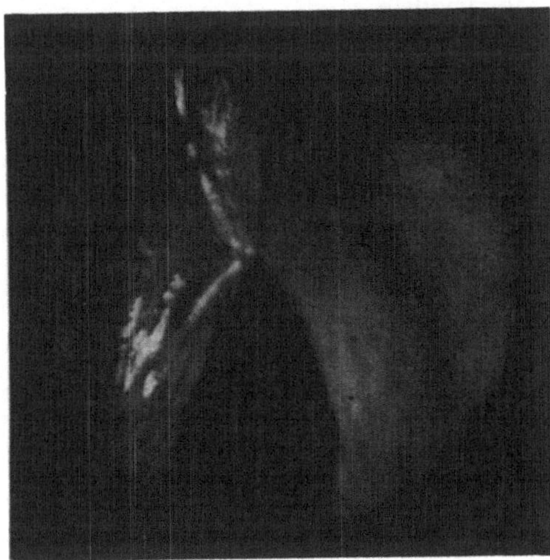

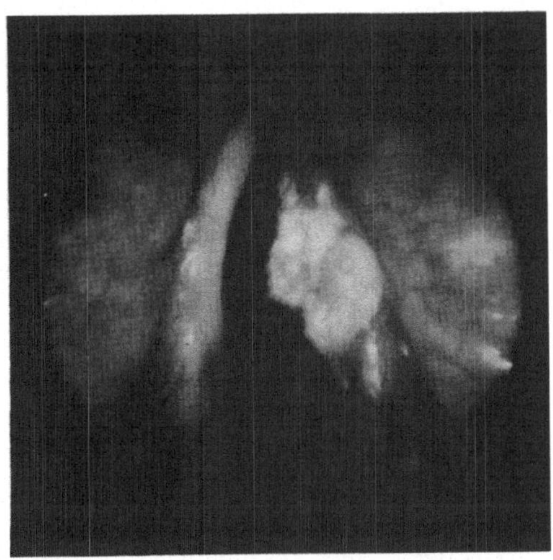

Bild 10.46 Beiderseitige chronische Laryngitis, Leukoplakie rechts. Histologie: Epithelhyperplasie III. Grades = Carzinoma in situ

und Zelldifferenzierungsstörungen, (Bild 10.45 *b*) einzelne Zellatypien.

Epithelhyperplasien III. Grades: Hyperplasien mit polymorphen Schichtungsstörungen und Zellpolymorphien, *mit* Kernatypien und vermehrten Mitosen, *kein* infiltratives Überschreiten der Basalmembran = obligate Präkanzerose, Carcinoma in situ, präinvasives Karzinom (Bild 10.46).

Die Anwendung dieser Klassifizierung hat sich bei den verschiedenen hyperkeratotischen, verrukösen, leukoplakischen Formen laryngealer Schleimhautproliferationen bewährt. Es besteht eine enge Korrelation zwischen dem Grad der Epithelentdifferenzierung und dem Ausmaß subepithelialer Entzündungsreaktion (*Münzel* u. *Meister*). Die chronische hyperplastische Laryngitis II. Grades sprechen wir als fakultative Präkanzerose an. *Quante* und Mitarb. fanden im Rahmen einer Verlaufsanalyse bei den Leukoplakien (n = 319) eine Karzinomrate von 10%, wovon sich 7% bereits im ersten Jahr manifestierten. Bei diesen ist natürlich nicht auszuschließen, daß die Gewebsentnahme aus der Nachbarschaft des bereits invasiven Karzinoms erfolgte.

Therapeutisch ist *Kleinsasser* folgend die partielle Dekortikation als Resektion der Hyperplasien im Gesunden unter mikrolaryngoskopischen Bedingungen vorzunehmen und das Gewebe in Stufenschnitten zu beurteilen. Außerdem müssen wir der Entzündung unbedingt mit allen denkbaren antimikrobiellen Mitteln, auch Antibiotika, durch Sanierung der oberen und unteren Luftwege, – wo möglich – Ruhigstellung durch Husten-, Räusper- und Sprechverbot, Ausschaltung exogener Ursachen einschließlich strikten Rauchverbots und ggf. Arbeitsplatzwechsel entgegenwirken. Als letzte Etappe vor einer malignen Entartung müssen Epithelhyperplasien III. Grades, insbesondere solche mit Verhornungsneigung, kurzfristigen und regelmäßigen Verlaufskontrollen unterzogen werden, um den Zeitpunkt des Beginns infiltrativen Wachstums ohne zeitliche Verschleppung zu erfassen. Ob wir mit wiederholten Probeexzisionen das Durchbrechen der Basalmembran mit seinen immunologischen Schranken und dadurch infiltratives Wachstum begünstigen oder beschleunigen, sollte Gegenstand eingehender wissenschaftlicher Untersuchungen werden.

Den verschiedenen Formen der chronisch hyperplastischen Laryngitis, die endoskopisch als Leukoplakien, Hyperkeratosen und Pachydermien ins Auge fallen, wenden wir gerade als Vorstufen maligner Geschwülste unsere besondere Aufmerksamkeit zu, um ihre Frühdiagnostik und Frühtherapie durch Überwachung der betroffenen Patienten in Risikogruppen im Rahmen aktiver Dispensairebetreuung mit unseren derzeitig besten endoskopischen und histologischen diagnostischen Möglichkeiten zu erreichen.

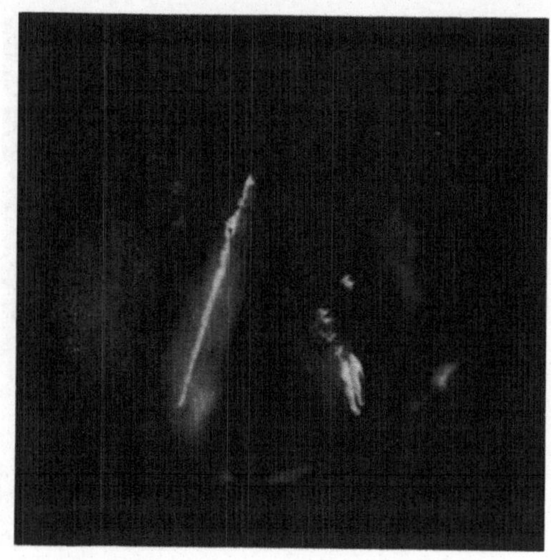

Bild 10.47 Granulomatöse Stimmbandentzündung; histologisch: *Wegener*sche Granulomatose

10.3.3.5.5. Geschwülste

Solange wir die Geschwulstentstehung als multifaktoriellen Prozeß auffassen müssen, sind durch die ätiologischen Beziehungen zu chronisch-traumatischen und -entzündlichen Erkrankungen bei der systematisierten Besprechung Überschneidungen unvermeidlich. Jede tumoröse Gewebshyperplasie im Kehlkopf bedarf feingeweblicher Untersuchung, um verletzungs- und entzündungsbedingte, gutartige Proliferationen von echten, insbesondere bösartigen Geschwulstbildungen abgrenzen zu können (Bild 10.47). Früh- und Erstbeschwerden im Sinne von Heiserkeit, Globusgefühl, Schluck- und Räusperzwang sollen spätesens 3–4 Wochen nach ihrem Auftreten indirekt laryngoskopiert ggf. stroboskopiert werden. Bei jeglichem Verdacht auf Neubildung muß kurzfristig und konsequent die direkte Laryngoskopie mit gezielter Gewebsentnahme unter Lupen- oder Mikroskopkontrolle durchgeführt werden. Jegliches Warten auf beeindrukkende Spätsymptome, wie Stridor, Dyspnoe, Schmerzen, Fötor ex ore, Hämoptoe oder Gewichtsverlust müssen wir ablehnen, um nicht wertvolle Heilungschancen zu verlieren (*Zange, Albrecht, Moser* u. a.).

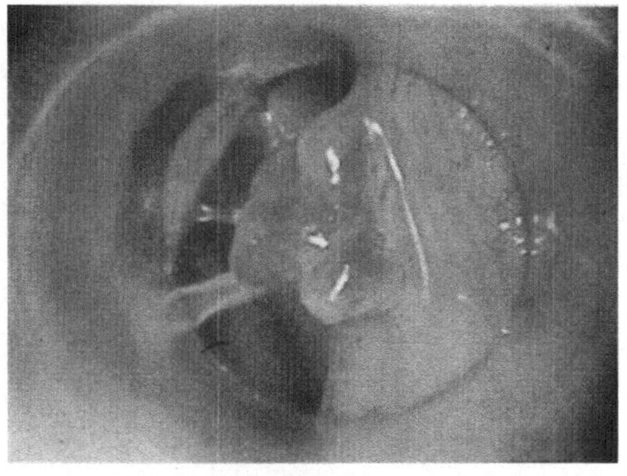

Bild 10.49 Gelapptes Stimmbandfibrom

Benigne Larynxtumoren

Unter Lupen- oder Mikroskopsicht gelingt besonders exakt die endoskopische Resektion umschriebener Knötchen, Polypen, Zysten (Bild 10.48), Hyperkeratosen, papillärer Fibroepitheliome u. dgl. im Gesunden. Damit wollen und können wir einerseits die Rezidivgefahr niedrig halten, ohne im Stimmbandbereich die Radikalität der Entfernug mit unnötigen Substanzdefekten oder Narbenbildungen zu erkaufen. Erst die histomorphologische Untersuchung des Gewebes kann die epithelialen oder (und) mesenchymalen Anteile der Geschwulst in epitheliomatöse, fibromatöse, myxomatöse, (Bild 10.49) teleangiektatische (Bild 10.50) Gewebsformationen, Schleim- und Epithelzysten, aber auch in die selteneren, oft tiefliegenden, rein mesenchymalen Myome, (Bild 10.51 *a* u. *b*) Lipome, Angiome, Chondrome sowie pseudotumoröse Speicherkrankheiten (Amyloidose) unterscheiden (*Leicher*).

Die Nachkontrolle des Behandlungserfolges nach einer 8- bis 14tägigen Ruhigstellung sollte im Zweifelsfall 4–6 Wochen nach dem Eingriff erneut direkt laryngoskopisch erfolgen, um eine völlige Tumoreleminierung abzusichern.

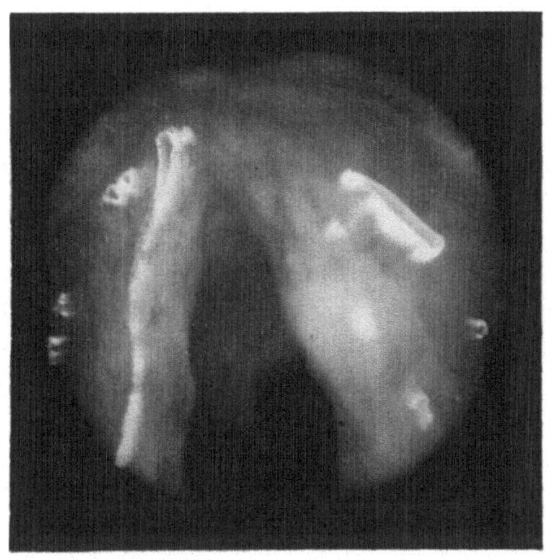

Bild 10.48 Gutartige Stimmbandzyste

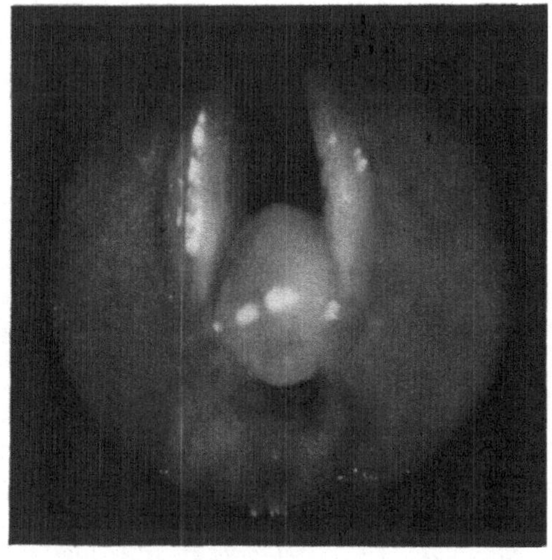

Bild 10.50 Angiofibromatöser Stimmbandpolyp

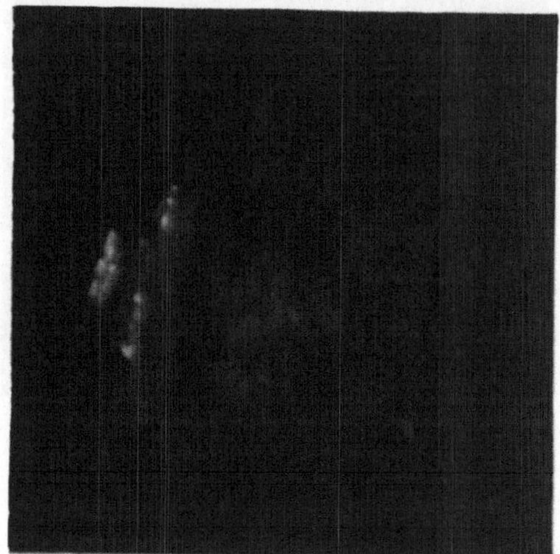

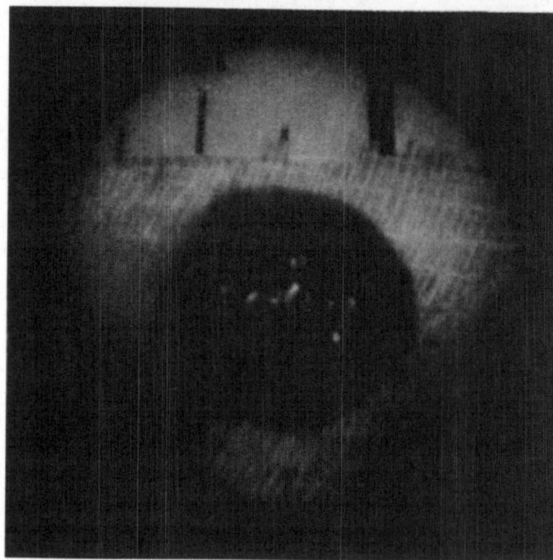

Bild 10.51 *a* Breitbasig inserierender, epidermisierter subglottischer Tumor; *b* Tumor nach der endoskopischen Resektion. Histologie: Angiofibromyxom

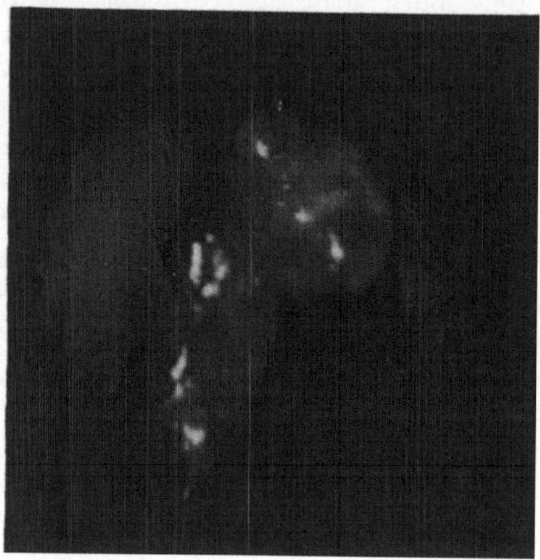

Bild 10.52 Polyp mit präkanzeröser Epitheldysplasie im Sinne eines Carcinoma in situ bei chronischer Laryngitis

Semimaligne Larynxtumoren – Präkanzerosen

Eine Reihe von Mitteilungen belegen, daß gutartige Kehlkopfgeschwülste, wie z. B. Polypen ebenso wie Hyperkeratosen bei chronischen Entzündungen häufiger als Normalgewebe bösartig entarten können (Bild 10.52) (*Seiffert, Glanz, Leicher*).

Leukoplakien – Carcinoma in situ: Das Risiko maligner Entartung z. B. von Leukoplakien liegt nach *Quante* und Mitarb. bei ca. 10 %; 7 % werden bereits innerhalb des ersten Jahres zum infiltrativ wachsenden Krebs. Das entspricht etwa den Verhältnissen beim gynäkologischen Zervixkarzinom, bei dem durch systematische zytologische Reihenuntersuchungen (Malmö, Rostock) eine um den Faktor 10 größere Anzahl präinvasiver Karzinome als zu erwartende manifeste Karzinome gefunden werden. Ähnlich verhält es sich mit dem laryngealen Carcinoma in situ. Die bei chronischen Entzündungen auftretenden Epithelhyperplasien III. Grades (*Kleinsasser*) lassen mit gestörter Kernplasmarelation, Kernpolymorphie, vermehrten Mitosen bis auf das invasive Wachstum alle histologischen Malignitätsmerkmale bereits erkennen. Auf diesem Gebiet werden möglicherweise in Zukunft derzeitig noch unerforschte tumorimmunologische Gesetzmäßigkeiten zu wirkungsvollen Behandlungsmethoden entwickelt und der Karzinomkrankheit entgegengestellt werden können.

Zylindrome, Adenome, Mischgeschwülste (Bild 10.53): Diese seltenen semimalignen Tumoren sind durch ihre starke Rezidivneigung, durch infiltrierendes Wachstum, je-

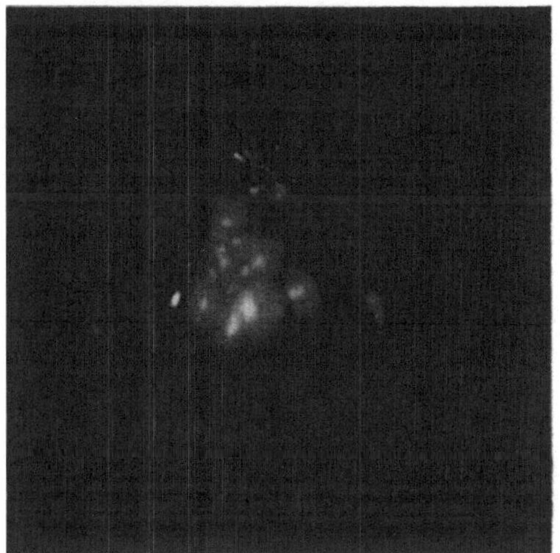

Bild 10.53 Papilläres Zystadenom

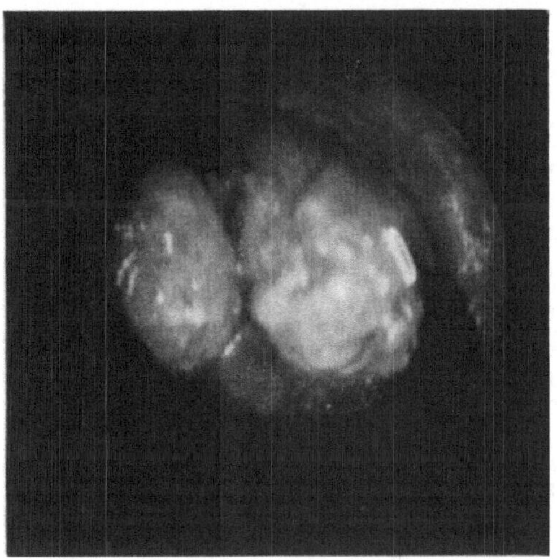

Bild 10.54 »Juvenile«, obstruktiv proliferierende Larynspapillomatose (im 1. Lebensjahr)

doch geringe Metastasierungsneigung charakterisiert. Radikalchirurgische Beseitigung mit gehörigem Sicherheitsabstand ist in Anbetracht ihrer Strahlenresistenz die Therapie der Wahl.

Papillome – Fibroepitheliome: Sowohl bei den juvenilen Papillomen der Kinder als auch bei den Fibroepitheliomen der Erwachsenen gelang 1972 der elektronenoptische Nachweis von Viruspartikeln. Es handelt sich um 40–50 µm große, vorwiegend intranukleär-lokalisierte, hexagonale Partikel, die auf Zellkulturen angereichert werden konnten (*Solisch, Hahnefeldt, Brandt*). Ob die erstmals gegen ein menschliches Geschwulstleiden einsetzbare Fremdvakzinebehandlung die bisherigen Behandlungsmöglichkeiten entscheidend verbessern kann, bleibt größeren Untersuchungsreihen vorbehalten zu beurteilen (*Brandt, Sobisch*).

Die kindlichen Larynxpapillome können sich bereits im Säuglingsalter durch Aphonie,

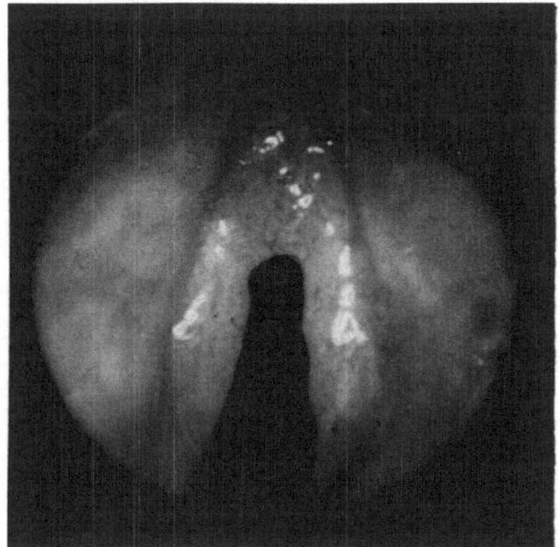

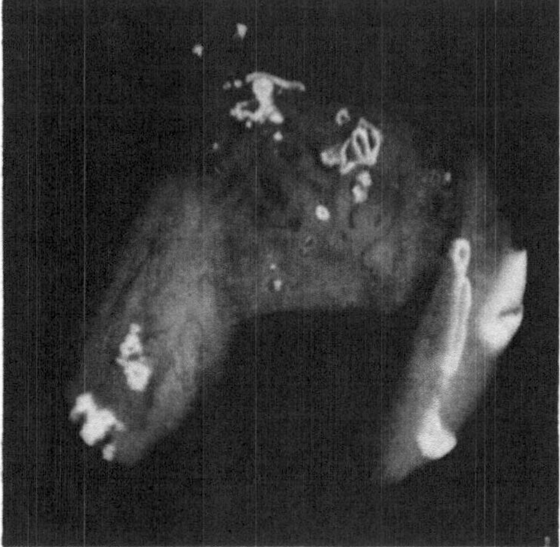

Bild 10.55 *a* Beetförmige Papillomatose beim Erwachsenen; *b* typische Vaskularisierung papillomatöser Fibroepitheliome im lupenoptischen Bild

Stridor und Dyspnose bemerkbar machen (Bild 10.54). Die z. T. extreme Proliferationstendenz und hohe Rezidivneigung zwang früher bei 50 % der Kinder zur Tracheotomie. Die wiederholten beatmungslaryngoskopischen Abtragungen unter Lupenkontrolle erbrachten uns nach fünfjähriger, vorwiegend ambulanter Betreuung der Patienten eine Heilquote von 75 %. Auf Tracheotomien konnte notfalls durch zweimalige Abtragungen/Woche stets verzichtet werden. Stärkere Narbenbildungen waren durch häufigeres Freimachen kleinerer, nicht konfluierender Flächen, Vermeidung der Verletzung tieferer submuköser Schichten und der vorderen Kommissur zu vermeiden (*Brandt, Sarg, Christoph*).
Maligne Entartung von Erwachsenenpapillomen (Bild 10.55 *a* u. *b*) sind insbesonders bei einer über 30jährigen Manifestationszeit und nach Strahlenbehandlung zu befürchten (*Leicher, Justus, Preibisch-Effenberger, Sugar*). Nachgewiesene metaplastische Epithelformationen verlangen radikale Papillomabtragungen auch durch Laryngofissur. Große Schleimhautdefekte können ggf. durch freie Transplantation von Mundschleimhaut gedeckt werden. Regelmäßige Kontrolluntersuchungen müssen helfen, den richtigen Zeitpunkt für die Laryngoskopie nicht zu verpassen.

Maligne Larynxtumoren

Sarkome (Bild 10.56) und Adenokarzinome sind selten. Es dominieren die Plattenepithelkarzinome der glottischen Region. 90 % der Kehlkopfkrebse werden bei Männern, vorwiegend bei Rauchern beobachtet. Die *Symptomatik* der glottischen Krebse erregt frühzeitig durch Stimmstörungen, die der supraglottischen häufig zu spät, weil verkannt, durch Schluckstörungen Verdacht. Es gibt keine sicheren makroendoskopischen Krebskriterien. Atypische Gefäßeinsprossungen, negative *Schiller*sche Jodprobe, Exulzerationen, Brüchigkeit des Gewebes sind unzuverlässige malignomverdächtige Geschwulstzeichen. Darum beansprucht die erstrebte frühestmögliche Diagnosestellung stets die histomorphologische Verifizierung des Tumors aus probeexzidiertem Gewebe (Bild 10.57). Eine exakte topografische Beschreibung der Geschwulstausbreitung ist die zweite wichtige Aufgabe des laryngoskopischen Eingriffs. Sie gibt die entscheidende Grundlage für die Therapieplanung, die man anstreben muß, um möglichst

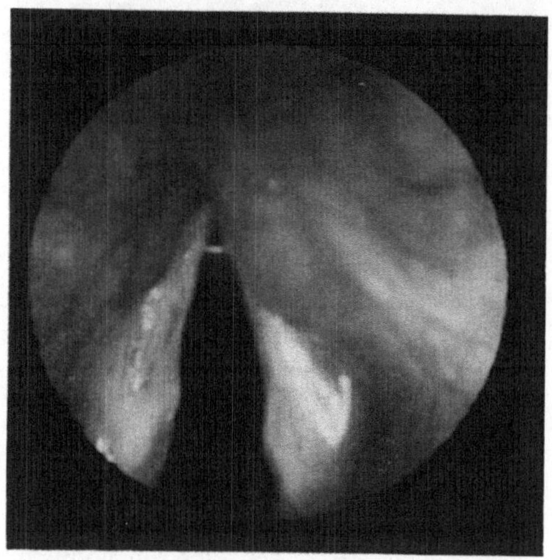

Bild 10.56 Fibrosarkom beider Taschenbänder

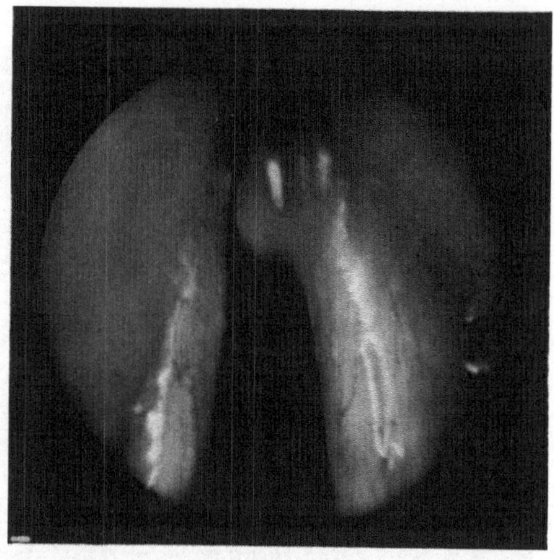

Bild 10.57 Scheinbar harmloser Schleimhautpolyp bei 19jähriger Frau; Histologie: exophytisches Karzinom!

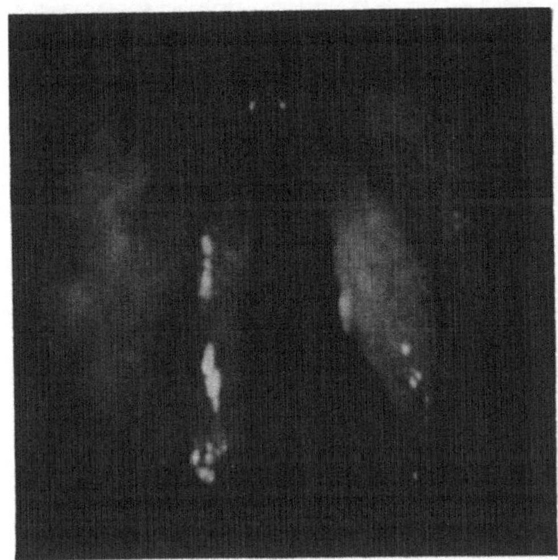

Bild 10.58 Infiltrierendes Stimmbandkarzinom $T_1N_0M_0$ (*Oeser* I–II)

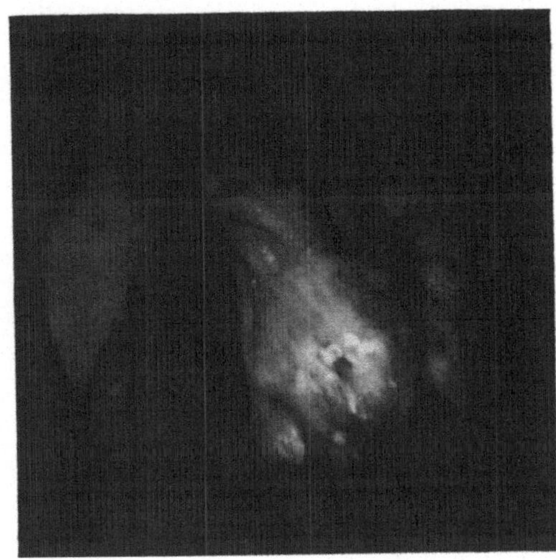

Bild 10.60 Nekrotisierendes Karzinom des Stimm- und Taschenbandes $T_3N_0M_0$

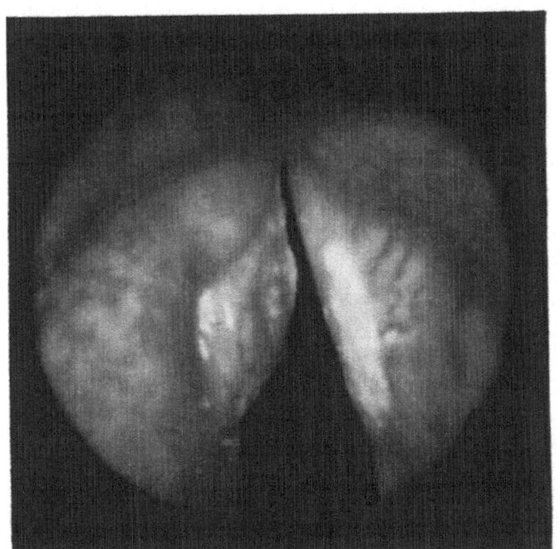

Bild 10.59 Linksseitig infiltrierendes Stimm- und Taschenbandkarzinom $T_2N_0M_0$

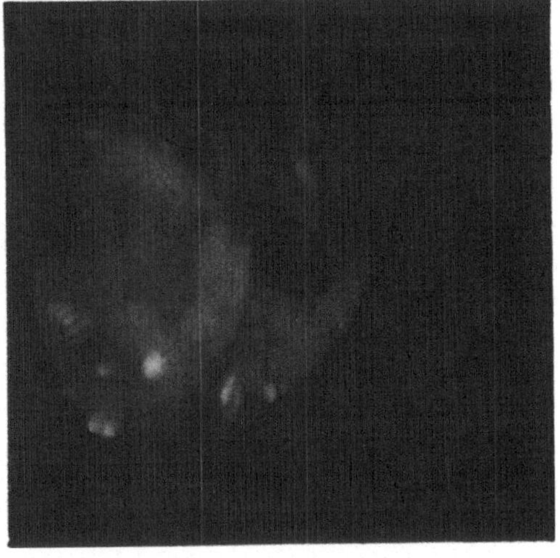

Bild 10.61 Larynxeingangskarzinom der Plica aryepiglottica

sichere Tumorheilung mit möglichst geringem Organverlust und weitgehendem Funktionserhalt zu kombinieren. Darum soll die histologische Materialgewinnung dem Theapeuten nicht die Tumorgrenzen unkenntlich machen.

Reliefveränderungen und Bewegungseinschränkungen der am Narkoseende wiederkehrenden Ab- und Adduktionsbewegungen von Stimmlippen und Stellknorpeln geben wie Sondenpalpation und Supravitalfärbung mit wäßriger Toluidinblaulösung nach *Koburg* und *Steinbach* zur selektiven Darstellung von Karzinomgewebe die notwendigen Informationen für exakte Beschreibung der Tumorlokalisation und -ausbreitung. Bei der Stadieneinteilung folgen wir der TNM-Klassifikation der UICC (*Schwab* unter Beachtung der tumorbeteiligten Bezirke (Bild 10.58 bis 10.60). Für die

Stimmlippenkrebse wenden wir zusätzlich die u. E. nützliche, weiter differenzierende Klassifikation nach *Frenkner-Oeser* an. Wir unterscheiden das invasive Mikrokarzinom vom oberflächlich sich weit ausbreitenden, auch multilokulär entstehenden Tapetenkarzinom und nach der regionalen Lokalisation glottische, supra- und infraglottische Karzinome (Bild 10.61).

Die von *Jakobsson* vorgeschlagene histomorphologische Kategorisierung nach Malignitätsgraden als Kriterium biologischer Wertigkeit hinsichtlich Wachstumstendenz oder Strahlenempfindlichkeit sollte im Therapieplan zukünftig mehr berücksichtigt werden (*Löbe*).

Therapeutisch kann die endolaryngeale Iridiumbestrahlung als ein wenig belastendes, wirksames endoskopisches Behandlungsverfahren für umschriebene glottische Karzisome im Stadium $T_1N_0M_0$ *Oeser* I und II herangezogen werden. Auch die endolaryngeale Chordektomie kann als mikrolaryngoskopischer Eingriff Mikrokarzinome bis zum Stadium $T_1N_0M_0$ *Oeser* I bei günstiger Lokalisation mit gewissen funktionellen Verlusten Heilung bringen. Dominierende Bedeutung bei der Therapie ausgedehnterer Kehlkopfkrebse haben Telekobalttherapie und operative Resektionsverfahren, Teilresektionen und Totalextirpation des Larynx (*Bockmühl*).

Erneute und oft schwierige diagnostische Aufgaben erfüllt die Beatmungslaryngoskopie bei der Nachsorge behandelter maligner Tumoren. Eine gut organisierte endoskopische Dispensairebetreuung oder Tumorsprechstunde muß durch systematische Nachkontrolle in 4-, 8-, 12-Wochen-, dann Jahresabständen indirekt laryngoskopisch und bei »Suspektfällen« direkt laryngoskopisch den Behandlungserfolg oder -mißerfolg möglichst histomorphologisch gesichert erkennbar machen. Das ist oft schwierig, weil entzündliche, strahleninduzierte Veränderungen, z. B. Epithelitis mit ödematösen fibrinbelegten, erodierten, ulzerierten, nekrotisierenden, granulierend reparativen Gewebsreaktionen oder atrophische sowie perichondritische Prozesse das eigentliche Geschwulstgewebe verbergen können (Bild 10.62). Eine derartige intensive Nachsorge behandelter Kehlkopfkrebse ist u. E. eine wichtige Voraussetzung, um überhaupt funktionserhaltende konservativ-chirurgische und strahlentherapeutische Behandlungsverfahren einsetzen zu dürfen. Wird der Mißerfolg rechtzeitig, d. h. vor der Tumorgeneralisierung festgestellt, so kann, wie bei den ausgedehnten Kehlkopfkrebsen, nur die radikale Resektionsbehandlung, also die Laryngektomie, ggf. mit Neck-Dissection, oder eine ausgedehnte en-bloc-Resektion noch eine Heilchance bieten.

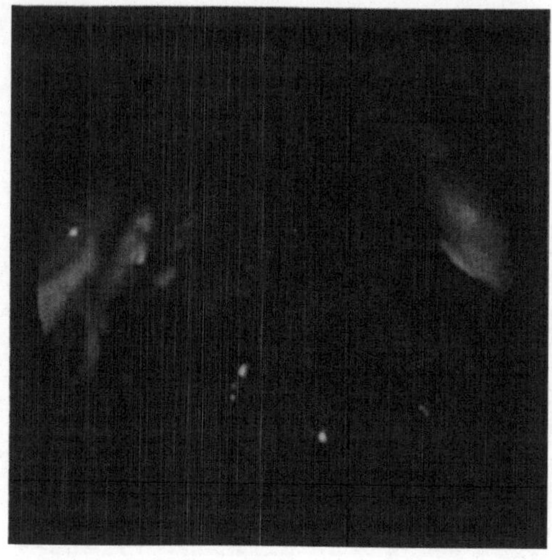

Bild 10.62 Perichondritis nach Kehlkopfkrebs und Kobaltbestrahlung

10.4. Beatmungstracheoskopie

Obgleich die Trachea bei Laryngoskopien und Bronchoskopien inspizierbar ist und auch orientierend beurteilt werden soll, benötigen wir für differenzierte tracheoskopische Arbeiten zusätzliche spezielle Ausrüstungen.

10.4.1. Instrumentarium

Das zur Beatmungslaryngo- oder -bronchoskopie erforderliche Instrumentarium wird folgendermaßen ergänzt:

- Tracheoskoptuben MGB D = 6, 8, 10, 12 mm, L = 170 bzw. 240 mm;
- Hilfsinstrumente: Saugstab, Zangeninstrumente u. dgl. (Bild 10.63) wie zur Bronchoskopie (s. Kap. 10.5.1.).

10.4.2. Anästhesiemittel

10.4.3. Untersuchungsgang

10.4.3.1. Lagerung, Anästhesierung

sowie

10.4.3.2. Einführung des Beatmungstracheoskops

weichen nicht von der Laryngoskopie bzw. Bronchoskopie ab. Die schlitzlosen Tuben lassen trotz größerer Länge auch eine ordentliche Beatmungslaryngoskopie zu.

Aus der typischen supraglottischen Lage führen wir die Rohrlippe saggital atraumatisch zwischen die Stimmbänder und müssen die Ringknorpelenge zwanglos – ggf. nach Austausch gegen ein schlankeres Rohr – passieren. Schonendes Vorschieben gelingt uns am besten durch stückweise hebend-schiebende Bewegungen des linken Daumens. Er liegt dabei der Rohrunterfläche an, während der 3. und 4. Finger links sich an der oberen Zahnreihe des Patienten abstützen und so jederzeit für eine feste Plazierung des Endoskops sorgen können. Die rechte Hand erfüllt am Endoskopkopf nur Lenkaufgaben, bedient Fenster, Lupe oder führt die Arbeitsinstrumente.

10.4.3.3. Endoskopische Anatomie

Die Luftröhre verbindet Kehlkopf und Bronchialbaum. Ihrem dorso-kaudalen Verlauf werden wir bei Lage des Endoskops im rechten Mundwinkel durch die verbesserte *Jackson*-Position zwanglos gerecht. Die subglottisch unübersehbare, weißliche Oberkante des Krikoids markiert den nicht dehnungsfähigen, engsten Gesamtquerschnitt in-

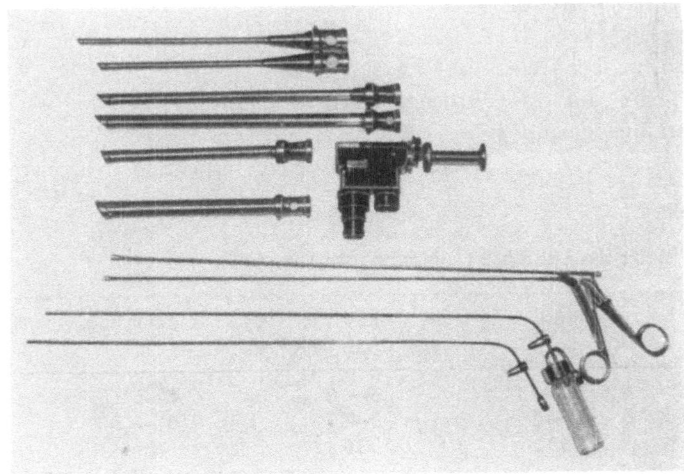

Bild 10.63 Instrumentarium zur Tracheoskopie MGB Tuben: D: 12 cm; 10 cm; 8 cm; 6 cm; 4 cm

nerhalb des Atemtraktes überhaupt. Die 12–16 hufeisenförmigen Knorpelringe bilden mit ihrem dünnen Schleimhautüberzug das unverkennbare Innenrelief der Luftröhre. Sie garantieren funktionsgerechte Lumenstabilität trotz atmungsbedingter, wechselnder Druckverhältnisse, trotz Dehnung und Torsion bei Kopf- und Schluckbewegungen. Die wulstig vorspringende Hinterwand ist unter den wechselnden Druckverhältnissen unterschiedlich prominent. Der bei IPP-Beatmung ständig positive Druck läßt diesen Wulst flacher und den Gesamtquerschnitt der Luftröhre weiter als bei Spontanatmung erscheinen. Im unteren Abschnitt dellt die benachbarte Aorta die Wand von vorn links pulsierend ein, ohne die Impulswelle weiter fortzuleiten. Die leichte Verschiebbarkeit zu den Nachbarorganen ist durch die lockere mediastinale Bindegewebseinbettung der Luftröhre bedingt. Straffe, bindegewebige Verbindungen bestehen zu den isthmusnahen Schilddrüsenlappen, dem Aortenbogen sowie mit dem Ligamentum pulmonale. Die Tabelle stellt durchschnittliche Normalabmessungen nach *Brünings* und *Minnigerode* dar, die die Rohrwahl bei der Tracheoskopie erleichtern (Tab. 10.2).

Unter Mißachtung der niedrigen Querschnitte beim Säugling wurden früher fast regelmäßig quetschungsbedingte, subglottische Ödeme nach Tracheobronchoskopien hervorgerufen, da die kleinsten Kinderrohre einen Durchmesser von 7 mm aufwiesen !! Daraus ergab sich die Konsequenz, bei kleineren Kindern grundsätzlich die transtracheostomale »untere« Bronchoskopie zu empfehlen.

10.4.3.4. Direkte Inspektion und Optikinspektion

Sie ermöglichen eine visuelle und palpatorische Beurteilung der jeweils vorliegenden trachealen Situation im Vergleich zur normalen endoskopischen Anatomie. Diskrete Veränderungen der direkt nur tangential zur Darstellung zu bringenden Wandanteile können mit Winkeloptiken hinsichtlich ihrer feinen Schleimhautstrukturen und Gefäßzeichnung genau analysiert werden. Pathologische Sekretveränderungen und Lumenverlegungen sind von gröberen proliferativen Einengungen oder narbig schrumpfenden oder auch komprimierenden Querschnittseinbußen zu unterscheiden. Die evtl. gestörte Verschieblichkeit zu den mediastinalen Nachbarorganen kann durch Auslenkmanöver der stumpfen Rohrmündung überprüft werden. Die Reichweite der tastbaren Aortenpulsation gibt Auskunft über evtl. infiltrative Prozesse im Mediastinum.

10.4.3.5. Foto- und Filmdokumentation der visuellen Befunde

Sie sind prinzipiell mit den bekannten und besprochenen Tubus- oder Optik-Foto- und Kinoeinrichtungen möglich. Es herrscht in der nicht eingeengten Luftröhre ein sehr hoher Lichtbedarf infolge geringer Reflexion.

10.4.3.6. Tracheoskopische Eingriffe

Neben der visuellen Inspektion dynamisch-

Tabelle 10.2 Durchschnittliche Maße der Luftröhre (Zahlenangaben in mm)

	Mann	Frau	Kind (ca. 10 Jahre)	Säugling
Ringknorpelweite	12—15	10—13	6— 8	4—5
Luftröhrenweite	15—22	13—18	8—11	6—7
Luftröhrenlänge	120	100	70	40

funktioneller und morphologisch-struktureller Verhältnisse zur primären Diagnostik, zur Verlaufsbeobachtung und Therapiebeurteilung können auch instrumentelle Eingriffe unter monokulärer Sicht uns wesentliche Informationen liefern. So hat sich auch uns das Einblasen von feinstem, metallischem Tantalpuder mit einem Pulvergebläse (*Nadel, Wetzer* u. a.) als hervorragendes Röntgendoppelkontrastdarstellungsverfahren des Luftröhreninnenreliefs erwiesen (Bild 10.66 *c*).

Andere Eingriffe haben teilweise bereits therapeutischen Charakter. Tasten mit Sonde oder Saugstab, Lösen und Extrahieren von Fremdkörpern oder von Sekretkrusten, Bougieren von Stenosen, Intubieren und Pertubieren derselben mit Kathetern und Prothesen sind heute selbstverständliche endoskopische Leistungen. Paratracheale Punktion (*Euler*), z. B. zur Gewinnung von zytologischem Material, zur Pulmonalisangiografie oder zur Injektionsanästhesie beim Asthma bronchiale (*Roos*) stellen uns vor keine größeren Probleme und sind möglich wie die Probeexzision aus verdächtigen Arealen. Die Exzision aus kaum veränderter oder normaler Schleimhaut gelingt nicht mit Zangeninstrumenten, da sie tangential abgleiten. Eine scharf angeschliffene Saugerkante kann als Schiebekurette dagegen auch atrophische Schleimhaut abscheren und im Fangglas aufhalten und so mikroskopisch beurteilbar machen.

Zur Blutstillung und als Aspirationsschutz werden entweder Trachealkatheter, Blockermanschetten oder Doppellumenkatheter eingeführt. Evtl. ist auch eine Tamponierung der Räume zwischen Katheter- und Trachealwand möglich.

10.4.4. Indikation – Kontraindikation

Natürlich möchten wir die Möglichkeiten der Tracheoskopie – Inspizieren, Bilddokumentieren und Manipulieren – bei den Erkrankungen der Luftröhre und ihrer Nachbarorgane diagnostisch oder (und) therapeutisch einsetzen können. Allerdings bedarf es wie stets zuvor der Beachtung einiger Kontraindikationen. Diese entsprechen im wesentlichen denen der Beatmungslaryngoskopie. Zusammengefaßt handelt es sich um manifeste und drohende dekompensierte Insuffizienzen der Herz-Kreislauf- und Stoffwechselfunktionen. Speziell bei bestehender Ateminsuffizienz, die ihr strukturelles oder funktionelles Substrat im Kehlkopf oder im bronchopulmonalen Bereich hat und nicht durch den endoskopischen Eingriff beseitigt werden kann, müssen wir Zurückhaltung üben, oder wir müssen sie kompensieren.

Das kann am besten durch Endoskopbeatmung mit nachfolgender Intubation oder Tracheotomie, ggf. auch durch vorherige Tracheotomie, das heißt Verringerung des Totraumes und Atemwiderstandes sowie Erhöhung des Sauerstoffpartialdrucks erfolgen (*Knoop*).

Die Indikation zur Beatmungstracheoskopie ist stets dann gegeben, wenn eine pathognomonische Atemwegssymptomatik näherer diagnostischer Klärung bedarf oder auch endoskopisch therapeutisch beeinflußt werden soll wie bei folgenden Luftröhrenerkrankungen.

10.4.4.1. Fehlbildungen

Angeborene Stenosen (Bild 10.64) und Fisteln zur Speiseröhre, z. B. Typ *Vogt* mit Ösophagusatresie (s. Kap. 12.4.1.1.) und sog. H-Fisteln, sind relativ selten und unbehandelt nicht mit dem Leben vereinbar. Die postnatale endoskopische Schnelldiagnose ist eine der Aufgaben, die den endoskopischen Zentren und Abteilungen im engen Zusammenwirken mit neonatologischen bzw. kinderchirurgischen Kliniken gestellt sind. Die Symptomatik ist unverkennbar durch die Folgen der Nahrungsaspiration bzw. Dyspnoe, Stridor und Blutungen,

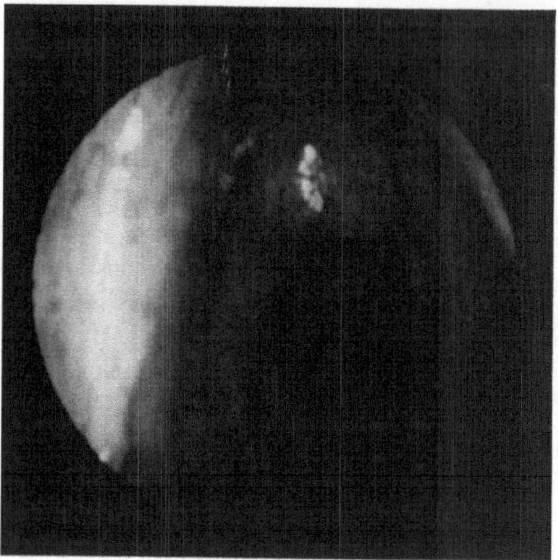

Bild 10.64 Angeborene subglottisches Tracheal-stenose

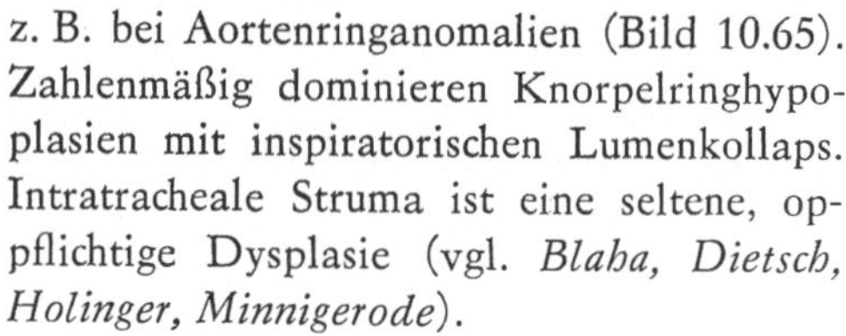

z. B. bei Aortenringanomalien (Bild 10.65). Zahlenmäßig dominieren Knorpelringhypoplasien mit inspiratorischen Lumenkollaps. Intratracheale Struma ist eine seltene, oppflichtige Dysplasie (vgl. *Blaha, Dietsch, Holinger, Minnigerode*).

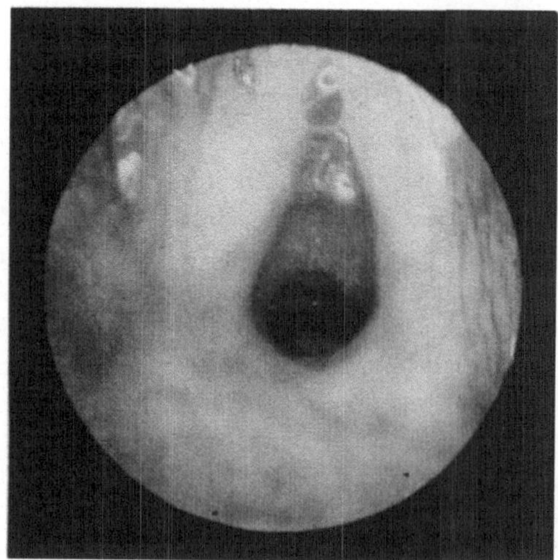

Bild 10.65 *a* Tracheale Hypoplasie: kongenitaler Stridor bei 8tägigem Säugling. Tracheotomie – Dauerlitation mit Plastkanüle bis zur Bifurkation;

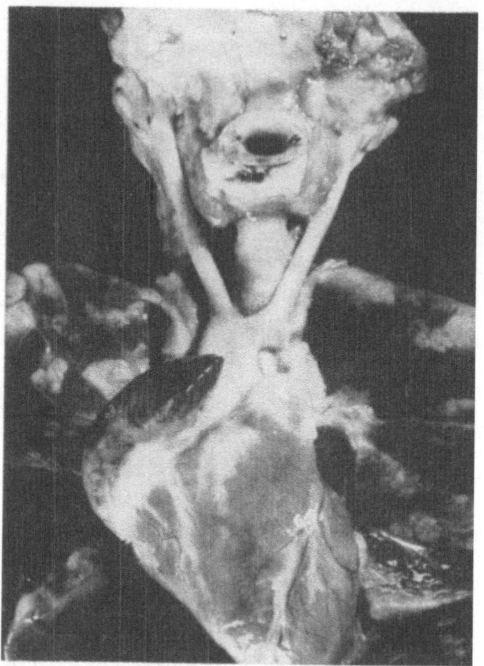

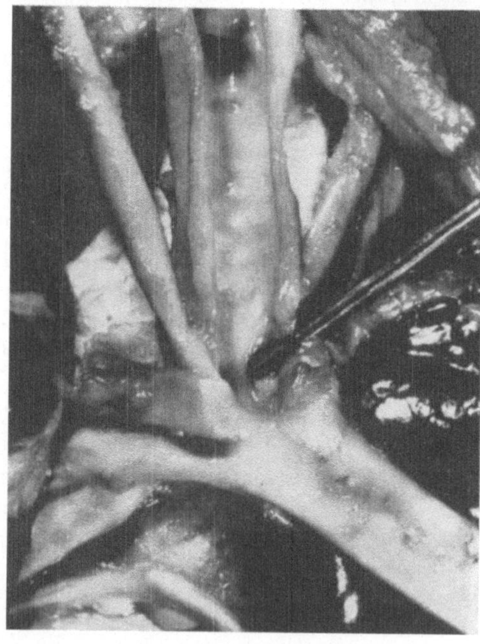

b u. *c* Sektionssitus (Pat. v. Bild 10.65 *a*): Exitus nach mehrfachen schweren Hämoptysen infolge aortotrachealer Fistel bei Arcus aortae duplex. Die Kornzange liegt in der Fistel (Pathologisches Institut der Medizinischen Akademie Magdeburg, Direktor Prof. *Kühne*)

10.4.4.2. Verletzungen

Die Luftröhre kann von außen und innen verletzt werden.

10.4.4.2.1. *Äußere Verletzungen*

Stumpfe Verletzungen: Wir unterscheiden von der Commotio trachea ohne nennenswerte sichtbare morphologische Veranderungen die Contusio mit Hämatomen und reaktiven Gewebsveränderungen, die Compressio, die Fraktur, die Ruptur und den Trachealabriß als unterschiedliche Grade zerstörender Gewaltwirkung. Die Symptomatik: Schmerz, Stridor, Dyspnoe, Hämoptoe, Haut- bzw. Mediastinalemphysem oder Pneumothorax sind unterschiedlich ausgeprägt und unmittelbar von Art und Umfang der Verletzung, auch der Nachbarorgane, abhängig.

Wo die Symptomatik oder größere Transportwege dazu zwingen, muß Intubation oder Tracheotomie als provisorische Not- oder Sofortversorgung die Atmung solange sicherstellen, bis eine endgültige Befundklärung möglich ist.

Die umfassende diagnostische Klärung des pathologisch-anatomischen Schadensausmaßes nach Möglichkeit mit Hilfe der Endoskopie kann die Entscheidung erleichtern, ob konservative oder aktiv-operative Behandlungsmaßnahmen anzuwenden sind. Bedrohliche Hämoptoe oder Gewebsemphysem bzw. Mediastinalemphysem, auch Pneumothorax sprechen für zerstörte Tracheobronchialoberflächen, deren Ort und Ausmaß dringlich endoskopisch geklärt werden müssen. Größere Wanddefekte oder Kontinuitätstrennungen bedürfen schneller operativer Versorgung durch den Hals- oder Thoraxchirurgen.

Geschieht das nicht und überlebt der Patient trotzdem, so bilden die narbigen Stenosen und Atresien oder Fisteln zur Speiseröhre sehr komplizierte Rehabilitationsprobleme (s. auch Kap. 13. Endoprothetik).

Scharfe Verletzungen: Gegenüber scharfen, perforierenden äußeren Verletzungen durch Stich, Schnitt, Hieb, Schuß gelten ähnliche Verhaltensrichtlinien.

Der endoskopische Eingriff mit dem Beatmungsendoskop soll stets dem Zweck dienen, dem versorgenden Operateur und dem mitwirkenden Intensivmediziner erstens die erforderlichen diagnostischen Informationen zu liefern und zweitens therapeutisch mitzuwirken, d. h. die Atmung aufrechtzuerhalten bzw. wiederherzustellen. Dabei vermag die Intubation eines Beatmungsendoskops kurzfristig, die eines Beatmungskatheters mittelfristig, eine Tracheotomie aber langfristig die Spontanatmung und auch assistierte oder kontrollierte Beatmung bei verkleinertem Totraum und wirkungsvolle Bronchialtoilette zu vermitteln und schaltet die Sphinkterfunktion des Kehlkopfes aus. Der Verhinderung hoher Druckdifferenzen im Atemtrakt muß entscheidende Bedeutung bei der Behandlung des die Luftröhrenverletzung komplizierenden Mediastinalemphysems und des Pneumothorax beigemessen werden.

Zu den äußeren scharfen Verletzungen der Luftröhre gehören auch iatrogene Verletzungen durch forcierte Präparationstechnik, z. B. bei Strumektomie, plastischen Eingriffen oder Tracheostomie. Flächenhaftes Skelettieren mit Verletzung der Adventitia tracheae sowie Exzision größerer Trachealfenster bei der Tracheotomie führen über Ernährungsstörung und Entzündung bzw. Knorpelverlust zur Stenosierung (*Banfai, Brandt, Kleinsasser*).

10.4.4.2.2. *Innere Verletzungen*

Verbrennungen, Verbrühungen, Verätzungen: Sie können durch Explosionsunfälle, inhalierte Kampfstoffe oder Aspiration ätzender Flüssigkeiten praktisch nur im Zusammenhang mit entsprechenden Kehlkopfverletzungen entstehen und werden in der bereits dargelegten Weise wie diese behandelt.

Mechanische Schäden durch Tuben und Katheter: Sie gehören heute zu den häufigsten Luftröhrenverletzungen durch die zuneh-

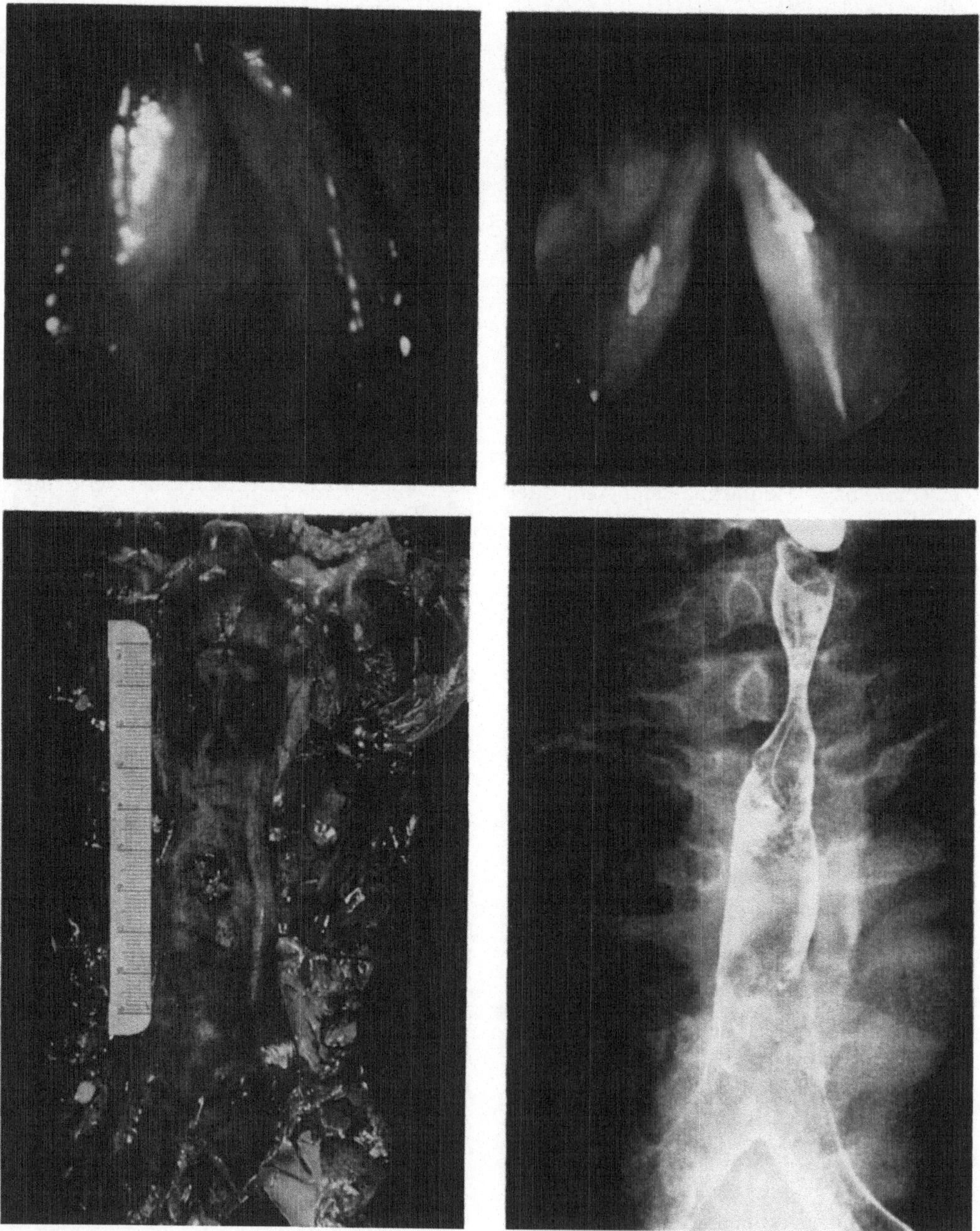

Bild 10.66 *a* Akutes, subglottisches Ödem nach 2 × 48stündiger Langzeitintubation; *b* schwere Krikoidnekrose nach wiederholter Langzeitintubation; 6 Std. nach Tracheotomie bereits Scheuerulkus durch die Kanüle; *c* schwere tracheale Ringstenose nach Langzeitintubation (Manschettenschaden); *d* narbige Ringstenose im Tantalbeschlagstracheogramm

mend angewendeten Apparatnarkosen und steigenden Intensivbehandlungsfälle. Druck- und Scherwirkungen werden insbesondere von den Kanten der Tuben bzw. von den straffelastischen Gummi- oder Latexmanschetten mit ihren unkontrollierten Druckhöhen bis 26,7 kPa (200 mm Hg), die sie auf die sehr begrenzt dehnungsfähige Luftröhrenwand ausüben oder durch zu große Tuben in der Krikoidmenge (Bild 10.66 *a* u. *b*) hervorgerufen. Bereits Drucke über 30 mm Hg aber unterbrechen die kapilläre Schleimhautdurchblutung.

Zwei Drittel aller Intubationsnarkosen hinterlassen laryngotracheal z. T. voll rückbildungsfähige Schäden, wie Ziliarepithelzerstörungen, Erosionen, Hyperämie und Ödem (*Görisch, Löhle*).

Hohe Prednisondosen unter Antibiotikaschutz vermögen akute Verschwellungen der Subglottis zurückzudrängen. Die beste Prophylaxe zur Verhütung tiefgreifender Schleimhautnekrosen mit nachfolgender narbiger Stenosierung jedoch ist die Verwendung schlaffer, vorgeblähter Niederdruckmanschetten, deren Druckwirkung kontrollierbar ist (*Brandt* u. *Schleusing*).

Die Therapie narbiger, wie auch schlaffer Luftröhrenstenosen (Bild 10.67 *a*, *b* u. *c*), die sich nach inneren und äußeren Verletzungen herausbilden, stellt ein eigenes, umfangreiches, problematisches Kapitel der Luftröhrenerkrankungen dar. Abgesehen davon, daß eine Vielzahl plastisch-rekonstruktiver Operationsverfahren vorgeschlagen wurden, z. B. die Erweiterungsplastik (*Rethie, Weerda*), die Querresektion (*Grillo*), die Tracheopexie (*Banfai*), die Spangen- und Dachplastik (*Schobel, Moser* und *Oeken*), die vielfältigen Wiederaufbauplastiken (*Denecke, Ey, Moser* u. v. a.), sind neben der Diagnostik durch die Tracheoskopie auch

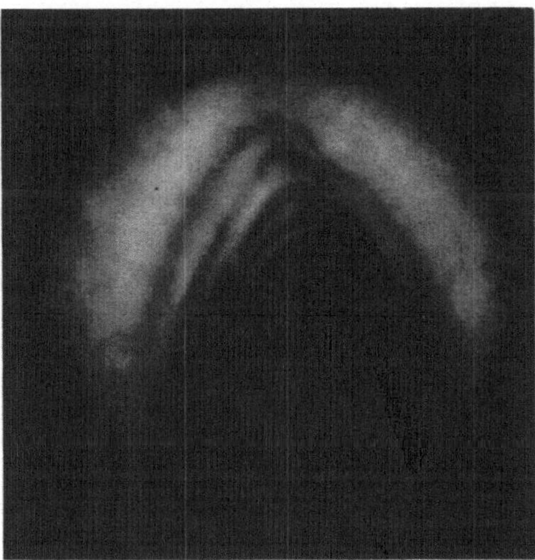

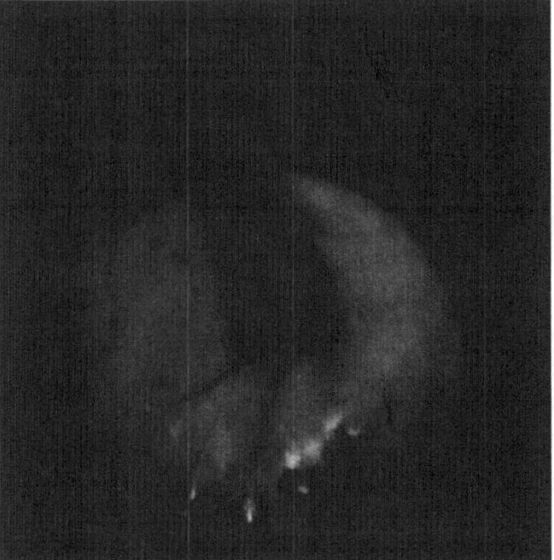

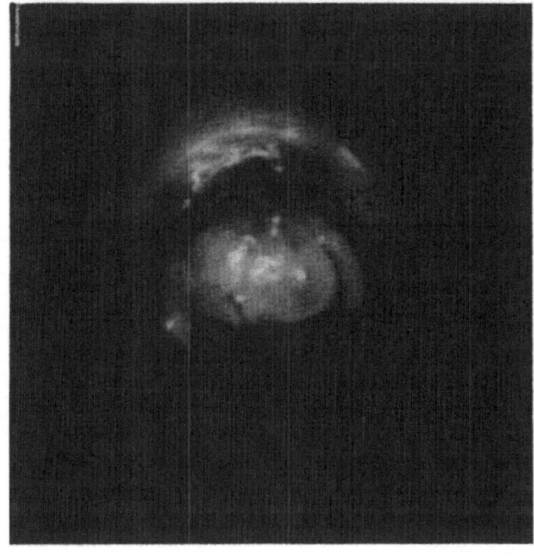

Bild 10.67 *a* Knorpelringdeformierung nach Tracheotomie; gotischer Spitzbogen; *b* Säbelscheidentrachea infolge Langzeittracheotomie im Kindesalter; *c* typisches perichondritisches Granulom am Tracheostomaoberrand

endoskopische Behandlungsverfahren wie Exzisionen, Bougierungen oder aber Dauerdilationsverfahren mittels Endoprothesen anzuwenden (s. Kap. 13.).

Mechanische Schäden durch Trachealkanülen: Sie entstehen in erster Linie durch ihre teilkreisförmige Krümmung, die wegen der Innenkanüle bei starrem Metall (*Luer*) notwendig ist. Sie wird dem tatsächlich vorhandenen hyperbolischen Verlauf des durch das Tracheostoma neugeschaffenen Luftwegs nicht gerecht. An der Luftröhrenwand reibt die distale Kanülenöffnung trotz ausreichender Entkantung bei jedem Hustenstoß. Erodierung, Ulzerierung und Granulationsbildung sowie infektiöse und metaplastische Veränderungen infolge der unzureichend klimatisierten Atemluft sind bei der Mehrzahl Dauertracheotomierter ein echtes Behandlungsproblem. Granulationspolypen am Tracheostomaoberrand können zum gefährlichen Atemhindernis beim Dekanülement werden. Tiefgreifende Wandulzerationen rufen nach *Biesalski* tödliche Blutungen aus der A. anonyma hervor. Derartige Veränderungen müssen wir rechtzeitig endoskopisch erkennen und ihre Folgen vermeiden. Hyperbolisch gekrümmte flexible Weichplastkanülen *(Brandt)* sind neben der Erziehung zu bewußter Hustendisziplin wesentliche Behandlungsmaßnahmen bei wirksamer Bronchitisbekämpfung (s. Kap. 10.5.5.3.2.).

Aspirierte Fremdkörper: Sie sind selten, aber tückisch. Sind sie frei beweglich, so fallen sie durch plötzliche Husten- und Erstickungsanfälle auf. Sie können durch subglottischen Bolusverschluß im Verlauf dramatischer, croupartiger Zustände plötzlich den Tod herbeiführen. Kantig-sperrige Fremdkörper werden fixiert und dürfen auch bei Tracheotomierten nicht übersehen werden. *Thal* beschreibt einen Fremdkörper, der subglottisch trotz mehrfacher Bronchoskopie nicht gefunden wurde und durch eine Mediastinalphlegmone letal endete. Wir sahen einen Trachealfremdkörper, der über eine Speiseröhrenfistel in der Luftröhre penetriert war. Er mußte über die Speiseröhrenfistel ösophagoskopisch entfernt werden (Bild 10.68 *a* u. *b*).

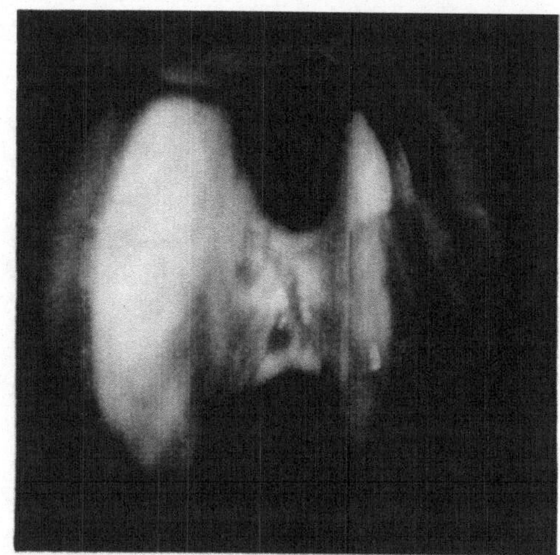

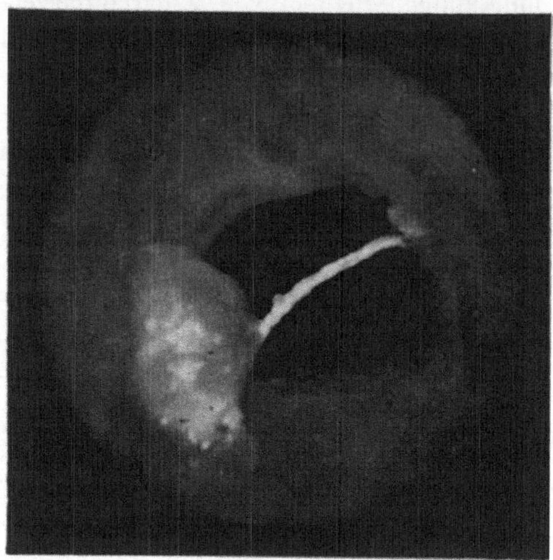

Bild 10.68 *a* Verheimlichter Speiseröhrenfremdkörper, nach Penetration in die Luftröhre: Krikoidenge nicht passierbar! *b* Zustand nach Trachealquerresektion: Narben, Fadengranulome

10.4.4.3. Entzündungen

Entzündliche Erkrankungen der Luftröhre *entstehen* infolge relativer Insuffizienz lokaler und allgemeiner Abwehrfunktionen gegenüber aerosolen Verunreinigungen der Atemluft, die als mechanische, chemische, mikrobielle oder allergene Belastungsfaktoren mehr oder weniger auf alle Abschnitte der Atemwege einwirken (Bild 10.69). Zur typischen *trachealen Symptomatik* rechnen wir die retrosternale Dysästhesie, den bellenden, oft schmerzhaften Reizhusten, ggf. den in- und exspiratorischen Stridor. Die verschiedenen *Formen* mehr oder minder ausgeprägter, panrespiratorischer, akuter, chronischer oder spezifischer Entzündungen sind mit endoskopischen Mitteln differentialdiagnostisch auch vom Fremdkörper abzugrenzen. Zur lebensrettenden Heilmaßnahme kann die Beseitigung eingetrockneter Sekretmassen werden, wenn im Verlauf von Infekten trotz konservativer Heilmaßnahmen, wie Inhalationen, Mukolytika, Expektorantien, Antibiotika keine freie Luftpassage mehr herzustellen ist, da die physiologischen Expektorationsmechanismen versagen.

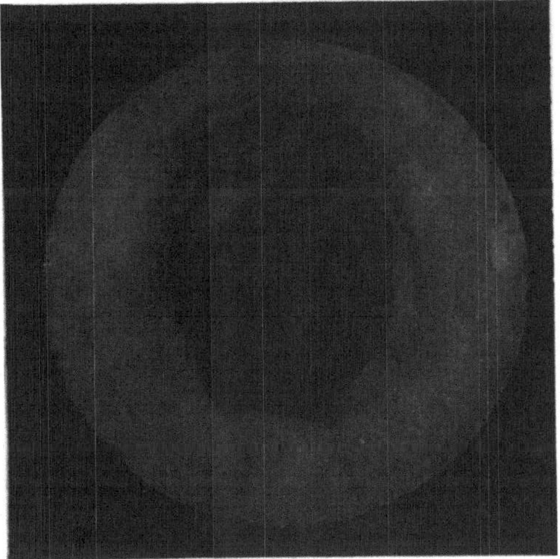

Bild 10.69 Akute, katarrhalische Tracheitis

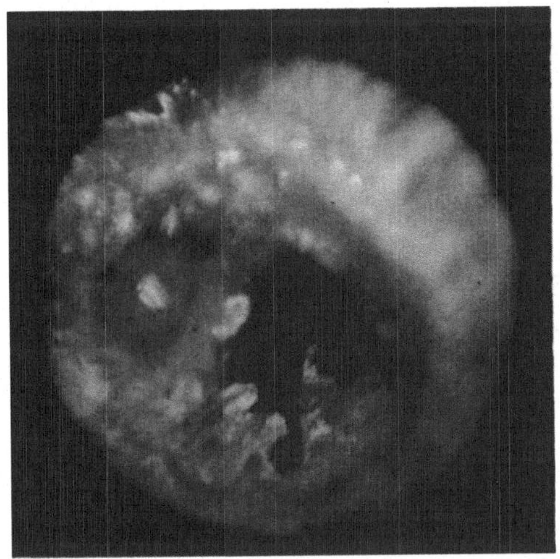

Bild 10.70 Stenosierende Tracheitis sicca

10.4.4.3.1. *Stenosierende Tracheobronchitis ulceromebranacea*

Diese bereits bei den laryngealen Krankheitsbildern besprochene Erkrankung hat vielfach ihren pathophysiologischen Schwerpunkt im Bereich der Luftröhre. Es besteht eine ödematös hämorrhagische, erodierende Tracheitis mit hämorrhagisch-fibrinöser oder schleimig-eitriger Krustenbildung (Bild 10.70), die absteigend bis in die kleineren Bronchien reichen und so gefährliche obstruktive Zustände hervorrufen. Dementsprechend fällt der möglichst gezielten, weitreichenden Bronchialtoilette eine entscheidende therapeutische Rolle zu. Einmalige Saugtoilette durch das intubierte Tracheoskop ist kurzfristig besonders effektvoll. Mehrfache Absaugungen sind besser durch translaryngeale Kunststoffkatheter durchzuführen. Schwere Krankheitsbilder bedürfen auch heute noch trotz »medikamentöser Tracheotomie« mit hochdosiertem Prednison unter Antibiotikaschutz der Tracheotomie mit häufiger, sorgfältiger und schonender Saugtoilette, ggf. mit Hilfe der inferioren Tracheo-Bronchoskopie (s. Kap. 10.8.2.).

Trotz aller Anstrengungen verloren wir noch 1965 den 8jährigen Sohn einer ehemaligen Op.-Schwester am 8. Tag nach Erkrankungsbeginn. Die ödematös-hypersekretorische Entzündung war in die peripheren Bronchien obstruierend vorgedrungen. Bakteriologisch beherrschten antibiotikaresistente Pyozyaneuskeime die mikrobielle Situation.

10.4.4.3.2. *Diphtheritische Tracheobronchitis*

Sie gehörte früher gleichfalls zu den gefährlichen, besonders die Luftröhre mit erfassenden Atemwegsentzündungen. Fibrinöspseudomembranöse Schleimhautnekrosen verlegten ausgußartig die Atemwege und konnten zur Erstickung führen. Infolge systematischer Schutzimpfungen konnten wir in den letzten 30 Jahren derartige schwere Zustände nicht mehr beobachten und mußten darum auch nicht durch endoskopische Mittel für freie Atemwege sorgen, wie einst *Piniazek* und *Brünings*.

10.4.4.3.3. *Chronische Tracheitis und Trachealkollaps*

Im Verlauf protrahierter, panrespiratorischer Infekte kann es zu einer Überdehnung, Erschlaffung der elastischen Elemente und zur Hypertrophie der Schleimhaut der Pars membranacea kommen. Ätiologisch ist eine vorbestehende Hypoplasie elastisch-muskulärer Elemente, eine toxisch-entzündliche Schädigung derselben sowie eine hustenmechanische Überbeanspruchung bei »hemmungslosen« Hustern anzunehmen. Das kennzeichnende Symptom ist der persistierende, bellende, fast schallende Serienhusten.

Diagnostisch müssen wir einen aspirierten Fremdkörper – oder ein Tumorleiden – es kann auch zu kleinen Hämoptysen kommen – ausschließen. Endoskopisch finden sich bei Spontanatmung mit normalen Druckverhältnissen, die am besten in NLA-Lokalanästhesie beobachtbar sind, im thorakalen Abschnitt, insbesondere im Hustenexspirium, einen fast kompletten Lumenverschluß durch Einstülpen der vergröbert und gequollen erscheinenden Pars membranacea (Bild 10.71). Auch die zervikalen Anteile können hypermobil nun jedoch bei forcierter Inspiration einen Lumenkollaps zeigen und dabei einen inspiratorischen Stridor erzeugen.

Therapeutisch soll der pathophysiologische

a

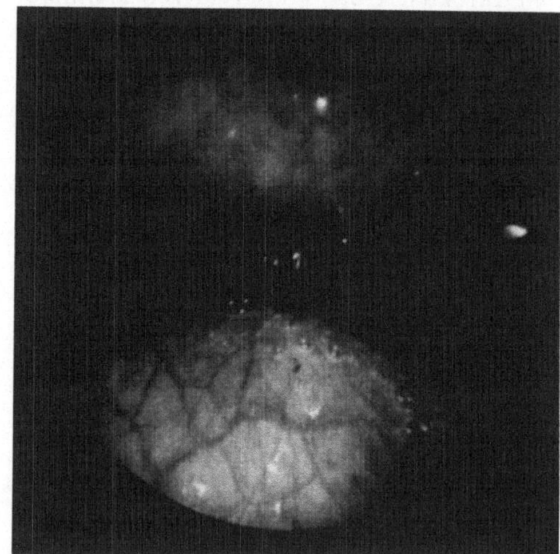

b

Bild 10.71 *a* Beginnendes tracheales Kollapssyndrom; *b* ausgeprägtes Kollapssyndrom

Kreislauf unterbrochen werden. Durch die hustenbedingten Druckabläufe einerseits und relative Instabilität der Hinterwand andererseits reizen die orkanartigen Luftströmungen die Schleimhaut extrem und lassen histomorphologisch nachweisbare Zeichen der Hypersekretion, später sekretorischer Erschöpfung, Ziliar- und Epitheldefekte, später Epithelmetaplasien mit plattenepithelialer Umwandlung entstehen. Dadurch wird der physiologische Sekrettransport aus dem unteren Atemtrakt gestört. Eine wei-

tere Hustenreizquelle ist entstanden und der Circulus vitiosus ist geschlossen. Daraus leitet sich ab, daß Ausheilung evtl. durch Ruhigstellung zu erreichen ist. Dabei muß der Patient aufgeklärt durch Hustendisziplin mitwirken. Hustensedative, Prednison unter Antibiotikaschutz wirken unterstützend.
Führt das nicht zum Ziele, so kann die operativ-plastische Stabilisierung der Pars membranacea mit Facia lata nach *Grillo* als thoraxchirurgischer Eingriff empfohlen werden (*Schoefer*).

10.4.4.4. Degenerativ-pseudotumoröse Tracheopathien

10.4.4.4.1. Tracheopathia chondroosteoplastica

Nach *Ganz* eine seltene, degenerativ-sklerosierende Erkrankung von Luftröhre und großen Bronchien, wobei die Pars membranacea frei bleibt. Möglicherweise als besonders blande exogene Reizantwort entstehen nach einer Phase plasmazellulärer Infiltration mit fibrinoiden Nekrosen herdförmig

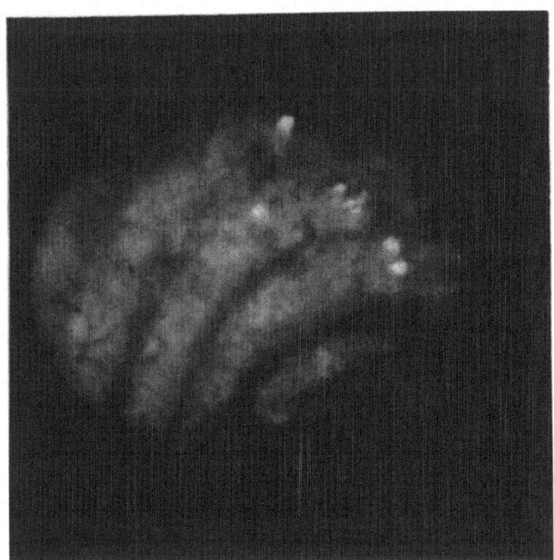

Bild 10.72 Tracheopathia osteochondroplastica

disseminierte, plaqueartige, exophytische bis erbsgroße, knorplig-knöcherne, kalkharte Herde *(Husly)*. Da besondere Beschwerden fehlen, ist diese Erkrankung fast immer ein endoskopischer Zufallsbefund. Wir beobachteten bei einem 68jährigen Mann, bei dem die Intubation eines Narkosekatheters immer wieder mißlang – es sollte ein Nebenhöhlentumor operiert werden – bei der Tubusendoskopie eine extrem starre Einengung der Ringknorpel – Trachealquerschnitte, die nur von der Fotooptik mit 8 mm Durchmesser zu passieren war, (Bild 10.72).

10.4.4.4.2. Amyloidose

Die Amyloidose der oberen Luftröhre ist histomorphologisch durch kongorotafine Eiweiß-Ablagerungen zwischen kollagenen Fasern in Anwesenheit von Plasmazellen gekennzeichnet (*Missmahl,* zit. bei *Mootz* u. Mitarb.). Auf immunologische Zusammenhänge weisen die *generalisierten* Erkrankungsformen bei schwerer, konsumierender Osteomyelitis, Tbc, Tumoren (Plasmocytom) u. dgl. hin. Gutartige, *lokalisierte* Amyloidose beobachteten wir endoskopisch bei zwei Frauen in Form submuköser, subglottischer Infiltrate. Bei Lumenerhalt durch endoskopische Ausschälung blieb die Ätiologie ungeklärt.

10.4.4.5. Tumoren

10.4.4.5.1. Primäre Tumoren

Primäre Luftröhrengeschwülste sind selten. Einen Überblick vermitteln die Beiträge von *Minnigerode* und *Link* sowie *Gilbert* und Mitarb.
Wegen der erst bei Querschnittsverlusten über 60 % auffallenden Symptoma-

tik »trachealer Stridor« in Verbindung mit frustranen Hustenanfällen ohne Auswurf werden sie entweder zufällig oder relativ spät entdeckt. Maximale Dorsalflektion verstärkt nach *Dietzel* vorhandenen oder demaskiert latenten trachealen Stridor. Kleine Hämoptysen und Sekretretention deuten durchaus nicht immer auf einen malignen Prozeß hin, bedürfen jedoch des endoskopischen Tumorausschlusses. Die Endoskopie soll uns den histologischen Tumornachweis erbringen, aber auch beim Bestimmen der Tumorgrenzen helfen, die Diagnose zu vervollständigen und die Therapiekonzeption zu begründen.

Fibrome, Angiome, Myome, Lipome, Chondrome, Neurinome werden, wo möglich, durch radikale Resektion im Gesunden operativ behandelt. Je nach Lokalisation müssen Hals- und Thoraxchirurgen zusammenwirken. Die Querresektion nach *Grillo* hat sich besonders bewährt. Selbst Geschwulstausdehnungen über fünf Trachealringe sind durch Querresektion und End-zu-End-Anastomosierung zu heilen. Allerdings muß bei großen Distanzen postoperativ mit narbigen Ringstenosen gerechnet werden, die durch Endoprothesen dilatiert werden können.

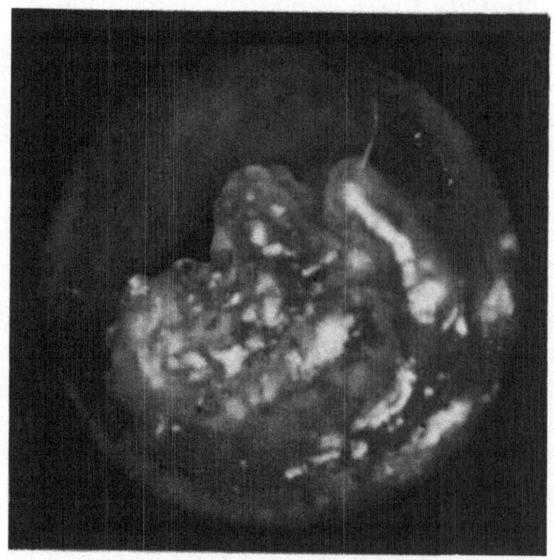

Bild 10.73 Intratracheale Papillomatose

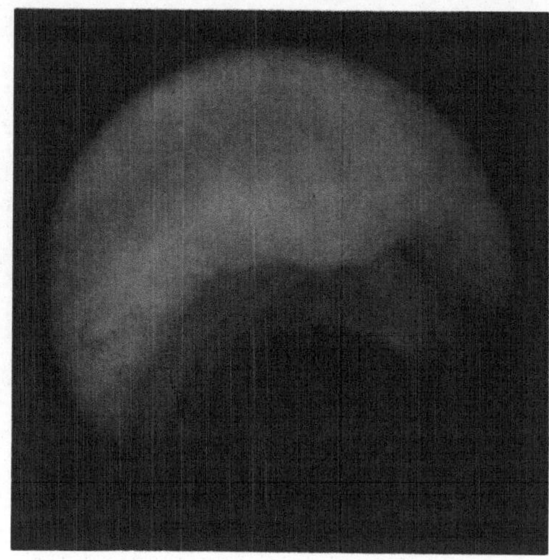

Bild 10.74 Trachealzylindrom

Papillome oder Fibroepitheliome werden über die laryngeale Lokalisation hinaus auch in der Luftröhre und im Rachen gefunden (Bild 10.73). Tracheostomaränder und Scheuerbereiche von Trachealkanülen sind bevorzugte Manifestationen und bedürfen wie im Kehlkopf sorgfältiger und radikaler endoskopischer Abtragung (*Huzly*).

Zylindrome (Bild 10.74) sind seltene semimaligne Geschwülste, die destruierend weit in das paratracheale Gewebe einbrechen (Eisbergform.) Die chirurgische Resektionstherapie wird wegen der hohen Strahlenresistenz als Mittel der Wahl angesehen (*Karduck*).

Sarkome und Karzinome sind literarische Raritäten (*Gilbert*).

10.4.4.5.2. Sekundäre Tumoren

Sekundäre Tumorstenosen der Luftröhre können von Geschwülsten der mediastinalen Organe hervorgerufen werden.

Intratracheale Struma

Versprengtes embryonales Schilddrüsenge-

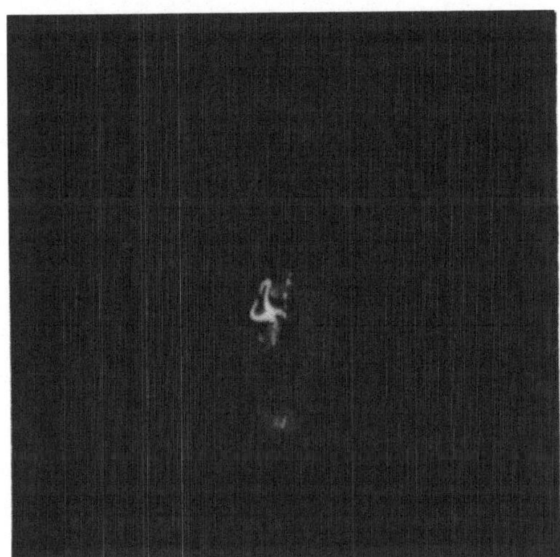

Bild 10.75 *Hodgkin*-Lymphom Stad. III, Zustand nach Mediastinalbestrahlung

webe *(Grünwald)* kann z. B. zwischen Ringknorpel und erstem Trachealring in die Hinterwandabschnitte einwachsen und breitbasig die Luftröhrenwand in das Lumen drängen. Auch im oberen Ösophagus können gleichzeitig Stenoseerscheinungen hervorgerufen werden. Solche dystopen Schilddrüsen können auch maligne entarten. Die Wachstumstendenz ist protrahiert (s. Bild 13.15 u. 13.16).

Wir beobachteten einen 12jährigen Verlauf bei einer 46jährigen ungarischen Patientin. Mit endoprothetischen Mitteln konnte der Stenosierung nach maligner Entartung nur symptomatisch entgegengewirkt werden (s. Kap. 13. Endoprothetik). Eine radikal chirurgische Behandlung ist deswegen primär stets anzustreben (*Denecke, Haas, Klein* u. a.).

Mediastinaltumoren

Diese Tumoren, die von Thymus, Speiseröhre, Gefäßen oder Lymphknoten ausgehen und in Qualität und Verhalten sehr unterschiedlich sind, wie z. B. M. *Boeck*, Lymphadenitis tuberculosa, M. *Hodgkin*, Karzinommetastasen des Magens oder des Bronchialbaums, der Mammae und primäre Ösophaguskarzinome, können durchaus nicht immer durch Vorgeschichte oder gar typische Veränderungen im Röntgenbild abgeklärt werden. Durch die tracheale Deformierung bzw. Stenosierung werden im Spätstadium Stridor und Dyspnoe eine Klärung mit endoskopischen Mitteln veranlassen. Die histo- oder zytomorphologische Untersuchung des tracheoskopisch gewonnenen Punktates oder des mediastinoskopisch gewonnenen Gewebes sichert die Diagnose, läßt aber nur selten kurative, zumeist aber palliative Behandlung zu. Dabei können auch endoprothetische Verfahren nützliche Anwendung finden (s. Kap. 13). Intratracheale, exophytische Tumoren der Schleimhaut begegnen uns bei Lymphogranulomatose oder als Tumoreinbruch von Magen-, Bronchial- oder Ösophaguskarzinom als präfinale Befunde. Sie führen häufig zur Ösophagotrachealfistel und beenden dann kurzfristig das Leiden. Bei endoskopischer Exploration kann durch Palliativmaßnahmen (Bronchialtoilette, endoskopische Tumorresektion, Endoprotheseneinlage) manchmal eine kurzzeitige Linderung erzielt werden (Bild 10.75).

Bei einer 40jährigen Frau mit einem histologisch gesicherten M. *Hodgkin* mit beiderseitigem paraaortalem Lypmhknotenbefall im Abdomen und Thorax, Zustand nach

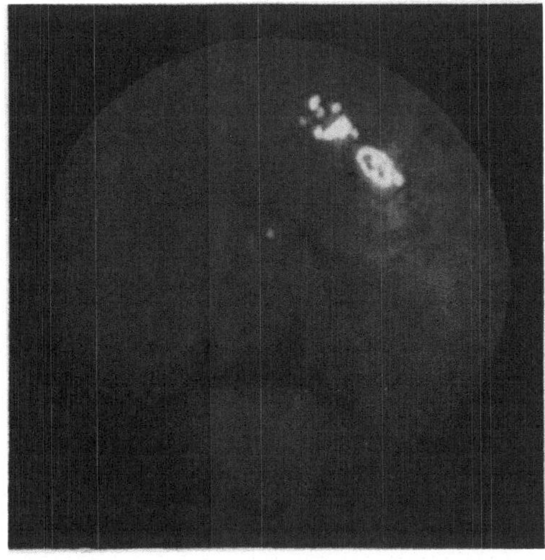

Bild 10.76 Kompressionsstenose bei maligner Struma mit beginnendem Tumoreinbruch

supraklavikulärer Halslymphknotenresektion und radikaler Strahlentherapie trugen wir die Tumorinvasion (Bild 10.76) ca. 3 cm vor der Bifurkation an der rechten Trachealwand ab. Erstaunlicherweise ist seit sechs Jahren ein völliger Stillstand der Erkrankung eingetreten, d. h. es kam klinisch zu keiner weiteren Progredienz des *Hodgkin*-Lymphoms.

10.5. Beatmungsbronchoskopie

10.5.1. Instrumentarium

Aus dem vielfältigen Instrumentenangebot der verschiedenen Herstellerfirmen bevorzugen wir das Beatmungsbronchoskop nach *Friedel* (Bild 10.77). Es ist als Baukastensystem angelegt. Nach der sich stellenden endoskopischen Aufgabe wird eine Auswahl getroffen.

- *Beatmungsbronchoskop MGB 441* mit komplettem Arbeitskopf, einschließlich Kaltlichtanschluß mit Kondensor und Lichtprojektor, Ringspiegel, Fensterschieber, Fernrohrlupe, Zwei-Wege-Wechselventil in Verbindung zum Beatmungssystem;
- dazu 2 oder 3 Bronchoskoptuben mit distalen Atemöffnungen, dem anzunehmenden Durchmesser des subglottischen Raumes (Kinder, Frauen, Erwachsene) angemessen. Das Sortiment umfaßt 16 Endoskoptuben insgesamt.

Obligate Hilfsmittel:

- leistungsstarkes Absaugsystem;
- Besteck zur Blutstillung. Auf steril verpacktem Sieb (formalindesinfiziert) liegen mehrere Doppellumenkatheter nach *Carlens,* ggf. dünne einläufige Katheter, 20 erbsgroße Mulltupfer, Hämophobin-Ampullen und eine Saugkoagulationssonde für Elektrokaustik griffbereit (Bild 4.24);
- Röntgendurchleuchtungs- und -aufnahmegerät mit elektronischer Bildverstärkungseinrichtung (s. Kap. 4.4. Simultane Endoröntgenoskopie) entsprechend gegebener Möglichkeiten.

Zusätzliche Hilfsmittel (entsprechend der Aufgabenstellung):

- für endobronchiale Grundeingriffe diverse Saugstäbe, Sonden, Häkchen, fassende Instrumente und schneidende Zangen (s. Kap. 4.2.);
- zur Sekretuntersuchung Absaug-Auffangsysteme mit Präparatfänger zur zytologischen, histologischen und mikrobiologischen Untersuchung;
- Instrumente zur Bronchografie. 50,0 wasserlösliches Kontrastmittel (Visotrast B ® oder Propiliodone ® in 50 ml Janettspritze), dazu für Erwachsene Doppellumenkatheter nach *Carlens,* für Kinder: Bronchografiebesteck nach *Thal*;
- Instrumente zur peripheren Bronchuskatheterisierung nach *Friedel,* dazu Herzkatheter Ch. 6–8, und 3 Führungsrohre, gerade, leicht und stark abgebogen;
- Instrumente zur transbronchialen Punktion mit verschiedenen Spezialkanülen, z. B. Injektionskanüle, Schrägschliff und Rundschliffmandrinkanülen, dazu Rekordinjektions- und Aspirationsspritzen (2 ml bis 20 ml), Handgriff nach *Stormby.*

Es hat sich bewährt, diese Zusatzinstrumente in Sterilsets griffbereit im Untersuchungsraum aufzubewahren. Dadurch können wir den bronchologischen Eingriff auf Grund gerade gewonnener Erkenntnisse ohne Aufwand erweitern und effektvoller gestalten.

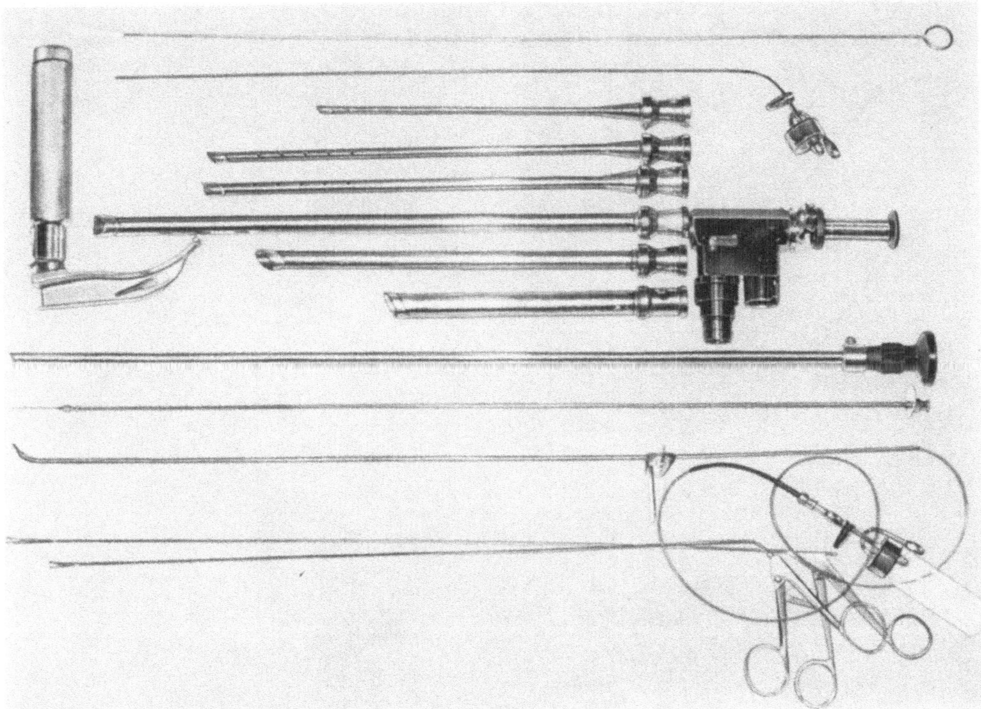

Bild 10.77 Instrumentarium zur Beatmungsbronchoskopie

10.5.2. Anästhesiemittel

Die Originalmethode wurde von *Friedel* ausgearbeitet und wird bei der endoskopischen Untersuchung aller Luftwegabschnitte mit den bereits zuvor beschriebenen Mitteln vorbereitet und durchgeführt (s. auch Kap. 10.3.2.2. Laryngoskopie).

Zur Prämedikation: Atropin ® (nach Gewichtstabelle).

Zur i. v. Narkoseführung: Perfussionssystem, Hexobarbital ® (1,0/20 ml) in Rekordspritze, Myorelaxin ® (100 mg/10 ml) in Glasspritze;

IPP-Sauerstoffbeatmungssystem mit Sauerstoff-Flasche, Reduzierventil (hoher Flow), Atembeutel (1,5 l), Faltenschlauch, Zwei-Wege-Wechselventil am Beatmungsendoskop und an Beatmungsmaske bzw. am Konnexstück zum Trachealkatheter.

10.5.3. Untersuchungsgang

10.5.3.1. Lagerung

Sie erfolgt in verbesserter *Jackson*-Position auf einem Röntgenuntersuchungstisch, der als Drehmuldentisch ausgelegt sein kann (s. Kap. 4.4. Simultane Endoröntgenoskopie).

10.5.3.2. Anästhesierung

Sie stimmt völlig überein mit dem Vorgehen bei der Laryngoskopie und wird hier nicht wiederholt. Nach kompletter Muskelrelaxation und Sauerstoffvoratmung (Bild 10.78 *a* u. *b*) erfolgt die Intubation in einer apnoischen Phase ohne unnötigen Zeitverlust.

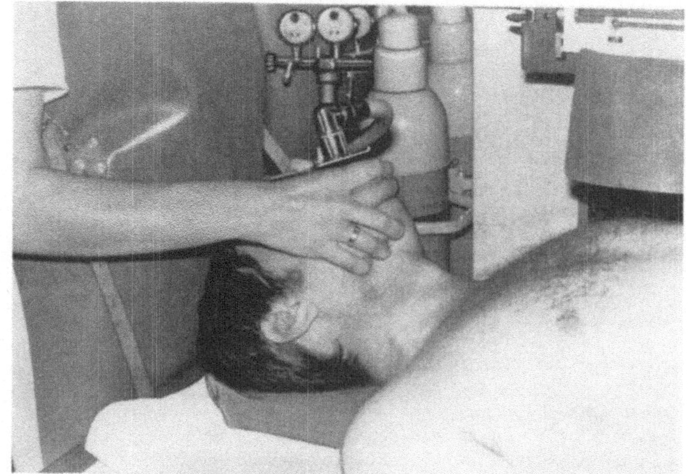

a

b

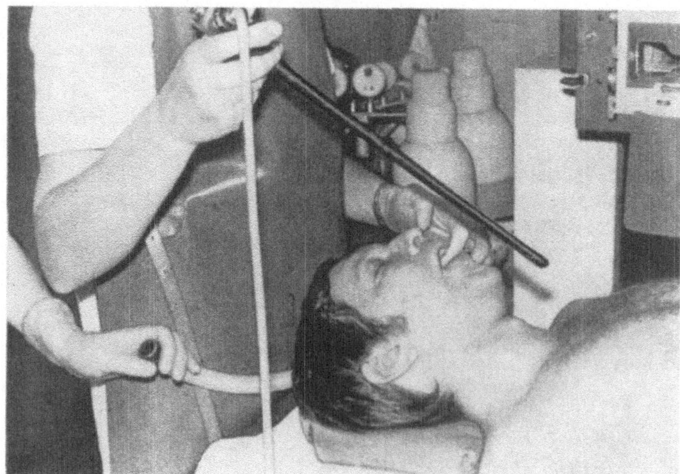

Bild 10.78 *a* Maskenvoratmung und *b* Öffnung des Mundes zur Intubation (für den Geübten ohne Larynxspatel)

10.5.3.3. Einführung des Beatmungsbronchoskops

Zur Einführung hat sich als Standardmethode, besonders im Kindesalter durchgesetzt, den Kehlkopf mittels *Spatellayrngoskop (Macintosh, Negus)* in typischer Weise (s. Kap. 10.3.1.4.2.) einzustellen. So kann im weitlumigen Pharynx das von der rechten Hand geführte, feucht-gleitfähig gemachte Bronchoskop, dessen Beatmungsstutzen am Endoskopkopf und dessen distale Rohrlippe deckenwärts gerichtet sind, aus dem rechten Mundwinkel sofort bis unter die vom Spatel sichtbar gemachte Epiglottis geschoben werden. Selbst der Anfänger kann dadurch die schwierige räumliche Orientierung im großlumigen Pharynx behalten. Das Risiko eines beängstigend verzögerten Rendezvous zwischen Glottis und schmalem, langem Bronchoskoprohr geht verloren (Bild 10.79 *a* bis *d*). Ist die Glottis durch das Bronchoskop vor dem Rohrmund sichtbar, wird der angeschrägte Rohrmund nach 90°-Drehung mit seiner Lippe wie ein Keil atraumatisch durch die intermediär stehende, schlaff gelähmte Stimmbandlücke vorgeführt.

Dabei stützen sich wie bei der Tracheoskopie der 4. und 5. Finger der linken Hand am Oberkieferzahnfortsatz des Patienten ab, während der linke Daumen den Rohrschaft von unten anhebt und vorschiebt. Die Vorschubrichtung lenkt die rechte Hand am Endoskopkopf. Wenige Zentimeter vor der Bifurkation stoppen wir die stets visuell kontrollierte Einfahrt in die Luftröhre, wobei 90°-Drehung im Uhrzeigersinn die Zuführungsstützen bodenwärts richtet.

Nach Wegnahme des Kopfkissens kann der nun völlig flachliegende Patient bequem endobronchial inspiziert werden, weil achsengerechte Endoskopposition besteht.

Der proximale Fensterabschluß und die seitlichen Tubusschlitze erlauben bei Anschluß des Beatmungssystems die fortlaufende, einphasische Überdruckbeatmung beider Lungen. Falls das Atemsystem im Pharynx durch Mund-Rachenweichteile nicht genügend abgedichtet wird, um effizient zu beatmen, was häufiger bei medianer Einführung eintritt, muß eine feuchte Mullbinde als Rachentamponade das Leck verkleinern. Durch entgegengesetzt drehende Umlagerungen des Kopfes stellen wir zur Besichtigung des rechten und linken Bronchialbaums erneut weitgehende axiale Übereinstimmung von Bronchus und Endoskop her (Bild 10.80 *a* u. *b*).

a

Bild 10.79 Bronchoskopintubation *a* Aufladen der Epiglottis;

10.5.3.4. Inspektion und bronchoskopische Anatomie

Wie bei der Voruntersuchung, der Erhebung anamnestischer, klinischer und rönt-

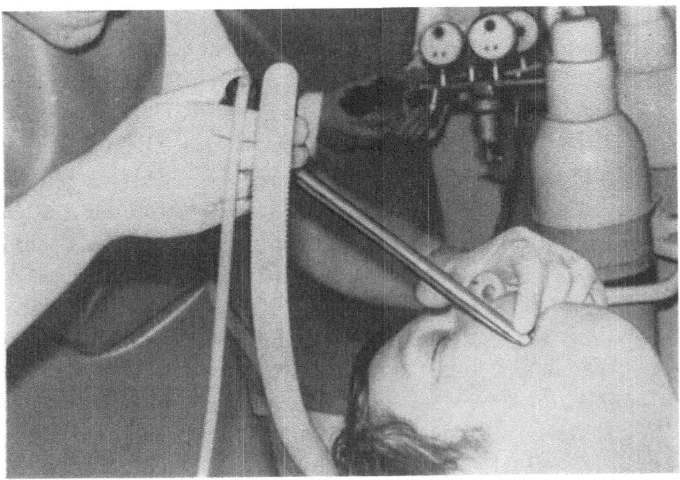

b

b Passage des Glottisspaltes;

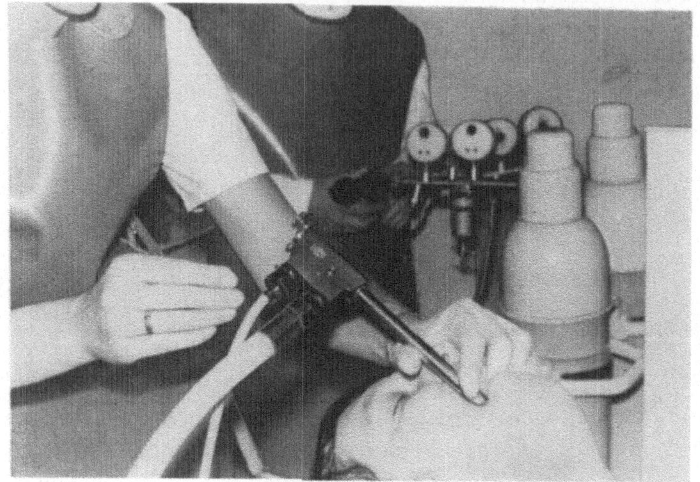

Bild 10.79
c tracheale Position

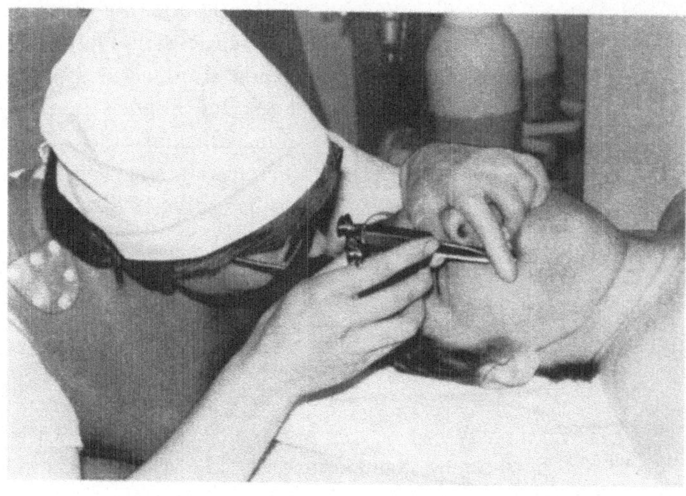

d Untersuchung des linken Bronchialbaumes

genologischer Befunde dürfen wir die strukturelle und funktionelle Zusammengehörigkeit des Respirationstraktes als pathoätiologische und funktionelle Einheit auch während des Endoskopierens nicht außer acht lassen. Vielmehr bringen wir Kehlkopf und Luftröhre als endoskopische Durchgangsstationen zum Bronchialbaum volle Aufmerksamkeit und kritische Vorsicht auf der Grundlage theoretisch fundierter Kenntnisse ihrer Anatomie und Physiologie entgegen. Niemals sollte im bronchoskopischen Befundbericht ein, wenn auch kurzer Hinweis der dabei gefundenen Situation fehlen.

10.5.3.4.1. Bronchoskopischer Standarduntersuchungsgang

Die Einhaltung eines festen Untersuchungsablaufs soll die Vollständigkeit der Untersuchung aller einsehbaren Bronchialabschnitte sichern. Die Bronchoskopie beginnt bei sichtbar werdender Bifurkation bereits in der Trachea. Von Interesse sind: die Position der Bifurkation zur Trachealachse links-, mittel- oder rechtsständig; ihre Form: scharfkantig, flach, breit, kurz; ihre Farbe: blaß, gerötet.
Pathologische Abweichungen von der Norm

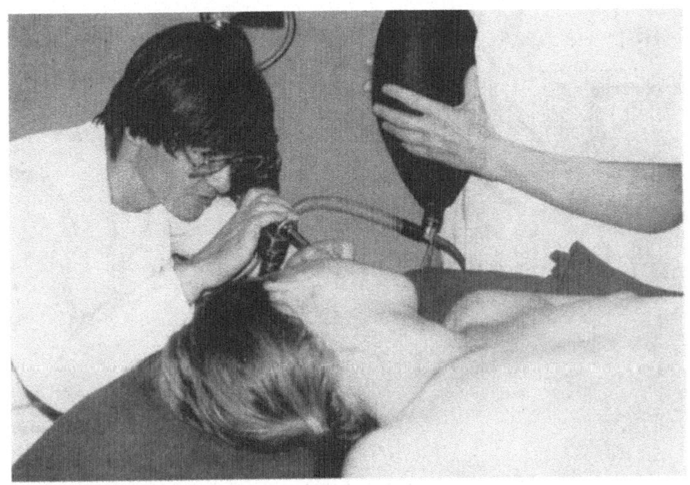

a

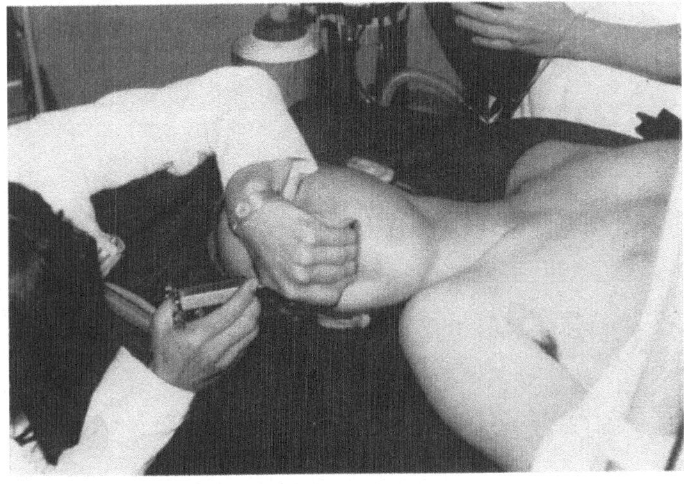

b

Bild 10.80 *a* u. *b* Extreme Einstellung ROB/ und LOB

können auf extrabronchiale, mediastinale, pleurale und pulmonale, verziehende, verdrängende oder infiltrierende Prozesse hinweisen. Die palpatorische Prüfung dieses bindegewebigen, von Knorpelspangen gestützten, sich aufteilenden Schleimhautkanals bezüglich seiner Verschieblichkeit, Fortleitung des Herzschlages, Elastizität und Vulnerabilität ergänzt die Inspektion hier wie in den tieferen Abschnitten.

Durch geeignete »Modellierung« des Patienten (s. Bild 10.80), dessen Wirbelsäule insbesondere im Halsgebiet z. T. torquierend und z. T. flektierend bis in die Endstellung bewegt wird, wobei fehlender Muskeltonus diesen Vorgang außerordentlich erleichtert, werden die weit überschaubaren Hauptbronchien, rechts (RHB) und danach links (LHB), bezüglich Weite, Form, Schleimhautzustand und Sekretinhalt vor der Intubation des RHB beurteilt. Nur bei bekannter oder während der Bronchoskopie erkannter Rechtsdominanz krankhafter Veränderungen gehen wir von dieser Regel »rechts vor links« ab. Vorrangig ist zweifellos stets die gesunde, weniger interessierende Seite ohne unnötigen Zeiteinsatz zu inspizieren, um sich dann mit Ruhe in Kenntnis der Gesamtsituation dem eigentlichen Hauptbefund zuzuwenden. Durch derartiges Vorgehen

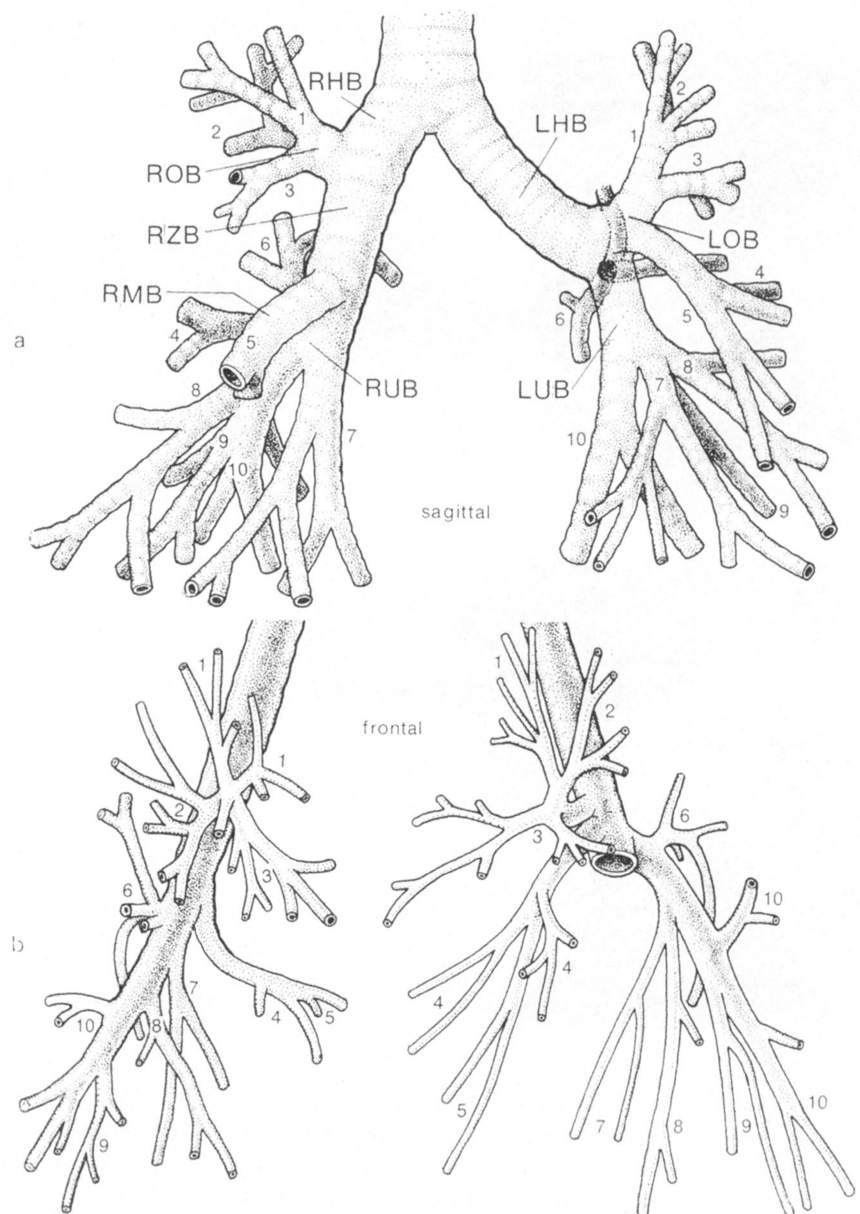

Bild 10.81 Bronchialnomenklatur nach *Esser*. *a* frontal; *b* seitlich.

RHB rechter Hauptbronchus
ROB rechter Oberlappenbronchus
RZB rechter Zwischenbronchus
RMB rechter Mittellappenbronchus
RUB rechter Unterlappenbronchus
LHB linker Hauptbronchus
LOB linker Oberlappenbronchus
LUB linker Unterlappenbronchus
Segmentbronchien
Oberlappen *rechts*
1 apikal, *2* posterior, *3* anterior,
Mittellappen *rechts,*
4 lateral, *5* medial,
Unterlappen *rechts,*
6 apikal, *7* kardial, *8* anterobasal, *9* laterobasal, *10* posterobasal
Oberlappen *links*
1, 2 apikoposterior, *3* anterior, Lingula (zum Oberlappen gehörig), *4* superior, *5* inferior,
Unterlappen *links,*
6 apikal, 7 (fehlt), *8* anterobasal, *9* laterobasal, *10* posterobasal

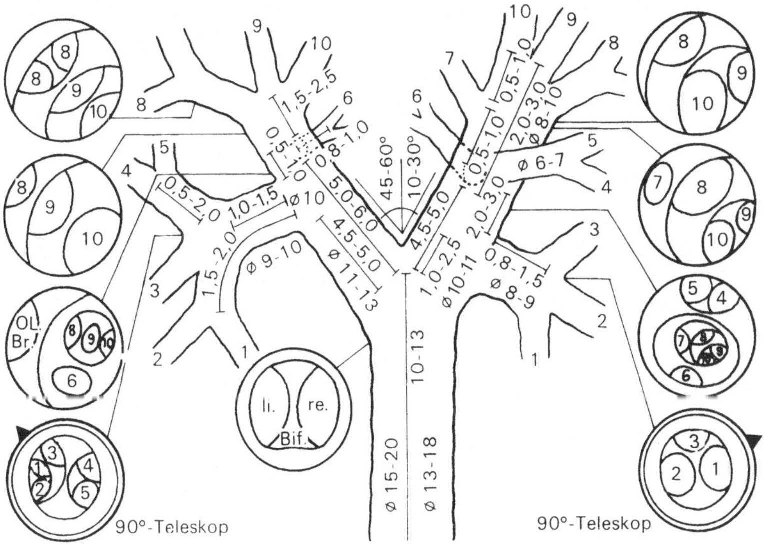

Bild 10.82 Endobronchiale Distanzen und Ostienbilder (schematisch nach *Dietzel*)

können wir auch komplizierte, diagnostische oder therapeutische Probleme anpacken und bei Schwierigkeiten oder Verwicklungen den Eingriff ohne diagnostische Lücken notfalls abbrechen.

Die schematische Darstellung des mikro- und makroskopischen Aufbaus des Bronchialbaums einschließlich seiner wichtigen topografischen Beziehungen, die Angabe mittlerer Distanzen und Durchmesser soll ebenso wie die Zitierung der derzeitig gültigen Nomenklatur der Bronchien einer einheitlichen Befundbeschreibung, Dokomentation und exaktem Informationsaustausch dienen (Bild 10.81 *a* u. *b*, 10.82 bis 10.83).

Nach der *1. Umlagerung* des Kopfes durch Drehung des Gesichtes nach links können wir beim muskelrelaxierten Patienten ohne Kraftaufwand den rechten Oberlappenbronchus (ROB) im rechten Hauptbronchus (RHB) ca. 4 mm unterhalb der Bifurkation mit der Rohrlippe aufsuchen. Der direkte, tiefere Einblick in die Subsegmentbronchien RB_{1-3} ist durch Zug am Endoskopkopf nach links mit Verstärkung der HWS-Flektion zu erlangen. Die achsengerechte Rückverlagerung erlaubt es bei richtigem Rohrdurchmesser, den rechten Zwischenbronchus (RZB) zu durchfahren. Nach ventral zweigt von einer spitzwinkligen, scharfgratigen Carina getrennt der Mittellappenbronchus (RMB) mit 4. und 5. Segment ab. Das gegenüberliegende Unterlappenspitzensegmentostium B_6 ist leicht zu finden (s. Bild 10.82). Die basalen Unterlappensegmentostien sind am besten mit einer 180°-

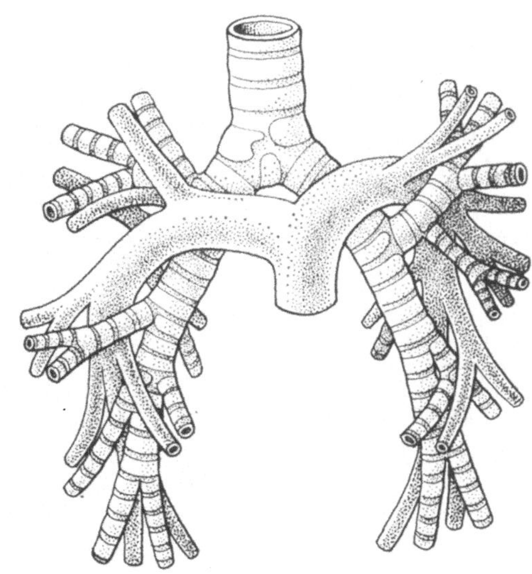

Bild 10.83 Topografie parabronchialer Arterien der A. pulmonalis

»Geradeausoptik« zu inspizieren. – Im einzelnen interessieren uns neben den Carinen bronchialer Aufzweigungen die Form, Weite, Farbe und das Relief der Ostien sowie ihr Inhalt, z. B. Schleim, Eiter, Blut, schaumiges Sekret, aber auch ihre Bewegungen im Verlauf passiver, besser aktiver intrabronchialer Druckveränderungen im Atemzyklus einschließlich des Hustenaktes, was am Narkoseende und besser noch in Schleimhautanästhesie zu beobachten ist (*Dietzel*). Nach Zurückziehen des Rohrmundes aus dem RHB in die Trachea soll nun der linke Bronchialbaum (LB) untersucht werden.

Eine 2. *Umlagerung* des Patientenkopfes – das Gesicht blickt nach rechts und das Bronchoskop wird mehr oder weniger weit in den unten liegenden rechten Mundwinkel unter HWS-Flektion gezogen – erleichtert die Einfahrt in den stärker abgewinkelten, 4–5 cm langen linken Hauptbronchus (LHB). Die Aorta und A. pulmonalis sind lateral und dorsal am elastisch pulsierenden Widerstand tastbar. Im linken Oberlappen (LOB) können wir zunächst zwei schräg latero- anterokaudal verlaufende Lingulabronchien (LB_{4-5}) einsehen.

Noch stärker »modellierender« Zug am Bronchoskoprohr erlaubt beim schlanken, lungengesunden Patienten auch noch das apiko-posteriore Oberlappensegmentostium (LB_{1-2}) direkt einzustellen. Bequemer aber ist der Gebrauch der 90°- oder 110°-Winkeloptik. Ca. 2 mm unterhalb des LOB geht nun bereits vom linken Unterlappenbronchus (LUB) das Ostium des Unterlappenspitzensegmentes (LS_6) nach dorsal ab. Auch die basalen Segmentbronchien B_{7-10} werden mit voller Aufmerksamkeit und Lupe oder 180°-Geradeausblickoptik hinsichtlich evtl. Normabweichungen, z. B. Einengungen durch exophytische Proliferation, submuköse Infiltrate, Deformierungen oder kompressive Ummauerungen oder atretische Verschlüsse inspiziert. Nun erst ist der Standarduntersuchungsgang beendet.

10.5.3.4.2. *Foto- und Filmdokumentation*

Sie kann heute als Mittel objektiver endobronchialer Befundregistrierung in technisch vorzüglicher Qualität erfolgen. Für die klinische Routine ist sie derzeitig noch immer sehr kosten- und zeitaufwendig. Für Aus- und Weiterbildungszwecke jedoch und zur Bearbeitung von Forschungsproblemen ist sie unverzichtbar geworden. Farbfernsehübertragungen und -aufzeichnungen dagegen sind zwar heute technologisch, jedoch ökonomisch nicht befriedigend gelöst, um routinemäßig eingesetzt zu werden.

10.5.4. Spezielle endobronchiale Eingriffe

10.5.4.1. Instrumentelle Manipulationen

Die modernen, dünnwandigen und großlumigen Bronchoskoprohre bieten dem Operateur die denkbar größte Bewegungsfreiheit in den direkt einsehbaren Abschnitten des Bronchialbaums. Leistungsstarke, proximale Beleuchtungssysteme und durch Muskellähmung wirkungsvoll ausgeschaltete Abwehr- und Hustenaktionen bringen uns hervorragende Sicht, Ruhe und damit Sicherheit bei der Arbeit mit dem endoskopischen Grundinstrumentarium (s. Kap. 4.2. Endoskopische Arbeits- und Operationsinstrumente).

Das *Absaugen* von normalen und krankhaften Sekreten erfolgt mit leistungsstarken Saugsystemen über dosierfähige, abgewinkelte Saugstäbe. Das Material wird bei Bedarf durch Auffangvorrichtungen zur mikrobiologischen, biochemischen, zytologischen Spezialuntersuchung gesammelt, heute eine fast selbstverständliche bronchologische Leistung. Durch *Bronchusspülung* (Lavage nach *Huzly*) mit 20–60 ml NaCl (0,9 %) kann Sekret auch aus bronchoalveolären Bereichen gewonnen werden. Ohne dieses Absaugvermögen ist z. B. keine freie Inspizierbarkeit der sekretverdeckten Wände zur Darstellung auch diskreter pathologischer Wandstrukturen oder die Fremdkörperdarstellung hinter pathologischen Sekret- und Gewebsbarrieren denkbar. Ohne sichere Beherrschung von spontanen, aber auch iatrogenen Blutungen durch effektvolles Absaugen müssen wir unsere endobronchialen Aktivitäten stark begrenzen.

Sondierung und *Bougierung* von Stenosen entzündlicher, narbiger und tumoröser Qualität sind bronchologische Maßnahmen, die Art, Ausdehnung und Ursachen der krankhaften Verengung aufklären helfen. Dadurch können wir therapeutische Effekte erzielen, die z. B. den Folgen der Obstruktion, so der Sekretretention, den endobronchialen Empyemen bei Bronchiektasien oder bei der Obstruktionspneumonitis Abfluß schaffen und durch Wiederbelüftung mehrseitig entgegenwirken.

Zum *Lösen*, *Zerkleinern*, *Fassen* und *Extrahieren* von Fremdkörpern können wir Haken, Sägen, Schlingen, Faßzangen und andere bereits in der Pionierzeit erdachte Spezialwerkzeuge ggf. nach Sonderanfertigung einsetzen. Durch Röntgensichtkontrolle und optikgeführte Zangenkonstruktion sind selbst weiter peripher lokalisierte Fremdkörper ohne lungenchirurgische Eingriffe per vias naturalis entfernbar.

Das *Exzidieren* von Geweben mit Stanzen und schneidenden Löffeln verschiedenster Form gelingt selbst bei intramuralen Prozessen. Scharfe Kurette und Sauger sind zur Gewinnung wenig veränderter oder normaler Schleimhautpartien geeigneter als tangential abgleitende Zangen. Die Stanzbiopsie von Carinakanten mit allen Schichten muß die Eröffnung peribronchialen Gewebes und carinanaher Gefäße tunlichst vermeiden (s. Bild 10.84). Größte Sicherheitsabstände bieten (nach *Flückiger*) Mittellappen und Lingula. Die transbronchiale Zangenbiopsie von peripherem Lungengewebe ist nach *Anderson* und *Fontana* eine verhältnismäßig risikoarme Methode zur histologischen Klärung diffuser Pneumopathien geworden.

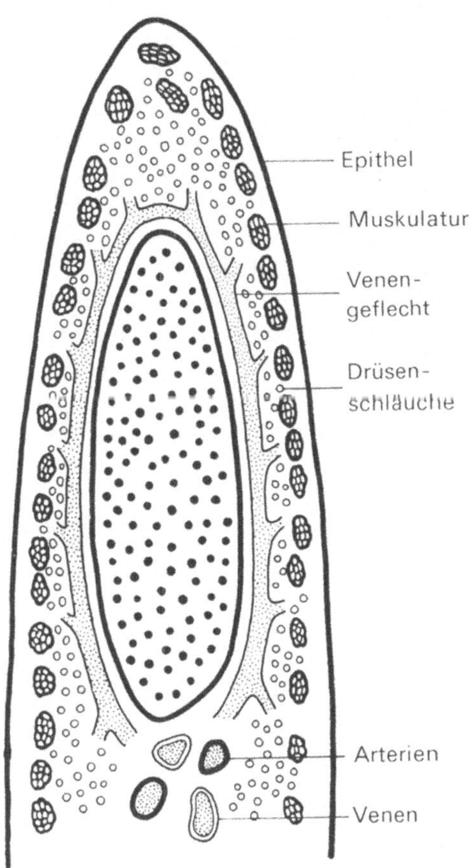

Bild 10.84 Gefäßversorgung bronchialer Carinen nach *Flückiger*

10.5.4.2. Behandlung endobronchialer Blutungen

Leichte Blutungen infolge instrumenteller Verletzungen, z. B. durch Probeexzisionen, kommen durch die *physiologischen Blutstillungsmechanismen* innerhalb weniger Minuten zum Stehen, sofern nicht größere Gefäße eröffnet wurden oder Blutungsübel bestehen. Die geringen Blutmengen können *abgesaugt* werden. Oberflächlich anwendbare *Vasokonstriktoren* (Adrenalin ®, Nor-adrenalin ®) oder *Hämostyptica* (Hämophobin ®) müssen nur ausnahmsweise mittels Wattedriller aufgebracht werden.

Die *Elektrokoagulation* wirkt am besten bei Benutzung isolierter Saugstäbe bei Stillung sichtbarer, auch stärkerer Gefäßblutungen.

Bei lebensbedrohlich starken Blutungen, die »spontan« durch Gefäßarrosion innerhalb nekrotisierender Zerfallsprozesse oder durch Gefäßruptur unfallbedingt aber auch iatrogen entstehen können, müssen wir uns auf ein festes Behandlungskonzept stützen, um die endoskopischen Möglichkeiten zur Beherrschung derartiger dramatischer Notfallsituationen lebensrettend ausschöpfen zu können.

Das Konzept der *Behandlung lebensbedrohlicher endobronchialer Blutungen* lautet

- freie Atemwege,
- Sicherung der Atmung,
- Sicherung des Kreislaufs,
- Blutstillung.

Diese Reihenfolge legt auch die Vorrangigkeiten der Maßnahmen fest.

Die *Kopftieflagerung* vermeidet in jeder Situation die Blutaspiration in die gesunde Seite (Bild 10.85). Auf Operations- und Röntgentisch ist diese Lagerung leicht in Rückenlage zu realisieren; sonst bringt die stabile *Seitenlage* – blutende Seite unten – diesen Effekt.

Die intrabronchiale *Intubation der gesunden Seite* kann notfalls mit Narkosekatheter, besser mit Doppellumenkatheter (*Carlens*), am besten mit dem Endoskoptubus die Atemwege durch Absaugung *freimachen, freihalten* und die Spontanatmung mit Sauerstoffzusatz, besser durch assistierte oder kontrollierte Sauerstoffbeatmung einige Zeit sichern.

Der einseitige Kreislaufshunt durch die nichtbeatmete, vollgelaufene Lunge und der zunehmende Blutvolumenmangel setzen allerdings dem Bemühen um Sicherung der Atmung sich einengende Grenzen. Die bedrohte *Kreislauffunktion* muß durch volumenersetzende Schnellinfusion von Infukoll M 40 oder anderen Infusionsflüssigkeiten gestützt werden. Erst wenn Atmung *und* Kreislauf entsprechend notdürftig gesichert worden sind, kann die endoskopische *Bronchustamponade nach Friedel* vorgenommen werden. Dem blutenden Bronchialbaum wenden wir uns also erst dann zu, wenn nach sorgfältiger Bronchialtoilette und hyperventilierender Beatmung der gesunden Seite eine Apnoe riskiert werden kann. Solange lassen wir das Blut neben dem Bronchoskop ablaufen. Die Einführung des Bronchoskops in die blutende Seite erfolgt unter starkem Absaugen in Apnoe. Die Blutungsquelle, d. h. der blutende Bronchus, soll in kürzestmöglicher Zeit aufgefunden und durch sukzessives, straffes Tamponieren mit erbs- bis bohnengroßen Mulltupfern mit Hilfe einer Faßzange abgedichtet werden (Bild 10.86). Zwischenzeitig muß ggf. mehrfach wieder die gesunde Seite abgesaugt und beatmet werden. Bei Unterlappenblutungen sollte das Oberlappenostium freibleiben. Die Zahl der Tupfer ist im Befundbericht festzuhalten. Ihre vorausge-

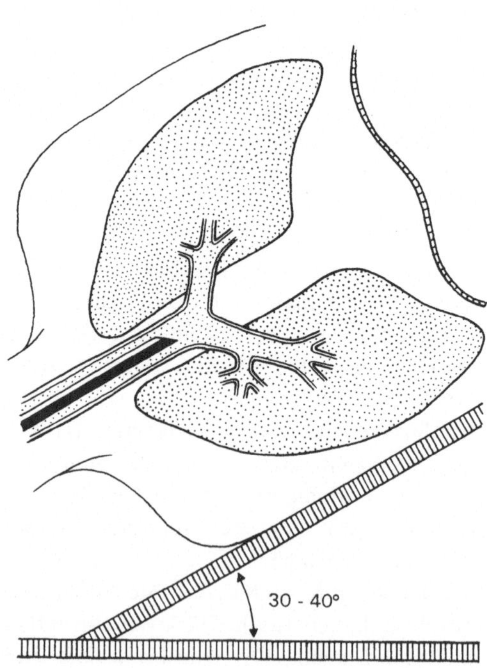

Bild 10.85 Patientenlagerung bei endobronchialer Blutung rechts (*Beecher*)

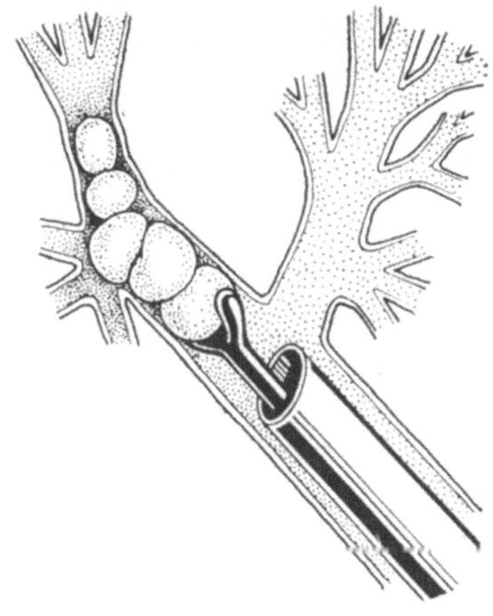

Bild 10.86 Bronchustamponade nach *Friedel*

hende Anfeuchtung mit Hämophobinlösung dient der schnelleren Ausbildung eines dichten Fibrin-Mullpfropfes, hinter dem es zu einer Selbsttamponierung der Blutung kommen soll.
Dieser Eingriff erfordert den reflexlosen, bewußtlosen Patienten und die reine Sauerstoffbeatmung. Die i. v. Narkosemittel müssen in Anbetracht der Schocksituation gar nicht oder in extrem niedriger Dosierung angewendet werden. Die wiederkehrende Spontanatmung sollte mit Sauerstoffinsufflation unterstützt werden. Die Tamponade kann nach 2–3 Tagen entfernt werden.

10.5.4.3. Bronchografie

Durch Instillation strahlenabsorbierender Kontrastmittel (KM), wozu derzeitig vornehmlich komplexe Jodverbindungen angewendet werden, können die Hohlräume des Bronchialsystems als negatives Kontrastbild röntgenologisch dargestellt werden. Die Abwehrreflexe des Systems müssen durch eine örtliche oder allgemeine Anästhesie ausgeschaltet werden. Da bei einer vollständigen Füllung die Luftpassage unmöglich wird, sollten entweder nur die Bronchialoberflächen beschichtet oder nur einzelne Abschnitte des Systems gefüllt werden. Viskositätsträger im Kontrastmittel (z. B. Karboxymethylzellulose) setzen die Fließbarkeit herab und erhöhen die Haftfähigkeit an den Wänden (Falitrast B ®, Propiliodone ®). Eine periphere Alveolarfüllung sollte stets vermieden werden, da eine Entfernung des KM durch Absaugung oder durch den selbstreinigenden Flimmerstrom hier nicht wirksam wird. Die Resorption des Viskositätsträger kann nach *Schnabel* und *Gierhake* zu ungewünschten chronischen Fremdkörperreaktionen im Parenchym führen.

10.5.4.3.1. Beiderseitige Bronchografie

Die *Inhalation von Kontrastmittelaerosolen* erscheint auf den ersten Blick als ein elegantes Prinzip, das vom endoskopischen Eingriff völlig getrennt ausgeführt werden kann. Nach einer Inhalationsanästhesie *(Pickroth)* können dünnflüssige Kontrastmittel (z. B. Visotrast 270 ® mit Hilfe von Ultraschallaerosolgeneratoren vernebelt und eingeatmet werden. In der Praxis reichen nach eigenen Untersuchungen (*Brandt* und *Christoph*) die derzeitigen Verneblungsleistungen verfügbarer Aerosolgeneratoren (USI 50 des TuR Dresden) nicht aus, um die notwendige Schichtdicke von 1 mm im Tracheobronchialbaum innerhalb weniger Minuten abzuscheiden und vor der Eleminierung durch Resorption und ziliaren Abtransport röntgenologisch zur Darstellung zu bringen.
Die *Inhalationsbronchografie* mit *Tantalstaub (Nadel, Kammler)* ist bisher keineswegs zur klinischen Routinemethode herangereift. Nachteilig ist die Ungleichmäßigkeit der KM-Verteilung und die zu geringe Abscheidung insbesondere in zu beforschenden, minderbelüfteten Abschnitten der Luftwege. Ihre langsame Eleminierung über Tage und Wochen und ihre unerforschten langzeitigen Nebenwirkungen müssen noch weiter

abgeklärt werden (*Wetzer* und Mitarb.). Wie der Lungenszintigrafie nach Inhalation radioaktiver Isotope kommt der Methode eher eine funktionsanalytische Bedeutung zu.
Beiderseitige Bronchografien, d. h. Kontrastmittelinstillation durch das Bronchoskop oder den Trachealkatheter, wie sie *Huizinga* empfahl, haben erhebliche Nachteile. Sie blockieren zeitweise die Atemwege vollständig und lassen nicht selten ausgedehnte Alveolarfüllungen entstehen. Die diagnostische Auswertung doppelseitiger Bronchogramme ist zudem durch vielfache Überlagerungen bei allen seitlichen Strahlengängen mit Fehldeutungen belastet (*Stutz* u. *Vieten*).

10.5.4.3.2. Halbseitenbronchografie

Sie nimmt einen festen Platz im bronchologischen Untersuchungsgang ein. Unabhängig von vorausgehenden endoskopischen Untersuchungsbefunden orientieren wir uns grundsätzlich vor der Kontrastmittelapplikation bronchoskopisch über die aktuell bestehenden endobronchialen Verhältnisse, um angesichts der Dynamik krankhafter Prozesse die Indikationsstellung zu bestätigen und die Gefahr der Fehlbeurteilung der Bronchogramme zu verkleinern. Aus technischen Gründen müssen bei Erwachsenen und Kindern unterschiedliche Methoden angewandt werden.

Bronchografie mit Doppellumenkatheter

Maassen und *Friedel* haben entscheidenden Anteil an der Ausarbeitung der derzeitigen breiten Anwendung des Verfahrens.
Instrumentarium: Als Ergänzung des Bronchoskopieinstrumentariums benötigen wir

- Doppellumenkatheter nach *Carlens* (Ch. 35, 37, 38);
- Röntgenkontrastmittel: Falitrast ‚B' ® oder Propiliodone Cilag ®;
- Janettspritze 50 ml zur Kontrastmittelapplikation;
- Janettspritze 100 ml zur Luftinsufflation;
- Kathetersaugansatz zur KM-Absaugung mit Druckregelung (Bild 10.87).

Anästhesie: Die zur Bronchoskopie eingeleitete Narkose mit Muskelrelaxation wird ohne wesentliche methodische Abweichungen weitergeführt. Auf eine *Nachinjektion* von Narkosemittel kann nicht verzichtet werden.
Dosierung: Hexobarbital ® 0,1, Succicuran ® 0,1.
Zeitpunkt: Vor der Umintubation, d. h. wenn die Bronchoskopie durch Entfernung des Bronchoskops abgeschlossen und der *Carlens*-Katheter eingeführt werden soll – oder vor der Kontrastmittelapplikation.
Ziel der Narkoseführung: Völlige Ruhigstellung der kranken Lunge während der Kontrastmittelapplikation bei gleichzeitiger Beatmung der »gesunden« Lunge, absolute Ruhigstellung in Apnoe während der Röntgenbildaufnahmen in verschiedenen Lagepositionen, wiederkehrende Spontanatmung und assistierte Beatmung beim Absaugen des Kontrastmittels.
Die *Beatmungstechnik* trägt wesentlich zum Gelingen des Eingriffs bei:

- Nach Einlage des *Carlens*-Katheters und Trennung der Zugänge durch die Manschettenblähung werden beide Lungen unter Röntgensicht abwechselnd hyperventiliert;
- vor der Kontrastmittelapplikation wird die zu untersuchende Lunge nochmals mit Sauerstoff gebläht;
- nach der Kontrastmittelabsaugung wird die Atelektase durch Sauerstoffinsufflation der bronchografierten Lunge unter Röntgenkontrolle wieder belüftet.

Grundsätzlich bieten Narkoseschlaf, Muskellähmung und künstliche Beatmung mit reinem Sauerstoff vergleichsweise zur Lokalanästhesie weniger Belastung und mehr Sicherheit für den Patienten sowie qualitativ bessere bronchografische Arbeitsbedingungen. Obgleich nur eine Lunge beatmet wird und zeitweilig während der Röntgenauf-

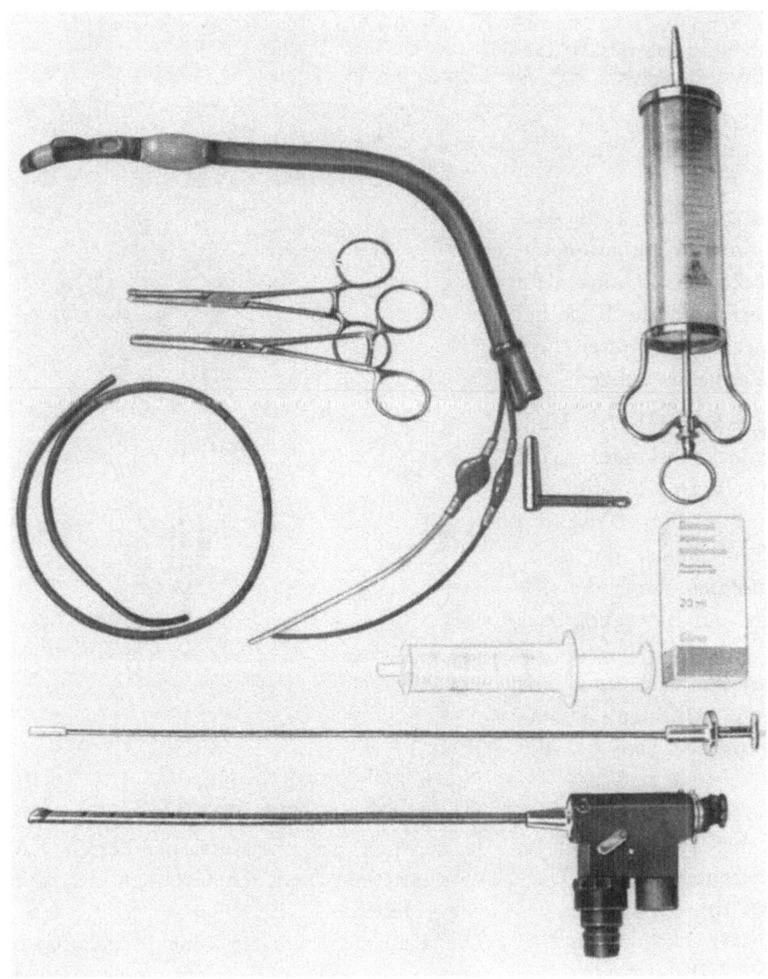

Bild 10.87
Instrumentarium zur Bronchografie
Carlens-Katheter,
Metras-Katheter,
Füllrohr nach *Thal*

nahme die Atmung unterbrochen werden muß, ist der Blutsauerstoffspiegel über den Ausgangswerten zu halten *(Schilling)*. Eine unvermeidlich auftretende respiratorische Azidose läßt sich selbst bei Patienten mit bereits erkrankungsbedingt gestörter Atemfunktion in kompensierbaren Grenzen halten.

Untersuchungstechnik

Vorbereitung des Carlens-Katheters: Der Carinasporn des nicht zu groß gewählten Doppellumenkatheters sollte zur Erleichterung der translaryngealen Intubation angebunden werden. Dazu wird ein Perlonfaden durch den rechten Katheterlauf gezogen und mit einer Knoten-Schleifen-Kombination fest angebunden. Die Schlaufe des kurzen Fadenendes wird aufgezogen und dicht am Knoten abgeschnitten. Dadurch kann die erhaltene Schlaufe durch Zug am nach außen geführten Haltefaden nach der Einführung des Katheters in die Trachea die elastische Nase freigeben (Bild 10.88) und damit zur richtigen Plazierung des Katheters beitragen. Die Vorbereitungen ab-

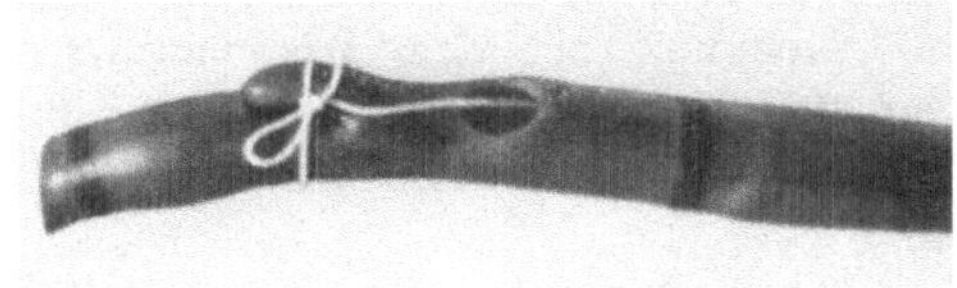

Bild 10.88 Doppellumenkatheter nach *Carlens:* Armierung des Sporns mit Perlonfadenschleife

schließend sorgt ein Silikonspray für die Verbesserung der Gleitfähigkeit des Katheters.

Einführen des Carlens-Katheters

Die Hyperventilationsphase am Ende der vorausgehenden und durch Extubation abgeschlossenen Bronchoskopie soll auch dem weniger Geübten die erforderliche Ruhe bei der Einlage dieses speziell geformten, wenig elastischen Gummikatheters geben.

1. Mit dem *Macintosh*-Spatel (s. Kap. 10.3.1.4.2. Intubationslaryngoskopie) wird bei dem in verbesserter *Jackson*-Position gelagerten Patienten in typischer Weise die Glottis eingestellt. Zurückziehen der rechten Oberlippe des Patienten durch die Assistenz gibt mehr Sicht- und Bewegungsfreiheit.
2. Der *Carlens*-Katheter wird nun mit ventralwärts gerichtetem distalen Tubusende unter die Epiglottis und zwischen die Stimmbänder geführt.
3. Weiterschieben mit schraubender Rechtsdrehung um 180° in der Trachea. Entfernung des Laryngoskopiespatels und des Haltefadens am Kathetersporn.
4. Einführung des distal gekrümmten Katheterlaufs in den linken HB durch vorschiebende Rechtsdrehung um 90°, bis der Sporn sich fühlbar auf der Carina reitend anstemmt.
5. Prüfung der richtigen Positionierung im Atemtrakt durch Thoraxkompression: hörbare Luftströmung; Thoraxhebung bei Beatmung über einen Katheterlauf, ggf. Lagekorrektur.
6. Aufblasen der distalen linken, bronchialen Abdichtmanschette und dann der trachealen Manschette.
7. Kopplung mit dem Beatmungssystem zur Beendigung der Apnoe und zur Prüfung der Atemexkursion beider Thoraxseiten.
8. Röntgenkontrolle der beiderseitigen, voneinander unabhängigen, in- und exspiratorischen Atembewegungen (Bild 10.89).

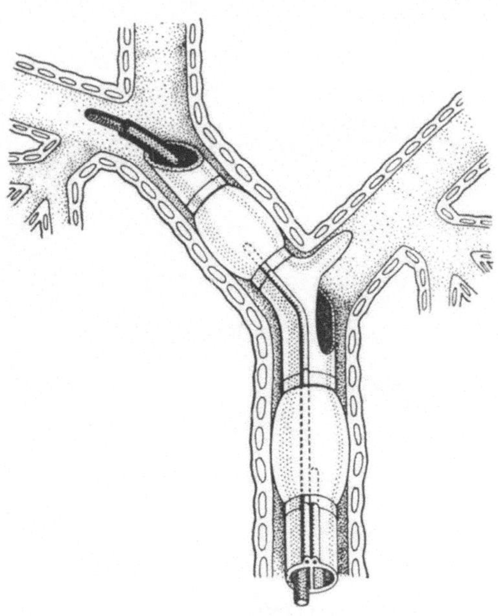

Bild 10.89 Katheter in situ

Röntgenkontrastmittelapplikation

Zur Wahl des Kontrastmittels: Ein ideales Kontrastmittel (KM) gibt es nicht. Den wasserlöslichen bzw. wassersuspendierten KM wird aus verschiedenen Gründen der Vorzug gegeben.

Die Kontrastdichte ist vom Jodgehalt abhängig und soll 30 % nicht unterschreiten. Durch komplexe chemische Bindung sind allergische Jodreaktionen selbst bei hydrolytischer Spaltung der verwendeten Salze und Ester unmöglich und machen eine Vortestung unnötig. Die notwendige Viskosität des KM wird durch Karboxymethylzelluloseanteile bis zu 4 % erzielt.

Propiliodone Cilag ® weist gegenüber dem Falitrast B ® gewisse Vorteile auf, weswegen es bevorzugt wird. Der KM-Einsatz beträgt nur ausnahmsweise über 30 ml. Es wird gut durchmischt in der Janettspritze körperwarm aufbewahrt.

Instillation des Kontrastmittels: Nach kurzfristiger hyperventilierender Beatmung der zu untersuchenden Seite mit betontem letzten Inspirium wird ohne volles Exspirium die gefüllte Janettspritze auf den Katheterstutzen gesteckt, was die bei Zwerchfellhochstand entstehende, Bronchiektasen vortäuschende *Schlängelung* basaler Unterlappenbronchien vermeidbar macht. Die Beatmung wird über die gesunde Seite fortgesetzt (Bild 10.90 *a* bis *c*). Unter Röntgensicht erfolgt nun die Katheter- und Bronchialbaumfüllung zügig bis zu den subsegmentalen Aufzweigungen als Kompaktfüllung. Der höhere Verbrauch der rechten Seite (bis zu 50 ml) ist durch die Mitfüllung der bifurkationsnahen Trachea bedingt. Scharfe Insufflation von 50–100 ml Luft aus der 2. Spritze treibt das KM noch etwas in die Peripherie und schafft einen relativ dicken Wandbelag bis zu den Bronchien 3. und 4. Ordnung, ohne eine ungewünschte periphere Alveolarfüllung herbeizuführen.

Röntgenaufnahmetechnik

Nun erfolgt sozusagen Schlag auf Schlag die Röntgenbildaufzeichnung, vorausgesetzt, daß alle Beteiligten ihre Aufgaben kennen.

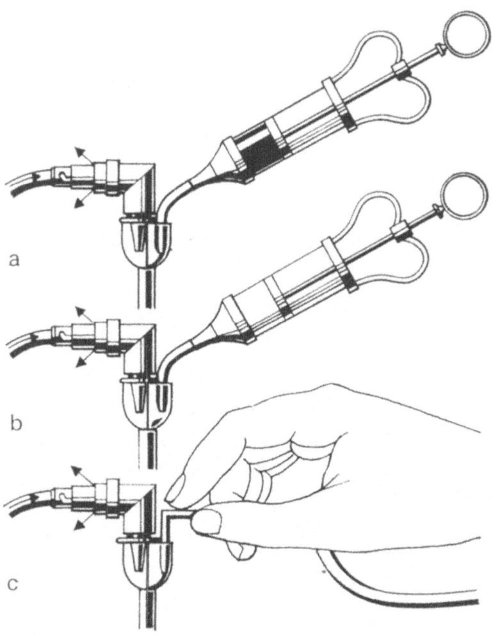

Bild 10.90 Füllungstechnik bei der Bronchografie rechts *a* Füllung mit KM; *b* Luftfüllung; *c* Absaugung des KM

Mit drei oder vier Aufnahmepositionen ist eine sichere Zustandsanalyse des Bronchialbaums möglich. Die Einstellungstechnik und ihre Nomenklatur ergibt sich aus der kassettennahen Körperregion:

1. R bzw. L (recht oder links) = frontaler Strahlengang;
2. AR bzw. AL = schräger posterior-anteriorer Strahlengang;
3. DR bzw. DL = schräg anterior-posteriorer Strahlengang;
4. A (anterior) = posterior-anteriorer Strahlengang.

Auf die erste und die letzte Einstellung kann niemals verzichtet werden. Überlagerungen mit der Trachea werden durch die 2. und 3. Einstellung herausgedreht.

Die schnelle und exakte Umlagerung geht bei einem gut eingespielten Arbeitskollektiv, bestehend aus Operateur, assistierender Schwester, Durchleuchtungsarzt, Anästhesist und zusätzlichem Helfer reibungslos und ohne Hektik vor sich. Unter der Leitung des Operateurs am Kopfende, der den exakten Sitz der Tubusanschlüsse mit der linken Hand sichert und die Arme und den Kopf des muskelerschlafften Patienten beim Umlagern mit der rechten Hand führt, wird die gewünschte Positionierung des Patienten vorgenommen. Dabei greifen der das Durchleuchtungsgerät bedienende Arzt und der die Beatmung kurz unterbrechende Anästhesist sowie der helfende Pfleger im Oberkörper- bzw. am Becken-Beinbereich zu und drehen den Patienten auf dem Durchleuchtungstisch unter dem gehobenen Durchleuchtungsschirm in die jeweils gewünschte Aufnahmerichtung. Kleine Lagekorrekturen nehmen Durchleuchter und Operateur vor, während der Anästhesist die andere Lunge beatmet. Die Benutzung eines Drehmuldenröntgentisches kann diese Umlagerung erleichtern und verkürzen.

Die Röntgenaufnahmen werden in Apnoe geschossen. Die elektronische Bildverstärkung mit Fernsehübertragung verbessert durch Wegfall des Arbeitens im Dunkeln die Arbeitsbedingungen außerordentlich. Sie setzt Zeitaufwand und Strahlenbelastung für alle Beteiligten erheblich herab. Mehrfaches Kassettenwechseln, Positionswechsel, Beatmen, Apnoe zur Exposition des Filmes und schließlich die Absaugung des Kontrastmittels (s. Bild 10.90 *c*) unter wechselndem Saugdruck und Wiederbelüftung mit Sauerstoff bei kurzer, abschließender Durchleuchtungskontrolle beenden die Halbseitenbronchografie.

Konsekutive, doppelseitige Bronchografie: Bei Patienten mit chronischer Bronchitis empfehlen *Wetzer* und Mitarb., bei fehlendem Nachweis von Bronchiektasen auch noch die andere Seite sofort anschließend zu bronchografieren. Die geringen KM-Reste der ersten Seite stören die Auswertung nicht, ein zweiter Eingriff nach 3–7 Tagen bleibt dem Patienten erspart und die Belastung des Patienten ist bei Ausschluß von Risikofaktoren nicht wesentlich größer.

Jede Bronchografie gibt den Beteiligten »alle Hände voll zu tun«. Sie wird durch sorgfältige Pharynxtoilette, psychische Führung des hustenden, anfangs diskoordiniert atmenden Patienten unter Einsatz des *Essmarch*schen Handgriffs, ggf. Sauerstoffzuatmung, bis zur Rückkehr klaren Bewußtseins und beherrschter Motorik besonders sorgfältig stationär nachbetreuend abgeschlossen.

Bronchografie bei Kindern

Die Doppelläufigkeit des *Carlens*-Katheters läßt keine beliebige Verkleinerung zu wegen des kritischen exspiratorischen Querschnitts. Wenn der kleinste Katheter Ch. 35 die subglottische Enge bei Kindern unter 12 bis 14 Jahren nicht mehr ungehindert passieren kann, muß die von *Thal* beschriebene Bronchografietechnik eingesetzt werden.

Instrumentarium

Zur Ergänzung des Kinderbronchoskopiebestecks benötigen wir

- Bronchografiebesteck MGB 441-55-40/44, bestehend aus
- 4 Füllrohren mit distalen Abdichtwalzen (für Bronchoskoptubus 6, 7, 8 und 9 mm) dazu 1 Dichtkegel, aufschraubbar;
- Kontrastmittel Falitrast »B« ® oder Propiliodone Cilag ®;
- Rekordspritze 20 ml zur Kontrastmittelapplikation;
- Rekordspritze 20 ml zur Luftinsufflation.

Anästhesie

Narkosemittel, Narkoseführung und IPP-Beatmung entsprechen der bei allen beatmungsbronchoskopischen Eingriffen.

Durch die spezielle Kontruktion der Füllrohre wird der zu beatmende Bronchialbaum weitgehend frei von Kontrastmitteln gehalten. Auch bei dieser Technik gilt der Grundsatz, durch vorausgehende Hyperventilation für die Apnoephasen respiratorische »Reserven« zu schaffen.

Untersuchungstechnik

KM-Füllung des rechten Bronchialbaums: Nach Abschluß vorausgehender bronchoskopischer Inspektion wird durch den größtmöglichen Tubus nach Entfernung des Ringspiegels das zugehörige größte Füllrohr mit Dichtwalze fest in den Zwischenbronchus (RZW) geschoben. Ringspiegel mit Fensterschieber erneut aufgesetzt, erlauben durch das Aufschrauben des Dichtkonus die Abdichtung des Atemsystems und die IPP-Beatmung der oberhalb des Dichtkonus gelegenen bronchopulmonalen Segmente. Seitenlagerung: rechts unten. Nach kurzer Blähung der Unter- und Mittellappenanteile bis zur vollen Luftfüllung erfolgt aus der angewärmten Rekordspritze die Kontrastmittelapplikation zügig bis zur Darstellung der Subsegmentbronchien. In Apnoe wird Füllrohr mit Walze unter Freigabe des Oberlappenostiums zurückgezogen und die bisher freigehaltenen Bronchien B_{1-3} ggf.

B_6 dargestellt. Ein Überfließen nach links ist nicht immer ganz zu vermeiden.
Scharfe Injektion von 10–20 ml Luft sorgt für weitere, wandständige Kontrastmittelbenetzung.
KM-Füllung des linken Bronchialbaums: Infolge des längeren linken HB gelingt die Kontrastfüllung hier nach dem gleichen Prinzip zumeist ohne KM-Übertritt zur Gegenseite.
Röntgenaufnahmetechnik: Nach Zurückziehen des Instrumentariums in die Trachea werden die Röntgenaufnahmen durch entsprechende Umlagerung in den Strahlengängen frontal, pa und schräg, wie bei der Erwachsenenbronchografie gemacht. Eine Verletzungsgefahr besteht bei nachgiebiger Haltung des Instrumentariums durch die am Oberkiefer sich stützende rechte Hand des Endoskopikers nicht.
Untersuchungsabschluß: Mit wenigen Handgriffen ist das Füllrohr demontiert, und das Kontrastmittel wird visuell kontrolliert mit dem Saugstab entfernt. Bis zur wiederkehrenden Spontanatmung wird abwechselnd beatmet und abgesaugt. Hustenstöße unterstützen diese iatrogene Eleminierung auch nach der Extubation.

10.5.4.3.3.
Selektive Bronchografie

Mit dünnen, röntgenkontrastgebenden Herzkathetern (s. Kap. 4.2.2. bzw. 10.5.4.4.), Katheterisierung der peripheren Bronchien oder unterschiedlich gekrümmten *Metras*-Kathetern, aber auch mit endoskopisch dirigierten Füllrohren (*Friedel, Thal*) sind einzelne Lappen- oder Segmentbronchien, z. B. auch Trachealbronchien oder poststenotische Abschnitte des Bronchialbaums nach Pertubation der Stenose gezielt und isoliert mit Kontrastmitteln zu füllen und röntgenologisch zur Darstellung zu bringen. Eine solche selektive Bronchografie hat heute als ergänzendes Untersuchungsverfahren seine volle Berechtigung behalten. Bereits topografisch durch Halbseitenbronchografie geklärte Stenosen könnten hinsichtlich ihrer poststenotischen Verhältnisse selektiv abgeklärt werden. Selbst komplette Bronchialverschlüsse, denen der Resorptionssog für das KM fehlt, weil keine blähfähige alveoläre Peripherie dahinterliegt, wären so trotzdem mit erhöhtem Druck füllbar.

10.5.4.3.4.
Nebenwirkungen – Komplikationen

Bei selektiven Bronchografien kann es durch zu starke Injektionsdrucke zur Zerreißung z. B. mißgebildeter, hypo- oder aplastischer Bronchien kommen (*Thal*), die *Pneumothorax* oder *Mediastinalemphyseme* bedingen.
Während einseitiger Bronchografie muß neben den günstigen, hyperoxämischen Blutgasverhältnissen während der einseitigen, reinen Sauerstoffbeatmung neben der Hyperkapnie infolge der unphysiologischen, intrathorakalen Druckverhältnisse bei IPPB mit *Erhöhung der Herzfrequenz,* mit *Druckerhöhung in A. pulmonalis* und Aorta bis zu 45 % der Ruhewerte gerechnet werden. Diese klingen postbronchografisch mitunter erst nach Tagen völlig ab, weil restliche, obstruktiv wirkende KM-Reste *bronchospastische Tonussteigerungen* auslösen können. Die dadurch weniger belüfteten Lungengebiete wirken auf den Lungenkreislauf shuntartig und können *Oxygenisierungsverluste* von 12–18 % und längerdauernde, *erhöhte Kohlensäurespiegel* hervorrufen, *Wetzer, Schilling* und *Wenzel* haben diese Zusammenhänge näher untersucht. Fieberhafte *Reaktionen* werden für einige Tage in 7–10 % bzw. 30 % (*Schulz* und *Vieten*) der Fälle beobachtet. Sie sind auf eine bronchopneumonische Anschoppung zurückzuführen und klingen unter antibiotischer Behandlung schnell ab. Wir nehmen deswegen die Bronchografie stets als stationären Eingriff vor.
Retention von Viskositätsträger soll insbesondere nach peripherer Alveolarfüllung histologisch nachweisbare *Fremdkörpergranulome* hervorrufen (*Schulz* und *Vieten*).

10.5.4.3.5. *Indikation – Kontraindikation*

Die Bronchografie ist dann angezeigt, wenn eine auf klinische oder auch röntgenologische Symptome gestützte Verdachtsdiagnose brochoskopisch nicht bestätigt oder differenziert werden kann. So begründet ein therapieresistenter Husten oder eine Hämoptoe bei unauffälligen endobronchialen Verhältnissen ebenso eine bronchografische Exploration der peripheren bronchialen Verhältnisse wie bei Vorhandensein endoskopisch erkennbarer Suspektzeichen im Sinne umschriebener Ostienveränderungen (Rötung, Blennorhoe u. dgl.). Im Vordergrund des Interesses steht jeweils, den Verdacht auf Tumor, spezifische Entzündung, Bronchiektase oder Fremdkörper unverzüglich auszuschließen oder näher zu spezifizieren und topografisch exakt zu bestimmen, um ggf. die histologische Sicherung und schließlich eine angemessene Therapie einleiten zu können. Sind dagegen pathologische Röntgenstrukturen zu deuten, so kann ihre trotz Tomografie noch immer schwierige topografische Zuordnung durch die Bronchografie erleichtert werden und z. B. eine extrabronchiale oder eine extrapulmonale Lage festgestellt werden. Die Aufklärung des endobronchialen Zuganges für weitere diagnostische Maßnahmen ist von entscheidender Bedeutung, z. B. für die Indikationsstellung einer Zangen- oder Katheterbiopsie oder einer Faserendoskopie.

Kontraindikation: Eine Bronchografie ist bei akuten, unspezifischen Luftwegsinfekten mit Temperaturerhöhung über 38 °C zu unterlassen. Bei bereits kritisch eingeengter respiratorischer Oberfläche bei Pneumonie, substantiellem Emphysem oder Pneumokoniose, bei kardialer Insuffizienz mit Stauungsbronchitis oder drohendem Lungenödem, Erkrankungen, die durch Dyspnoe bei geringer Belastung gekennzeichnet sind, besteht kein Grund, die kritische Situation durch die KM-Applikation weiter zuzuspitzen, zumal therapeutische Konsequenzen ohnehin nicht immer gezogen werden können.

10.5.4.3.6. *Auswertung von Bronchogrammen*

Während der Kontrastdarstellung steht nicht genügend Zeit zur Verfügung, um auch dezentere pathologische Befunde voll erfassen zu können. Deswegen konzentrieren sich Befundbeschreibung und diagnostische Befunddeutung auf die Filmbilder. Der Endoskopiker als Kenner der endobronchialen Situation und der angewendeten Fülltechnik sollte in Ruhe nach dem Eingriff vor dem Röntgenbildbetrachter den Bronchografiebericht schriftlich abfassen. Natürlich ist die Sicherheit der diagnostischen Aussage auch von der Übung des Untersuchers abhängig. Eine interdisziplinäre differentialdiagnostische Befundberatung kann zwischen Pädiater, Internisten, Thoraxchirurgen, Laryngologen, Bronchologen und Radiologen von beträchtlichem Nutzen sein.

Anatomische Normalvarianten des Bronchialbaumes

Bei der Beurteilung der Bronchogramme müssen zunächst die häufigsten anatomischen Normvarianten berücksichtigt werden (*Esser, Stutz* u. *Vieten*).

Technisch bedingte Normabweichungen

Daß auch pathologische Veränderungen durch eine fehlerhafte oder unzweckmäßige Füllungstechnik vorgetäuscht werden können, darf nicht vergessen werden.
Am häufigsten entstehen

- scheinbare Füllungsabbrüche durch unzureichendes, peripheres Kontrastmittelangebot;
- scheinbare Füllungsdefekte durch Luftblasen im KM;

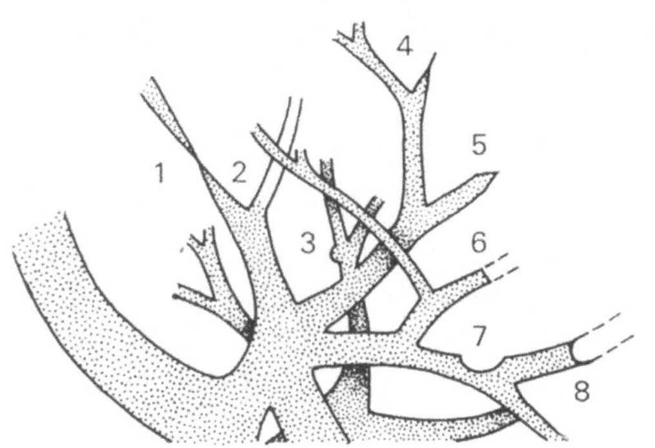

Bild 10.91 Häufige Formvarianten bei Bronchografie nach *Stutz* und *Vieten*. *1* Bronchospasmus bei chronischer Bronchitis; *2* Beschlagfüllung im Anfangsteil bei Gaspolster im Bronchus infolge mangelnder Resorption im zugehörigen Parenchymabschnitt; *3* Divertikel nach Lymphknotendurchbruch; *4* spindelförmiger Abbruch bei einseitiger bzw. *5* zirkulärer Kompression; *6* glatter Abbruch bei Sekretfüllung; *7* Eindellung bei umschriebener Kompression oder bei Stenose durch endobronchiales Wachstum; *8* konvexer Abbruch bei endobronchialer Obturation

- scheinbar fehlende OL-Darstellung durch zu tiefe Füllrohrplazierung;
- scheinbare Unterlappenbronchiektasen durch geschlängelte Bronchien infolge ungenügender Lungenblähung mit Zwerchfellhochstand.

Bei Kenntnis der Ursachen sind solche Artefakte vermeidbar bzw. sie werden als solche erkannt, ohne falsche diagnostische Schlußfolgerungen zu begründen.

Pathologisch bedingte Normabweichungen (Bild 10.91 u. 10.92)

Folgende bronchografische Veränderungen entstehen besonders häufig und lassen nach *Neef* Rückschlüsse auf verursachende, krankhafte Veränderungen der anatomischen Strukturen zu:

- fehlende oder zusätzliche Bronchien = Fehlbildungen;
- umschriebene oder generelle Engstellung = Spasmen, Asthma bronchiale;
- Bündelung und Spreizung der Bronchien = Lageveränderungen bei Fehlbildungen oder pathologischen Nachbarbeziehungen, z. B. durch Zug bei Atelektasen oder narbige Schrumpfung, z. T. durch Druck bei Emphysem oder Tumor;
- Formveränderungen der Bronchien mit Kalibersprüngen, insbesondere als Kombination von Dilation (zylindrische bzw. sackförmige Ektasie) und Stenose = Mißbildungen oder entzündlich-schrumpfende Narbenbildung, so bei Tbc, bei chronischer Bronchitis, nach chronischer Pneumonie, bei Silikose;
- bronchusdrainierte Höhlenbildung = Zysten bei Fehlbildungen. Abszeß nach un-

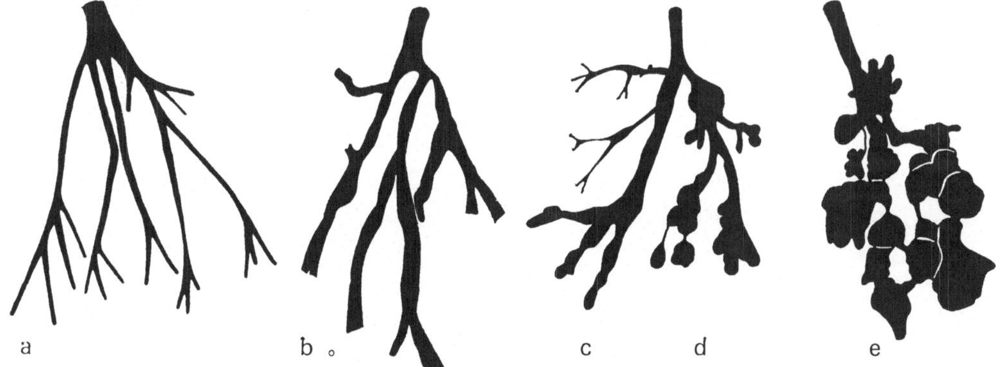

Bild 10.92 Häufige pathologische Bronchografiebefunde: (nach *Neef*). *a* normaler Bronchialbaum mit glatter Wandbegrenzung; *b* zylindrische Bronchiektasen; *c* spindelförmige Bronchiektasen mit segmentumfassenden spastischen Verengungen; *d* sackförmige Bronchiektasen mit lokalem Spasmus; *e* ausgeprägte sackförmige Bronchiektasen – bisweilen kongenitial

spezifischen Entzündungen, Kaverne bei Tbc, Zerfallshöhle bei Tumoren;

- Füllungsdefekte durch Kompression = Lymphknoten, Tumor,
- Füllungsdefekte durch Lumenverlegung = Mißbildung, Sekret, Fremdkörper, entzündliche Proliferatien, Tumor,
- Füllungsdefekte durch Narbenobstruktion = Verletzungs-Entzündungsfolge.

Die Deutung der Bronchografiebefunde kann in einigen Fällen bereits die endgültige Diagnose des Krankheitsbildes bringen. In der Mehrzahl der Fälle läßt sich jedoch die Verdachtsdiagnose auch mit bronchoskopisch-bronchographischen Informationen noch nicht sichern. Die Differenzierung z. B. zwischen entzündlicher und tumoröser Erkrankung bei bronchialen oder peribronchialen Veränderungen bleibt offen. In diesen Fällen bringt jedoch die Bronchografie mit exakter lokalisatorischer Zuordnung des Krankheitsprozesses die Möglichkeit, mit bakteriologischen, zytologischen oder histologischen Untersuchungsverfahren auf endobronchialem Wege durch gezielte Probeexzision, Saugbiopsie oder transbronchiale Biopsie aufzuklären. Bei ungünstiger Lage des Prozesses kann notfalls durch transthorakale, transpleurale Punktion das exakt beweisende Untersuchungsmaterial gewonnen werden.

10.5.4.4. Kathedersondierung peripherer Bronchien nach *Friedel*

Zur Gewinnung von Gewebsproben aus Bereichen des Bronchialbaumes, die nicht mehr achsengerecht direkt einsehbar und mit starren Zangen zu erreichen sind, jedoch durch Winkeloptiken gerade noch erkannt werden können – das betrifft in Lokalanästhesie bereits die Oberlappenbronchien – wurden flexible Kuretten *(Lüscher)*, Spreizzangenkuretten *(Barth)* und Löffelzangen entwickelt. Mit Hilfe spezieller Steuermechaniken, z. B. des für die zystoskopische Uretersondierung bekanntgewordenen *Alberran*-Hebels könen diese feinen Instrumente in stabiler Verbindung mit schlanken Winkeloptiken vom geschickten und geduldigen Endoskopiker unter Mitwirkung eines eingearbeiteten zusätzlichen Helfers und etwas Glück in ca. 30 % der Fälle *(Barth)* auch aus Herdgebieten in den proximalen Segmentabschnitten des Oberlappens, unter simultaner Röntgensicht sogar aus den Subsegmentbereichen, noch Gewebe zur histologischen Diagnosesicherung entnehmen.
Von diesen unbefriedigenden Möglichkeiten ausgehend, entwickelte *Friedel* (1955) eine Kathetersondierungstechnik für die peripheren Bronchien. Diese ist mechanisch einfacher, wenig riskant, weitreichender und darum für den klinischen Routinebetrieb beson-

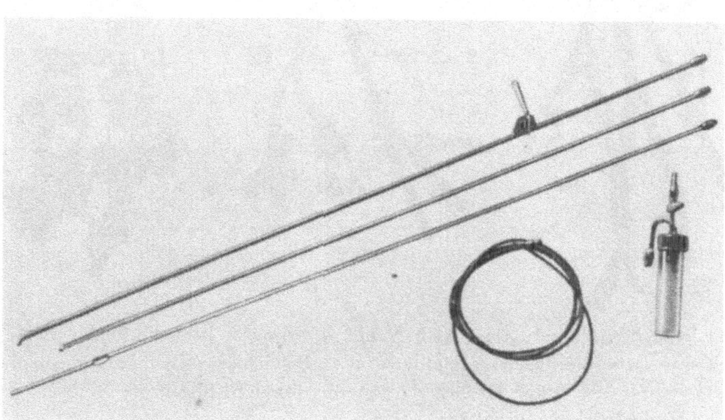

Bild 10.93 Instrumentarium zur Kathetersondierung peripherer Bronchien nach *Friedel*

ders geeignet. Bereits 1961 wurde über 5 000 Untersuchungen berichtet.

10.5.4.4.1. *Instrumentarium* (Bild 10.93)

Für Erwachsene:

- Herzkatheter Ch. 6–8/1 m;
- 3 Katheterführungsrohre mit geradem, leicht gekrümmten und stark gekrümmten Auslauf, dazu abnehmbarer Handgriff und Dichtkappe mit Fenster,
- leistungsfähiges Absaugsystem mit zwischengeschaltetem Sekretfänger;
- Präparatröhrchen mit 90 % Alkohol;
- Präparatröhrchen mit steriler Kochsalzlösung.

Für Kinder:

- Herzkatheter Ch. 6;
- flexibles Führungsrohr nach *Thal* oder *Sekely* mit segmentierter, verstellbarer Auslaufkrümmung, oder
- Herzkatheter nach *Ödmann-Leding* mit thermoplastisch gebogener Spitze mit flexiblem Stahlmandrin nach *Doesel*.

10.5.4.4.2. *Untersuchungstechnik*

Voraussetzungen: Die Sondierung peripherer Bronchien mittels halbstarrer, röntgenkontrastgebender Katheter gehört zu den anspruchsvollsten Untersuchungsmethoden des Bronchologen. Das Verfahren verlangt ein hohes Maß gut trainierter manipulatorischer Fertigkeiten, optimale endoskopische Arbeitsbedingungen sowie eine leistungsfähige simultane röntgenoptische Sichtkontrolle der intrathorakalen Verhältnisse und Aktionen. Auf die elektronische Röntgen-Bildverstärkung mit Fernsehübertragung, auf gut plazierten Monitor im halbhellen Untersuchungsraum möchten wir heute aus sehphysiologischen und Strahlenschutzgründen, Patient und Untersuchungsteam betreffend, nicht mehr verzichten.

Einführung des Katheters: Das zu sondierende Lappen- und Segmentostium muß endoskopisch durch entsprechende Veränderungen (Sekretverhältnisse, Schleimhaut- oder Formveränderungen) oder bronchografisch-topografische Befunde (s. Kap. 10.5.4.3.6. Bronchografie) bekannt sein. Es wird nochmals mit der Optik inspiziert. Dabei wird zweckmäßigerweise die Kante des Bronchoskopmundes exakt bis an die Oberkante des zu sondierenden Ostiums gebracht. Nach kurzfristiger Hyperventilation wird nun der Herzkatheter, dessen Spitze gerade aus dem mehr oder weniger gekrümmten Führungsrohr ragt (Bild 10.94), mit diesem unter Sicht durch das geöffnete Bronchoskop mit der Krümmung in das zu sondierende Lappenostium geschoben. Auch bei Oberlappenkatheterungen »fällt« der Katheter bei dieser Technik im günstigen Falle regelrecht in das zum Herdgebiet führende Bronchusostium hinein. Das Einrasten der durchsichtigen Fensterkappen oder

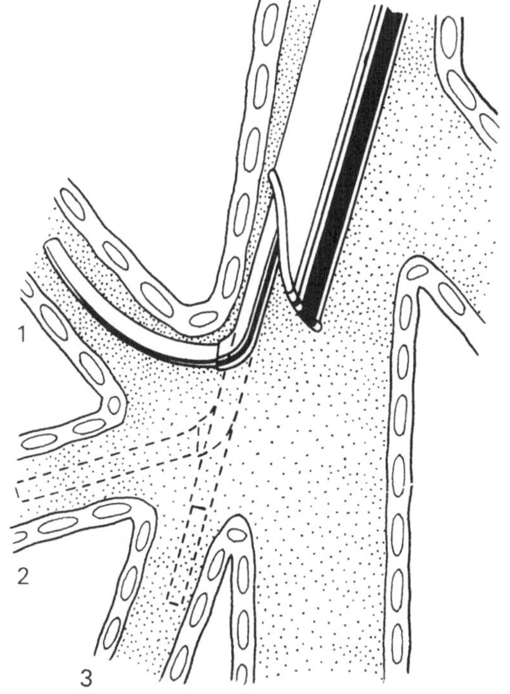

Bild 10.94 Anwendungsprinzip der Katheterführungsrohre nach *Friedel*. *1* Bronchus apikalis; *2* Bronchus posterior; *3* Mittellappenbronchus

aber das Umwickeln eines feuchten Mullläppchens soll auch während der Kathetermanipulation das Atemsystem abdichten und ungestörte IPP-Beatmung gestatten. Leider kann das zentral oder peripher im Lungenmantel gelegene, verdächtige Herdgebiet trotz Röntgensicht und fehlendem Zeitzwang nicht einfach erreicht werden. Steueraktionen müssen geschickt eingesetzt werden. Durch Torsion des Katheters innerhalb des Führungsrohres und der Bronchien werden Drallverwerfungen mit verschiedenen Spitzenkrümmungen am Katheter erzeugt. In Kombination mit zeitgerechtem und dosiertem Vorschub müssen in Verbindung mit Winkel- und Positionsänderungen des gekrümmten Katheterführungsrohres Abstützungseffekte an den Bronchialwandungen ausgenutzt werden. Dem Erfahrenen gelingt es, auch in den schwierig zu erreichenden, axillären Bereich der OL-Spitzensegmente schließlich in das abzuklärende Herdgebiet vorzudringen. Ggf. muß Katheter und Führungsrohr mehrfach eingelegt werden. Wichtig ist bei diesen diffizilen Manipulationen eine sichere Lagebestimmung der Katheterspitze im dreidimensionalen intrathorakalen Raum (s. Kap. 4.4. Simultane Endoröntgenoskopie). Hier muß im Zweifelsfall der Patient im Strahlengang gedreht werden. Handelt es sich um kleine, schattendichte Rundherde oder Kavernen im Lungenmantel, so kann durch Kathetervorschub das verschattete Herdgebiet mitbewegt werden und damit die exakte Position des Katheters beweisen (s. Bild 11.4).

Im Kindesalter müssen nach *Doesel* abgebogene Katheter mit Mandrin zur Sondierung des OL eingeführt werden, da die stark abgebogenen Führungsrohre kleinere Bronchoskoprohre nicht passieren können. Die von *Thal* oder *Sekely* vorgeschlagenen flexiblen Führungsrohre sind besonders störanfällige Instrumente, die die erforderliche Katheterabkrümmung nur bei relativ weitem Hauptbronchus herbeizuführen erlauben.

Endobronchiale Handhabung des Katheters: Form und Materialeigenschaft des verwendeten Herzkatheters, d. h. die halbflexible, zähelastische Materialstabilität, seine gerundeten Kanten, stabiles Lumen und träge Richtungskonstanz gestatten »vor Ort« das Absaugen vorhandener Sekrete, die in zwischengeschalteten Sekretfängern den Bronchialinhalt aus verdächtigen Gebieten der bakteriologischen, biochemischen oder zytologischen Spezialuntersuchung zugängig macht. Mehrfaches hartes, schabend-traumatisierendes Vorschieben bei angelegtem Sog reißt ganze Gewebebröckchen und Gewebsverbände im Herdgebiet von den Bronchialwänden los, die dann im Sinne echter Saugbiopsie der histologischen Untersuchung zur Verfügung stehen. *Friedel* empfiehlt, das Gebiet zwei- bis dreimal getrennt zu sondieren. Jedesmal ist mit 90 % Alkohol zur Fixierung des zellulären Materials nachzusaugen. Bei Katheterverstopfung wird das Aspirat mit Alkohol in das Auffanggläschen gespritzt. Völlig extrabronchial wachsende Parenchymproliferationen wie Tumormetastasen, Tuberkulome u. dgl. sind saugbioptisch nicht zu differenzieren.

Natürlich können auch Flüssigkeiten mit gelösten Pharmaka, z. B. Chemotherapeutica, Haemostyptica, Mucolytica, Röntgenkontrastmittel oder aber zähflüssige, ggf. erwärmte Pasten mit Spezialinjektionsspritzen instilliert werden. Bronchien und pathologische Hohlräume (Ektasien, Zysten, Abszeßhöhlen, Kavernen) können nach Sekretabsaugung bzw. Entleerung spülend gereinigt und für längere Zeit mit Chemotherapeutikadepots gefüllt werden. Dieses Verfahren hat für die Ausheilung alter, offener kavernöser Lungentuberkulosen eine gewisse Bedeutung erhalten (*Friedel*).

10.5.4.4.3. *Indikation – Kontraindikation*

Die Katheterung der peripheren Bronchien sollte stets auf der Grundlage vorausgehender klinischer und endoskopischer Befunde mit klarer diagnostischer oder therapeutischer Zielstellung eingesetzt werden. In der folgenden Übersicht sind die Leistungsmöglichkeiten des Verfahrens zusammengestellt. Diagnostisch dominiert die Abklärung unklarer pulmonaler Verschattungen im Sinne einer Frühdiagnostik auf der Grundlage exakter histologischer Untersuchungsmethoden durch den endoskopisch trainierten Facharzt.

Diagnostische Leistungen:

Gegenüber der ungezielten Bronchialspülung (Lavage) mit 20–60 ml Kochsalz (0,9 %) nach *Huzly* erfordert die gezielte Sekretentnahme weniger Laboruntersuchungen und bringt höhere Treffsicherheit bei verläßlicher Befundzuordnung.
Sekretabsaugung zur *mikrobiologischen* Untersuchung zur DD (Differentialdiagnose):

1. unspezifische – spezifische bronchopulmonale Prozesse;
2. mikrobielle Typendifferenzierung – Antibiotikatestung;
3. offene – geschlossene Lungentuberkulose.

Inkombination mit gezielter Lavage effektvolle Sekretabsaugung zur *zytologischen* Untersuchung zur DD: chronische Pneumonie – Obstruktionspneumonitis, z. B. infolge Malignom oder Fremdkörper, Alveolitis, Sarkoidose.
Gewebesaugbiopsie zur *histologischen* Untersuchung zur DD:

1. endoskopisch suspekter Bronchien (Stenosierung, Blennorhoe): Fremdkörper – Tumorobstruktion;
2. Füllungsdefekte im Bronchogramm: entzündlich-tumoröse Obstruktion;
3. lokalisierte, solitäre oder disseminierter Lungenverschattungen: Ursache z. B. M. *Boeck*, Pneumokoniose, Tuberkulose, Bronchopneumonie, Tuberkulose, Malignom?

selektive Bronchografie als Verlaufskontrolle umschriebener Prozesse zur *DD:*

1. Nachweis bronchialer Herdbeziehungen;
2. exakte topografische Lagebestimmung;
3. Nachweis dezenter endobronchialer Strukturveränderungen.

Dementsprechend kann die Katheterung der Bronchien auch Fehlbildungen, z. B. durch bronchografische Darstellung trachealer Segmentabgänge aufdecken. Dieser Eingriff kann durch Bronchusruptur auch mißlingen (*Thal*).
Die Erreichbarkeit der Peripherie des broncho-pulmonalen Systems ist in diagnostischer und therapeutischer Hinsicht von Nutzen sowohl bei chronischen, unspezifischen Lungenerkrankungen, insbesondere aber den spezifischen, d. h. tuberkulösen Entzündungen. Die Diagnostik und insbesondere Frühdiagnostik von Tumoren, speziell des zunehmend häufigeren Bronchialkarzinoms in der Lungenperipherie, kann bereits im asymptomatischen Entwicklungsstadium bewiesen werden. Trainierte Untersucher in großen Lungenkliniken erreichen dabei in 80 % der Fälle (*Wetzer*) richtig positive Kathetergebnisse ohne falsch negative Befunde. Dadurch können vielfach in prognostisch günstigeren Stadien die histologischen Tumorverifizierungen abgeschlossen werden. Keinesfalls sind wir heute deswegen noch berechtigt, die weitere Entwicklung unklarer, krebsverdächtiger Lungeninfiltrate inaktiv abzuwarten. Es ist vielmehr praktikabel, aktive und passive starke Raucher über 35–40 Jahre mit Hustensymptomen regelmäßig röntgenologisch und endoskopisch zu untersuchen. Ergibt sich dabei ein Verdacht auf Tumorbildung, so muß durch aktives diagnostisches Vorgehen einschließlich Katheterbiopsie dieser Verdacht mit hohem Sicherheitsgrad entkräftet oder bestätigt werden (*Römer* u. *Kirsch*).

Therapeutische Leistungen

1. Absaugung pathologischer Sekrete (Aspirate, Blut, Sekret) periphere Bronchialtoilette bei Bronchiektasen, Abszeß, Kavernen;
2. Instillation (schattengebender) chemotherapeutischer Lösungen, Gélè, Pasten.

Friedel konnte in 50 % der Fälle therapieresistente tuberkulöse Kavernen entseuchen.

Eine *Kontraindikation* zum Einsatz dieses bronchoskopischen Sondierungsverfahrens direkt nicht zugängiger Bereiche des Bronchialbaums ist lediglich im Hinblick auf die Blutungsgefahr zu sehen. Störungen im Blutgerinnungssystem generalisierter Gefäßerkrankungen *(M. Osler)* oder lokalisierter Gefäßveränderungen (Aneurysma, Mißbildungen der großen Gefäße mit pathologischen Druckverhältnissen im kleinen Kreislauf) sollten von der Katheterung ausgeschlossen werden.

10.5.4.5. Transbronchiale Eingriffe

Über die endoskopisch zugängigen intrathorakalen Luft- und Speisewege mit Punktionskanülen die mediastinalen Gewebe und Organe zu erreichen und so größere chirurgische Interventionen zu vermeiden, ist ein naheliegender Gedanke.
Euler hat nach experimentellen Voruntersuchungen 1948/49 erstmals über die Ausführung transoesophagealer und transtracheobronchialer Punktion berichtet. Im Mittelpunkt einer Reihe von Publikationen seiner Arbeitsgruppe stand die Nutzanwendung für die Zytodiagnostik hilusnaher Prozesse sowie die Druckmessung und Kontrastdarstellung von A. pulmonalis und Aorta. Über transbronchiale Punktionen des linken Herzvorhofes berichtete 1956 *Bücher* und eine Reihe anderer Autoren (Näheres bei *Kirsch*). *Roos* empfahl 1960 die Novokainblockade des Plexus pulmonalis dorsalis zur Behandlung des Asthma bronchiale. Durch Gasinsufflation von O_2 bzw. LO_2 empfehlen *Simecék* und *Dietzel* ein Pneumomediastinum herzustellen, um zentrale, peribronchiale Tumorstrukturen röntgenologisch besser darzustellen.
Durch die Entwicklung verschiedener Rechtsherzkathetertechniken *(Forssmann, Porstmann, Vogel)* hat dann später die transbronchiale Gefäßpunktion keine größere klinische Bedeutung erlangen können. Die besseren Möglichkeiten der Mediastinoskopie bei der bioptischen Materialgewinnung zur feingeweblichen Untersuchung hat auch die Bedeutung der transbronchialen Punktionsbiopsie eingeengt.

10.5.4.5.1. *Transbronchiale Punktionsbiopsie*

Wichtige Voraussetzungen für eine erfolgreiche transbronchiale Punktion sind klare topografisch-anatomische Kenntnisse der mediastinalen Organe sowie eine exakte pathologisch-anatomische Befunderhebung, die sich auf Röntgen einschließlich Tomografie und Endografie der Luft- und Speisewege sowie Endoskopie stützt (Bild 10.95).

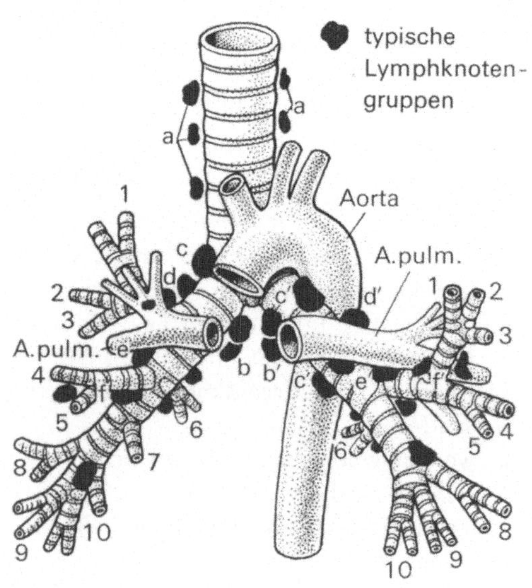

Bild 10.95 Topografie von Bronchien, Lymphknoten und großen Gefäßen im Mediastinum. Bronchien des *1* apikalen Oberlappensegments; des *2* posterioren Segments; des *3* anterioren Segments; des *4* superioren Mittellappensegments; des *5* inferioren Mittelappensegments (links: Segmente der Lingula); des *6* Unterlappenspitzensegments; der *7–10* basalen Unterlappensegmente. Lymphknotengruppen: *a* paratracheale; *b* und *c* bifurkale; *d* hiliäre; *e* lobäre; *f* segmentale Lymphknotengruppen

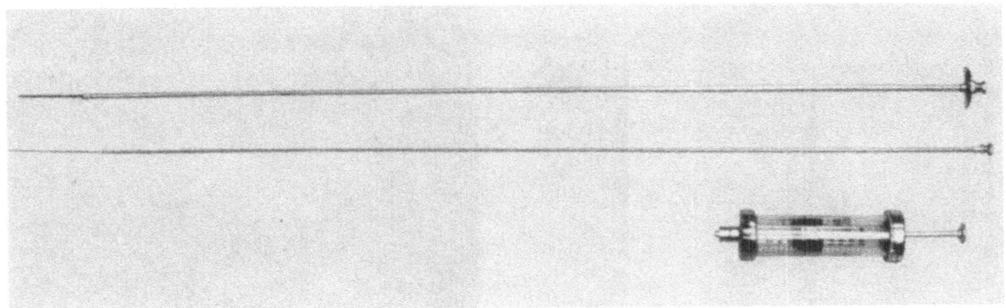

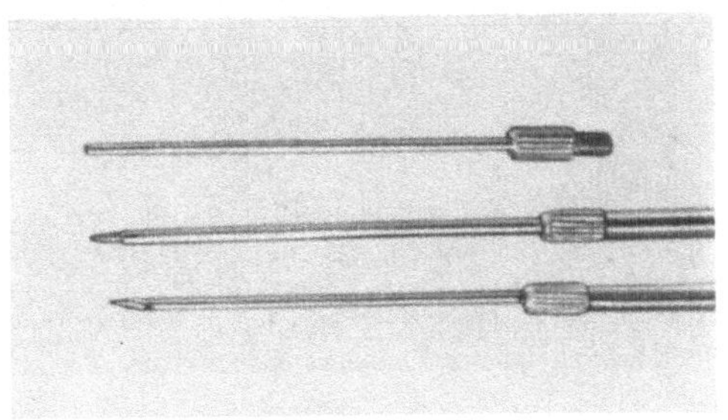

Bild 10.96 Insrumentarium zur transbronchialen Punktion (nach *Kirsch*)

Instrumentarium

Neben dem erforderlichen Endoskopieinstrumentarium benötigen wir nach *Kirsch* (Bild 10.96)

- Schrägschliffkanüle 1,0 mm/530 mm zur zytologischen Materialgewinnung;
- Rundschliffkanüle 1,6 mm/530 mm mit Mandrin oder
- Schrägschliffkanüle 1,6 mm/530 mm mit Mandrin zur histologischen Materialgewinnung;
- Saugspritze 20 ml Rekord mit 5 cm lumenstabiler Schlauchverbindung, ggf. Handgriff nach *Stormby* (vgl. Bild 4.20);
- Objektträger zum Zytologiepräparat und Präparatröhrchen mit Alkohol 95 % zur histologischen Gewebekonservierung.

Punktionstechnik

Während einer Beatmungstracheo-Bronchoskopie wird das parabronchiale oder paratracheale, röntgenologisch als Verschattung erkennbare verdächtige Gebiet womöglich direkt vor den Rohrmund gebracht. Oft zeigen Wanddeformierungen oder verbreiterte, gespreizte Carinen den darunterliegenden raumfordernden oder infiltrierenden Prozeß an. Die unter endoskopischer Sicht eingesetzte Punktionskanüle soll nun unter Röntgensicht und mit dem Tastsinn kontrolliert das zwischenliegende Gewebe bis an den Suspektbereich durchdringen. Est jetzt wird das Mandrin entfernt, die Schlauchverbindung zur Saugspritze oder die starre Verbindung zur Plastspritze im Handgriff nach *Stormby* hergestellt und unter starkem Sog in das Herdgebiet vorgeschoben. Mehrfaches, stoßweises »abfächerndes« Vorschieben, und langsames Zurückziehen läßt Zellen und durch die angeschliffenen Mandrinkanülen Gewebsbrocken oder sogar Gewebszylinder stanzend einsaugen. Der Spezialhandgriff nach *Stormby* erleichtert diese Manipulation außerordentlich (s. Bild 4.20, 10.97 u. 10.98).

Bevor die Kanüle aus dem Gewebe gezogen wird, muß der Sog durch Abnahme der Spritze unterbrochen werden, um das Untersuchungsmaterial im Kanülenrohr zu belassen. Es wird sofort zur zytologischen Untersuchung auf einem fettfreien Objektträger ausgeblasen, ausgestrichen, qualitativ überprüft, und ggf. wird die Punktion wiederholt. Histologisches Untersuchungsmaterial wird in das Präparatenröhrchen mit absolutem Alkohol zur Fixierung geblasen.

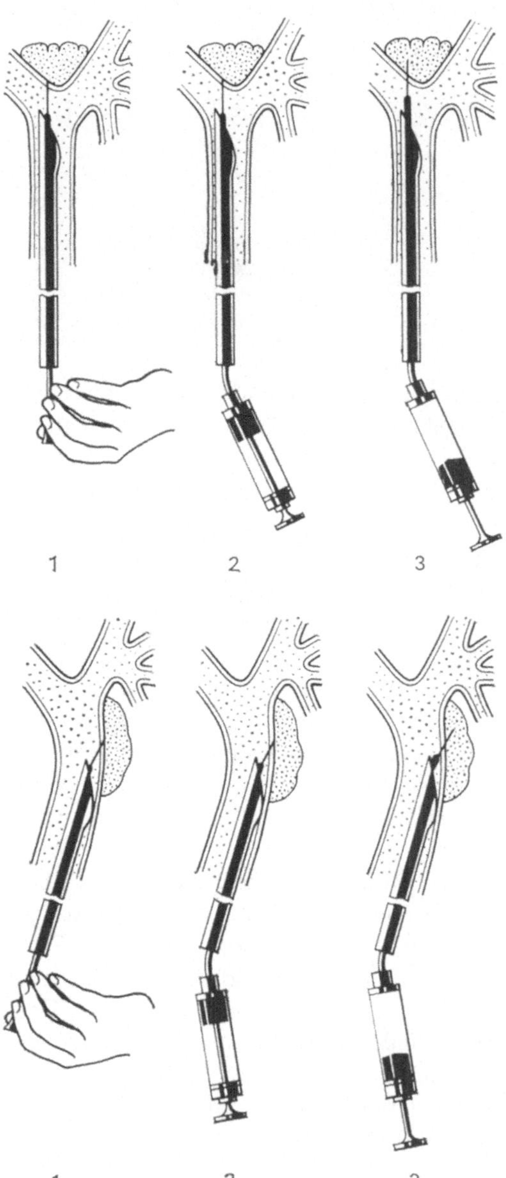

Bild 10.97 Transtracheale Punktionsbiopsie. Aspirationstechnik schematisch. *1* Wandpunktion; *2* Aufsetzen der Spritze; *3* Vorschieben unter Sog

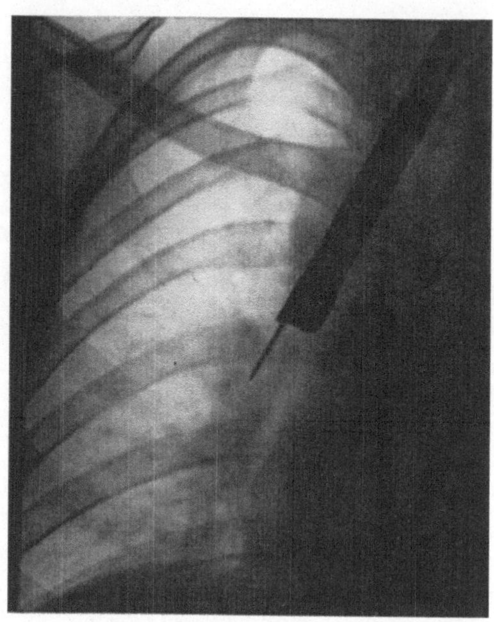

Bild 10.98 Parabronchiale Punktion RUL (Röntgendarstellung: *Kirsch*, Coswig)

Komplikationen

Geringe Blutungen werden regelmäßig an der Punktionsstelle beobachtet und sind durch leichten Druck mit der Rohrlippe zu stillen. Eine versehentliche Punktion großer Gefäße wird durch den Blutaustritt aus der Kanüle sofort bemerkt und veranlaßt den Abbruch der Punktion. Auch eine Herzbeutelpunktion, bei der wasserklares Sekret aspirierbar ist, sowie Punktion ins Lungengewebe bleiben im allgemeinen ohne ernste Folgen. Unter mehr als 500 transbronchialen Punktionen sah *Wetzer* einen spontan abheilenden Pneumothorax und eine abszedierende Mediastinitis als ernste Komplikation.

Ergebnisse

Über ein Krankengut von 573 tranztracheobronchiale Punktionen zur histologischen bzw. zytologischen Materialgewinnung berichtet *Wetzer*. Die Trefferquote bei Anwendung der histologischen Stanzbiopsie lag stets unter der Dünnadelbiopsie. Gewebsmechanische Faktoren – das Ausweichen von kleinen Tumoren in gesunder Nachbarschaft – werden dafür verantwortlich gemacht. Bei Sarkoidosen konnte die Diagnose in 46 % histologisch und 48 % zytologisch gestellt

werden, bei Mediastinalmetatasen von Bronchialkarzinomen sogar in 57 % bzw. 66 % und bei malignen Systemerkrankungen (Lymphome) in 46 % bzw. 65 % der Fälle histologisch bzw. zytologisch gesichert werden. Die Ergebnisse stehen im Einklang mit der einschlägigen Literatur (*Hürzeler, Morawetz, Otte* u. a.). Bei gutartigen Tumoren, Strumen und bei Silikosen sind die typischen Veränderungen besser durch die histologische als durch die zytologische Untersuchung abzusichern.
Die Zytologie hat ihren gesicherten Platz in der morphologischen Differentialdiagnostik von mediastinalen Erkrankungen erhalten.

Indikation – Kontraindikation

Kleinere Prozesse sind günstiger mit der Dünnadeltechnik zu fassen. Die Stanzbiopsie mittels Ringschliffkanüle sollte größeren Tumoren, die dem Druck nicht ausweichen können, vorbehalten werden, wobei gutartige Tumoren, Strumen, silikotische Lymphknoten durch histologische Gewebsproben morphologisch in typischer Weise zu beurteilen sind.
Die Differentialdiagnostik zwischen M. *Hodgkin* und Non-*Hodgkin*-Lymphomen und Formen einer Sarkoidose ist schwierig. Die Abgrenzung der Tuberkulose wird ggf. auch bakteriologisch gelingen.
Die Treffsicherheit der Punktionsmethode liegt bei etwa 50 %. Demgegenüber kann die Mediastinoskopie (s. Kap. 11.) eine wesentlich sichere Aussage über die Art von Mediastinaltumoren machen und schränkt dadurch die Indikation zu einer Wiederholungspunktion bei negativem, ersten Punktionsversuch ein. Absolut kontraindiziert sind Verdacht auf aneurysmatische Gefäßbildungen im Mediastinum, Blutungs- und Gerinnungsstörungen, hochakute und eitrige Luftwegsinfektionen mit verstärkter Hustenaktivität.

10.5.4.5.2. Injektionsanästhesie des Plexus pulmonalis dorsalis

Die Erfolge moderner Pharmatherapie des Asthma bronchiale haben bislang noch immer eine breite wissenschaftliche Überprüfung der Brauchbarkeit dieses Verfahrens zurückstellen lassen.

Instrumentarium und Anästhesiemittel

Das Beatmungsbronchoskopieinstrumentarium wird ergänzt durch

- Schrägschliffkanüle 1 mm/530 mm;
- Rekordspritze 5 ml mit 5 ml Prokain 2 %;
- Silikonschlauchzwischenstück 5 mm.

Prinzip und Methode

Die Rami bronchiales des N. vagus bilden mit Sympathikusfasern die Plexus pulmonales. Dem größeren dorsalen Geflecht wird eine wichtige Bedeutung bei den bronchomotorischen Steuervorgängen zugerechnet, die beim Asthma bronchiale gestört sind. Operative Unterbrechungen dieses Nervenplexus versuchten z. T. mit gutem Erfolg *Kümmel, Dimitroff* u. a. Auf Grund der Lage größerer Gefäße (s. Bild 10.96) sind die Hinterwände beider HB distal der Bifurkation am besten geeignet, punktiert zu werden, um den Plexus mit einem Anästhetikum zu blockieren. Durch Einstich ca. 15 mm unterhalb der Bifurkation in dorsolateraler Richtung werden 5 ml Novokain 2 % (Original empfahl *Roos* 4 %) injiziert.

Ergebnisse

Bislang sind keine größeren Erfahrungen mit dieser Methode gesammelt und mitgeteilt worden. Von neun Patienten erzielte *Roos* bei fünf sofortige Beschwerdefreiheit bzw. wesentliche Besserung für fünf Jahre, bei drei Patienten eine Besserung über 2 bis 15 Monate und bei einem keinen Effekt. Ein

Mediastinalemphysem bildete sich infolge eines schweren Anfalls, der Stunden nach der Injektion auftrat. Unsere eigenen Erfahrungen mit vier Patienten sind zu klein, obgleich 3 Besserungen über Monate, 1 Versager aufmerken lassen.

Indikation – Kontraindikation

Die beachtlichen Fortschritte auf dem Gebiet der Pharmakotherapie des Asthma bronchiale mit Sympathikomimetika, z. B. Adrenalin, Ephedrin oder Isoprenalin, besser der β_2-Rezeptorenanreger wie Fenoterol bzw. Terbutalin (*Findeisen*) sowie mit Korti kosteroiden einerseits und fehlende, statistisch gesicherte Aussagen über die Leistungsfähigkeit der Injektionsanästhesie der Plexus bronchiales engen die Indikationsstellung ein. Bei medikamentöser Therapieresistenz sollte man sich jedoch dieser Methode erinnern und sie kombiniert mit der effektvollen endoskopischen Bronchialtoilette *(Friedel)* anwenden, um den pathoätiologischen psychogen oder allergen induzierbaren Circulus vitiosus bronchialer Fehlsteuerung versuchsweise im nervalen Abschnitt zumindest zeitweise zu unterbrechen. Kontraindizierend sind Gefäßaneurysmen, Blutungs- und Gerinnungsstörungen.

10.5.4.5.3. Transbronchiale Lungenbiopsie

Prozesse im Lungenmantel sind auf transthorakalem oder transbronchialem Wege erreichbar.

Die histologische Materialgewinnung durch perthorakale Biopsie mit der Kanüle nach *Hausser* ist bei einer Trefferquote von 72 % mit einer hohen Komplikationsrate (Pneumothorax, Blutung, Ergüsse in 55–63 %) behaftet (*Preisler* und *Wetzer*). Bei thorakoskopischem Einsatz einer speziellen Saugstanze (Hersteller: VEB MLW Medizinische Geräte Berlin) traten nach *Wetzer* keine wesentlichen Komplikationen bei Trefferquoten von 87 % auf.

Die von *Andersen* und Mitarb. 1965 entwickelte transbronchoskopische Lungenbiopsie hat sich als wesentlich ungefährlicher erwiesen, als zu erwarten war (*Clark*).

Mit geschlossener Doppellöffel-Zange wird durch das zweckmäßig plazierte Bronchoskoprohr durch die Bronchialwandung dünner peripherer Bronchien hindurch unter Röntgensicht das suspekte Verschattungsgebiet vor allem in Unterlappen aufgesucht. Nach Zangenöffnung nochmals 1–1,5 cm Vorschub, Fassen des Gewebes und ruckartiges Abtrennen des Gewebsstückes. Dieses Verfahren ist auch mit flexiblen Faserbronchoskopen in S_{1-3} und S_6 anwendbar (*Baumann*).

Die Komplikationsquote ist nach *Wiesner* und Mitarb. mit 2 % Blutungen überraschend niedrig, vergleichsweise zu *Herf*.

Indikation: Mit einer Trefferquote von 68 % (*Wiesner*) bzw. 84 % (*Anderson*) können disseminierte wie lokalisierte Herde (Metastasen) histomorphologisch abgeklärt werden.

Das Verfahren sollte Zentren vorbehalten sein, die Komplikationen versorgen können (*Lujnitz, Zavala*).

10.5.5. Bronchoskopische Eingriffe bei bronchopulmonalen Erkrankungen

10.5.5.1. Fehlbildungen

Während des komplizierten fetalen Entwicklungsprosesses von Bronchien und Lungen können neben zahlreichen Normalvarianten sich durch Auswirkung endogen-genetischer oder exogener Faktoren vielfältige Mißbildungen herausbilden. Hemmungs- und Überschußbildungen sind gleichermaßen unerwünscht. Je nach Ort und Ausdehnung des fehlentwickelten Abschnittes machen sich die Symptome nicht selten erst später bemerkbar. Typisch sind aber postnataler exspiratorischer Stridor, Dyspnoe, Zyanose. Sekretretention verursacht dann später rezidivierende bronchopulmonale Entzündungen mit Fieber, Husten, Hypersekretion. Das Röntgenbild zeigt entsprechende lokalisierte oder generalisierte pathologische Verschattungen. Die Diagnose kann am sichersten im Rahmen einer komplexen Untersuchung in einem kinderbronchologischen Zentrum, notfalls bereits im Neugeborenen- und Säuglingsalter durch Bronchoskopie und Bronchografie gestellt werden. Selten jedoch werden wir erst im Kindes- oder gar Erwachsenenalter durch chronisch-rezidivierende, bronchopulmonale Entzündungen auf Fehlbildungen stoßen, ohne sie dann noch sicher von erworbenen Schäden, z. B. bei Bronchiektasen, abgrenzen zu können. Viele Versuche der Systematisierung sind im Schrifttum niedergelegt. Die systematische Übersicht der Tabelle 10.3 soll einer schnellen klinischen Eingruppierung des jeweiligen Befundes dienen. Der Interessierte findet bei *Thal, Stutz* und *Vieten, Kartagener. Dietsch, Landing* Einblick in dieses komplizierte, durch umfangreiches Schrifttum gekennzeichnete Gebiet. Eine möglichst frühzeitige Diagnostik ist deswegen von praktischer Bedeutung, weil in einer Reihe von Fällen die moderne Lungenchirurgie durch Lungen-, Lappen- oder Segmentresektion bzw. durch bronchoplastische Rekonstruktion die als chronische Infektionsquelle auf den gesamten Respirationstrakt pathogen wirkenden, mißgebildeten Abschnitte beseitigen kann (Bild 10.99 links u. rechts).

10.5.5.2. Verletzungen

10.5.5.2.1. Äußere Traumen

Durch äußere, prellende, quetschende und

Tabelle 10.3 Übersicht bronchopulmonaler Fehlbildungen

Dysplasien des Bronchialskelettes	Dysplasien der Lunge sekundär – bronchogen	primär
Aplasie	mit Lungenseparation oder -sequestration	
Hypoplasie des Stützgerüstes – exspiratorische Bronchusstenose lokalisiert multipel z. B. *Williams-Campell*-Syndrom generalisiert	*dysplastische Lungendilatation* – mit Expektorationsstörung – mit Bronchitis – Retentionspneumonie solitäre Lungenzysten multiple Lungenzysten	*Agenesie* einer Lunge eines Lappens eines Segmentes *Aplasie* bei erhaltenem Bronchus
Bronchitis deformans-Bronchiektasen – mit entzündlichen Dysplasiefolgen z. B. *Kartagener* Syndrom *Bronchuszysten* – gehemmte Alveolisation – pulmonal mediastinal	– *kongenitales Emphysem*	*Hypoplasie* – gehemmte Alveolisation – Sacklunge Zystenlunge Wabenlunge *Nebenlungen* intrathorakal intraabdominal

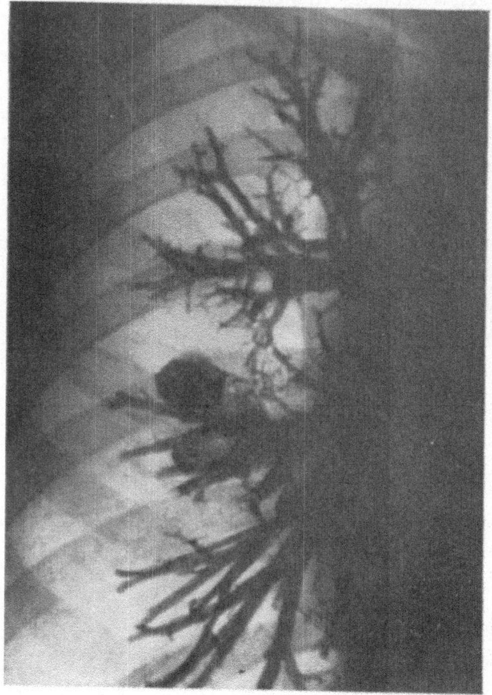
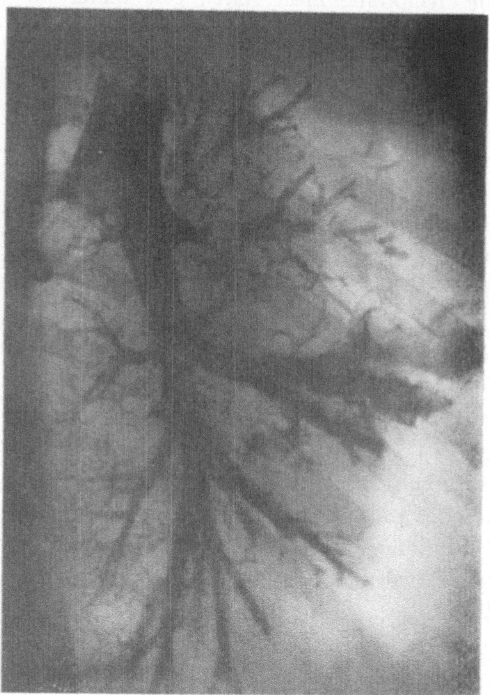

Bild 10.99 *Links:* Bronchopulmonale Dysplasie: Mittellappenbronchiektasien mit gehemmter, zystischer Alveolisation (Halbseitenbronchogramm pa) (Aufn. *Kirsch*, Coswig); *rechts:* Befund Bild 10.99 im rechtsfrontalen Strahlengang

perforierende Traumen, die den Thorax in Form von Verkehrs-, Arbeits- und Sportunfällen oder durch Kampfmittel (Stich und Schuß) treffen, kann neben Verletzungen der Lunge, von Herz und großen Gefäßen auch der Tracheobronchialbaum beschädigt werden. Das klinische Bild ist durch Hämoptoe, Atemstörungen (Stridor, Dyspnoe), Haut- und Mediastinalemphysem oder Pneumothorax gekennzeichnet.

Dem pathologisch-anatomischen Befund entsprechend unterscheiden wir Kontusion, Kompression (Bild 10.100), Fraktur, Ruptur und Abriß von Luftröhre oder Bronchien. Wenn nicht die Kreislauffunktion durch Schock oder direkte Herzbeschädigung oder extremen Blutverlust sofort zusammenbricht, muß die Sicherung oder Wiederherstellung der Atemfunktion mit allen sinnvollen und verfügbaren Mitteln versucht werden. Es ist zu entscheiden, ob der am besten in stabiler Seitenlage liegende, aus dem Bronchialbaum blutende, noch spontan atmende Schwerverletzte mit oder ohne Intubation mit größerer Sicherheit den Thoraxchirurgen lebend erreichen kann. Die tracheale Katheterintubation erhöht die Überlebenschance, weil der laryngeale Sphinkter unwirksam wird und ein sicherer, wenn auch »blinder« Zugang für Atmung und Absaugung besteht. Natürlich ist die Intubation des blutenden Atemtraktes schwierig und ohne Übung und Hilfsmittel (wirkungsvolle Absaugvorrichtung) abzulehnen. Die bronchoskopische Notfall-Intubation kann die Überlebenschance wesentlich verbessern, falls sie in qualifizierter Weise ausgeführt wird. Künstliche Beatmung des an seinem Blut zu ersticken drohenden Patienten nach gezieltem Freisaugen der Bronchien und Klärung von Ort und Ausdehnung der Verletzung im Bereich der großen Bronchien während der Bronchoskopie können lebenserhaltende bron-

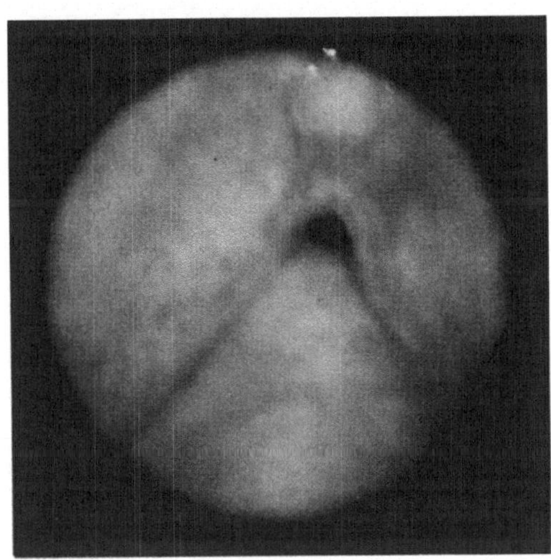

Bild 10.100 Posttraumatische Bronchialstenose LHB nach Thoraxkompression vor 4. Monat

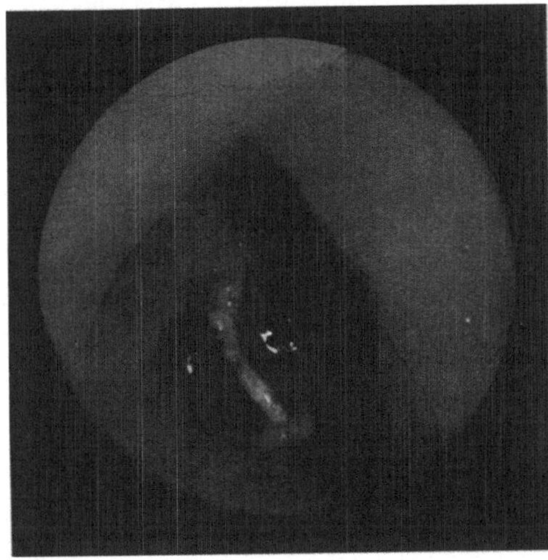

Bild 10.101 Chronischer Bronchialfremdkörper (Knochen) im granulierenden RUB (Aufn. *Kirsch*, Coswig)

choskopische Leistungen sein, die jeder thoraxchirurgischen Versorgung vorausgehen sollten. Wo möglich, darf vorsichtig, unter Vermeidung gefährlicher Blutungen versucht werden, mit dem Instrument die komprimierte oder dislozierte Kontinuität der Bronchien wiederherzustellen. Einzelne blutende und zur Nachbarschaft eröffnete Abschnitte werden durch straffe, antibiotischfeuchte Tamponadetupfer separiert, oder es kann evtl. durch Einlage eines Manschettentubus das nachgeordnete bronchopulmonale Gebiet blutfrei gehalten und ausreichend ventiliert werden. So können vom Bronchologen zur richtigen Zeit mit relativ einfacher Ausrüstung dem Thoraxchirurgen Not- und Zuarbeiten geleistet werden und sonst letale Verläufe noch zugeführt werden, deren endgültige Versorgung mit Information, Vor- und Hilfsarbeiten unterstützt wird.

Die IPP-Beatmung muß bei solchen Verletzungen im Hinblick auf das Verstärken oder die Entstehung eines Spannungspneumothorax, von Mediastinal- und Hautemphysemen besonders vorsichtig ausgeführt werden. Verschlechterungen im Gasaustausch, Einflußstauung und Tachykardie erregen Verdacht auf Spannungspneu, der röntgenologisch zu sichern ist. Die hämodynamischen Folgen sind schnell durch Gegenmaßnahmen, z. B. Pleurapunktion mit Ventildrainage in der vorderen Axillarlinie 3. oder 4. ICR auszugleichen.

10.5.5.2.2. Innere Traumen

Flüssigkeiten und feste Fremdkörper (Bild 10.101) können

1. durch Versagen des reflektorischen Glottisschlusses bei neuromuskulären Störungen, z. B. durch Apoplexie, Schädelhirnverletzung, Bewußtlosigkeit, bei Schreck, Ertrinken, psychischen Extremsituationen wie Suizid, durch iatrogene Oberflächenanästhesie oder

2. über pathologische Zugänge (Fisteln) in die unteren Luftwege eindringen. Derartige Verletzungen der räumlichen Integrität führen zur völligen oder teilweisen Verlegung der nachgeschalteten Luftwegsabschnitte, aber auch zu Wandschäden.

Aspiration – Verbrühung – Verätzung

Das klinische Bild der Aspiration z. B. beim Ertrinken flüssiger Medien wird einerseits von Menge und Art des Aspirates und andererseits von der Reaktionsfähigkeit des Organismus geprägt. Aktuell besonders ungünstig sind natürlich *Massenaspirationen.* Sie führen zu umfangreichen Bronchusobstruktionen, Atelektasen der nachgeschalteten Lungenabschnitte, später zur Pneumonitis, hämodynamisch zum Schock, zu Hypoxämie und Erstickung. Husten, Abwehrbewegungen, pathologische Atemgeräusche, Dyspnoe und Zyanose prägen die klinische Symptomatik. Hier kann im Einzelfall nur durch schnellstes, zweckmäßiges Handeln der akute Notfall mit letalem Verlauf abgewendet werden. Im Mittelpunkt steht das Freimachen des Atemweges. Sofortige Kopftieflagerung, stabile Seitenlage, Sauerstoffgabe, ggf. assistierte Beatmung, sollte möglichst von endoskopischer oder auch ungezielter Trachealbronchialtoilette mit Freisaugung der erreichbaren großen Bronchien gefolgt sein. Durch medikamentöse Unterstützung der Sekretmotorik, z. B. durch Tacholiquin ® und Antibiotikaabschirmung, kann es zur völligen Restitution kommen, wenn nicht die chemischen oder thermischen Qualitäten des Aspirates, z. B. bei Aspiration von Erbrochenem, nun zum zentralen Therapieproblem werden. Derartige endogene, chemisch-fermentative Alterationen sind wie exogene Verätzungen und Verbrühungen des Bronchialbaumes relativ selten und können in Verbindung mit unfallbedingten Speisewegsverätzungen vorkommen.

Wir beobachten eine laryngotracheobronchiale Natronlaugenaspiration bei einem 31jährigen Molkereiarbeiter. Er hatte einen Schlauch, in dem sich noch Reste der zum Milchkannenspülen benutzten Natronlauge befanden, als Stechheber zum Ansaugen von Benzin benutzen wollen und dabei die Lauge aspiriert und geschluckt. Schwere Kolliquationsnekrosen zwangen zur Tracheotomie. Die Narbenbildungen im Luftwegsbereich blieben dezent und schränken im Gegensatz zu den Ösophagusstenosierungen die Funktion nicht stärker ein. Die intensive Behandlung mit Antibiotika und Kortikosterioden, Schockbekämpfung, Stoffwechselsteuerung und Unterstützung der Sekreteleminierung durch Mukolyse oder bronchoskopische Borkenbeseitigung vermochte schwere Folgen, die ähnlich nach Aspiration von Mageninhalt eintreten können, nach schneller und weitreichender Bronchialtoilette unter Sicht in Grenzen zu halten.

Fremdkörper

Bei festen Fremdkörpern (FK) kann die Bronchoskopie auch heute noch lebensgefährliche Spätfolgen sofort abwenden.

Die akuten, reflektorischen Initialsymptome, Apnoe, Dyspnoe, Husten, Fremdkörpergefühl klingen ab, sobald der FK sich festgesetzt hat. Durch physiologische inspiratorische Erweiterung und exspiratorischen Verengungen der intrathorakalen Luftwege wird der FK trotz hoher, hustenbedingter Strömungsgeschwindigkeiten oft schon nach wenigen starken Hustenstößen fixiert. Bei regelrechter Verkeilung des FK wird die Schleimhaut insbesondere durch Kanten, Spitzen gequetscht, und es können blutende Verletzungen und sogar Penetrationen entstehen. Entzündungen und Granulationsbildungen verstärken oder vervollständigen die Obstruktionsbronchitis und erzeugen im nachgeschalteten Lungengebiet eine Dystelektase. Die primäre exspiratorische Stenosierung mit funktioneller Lungenblähung wird häufig nach komplettem Belüftungsstop durch Atelektase (Bild 10.102) abgelöst. Sekretretention und Infektion führen zu Bronchiektasen (Bild 10.103), Pneumonitis und Lungenabszeß.

Aus diesem pathophysiologischen Ablauf ergibt sich das »typisch« untypische Bild des chronischen Bronchialfremdkörpers, wenn die Initialsymptome bei Kindern und Greisen unbeobachtet oder unbeachtet bleiben. Als chronische, häufig rezidivierende primäre bronchopulmonale Entzündungserscheinungen verkannt, wird remittierender Husten, Auswurf und Fieber auf die nur klinisch und röntgenologisch gestützte Diagnose »Bronchiektasen« oder »Pneumonie« bezogen. Rückbildung nach intensiver Antibioti-

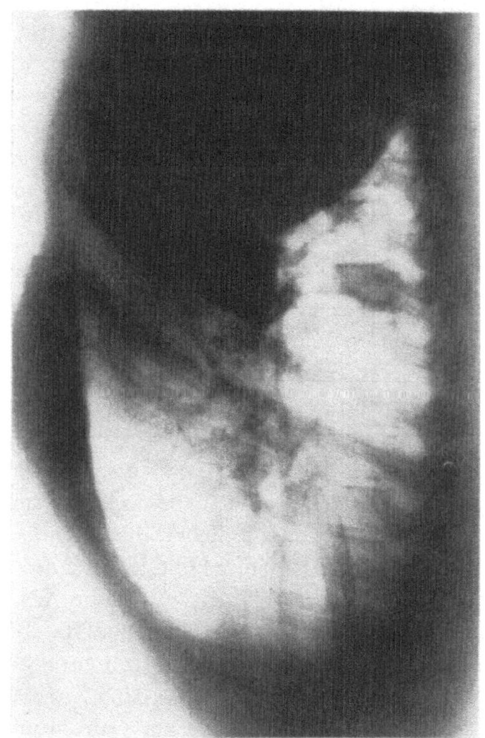

Bild 10.102 Röntgenbefund bei chronischem Bronchialfremdkörper: Dystelektase RS 7–9

katherapie verschleppen den Verlauf weiter. Darum sollte stets bei Luftwegsinfekten eine gezielte und prinzipiell den FK einschließende Anamneseerhebung erfolgen. Bei geringstem Anhaltspunkt muß die Verdachtsdiagnose »Fremdkörper im Bronchialbaum« ausgesprochen und diagnostisch verfolgt werden!

Merke: Jeder Verdacht auf FK besteht solange, bis er widerlegt ist:

1. durch *endoskopischen Nachweis* eines fremdkörperfreien Tracheobronchialbaums;

2. durch *6wöchige* klinische und röntgenologische *Verlaufsbeobachtung* bei pulmonaler Symptomfreiheit.

Wenn von vornherein die typische Aspirationssymptomatik fehlt und im Kontrollzeitraum sich keine bronchopulmonalen Beschwerden bei normalem Röntgenbefund einstellen, kann der FK-Verdacht fallengelassen werden. Wo irgend möglich aber sollte die Beatmungsbronchoskopie mit derzeitig besten Arbeitsmöglichkeiten auch bei geringsten FK-Hinweisen, umschriebenen oder einseitigen Dystelektasen unverzüglich diagnostische Klarheit schaffen. Die Lokalanästhesie muß als Notbehelf gelten. Durch die Ruhigstellung in Narkose und Muskellähmung werden selbst kleine FK nach wirkunstvoller Sekretabsaugung nicht so leicht übersehen. Die Suche muß bereits im Kehlkopf beginnen! Vorgewachsene, leicht blutende Granulationskulissen müssen evtl. sondiert, bougiert oder abgetragen werden. Es gibt im jüngeren Schrifttum keinen Bericht, wonach unter diesen Bedingungen ein FK

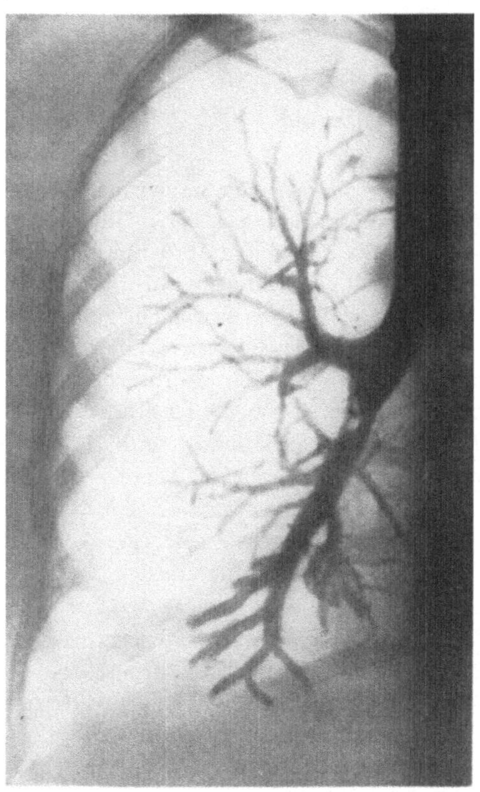

Bild 10.103 Bronchografie: zylindrische Bronchiektasien, 6 Wochen nach Entfernung des chronischen Bronchialfremdkörpers (Pat. v. Bild 10.101 u. 10.102)

nicht zu erkennen war. Die Entfernung per vias naturalis gelang uns ausnahmslos. Allerdings können kugelige und spitze, verhakte FK Schwierigkeiten bereiten und das ganze moderne und althergebrachte instrumentelle Rüstzeug aus den bronchologischen Pionierzeiten erfordern, um ohne größere Nebenverletzungen extrahiert werden zu können (s. Kap. 4.2. Instrumente). Vor der Benutzung zu großer Bronchoskoprohre im Säuglings- und Kleinkindesalter ist zu warnen. Nicht immer kann die nachfolgende, reaktive, subglottische Schwellung durch eine sofortige, hochdosierte Prednisontherapie unter antibiotischem Schutz aufgehalten werden.

10.5.5.3. Entzündungen

10.5.5.3.1. Akute Bronchitis

Unter den Zeichen eines akuten bis subakuten Luftwegsinfektes besteht im allgemeinen keine Indikation zum bronchoskopischen Vorgehen. Lediglich zum Ausschluß eines *Aspirationsverdachtes* sowie bei zunehmender *Luftnot* trotz intensiver konservativer Therapie (Antibiotika, Kortison, Dampfbett, Mukolytika), bei offensichtlich *insuffizienter Sekreteleminierung,* z. B. im Rahmen einer stenosierenden Laryngo-tracheobronchitis *(Leicher)* oder einer echten Grippebronchitis, dürfen wir eine endoskopische Bronchialtoilette nicht unterlassen. Die Entfernung von fibrinös-hämorrhagischen Borken und Krusten aus hyperämisierten, erodierten, sehr verletzlichen Bronchien vermag im Einzelfall den letalen Ausgang durch mechanische Freihaltung des Luftwegs, unterstützt durch *Spülungen* mit Kochsalz-Mukosolvinlösungen 1:20 und anschließender *Instillation* von Antibiotikalösungen (g-Penizillin, Nebacetin), noch abzuwenden. Gehäufte bronchoskopische Reinigungsmaßnahmen allerdings erfordern die Tracheotomie und dann die »untere« Bronchoskopie.

10.5.5.3.2. Chronische Bronchitis

Wir sprechen klinisch von einer chronischen Bronchitis, wenn Husten minimal *drei Monate* lang im Jahr mindestens seit *zwei Jahren* besteht. Schleimiger, aber auch eitriger Auswurf und Dyspnoe vervollständigen das Syndrom.

Physikalisch-chemische Schadstoffüberlastung, z. B. durch Rauchen und andere Atemluftverschmutzungen (Stäube), die besonders bei Ausfall der Nasenfunktion (Septumdeviation, Sinusitis, Polypen, Adenoide aber auch bei Tracheostomaatmung) auftreten, gelten als Haupt*ursache* neben endobronchialer Prädisposition (s. Kap. 10.5.5.1. Fehlbildungen , so z. B. Kartagenersyndrom mit situs inversus bzw. postinfektiösen Strukturschäden (ausgefallener Ziliarapparat, Dyssekretion, Bronchusdeformierungen, Ektasien Emphysem) (*Dudkowski, Schaumann* u. a.). Die *Diagnose*sicherung erfolgt bronchoskopisch durch Nachweis der Schleimhautatrophie (Bild 10.104). Die submukösen, bindegewebigen Strukturen (z. B. Längsstreifung) und erweiterte Drüsenausführungsgänge sind typische Zeichen atrophischer Bronchitis. Die bakteriologische Sekretanalyse kann Hinweise zur gezielten Antibiotikabehandlung geben. Die *Bronchografie* zeigt nackte, gestreckte Bronchialbäume mit Kaliberschwankungen u. a. Deformierungen. Bronchiektasen gehören zum fortgeschrittenen Bild der chronischen Bronchitis deformans und verschlechtern die Prognose (*Torgersen, Tendler, Scharkoff, Bell*mann u. a.). Das Lungenemphysem mit chronischer Hypertension der A. pulmonalis führt allmählich zum Verlust jeglicher Leistungsreserven des Herzens und schließt den Verlauf dieses abwendbaren Krankheitsbildes ab. Die *differentialdiagnostische* Abgrenzung

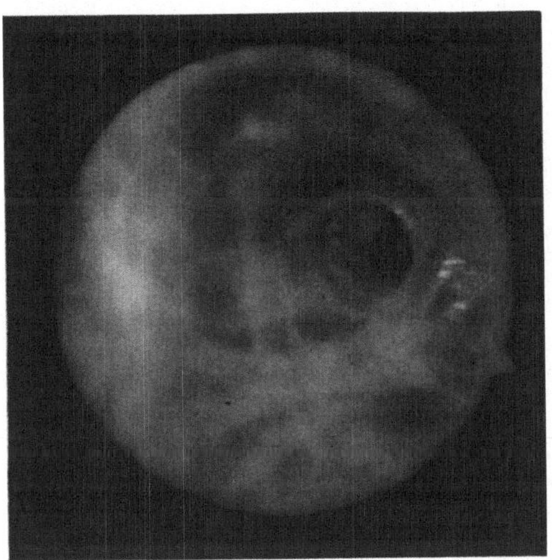

Bild 10.104 Atrophische Bronchitis: Blick in den ROB

zum Fremdkörper und Bronchialkarzinom steht im Vordergrund der bronchoskopischen Zielstellung.

Therapeutisch ist die Ausschaltung der Ursachen, insbesondere des Zigarettenrauchens, einschließlich der Herstellung optimaler nasaler Verhältnisse, besonders auch in prophylaktischer Hinsicht, von großer Bedeutung. Vielerlei symptomatische Maßnahmen können Linderung bringen.

10.5.5.3.3. Asthma bronchiale

Als Sonderform chronischer Bronchitis ist das Asthma bronchiale durch die infektions- bzw. konstitutionsallergische Fehlsteuerung der vaso- und bronchomotorischen Regulationen in den unteren Luftwegen gekennzeichnet (*Findeisen*).

Die *bronchografisch* nachweisbare spastische Engstellung der bronchialen Strombahn ist verantwortlich für die typische Symptomatik, aus der »anfallsweise auftretender, exspiratorischer Stridor« herausragt. Die bewährte, systematische *Behandlung* mit Sanierung der oberen Luftwege, psychotherapeutischer Führung, langfristiger medikamentöser »Reflexausbahnung«, Allergenausschaltung durch Milieuwechsel oder ggfs. gezielte Desensibilisierung und langzeitiger Prednisonbehandlung (Langzeitpräparate) hat die Anwendung sympathiekomimetischer, β_2-Rezeptoren stimulierender Adrenalinderivate als Asthmamittel oder z. B. Arubendol ® in moderner Sprayform keineswegs verdrängen können (*Ferlinz*). Um den gefürchteten *Status asthmaticus* zu durchbrechen, empfahl *Brünings* die Spülung des Bronchialbaums mit Novokain c. Adrenalin. *Roos* konnte schwere Erstickungsfälle durch perbronchiale Novokainfiltration (s. Kap. 10.5.4.5.2.) des Plexus pulmonalis dorsalis bronchoskopisch unterbrechen. Bereits die Atropinprämedikation und die Sauerstoffbeatmung hat nach unseren Erfahrungen bei Asthmatikern mit Beschwerden stets einen mehr oder weniger langdauernden Effekt durch die Vagolyse, durch die sorgfältige Bronchialtoilette und die günstige allgemeine Hyperoxygenisierung (*Schilling*).

10.5.5.3.4. Tuberkulose

Die Tuberkulose der Lunge und Bronchien ist in der DDR durch ein staatlich organisiertes, gesetzlich geregeltes Bekämpfungsprogramm in den letzten 30 Jahren von einer bedrohlichen Volksseuche zu einer quantitativ begrenzten, qualitativ aber für den einzelnen Erkrankten noch immer eine besonders aufwendige Behandlung erfordernden Krankheit geworden. Zu dieser Entwicklung konnten auch moderne bronchologische Arbeitsmethoden beitragen (*Steinbrück, Friedel, Dietzsch* u. a.).

Diagnostisch bewährt sich die Bronchoskopie, den klinischen und röntgenologischen Verdacht (Bild 10.105/6) auf eine spezifische Infektion durch die endobronchialen Veränderungen mikrobiologisch und histologisch abzusichern. Auch weiche, herdförmige Verschattungen der normalen Röntgenstrukturen der Lunge im Sinne der subkla-

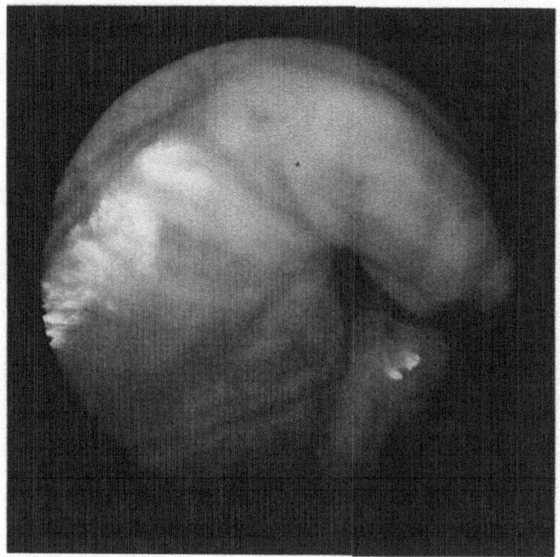

Bild 10.105 Lymphadenitis tuberkulosa mit stenosierendem LHB und verbreiterter Bifurkation;

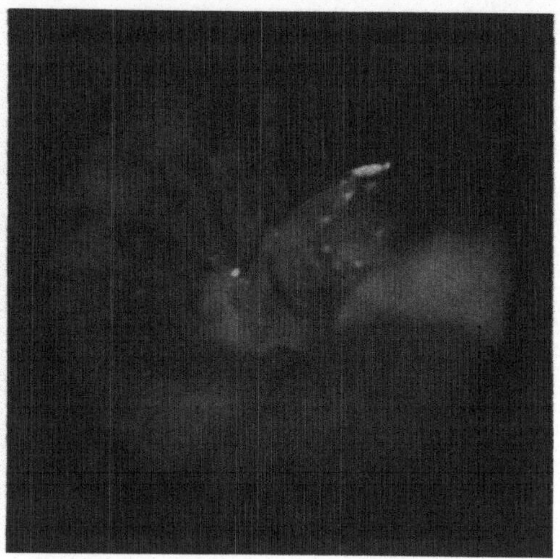

Bild 10.106 b Stenosierende, granulierende Bronchustuberkulose ROB (LOB Bild 10.105)

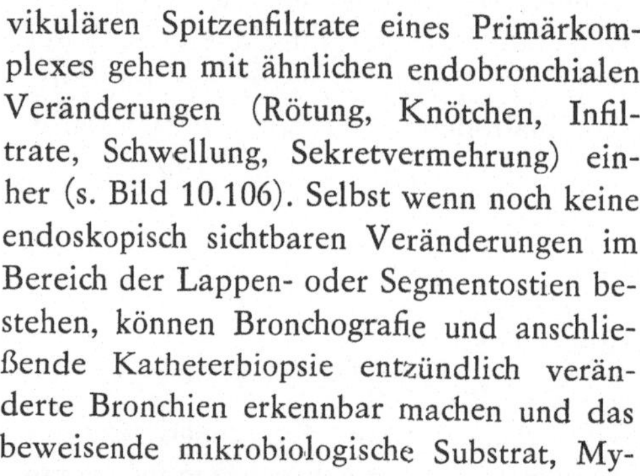

vikulären Spitzenfiltrate eines Primärkomplexes gehen mit ähnlichen endobronchialen Veränderungen (Rötung, Knötchen, Infiltrate, Schwellung, Sekretvermehrung) einher (s. Bild 10.106). Selbst wenn noch keine endoskopisch sichtbaren Veränderungen im Bereich der Lappen- oder Segmentostien bestehen, können Bronchografie und anschließende Katheterbiopsie entzündlich veränderte Bronchien erkennbar machen und das beweisende mikrobiologische Substrat, Mykobakterium tuberkulosis oder Gewebe zur histologischen Sicherung liefern. Das gilt auch für alle sekundären Tbc-Formen, die nicht selten auch disseminierte Schleimhautabsiedlungen erkennen lassen.

Therapeutisch kann der bronchoskopische Eingriff z. B. die fatalen Folgen von Einbrüchen eingeschmolzener Hiluskymphknoten (Bild 10.107) bei Kleinkindern durch Absaugung der Nekrosemassen abwenden und kanalikulärer Verschleppung entgegen-

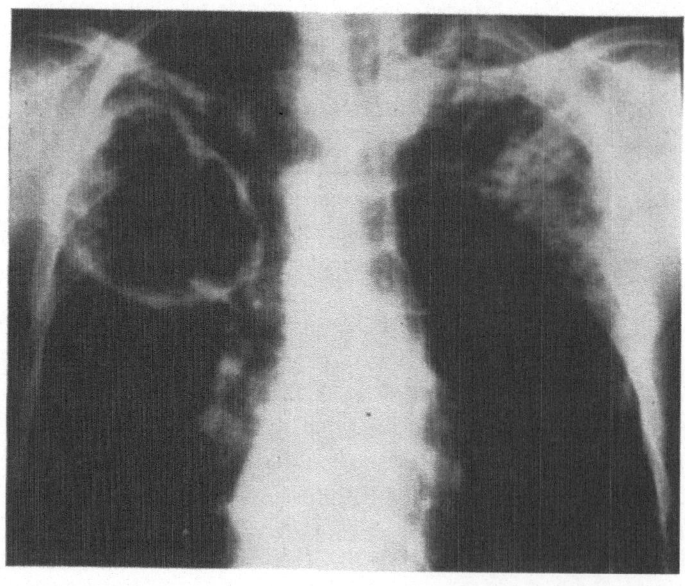

Bild 106 a fortgeschrittene, kavernöse Lungentuberkulose ROL, schrumpfend – indurierender Prozeß im LOL

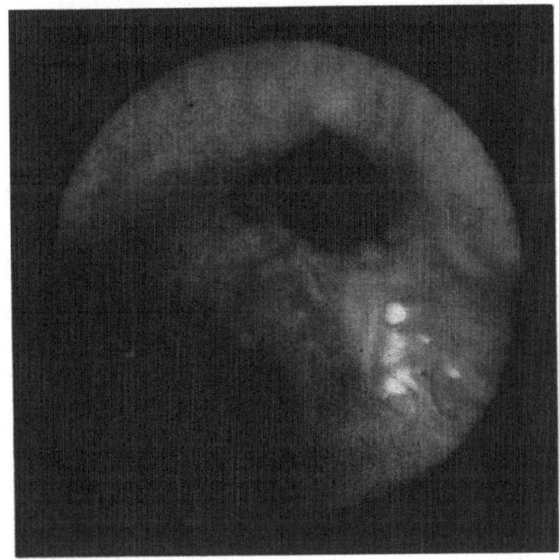

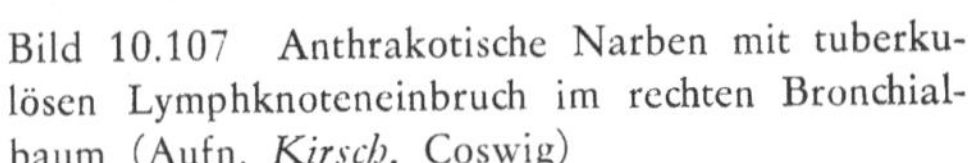

Bild 10.107 Anthrakotische Narben mit tuberkulösen Lymphknoteneinbruch im rechten Bronchialbaum (Aufn. *Kirsch*, Coswig)

Bild 10.108 *Boeck*sche Sarkoidose: multiple tracheobronchiale Herde

wirken. Auch die perbronchiale Injektion von Tuberkulostatika (Streptomycin) in die Lymphknoten ist sinnvoll und kann die lymphogene Ausbreitung hemmen. Bei therapieresistenten und kavernösen Lungentuberkulosen hilft die endoskopische Kathetersondierung und Füllung solitärer Hohlräume mit Tuberkulostatikapasten, durch hohe lokale Dosiszeitwirkung an den infizierten Grenzflächen schließlich doch noch eine Sterilisierung und schrumpfende Ausheilung herbeizuführen (*Friedel*). Diese bronchologischen Methoden sind in vielen Entwicklungsländern von aktueller Relevanz.

10.5.5.3.5. Boecksche Sarkoidose

Schleichender Krankheits*verlauf* mit geringen Temperaturerhöhungen, gestörtem Wohlbefinden, Husten, zunehmender Belastungsdyspnoe erregt den Verdacht auf M. *Boeck*, wenn sich die initiale Alveolitis röntgenologisch an disseminierenten, feinfleckigen Verschattungen oder bereits knollige Hilusverdichtungen erkennen läßt. Erst der histologische Nachweis tuberkuloider Strukturen im probeexzidierten Gewebe aus gelblichen, knötchenförmigen Schleimhautinfiltraten (Bild 10.108) oder Lymphknotenherden, die bronchoskopisch durch perbronchiale Punktion, Mediastinoskopie oder Skalenusbiopsie erreichbar sind, können diese Verdachtsdiagnosen differentialdiagnostisch von Miliartuberkulose, Lymphogranulomatose, Lymphosarkom abgrenzen. Die möglichst frühzeitig und langfristig durchzuführende Behandlung mit Tuberkulostatika und Kortikoiden soll den primär wohl allergisch-hyperergischen, blanden retikulohistiozytären Entzündungsprozeß stoppen, um den schubweise fortschreitenden, zur Obstruktion führenden fibrosierenden und schrumpfenden Entwicklungsverlauf der bronchopulmonalen Herde aufzuhalten.

10.5.5.4. Tumoren

10.5.5.4.1. Fibrome, Angiome, Lipome, Myome

Sie sind sehr seltene gutartige Tumoren des Tracheobronchialsystems.

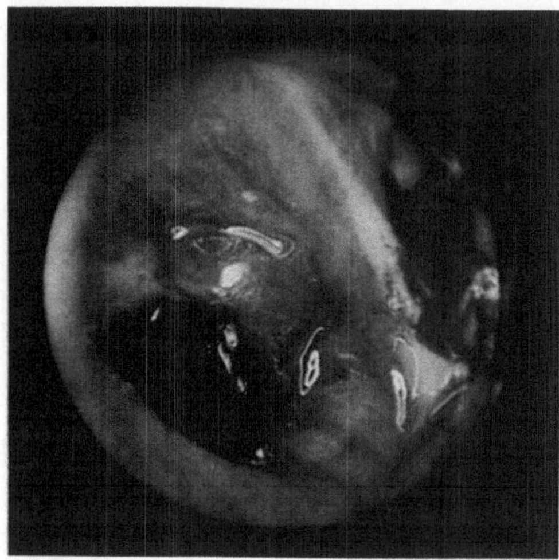

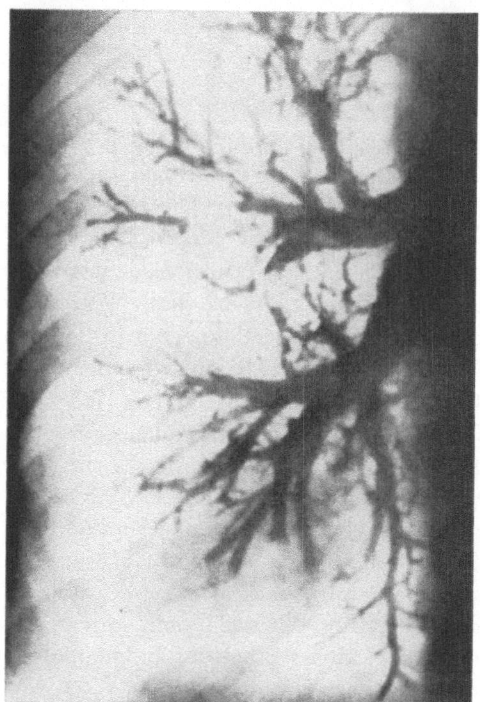

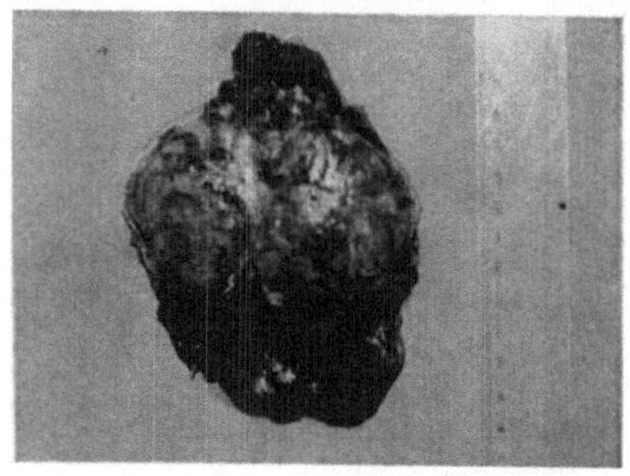

10.5.5.4.2.
Adenome

Sie werden zu den semimalignen Geschwülsten gerechnet, sind relativ selten und wachsen vorwiegend verdrängend. Im Bereich nachgeschalteter Lappen- und Segmentbronchien führen sie zur Belüftungsstörung mit Dystelektasen, Obstruktionspneumonitis. Die typischen *Symptome* Husten, fieberhafte, rezidivierende Pneumonien veranlassen die bronchologische Diagnostik und Abgrenzung insbesondere zum FK und zur chronischen Pneumonie. Die *Differentialdiagnostik* zum Karzinom kann nur histologisch erfolgen (Bild 10.109 *a* bis *c*). Radikale Tumorbeseitigung durch lungenchirurgische Intervention als Lob- oder Pulmonektomie, ggf. mit plastischer Bronchialrekonstruktion, ist die *Therapie* der Wahl. Bei inoperablen Patienten können endoskopisch durch Tumorresektion und ggf. auch Endoprotheseneinlage die tumorverlegten Bronchien rein palliativ wieder zeitweise luft- und sekretgängig gemacht werden.

10.5.5.4.3.
Bronchialkarzinom

Die ständige Inhalation von kanzerogenen Substanzen, insbesondere aus dem Zigarettenrauch, gilt derzeitig als *Hauptursache* dieser beim Mann innerhalb der letzten 50 Jahre um das 10fache häufiger gewordenen Geschwulstkrankheit. In ca. 80 % der Fälle finden wir Bronchialkarzinome in den zentralen, hilusnahen Bereichen. Endoskopisch können wir sie als vorwiegend endobronchial-granulierende oder aber intramural-infiltrierende *Wuchsformen* beobachten (Bild 10.110). Während im frühen Stadium die zentralen Bronchialkarzinome nur durch sorgfältige Bronchoskopie/-grafie an ihren

Bild 10.109 Von oben nach unten: *a* Bronchopulmonales Adenom im RS 7 und RS 8; *b* Bronchogramm; *c* Operationsresektat des Adenoms (Aufn. *Kirsch*, Coswig)

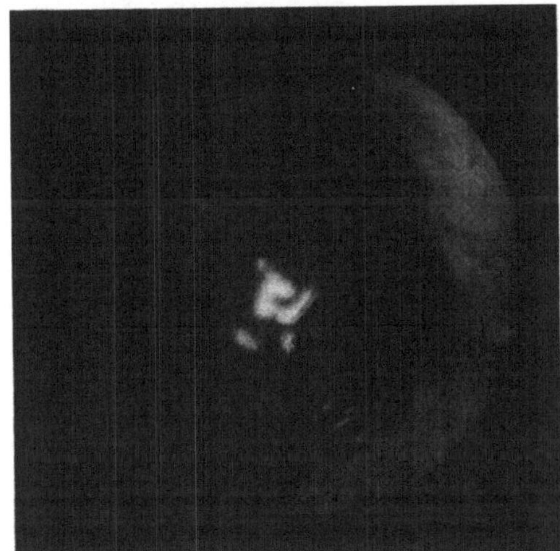

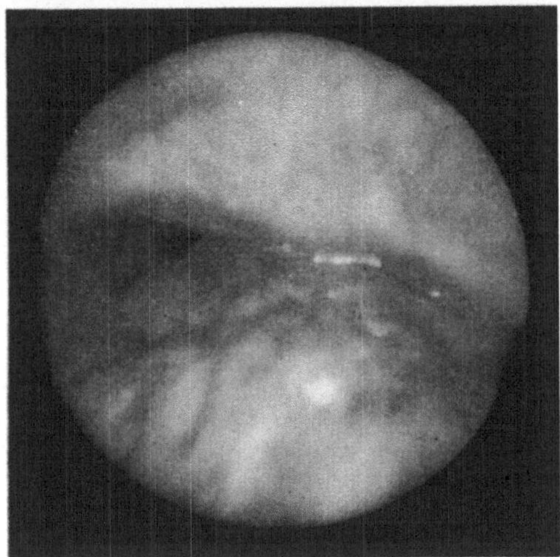

Bild 10.110 *a* Exophytisch wachsendes Bronchialkarzinom RHB (Aufn. *Kirsch*, Coswig); *b* granulierenden Tumor mit intramuraler Invasion am Boden des LHB (kleinzelliges Ca)

endobronchialen Veränderungen erkennbar sind, werden die selteneren, im Lungenmantel lokalisierten Karzinome von einer Größe von mindestens 3–4 mm primär im Röntgenübersichtsbild nachweisbar. Daraus leitet sich die entscheidende *diagnostische* Bedeutung von Bronchoskopie und Thoraxröntgenbild bei der Früherkennung des Bronchialkarzinoms ab (Bild 10.111).

Diese Verfahren sollten nicht verschleppt angewendet werden, wenn Früh- oder *Erstsymptome,* insbesondere beim Raucher über 35 Jahre auftreten. Jeder Husten, der länger als 3–4 Wochen anhält bzw. eine veränderte Hustenqualität beim chronisch hustenden Bronchitiker, Auswurf und intrathorakale Schmerzen sowie Hämoptysen gelten bis zum Ausschluß des Krebses durch bronchologische Untersuchung als dringender Verdacht auf Bronchialkarzinom! Das trifft auch auf die Pneumonie im krebsgefährdeten Alter,

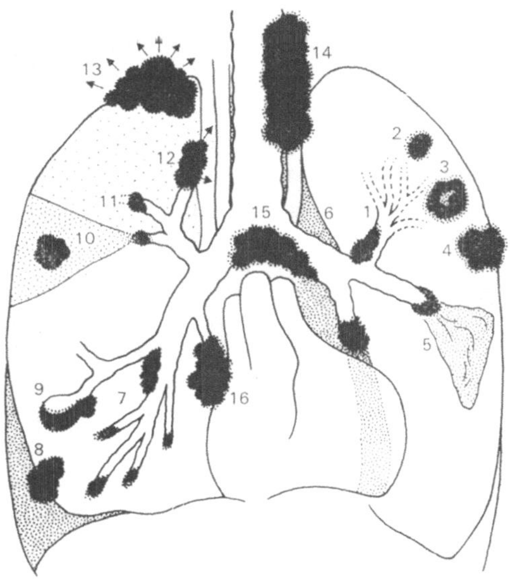

Bild 10.111 Erscheinungsformen des Bronchialkarzinoms nach *Grunze. 1* Hiliärer Lungenkrebs mit endobronchialem Wachstum (relativ frühzeitiger Hustenreiz); *2* typischer Rundherd; *3* Tumorkaverne (beachte die dicke unregelmäßige Wandung!); *4* in die Brustwand penetrierender subpleuraler Herd; *5* ein obstruierender Segmentabbruch mit Retentionspneumonie, bei *10* bereits mit Abszeßbildung; *6* Atelektase, die sich hinter dem Herzschatten verbirgt (seitliche Aufnahme!); 7 sekundäre Bronchiektasie durch partielle Stenose; *8* pleuranaher Herd mit Ergußbildung; *9* zerfallener Tumor mit drainierendem Bronchus (Abszeßsymptom!); 11 Obstruktionsemphysem durch Ventilverschluß; *12* und *13* Ausbrecherform ins Mediastinum, z. B. zur V. cava hin (obere Einflußstauung!) oder als Pancoast-Tumor; *14* Lymphknotenbefall im oberen Mediastinum und paratracheal, der sich bis in die obere Schlüsselbeingrube fortsetzt. Nachweis durch die Lymphknotenbiopsie nach *Daniels* oder die Mediastinoskopie; *15* ein auf die Trachea und bei *16* auf das Perikard übergreifendes Karzinom

insbesondere beim Raucher zu, wie auf jede ungeklärte, asymptomatische pathologische Verschattung im Thorax-Röntgenbild, oder der Schirmbildaufnahme der VRRU. Zytologische Sputumuntersuchungen sind zur Einengung der Verdachtsgruppen wenig geeignet. Das Auftreten von Spätsymptomen, wie Gewichtsabnahme, Rekurrenzparese links, röntgenologische Mediastinalverbreiterung, supraklavikuläre Lymphknotenschwellung und Einflußstauung signalisieren bereits eine infauste Prognose.

Die *Frühdiagnose* gelingt derzeitig nur in unbefriedigendem Umfang. Die histologische Verifizierung mit Hilfe moderner Endoskopiemethoden kann heute in hohem Prozentsatz mittels Probeexzision bei zentralem Karzinom oder durch die Kathetersaugbiopsie (*Friedel*) bzw. durch die transthorakale Dünnnadelbiopsie (zystologisch) bzw. thorakoskopische Punktionsbiopsie bei peripherer Lokalisation den histomorphologischen Krankheitsbeweis erbringen. Die *Operabilität* ist von der Tumorausbreitung abhängig und bedarf exakter bronchologischer Klärung und der Beurteilung des Lymphabflußsystems. Aussagesicher ist der gelungene Tumorzellnachweis durch parabronchiale Punktionsbiopsie, durch Mediastinoskopie (*Carlens*) oder Skalenusbiopsie (*Daniels*). Im Zweifelsfall entscheidet die Probethorakotomie, deren Häufigkeit durch diese kombinierte bronchologische Technik von 30 % auf 5 % gesenkt werden konnte (*Römer* u. *Kirsch*).

Therapeutisch aussichtsreich ist bei peripher lokalisierten Frühstadien die Lobektomie, während die Mehrzahl operabler Patienten durch Pulmonektomie eine 25 %ige 5-Jahresheilungschance mit beträchtlichen funktionellen Einbußen erkaufen.

Die radiologischen Bestrahlungsverfahren mit einer Gesamtüberlebensrate von 7 % konnten auch nicht durch die Kobalt-Bewegungsbestrahlung verbessert werden. Durch die Volksröntgenreihenuntersuchung (VRRU) als Screeningmethode mit anschließender komplexer bronchologischer Untersuchung konnten *Römer* und *Kirsch* eine Erhöhung der Resektionsrate von 30 % und 43 % erzielen.

In der DDR erhöhte sich die Resektionsrate sogar auf über 60 % in den Jahren 1965 bis 1968 für die Patienten, die symptomfrei durch VRRU erfaßt wurden, wobei hierbei die peripheren Karzinome dominieren. Daß nur eine 5-Jahresüberlebensrate von 36% erzielt wurde, deutet darauf hin, daß selbst bei Ausschöpfung unserer derzeitigen Möglichkeiten von einer echten »Frühdiagnose« in der Mehrzahl der Fälle noch keineswegs zu sprechen ist, obgleich die so erreichte beachtliche Prognoseverbesserung den Wert von VRRU und modernen bronchologischen Untersuchungsmethoden belegt.

10.5.6. Kontraindikationen

Von tracheo-bronchologischen Untersuchungen sind Patienten auszuschließen, denen entweder die vorausgehende Anästhesierung oder die unmittelbare mechanische Belastung mit dem starren Endoskop oder aber der spezielle bronchologische Eingriff (Probeexzision, Kontrastmittelapplikation u. dgl.) nicht zugemutet werden kann, ohne mit hoher Wahrscheinlichkeit eine ernste, vitale Bedrohung heraufzubeschwören.

Das sind Patienten mit manifester oder drohender

dekompensierter Herzkreislaufinsuffizienz:

insbesondere
Rechtsherzinsuffizienz mit Ödemen,
Linksherzinsuffizienz mit Ruhedyspnoe,
schwere Herzrhythmusstörungen mit Herzblock im Ekg, Erregungsbildungs-, Erregungsausbreitungs- und Erregungsrückbildungsstörungen,
Schock – Kollaps als vegetativ-vasomotorische Insuffizienz nach Infarkt, Apoplexie, bei Fieber, Volumenmangel nach akutem Blutverlust;

dekompensierter respiratorischer Insuffizienz:

mit Ruhedyspnoe
durch bronchiale Obstruktion, pulmonale Restriktion, gestörte alveoläre Perfusion;

dekompensierter Stoffwechselinsuffizienz:

Exsikkose,
Coma diabeticum, -hepaticum, -urämicum;

Blutungs- oder Gerinnungsstörung:

Muskel- und Skeletterkrankungen, die einer Relaxation und Intubation entgegenstehen (Myasthenia gravis, progressive spastische Muskeldystrophie, *M. Bechterew,* Gibbus, Wirbeltuberkulose).

Wir setzen uns über diese Kontraindikationen hinweg, wenn durch die Endoskopie eine akute, lebensbedrohende Notsituation abgewendet werden soll oder eine Beseitigung des eigentlich kontraindizierenden Dekompensationszustandes direkt mit dem endoskopischen Eingriff möglich erscheint und angestrebt wird. Sonst bemühen wir uns, durch geeignete Vorbereitungsmaßnahmen in interdisziplinärer Zusammenarbeit mit Internist und Anästhesist solche dekompensierten Insuffizienzzustände belastungsfähig zu kompensieren, um dann den erforderlichen Eingriff ohne unnötig großes Risiko auszuführen.

In diesem Sinne ist im konkreten Einzelfall der angestrebte diagnostische oder therapeutische Nutzen dem unvermeidlichen, nicht mehr zu verkleinernden Risiko des bronchologischen Eingriffs abwägend gegenüberzustellen.

Unsere Aufklärungspflicht dem Patienten gegenüber schließt auch die Risiken des geplanten, indizierten Eingriffs ein sowie die Benennung eventueller Alternativmöglichkeiten, um das Entscheidungsrecht des Patienten entsprechend zu qualifizieren. In der vitalen Notsituation jedoch, die keinen Zeitverlust duldet oder in der der Patient verhandlungsunfähig ist, entscheidet der Arzt und führt die Heilmaßnahmen ohne Zeitverzug durch: nihil nocere!

10.6. Injektionsbeatmung bei Laryngo-tracheo-Bronchoskopie – Beatmungsendoskopie im offenen System

1967 hat *Sanders* die Injektionsbeatmung bei endoskopischen Eingriffen eingeführt. Die Wirkungsweise ist im Kapitel 5.2.2. »Kontrollierte Beatmung« näher erläutert. Der zur Lungenblähung erforderliche inspiratorische Überdruck (IPP) wird dadurch erzielt, daß in das offene Endoskoprohr oder frei in die Luftröhre achsengerecht aus einer Düse Sauerstoff oder Preßluft mit hohem Druck und genügendem Volumenfluß in die stehende Luftsäule injiziert und diese dadurch dem Venturidüsenprinzip gemäß distalwärts bewegt wird. Druck und Volumen des injizierten Luftstrahls werden mit einem Ventil so gesteuert, daß ein genügend großes Atemvolumen in die Alveolen einströmt. Dieses besteht aus einem Gemisch aus Injektionsgas und angesaugter Außenluft. Der besondere Vorteil bei diesem Verfahren ist, daß der offene Endoskoptubus ohne Beatmungsunterbrechung fortlaufend Manipulationen zuläßt.

Für die Bronchoskopie haben *Gebershagen, Dortmann, Theissing* und *Giesecke* dieses Verfahren modifiziert und mit einem 8-mm-Beatmungslaryngoskop experimentell am Lungenmodell und bei 20 Patienten ausreichende Beatmungsgrößen nachgewiesen. *Stange, Schneider* u. a. berichten über befriedigende Blutgasverhältnisse mit düsenbestückten Mikrolaryngoskopietuben.

10.6.1. Instrumentarium und Anästhesiemittel

Grundsätzlich kann jedes Rohrendoskop durch Einführung oder Einbau einer Injektordüse mit einem Durchmesser von 1 bis 2 mm zum Injektionsbeatmungsendoskop umgerüstet werden. Die von *Stange* und

Mitarb. benutzte Injektordüse hat Ähnlichkeit mit der Kaltlichtzuführung an den Mikrolaryngoskoptubus nach *Kleinsasser*. Der Herstellerbetrieb *Wolff*, Knittlingen, bietet für das gesamte Bronchoskopsortiment Beatmungsdüsen an, die durch seitliche Anschlußstutzen eingeführt werden.

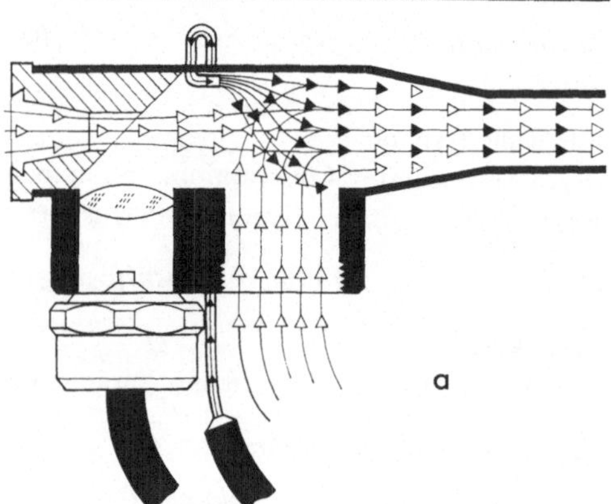

10.6.1.1. Injektordüse

Wir benutzen den nach *Friedel* und *Wetzer* mit einer Injektordüse *bestückten Arbeitskopf* der Beatmungsendoskopieeinrichtung MGB 441 in Verbindung mit handelsüblichen Laryngotracheobronchoskoptuben. Die Düse ist so angeordnet (Bild 10.112 *a*), daß sie Sicht und Manipulation nicht beeinträchtigt. Der mit ca. 2 at einströmende Injektorstrahl saugt durch die Fensteröffnung und den unverschlossenen Beatmungsstutzen oder über das aufgeschraubte Atemventil mit ständigem Sauerstoffflow ein sauerstoffreiches Beatmungsgas in das Endoskop und drückt es in die Lungen. Bei Bedarf ist sofort der Übergang zur konventionellen IPP-Beatmung im geschlossenen System möglich. Mit weiteren Injektionsdüsen haben wir den Konnektor für Beatmungsmaske und Trachealkatheter ausgestattet und mit einer Düse für die Mikrolaryngoskopietuben nach *Kleinsasser* unsere Gerätekombination (s. Bild 112 *c*) vervollständigt. Damit ist eine universelle Anwendung der Injektionsbeatmung möglich. Als Treibgas ein Lachgas-Sauerstoffgemisch einzusetzen, haben wir wegen des weiter reduzierten Sauerstoffangebotes unterlassen.

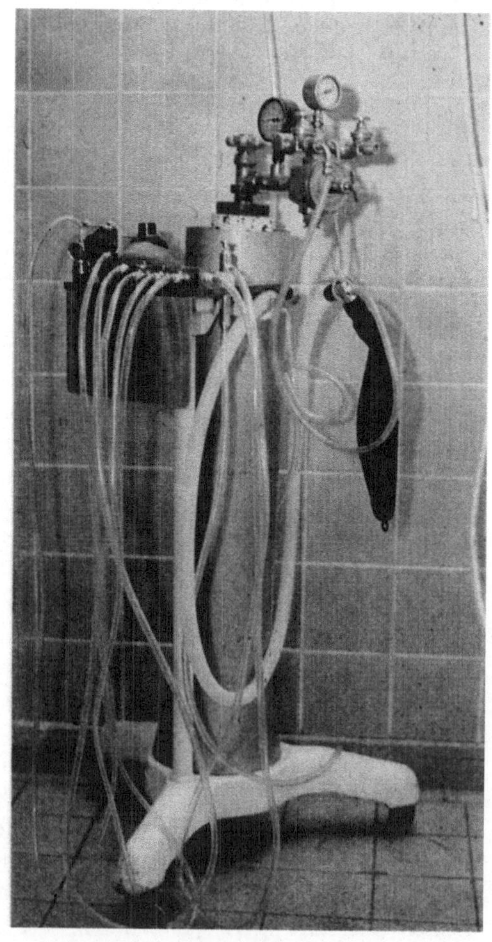

b

Bild 10.112 Injektionsbeatmung nach *Sanders*. *a* Laryngoskopkopf MGB 441 als Injektionsbeatmungsvariante mit Druckschlauch zum Ventil; *b* Gesamtübersicht der Einrichtung

10.6.1.2. Ventilgesteuertes Druckgassystem

Das Antriebsgas (Sauerstoff) wird einem ventilgesteuerten Druckgassystem entnommen. Es besteht entweder

– aus *handgesteuertem* Druckventil (Bild

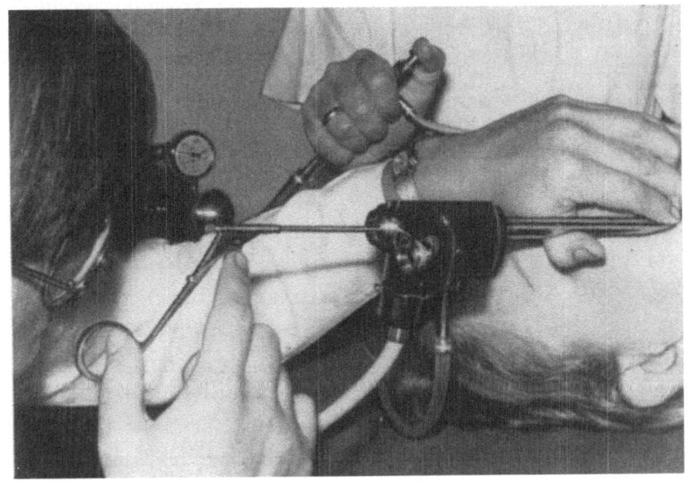

Bild 10.112 *c* Endotracheale Manipulationen durch offenes Tracheoskop bei permanenter Injektionsbeatmung

10.112 b) mit Sauerstoffdruckschlauchverbindung zum Reduzierventil der Sauerstoff-Flasche oder

- aus *automatischem* Injektorsteuergerät, bestehend im wesentlichen aus Magnetventil mit elektronischer Steuerautomatik mit Einstellung folgender Parameter: Beatmungsfrequenz: 8–40/min, Zeitverhältnis In-/Exspiration: $^1/_1$ bis $^1/_4$, Druck- bzw. Volumenfluß: 1,0–4,0 at bzw. 100 bis 600 ml/Sek. Druckschlauchverbindung zur Sauerstoff-Flasche bzw. zur zentralen Sauerstoffanlage sowie Netzanschluß komplettieren den Injektionsautomaten

Sonstiges Instrumentarium und Anästhesiemittel

Wie zur konventionellen Beatmungsendoskopie können sämtliche Arbeitsinstrumente auch bei der Injektionsbeatmungsendoskopie angewendet werden. Sie bedürfen hier keiner näheren Beschreibung. Gleiches gilt auch für die benutzten *Anästhesiemittel*. Wir bevorzugen nach Atropinprämedikation selbstverständlich die intravenös zu applizierenden kurzwirkenden Barbiturate (Hexobarbital ®, Evipan ®, u. dgl.) und Relaxanzien der Succinylgruppe (Myorelaxin ®, Succicuran ®).

10.6.2. Untersuchungsgang

Die Einleitung und Aufrechterhaltung der Allgemeinanästhesie mit Muskelrelaxierung erfolgt wie bei den Beatmungsendoskopien beschrieben. Wir verzichten nicht darauf, mit der konventionellen IPP-Beatmung über Maske oder Beatmungsendoskop im Beuteldrucksystem den endoskopischen Eingriff zu beginnen, um auch unter ungünstigen Strömungsbedingungen innerhalb der erkrankten Luftwege einen gesicherten Gasaustausch durch hämodynamisch günstige Druck- und Volumenzeitverhältnisse zu erzielen und nicht von vornherein eine Beschränkung der Indikation der Endoskopie vornehmen zu müssen.

10.6.2.1. Besonderheiten und Gefahren

Der praktische Einsatz der Injektionsbeatmung bei Luftwegsendoskopien muß Besonderheiten und Gefahren berücksichtigen, um die Vorteile des Prinzips ohne Gefährdung des Patienten nutzen zu können.
Es muß beachtet werden, daß der relativ niedrige, maximale inspiratorische Beatmungsdruck von ca. 1,5 kPa (12 mm Hg) am

Laryngoskopmund, den *Stange* empfiehlt, bei längeren und schlankeren Endoskoptuben (Tracheoskope, Bronchoskope, Kindertuben) höhere Injektionsgasdrucke erfordert. Demzufolge reicht bei erhöhten Strömungswiderständen, z. B. durch Stenosen, Fremdkörper, starren Emphysemthorax, Adipositas sowie bei größeren Leckverlusten wegen mangelnder Endoskopabdichtung der verbleibende Druck- und Volumenanteil nicht aus, die Alveolarluft in genügendem Umfang durch sauerstoffreiche Frischluft auszutauschen. Hypoxie und Hyperkapnie müssen insbesondere bei Barbituratnarkosen aber unbedingt vermieden werden. Um die Strömungsverluste klein zu halten, ist bei dieser Injektionsbeatmungstechnik während der Endoskopie ganz besonders darauf zu achten, daß die Strömungswiderstände sich in den einzelnen Situationen schnell ändern. Der Anästhesist kann mittels handgesteuertem Druckventil unter Nutzung der visuellen Kontrolle der Beatmungseffektivität (Thorax-Abdomenbewegungen, Haut-Nagel-Kolorit) sich sehr viel schneller auf solche strömungsbedingten Änderungen einstellen, als wenn eine Beatmungsautomatik die Ventilation steuert. Die Anteile des injizierten Sauerstoffs im Beat-

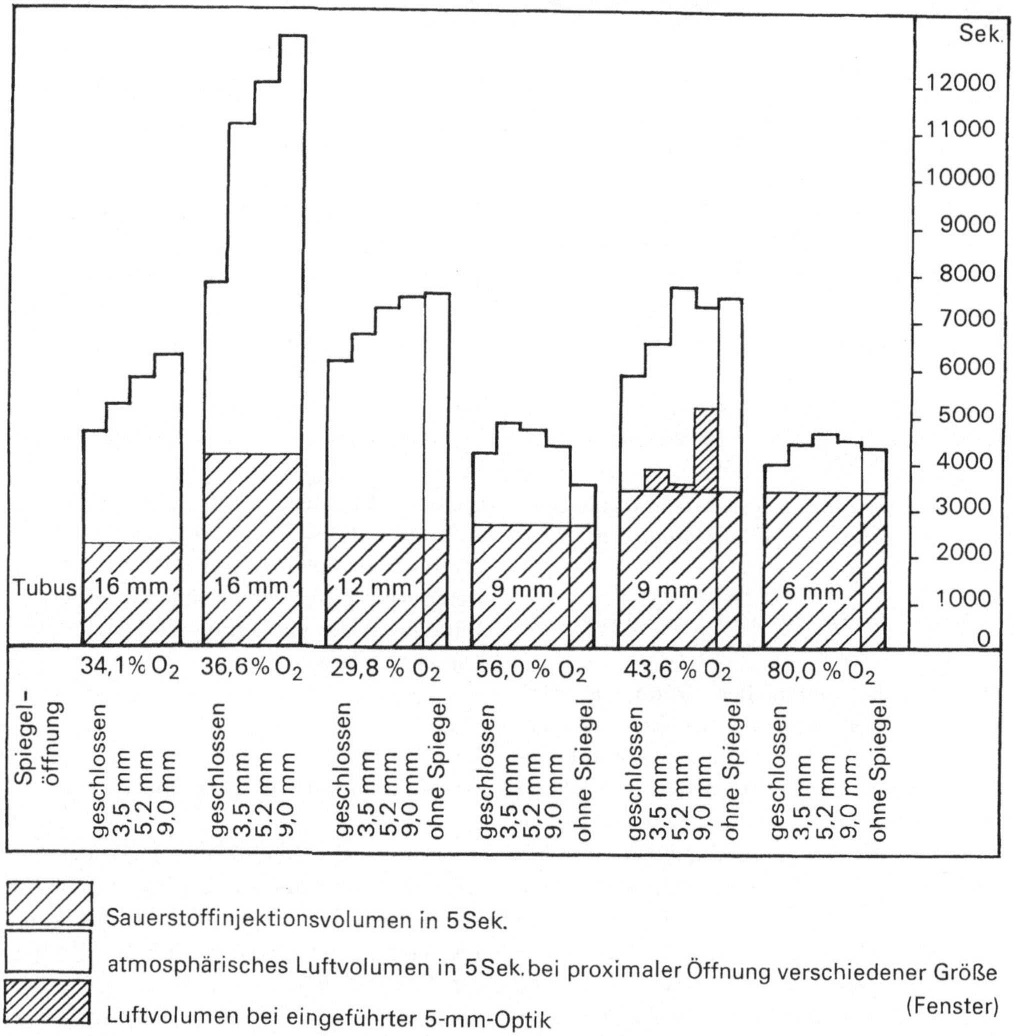

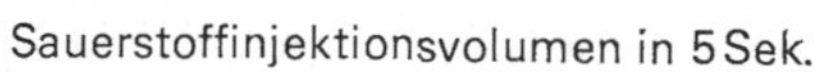

Bild 10.113 Beatmungsvolumina bei Injektionsbeatmung im Modellversuch: Leckrate = 0.

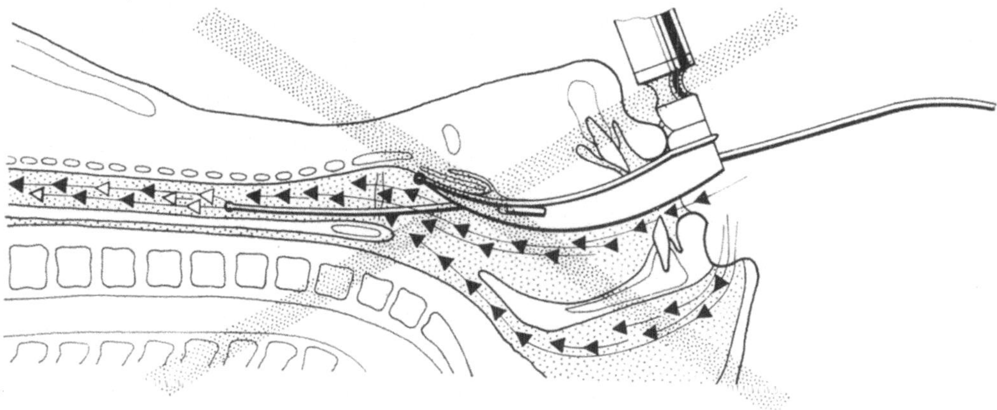

Bild 10.114 Abzulehnende Düsenanordnung in der ungeschützten Trachea

mungsvolumen schwanken in weiten Grenzen zwischen 35 und 95 % (Bild 10.113). Solche Abweichungen entstehen auch durch Benutzung verschiedener Tuben in Abhängigkeit von Länge und Durchmesser sowie durch zusätzliche Strömungshindernisse, wie z. B. die eingeführten Zangeninstrumente. Alle diese wechselnden Einflüsse lassen sich genügend schnell durch handgesteuerte adäquate Veränderung des Volumens, des Drucks und der Injektions- bzw. Inspirationszeit von einem geschickten Anästhesisten kompensieren.

Bei laryngoskopischen Eingriffen rufen die turbulenten Atemgasströmungen flatternde Stimmlippenbewegungen hervor. Diffizile mikrochirurgische Operationen bedürfen deswegen häufiger Atempausen, die jedoch bei niedrigerem Sauerstoffanteil der Beatmungsluft nicht so lang ausgedehnt werden dürfen. Nachteilig ist ferner die Infektionsgefährdung des Personals durch exhalierte aerosole Sekret- und Bluttröpfchen (*Schneider*).

10.6.2.2. Kontraindikation

Stenosen im nachgeschalteten Luftweg sind häufig wegen ihrer hohen Strömungswiderstände mit dem verfügbaren Injektionsbeatmungsdruck nicht ausreichend zu ventilieren, zumal aus hämodynamischen Gründen bei diesen Patienten das bereits stark überlastete rechte Herz durch verlängerte, druckhohe Inspirationszeiten zusätzlich belastet wird. Der starre Altersthorax, hochgradige Adipositas und andere krankhafte Veränderungen der Atemmechanik sind wenig geeignet für eine kontrollierte Injektionsbeatmung, zumal demgegenüber eine konventionelle IPPB noch gut funktioniert.

Selbstverständlich müssen die übrigen Kontraindikationen für konventionelle Beatmungsendoskopien, wie z. B. dekompensierte Insuffizienzen der ventilatorischen, kardiovaskulären, hepatischen, renalen und vegetativen Funktionssysteme erst recht von der Injektionsbeatmung ausgeschlossen werden.

Die Einlage einer *Injektordrüse direkt in die Luftröhre* oder ihre ungeschützte Befestigung an einem Larynxspatel, wie sie *Oulton* und *Donald* vorschlagen, lehnen wir wegen der von *Sporell, Smith, Stange* u. a. beschriebenen Traumatisierung in Form von schweren Epithelschäden, subepithelialen Blutungen, Ödemen, Hämopthysen, aber auch Mediastinalemphysemen grundsätzlich ab (Bild 10.114). Eine relative Kontraindikation der Injektionsbeatmung sehen wir bei entzündlich vorgeschädigten Luftwegen wegen der zusätzlichen Belastungen durch die wesentlich höheren *Strömungsturbulenzen* in

Larynx, Trachea und Bronchien während des injektionsbetriebenen Inspiriums.

10.6.2.3. Indikation

Der Vorteil, den endoskopischen Eingriff unabhängig von der Beatmung ausführen zu können, erscheint besonders dann groß, wenn komplizierte, langwierige Manipulationen möglichst ununterbrochen vonstatten gehen sollen. Der intermittierende Fensterverschluß zur IPP-Beatmung behindert ggf. folgende Eingriffe:

- komplizierte FK-Lösung und -Entfernung;
- ausgedehnte Bronchialtoilette nach Aspiration;
- Sekretüberschwemmung bei Lungenödem;
- komplizierte Abtragung von Tumorproliferationen, z. B. Larynxpapillome, Bronchusadenom;
- Katheterung der peripheren Lunge;
- Blutstillung bei schwerer Ateminsuffizienz.

Die vielfach wünschenswerten oder sogar notwendigen apnoischen Ruhigstellungen während der Manipulation dürfen aber keineswegs so lang sein, wie bei hyperventilierender Beatmung mit reinem Sauerstoff;

10.7. Faserendoskopie der Luftwege: Kehlkopf – Luftröhre – Bronchien

Das erste vollflexible Bronchoskop mit Glasfaserlichtleiter und Bildleitbündel wurde 1965 von den japanischen Firmen OLYMPUS und MACHIDA hergestellt, nachdem bereits flexible Fibergastroskope seit 1958 ihre Funktionsfähigkeit bewiesen hatten. Über die ersten klinischen Erfahrungen bei der Bronchoskopie berichteten *Ikeda, Yanai* und *Ishekawa* 1968. Nach den Herstellern ASAHI (Japan) und ACM, (USA) hat 1978 die Medizinische Gerätefabrik Berlin MGB die Produktion von Prototypen flexibler Bronchoskope aufgenommen.

10.7.1. Instrumentarium

In der DDR werden vornehmlich die Faserbronchoskope der beiden Herstellerfirmen Medizinische Geräte Berlin und OLYMPUS eingesetzt. Ihre Leistungsfähigkeit sowie eine rationelle Servicegestaltung gaben keine Veranlassung, das Sortiment unökonomisch zu erweitern (Bild 10.115 u. 10.116):

- Faserbronchoskop Typ MGB 9444
  (D = 5,5— 5,8 mm) oder
  Faserbronchoskop Typ BF 5 B_2
  (D = 5,2—5,7 mm) oder
  Faserbronchoskop Typ BF 4 B
  (D = 4,0—4,5 mm) oder
  Faserbronchoskop Typ MGB 9444/1000
  (D = 2,8—3,2 mm).
  Die Endoskope unterscheiden sich, abgesehen von ihren unterschiedlichen Durchmessern (D) im wesentlichen noch durch die Weite des Arbeitskanals bzw. seines Fehlens beim Typ MGB 9444/1000 und durch das Vorhandensein einer Optikspüldüse Typ MGB 9444. Beim Typ OLYMPUS BF 4 B können durch den Arbeitskanal keine Probeexzionszange, sondern nur eine eingesteckte Zytologiebürste tiefer in die Peripherie vorgeführt werden. Beim Typ MGB 9444/1000 wird zugunsten besonders schlanker Bauweise auf den Arbeitskanal ganz verzichtet.
- *Netzgerät mit Kaltlichtprojektor* einschließlich Lichtquelle 150 Watt, gegebenenfalls Spül-Druckluft- und Absaugeinrichtung;
- Kamera-Adapter zur Bild- und Filmdokumentation. Foto-, Film- und Fernseh-

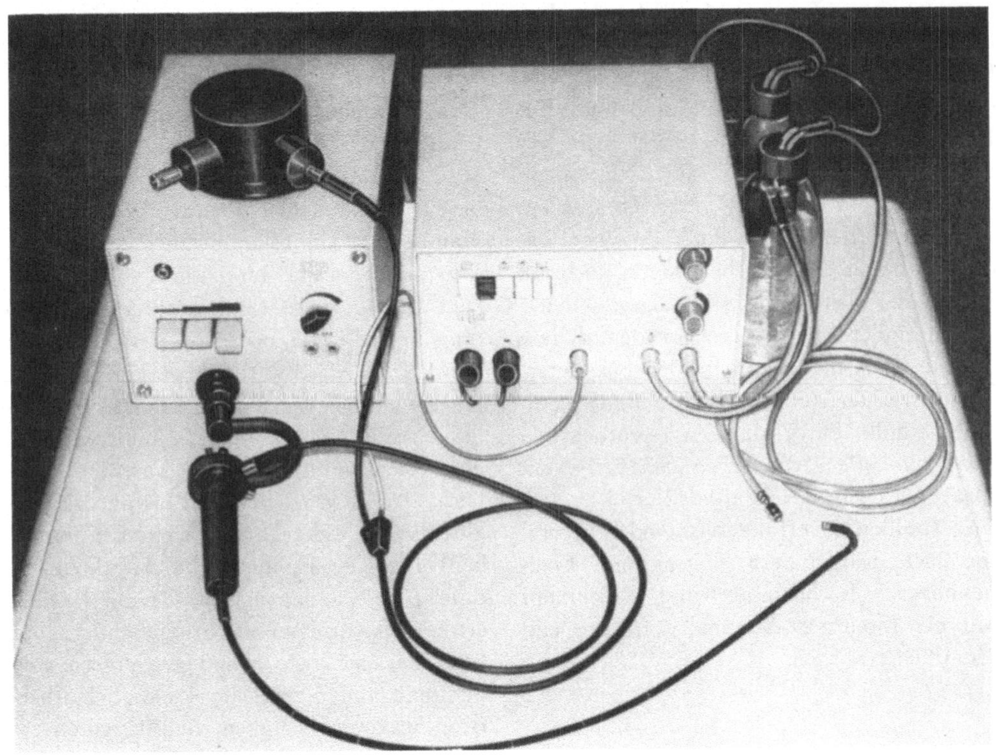

Bild 10.115 Faserbronchoskop MGB 9444 mit Netzgerät und Lichtprojektor 403

aufnahmen erfordern eine Hochleistungslichtquelle (Xenonlampe 500 Watt) sowie Belichtungsautomatik. Diese Komplettierung ist für Forschung und Lehre zweckmäßig und in Form des Lichtprojektors OLYMPUS CLX in Verbindung mit OLYMPUS-Spezialkamera mit Belichtungsautomatik handelsüblich.

10.7.2. Anästhesiemittel und Anästhesierung

Durch die Flexibilität und den geringen Durchmesser entstehen nur sehr geringe Berührungsreize, die durch eine Schleimhautanästhesie ausgeschaltet werden.

Zur *Prämedikation:* Atropin-sulfuricum i. m. oder s. c.).

Dosierung: 0,5–1 mg (s. Tabelle 5.5).

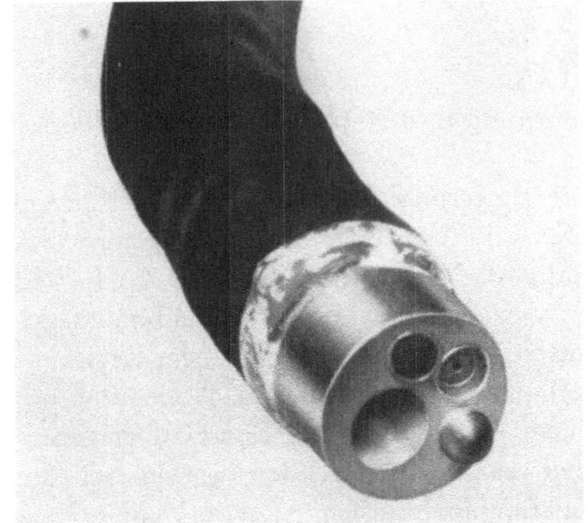

Bild 10.116 Distale Anordnung der Arbeitsöffnungen eines Faserbronchoskops MGB 9444

Zur Schleimhautanästhesie:

Mittel und Dosierung:
Xylocitin ® MED: 10 ml/1 % oder
Exotankain ® MED: 5 ml/1 %.

Inhalationsanästhesie nach Pickroth, dazu Ultraschallaerosolgenerator USI 40.
Entsprechend der Verneblungsleistung muß der Patient fünf Minuten inhalieren. Die Exhalationsquote von ca. 30 % läßt sich durch Anwendung eines Elektroaerosolzusatzgerätes auf ca. 10 % reduzieren. *Elekaerosole* werden durch ihre homologe Ladung allseitig und insbesondere auch im Bereich der oberen Luftwege abgeschieden.
Fehlen moderne Aerosolgeneratoren, so läßt sich die Anästhesierung in der bekannten, sehr sparsamen, jedoch etwas zeitaufwendigen Technik durch den Arzt vornehmen. *Konventionelle Schleimhautanästhesie* mit Spray, Pinselspritze, Wattedriller.
Die Applikation erfolgt nasal oder peroral und soll insbesondere Zugengrund, Gaumenbögen, Rachenhinterwand, Kehlkopf und bei forcierter Atmung Luftröhre und Bronchien erreichen.

10.7.3. Untersuchungsgang

10.7.3.1. Lagerung und Einführung des Endoskops

Die Lagerung des Patienten halbsitzend oder in verbesserter *Jackson*-Position bzw. völlig flach ist insofern von Vorteil, weil sie den Patienten psychisch und motorisch entspannt. Außerdem wird einem Kreislaufkollaps vorgebeugt und die Abdeckung mit einem Schlitztuch erleichtert. Demgegenüber kann die sitzende Position bei der funktionsanalytischen Laryngoskopie gewisse Vorteile bieten. Ob der Untersucher die »Über-Kopf-Position« oder »en-face-Position« einnimmt, ist Geschmackssache. Wer in großem Umfang Tubusendoskopien in Narkose ausführt, sollte die ihm geläufige »Über-Kopf-Position« nicht aufgeben, um die anatomischen Seitenbeziehungen auch bei der Faserendoskopie vorzufinden. Bei dieser Arbeitsplatzanordnung ist die simultane Röntgenoskopie nach Bedarf leicht einsetzbar.
Das Instrument kann nasal, oral oder transtracheostomal eingeführt werden. Natürlich wird man beim intubierten Patienten den bereits vorhandenen Zugang über Katheter, Kanüle oder Endoskop benutzen.
Die freie nasale Intubation wird bevorzugt (*Nakhosten*). Orales Vorgehen schont die empfindlichen, oft engen nasalen Räume (Bild 10.117 *a* u. *b*). Durch Hervorziehen der Zunge, gegebenenfalls unter Einsatz eines Spatels mit der linken Hand, wird bei betonter Mundatmung das Faserendoskop, leicht deckenwärts flektiert, bis an die Epiglottiskante gebracht. Das weitere Vorschieben unter die Epiglottis bei Sichtkontrolle durch das Okular in das Cavum laryngis erfolgt bis dicht an die Stimmbänder. Nun kann der geöffnete Mund geschlossen werden und die eigentliche Laryngo-Tracheo-Bronchoskopie beginnen. Bei Patienten mit Kieferklemme und anderen extremen oropharyngealen und zervikalen Intubationshindernissen wird der nasale Weg bevorzugt.

10.7.3.2. Faserendoskopische Anatomie und Physiologie

Eine sichere Orientierung im Atemtrakt mit flexiblen Faseroptiken setzt beim Untersucher eine gute anatomische Kenntnis der inneren Strukturen der einzelnen Organabschnitte voraus. Hinsichtlich Einzelheiten sei deswegen auf die bereits vorangestellten, diesbezüglichen Kapitel der Endoskopie des Kehlkopfes, der Luftröhre und der Bronchien verwiesen. Ihre Kenntnis und möglichst vielfältige, praktische Erfahrungen mit der Tubusendoskopie erlauben eine sichere, differenzierte Beurteilung der oft dezenten, pathologischen Struktur- und Funktionsabweichungen. Schon die topografische Orientierung ist mit einem flektionsfähigen Faserendoskop durch das Raster-

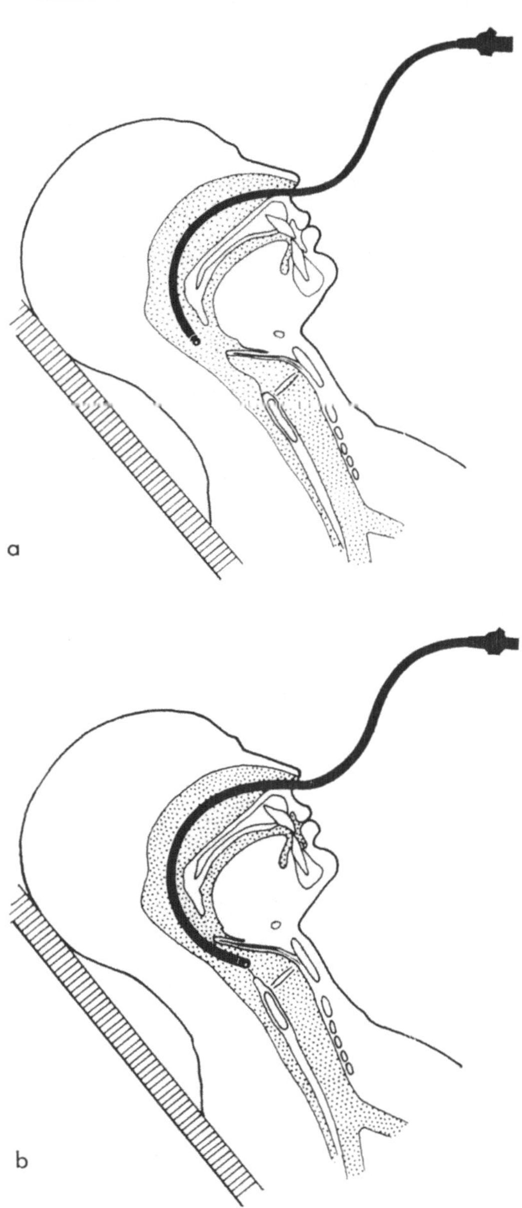

Bild 10.117 Transnasale Einführung: *a* Position zur Pharyngoskopie; *b* Position zur Laryngoskopie

bild und durch die eingeschränkte Lageempfindung wesentlich schwieriger.

10.7.4. Indikation

10.7.4.1. Kehlkopf

Liegt das Objektiv im Pharynx oberhalb der Epiglottis, so können wir uns die normalen und pathologisch veränderten Strukturen des Larynxeinganges, wie sie durch die Spiegeluntersuchung bekannt sind, bei geschickter Instrumentenführung auch vergrößert darstellen (Bild 10.118). Ein entscheidender Vorteil ist dabei, daß funktionelle Bewegungsabläufe, z. B. die Epiglottisbewegungen beim Schluckakt, die Stimmbandbewegungen während Atmung und Phonation

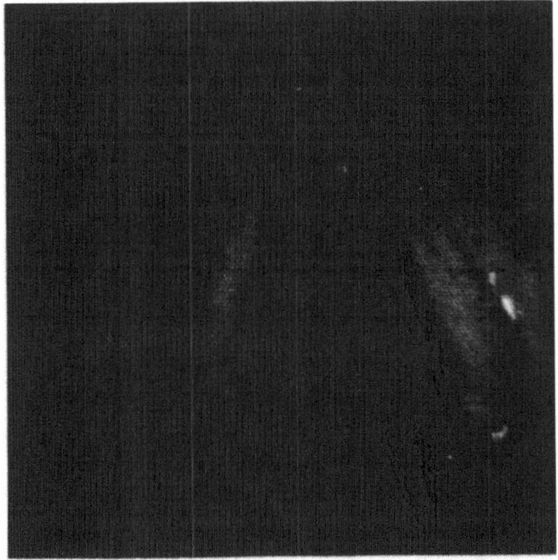

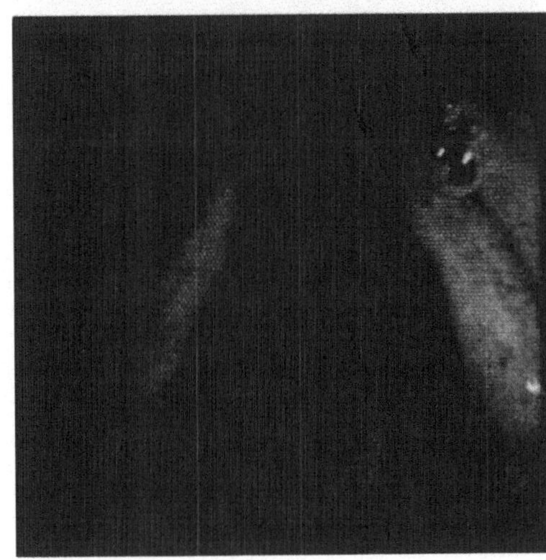

Bild 10.118 Larynx im faserendoskopischen Bild: chronische Laryngitis

und der Glottisschluß beim Pressen sowie die Aufsprengung während des Hustenaktes mit der Faseroptik relativ unbeeinträchtigt durch das Instrument selbst beobachtet werden können. Therapeutisch hat sich die Fibroskopie als spezielle Intubationsmethode erwiesen, wenn mit Spatel- oder Rohrendoskopen der Kehlkopf wegen Kiefer-, Mundboden-, Pharynx- oder HWS-Erkrankungen nicht einstellbar ist. Nach Glottiseinstellung kann ein bereits vorher überzogener Trachealkatheter wie über eine Leitsonde visuell kontrolliert in die Trachea geschoben werden (*Murphy, Kronschwitz, Aleksandrov, Tautenhahn*).

10.7.4.2. Luftröhre

Nach Passage der Glottis wird der Einblick in den weiten Luftröhrenschacht frei. Selbst bei maximaler Lichtquellenleistung werden bei normalen Verhältnissen von den tangential angestrahlten Wänden nur geringe Lichtmengen reflektiert. Die pulsierende Nachbarschaft von Herz und Gefäßen macht die Fotos durch Bewegungsunschärfe bei zu langer Belichtungszeit unbrauchbar. Bei der Inspektion kann durch leicht flektierte Objektivstellung die Wandbetrachtung systematisch und lückenlos erfolgen. Auch Funktionsabläufe sind besonders gut zu beurteilen. Die Bewegungen der Pars membranacea bringen z. B. die Wirkung der unterschiedlichen in- und exspiratorischen Druckverhältnisse im zervikalen und thorakalen Abschnitt zum Ausdruck. Während die zervikale Hinterwand sich inspiratorisch lumenwärts bewegt und exspiratorisch ausgebaucht wird, verengt sich der thorakale Abschnitt exspiratorisch und weitet sich inspiratorisch. Natürlich bestehen erhebliche quantitative Unterschiede in Abhängigkeit vom Atemzugvolumen, dem Atemwegsquerschnitt sowie der Qualität der Pars membranacea und der Nachbargewebe. Klinisch besonders aufschlußreich ist die Analyse dieser Bewegungsabläufe bei der Abklärung des »Kollapssyndroms« der Luftröhre infolge Insuffizienz der Pars membranacea und der differentialdiagnostischen Abgrenzung zu andersartigen Funktionsstörungen, z. B. bei Malaziestenosen, Tumorkompression u. dgl. Hierbei können oft nur durch extreme Druck- und Strömungsbelastungen, z. B. durch Hustenstöße oder beim In- und Exspirationsversuch mit geschlossener Glottis das Ausmaß der Veränderungen durch die funktionelle Belastung endoskopisch sichtbar gemacht werden. Solche Bewegungsstudien und ihre patho-physiologischen Abweichungen sind nur im Film angemessen zu dokumentieren.

10.7.4.3. Bronchialbaum

Der Einsatz der dünnen Faserendoskope bringt den Bronchologen wesentliche Vorteile:

1. die Inspizierbarkeit der zentralen Bronchialabschnitte wird erweitert. Die durch starre Bronchoskoptuben und starre Winkeloptiken im Bild 10.119 schraffiert gekennzeichneten Abschnitte werden durch den Einsatz der Faseroptik auf die Subsegmentbronchien 3. und 4. Ordnung ausgedehnt.

2. Faserbronchoskope mit Arbeitskanal erlauben, mit Hilfe flexibler Zangen, Bürsten oder Katheter unter Sicht allerdings sehr kleine Gewebs- oder Sekretproben zu entnehmen (Bild 10.120). Dadurch wird gezielte Gewebs- oder Sekretentnahme wesentlich weiter in die Peripherie verlagert. Eine zusätzliche, visuelle Kontrolle ist röntgenologisch zweckmäßig und ermöglicht das Auffinden schattengebender Erkrankungen, insbesondere wenn bereits bronchografische Befunde vorliegen. Bei den Arbeiten im Oberlappen erweist sich jedoch die Katheterbiopsie nach *Friedel* als wesentlich leichter handhabbar.

3. Die Beobachtung der Bronchomotorik in Schleimhautanästhesie bereichert die en-

dobronchiale Diagnostik ganz beachtlich, weil durch das Endoskop keine wesentlichen mechanischen Funktionsbehinderungen ausgehen.

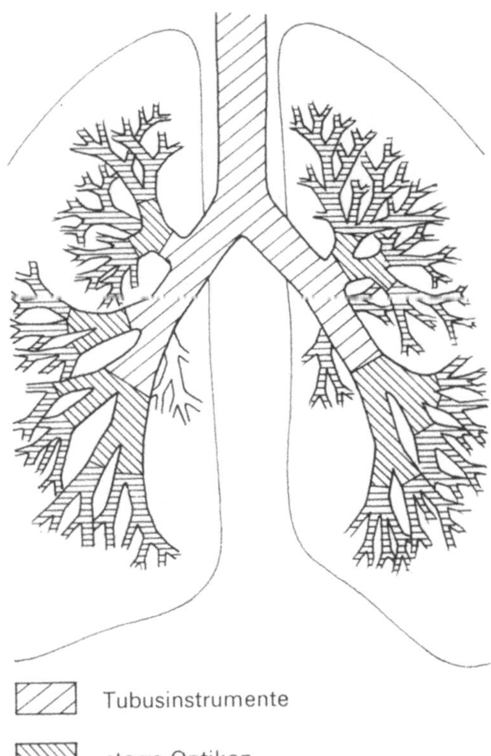

Bild 10.119 Sichtweite von Tubus-Optik- und Faserbronchoskopen

Das in- und exspiratorische Ostienspiel, die druckabhängigen Querschnittsänderungen der Bronchialweite, ihre inspiratorische Streckung und exspiratorische Verkürzung, die Leistung präformierter Schleimstraßen *(Dietzel)* können dem sorgfältigen und trainierten Untersucher wertvolle Hinweise liefern. Bewegungsänderungen der Wandabschnitte können auf peribronchiale Infiltrate schrumpfende oder verdrängende Prozesse hindeuten. Eine endgültige Beurteilung ist durch entsprechende Röntgenbefunde abzusichern.

10.7.5. Nachteile und Kontraindikationen

Diesen Vorteilen der Luftwegsendoskopie mit flexiblen Faserendoskopen stehen aber auch einige Nachteile gegenüber.

1. Das Objektiv des Faserendoskops verschmutzt leicht. Fehlen Reinigungseinrichtungen, so muß jedesmal extubiert, außerhalb gereinigt, Antibeschlagmittel aufgetragen und erneut intubiert werden. Die Spül- und Luftdüse des Typs MGB 9444 hebt allerdings diese Nachteile weitgehend auf.

2. Das Rasterbild von 15 000 bis 20 000

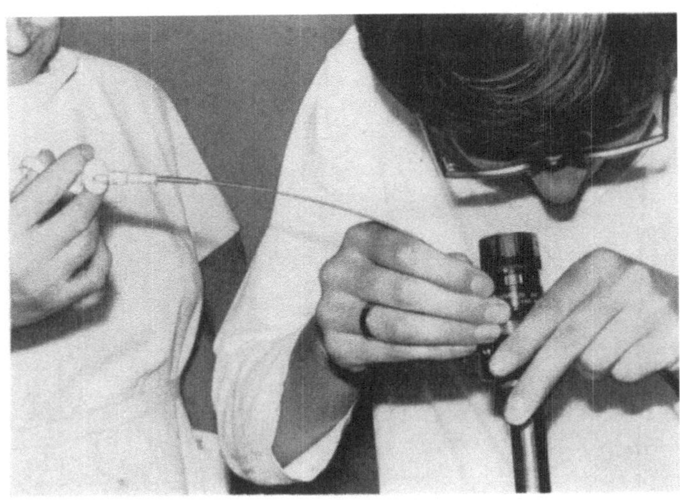

Bild 10.120 Probeexzision bei der Faserendoskopie

Bildpunkten hat ein fest begrenztes Auflösungsvermögen. Feine Details können nicht durch optische Vergrößerung herausgehoben werden, sondern durch Verkleinerung des Objektabstandes (s. Bild 10.118 *a* u. *b*).

3. Bei stenosierenden Prozessen mit latenter oder manifester respiratorischer Insuffizienz wird die zusätzliche Lumeneinschränkung durch Anästhesiemittel und Instrument nach *Albertini* und Mitarb., *Hürzeler, Klan* kritisch zur Dekompensation gebracht. Sauerstoffmangel und CO_2-Retention können bedrohliche Ausmaße annehmen. Das gilt auch für die Kontrolle verstopfter Trachealkatheter und -kanülen bei Intensivpatienten.

4. Starker bronchialer Sekretion steht man mit dem Faserendoskop hilflos gegenüber, weil Schleimeiter und Blut durch den dünnen Arbeits- bzw. Absaugkanal nicht effektiv abgesaugt werden können.

5. Eine vorbestehende oder provozierte Blutung kann infolge dieser beschränkten Reinigungsleistungen weder diagnostisch geklärt noch therapeutisch beeinflußt werden. Hier muß notfalls die Tubusendoskopie eingesetzt werden können (*Saw, Friedel*).

6. Die flexiblen Faserendoskope sind optisch und mechanisch empfindlich durch die Bruchgefahr der Fasern und die komplizierte Steuereinrichtung. Sie haben nur eine begrenzte Lebensdauer (ca. 800 Eingriffe).

7. Der Personenzeitaufwand (Vorbereitung, Anästhesie, Untersuchung, Reinigung und Pflege) ist kaum geringer als bei einer konventionellen Tubusendoskopie in Narkose. Deswegen bringt die Faserendoskopie der Luftwege als Screening für die Untersuchung großer Patientengruppen keine entscheidenden Vorteile *(Wetzer)*.

8. Die Gewebsexzisate sind oft schwierig gezielt aus dem Herdgebiet zu entnehmen. Wenn nur röntgenkontrollierter Herdkontakt besteht, leistet die umfassender sammelnde Saugbiopsie eine sichere Aussage (*Wetzer, Preisler, Wenzel*).

9. Zur Fremdkörperentfernung können wir der Faserendoskopie nur eine begrenzte Bedeutung zumessen.

10. Die Schleimhautanästhesie im Mund-Rachen-Kehlkopfgebiet stört die lebenswichtigen Atem,- Husten- und Schluckreflexe über ca. eine Stunde. Beim Risikopatienten kann deswegen auch die Schleimhautanästhesie zu einem gefährlichen Belastungsfaktor werden.

Kontraindikationen: Dementsprechend müssen Patienten mit folgenden Zuständen von der faserendoskopischen Untersuchung ausgeschlossen werden:

- hochfieberhafte, akute Luftwegsinfekte;
- starke bronchiale Sekretion;

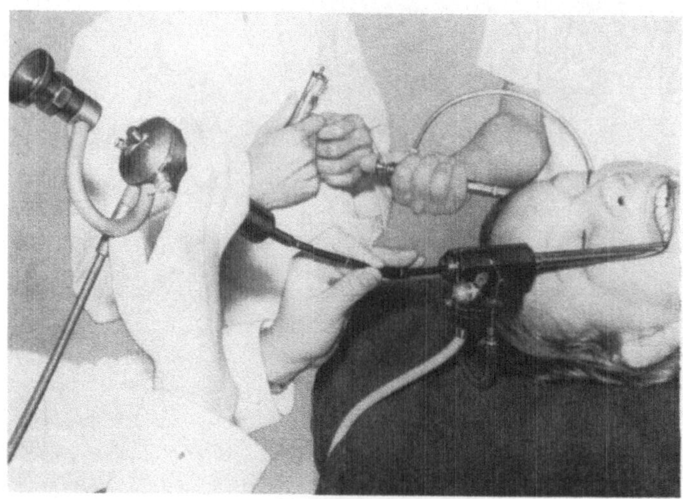

Bild 10.121 Faserbronchoskop MGB 9444 im Injektionstracheoskop MGB 441

- dekompensierte respiratorische Insuffizienz, z. B. infolge Fremdkörper, Sekretretention, Blutung, Stenosen, Lungenödem.

Wo möglich, sollte auch bei besonders ängstlichen und hochgradig vegetativ labilen Personen, die der Untersuchung voller Furcht entgegensehen, wegen der reflektorischen Kreislaufgefahren die Untersuchung unterbleiben. Auch bei bekannten Blutungsstörungen sei man zurückhaltend.

10.7.6. Zusammenfassung

Die Faserendoskopie des Kehlkopfes, der Luftröhre und der Bronchien ergänzt und erweitert unsere endoskopischen Informationsmöglichkeiten und bezieht neue räumliche und funktionelle Dimensionen in die klinische Routinediagnostik ein. Sie stellt somit eine wichtige Ergänzung und Erweiterung der Leistungen moderner Narkoseendoskopieverfahren mit starren Instrumenten (Bild 10.121) dar. Beide Verfahren konkurrieren nicht miteinander. Vielmehr kann eine sinnvolle Kombination zur maximalen Ausnutzung der vorhandenen potentiellen Möglichkeiten unmittelbar der besseren Patientenversorgung zugute kommen, wenn eine auf Erfahrungen mit allen Methoden gegründete, richtige Indikationsstellung betrieben wird.

10.8. Tracheotomie und Endoskopie

Der endoskopierende Arzt muß sich aus mehreren Gründen mit Fragen der Tracheotomie beschäftigen,

- weil er die Alternativentscheidung *Langzeitintubation oder Tracheotomie* mit allen möglichen Konsequenzen – Gefahren, Komplikationen, Spätschäden – oft sofort während des endoskopischen Eingriffs treffen muß;
- weil er ggf. sofort selbst, am besten noch bei intubiertem Endoskop zur chirurgischen *Luftröhrenöffnung* bereit und *fähig* sein muß;
- weil er häufig *nachträglich* die *Ursachen* der Luftnotsituation, die zum Not- und Hilfseingriff »Tracheotomie« führten, *endoskopisch aufzuklären* hat;
- weil er sich nicht selten mit den *Komplikationen* und *Spätfolgen* überstürzt oder in extremer Notsituation auch fehlerhafter Ausführung derselben durch Ungeübte diagnostisch und therapeutisch auseinandersetzen muß.

Darüber hinaus muß er eine gut durchdachte und konsequente Haltung hinsichtlich der *Indikationsstellung* einnehmen und diese aktiv in der interdisziplinären Zusammenarbeit zum Ausdruck bringen.

10.8.1. Tracheotomie: Indikationen und Methoden

Tracheotomie bedeutet
- Schaffung eines direkten, sphinkterfreien Zugangs zu den unteren Luftwegen.
- Entlastung des Kehlkopfes, bei translaryngealer Intubation über 2 Tage;
- Verkleinerung des ventilatorischen Totraumvolumens.

Indikationen
Wir tracheotomieren mit dem Ziel:

1. Beseitigung respiratorischer Insuffizienz. Solche Ateminsuffizienz begegnet uns bei den verschiedensten Krankheiten als *Ventilationsstörung*, z. B. als
- mechanische Atemwegsverlegung (Pharynx, Larynx, obere Trachea durch Entzündung, Tumor, Stimmbandparesen, Fremdkörper);
- zentrale Atemlähmung bei Schädelhirntraumen, Hirntumoren, Intoxikationen und Infektionen, z. B. Bulbärpoliomyelitis;
- periphere, atemmotorische Insuffizienz (Myasthenie, Dauerrelaxationstherapie bei Tetanus, Thoraxwandzerstörungen, katatone Schizophrenie;

– *Diffusionsstörungen* und *Perfusionsstörungen* der gasaustauschenden alveolären Grenzfläche, z. B. bei substantiellem Emphysem, Pneumokoniosen, Pneumonien, akuter Herzinsuffizienz.

2. Beseitigung insuffizienter Bronchialreinigung durch Sicherung permanenter, evtl. gezielter Bronchialtoilette bei Patienten mit respiratorischer Insuffizienz bei Dyskrinie unterschiedlicher Ätiologie (z. B. Mukoviszidose).

3. Ausschaltung der pressorischen Hustenfunktion bei Hals- und Thoraxverletzungen (auch post operationem), bei Schleimhautdefekten als Emphysem- und Pneumothoraxprophylaxe.

4. Endoskopische Entfernung komplizierter Bronchialfremdkörper, die translaryngeal nicht entfernt werden können.

Methoden: Die grundsätzlichen Möglichkeiten zeigt Bild 10.122

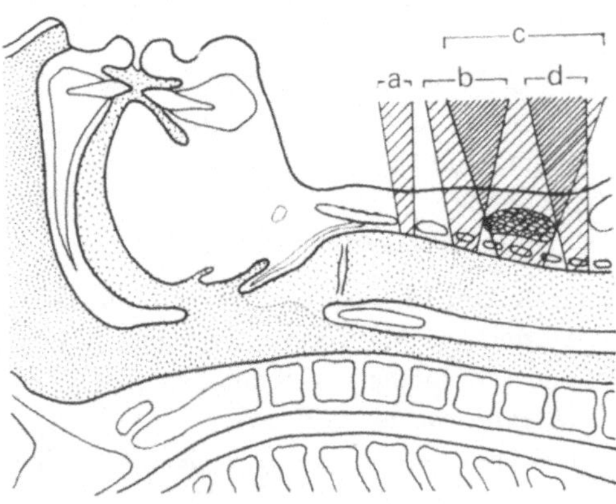

Bild 10.122 Tracheotomiepositionen. *a* Koniotomie; *b* superiore Tracheotomie; *c* mediane Tracheotomie; *d* inferiore Tracheotomie

Anästhesie Prämedikation: Atropin ®, evtl. Faustan ®, Propaphenin ®. Morphinabkömmlinge und Barbiturate rufen eine zentrale Atemdepression hervor, die durch Beatmung ggf. ausgeglichen werden muß.

Infiltrationsanästhesie: Vorausgehende Sauerstoffinhalation und translaryngeale Intubation, evtl. mit Hohlbougie nach *Schrötter*, entspannt die Dramatik der Notfallsituation. Einzelheiten sind dazu im Kap. 10.3.1.4.1. Notfallaryngoskopie, dargelegt. Der Intubierte erhält womöglich in typischer Weise eine Allgemeinanästhesie, die intravenös oder intratracheal appliziert mit Muskelrelaxation optimale Operationsbedingungen schafft. Aber auch allein der freie Atemweg erleichtert den Eingriff in Lokalanästhesie.

10.8.1.1. Tracheotomia superior et media

Kopfdeflektionslagerung, Medianschnitt vom Schildknorpelunterrand in Richtung Jugulum unter Durchtrennung von Haut, Fett und Fascia colli superficialis; Durchtrennung

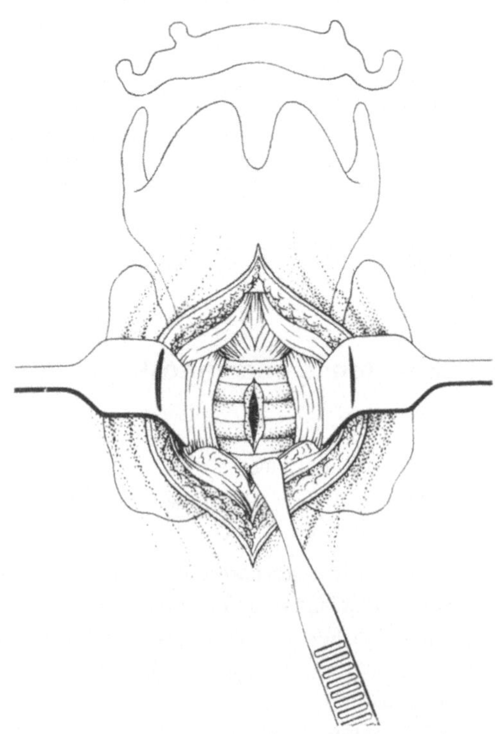

Bild 10.123 Operationsskizze: superiore Tracheotomie

der Linea mediana albicans zwischen dem Mm. sternohyoidei und Mm. sternothyreoidei nach vorherigem Abklemmen und Durchtrennung der dyspnoisch gestauten Halsvenen. Stumpfe Haken ziehen die Muskulatur seitwärts. Unter der längs zu durchtrennenden Fascia colli media liegt der Schildrüsenisthmus. Er ist mit seiner Fascia laryngothyreoidea (*Bose*) am Ringknorpel fixiert und muß dort quer trotz der A. cricothyreoidea scharf abgesetzt werden, um ein Einreißen der Schilddrüsenkapsel zu vermeiden. Unterminierung des Schilddrüsenisthmus stumpf, unter Schonung der prätrachealen Faszie. Stumpfes Herabziehen des Isthmus kennzeichnet die obere Tracheotomie (Bild 10.123). Scharfe Durchtrennung des Schilddrüsenisthmus zwischen 2 Klemmen mit anschließender umstechender Nahtversorgung (evtl. überlappend) sind typisch für die mediane Tracheotomie. Sie legen stets die ersten 2–3 Trachealringe frei. Medianer Schnitt im 2. und 3. Ring, Öffnen der Trachea mit Spreizspekulum, Trachealtoilette mit dem Sauger und Einlage einer Trachealkanüle mit Innenkanüle. Schichtweiser, lockerer Wundverschluß in leicht flektierter Kopflage.

10.8.1.2. Tracheotomia inferior

Kopfdeflektion, Quer- oder Medianschnitt im Jugulum, so daß bei großen Schilddrüsen und anderen Halstumoren die Trachea unterhalb des Isthmus zwischen den inferioren Halsvenen (*Cave: Plexus thyreoideus impar*) erreicht wird. Der Haut-Tracheal-Abstand ist größer. Mediastinale Komplikationen drohen eher. Dieser Zugang entspricht bei querer Schnittführung dem Vorgehen bei der Mediastinoskopie.

10.8.1.3. Notfalltracheotomie

Koniotomie nach Brünings

Nach Hautschnitt zwischen Schild- und Ringknorpel wird ein scharfes, gebogenes Trokar (Bild 10.124) mit überzogener, flacher Kanüle durch das Lig. conicum (Lig. cricothyreoideum) gestoßen und unter Belassung der Kanüle zurückgezogen. In extremer Notsituation können ebenso auch Trokar und Hülse des Kieferhöhlen- oder Luftröhrenendoskops mit einem Hülsenlumen von 4 mm oder gar eine großlumige Flügelkanüle eine Minimalventilation aufrechterhalten (Bild 10.125).

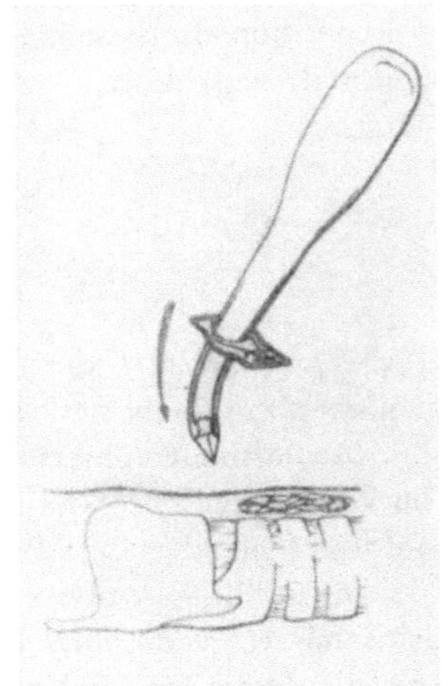

Bild 10.124 Koniotomie nach *Brünings* (Prinzipskizze)

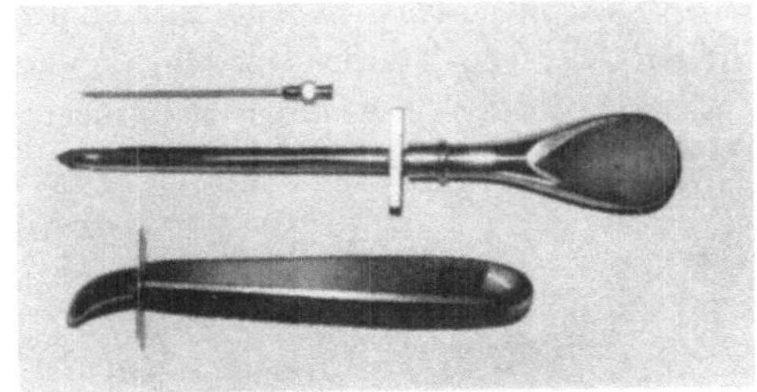

Bild 10.125 Instrumente zur Trachealpunktion bei Notfällen. oben: großblumige Punktionshülle; Mitte: Trokar mit Hülse zur Transkonioskopie (*Martenson*); unten: Koniotom nach *Brünings* und *Denker*

Krikotomie nach Rethi

Vorgehen wie bei der superioren Tracheotomie. *Quere* Durchtrennung des Lig. conicum oberhalb des Krikoids. Mittels kleiner Häkchen oder quergestellter geöffneter Schere sperrt die Koniotomie und läßt eine Atmungsnormalisierung zu. Ist keine kleine Trachealkanüle verfügbar, die bis zur endgültigen Tracheotomie den Atemweg freihält, kann durch paramediane Schnittführung das Krikoidmittelstück herausgeklappt werden, wobei die Verbindung zum 1. Trachealring mit Schilddrüsenfaszie und A. cricothyreoidea erhalten bleibt. Nach Beruhigung der Situation und des Patienten wird in typischer Weise eine Tracheotomia media oder inferior ausgeführt und die Krikotomie nach Knorpelreposition durch subkutane Nähte und Weichteile verschlossen.

10.8.1.4. Komplikationen

Mortalität 1 bis 7,5 % *(Biesalski)* durch Blutungen, Pneumothorax, unbemerkte Kanülenverlegung, Mediastinalemphysem, Hautemphysem, borkig-krustige Bronchitis und Pneumonien infolge fehlender Luftklimatisierung. Lokale entzündliche Verwicklungen (Perichondritis mit folgender Malazie, Trachealstenose als Spätfolge, Phlegmonen der Halsweichteile) sind unter antibiotischer Abschirmung seltene Folgen. Mechanische Wandverletzungen durch die starren, drückenden und reibenden Kanülen sind Ursache von Trachealstenosen – Verhinderung durch Verwendung kongruenter Weichplastkanülen mit hyperbolischer Form. (*Brandt*).

10.8.2. Untere (Laryngo-) Tracheobronchoskopie mit Tubusendoskopen

Die bereits im Altertum bekannte und geübte operative Luftröhrenöffnung zur Behandlung der akuten Luftnot wird auch bei aspirierten Fremdkörpern ausgeführt worden sein. Die ersten »Einblicke« in die Luftröhre wurden so ohne Zweifel durch Tracheostomata gewonnen. In einzelnen Fällen mag auch damals eine Fremdkörperentfernung mit Häkchen und Pinzetten gelungen sein. Erste literarisch niedergelegte Empfehlungen über die transtracheostomale »indirekte« Inspektion der Luftröhre mit kleinen Spiegeln stammen von *Czermak* und *Neudörfer.*

Mit Hilfe eines trichterförmigen Tracheoskops, das, mit seitlichen Beleuchtungsstutzen und Winkelspiegel ausgestattet, in ein Tracheostoma eingeführt, direkten Einblick und Eingriff in die Luftröhre gestattete, gelang *Voltolini* 1875 die Entfernung einer Nußschale zehn Monate nach der Aspiration. Systematische diagnostische und therapeutische Arbeit im Tracheobronchialbaum leistete *Pieniazek* zehn Jahre später unter Anwendung seiner einfachen, proximal erweiterten mandrinbestückten Röhren, die vom Stirnreflektor ausgeleuchtet wurden.

10.8.2.1. Instrumentarium

Heute stehen uns sehr leistungsfähige Rohrendoskope verschiedenster Fabrikate zur Verfügung. Wir bevorzugen auch hier das

- Beatmungsendoskop MGB 441 mit handelsüblichen, ausgewählten Larynx- und Trachealtuben und
- sämtliches Zubehör, das in dem Kap. 10.3.–10.5. Beatmungslaryngo-tracheaund Bronchoskopie im einzelnen bereits beschrieben wurde.

10.8.2.2. Untersuchungsgang

10.8.2.2.1. Lagerung

Die Patienten werden horizontal bei leichter Kopfdeflektion unter Linkswendung des Gesichtes gelagert. Bei Lokalanästhesie kann auch der sitzende Patient untersucht werden, z. B. Bronchialtoilette Laryngektomierter.

10.8.2.2.2. Anästhesierung

Nach Atropinprämedikation ist die i. v. verabreichte Allgemeinanästhesie mit Barbituraten und Muskelrelaxation zu bevorzugen (s. Kap. 5.3.2.5. Beatmungsendoskopien). Das Sauerstoffbeatmungssystem kann mit einem Reduzierstück direkt vom Kniestück des Atembeutels an das Tracheostoma, die Trachealkanüle oder das Tracheobronchoskop angekoppelt werden. Das Beatmungsleck ist unterschiedlich und leicht zu kompensieren.

10.8.2.2.3. Untersuchungstechnik und endoskopische Anatomie

Entsprechend der Stomaweite werden in die untere Trachea und das Bronchialsystem nach Entfernung der Trachealkanüle kürzere und insgesamt dickere Endoskoptuben eingeführt. Sie gestatten die IPP-Beatmung während des gesamten endoskopischen Eingriffs. Die Oberlappenostien sind durch die höhere Bewegungsfreiheit leichter und oft vollständig übersehbar. Sämtliche bekannte Eingriffe sind natürlich bequemer durch die kurzen und weiteren Tuben auszuführen.
Um die oberen Trachealabschnitte besichtigen zu können, muß bei extremer Halsdeflektion das Endoskop nach kranial durch die superiore Stomaöffnung eingeführt werden. Eine vorausgehende Hyperventilationsphase läßt die während der Inspektion und ggf. Manipulation erforderliche Apnoe zu. Wartet man die Rückkehr der Spontanmotorik zum Narkoseende ab, können die Ab- und Adduktionsbewegungen der subglottischen Stimmbandbereiche über die reine Strukturanalyse hinaus in ihrer Dynamik beobachtet werden. Bei spontanatmenden, schleimhautanästhesierten Patienten kann allerdings wegen der Ventilationsunterbrechung die Einführung der Laryngoskoptuben oft nur sehr kurz ertragen werden, da die untere Trachea blockiert wird.

10.8.2.3. Indikation

Die transtracheostomale »untere« Endoskopie der Luftwege soll heute einen festen Platz in der klinischen Indikationsstellung behalten, um in besonderen Fällen die technischen und anästhesiologischen Grenzen »oberer« translaryngealer Tracheobronchoskopie nicht überschreiten zu müssen.

Diagnostische Gründe

1. Bei Patienten mit unpassierbaren Mund-Rachen-Kehlkopf-Verhältnissen durch Tumoren, Phlegmonen, Abszesse, schwere Hals- und Gesichtsverletzungen, deformierende Wirbelerkrankungen (*M. Bechterew*, Tbc, Metastasen);
2. bei Patienten mit Larynxtumoren oder Verdacht auf subglottische Fremdkörper kann so trotz unzugänglichen Kehlkopfes »von unten nach oben« an der exakten topografischen und qualitativen Aufklärung des Befundes mitgewirkt werden;
3. bei Patienten, die bereits aus anderen Gründen tracheotomiert wurden (z. B. Langzeitbeatmung, Laryngektomie);
4. bei Kleinkindern unter zwei Jahren wird heute *nicht* mehr grundsätzlich die untere Bronchoskopie bevorzugt (*Denecke, Thal, Friedel,* u. a.). Moderne schlanke Tuben müssen bei sorgfältiger Handhabung in Narkose auch beim Neugeborenen nicht mehr

zwangsläufig die krikoidalen Schleimhäute quetschen und so das postendoskopische Larynxödem hervorrufen;

5. vor dem Dekanülement bei Patienten, die wegen plötzlicher Luftnot tracheotomiert wurden zum Ausschluß eines subglottischen Fremdkörpers.

Therapeutische Indikationen

1. Bei Patienten mit extremen Sekretverhältnissen (Schleim, Eiter, Borken, Krusten), z. B. nach thermischen Verletzungen, Verätzungen, Diphtherie, Laryngo-Tracheobronchitis *(Leicher)*. Die endoskopische Unterscheidung zwischen Sekretretention, Scheuergranulom, Tumorrezidiv oder narbig zirkulärer Scheuerstenosierung ist von beträchtlicher therapeutischer Konsequenz und prognostischer Tragweite;

2. die Bougierung und Endoprothesenbehandlung (s. Kap. 13.3.3.) von Trachealstenosen kann vielfach nicht ohne transtracheostomalen Zugang auskommen;

3. die Abtragung der häufig vorkommenden Granulationspolypen am Tracheostomaoberrand gelingt mitunter nur in Kombination von »oberer« und »unterer« Tracheoskopie.

10.8.3. Transtomale Endoskopie mit starren und flexiblen Optiken

10.8.3.1. Untersuchung durch operativ angelegte Trachealfistel

Ausgehend von dem Grundsatz, bei entsprechender diagnostischer Fragestellung mit allen verfügbaren Hilfsmitteln unter geringstmöglicher Patientenbelastung eine umfassende Befundklärung zu erzielen, nutzen wir selbstverständlich den präformierten Zugang »Tracheostoma« zu den unteren Luftwegen und besichtigen dieselben mit allen verfügbaren starren oder flexiblen Optiken. Während starre Geradeausblickoptiken nach Entfernung der Trachealkanüle ggf. bei atropinvorbereiteter Schleimhautanästhesie mit Exotankain ohne Beeinträchtigung der Atmung die untere Luftröhre bis in die Bronchien hinein erkennbar macht und z. B. die Besichtigung gestörter Bewegungsabläufe (Kollapssyndrom) oder substantieller Obstruktionen oder auch Blutungsquellen gestattet, sind die suprastomalen Luftröhrenanteile bequemer mit Winkeloptiken einsehbar.

Dünne flexible Endoskopoptiken (s. Kap. 10.7. Faserendoskopie) können im Gegensatz zu starren Optiken unmittelbar durch Trachealkanülen oder abgeblockte Trachealkatheter eingeführt werden. Die unberührte Tubuslage ist bei Intensivpflegepatienten, z. B. langzeitintubierte Schädelhirn- oder Thoraxverletzte, Intoxikationsfälle u. dgl. besonders wünschenswert. Nachteilig sind die Einengung des respiratorischen Querschnitts, die schnell verschmutzenden Objektive, die zu häufigen Unterbrechungen zwingen und die fehlenden oder begrenzten Manipulationsmöglichkeiten bei der Optikendoskopie. Eine Inspektion des suprastomalen Trachealabschnitts verlangt selbstverständlich die Entfernung der Trachealkanüle. Die Beurteilung des operativ eröffneten Trachealsegmentes selbst ist nur durch eine translaryngeale, »obere« Tracheoskopie möglich. Dabei lassen sich gewisse prognostische Einschätzungen der Lumenverhältnisse nach Dekanülement machen. Dazu wird dann die Kanüle unter Endoskopsicht herausgezogen. Granulationen, z. B. an den Stomawänden, müssen ggf. abgetragen werden, um dann das Wandverhalten an der Querschnittsform, der Formstabilität, Elastizität und Steifigkeit des Ober- und Unterrandes des Stomas durch Druck beurteilen zu können.

10.8.3.2. Punktionstracheoskopie – Transkonioskopie

Es lag nahe, die Methode transkutaner Konioskopie mittels Trokar und Hülsenkanüle nicht nur zur Nottracheotomie (s. Kap. 10.8.), sondern in Verbindung mit dünnen Winkeloptiken zu einer typischen Endoskopiemethode zu modifizieren. So haben *Euler* (1964) und unabhängig voneinander *Mårtenson* und *Rose* (1967) ein Instrumentarium empfohlen, das im wesentlichen dem zur Kieferhöhlenendoskopie entspricht (s. Kap. 9.3.2.).

10.8.3.2.1. *Instrumentarium*

- Dreikantig angeschliffenes Trokar mit Hülse (nach *Eden* wird ein Trokar mit Luftkanal und Höhrschlauch angeboten);
- 90°-Winkeloptik (∅ 4 mm);
- Kaltlichtprojektor mit Lichtleitkabel und Fotozubehör;
- Wattedriller zur Hülsenreinigung;
- Antibeschlagmittel (Tacholiquin liq. u. dgl.).

10.8.3.2.2. *Anästhesiemittel*

Zur Prämedikation:
1,0 Atropin sulf, 1 mg/ml ($ED_{Erw.}$);
zur Infiltrationsanästhesie:
5,0 Xylocitin 1 %;
zur endotrachealen Schleimhautanästhesie:
2,0 Exotankain 1 %.

10.8.3.2.3. *Untersuchungsgang*

Lagerung und Anästhesierung

Nach Atropinprämedikation zur Sekret- und Reflexhemmung erfolgt Horizontallagerung auf dem Operationstisch.

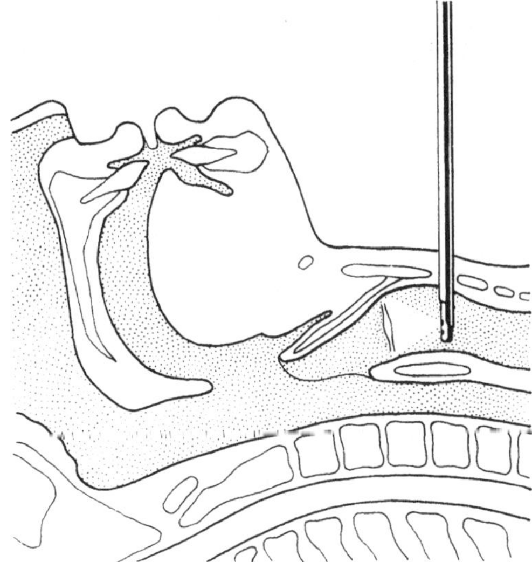

Bild 10.126 Transkonioskopie nach *Mårtenson* und *Rose*

Sorgfältige Desinfektion der vorderen Halshaut und sterile Abdeckung des Punktionsgebietes leiten die unter sterilen Kautelen ablaufende Untersuchung ein. Die Lage des Krikoids wird durch eine Kratzmarkierung auf der Haut gekennzeichnet. Die Anästhesierung erfolgt als schichtweise Infiltrationsanästhesie. Nach Einstich der Kanüle in das Tracheallumen von der vorgesehenen Punktionsstelle aus durch die Membrana cricothyreoidea (Lig. conicum) wird durch Eintropfen von ca. 1 ml Exotankain die Anästhesierung komplettiert.

Punktionstechnik (Bild 10.126)

Dazu wird Schild- und Ringknorpel zwischen linkem Daumen und Zeigefinger fixiert, mediane, horizontale Stichinzision ober- oder unterhalb der gekennzeichneten Krikoidvorderkante. Das sterile dreikantig angeschliffene Trokar wird mit der aufgeschobenen Hülse von der rechten, auf den Patiententhorax abgestützten Hand durch die infiltrierten Gewebsschichten bis an die spürbare bindegewebige Trachealvorderwand gedrückt. Leicht bohrendes Vorgehen mit

kurzen Impulsgaben treiben das Trokar schließlich in das Trachealllumen, wobei der Vorschub abzufangen ist. Bei der infrakrikoidalen Punktion sollte die Richtung der Trokarspitze leicht nach kranial gerichtet werden, um stets auf die dorsale Krikoidplatte zu zielen und so Ösophagusverletzungen sicher zu vermeiden.
Nach Entfernung des Trokars zeigt der atemsynchrone Luftstrom die richtige Hülsenlage an. Blutspuren werden aus der Hülse ausgewischt.

Endoskopische Anatomie und Physiologie

Mit der kranialwärts gerichteten 90°-Winkeloptik übersehen wir nun einen fast zylindrisch glattwandigen Raum, der sich nach oben verengt und in die spitzdreieckige Glottis übergeht. Färbung und Gefäßzeichnung der Schleimhaut sowie die in- und exspiratorisch wechselnd weite Glottis, die sich bei Phonation völlig schließt, beanspruchen unser Interesse auf der Suche nach pathologischen Veränderungen (Bild 10.127). Mit einem kaudalwärts gerichteten Blick in die untere Trachea wird die Untersuchung beendet.

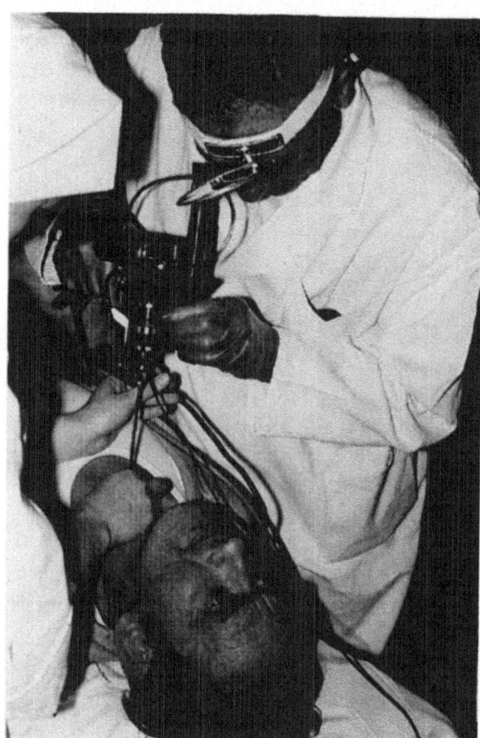

Bild 10.127 Transkonioskopie: Untersuchungstechnik und Fotodokumentation

Nachsorge

Nach Entfernung der leeren Hülse aus dem Perforationskanal wird dieser mit einem Pflasterstreifen abgedeckt und adaptiert. Ein 12stündiges Husten- und Preßverbot soll einem Gewebsemphysem vorbeugen. Die einmalige Infektionsprophylaxe durch 1 Mill. E Depotpenizillin in Verbindung mit einem Langzeitantibiotikum (1,2 Mill. Retazillin) sichert die komplikationslose Heilung dieser iatrogenen, perforierenden Stichverletzung genügend ab.

10.8.3.2.4. Indikation – Kontraindikation

Bei obstruktiven Prozessen im Mund-Rachen-Raum oder andersartigen Endoskopiehindernissen, wie z. B. schwere HWS-Deformierungen, Kieferverletzungen, Trismus, die den normalen Zugang und die Einsicht in die subglottischen Trachealabschnitte verhindern, erlaubt das Verfahren

- exakte Bestimmung der subglottischen Reichweite intralaryngealer pathologischer Prozesse, insbesondere von Tumoren;
- besteht gleichzeitig Luftnot, so kann die Trachealpunktion die Aufgabe einer Nottracheotomie mit erfüllen und eine ausreichende Ruheventilation ggf. mit assistierter Druck-Sog-Beatmung (APN) bis zur endgültigen Tracheotomie sichern.

Kontraindikationen

1. Akute Luftwegsinfekte und chronisch eitrige Tracheobronchitiden mit erhöhter Infektions- und Emphysemgefährdung;
2. Blutungs- und Gerinnungsstörungen.

11. Mediastinoskopie

Diese von *Carlens* 1959 entwickelte Endoskopiemethode macht insbesondere das vordere obere Mediastinum einer differenzierten, auf histologische Kriterien gestützten Diagnostik zugängig. Therapeutische Zielsetzungen ergeben sich nur ausnahmsweise (*Riecker, Maassen*).

Eine sichere praktische Beherrschung des Verfahrens erfordert neben klaren topografisch-anatomischen Kenntnissen über das Mediastinum und seine zahlreichen Varianten ein sehr umfassendes Wissen über die Pathologie und Klinik der Erkrankungen der Thoraxorgane. Das Instrumentarium und die chirurgisch-endoskopische Untersuchungstechnik unterscheiden sich ebenso wie die Gefahren und Komplikationsmöglichkeiten beträchtlich von denen der inneren Luft- und Speisewegsendoskopien. Wir verzichten deswegen darauf, in diesem informativen Kapitel über die Darlegung wichtiger prinzipieller Gesichtspunkte hinauszugehen und empfehlen dem praktisch Interessierten die übersichtliche Monografie von *Bartel* (1967).

11.1. Instrumentarium

- Chirurgisches Besteck zur Freilegung der Trachea (4 Tuchklemmen, Skalpell, 2 chirurgische Pinzetten, 4 Gefäßklemmen, 2 Wundhaken nach *Langenbeck,* 2 Scheren, Nahtbesteck);
- komplettes Mediastinoskopieinstrumentarium (2 Mediastinoskope mit Kaltlichtbeleuchtung und Lichtprojektor, Saugstäbe, Probeexzisionszangen, Präpariertupfer, Punktionsbesteck, Präparationssaugstäbe und Absaugsystem (Bild 11.1);
- Narkosegerät und zugehörige Anästhesiemittel zur Ausführung einer typischen Intubationsnarkose mit kontrollierter Beatmung.

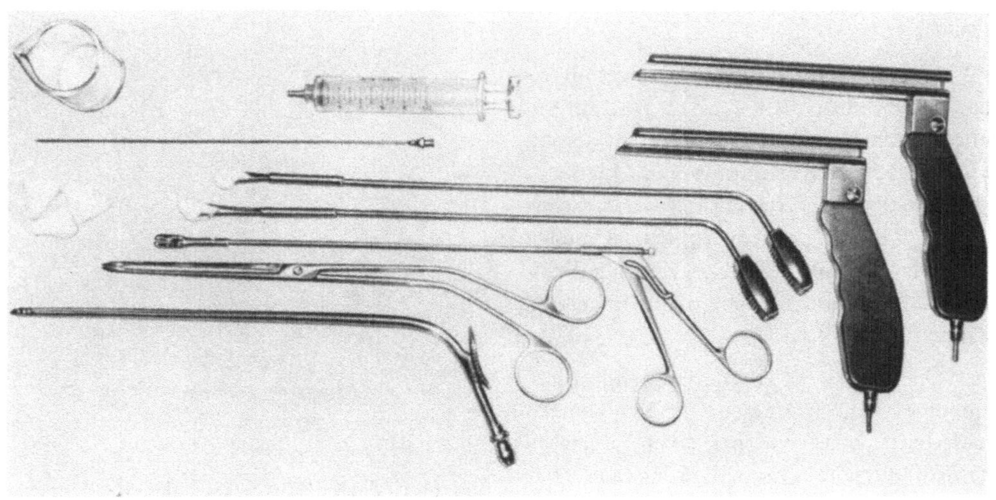

Bild 11.1 Mediastinoskopie-Instrumentarium

21*

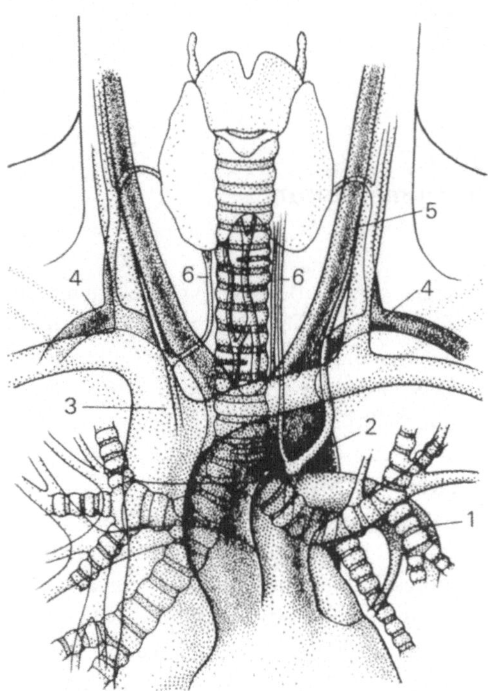

Bild 11.2 Anatomie des vorderen Mediastinums. *1* A. pulmonalis; *2* Aorta; *3* V. cava cranialis; *4* A. subklavia; *5* A. carotis und V. jugularis; *6* N. recurrens

11.2. Untersuchungsgang

Die Lagerung des Patienten erfolgt auf einem Operationstisch in *Jackson*-Position mit deflektiertem, leicht überstrecktem Kopf. Nach typischer Vorbereitung von Operateur und Assistenz zur Ausführung eines chirurgischen Eingriffs unter sterilen Kautelen wird das Operationsfeld steril abgedeckt. Technisch verläuft der Eingriff in folgenden Etappen:

a) Operateur in rechter Seitenposition. Von einem suprasternalen, ca. 3 cm langen Querschnitt, wird wie bei einer inferioren Tracheotomie die Trachealvorderwand freigelegt, wobei störende untere Schilddrüsenvenen unterbunden werden (Bild 11.2).

b) Unter der Lamina prätrachealis wird im lockeren Bindegewebe des Spatium praetracheale digital tunnelierend hinter den Gefäßen des Truncus brachiocephalicus bei ständigem engen Kontakt mit dem Trachealrohr getrennt und bis zur Bifurkation ausgetastet (Bild 11.3). Dabei werden vergrößerte Lymphknoten oder Tumorkonglomerate, Infiltrate, Verwachsungen, Verdrängungen, Gefäßanomalien erkannt und sorgfältig betastet. Bei der Entdeckung eines Aneurysmas wird der Eingriff abgebrochen.

c) Untersucher in Überkopfposition. Nach Einführung des Mediastinoskops auf der Trachea erfolgt nun die endoskopische Exploration mit weiterer stumpf instrumenteller Präparation mittels Saugstab, Dissektorzange und Präpariertupfer median bis zu der bifurkalen Lymphknotengruppe, links

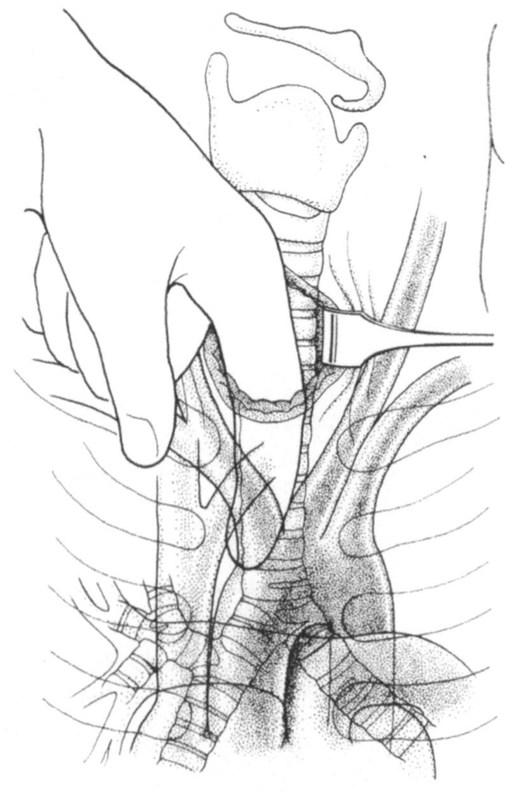

Bild 11.3 Digitale Präparation des Mediastinums zwischen Trachea und V.anonymae, Arcus aortae mit Aa. brachiocephalicae und A. pulmonalis

tiefer unter den Aortenbogen **(Cave: N. recurrens!)**, rechts bis zu der peribronchialen Lymphknotengruppe des Oberlappenabgangs.
Große Arterien fühlen sich mit dem Saugstab prallelastisch an und pulsieren. Die dunkelblauen Venen mit weichen, nachgiebigen Wänden sind leicht mit blau-schwarzen anthrakotischen Lymphknoten zu verwechseln. Besonders durch unvollständige Präparation können sie durch variköse Ausstülpung der Wand einem anthrakotischen Lymphknoten täuschend ähnlich werden. Schwieriger sind fleischfarbene oder hellgraue Knoten vom lockeren Fett-Bindegewebe zu unterscheiden. Ihre derbere Konsistenz muß mit dem Saugstab getastet werden. Trennung und Präparation verbackener Knoten und infiltrierender Tumoren sind oft mühevoll.
Die von *Dietzel* vorgeschlagene Anwendung einer Bruststütze und eines Operationsmikroskops qualifiziert die präparatorisch und diagnostisch wertvolle Gewebsanalyse außerordentlich. Sie gestattet außerdem, bimanuell, stereoskopisch kontrolliert zu operieren.

d) Partielle oder komplette Exzisionen sollten stets erst nach weitgehender Isolierung aus evtl. verdickten oder indurierten Lymphknoten nach vorheriger Punktion zum Ausschluß eines Blutgefäßes erfolgen. Kleine Blutungen sistieren praktisch stets spontan ohne Einsatz möglicher Hilfsmittel (Saugkoagulation, Clips, *Röder-Binder*).

e) Der Wundverschluß erfolgt nach Entfernung des Mediastinoskops durch wenige Knopfnähte, wobei das Wundgebiet spontan obliteriert.

11.3. Indikationen

Differentialdiagnose verschiedener Lungenerkrankungen: *Boeck*sche Sarkoidose, Lungentuberkulose, Pneumokoniosen, Bronchialkarzinom, *Hodgkin*- und Non-*Hodgkin*-Lymphome. Unspezifisch entzündliche Lungenkrankheiten sind durch ihre typischen histomorphologischen Strukturen in den regionalen Lymphknoten des Mediastinums zu unterscheiden (*Kirsch, Maassen, Römer* u. a).
Diagnose von primären und sekundären Mediastinaltumoren: mit Hilfe histologischer Untersuchung hinsichtlich Art, z. B. gutartig – bösartig und Herkunft, z. B. Bronchien, Speiseröhre, Magen, Thymus, Mamma (*Jochem und Greschuchna, Wessner*).
Operabilitätsbeurteilung von Tracheal-, Bronchial-, Mamma- und Ösophaguskarzinom (Ackowbianz, Kolarow) durch positiven Tumornachweis in den mediastinalen Lymphknoten (Bild 11.4 u. 11.5). Die Anzahl abgebrochener operativer Großeingriffe wird dadurch eindeutig gesenkt *(Römer, Kirsch)*.
Therapeutisch kann die *Mediastinoskopie* im Rahmen einer zervikalen Mediastinotomie nach *Riecker* bei Mediastinalabszeß und -phlegmone und bei perforierenden Verletzungen der Speiseröhre (Fremdkörper, Öso-

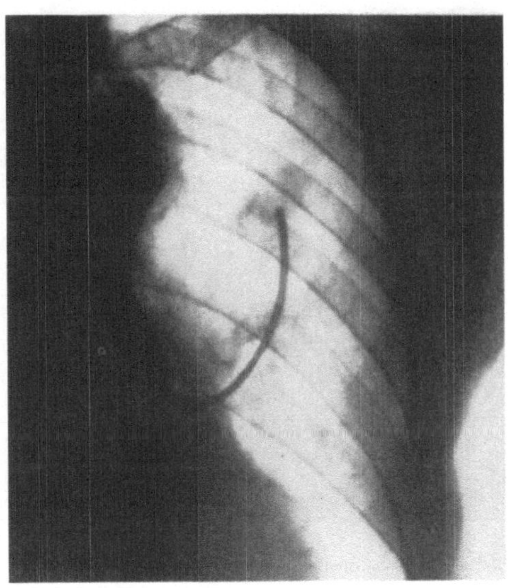

Bild 11.4 Paratrachealer Tumor bei histologisch gesichertem, peripherem Bronchialkarzinom (Katheterbiopsie nach *Friedel*)

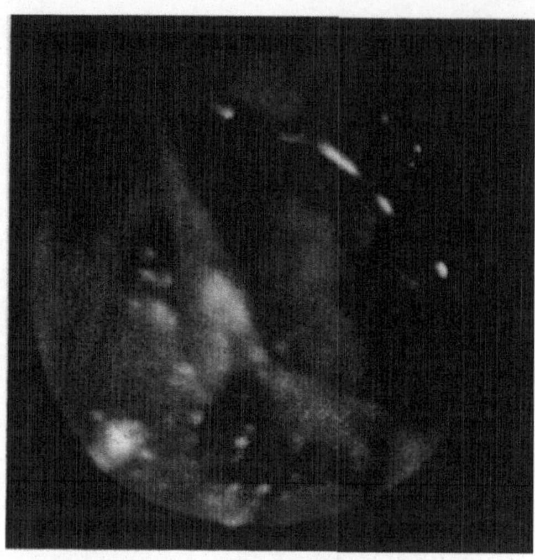

Bild 11.5 Mediastinoskopie: anthrakotischer Lymphknoten mit Karzinommetastasen (Aufn. *Kirsch*, Coswig)

phagoskopie) den Verletzungsbereich gezielt und besonders wirkungsvoll endoskopisch darstellen und drainieren (*Redon*-Drainage). Die Ausräumung großer Lymphknotenpakete beim *M. Boeck*, Thymektomien und die Implantation von Herzschrittmachern schlagen *Maassen* und *Carlens* vor.

11.4. Gefahren und Komplikationen

In der Literatur wird eine Komplikationsrate von 1–2 % beschrieben.

Blutungen: Neben den zu unterbindenden unteren Schilddrüsenvenen müssen einzelne dünnere Arterien und Venen notfalls ebenso versorgt werden. Die A. thyreoidea ima, A. u. V. brachiocephalica sind sorgfältig zu schonen. Ihre Verletzung würde ernste, selbst nach Thorakotomie schwer stillbare Blutungen hervorrufen. Die A. pulmonalis sinistra gilt als außerordentlich rißempfindlich. Man sollte ihre Nähe deshalb meiden.

Versehentliche Probeexzisionen aus dem Herzen *(Riecker)* führen ebenso wie Punktionen von Gefäßaneurysmen zur Katastrophe. Bei solchen Verletzungen helfen meist weder kurzfristige Tamponaden, Gelasponschwammeinlage noch Clips und Elektrokoagulation, sondern evtl. die sofortige Thorakotomie. Mediastinoskopien sollten deswegen nur dort ausgeführt werden, wo die Voraussetzungen zu einer schnellen Thorakotomie zur Behandlung starker Blutungen organisatorisch, technisch und personell abgesichert werden können. Selbstverständlich muß vor dem Eingriff die Blutgruppe bekannt sein, ein sicherer intravenöser Zugang geschaffen und bei Tumorinvasionen im Operationsgebiet eine Blutkonserve eingekreuzt bereit gehalten werden.

Nervenläsionen: Vagusreizung kann zu Rhythmusstörungen und Blutdruckabfall führen. Der N. rekurrenz ist durch Probeexzision im Bereich der paratrachealen Lymphknotengruppen und links im Aortenbereich gefährdet.

Verletzungen von Pleura, Lunge, Ösophagus: Sie sind nur bei ausgiebiger, tracheaferner Manipulation oder maligner Tumorinfiltration beschrieben worden. Saugdrainage des Mediastinums, ggf. des Ösophagus, intensive Antibiotikatherapie, parenterale Ernährung können dann eine Ausheilung begünstigen.

Postoperative Infektionen: Diesen Infektionen wird durch aseptisches Arbeiten und lokale oder allgemeine Antibiotikaprophylaxe vorgebeugt.

Mediastinalabszesse gehören zur literarischen Seltenheit und können durch Wiedereröffnung des Mediastinums und Dauersaugdrainage bei intensiver Antibiotikatherapie geheilt werden.

11.5. Kontraindikationen

- Dekompensierte Insuffizienz der Herz- und Kreislauforgane, hochgradig redu-

zierter AZ, Hypertonie über 26,7 kPa (200 mm Hg), Blutungs- und Gerinnungsstörungen;
- akute, entzündliche Prozesse in Bronchien, Lunge, Mediastinum;
- mechanisch behinderter Zugang zum Mediastinum: Einflußstauung retrosternale Struma, Kyphosen, Gibbusbildung;
- Pleuraschwarten mit Tracheaverziehung,
- Aortenaneurysma.

12. Endoskopie von Rachen, Speiseröhre und Mageneingang

12.1. Einleitung

Die anatomischen Besonderheiten der Speisewege bereiten dem Endoskopierenden technisch zusätzliche Schwierigkeiten. Die Hohlorgane sind spaltförmig geschlossen und daher unübersichtlich, stellenweise flächig fixiert und durch Abwesenheit von Knorpel-Bindegewebsschichten wesentlich verletzungsgefährdeter. Erhöhter Muskeltonus oder gar spastische Kontraktionen im Bereich der oberen und unteren »physiologischen« Engen, dünnwandige Ausweitungen der vorgeschalteten Abschnitte des Hypopharynx bzw. des gekrümmten kardialen Speiseröhrensegmentes verlangen sorgfältige Vorsicht.

12.2. Voruntersuchungen

12.2.1. Anamnese

Die Anamneseerhebung muß aus diesem Grunde neben den wesentlichen Anhaltspunkten für das Vorliegen einer Erkrankung auch topografische Hinweise sammeln. Ein Erkrankungsverdacht begründet sich beispielsweise auf Beschwerden, die im Sinne von Dysästhesien, wie Druck, Brennen, Stechen, Schmerzen auftreten. Insbesondere sind ihre Lokalisation und Zeitbeziehung zur Nahrungsaufnahme zu beachten. Bestehen auch Dysfunktionen (Dysphagien), wie Schling- und Schluckschwierigkeiten, Passageverzögerung oder -stop, Speichelfluß, Regurgitation, Erbrechen oder wiederholte Luftwegsaspirationen während der Nahrungsaufnahme und weisen schon andere Symptome auf die Beteiligung der Nachbarorgane hin, wie Bluterbrechen, Atemstörungen und beeinträchtigter Allgemeinzustand, Gewichtsabnahme, Kräfteverfall, Inappetenz und Ekel vor besonderen Nahrungsmitteln, so können wir keinen Zweifel am Vorliegen einer ernsten und schon fortgeschrittenen Speisewegserkrankung mehr haben.

12.2.2. Klinische Untersuchung

Im Rahmen der klinischen Untersuchung schätzen wir den Ernährungs- und Kräftezustand ein, prüfen den Hautturgor, die Belastungsfähigkeit von Herz- und Kreislauforganen sowie der Atmung. Die Inspektion und Palpation von Hals und Thorax, z. B. durch Sternumkompression, und dazu die indirekte Pharyngo-Laryngoskopie mit Reflektor und Spiegel ergeben bei hoch sitzenden Prozessen bereits objektive Verdachtsmomente. Für die Beurteilung des unteren Speiseröhrensegmentes können wir auf spezielle Untersuchungsmethoden nicht verzichten. Nützliche Informationen können Druck- und ph-Meßmethoden bei Motilitätsstörungen und Dyskrinien geben. Röntgenaufnahmen des Halses (seitlich) und des Thorax (ap) stellen die normalen oder krankhaften Röntgenstrukturen des Mediastinums und der angrenzenden Organe dar. Mit einem großen Schluck Röntgenkontrastmittel bringen wir den Hypopharynx (Exposition der Aufnahme unmittelbar nach dem Schluckakt) im posterior-anterioren Strahlengang zur Abbildung. Der Ösophagus ist im II. Schrägen (Exposition der Aufnahme 3 Sekunden nach dem 2. Schluck) auf dem Filmformat 24 × 36 vollständig darzustellen und zu beurteilen. Dieses röntgendiagnostische Vorgehen hat sich als standardisierte Suchmethode und ökonomisches Screeningverfahren bewährt. Es kann Verdachtsmomente entkräften oder erhärten und

topografische Hinweise geben. Die Anzahl der aufwendigeren Breipassagen vor dem Röntgenschirm mit allerdings wesentlich höherer Aussagefähigkeit hinsichtlich funktioneller Normalabweichungen können beträchtlich eingeschränkt werden.
Für die Magendiagnostik stehen Internisten und Radiologen besondere klinische und Röntgenuntersuchungsmethoden zur Verfügung, die hier nicht besprochen werden können. Sie geben bei kardianahen Magenerkrankungen entscheidende Hinweise.
Gestützt auf Anamnese, klinische und röntgenologische Untersuchungsergebnisse stellen wir so begründete Verdachtsdiagnosen und damit die *Indikation* zur endoskopischen Untersuchung. Selbstverständlich dürfen wir nicht darauf verzichten, absolute *Kontraindikationen* im Rahmen der Voruntersuchung zu erkennen. Dekompensierte, chronische, kardio-respiratorische und hepatische Insuffizienzzustände ebenso wie akute, manifeste oder drohende Kreislauf- und Stoffwechselzusammenbrüche, z. B. Schock und Koma, schließen zunächst eine endoskopische Untersuchung aus und verlangen primäre Behandlung. Nach gelungener Kompensation ist die Verdachtsdiagnose erneut aufzugreifen und ggf. endoskopisch abzuklären.

12.3. Methoden zur Speisewegsendoskopie

12.3.1. Tubusendoskopie von Rachen, Speiseröhre, Mageneingang

Noch immer dominiert instrumentell im klinischen Einsatz das dünnwandige, gut beleuchtete starre Metallrohr mit entschärftem, abgeschrägtem Rohrmund. Mit Geschick und unter sorgfältiger visueller Kontrolle geführt, hat dieses über 100 Jahre alte Untersuchungsprinzip eine unbestreitbare, durch hohe Leistung begründete Bedeutung behalten. Natürlich ist eine blinde Einführung mit Hilfe von Mandrins oder Bougies heute obsolet.

12.3.1.1. Instrumentarium

Es entspricht einer rationellen Gerätenutzung, wenn wir zur Speisewegsendoskopie die zur Endoskopie der Luftwege vorhandene Ausrüstung anwenden und in entsprechender Weise ergänzen (Bild 12.1):

- »Universal«-Arbeitskopf MGB 441 mit Beleuchtungs- und Beatmungssystem (zur Pneumösophagoskopie nutzbar);
- Ösophagoskopftuben D: 8, 12, 16 mm, L: 35 cm bzw. 48 cm (mit Lufteintrittsöffnungen proximal wie bei Beatmungsendoskoptuben);
- Arbeitsinstrumente – Hilfsmittel: je nach Aufgabenstellung, z. B. fassende und schneidende Zangen, Absaugrohre, Injektions- und Punktionskanülen, Toluidinblaulösung 1 %.

Soll in Allgemeinanästhesie vorgegangen werden, so verzichten wir nicht auf die Bereitstellung von

- Beatmungslaryngoskoptuben D: 9, 12, 16 mm, L: 16 cm, dazu Trachealkatheter nach *Woodbridge* (Ch. 28, 32, 36).

12.3.1.2. Anästhesiemittel

Zur Prämedikation: Atropin mit 2 ml Injektionsspritze (obligatorisch), Analgetika, Tranquilizer, Morphinpräparate (fakultativ bei Lokalanästhesie);
zur Schleimhautanästhesie: ggf. Spraygebläse mit 5 ml 1 % Exotankain ®;
zur Allgemeinanästhesie: Perfusionsbesteck zur intermittierenden i. v. Narkosemittelapplikation,
Hexobarbital ®: 1 g/20 ml Rekordspritze,

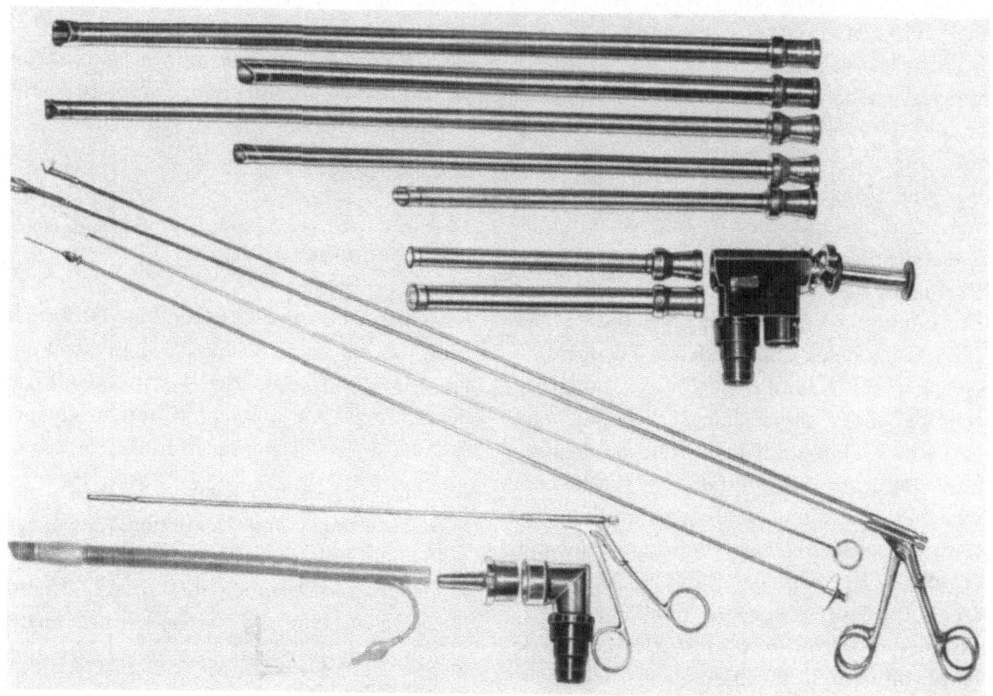

Bild 12.1 Instrumentarium zur Tubusendoskopie der Speisewege: Arbeitskopf MGB 441 mit diversen Tuben zur Hypopharyngoösophagoskopie, zur trachealen Intubation und Beatmung; Faßzangen Punktionskanüle, Watteträger

Succicuran ® 100 mg/10 ml Glasspritze, Beatmungssystem zur IPP-Beatmung mit reinem Sauerstoff, ggf. Narkosegerät zur N_2O/O_2 Kombinationsnarkose.

Durch ein y-Schaltventil kann das Atemgas während der Untersuchung umgeschaltet zur Blähung des Speisewegs genutzt werden,

Trachealkatheter mit Abdichtmanschette (*Woodbridge*),

Mull mit Silikonöl oder andere Kathetergleitmittel.

12.3.1.3. Untersuchungstechnik und endoskopische Anatomie

Nicht selten werden auch heute noch Ösophagoskopien in Oberflächenanästhesien keineswegs zwang- und mühelos durchgeführt. Das toxische Risiko ist bei Anwendung des Exotankains ® relativ niedrig einzuschätzen. Umso höher ist das Verletzungsrisiko. Angst, die erhaltene Tiefensensibilität, Abwehrreflexe bei den anatomischen Besonderheiten bedingen erfahrungsgemäß dieses wesentlich höhere Verletzungsrisiko. Die Arbeitsfreiheit und damit die diagnostische Aussagekraft und die therapeutischen Manipulationsmöglichkeiten sind enger begrenzt. Die Schleimhautanästhesie sollte deswegen nur ausnahmsweise und insbesondere bei funktionellen Fragestellungen eingesetzt werden (*Oeken, Görisch, Röse*).

Lagerung: In Lokalanästhesie soll der Pa-

▶

Bild 12.2 Untersuchungspositionen bei der Speisewegsendoskopie. *a* sitzend nach *Brünings* zur Ösophagoskopie in Lokalanästhesie; *b* liegend in verbesserter *Jackson*-Position: Hypopharynxintubation; *c* liegend mit vorgezogenem Kehlkopf nach *von Eiken*: zur Hypopharyngoskopie; *d* liegend gestreckt: zur Ösophagoskopie; *e* liegend überstreckt: zur Kardiaskopie; *f* stabile Seitenlage *rechts:* zur Kardiapassage; *g* stabile Seitenlage *links:* zur Fibergastroskopie

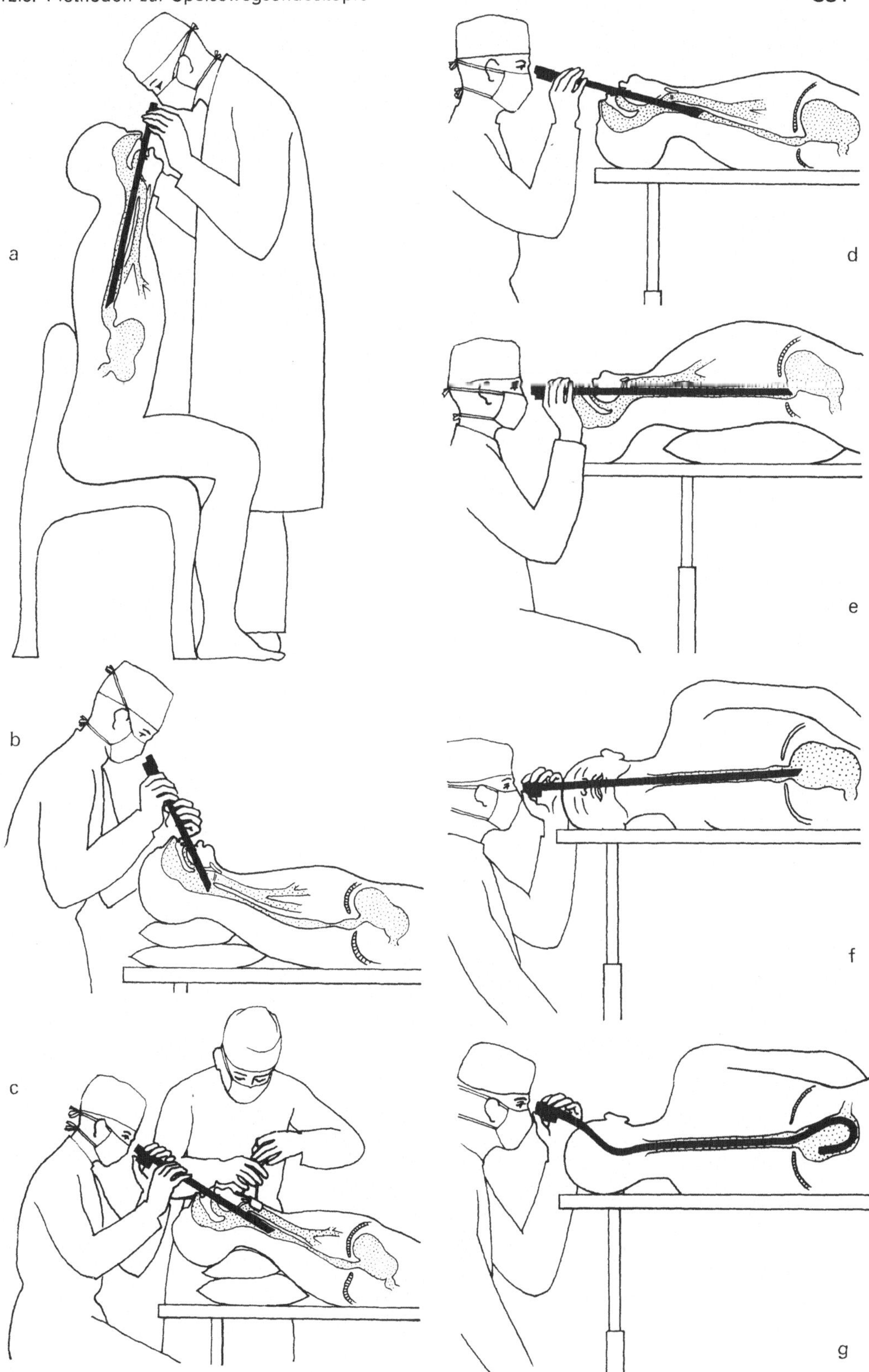
a
d
e
b
f
c
g

tient am besten im Untersuchungsstuhl nach *Brünings* sitzen, Schulter und Arme entspannt hängend, nach vorn gebeugt, LWS und BWS dorsal gestreckt. Der Anästhesiespray wird unter Sicht bei herausgestreckter Zunge auf Zungengrund, Gaumenbögen, Rachenhinterwand, Larynx- und Hypopharynxeingang gerichtet. Verschluckte Anteile betäuben die tieferen Speisewege, EMD: 5 ml (1 %) Exotankain ® (Bild 12.2 *a*).

Bei Allgemeinanästhesie liegt der Patient in verbesserter *Jackson*-Position flach mit leicht deflektiertem und erhöhtem Kopf und optimal entspannten Mundrachenweichteilen. Bei der Skopie der tieferen Ösophagusabschnitte wird durch Umlagerung des Kopfkissens unter die Schulterblätter die Brustkyphose und die gebogen verlaufende Speiseröhre gestreckt (Bild 12.2 *b–e*).

Die Narkoseführung entspricht nach Atropinmedikation und Sauerstoffvoratmung dem Vorgehen bei der Beatmungslaryngoskopie (s. Kap. 5.3.2.5.) oder einer anderen endotracheal applizierten Allgemeinanästhesie durch den Fachanästhesisten (s. Kap. 5.3.2.6.).

Intubationslaryngoskopie

Es hat sich aus verschiedenen Gründen als nützlich erwiesen, die vorausgehende tracheale Intubation nicht dem Fachanästhesisten zu überlassen, sondern die Larynxtrachealinspektion stets wo möglich zum ersten Akt der Speisewegsendoskopie zu machen. Häufige Intubation trainiert die persönliche Technik und Sicherheit, die auch Notfällen gewachsen sein soll.

Hochsitzende pathologische Veränderungen werden wie laryngotracheale Erkrankungen bei arbeitsteiligem Vorgehen durch Intubationswirkungen verändert oder leicht übersehen (*Brandt*).

Eine »hypopharyngoskopische Kurzinspektion« kann der Kathetereinführung vorausgeschickt werden. Nach kurzer Hyperventilation durch das Laryngoskop wird das Endoskoprohr direkt durch Aufladen der Arygegend in den retrolaryngealen Pharynxabschnitt geschoben. Während der kurz zu haltenden Apnoephase gelingt eine oberflächliche visuelle Beurteilung ggf. unter Nutzung des Beatmungsdruckes zur Pharynxentfaltung. Eine umfassende Diagnostik oder therapeutische Eingriffe bleiben jedoch der Hypopharyngoskopie nach trachealer Kathetereinführung unter fortlaufender künstlicher Beatmung vorbehalten.

Entsprechend dem im Kap. 10.3.1.4.2. beschriebenen Vorgehen, »Intubationslaryngoskopie« wird nach einer Hyperventilationsphase und Entfernung des Ringspiegels der mit Silikonöl gefettete *Woodbridge*-Tubus durch das achsengerecht im Kehlkopf gehaltene Endoskop atraumatisch durch die Glottis in die Luftröhre geschoben. Eine Faßzange hält den Katheter dort auch beim Zurückziehen des Laryngoskops fest. Umlagerung des Trachealkatheters aus dem rechten in den linken, sublingualen Abschnitt der Mundhöhle. Trachealkatheter und Beatmungssystem werden mittels Konuszwischenstück, Kniestück, Atemventil, Y-Umschaltventil mit dem Atembeutel verbunden. Die Intubation ist mit dem ersten effektvollen Atemzug durch die Beutelkompression abgeschlossen.

12.3.1.3.1. Hypopharynx

Die Einführung des Endoskops weicht zunächst nicht vom Vorgehen bei der Laryngoskopie ab. 3. und 4. Finger der linken Hand ziehen an der Oberkieferzahnreihe den Kopf des Patienten aus verbesserter *Jackson*-Position in zusätzliche leichte Deflektion, während der zweite Finger enoral die Zunge anhebt und den Blick auf die Uvula freimacht. Die vordere Endoskopöffnung wird aus dem rechten Mundwinkel sofort bis an diesen ersten Markierungspunkt (Uvula) geführt. Durch Anheben des Endoskops, dessen Schaft nun bereits Daumen und Zeigefinger der linken Hand fassen und mit führen, erblicken wir durch das

Rohr die Oberkante der Epiglottis und den Trachealtubus. Mit hebend-schiebenden Bewegungen des linken Daumens transportieren wir den Rohrmund atraumatisch rechts von Epiglottis und Katheter bis in Höhe des rechten Aryknorpels und verweilen mit der Rohrlippe direkt vor dem Eingang zu dem rechten Sinus piriformis.
In Schleimhautanästhesie unterscheidet sich das Vorgehen nur durch die sitzende Position des Patienten und das Fehlen des Trachealkatheters. Der vor dem Patienten stehende Operateur bevorzugt natürlich als Rechtshänder den linken Mundwinkel als Zugang. Die Atemluft soll unbehindert passieren, obgleich der erhaltene Muskeltonus und reflektorische Sphinkteraktionen nicht selten hinderlich werden und die ständige verbale Kommunikation zum Untersuchungspartner ‚Patient' zusätzlich Aufmerksamkeit erfordert.

Endoskopische Anatomie

Zunächst führen wir den Rohrmund über beide Aryhöcker, um die Schleimhaut- und Sekretverhältnisse vergleichend zu inspizieren. Erst danach dringen wir in den Hypopharynx ein, beim sitzenden Patienten (Lokalanästhesie) durch Aufladen des linken Aryknorpels und beim liegenden Patienten des rechten mit einer nicht zu kurzen Rohrlippe. Dabei sind die den Kehlkopf straff dorsal ziehenden Muskel- und Bänderzüge ebenso wie die Wirkung des M. constriktor pharyngitis zu überwinden. Beide quetschen den mukös-muskulären Hypopharynxtrichter zwischen der Larynxhinterwand (Krikoidplatte) und den knöchernen Halswirbelkörpern regelrecht zusammen. Leichte hebelnde, nach medial geführte, visuell kontrollierte Bewegungen der Rohrlippe sollen die iatrogene Perforierung des Sinus piriformis einerseits und die Erodierung und Hämatombildung durch Abschereffekte der median-ventral am Krikoid und dorsal an den Wirbelkörpern fixierten Schleimhautpartien andererseits verhindern.

»Entfaltungs«-Hypopharyngoskopie: In Anwendung des Vorschlags von *v. Eicken* kann man sich auch in Allgemeinanästhesie durch ventralen Zug am Kehlkopf den Pharynxtrichter völlig übersichtlich vor dem Rohr entfalten. Als Hilfsmittel eignet sich z. B. eine einzinkige Tumorfaßzange, die, transkutan am Unterrand des Schildknorpels eingesetzt, den Kehlkopf insgesamt vorzieht (Bild 12.2 *c*).

12.3.1.3.2. Ösophagus

Einführung des Endoskops: Obgleich mit dem 16 cm langen Laryngoskoptubus der Ösophagusmund eröffnet werden kann und so der oberste Speiseröhrenabschnitt zu übersehen ist, machen wir die Untersuchung bei hochsitzenden Erkrankungen besser mit dem 36 cm halblangen Ösophagoskoptubus. Für die kardianahen Anteile werden 48 cm lange Tuben am Arbeitskopf eingeführt. Je länger der Tubus, umso größer wird der Objekt-Augenabstand beim Intubieren und Inspizieren. Höhere Detailerkennbarkeit erzielt die aufgesetzte Lupe.

Endoskopische Anatomie und Untersuchungstechnik (Bild 12.3).

Während sich der Ösophagusmund stets als sternförmige, geschlossene Rosette darstellt, sind in Narkose und IPP-Beatmung die beim sitzenden, spontanatmenden Patienten infolge des negativen intrathorakalen Druckes klaffenden mittleren Speiseröhrenabschnitte geschlossen. Der positive intrathorakale Beatmungsdruck muß durch Erzeugung eines höheren Druckniveaus in der Speiseröhre durch Einblasen von Luft mittels Gebläse oder Umschaltung des Beatmungsgases überwunden werden. Diese »Pneumösophagoskopie« ist sowohl beim Vordringen in den Kardiaabschnitt, als auch in Stenosen oder Dilatationen von Wichtigkeit und gibt der Inspektion die notwendige Raumorientie-

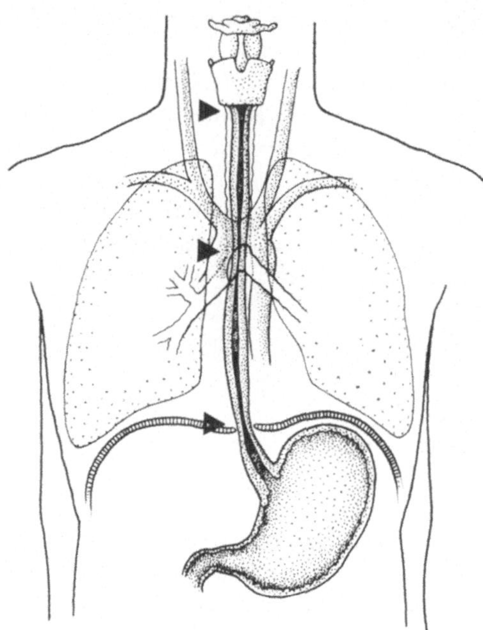

Bild 12.3 Topografie der physiologischen Speiseröhrenengen

rung bei der Beschreibung von pathologischen Veränderungen und wurde von *Mosher* 1909 eingeführt.

Die Gefahr der Magenüberblähung und -perforation ist relativ gering, solange nicht Stenosen um das Endoskop den regulierenden Rückfluß der Luft verhindern.

Der Vortrieb des Tubus unter ständiger visueller Kontrolle wird durch den linken Daumen bei Abstützung des 3. und 4. Fingers an der oberen Frontzahnreihe durch leicht hebende und schiebende Bewegungen besorgt, während die rechte Hand die Vorschubrichtung am Arbeitskopf lenkt und störendes Sekret absaugt.

Erste Umlagerung nach Erreichen des mittleren Abschnittes der Speiseröhre etwa in Höhe der deutlich sichtbaren und palpierbaren, pulsierenden Aorta. Das Kopfkissen wird entfernt oder unter die Rückenpartien verschoben (s. Bild 12.2 *d* u. *e*). Damit strekken sich die Speiseröhre und die Brustkyphose der Wirbelsäule. Der Ösophagus kommt wieder achsengerecht vor dem Rohr zu liegen. Bis zur Kardia sind die Speiseröhrenwände auch hinsichtlich dezenter Veränderungen gut zu beurteilen.

Zweite oder dritte Umlagerung (s. Bild 12.2*e* u. *f*) erfolgt später bei Erreichen des nach links abbiegenden kardialen Segmentes (s. Kap. 12.3.1.3.4.).

Die Kardia hebt sich als Rosette von der normalerweise glattwandigen Speiseröhre ab. Ohne Luftblähung wird die Schleimhaut wegen der nun fehlenden axialen Übereinstimmung in den Rohrmund gepreßt und kann leicht verletzt werden.

12.3.1.3.3. Kardia

Einführung des Endoskops: Das distale Übergangssegment der Speiseröhre zum Magen, das Vestibulum ösophago-gastrale, gehört zu den besonders schwierig zu untersuchenden Speisewegsabschnitten. Sein gekrümmter Verlauf durch den Hiatus diaphragmaticus in die Bauchhöhle hinein, seine spezifischen, muskulären und bindegewebigen Wandelemente und häufiger auftretende entzündliche Schwellungszustände der Schleimhaut setzen der Einfahrt des starren Rohres, das in den oberen Speisewegen regelrecht gefesselt ist, beträchtliche Widerstände entgegen. Trotz kompletter Relaxation müssen recht erhebliche Handkräfte die oberen Weichteile dehnen. Wesentlich hilft dabei die nochmalige Umlagerung des Patienten auf die rechte Seite (s. Bild 12.2 *f*).

Sie verlagert die abdominalen Organe nach rechts, und die Linkskrümmung wird merklich begradigt. Nunmehr gelingt es fast spielend, bei Luftblähung und Lupensicht – einer Peristaltikwelle folgend – den Tubus durch die sich eröffnende Kardia bis in den Magen zu schieben. Ohne Sicht in den weiteren Lumenverlauf sollte eine Kardiapassage niemals erzwungen werden! (Bild 12.4) Das Blaßwerden der Schleimhaut ist bereits ein Zeichen höchster Perforationsgefahr. In Lokalanästhesie ist dieser Kardiabereich vielfach infolge permanentem, reflektorischem Kardiospasmus völlig unzugängig.

Endoskopische Anatomie: Erst das Aufsetzen der vergrößernden Lupe verdeutlicht uns genügend detailliert die Strukturen dieses gehäuft erkrankenden, sphinkterischen Übergangs zum Magen. Die Schleimhaut ist rosettenartig längsgefaltet. Die Grenze zwischen blaß-gelblicher Ösophagusschleimhaut und samtartig-roter Magenschleimhaut ist als gezahnte Linienführung, der Ora serrata oder Z-Linie, normalerweise gut zu erkennen. Die topographische Lagebestimmung dieser Schleimhautgrenze kann durch stärkere Luftblähung und Entfaltung des Vestibulums erfolgen, wobei sich günstigenfalls der Hiatus diaphragmaticus als zirkuläre oder randständige Eindellung abzeichnet. Simultane Röntgendurchleuchtung und Palpierung des elastischen Zwerchfellwiderstandes mit Hilfe der Rohrlippe schafft eindeutige Klarheit. Die ringartigen Grenzen (s. Bild 12.4 *b*) des Vestibulums werden durch ein oberes und unteres Lig. ösophagophrenicum (s. Bild 12.4 *a*) gebildet. Sie begrenzen das physiologische Gleiten der Kardia durch die Atmung und Lageveränderungen. Der submuköse Venenplexus fällt als grobe Längsfaltenbildung nur auf, wenn infolge portaler Hypertension variköse Erweiterungen entstanden sind. Der physiologische Tonus des prägastralen Segmentes sollte durch die distale Rohranschrägung im Normalfall leicht bougierend überwunden werden, sofern die Rohrlippe achsengerecht geführt wird.

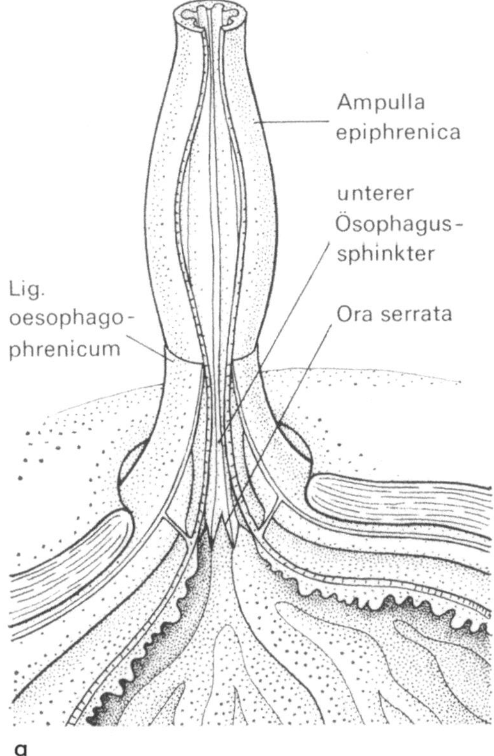

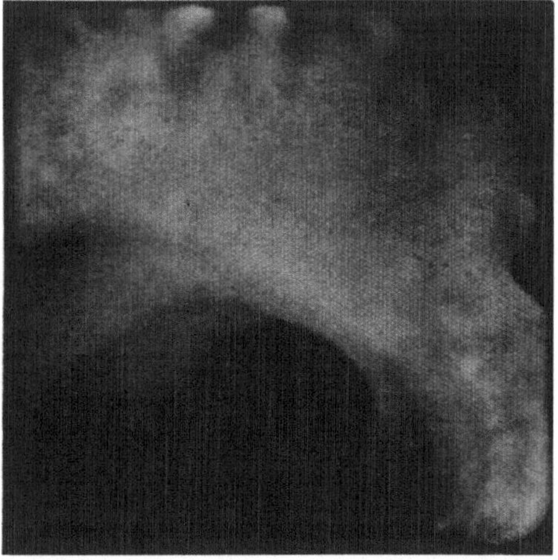

Bild 12.4 Anatomie des kardialen Speiseröhrensegmentes. *a* schematisch nach *Savary* und *Müller*; *b* Endofoto

Im Magen können wir mit Hilfe von starren Winkeloptiken die oberen Abschnitte nicht ohne visuelle »Toträume« in die kardiale Befunderhebung einbeziehen. Hier bieten die flexiblen Ösophago-Gastroskope mit der Inversionstechnik entscheidende Vorteile. (s. Bild 12.2 *g*).

Da im Bereich des vestibulären Sphinkters die normalen Wandverhältnisse häufig durch Reflux des Magensaftes verändert sind, beansprucht die allseitige Befunderhebung auch im Hinblick auf die Erfassung dezenter Tumorbildungen größte Sorgfalt in Verbindung mit Ruhe und auch Zeit. Die makroendoskopische Befunderhebung können wir durch Probeexzisionen aus den oberen Schleimhautschichten durch die feingewebliche Untersuchung ergänzen.

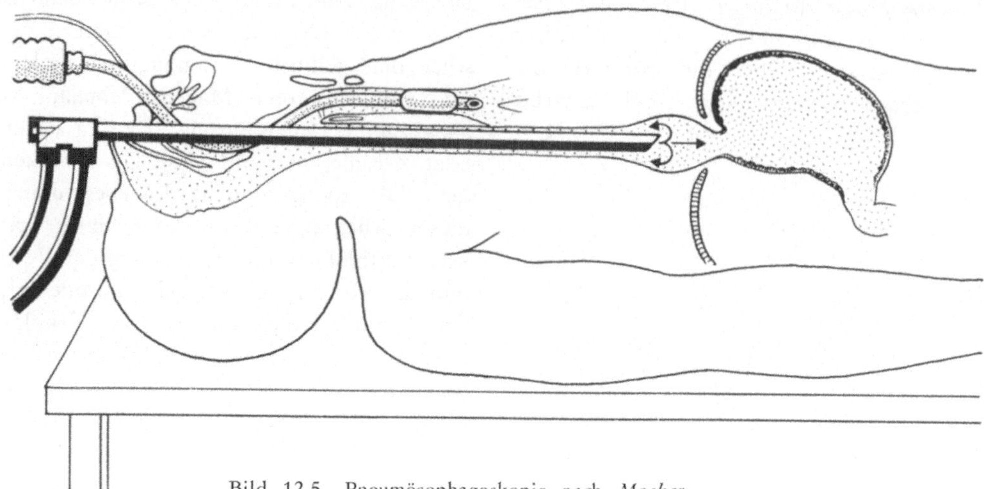

Bild 12.5 Pneumösophagoskopie nach *Mosher*

12.3.1.4. Endoskopische Arbeitsmöglichkeiten

Das großlumige Tubusendoskop bietet in Verbindung mit der Allgemeinanästhesie, in der Speiseröhre größtmögliche Arbeitsfreiheit.

12.3.1.4.1. Inspektion und Palpation

Bereits die Einführung des starren Rohres erfolgt bei sorgfältiger visueller und palpatorischer Kontrolle. Die »Inspektion von außen nach innen« wird speziell in Sphinkterbereichen oder bei pathologischen Stenosen durch »Inspektion von innen nach außen« systematisch und ggf. mehrmals ergänzt. Die intermittierende Luftblähung (Bild 12.5) beim Vorschieben und Zurückziehen entfaltet dabei die vor dem Rohr liegende Speiseröhre und läßt eine genügende Orientierung über die Wandverhältnisse zu. Schleimhautfarbe und -relief, Gefäßzeichnung, Form des Innenraumes, Beweglichkeit der Wand abschnitte werden geprüft. Versteckte Fremdkörper, Verletzungen, entzündliche und tumoröse Veränderungen – kenntlich auch an erhöhter mechanischer Vulnerabilität – können mit Lupe und Optik gesucht und ggf. topographisch auch hinsichtlich periösopha-

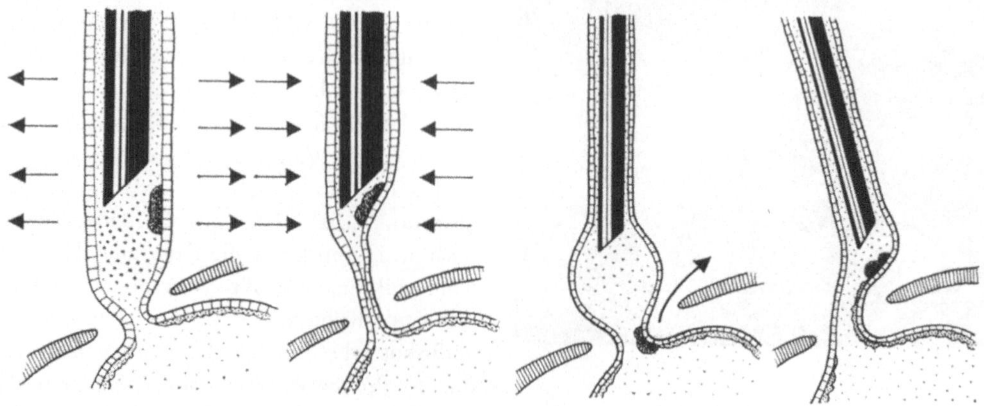

Bild 12.6 Prüfung der periösophagealen Beweglichkeit durch Druckwechsel und Zugwirkung

gealer Beziehungen zugeordnet oder aber ausgeschlossen werden. Die Nachbargewebe beurteilen wir hinsichtlich ihrer Lockerheit oder rigider, infiltrativer Verfestigung mit dem bewußt sensibilisierten Tastsinn. Auch die Tiefen- und Flächenausdehnung von submukösen Resistenzen, die sich bei der Luftblähung nicht recht entfalten, kann mit der Tubuslippe oder einer Sonde mit höherer Sicherheit eingeschätzt werden (Bild 12.6). Überstark fortgeleitete Rohrpulsationen deuten auf eine breiträumige Infiltration des Mediastinums hin und lassen prognostische Schlüsse zu.

12.3.1.4.2. *Befunddokumentation*

Es ist grundsätzlich möglich, die typischen Veränderungen im Verlauf der Untersuchung stufenweise durch Serienfotos oder Film zu dokumentieren. Der zusätzliche Zeitaufwand und die Kosten sind jedoch noch immer so hoch, daß sie auf wissenschaftliche Fragestellungen und die Belange der Lehre beschränkt bleiben. Dementsprechend kommen dem Befundbericht und der einfachen Befundskizze, die das visuell Typische, Ort und Ausdehnung des Prozesses berücksichtigen, in der klinischen Routine vorrangige Bedeutung zu (Bild 12.7; 8.3).

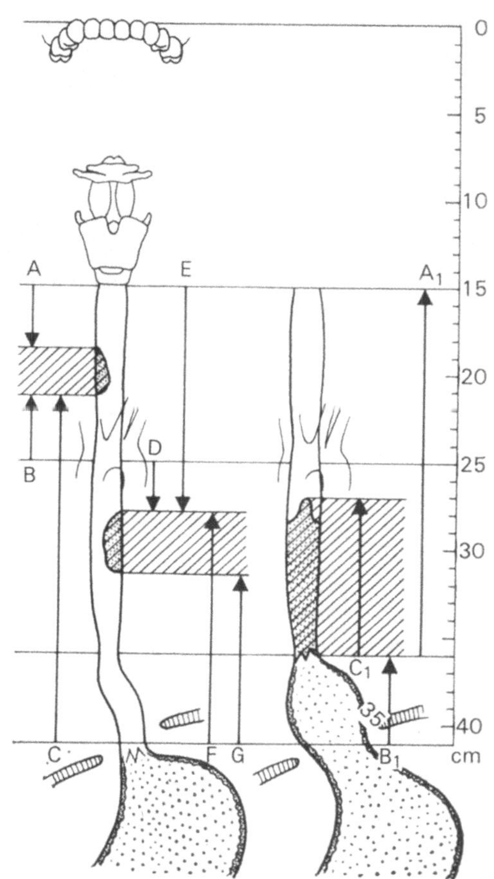

Bild 12.7 Wichtige endoskopische Maße zur Ergänzung von Röntgenbefunden (nach *Savary* und *Miller*)
Tumorlokalisation zur: *A* Distanz oberer Tumorpol-Ösophagusmund, *B* Distanz unterer Tumorpol-Aortenenge; *E* Distanz oberer Tumorpol-Ösophagusmund; *F* Distanz oberer Tumorpol-Kardia; *G* Distanz unterer Tumorpol-Kardia;
bei Hiatushernie oder Brachyösophagus: A_1 Distanz Ösophagussphinkter-Ösophagusmund (Ösophaguslänge); B_1 Distanz Ösophagussphinkter-Hiatus diaphragmations (intrathorakaler Magenabschnitt); C_1 Distanz obere Grenze ektopischen Zylinderepithels – Hiatus diaphragmaticus (bei Endobrachyösophagus)

12.3.1.4.3. *Instrumentelle Manipulationen*

Mit einer Reihe instrumenteller Maßnahmen können wir die gestellte Verdachtsdiagnose weiter sichern oder entkräften und ggf. therapierend eingreifen.

Sekret- und Gewebsentnahme und ihre chemische, biochemische, mikrobiologische, zytologische, immunologische und histologische Untersuchung präzisiert und sichert unsere Diagnose. Die Röntgenkontrastdarstellung von Stenosen und Fisteln hat einen hohen Stellenwert bei der Festlegung des Therapieplanes.

Therapeutisch können Fremdkörperentfernungen in Muskelrelaxation wesentlich gefahrloser ausgeführt werden, selbst wenn bereits tiefere Verletzungen, Penetration oder gar Perforationen eingetreten sind. Stenosebougierung, Einlage von Nähr- oder Absaugsonden haben unter endoskopischer Sicht ein wesentlich geringeres Perforationsrisiko. Die Abszeßeröffnung mit anschließender Saugdrainierung, Endoprotheseneinlage, -pflege und -entfernung sind weitere endoskopische Behandlungsmethoden, die jedoch unbedingt die simultane Röntgensicht benötigen. Die Durchtrennung von Divertikelschwellen (*Zenker*schen Hypopharunxdivertikel) ist nur bei besonders strenger Indikationsstellung heute noch vertretbar (*Küstner, Denecke*).

12.3.2. Faserendoskopie von Speiseröhre und Mageneingang

Seit 1956 sind vollflexible Glasfaserendoskope insbesondere bei Magen-Darm-Krankheiten von größtem Nutzen. Aber auch bei den Speiseröhrenerkrankungen werden solche Instrumente sinnvoll eingesetzt (*Hirschowitz, Ottenjahn*).

12.3.2.1. Instrumentarium

In der DDR werden bevorzugt Geräte des japanischen Herstellers OLYMPUS angewendet (Bild 12.8 u. 12.9). Es wird derzeitig auf eine interdisziplinäre Gemeinschaftsnutzung der Importgeräte orientiert.

- Fiberösophagoskop Modell EF oder
- Fiber-Ösophago-Gastro-Duodenoskop Modell GIF Typ D_2 (jeweils mit zugehöriger Fotoeinrichtung). Beide Instrumente sind mit prograder Optik ausgestattet. Sie unterscheiden sich hinsichtlich ihrer Arbeitslänge und des aktiven Flektionsradius (90 ° bzw. 150 °) des distalen Segmentes. Eine Inversionsgastroskopie ist mit dem Modell EF nicht immer möglich. Neuerdings bietet das schlanke Kindergastroskop GIF P_2 und das Fiberbronchoskop MGB 9444 mit seinem Gebläsesystem besonders schonende, optisch aber begrenzte Untersuchungsmöglichkeiten;
- Kaltlichtprojektor CLE 3 mit 150 Watt Lichtquelle, Absaug- und Spülvorrichtung sowie Belichtungsautomatik für die Bilddokumentation. Der Kaltlichtprojektor

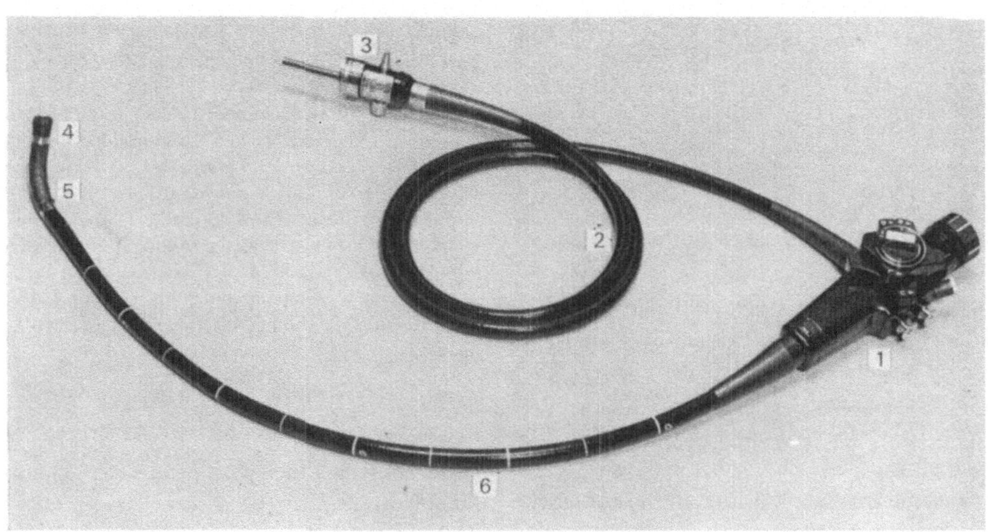

Bild 12.8 Faserösophagoskop OLYMPUS EF Typ B_2. *1* Arbeitskopf; *2* Geräteverbinder; *3* Kupplung; *4* distales Endstück; *5* flexibler Steuerabschnitt; *6* Schaft

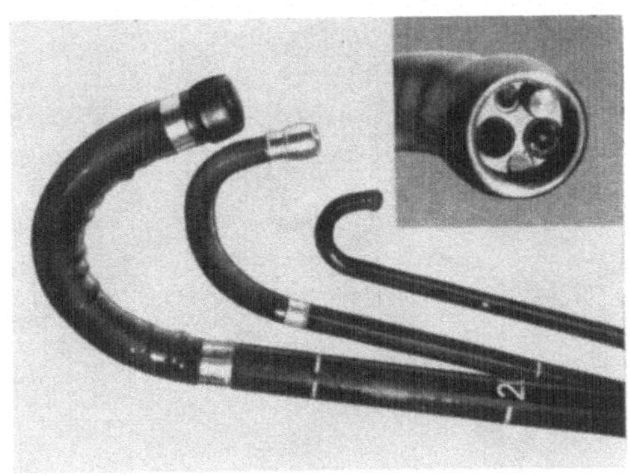

a

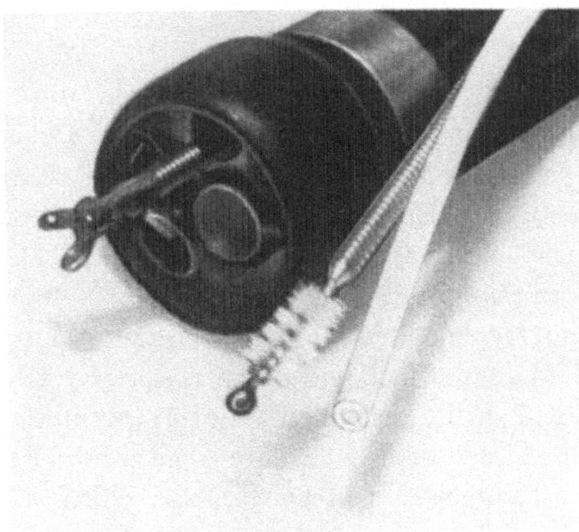

b

Bild 12.9 *a* Distale Endstücke der Panendoskope (OLYMPUS) Typ GIF D_3 (D = 13 mm) Typ GIF F_2 (D = 8,8 mm), Endstück $GIFF_2$ sowie MGB 444; *b* distales Endstück mit Zange, Zytologiebürste mit Katheter $GIFD_3$

CLX arbeitet mit einer Xenonhochdrucklampe und ist insbesondere zur Filmdokumentation für Forschungs- und Lehrzwecke erforderlich;

- Instrumentarium zur Beatmungslaryngoskopie (Intubationslaryngoskopie), falls in Narkose und Muskelrelaxation besonders schonend gearbeitet werden soll oder zur Notfallversorgung.

12.3.2.2. Anästhesiemittel

Der Eingriff kann in Schleimhautanästhesie, aber auch in i. v. Barbiturat-Relaxans-Narkose vorgenommen werden. Wir bevorzugen im allgemeinen die Narkose.

Schleimhautanästhesie:

Atropin zur Prämedikation (Erwachsenendosis 1 mg i. m., s. Tab. 5.5);
Espumisan ® zur Entschäumung des Magensekretes;
Exotankainspray 1 %: 5 ml für Zungengrund, Gaumenbögen, Rachenhinterwand, Ösophagus- und Larynxeingang.

Allgemeinanästhesie:

Die Ausrüstung wird – wie zur Beatmungslaryngoskopie bzw. Intubationslaryngoskopie – statt des Lokalanästhetikums ergänzt durch:

- Hexobarbital ® 1,0 mg in 20 ml physiologischer Kochsalzlösung (Rekordspritze);
- Succicuran ® 100 mg in 10 ml physiologischer Kochsalzlösung (Glasspritze);
- mehrere Einzeldosen zur intermittierenden Weiterführung der Relaxation;
- i. v. Perfusionsbesteck;
- IPP-Beatmungssystem mit Sauerstoffflasche;
- Trachealkatheter mit Blockermanschette *(Woodbridge).*

12.3.2.3. Untersuchungsgang

12.3.2.3.1. *Lagerung und Einführung des Endoskops*

Der Patient kann in *Schleimhautanästhesie* auch im Sitzen endoskopiert werden. Die meisten Autoren untersuchen die Speiseröhre in Rücken- und den Magen in stabiler Linksseitenlagerung.
Die Einführung wird am schonendsten durch Abwarten einer spontanen Eröffnung des Ösophagusmundes vorgenommen. Mit dem Auge am Okular wird das distale Endoskopende mit seinem Durchmesser von 13 mm in Höhe der Kehldeckelmitte in War-

testellung gebracht. Zum Schlucken aufgefordert, wird im richtigen Moment der Öffnung des Hypopharynx der Schaft mit der linken Hand vorgeschoben. Mitunter sind hier ähnliche psychische und physische Widerstände zu überwinden, wie wir sie von der Einführung starrer Ösophagoskope in Lokalanästhesie her kennen.

In *Allgemeinanästhesie* wird bei dem trachealintubierten, relaxierten und beatmeten Patienten wie zur Hypopharyngoskopie (s. dort) mit dem Beatmungslaryngoskop (Tubusdurchmesser 16 mm, -länge 160 mm) der obere Ösophagusabschnitt eingestellt. Nach Abnahme des Arbeitskopfes kann nun das Faserendoskop völlig atraumatisch in die Speiseröhre geführt werden.

Während die linke Hand den Endoskopkopf mit Bläh-Sog-Spültasten und Steuerknopf hält und bedient (Bild 12.10), übernimmt die rechte Hand den Vorschub unter Vermeidung von orientierungsstörenden Torsionseffekten. Zangeneingriffe z. B. erfordern weitere Hände.

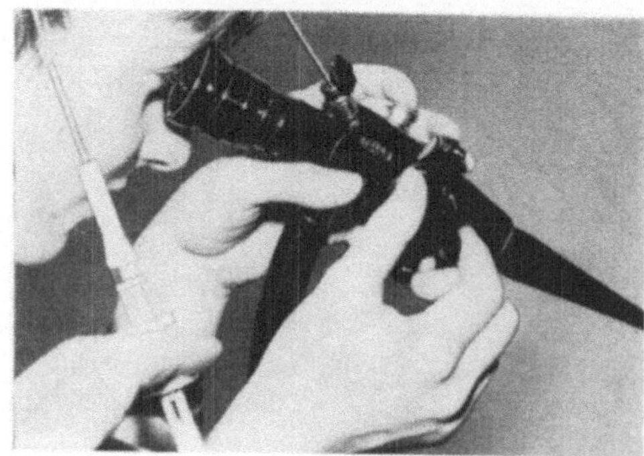

Bild 12.10 Führung des Faserendoskopes beidhändig, Probeexzision durch Assistenz

12.3.2.3.2. *Wichtige anatomische und physiologische Besonderheiten*

Selbst bei geplanter Gastroskopie und rein magenorientierter Verdachtsdiagnose ist es fehlerhaft, die Speiseröhre achtlos, ohne sorgfältige visuelle Beurteilung zu passieren *(Ottenjahn)*. Der sorgfältige Untersucher wird stets mit leichtem Blähen die vorausliegende, blaß-gelb-rosa-gefärbte Speiseröhre abschnittsweise vor dem Instrument entfalten. Die Aorten- bzw. Hilusenge (2. Enge) macht sich durch die linksseitige Wandpulsation nur visuell bemerkbar. Auch die distale, vom Herzen ausgehende Pulsation ist nicht tastbar wie bei der Untersuchung mit dem starren Rohr. In regelmäßigen Abständen von ca. zehn Sekunden laufen die vom Plexus myentericus gesteuerten Kontraktionswellen, vom flexiblen Instrument völlig unverfälscht, mit einer Geschwindigkeit von 3 bis 4 cm/Sek. distalwärts und verschließen mit einem Druck von 2,7 bis 5,3 kPa (20 bis 40 mm Hg) kurzfristig den Einblick in den vor dem Instrument liegenden Ösophagusabschnitt. Der Kontraktion geht jeweils eine Erschlaffung und Hebung des Ösophagussegments durch die Längsmuskelkontraktion voraus.

Die Kardia besteht aus einem ampullären Abschnitt, dem Vestibulum gastroösophageale. Ohne Luftblähung bleibt dieser untere Sphinkter häufiger verschlossen. Er zeigt eine sternförmig gefaltete Schleimhaut. Bei Entfaltung ist seine normalerweise in Grenzen verschiebliche Lage im Hiatus ösophageus diaphragmaticus erkennbar (s. Bild 12.4.2). Beide Umschlagfalten, die obere und untere Membrana ösophagophrenica, bilden die ringförmigen Begrenzungen des Vestibulums. Seiner Linkskrümmung ist durch geringe Steuerkorrektur zu folgen. Bei Ausnutzung der durch Blähen verstärkten »Entfaltungsphase« jeweils zwischen den Kontraktionsphasen gelingt die Einfahrt in den Magen ohne jede Gewaltanwendung und Umlagerung. Nach Passage der normalerweise Z-förmig erscheinenden Schleimhautgrenze (Ora serrata) zwischen Magen- und Ösophagus fällt man geradezu in den weiträumigen, geringer beleuchteten und darum dunkelrot erscheinenden Magen. Zurückfließen des Magensaftes sollte durch kopfseitige Hebung des Untersuchungstisches vermieden werden. Vom Fundus aus verändern die quer antralwärts laufenden Kontraktionen ständig das samtartig homogen erscheinende Oberflächenbild.

12.3.2.3.3. *Inversionsgastroskopie – retrograde Kardiaskopie*

Die Inversion des flexiblen Instrumentes gelingt mit dem vorzüglich beweglichen und genügend langen Ösophago-gastro-duodenoskop besonders leicht. Zunächst wird das Endstück entlang der kleinen Kurvatur bis in den antralen Abschnitt geführt, dann extrem linksflektiert und gefühlvoll weitergeschoben. Das nach oben gerichtete Endstück stemmt sich dabei an der großen Kurvatur an und wird funduswärts gelenkt. Dadurch wird auch der passiv flexible Schaftteil in die Krümmung einbezogen (Bild 12.11). Die aktive und passive Flektierung rückt den Mageneingang mit durchziehendem schwarzem Endoskopschaft in das Blickfeld. Die Inversionsgastroskopie schließt damit die Kardiagastroskopie ab und erlaubt die totraumfreie, doppelseitige Inspektion der kardialen Region und ist hier der Untersuchung mit dem starren Tubusinstrument weit überlegen.

12.3.2.4. Endoskopische Arbeitsmöglichkeiten

Ohne Tubus- und Faserendoskopie von vornherein zu Konkurrenzverfahren zu erklären, sollten ihre Leistungen im Bereich der Speiseröhre vergleichend besprochen werden. Dabei wird besonders deutlich, wie sehr beide Verfahren sich zu einem leistungsfähigen, diagnostisch-therapeutischen System (Tab. 12.1) ergänzen, wenn der Operateur sie technisch beherrscht und ihre Möglichkeiten klinisch optimal zu nutzen versteht.

12.3.2.4.1. *Inspektion und Palpation*

Während Faserendoskope wegen ihrer Flexibilität mechanisch relativ schonend und auch in Lokalanästhesie gut erträglich in den unteren Speiseröhrenabschnitten und im Magen gehandhabt werden können, ist

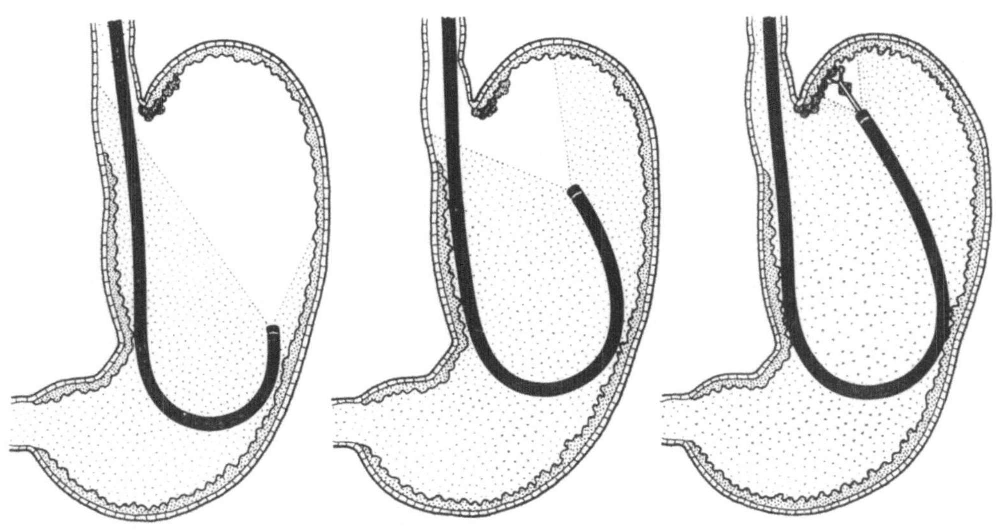

Bild 12.11 Retrograde Kardiaskopie – Inversionsgastroskopie nach *Ottenjahn*

Tabelle 12.1 Indikationen zur Tubus- und Faserendoskopie bei Speisewegserkrankungen

	Hypopharynx	Ösophagus	Kardia	Magen
Diagnostik				
Inspektion				
Funktion	(F) (T)	F (T)	F (T)	F
Struktur	T	F T	F T	F
Probeentnahme				
Mikrobiologie	T	T	F T	F
Histo-Zytologie	T	(F) T	F T	F
Therapie				
Extraktion von Fremdkörpern	T	(F) T	T	F (T)
Dilatation von Stenosen	T	T	T	
Applikation von Sonden, Endothesen	T	T	T	F
Hämostase durch				
· Saugkoagulation	T	T	T	F
· Injektion zur Varixsklerosierung		(F) T	(F) (T)	
· Ballonkatheter nach *Sengstaken*		T	T	
Häufigkeitsindex	F/H: 0,5/7,5	3,5/9,5	4,5/9	7/0.5

,F' = Fibroskop ,T' = Tubusendoskop

die Hypopharynxpassage in Lokalanästhesie durch das Fehlen einer Lippe und dem Durchmesser von ca. 13 mm häufig mit Schleimhautverletzungen verbunden. Auf die Perforationsgefahr verweisen unter anderen *Nonel* u. Mitarb. Der besondere Vorteil liegt in der inspektorischen Beurteilung der distaleren, funktionellen Bewegungsabläufe dieses Schleimhautmuskelorgans. Die Beobachtung dezenter, auch struktureller Veränderungen, wie z. B. pathognomonische Gefäßschlängelungen, Erosionen, Ulzera, wandstarre Infiltrate, kleine Tumoren, Divertikel – soweit sie nicht unter dem Auflösungsvermögen des Bildrasters liegen, werden durch die Flexibilität des Instrumentes nicht verfälscht. Allerdings fehlen die Tastinformationen fast völlig. Gegenüber starren Tubusösophagoskopen ist das ein echter Nachteil. Durch das Aufblähen können Faser- und Tubusinstrumente gleichermaßen pathologische Nachbarschaftsveränderungen sichtbar machen. Im Kardiabereich jedoch erweist sich das Faserendoskop wiederum als besonders vorteilhaft, weil es, ohne die Krümmung aufheben zu müssen, hineingleiten kann und eine unverfälschte endoösophageale Befundanalyse erlaubt.

12.3.2.4.2. *Instrumentelle Manipulationen*

Hier zeigt sich, wie sehr die Arbeitsfähigkeit der Faserösophagoskope durch die Enge des Manipulierkanals begrenzt wird. Mit Zytologiebürste und winziger Probeexzisionszange sind auch in der Speiseröhre diagnostische Materialentnahmen möglich, wobei die glatten Wände den Zangenzugriff sehr erschweren. Koagulationssonden und Fremdkörperfaßzangen befähigen therapeutisch dazu z. B. blutende Gefäße gezielt zu koagulieren oder Magenfremdkörper zu entfernen. Mangelhaftes Absaugvermögen jedoch, verschmutzte Objektive und die relative Unbeweglichkeit lassen die Vorteile der Tubusösophagoskopie dem bewußt werden,

der beide Techniken beherrscht. (*Pichler, Savary* u. *Miller*).
Differenziertere endoskopische Arbeiten und blutige Eingriffe sind nur durch großlumige (maximaler Durchmesser 16 mm) Ösophagustuben ausführbar. Sekretentnahme, Vitalfärbung der Schleimhaut, paraösophageale Punktion, Injektion, Inzision, Probeexzision, Stenosebougierung, Einlage von Nährschlauch, Drainagen oder Blutstillungskathetern oder von Prothesen müssen schnell und sicher auszuführen sein. Hier ergänzen sich zweifellos beide Verfahren zu einem leistungsfähigen diagnostisch-therapeutischen endoskopischen Versorgungssystem, das weitere Entwicklungsmöglichkeiten offenläßt. In diesem Zusammenhang sei auf die Lasertechnik hingewiesen.

12.3.3. Befunddokumentation

Trotz Hochleistungslichtprojektoren und sogar bei Elektronenblitztechnik ist die Objektausleuchtung in den langgestreckten und z. T. sehr weiträumigen Speisewegsabschnitten noch immer nicht voll befriedigend gelöst. Belichtungsautomatiken sind bei einigen Faserendoskopen handelsüblich. Sie steuern teilweise die Verschlußzeiten oder die Lichtleistung von 150 bis 300 Watt Halogenlichtwurflampen. Die Rasterung und Kleinformatigkeit der Bilder läßt hier jedoch noch Wünsche offen. Die Filmdokumentation wäre zur Aufzeichnung von Raum- und Bewegungsinformationen in der Speiseröhre ideal. Ihre hohen Ausrüstungskosten und der beträchtliche Zeitaufwand begrenzen auch im Bereich der Speiseröhre den Einsatz auf Forschungs- und Lehrzwecke. Für die klinische Routinearbeit behalten die Befundskizze und der verbale Endoskopiebericht ihre dominierende Rolle.

12.4. Indikation zur Endoskopie bei Speisewegserkrankungen

Die diagnostischen und therapeutischen Möglichkeiten der Endoskopie werden bei Erkrankungen der Speisewege derzeitig noch keineswegs immer in vollem Umfang ausgeschöpft.

12.4.1. Fehlbildungen

12.4.1.1. Dysplasien, konnatale Atresien und Fisteln

Sie treten als Hemmungsmißbildungen postnatal in verschiedenster Form, Lokalisation und Ausdehnung durch Obstruktions- und Aspirationssymptome in Erscheinung. Pneumonische Komplikationen in Verbindung mit Nahrungsverweigerung und Erbrechen führen unbehandelt schnell über Exsikkose oder Asphyxie zum Tode. Pathognomonisch ist infolge gestörten Fruchtwasserkreislaufes das mütterliche Hydramnion. In 50 % der Fälle muß zusätzlich mit kardiovaskulären und urologischen Hemmungsmißbildungen gerechnet werden. In 90 % der Fälle sind die Ösophagusstenosen mit Trachealfisteln kombiniert (Typ *Vogt)* (Bild 12.12*a* u. *b*). Reine Fisteln ohne Stenose sind selten (*Meißner, Landing*).
Diagnose: Vor allem endoskopische Exploration, möglichst als komplexe Untersuchung der Speise- und Luftwege, in Verbindung mit simultaner Röntgenoskopie nach Kontrastdarstellung mit wasserlöslichen Mitteln, kann eine exakte Aussage über Art, Ort und Ausdehnung der Entwicklungsstörung machen (*Labasch*).
Therapie: tracheale Intubation – möglichst sofortige Verlegung in ein Zentrum für Neugeborenenchirurgie zur plastisch-rekonstruktiven Versorgung.
Die Rehabilitationschance ist klein.

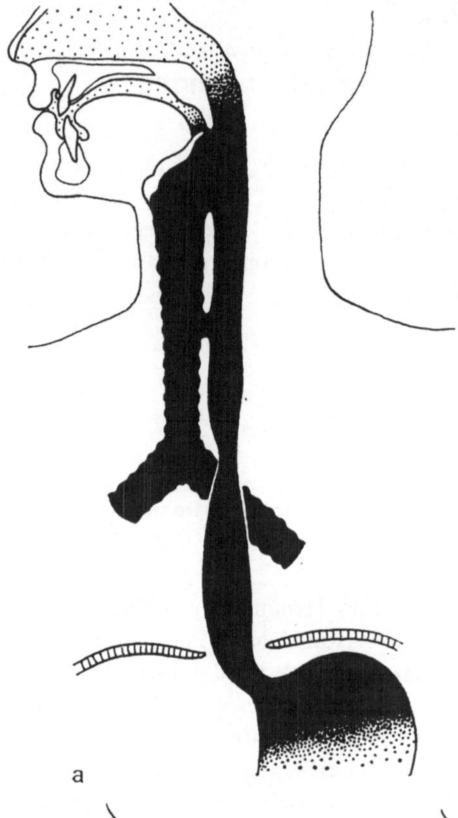

12.4.1.2. Divertikel und Kaskadenösophagus

An der Grenze zwischen Pharynx und Ösophagus entstehen als Spätmanifestation einer Fehlbildung im Erwachsenenalter Pulsionsdivertikel im Sinne des *Zenker*schen Divertikels.

Ätiologisch wird eine besondere Bindegewebsschwäche in der dreieckigen Muskellücke zwischen der Pars obliqua und Pars fundiformis des M. cricopharyngeus, dem sog. *Lannier-Hacker*schen Dreieck, angenommen. *Dohlmann* und *Watson* vermuten eine neurale Fehlsteuerung des *Killian*schen Schleudermuskels der Pars fundiformis des M. cricopharyngens (N. vagus) im Sinne fehlenden oder nicht zeitgerechten Erschlaffens des Ösophagusmundes. Im Verlauf des Schluckaktes kommt es dadurch zu einer pathologischen hypopharyngealen Druckerhöhung. Auf die primäre Minderwertigkeit des Bindegewebes weist eine eigene Beobachtung hin.

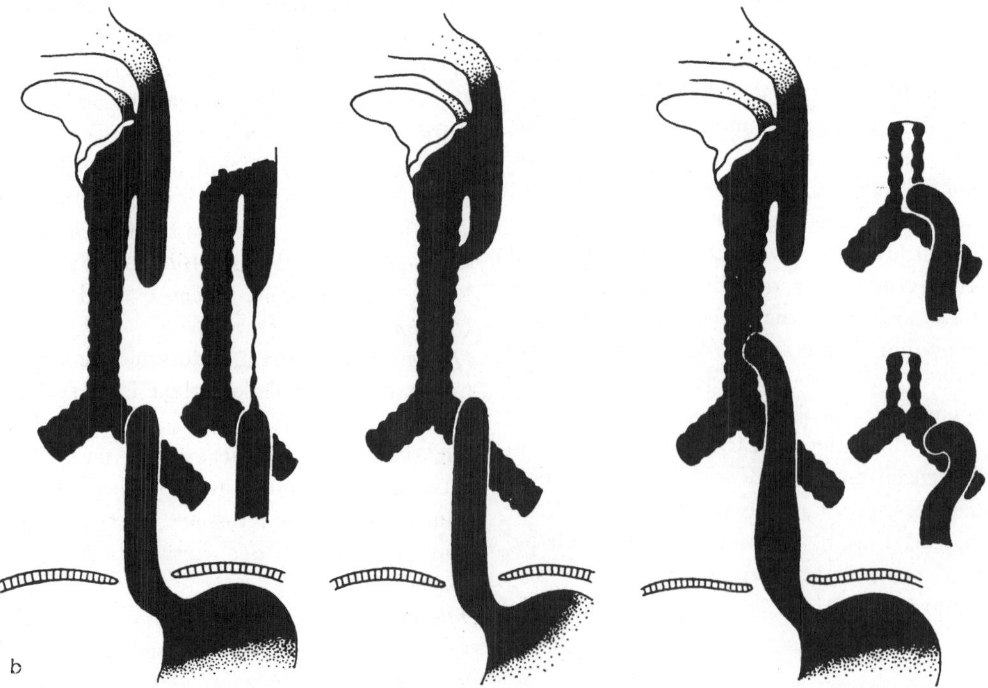

Bild 12.12 Kongenitale Atresien und Fisteln (nach *Vogt*). *a* Typ I; *b* Typ II, III a und III b (3 Varianten)

Bei einer 72jährigen Patientin trat 10 Jahre nach einer zervikalen Pharyngotomie wegen Hypopharynxfremdkörper eine solche extreme Divertikelbildung im atrophischen Narbengebiet (Bild 12.13) des damals eröffneten Sinus piriformis auf.

Die *Symptomatik* war durch langsam sich ausbildende Schlingstörungen, Regurgitieren, Föter ex ore, Herauswürgen unverdauter Nahrung, Anschwellung des Halses durch die Nahrungsaufnahme typisch gekennzeichnet.

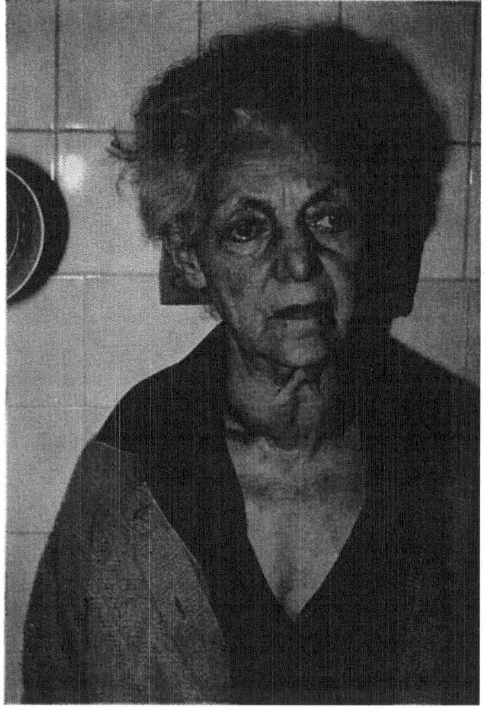

Diagnostisch können wir durch Röntgenkontrastdarstellung Größe und Lokalisation des Divertikels und seine Schwellendicke bestimmen. Endoskopisch wollen wir die Wandverhältnisse nach Reinigung des Sakkes und Aufblähen mit Luft bezüglich entzündlicher Veränderungen beurteilen. Die Besichtigung der Divertikelschwelle zwischen Ösophagusmund und Divertikelsack ist von besonderer Wichtigkeit.

Therapeutisch wird heute die Divertikelexstirpation (*Denecke*) bevorzugt. Bei inoperablen Patienten kann palliativ durch flüssig-breiige Ernährung, Ausmassieren des Sackes und Nachtrinken von Kamillentee, ggf. unter Zusatz antibiotischer oder antimykotischer Pharmaka z. B., bei Soorbefall, eine Minderung der Beschwerden herbeigeführt werden.

Im Einzelfall kann auch heute noch bei besonders starken Beschwerden und allgemeiner Inoperabilität die *endoskopische Schwellendurchtrennung nach Seiffert* ausgeführt werden.

Methodik: Nach Einstellung der Divertikelschwelle wird eine Scherenbranche in den

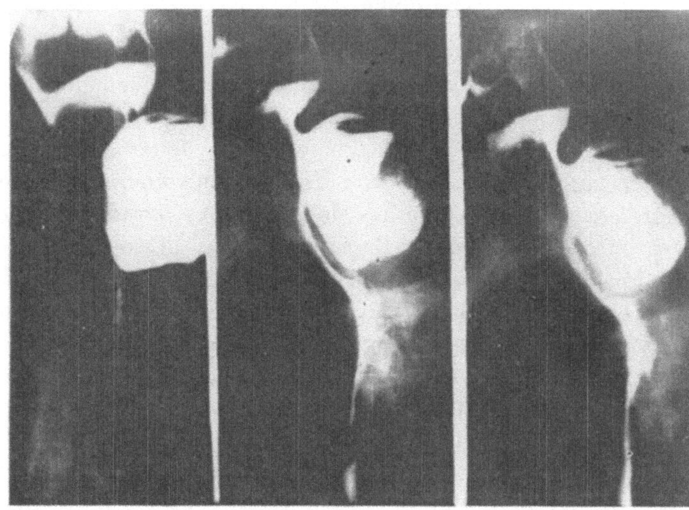

Bild 12.13 Oben und unten: Atypisches Hypopharynxdivertikel nach Pharyngotomie

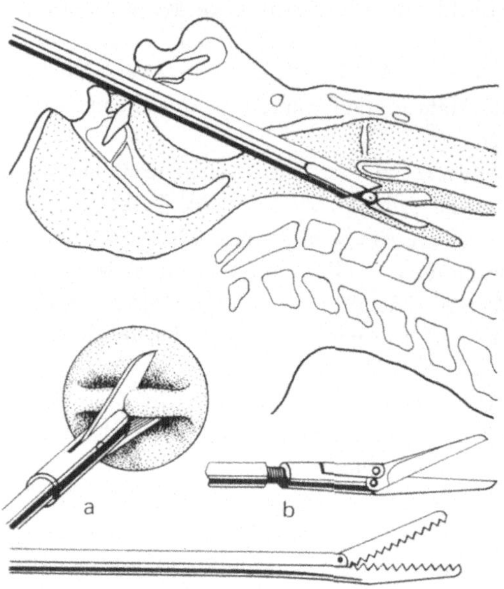

Bild 12.14 Endoskopische Schwellendurchtrennung nach *Seiffert*. *a* Schere; *b* Unterbindungsklemme nach *Vogel*

Ösophagusmund geführt, nachdem bereits zuvor eine dünne Magennährsonde eingelegt die Ruhigstellung des Operationsgebietes in der folgenden Woche gewährleisten soll.

Komplikationen und ihre Verhütung: Bei Durchtrennung mit mehreren Scherenschlägen wird häufiger das hintere Mediastinum eröffnet, was lebensgefährliche phlegmonöse Entzündungen, Abszedierung zur Folge haben kann.

Deswegen sollte in zwei vorausgehenden Sitzungen mit langbranchigen Klemmen die Schwelle gequetscht werden, um so eine periösophageale entzündliche Infiltration des lockeren mediastinalen Gewebes herbeizuführen. Die endgültige Durchtrennung findet dann keinen freien Zugang im Medistinalgewebe (Bild 12.14 *a* u. *b*). Massive Antibiotikaabschirmung ist selbstverständlich. Größere Blutungen sind ungewöhnlich und würden der operativen Intervention bedürfen (*Küstner*).

Weitere *Pulsionsdivertikel im Ösophagus* entstehen als angeborene Anlagedefekte oder erworbene postinfektiöse Destruktionen umschriebener muskulärer Wandabschnitte selten vor den beiden unteren Engen. Sie werden durch die endoösophagealen Drücke von 20–40 mm Hg zur Ausweitung (Pulsion) gebracht. Sie bleiben oft lange Zeit asymptomatisch und werden zufällig entdeckt. Entzündliche Reaktionen können durch Nahrungsretentionen und mikrobielle Superinfektion hervorgerufen werden. Divertikel im oberen Ösophagusabschnitt und auch die epiphrenischen Divertikel retrokardial vor der Kardia werden endoskopisch dispensairebetreut. Bei rechtzeitiger Erkennung möglicher Komplikationen mit Mediastinitis wird dann eine thoraxchirurgische Resektionstherapie veranlaßt.

Der *Kaskadenösophagus* (Bild 12.15) beruht auf einer diffusen, dysplastischen Lükkenbildung der muskulären Wandelemente. Durch die Wandaussackungen kann es nicht zu der physiologischen, bolusbedingten Dehnung vor und im ampullären Segment kommen, wodurch die Kardia nicht mehr im genügenden Umfang die reflektorischen Öffnungsimpulse erhält. Es entstehen achalasieähnliche Verhältnisse. Differentialdiagnose und Therapie siehe Achalasie.

12.4.2. Neurogene Erkrankungen – Funktionsstörungen

Die beim Schlingvorgang komplex zusammenwirkenden Muskelgruppen werden durch neuromuskuläre Reflexabläufe gesteuert. Die Erregungsablaufmuster fließen, willkürlich induziert aus kortikal-subkortikalen Bereichen über N. glosso-pharyngeus und N. vagus der Pharynx- und Ösophamuskulatur zu, während über N. hypoglossus, N. facialis und N. trigeminus die bukkooralen Muskelgruppen sowie die Speicheldrüsen gewissermaßen vorgeschaltet funktionieren.

Aktuell abstimmende Informationen werden aus sensorischen Arealen über den N. trige-

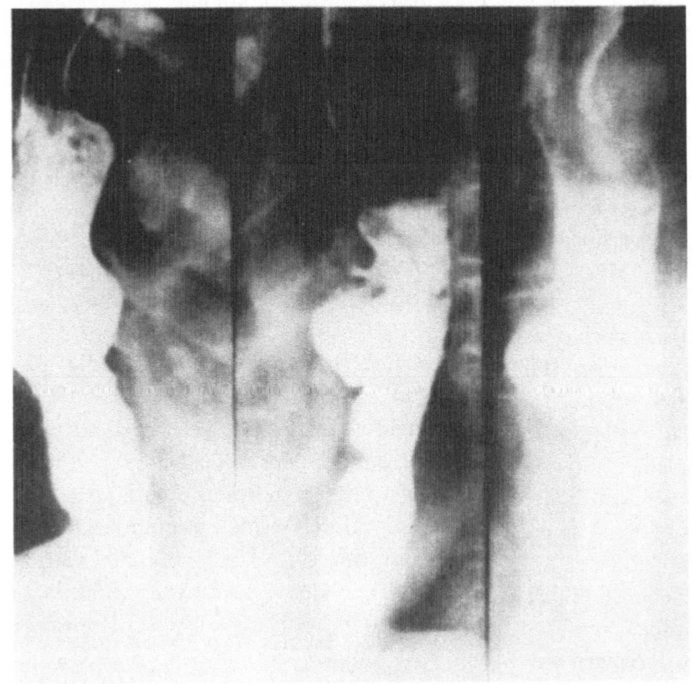

Bild 12.15 Kaskadenösophagus

minus und N. glossopharyngeus im Sinne hemmender oder bahnender »feed-back«-Impulse den kortikalen bzw. subkortikalen Programmabläufen zugemischt, wodurch das normalerweise koordinierte Zusammenwirken motorischer und sekretorischer Funktionselemente des Speisewegs seine prinzipielle Erklärung findet. Darüber hinaus bestehen koordinierende nervale »Verschaltungen« mit den komplizierten Steuerkreisen, die Atem-, Husten- und Sprechfunktion versorgen (Einzelheiten bei *H. Lenz*).

Im Ösophagus unterscheiden wir eine primäre und eine sekundäre Peristaltik. Die *primäre Peristaltik* wird von der bewußt ausgelösten bukkopharyngealen Injektion induziert. Sie transportiert den Bolus nach Entspannung der oberen und unteren »Hochdruckzone« mit einer Laufzeit von ca. 7 Sekunden mit einer biphasischen negativ-positiven Kontraktionswelle (+30/−40 mm Hg) magenwärts. Die *sekundäre Peristaltik* entsteht im unteren Ösophagus nur bei vorhandenem, dehnendem Fremdkörperreiz 6- bis 8mal/Min. reflektorisch im Plexus myentericus Auerbachii. Eine *tertiäre Peristaltik* ist rückläufig nur bei pathologischen Reizsituationen erkennbar (Regurgitieren) und dient der Magenentleerung im Sinne des Erbrechens (*Wienbeck, Mangold, Heldmann*). Störungen dieser komplizierten physiologischen neuromuskulären Funktionsabläufe begegnen uns bei unterschiedlichen Krankheitsbildern.

12.4.2.1.
Symptomatische Dysphagien

Akute Fehlleistungen bzw. Ausfälle entstehen z. B. infolge einer Schleimhautanästhesie, bei Fremdkörpern, schmerzhaften entzündlichen Infiltrationen, Verlagerung der muskulären Elemente durch Tumoren, aber auch infolge tumordestruktiver, traumatischer bzw. apoplektiformer Unterbrechung neuraler Elemente. Sie sollen an dieser Stelle nicht weiter erörtert werden, bedürfen jedoch der differentialdiagnostischen Beachtung und verlangen sorgfältige Ausschlußdiagnostik, die sich vornehmlich auch auf endoskopische Befunde stützen muß.

12.4.2.2. Paresen des N. glossopharyngeus und N. vagus

Beide Nerven können traumatisch, auch operativ, durch neurotrope Virusinfektion (H. zoster), im peripheren Verlauf tumordestruktiv oder zentral degenerativ oder aber apoplektiform geschädigt werden.

N. glossopharyngeus-Ausfall: Kontraktionsausfall des M. constrictor pharygis superior, des M. tensor veli palatini und des M. stylopharyngeus, sog. Schlundheber), führt zum ungenügenden Nasenabschluß und ungenügenden Druckaufbau und deswegen zur inkompletten pharyngealen Injektionsentleerung des Speisebreis in den Ösophagus.

Therapie: Verschließen der Nase beim Schlucken und kompensationsfördernde »Schluckgymnastik«, z. B. mit Gelatine gedickten Flüssigkeiten.

N. vagus-Ausfall: Einseitiger Kontraktionsausfall der Mm. constrictores pharyngei medius et inferior sowie inkompletter Tonusverlust in der zervikalen »Hochdruck«-Zone des Ösophagus.

Symptome: Schlingstörungen durch unzureichenden pharyngealen Druckaufbau, unzureichender Larynxabschluß – Aspirationsgefahr.

Therapie: Training mit breiiger Nahrung. Beidseitiger Ausfall führt zu Atonie und Akinesie in den unteren pharyngealen und oberen ösophagealen Abschnitten.

Der Ösophagusmund wird nicht entspannt und erschwert den Übertritt des Bolus in die Speiseröhre. Die Hypertonie im unteren Speiseröhrenabschnitt läßt insbesondere einen Nahrungsstau im mittleren Ösophagus entstehen.

Diagnose: Röntgenbreipassage mit dickem Brei zeigt die gestörte Schluckauslösung und die bifurkationsnahe Stauung bei fehlender Peristaltik.

Therapie: Atropinmedikation, dickbreiige Bolusbereitung, Getränkedickung mit Gelatine, Nährsonde.

12.4.2.3. Psychovegetative Dysphagien – Presbyösophagus

Hinter mehr oder weniger vollständig ausgeprägter Symptometrias »Dysästhesie – Dysphagie – Dyskrinie« verbergen sich bei psychisch labilen Persönlichkeiten beispielsweise in Phasen hormoneller Umstellung (Pubertät, Klimakterium, Senium) oder im Rahmen unzureichender Streßkompensation (z. B. Prüfungsangst) psychogene Funktionsstörungen ohne objektivierbares organisches Substrat. Übliche Krankheitsbezeichnungen, wie Globus hystericus, Aerophagie, paroxysmale Salurhoe, spastische Sphinkterdyskinesie, habituelle Aspiration mit Hustenparoxymen, Presbyösophagus sind eher Beschreibungen der Symptomatologie als Krankheitsdiagnosen.

Differentialdiagnose: Hinter diesen Symptomen können sich auch Fremdkörper, Entzündungen oder Tumoren verbergen. Darum muß die Diagnostik, einschließlich Röntgen und Endoskopie, derartige morphologische Veränderungen sicher ausschließen. Erst dann ist es statthaft, eine reine psychonervale Fehlsteuerung anzunehmen. Differentialdiagnostisch wären auch eine Arthritis der Kehlkopfgelenke oder neuralgiforme Beschwerden abzugrenzen.

Therapeutisch sind im Gespräch zu eruierende pathogene Belastungsfaktoren psychotherapeutisch abzubauen. Eine Dispensairebetreuung kann den Effekt absichern.

12.4.2.4. Kardiainsuffizienz – Hiatushernie

Ursächlich werden für die Schlußinsuffizienz

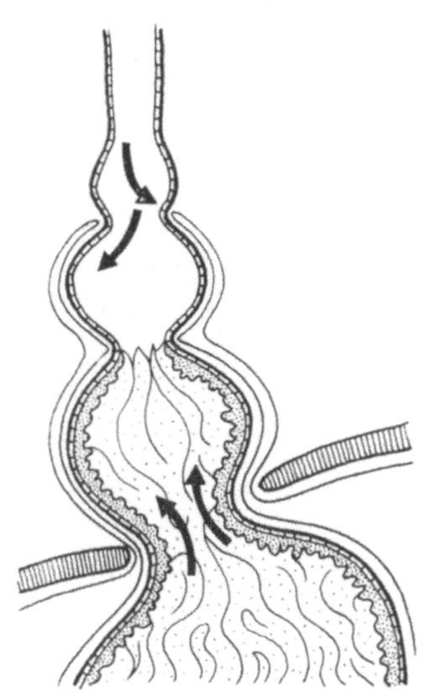

Bild 12.16 Hiatushernie mit Verlagerung der Kardia in den Thorax

der unteren vestibulären Hochdruckzone hypothetisch neben einer nervalen Fehlsteuerung von *Imdahl* auch hormonelle Beziehungen zur Gastrinproduktion des nachgeschalteten Magens angenommen.

In Anbetracht der häufigen Kombination von Kardiainsuffizienz und pathologischem Gleiten des vestibulären Abschnittes innerhalb des Hiatus diaphragmaticus aber sind unbedingt auch anatomische Normabweichungen ursächlich zu berücksichtigen. Zwerchfellhochstand, z. B. bei Adipositas in Verbindung mit erweitertem Hiatus diaphragmaticus reduziert den physiologischen, gastrointestinalen Zug am Ösophagus nach kaudal. Gleichzeitig wird der Schließmechanismus der schraubenförmig angeordneten Ösophagusmuskulatur nicht mehr voll zur Wirkung kommen können. Es entstehen Chalasie und Refluxkrankheiten (Bild 12.16). Extreme Magenüberfüllung und schweres Erbrechen können die ösophagophrenischen Membranen überdehnen. Horizontallage nach übermäßiger Nahrungsaufnahme begünstigen das Aufwärtsgleiten des abdominellen Kardiasegmentes in den supraphrenischen, thorakalen Bereich mit Aufhebung des spitzen *His*schen Winkels. (Bild 12.17). Es entstehen Hiatusgleithernien mit Verkürzung des Ösophagus (Bild 12.18). Auch paraösophageale Hernien und intraösophageale Mageninvaginationen stören Strukturen und Funktionen einschließlich der Durchblutung (*Nissen, Rosetti*).

Symptome: epigastrische Schmerzen, Völlegefühl, Aufstoßen, Übelkeit, retrosternales Brennen.

Diagnose: Die Endoskopie soll nach röntgenologischer und klinischer Vordiagnostik einschließlich Analyse der Druck- und *p*H-Profile die morphologischen Raum- und Schleimhautverhältnisse sowie das Vorhandensein und ggf. das Ausmaß von Folgen chronisch bestehenden Magensaftrefluxes klären (s. Kapitel 12.4.4.1. Refluxösophagitis).

Therapie: symptomatisch durch kleine Mahlzeiten mit nachfolgenden Spaziergängen, fußtiefe Schräglagerung während der Nachtruhe, lockerndes Atemtraining, Antazida, Laxanzien zur Vermeidung erhöhten abdominellen Druckes; *operativ* durch Kardiopexie nach Abklingen der Begleitösophagitis oder Fundoplicatio (*Nissen*), Hiatusplastik.

12.4.2.5. Achalasie – Kardiospasmus

Ursache: Fehlender vestibulärer Öffnungsreflex der Kardia infolge Anlagedefektes oder Degeneration des intramuralen Plexus myentericus Auerbachii.

Pathophysiologie: Der abdominale, vestibuläre Kardiaabschnitt bleibt verschlossen. Bei Vollfüllung der Speiseröhre verhindert der enge Hiatus diaphragmaticus zusätzlich durch Abfangen der Speisemasse die mechanische Aufziehung des insuffizienten neuromuskulären Öffnungsmechanismus der Kardia mit ihrer spiralförmigen Faseranordnung (*Ungerecht, Rosetti*).

Diagnose: Symptomatologie = Erbrechen unverdauter, faulender Nahrung, Gewichtsverlust. *Röntgenbreipassage:* Megaösopha-

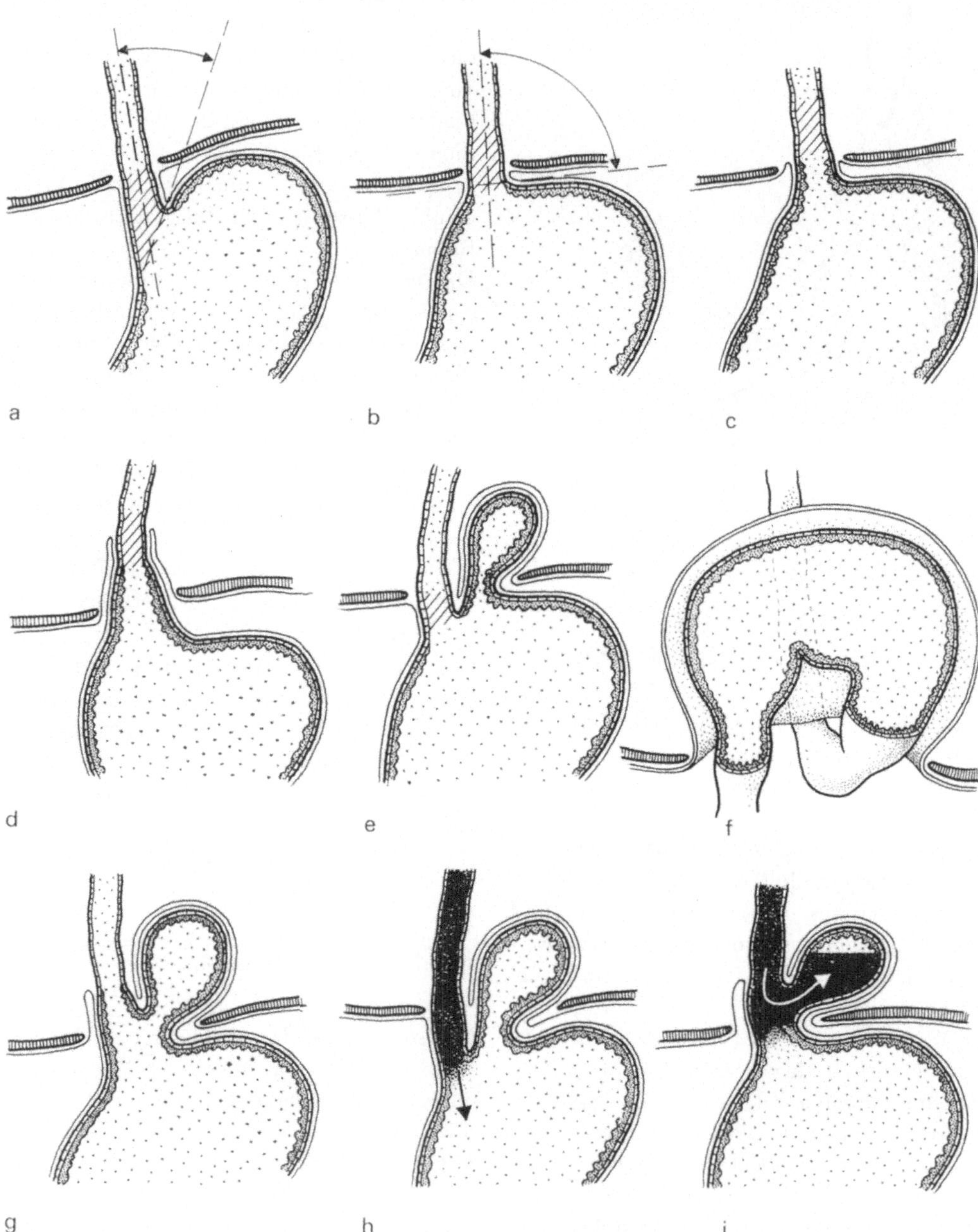

Bild 12.17 Einteilung der Hiatushernien nach *Imdahl*. *a* normale Kardiaposition, *His*scher Winkel spitz; *b* und *c* einfache Gleithernie, *His*scher Winkel stumpf; *d* ösogastrische Hernie, beginnender Brachyösophagus; *e* paraösophageale Fundushernie; *f* extreme paraösophageale Magenhernie (upside down stomach); *g* gemischte ösogastrische Hernie Typ *Schlegel*, ggf. in Abhängigkeit von der exspiratorischen *h* oder inspiratorischen *i* Zwerchfellstellung erfolgt Typenwechsel

gus = breite Ausweitung des gesamten thorakalen Ösophagus (Bild 12.19). Die endoösophageale *Druckmessung* zeigt keine Tonuserhöhung bei Achalasie. Bei hypertensiven Druckwerten sprechen wir vom Kardiospasmus. Durch flexible *Inversions-Kardia-*

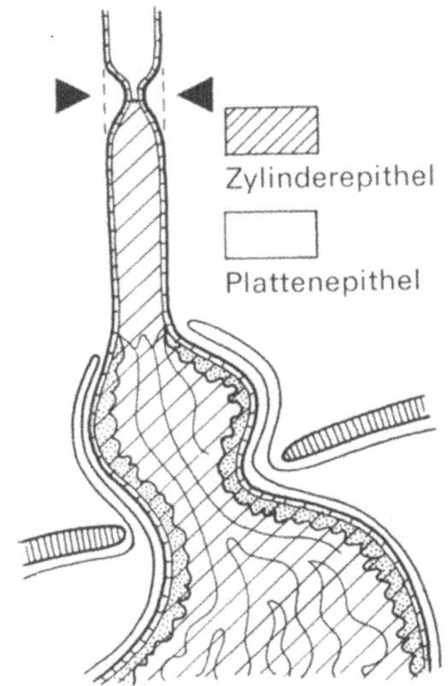

Bild 12.18 Brachyösophagus

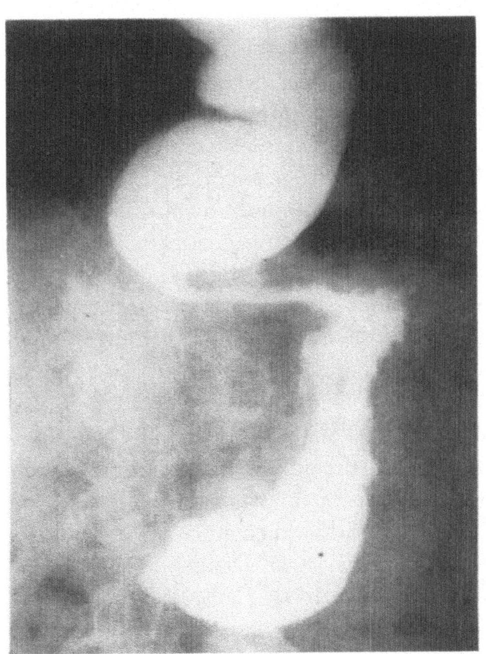

Bild 12.19 Achalasie mit Megaösophagus (Röntgenbild)

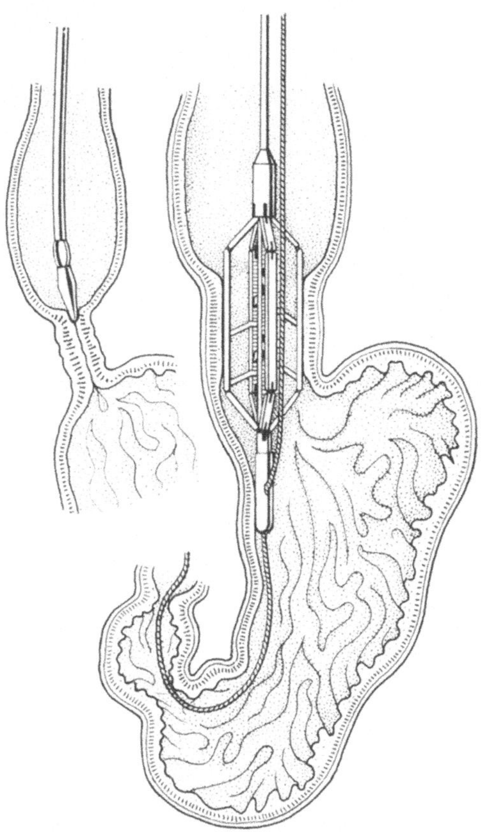

Bild 12.20 Kardiadilatation mit der *Stark*schen Sonde nach *Seiffert*

Gastroskopie (*Overbeck*) muß die Differentialdiagnose »Karzinom« (4 % der Fälle!) ausgeschlossen werden.
Therapie: mehrfache *Bougierung.*
Die endoskopische Kardiadilatation mit der *Stark*schen *Sonde* gilt nach sicherem Karzinomausschluß unter Röntgenkontrolle als effektvolles Mittel der Wahl mit niedrigem Perforationsrisiko (Bild 12.20).
Wir haben 32 Patienten in einer 10jährigen Dispensairebetreuung beobachtet. Bei 20 Patienten genügte eine einmalige Behandlung, um beschwerdefrei zu bleiben. 12 Patienten mußten in ½- bis 2jährigem Abstand dilatiert werden. Es wurde mit wenigen Ausnahmen in Narkose mit Relaxation durch das 16-mm-Ösophagoskop mit Bougies (Ch 41) oder mit der *Stark*schen Sonde behan-

delt. Die Kardiamyotomie nach *Heller* haben wir nur bei einem Patienten mit therapieresistenter Erkrankung und sicheren Tumorausschluß veranlaßt; der Patient blieb beschwerdefrei (vgl. *Rosetti, Sanatger, Ungerecht*).

12.4.3. Verletzungen

Die Speisewege können vielfältig traumatisiert werden. Ursächlich von größerer Bedeutung sind mechanische Gewalteinwirkungen sowie thermische und chemische Verletzungen (*Ungerecht, Naumann, Oster*).

12.4.3.1. Äußere Traumen

Sie entstehen durch stumpfe Hals- und Thoraxtraumen, durch Schuß, Stich, Schnitt, ggf. durch operative Eingriffe in der Nachbarschaft. Ebenso wie bei inneren Verletzungen interessieren in erster Linie folgende Fragen:

- Handelt es sich um eine perforierende Verletzung?
- Wo sitzt sie?
- Wie kann ihren drohenden Komplikationen, d. h. Mediastinalemphysem, Mediastinitis, Pneumothorax, Pleuraempyem entgegengewirkt werden?

Die Diagnostik muß sich auf Anamnese, klinische und röntgenologische Befunde stützen. Die zentralen Fragen nach dem »Wo« und »Was nun?« kann die Endoskopie beantworten helfen.
Therapie: Sie wird in ihrem Ausmaß durch Art und Schadensumfang bestimmt.
Bei nicht perforierenden Verletzungen

- Ruhigstellung durch Nahrungskarenz und parenteraler Ernährung;
- Schluckverbot, evtl. Nährschlauch, Witzelfistel, Antibiotikaabschirmung.

Bei perforierenden Verletzungen

- aktiv chirurgisch durch Wundverschluß;
- Ruhigstellung: endoskopische Nährschlaucheinlage, dazu Dauerschlürfdrainage der Speiseröhre, Schluckverbot;
- intensive Antibiotikabehandlung.

Bei mediastinalen und pleuralen Komplikationen

- kollare Mediastinotomie, *Bühlau*-Drainage, Schluckverbot;
- Witzelfistel oder parenterale Ernährung, intensive Antibiotikatherapie.

Narbenstenosen, Fisteln, aber auch Divertikel können als Komplikationsfolgen bestehenbleiben (s. Bild 12.13).

12.4.3.2. Innere Traumen

12.4.3.2.1. Fremdkörper

In jeder Klinik gibt es Sammlungen von Münzen, Knöpfen, Zahnprothesenteilen, Nadeln, Nägeln, Gräten, Knochen, Reißzwekken, Spielzeugteilen usw., aber auch Löffeln, Schraubenfedern u. dgl., die versehentlich oder bewußt, also auch in suizidaler Absicht verschluckt wurden und später ösophagoskopisch entfernt werden konnten. Solche Gegenstände werden sich in erster Linie im Ösophagusmund oder der Aortenenge aufhalten, wenn sie sich nicht in den Wänden fester verhaken oder einspießen. Bei Narbenstenosen können selbst kleinere Nahrungsstücke zur Fremdkörperobstruktion führen. Die *Symptomatik* ist durch plötzliche, oft komplette Schluckhemmung mit starkem, streng lokalisiertem Druck, Schmerzen, ja Regurgitieren durch Peristaltikrückstau gekennzeichnet. *Anamnestisch* kann bei kooperativen Patienten fast immer der Symptombeginn in kausale Beziehung zur mehr oder weniger typischen Fremdkörperauf-

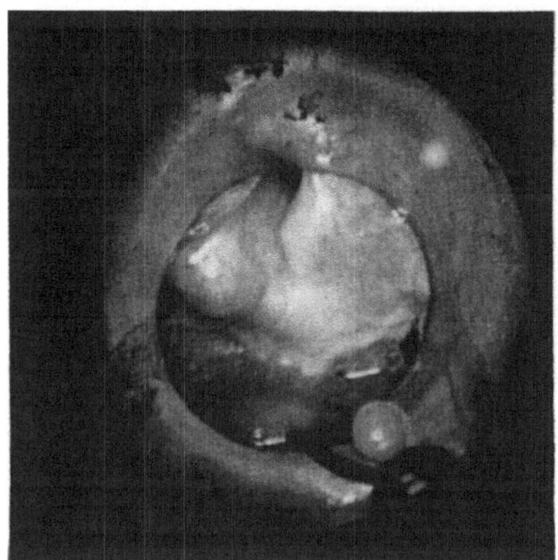

Bild 12.21 Verschluckte Stecknadel im Pharynx

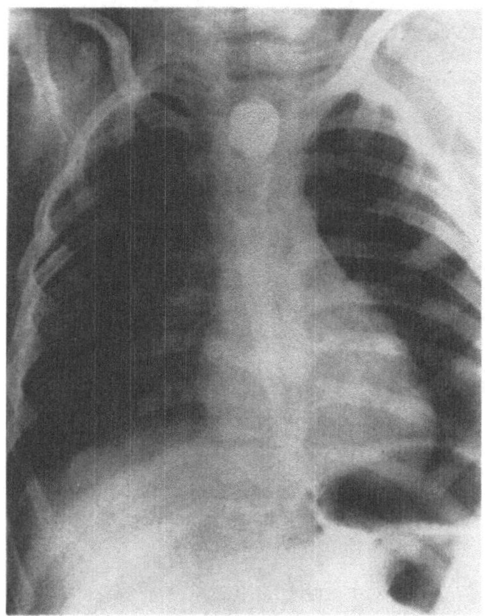

Bild 12.22 Würfel vor der 2. Enge

nahme gebracht werden. Das gelingt nicht immer bei Kindern, Geisteskranken oder Suizidkandidaten. Die *Verdachtsdiagnose* sollte wo möglich *röntgenologisch* abgesichert werden. Aufnahmetechnik: Hals seitlich, Thorax ap, ggf. seitlich; Abdomenübersicht; ggf. sind bei nicht kontrastierenden

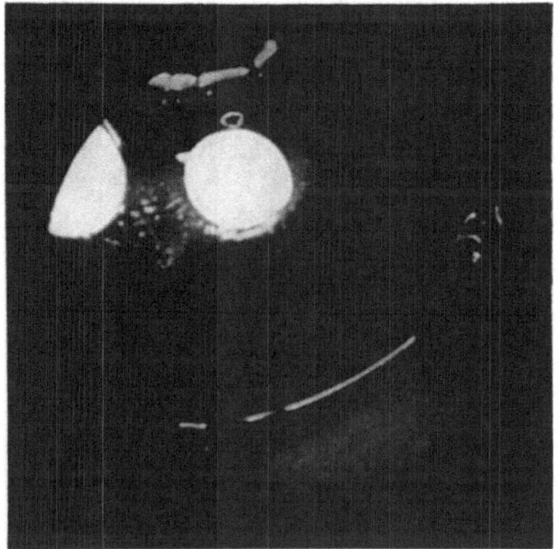

Bild 12.23 Endofoto des Würfels

Materialien Breischluckaufnahme (Hals ap) und Thorax im I. schrägen Durchmesser angezeigt.

Bereits eingetretene *Komplikationen,* wie Perforationen, führen zur Mediastinitis, zur Ösophagotrachealfistel. Sie werden durch die typische Symptomatik in Form ausstrahlender Schmerzen in die Schulterblätter, sternalen Stauchungsschmerz, Gewebsknistern bemerkt und entsprechend chirurgisch behandelt. Cave: tödliche Gefäßarrosionen der A. pulmonalis oder A. thyreoidea ima.

Letzte diagnostische Sicherheit bietet oft nur die Endoskopie. Therapeutisch sind mit der Tubusendoskopie von Hypopharynx und Ösophagus in Narkose und Muskelrelaxation derzeitig beste Heilungsbedingungen geboten (Bild 12.21). Wichtig bei der Fremdkörperextraktion ist stets der Verzicht auf Gewalt. Das setzt voraus, bei komplizierten spitzen, bizarren, scharfen Fremdkörpern Form und Farbe (evtl. durch Duplikat) zu kennen und die Lageverhältnisse abgeklärt zu haben (Bild 12.22 u. 12.23). Dann können selbst verklemmte, eingespießte große Gebißteile o. dgl. durch kaudal gerichteten Schub und Dehnung mobilisiert, der Hakenteil geschickt in das Rohr gezogen entfernt werden. Hierbei kann auch einmal das Spreizrohr von *Brünings* noch gute Dienste leisten. Der große Fremdkörper sollte zusammen mit der haltenden Zange insgesamt geradezu wie eine komplizierte Geburt entwickelt werden. Natürlich muß nachträglich eine sorgsame Inspektion das Ausmaß von Wandbeschädigungen klären. Solche Patienten bedürfen stets der stationären Aufnahme, antibiotischer Abschirmung und Nahrungskare für 12–24 Stunden (*Bergdahl, Wendel*).

Unter insgesamt 1 134 Fremdkörperendoskopien in Narkose (1963–1972) fanden sich neun, die zuvor in Schleimhautanästhesie nicht gefunden bzw. übersehen und verschleppt wurden. Bei drei weiteren Patienten waren fünf Extraktionsversuche in Lokalanästhesie gescheitert. Alle konnten narkoseendoskopisch komplikationslos geheilt werden.

Im gleichen Zeitraum wurden uns zwei Patienten mit *Ösophagusperforationen* zugewiesen, die in Schleimhautanästhesie wegen Fremdkörperverdachts endoskopiert worden waren (vgl. dazu Kap. 14.3.2.).

Kasuistik:

Eine Ösophagotrachealfistel infolge chronischen Fremdkörpers vor der Aortenenge beobachteten wir primär vom Larynx aus. Es bestand wochenlanger Husten. Die Bronchoskopie wegen Verdacht auf Bronchiektasen in der Kinderklinik stieß bereits auf einen nicht extraktionsfähigen großen Trachealfremdkörper (Bild 12.24 *a*). Wir konnten simultan laryngotracheo-ösophagoskopisch einen großen Wandeffekt in der Speiseröhre finden und in der Trachea den Wäscheknopf (Bild 12.24 b) erkennen. Von der Trachea aus den Fremdkörper zurückschiebend, gelang dann die transösophegeale Entfernung. Die bereits epithelisierte Fistel mußte thoraxchirurgisch durch Verschiebeplastik versorgt werden. Segmentresektion der Trachea, des Ösophagus (*Römer*).

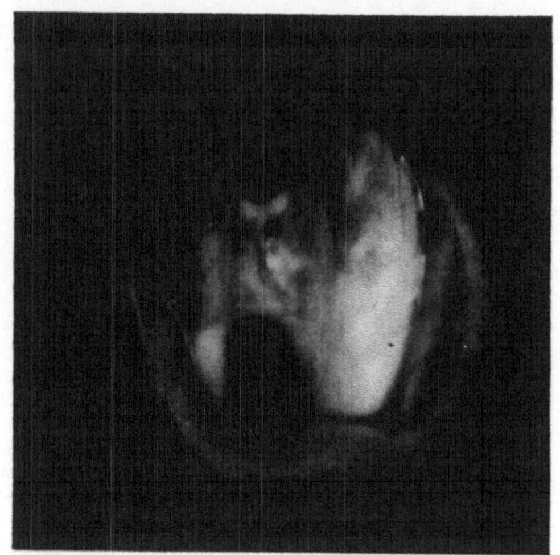

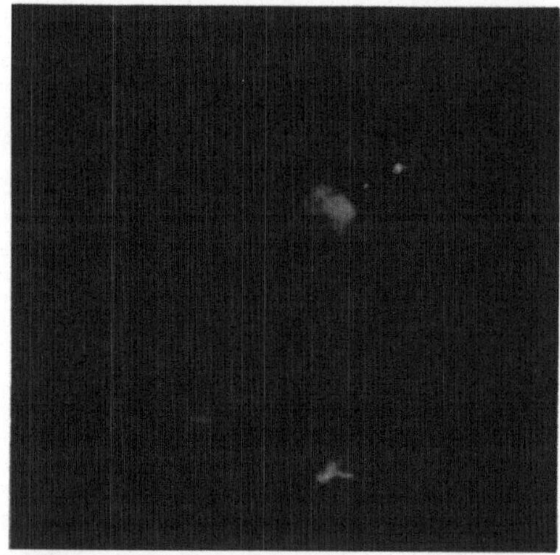

Bild 12.24 Penetration eines chronischen Ösophagusfremdkörpers in die Trachea. *a* Bettknopf unter der Krikoidenge; *b* trans-ösophagealer Aspekt des Fremdkörpers in der Fistel

12.4.3.2.2. Verbrühungen, Verätzungen

Die im Kindesalter häufigeren Verbrühungen, z. B. mit heißem Kaffee, nach Vaters schlechtem Vorbild aus der Tülle getrunken, zeigen, wie die Verätzungen mit haushaltgebräuchlichen Ätz- und Lösungsmitteln, die nicht selten in unzureichend gesicherten, zum Trinken verlockenden Nahrungsmittelflaschen fahrlässig aufbewahrt werden, eine deutlich rückläufige Tendenz. Das ärztlich von *Dietzel* geforderte und gesetzlich geregelte Handelsangebot für Essigessenzen (statt 80 % maximal 40 %) in kleinen Spritzflaschen hat bei dieser Entwicklung wesentlichen Anteil. Bei suizidalen Verätzungen kommt neben der lokalen, Mund, Rachen, Speiseröhre und Magen treffenden

Schädigung in Form von Koagulations- bzw. Kolliquationsnekrosen (nach Laugen) der resorptive Schaden in den Eleminierungsorganen Niere und Leber hinzu.

Symptome: Starke Schmerzen in den geschädigten Bereichen und Schockzeichen mit Blässe, kaltem Schweiß, kleinem frequenten Puls beherrschen das akute Bild. Atemnot bildet sich durch ödematöse Quellung des mitverätzten Larynxeinganges heraus. Schluckvermögen selbst von Flüssigkeiten, verhindert die Verabreichung von Gegenmitteln, die ohnehin zu spät kommen.

Nach 2–3 Tagen können bei Magenbeteiligung unter Zeichen einer Magenperforation bzw. schweren Allgemeinintoxikation Stoffwechselzusammenbruch und letaler Verlauf unaufhaltsam eintreten. Die in den letzten 15 Jahren ausgesprochen wirksame Therapie mit hohen Prednisondosen unter Antibiotikaschutz und parenteraler Ernährung mit erhöhtem Flüssigkeits- und Elektrolytangebot zielt akut auf Schock- und Ödembekämpfung und später Hemmung übermäßiger mesenchymaler Regenerationsvorgänge. Sowohl akute Komplikationsraten als auch die gefürchteten Spätschäden in Form von Narbenstenosen gehören heute zur Seltenheit. In schweren Fällen sollte auf die Einlage einer Dilatations-PVC-Nährsonde nicht verzichtet werden, um einer vollständigen Obliteration vorzubeugen. Die Dauer der Prednisonbehandlung ergibt sich aus dem ösophagoskopisch kontrolliertem Heilverlauf. Einige Tage nach weitgehend normalisierter Nahrungsaufnahme wird hier inspiziert und nach kompletter Epithelisierung, die je nach Verätzungseinwirkung bis zu 3 Monate dauern kann, die Behandlung beendet. Bemerkenswert ist, daß bei suizidaler Verätzung durch eine besondere Schlucktechnik bei nur geringer Schädigung in Mund, Rachen und

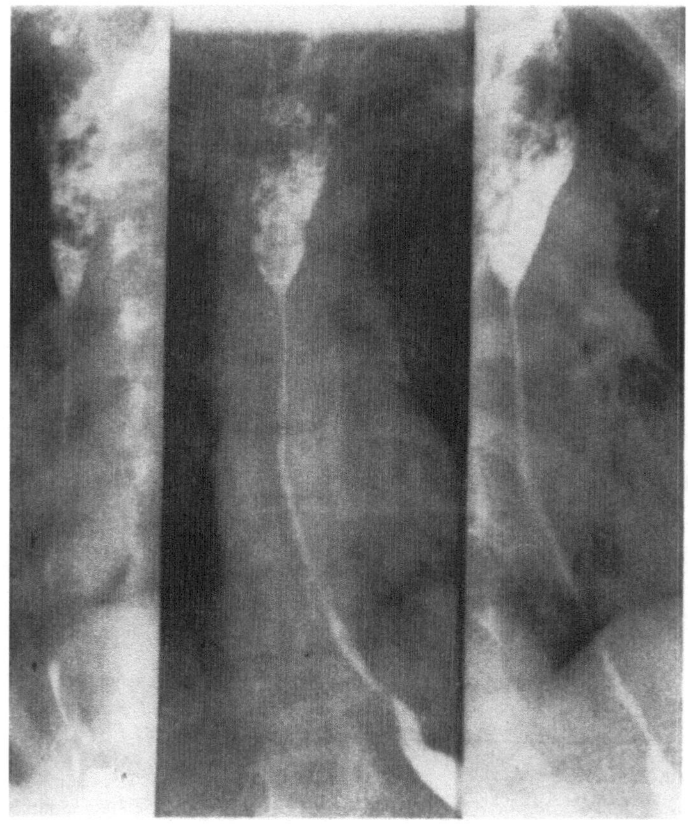

Bild 12.25 Inkomplette Ösophagusatresie infolge Natronlaugenverätzung bei 10jährigem Mädchen

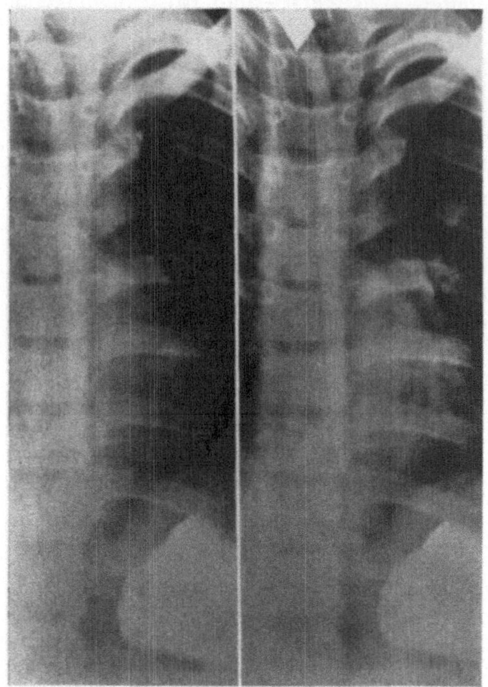

Bild 12.26 (Pat. v. Bild 10.25) Endoskopische Stenosebougierung

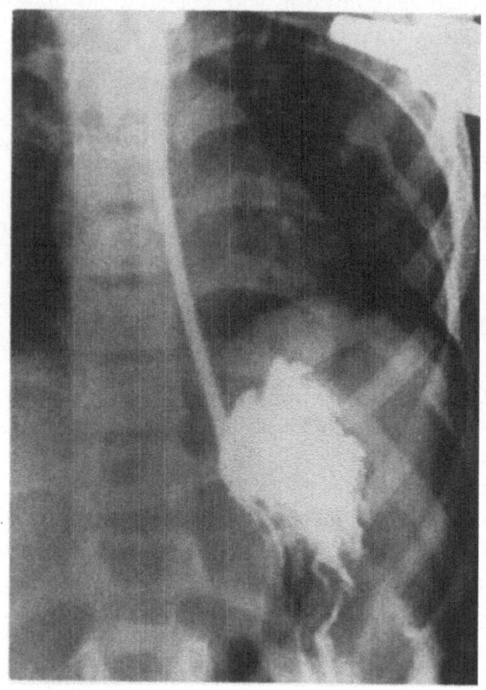

Bild 12.27 (Pat. v. Bild 10.25) Einlage einer Nährsonde (Kontrastmitteldarstellung)

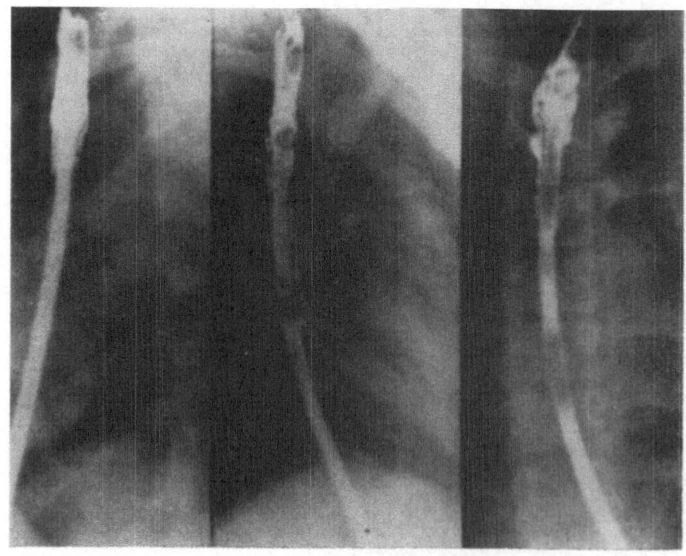

Bild 12.28 Dauerdilatationstherapie mit Endoprothese für 11 Monate (Pat. v. Bild 12.25)

Speiseröhre (gutausgeprägter Speichelbelag als Puffer) schwere Magenzerstörungen vorkommen.

Kasuistik:

So mußten wir 14 Tage nach HCl-Verätzung bei einer 35jährigen Frau nach Erbrechen einer abge-

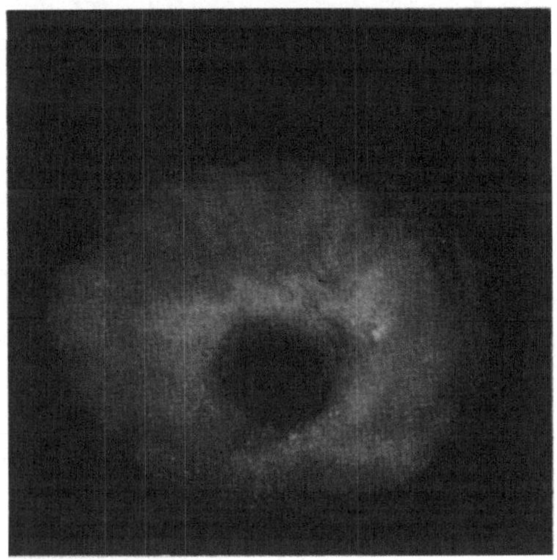

Bild 12.29 Narbige Wandveränderungen vor dem Endoprotheseneingang

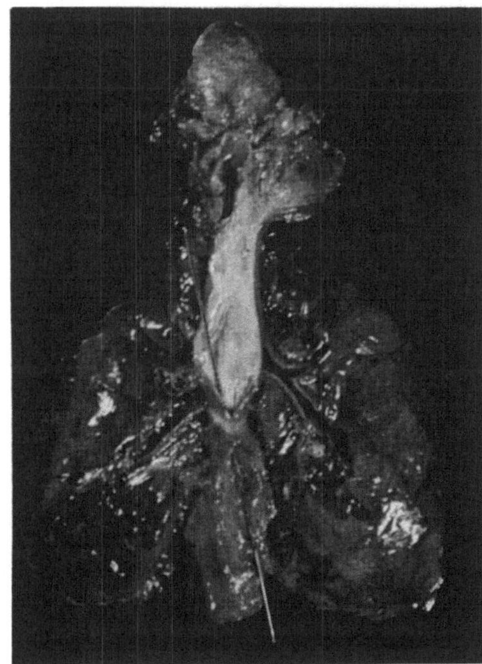

Bild 12.30 (Pat. v. Bild 12.25) Sektionssitus: Exitus durch Hirnabszeß 13 Monate nach Verätzung. Obere Ösophagushälfte narbig epithelisiert, unterer Abschnitt granulierend obliterationsgefährdet

stoßenen, voll nekrotischen Magenschleimhaut wegen völliger Stenosierung am 50. Tag eine Gastrektomie vornehmen lassen, während die Speiseröhre völlig stenosefrei abgeheilt war. Andererseits mußten schwere Laugenverätzungen nach *Roper* u. Mitarb. durch Koloninterposition behandelt werden. In einem nachsorgenden Dispensaire ist eine röntgenologische und endoskopische Überwachung dieser Patienten erforderlich, um einer Spätstenosierung mit rechtzeitiger Bougierung und ggf. langfristiger Prothesendilatation entgegenwirken zu können (s. Kap. 13. Endoprothesenbehandlung), um beschwerdefrei zu bleiben.

12 Patienten mußten in ½- bis 2jährigem Abstand dilatiert werden. Es wurde mit wenigen Ausnahmen in Narkose und Relaxation durch das 16-mm-Ösophagoskop mit Bougies (Ch. 41) oder mit der *Stark*schen Sonde behandelt. In einigen Fällen bewährte sich eine endoprothetische Langzeitbehandlung (Bild 12.25 bis 12.30) Resektion und plastische Rekonstruktionen kommen nach *Richlmeyer* und *Roper* bei totaler Obliteration oder maligner Entartung in Betracht.

12.4.4. Entzündungen

Pathophysiologie: Die physiologischen Abwehreinrichtungen – intakter Schleimfilm, intaktes Epithel, aktive gewebliche Reparations- bzw. Regenerationsfähigkeit – sind sowohl vom Allgemeinzustand des Organismus, insbesondere von den Kreislauf- und Stoffwechsel- und Immunverhältnissen, aber auch von erogenen Störfaktoren abhängig. Mechanische, thermische Schädigungen, auch energiereiche Strahlenwirkungen sind Wegbereiter mikrobieller Infektionen. Fremdkörper reizen mechanisch, Narben, Divertikel, Achalasie, Kardiainkontinenz, Tumoren alterieren den Ösophagus durch die Nahrungsretention mechanisch und mikrobiell. Gallen- oder Magensaftreflux bei kardialer Inkontinenz verletzt chemisch-peptisch (Bild 12.31). Auch unsere Lebens- und Eßgewohnheiten vernachlässigen ein appetitvolles, vernünftiges ‘Speisen‘ mit aktiver Nahrungszerkleinerung und gründlichem Einspeicheln. Extreme Temperatur-, Säure-, Gewürz- oder

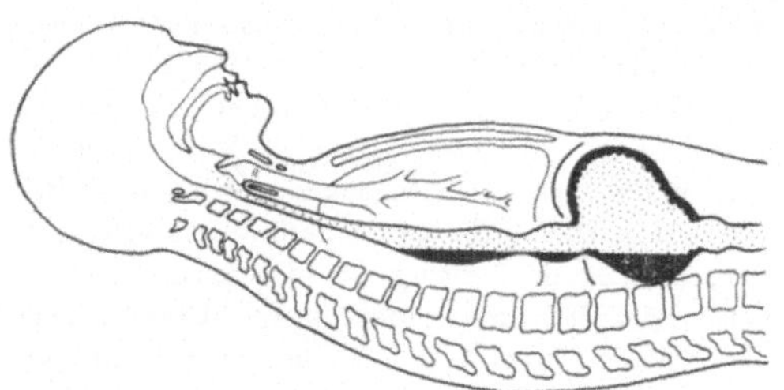

Bild 12.31 Ursache peptischer Ösophagitis bei gastrointestinaler Inkontinenz

Alkoholkonzentrationen, dazu Nikotineinwirkung lassen nicht nur den Magen entsprechend reagieren. Die *Symptomatik* wird von mehr oder weniger schmerzhaften Dysphagien, Schluckstörungen und »Sodbrennen« im Sinne permanenten oder tenesmenartigen retrosternalen und epigastrischen Brennens geprägt.

Diagnostik: Nach sorgfältiger Auswertung der Röntgenbreipassage können wir oft erst endoskopisch die jeweils vorliegenden Formen einer Ösophagitis differenzieren. Wir unterscheiden pathologisch-anatomisch, endoskopisch und mikroskopisch lokalisierte oder generalisierte, katarrhalische, erosive, ulzeröse, ödematöse, atrophische, fibrinösmembranöse, infiltrative Entzündungsformen.

Therapeutische Konsequenzen ergeben sich, wenn wir nach der Ätiologie folgende Krankheitsbilder gesondert betrachten:

12.4.4.1. Refluxösophagitis – dyspeptische Ösophagitis

Ursachen: Reflux von Magensaft und Galle durch

- gastro-ösophageale Inkontinenz,
- hyperazide Magenerkrankungen mit Gastritis, Ulkus,
- Pylorusstenosen mit Entleerungsstörungen,
- Ulcus chronicum duodeni.

Endoskopisch-histomorphologische Formen

akut: »peptischer Fleck«, Hyperämie-Ödem, Infiltrat, Erosion, Ulzeration, Ruptur = *Malloroy-Weiss*-Syndrom; (Bild 12.32 u. 12.33);

subakut-chronisch: Zylinderzellektopien,

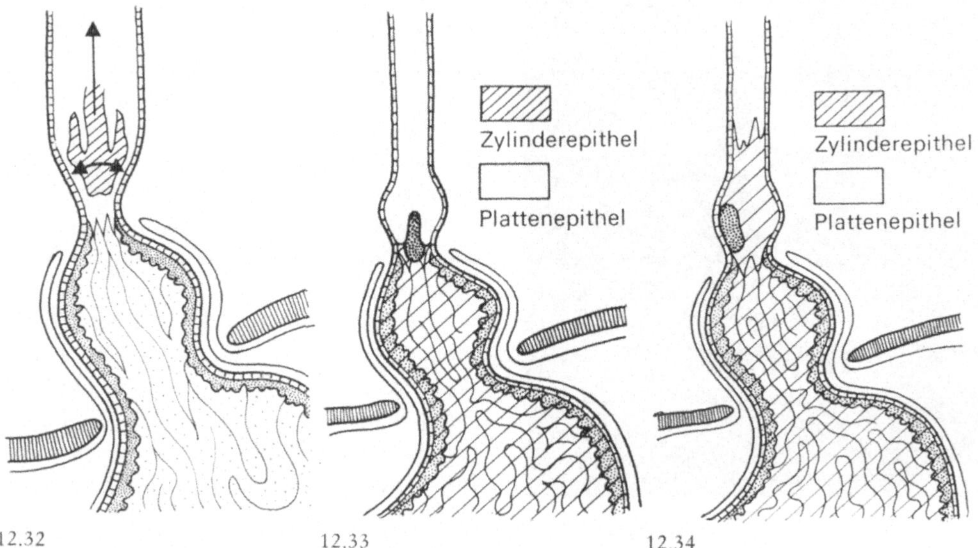

Bild 12.32 Ausbreitungstendenz der peptischen Ösophagitis. Ursache: Hiatushernie – Kardiainsuffizienz
Bild 12.33 Hiatushernie mit gastroösophagealer Inkontinenz, Übergangsulcus an der Hinterwand
Bild 12.34 Brachyösophagus mit sogen. Barrett ulcus

Schleimhauthyperplasie, -dysplasie, Brachyösophagus; (s. Bild 12.18) Barrettulkus (Bild 12.34), Granulation, Polyp, Pseudopapillomatose, Wandfibrose, Narbenstenose (*Messian, Imdahl, Zissa*).
Lokalisation: Hinterwand-Faltenkämme, von distal nach proximal aufsteigend, insel-, strich-, finger-, stern-, ringförmig.
Symptome: Sodbrennen: retrosternal-epigastrische Ösophagodynie; Odynophagie, die in Hals-, Ohr-, Karotisbereiche ausstrahlen; obstruktive Dysphagie, Hämatemesis.
Verlauf: In Schüben mit Remissionen und Exazerbationen; bei chronischem Fortbestehen fakultativ präkanzeröse Tendenz.
Therapie: Antazida, Diät, Operation: Fundoplicatio oder Hiatusplastik.
Komplikation: Ösophagusruptur (*Mallory-Weiss*-Syndrom): Mediastinalemphysem – Schock.

12.4.4.2. Retentionsösophagitis

Speisestau vor Obstruktion bei Achalasie, Narben- oder Tumorobstruktion und Ösophagusvarizen mit Speiseretention ruft Schleimhautmazeration und -entzündung hervor.
Therapie: Stenosebeseitigung durch Bougierung, Dauerdilatation (s. Kap. 13. Endoprothetik) oder Operation, Diät, d. h. flüssigbreiige Kost, Kamillenteespülung nach der Mahlzeit.

12.4.4.3. Atrophische Ösophago-Gastritis (*Plummer-Vinson*-Syndrom)

Chronische Eisenmangelzustände führen wie bei Vitamin-B-12-Mangel zu Anämien und Schleimhautatrophien in Mund, Speiseröhre und Magen mit erheblicher Resistenzschwäche. Entzündungen und malignen Epithelmetaplasien können durch Substitution von Salzsäure, Eisen und B-12-Vitaminen gut beherrscht werden.

12.4.4.4. Mykotische Ösophagitis

Tritt auf bei schweren konsumierenden Erkrankungen, insbesondere künstlicher Ernährung, Langzeitantibiotika-Behandlung; endoskopische Diagnose: weiß-gelbliche Pilzplaques (z. B. Candida albicans) auf geröteter Schleimhaut (Bild 12.35).
Therapie: Nystatin u. a. Mykotika, Boraxglyzerin, Behandlung der Grundkrankheit (*Friedmann*).

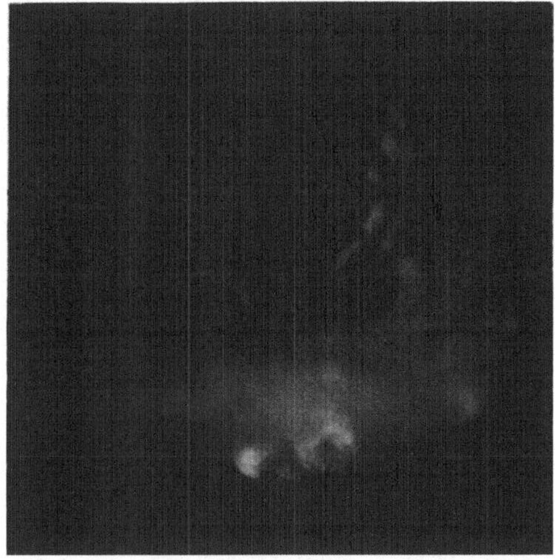

Bild 12.35 Soorösophagitis

12.4.4.5. Tuberkulöse Ösophagitis

Durch verschlucktes, tuberkulöses Sputum entsteht bei offener kavernöser Lungentuberkulose nicht selten als Abseuchungstuberkulose eine spezifische Ösophagitis. Ferner bei verkäsender Hiluslymphknotentuberkulose Lymphknoteneinbruch, Fistelbildung, Ausheilung als Traktionsdivertikel.
Therapie: Frühzeitige Ausschaltung der Grundkrankheit, gezielter Einsatz der Chemotherapie (Resistenzbestimmung), lokale Tuberkulostatikaanwendung.

12.4.5. Tumoren

12.4.5.1. Gutartige Geschwülste

Sie werden relativ selten beobachtet (0,5 %). Polypen, Lipome, Myome. Angiome, Neurofibrome sind in der Literatur beschrieben. Wir sahen im Magdeburger Krankengut der letzten 20 Jahre zwei monströse Fibrome. Sie hatten sich weitgehend symptomlos über Jahre entwickelt. Der Ösophagus war jeweils von knollig pendelnden Gebilden, die im oberen Viertel der Vorderwand inserierten, kaskadenartig aufgetrieben worden (Bild 12.36, vgl. *Mihoc*).
Therapie: Die endoskopische Durchtrennung des Stils war technisch schwierig, und die Extraktion gelang erst durch Gasinsufflation hinter den bis zur Kardia reichenden Tumor mittels eingeführter Magensonde.

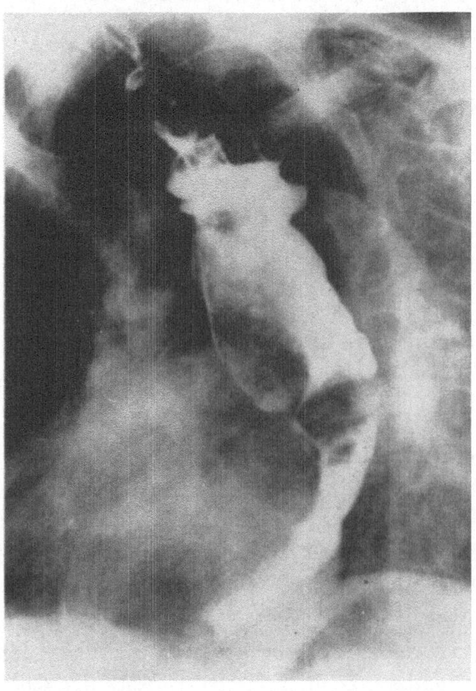

Bild 12.36 Kaskadige Ösophagusdeformierung bei gelappter Fibrombildung

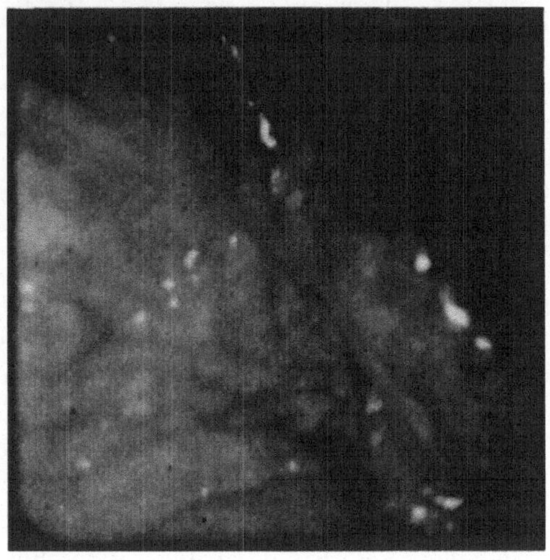

Bild 12.37 Leukoplakische Präkanzerose im Kardiabereich

Die Indikation zur operativen Behandlung sollte Wachstumsgeschwindigkeit und Operationsrisiko sorgfältig werten.

12.4.5.2. Präkanzerosen

Die ungünstige Prognose des Karzinoms der Speiseröhre beruht auf generell zu später Diagnosestellung bzw. relativ früher inoperabler Ausbreitung des Tumors. Deswegen muß den häufiger zum Krebs führenden Erkrankungen, den »Präkanzerosen«, besondere Aufmerksamkeit geschenkt werden. Mit einem 5- bis 15 %igen Krebsrisiko belastet sind:

- chronisch-peptische Ösophagitisformen, wie Endobrachyösophagus, ektopische Zylinderzellmetaplasien, Epithelhyperplasien (Pflasterzellösophagus), Pseudopolypen, Mikrodivertikulose, Oesophagitis zystica;
- Narben nach Ätzverletzungen mit chronischer Speiseretention;
- Zustände nach Kobalt/Röntgenbestrahlung;
- *Plummer-Vinson*-Syndrom;
- Papillome (s. Kap. 10.3.3.5.5.) (Bild 12.38).

Diese Erkrankungen machen Beschwerden und können unter Einsatz der Endoskopie gut diagnostiziert werden. Neben der Therapie dieser Vorkrankheiten muß eine sorgfältige, Röntgen, Endoskopie und Histologie integrierende Dispensairebetreuung (*Savary* u. *Miller*) der Patienten mit erhöhtem Krebsrisiko organisiert werden. Die maligne Entartung kann so frühzeitiger diagnostiziert und die Krebstherapie häufiger rechtzeitig eingeleitet werden.

12.4.5.3. Bösartige Geschwülste

Hypopharynxkarzinome

Sie wurden fälschlich vielfach als äußere Kehlkopfkrebse eingeordnet, obgleich sie sich hinsichtlich Symptomatik, Diagnostik, Prognose anders verhalten.
Hauptlokalisation: Sinus piriformis und Vorderwand.
Symptome: retrolaryngealer Druck, Fremdkörpergefühl, Globusempfinden, Hochräuspern kleiner Speisepartikel.
Indirekte Laryngoskopie: Speichelretention im Sinus piriformis; röntgenologisch: Hals ap = Kontrastdarstellung: seitendifferente Deformierung bzw. Füllungsdefekte der Sinus piriformis mit Halbschatten.
Die Diagnose wird endoskopisch und durch histologische Untersuchung der leicht blutenden Tumorproliferation gestellt. Die topografische Ausbreitung muß exakt festgestellt werden.
Therapie: In Frühfällen = Pharynx-Larynx-Teilresektion, sonst radikale Tumorentfernung mit Pharynxquerresektion und Laryngektomie. Prothesenüberbrückung des Defektes (s. Kap. 13.) oder plastische Rekonstruktion ermöglichen Ernährung per vias naturalis auch bei fehlendem Hypopharynx (*Brandt, Denecke*).

Ösophaguskarzinome

Sie sind relativ häufig (8. Platz im Krebsregister). Männer erkranken viermal häufiger als Frauen, Hauptlokalisationsort sind der mittlere und untere Abschnitt (*Oeken, Oeser*).
Ätiologisch spielen chronisch irritative Reize (heiße Speisen, hochprozentiger Alkohol, scharfe Gewürze sowie Kanzerogene in der Nahrung und im Speichel (beim Raucher) eine Rolle. Dabei kommt es häufig zu chronisch verlaufenden präkanzerösen Vorkrankheiten (s. Kap. 12.4.5.2.) (Bild 12.37).
Frühsymptome: Dysphagie und Odynophagie; z. B. retrosternal lokalisierte schmerzhafte Boluspassage, Passagestop, Schmerzausstrahlungen in Rücken, Hals, Ohr, Aversion gegenüber Fleischspeisen. Gewichtsabnahme und Obstruktionserscheinungen sind Spätsymptome.
Diagnose: durch Röntgen und Endoskopie. Als Suchmethode hat sich neben der ap-Thorax-Aufnahme die verzögerte Breischluckaufnahme im II. schrägen Durchmesser vor der Röntgenbreipassage bewährt.
Röntgenbefund: prätumoröse, spastische Einengungen, gezahnte Füllungsdefekte des nachgeschalteten Speiseröhrensegmentes induzieren starken Malignomverdacht (s. Bild 12.38). Eine prästenotische Dilatation signalisiert bereits langen Verlauf.

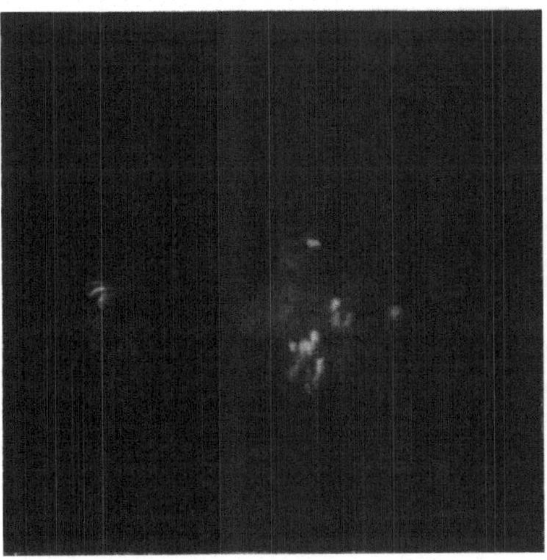

Bild 12.38 Noch umschriebenes, vorwiegend exophytisches Ösophaguskarzinom im mittleren Ösophagus

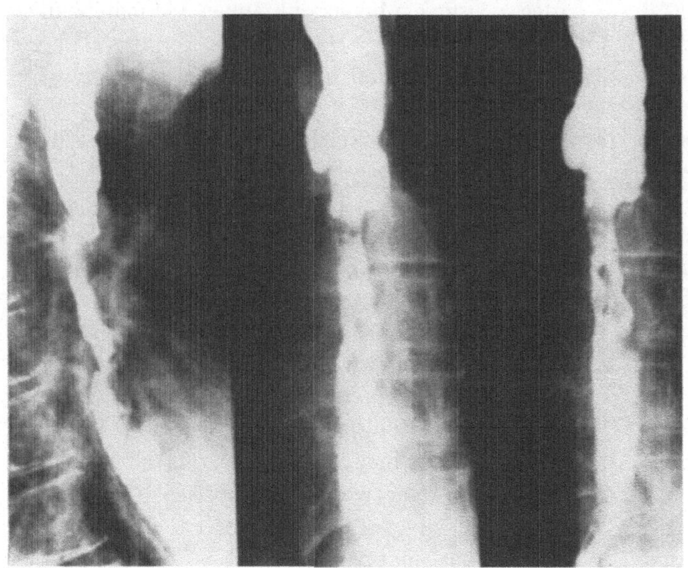

Bild 12.39 Röntgenbefund bei Obstruktionsbeschwerden seit 10 Wochen: großflächige Füllungsdefekte im Kontrastmittelrelief

Endoskopie: Nur durch großzügige Indikationsstellung und unter Lupensicht können kleine, dezente, invasive Tumorproliferationen (Bild 12.39) gefunden und durch gezielte Probeexzisionen, ggf. durch mehrmalige Entnahme, histologisch gesichert werden. Zur Therapieplanung muß die Ausdehnung und Topografie möglichst genau festgestellt werden. Dazu auch laryngo-tracheo-

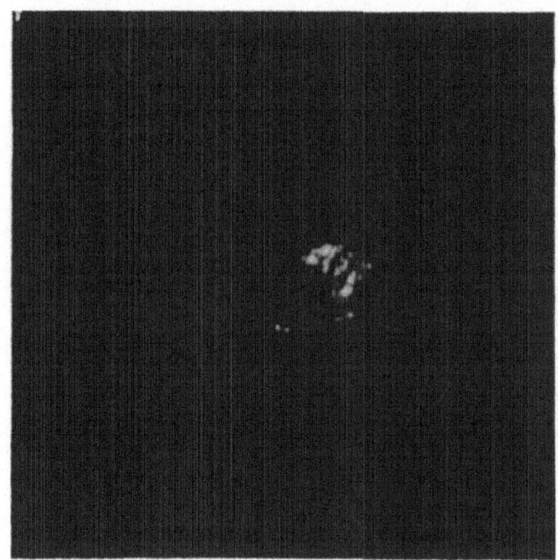

Bild 12.40 (Pat. v. Bild 12.39) Endoskopischer Befund: ausgedehntes, polypöses infiltrierendes Plattenepithelkarzinom

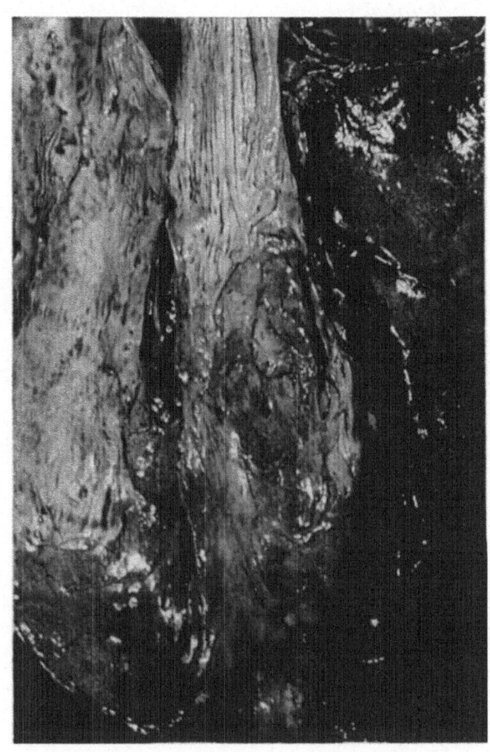

Bild 12.41 (Pat. v. Bild 12.39) Sektionssitus: Befund 8 Wochen später. Exitus infolge Tumorkachexie

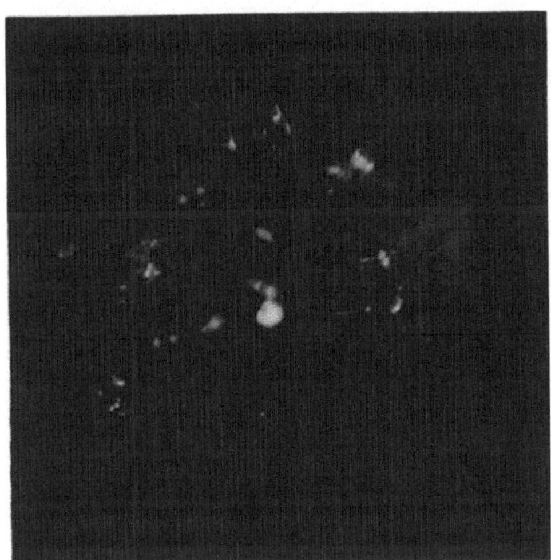

Bild 12.42 Adenokarzinom der Kardia

Bild 12.43 Zerfallendes Plattenepithelkarzinom der Kardia

bronchoskopische Untersuchung. Mit 2 %-iger Toluidin-Blau-Lösung im Wattedriller, 30 Sekunden aufgebracht, werden neoplastische Tumoroberflächen, z. B. im prästenostischen Ösophagus, zur Bestimmung der Resektionsgrenze dunkelblau imprägniert und setzen sich von der Normalschleimhaut scharf ab (*Chüden*).

Unabhängig vom histologischen Typ – es dominieren Plattenepithelkarzinome vor den seltenen Adenokarzinomen – entstehen häufig aus umschriebenen, farb- und niveaudifferenten, rauh-trockenen Schleimhautarealen präinvasive Mikrokarzinome, die später als exophytische oder infiltrierende, dann ulzerierende Tumorformen fortschreiten (Bild 12.39 bis 12.41). Im Kardiabereich können Funduskarzinome des Magens ein primäres Ösophaguskarzinom vortäuschen (Bild 12.42 bis 12.45).

Therapie: Bei präinvasiven Frühformen genügt dreieckige Wandresektion. Selbst bei scheinbar invasiven Frühfällen müssen dann schon große Zweihöhleneingriffe ausgeführt werden. Palliativ können durch Kobaltbestrahlung Remissionen mit zeitweiser freier Nahrungspassage erzielt werden. In den letzten Jahren hat die Prothesenpertubation als Palliativverfahren zeitweise funktionell günstige Rehabilitationseffekte erzielt. Nährschlauch- oder Magenfistel beenden bei inkurablen Patienten die soziale Integriertheit und zwingen zur präfinalen Hospitalisierung.

Prognose: Über 80 % der Patienten sind ein Jahr nach der Diagnose bereits tot. 5-Jahresheilungen sind nach OESER bei ca. 8 % erreichbar. Bei präinvasiven Karzinomen liegt die Heilquote bei 90 %.

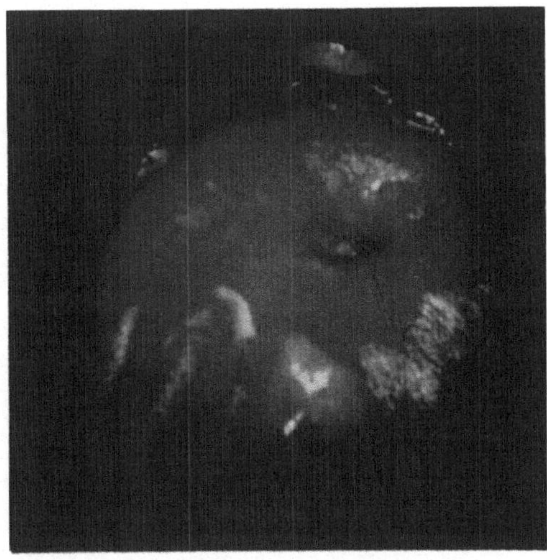

Bild 12.44 Komplette Kardiastenose durch periösophageale Tumorinfiltration

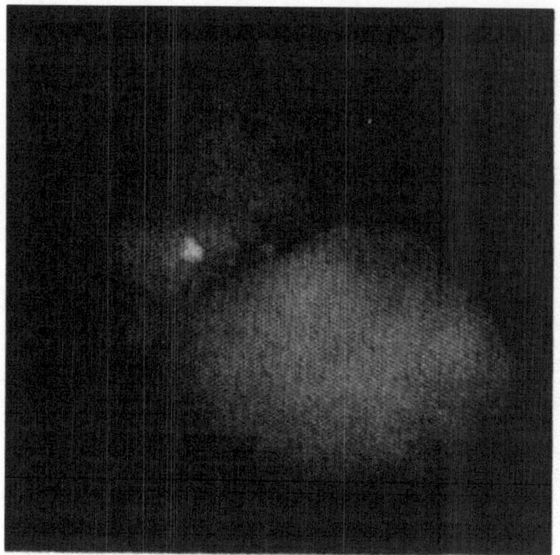

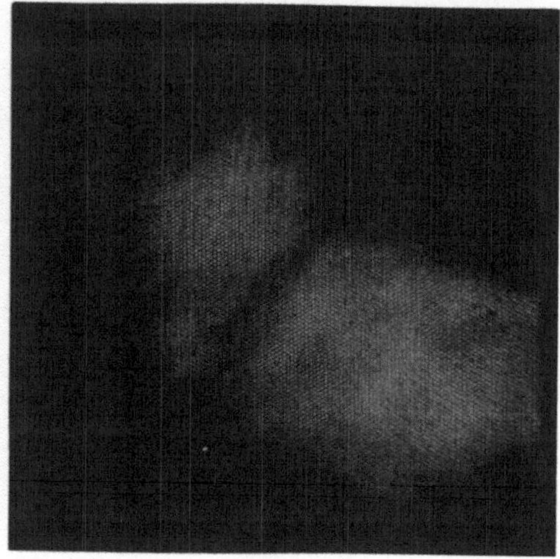

Bild 12.45 (Pat. v. Bild 12.44) Tumorregression 8 Wochen nach Kobaltbestrahlung, ausreichende Passagefreiheit, Restinfiltrat links hinten

12.4.5.4. Geschwülste der Nachbarorgane

Sie können zum Passagehindernis werden. Osteome der Wirbelkörper, Chondrome des Kehlkopfgerüstes, Schilddrüsentumoren komprimieren bzw. infiltrieren den Hypopharynx. Thymome, *Hodgkin-* sowie Non-*Hodgkin*-Lymphome, Sarkoidose und Tuberkulose der Lymphknoten oder aber fortge-

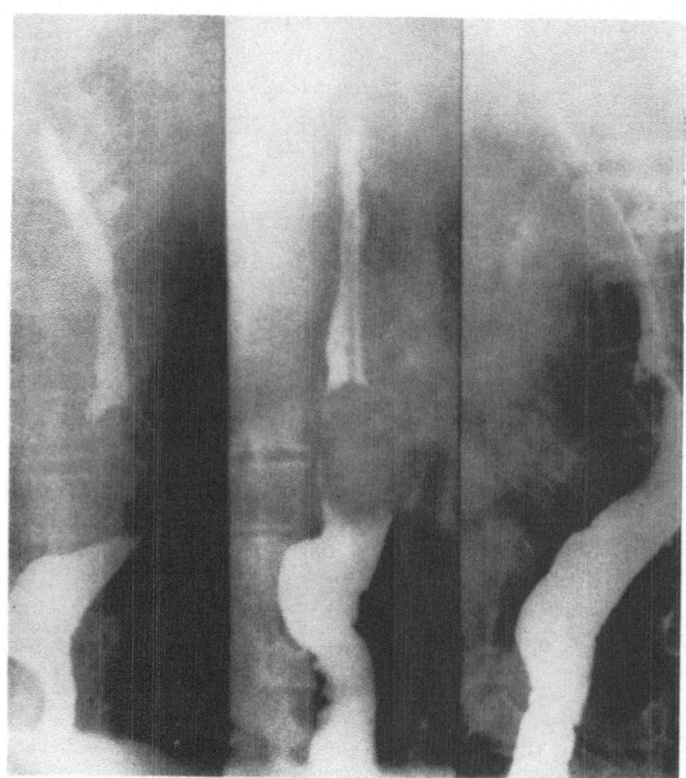

Bild 12.46 Röntgenbild v. Bild 12.47 Aneurysma des rechten Herzvorhofes

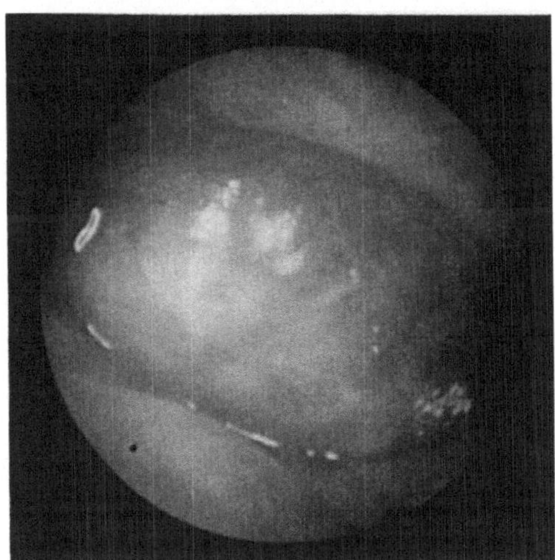

Bild 12.47 Fibromartige Vorwölbung im mittleren Ösophagus

schrittene Mamma- oder Bronchialkarzinome bzw. ihre regionären Lymphknotenmetastasen können die Speiseröhre komprimieren oder aber infiltrativ stenosieren. Aneurysmen des Herzens (Bild 12.46 u. 12.47) und der großen Gefäße müssen nicht immer durch Pulsation abgrenzbar sein. Die Diagnostik kann auf sorgfältige Röntgenuntersuchung nicht verzichten. Der endoskopische Befund jedoch ist unerläßlich, um Struktur. Konsistenz und topografische Verhältnisse exakt zu beschreiben. Zur histologischen Sicherung der Diagnose gilt folgende Regel:

1. Probeexzision nur bei exophytischer oder granulierenden Wandprozessen.
2. Punktionszytologische Diagnostik bei Tumoren unter intakter Speiseröhrenschleimhaut erfolgt stets nach dem Ausschluß eines Gefäßprozesses durch Kymografie oder Angiografie.
3. Eine histologische Stanzbiopsie ist gefährlich.

Therapie: Bei gutartigen Tumoren sind hals- und thoraxchirurgische Eingriffe zu erwägen. In entsprechenden Fällen kann Chemotherapie oder aber palliativer Einsatz der Strahlentherapie oder die Endoprothesenbehandlung eine Besserung der Obstruktionserscheinungen ermöglichen.

12.4.6. Ösophagusvarizen – Varizenblutung

Ursache: Variköse Erweiterung des kollateralen Venenplexus zwischen V. portae und V. cava infolge portaler Hypertension durch intraphepatischen Block, z. B. bei Zirrhose, bei fortgeschrittenen Lebergeschwülsten oder als posthepatischer Block bei Endophlebitis obliterans der V. hepaticae (Bild 12.48). Die varikösen Kollateralen bilden einen spontan entlastenden »Shunt« für die portale Druckerhöhung.

Pathologische Anatomie: Die varikös erweiterten, submukösen Ösophagusvenen verengen das Ösophaguslumen und führen zur Schleimhautdystrophie. Grobe Nahrungsteile führen zu Erosion, Entzündung, Gefäßruptur (*Denk, Paquel*).

Symptome: Hämatemesis, Teerstühle, Anämie, Blutungsschock.

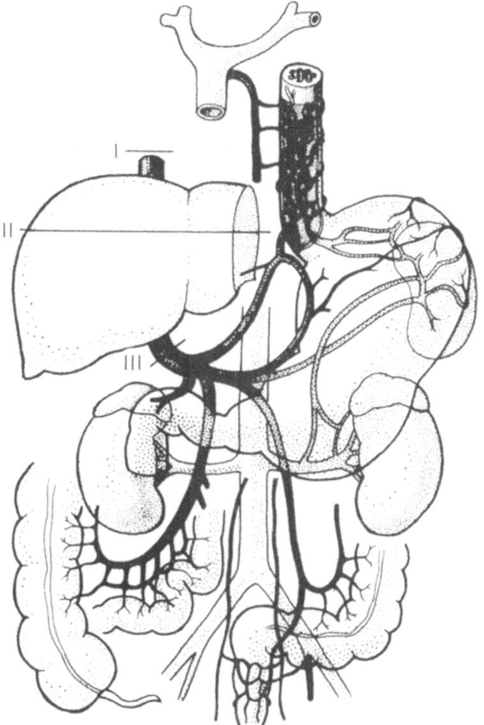

Bild 12.48 Pfortader- und Kollateralkreisläufe: Formen der Obstruktion. *I* posthepatisch; *II* intrahepatisch; *III* prähepatisch

Diagnose: Im Röntgenbild fallen meanderförmige Kontrastmittelstraßen im unteren Ösophagusabschnitt auf.

Endoskopie: Nur in seltenen Fällen schimmern die Ektasien livide unter der häufig vernarbten und entzündeten Schleimhaut durch. Zumeist sind die blassen Längswülste typische Zeichen, wenn die Blutung bereits sistiert.

Therapie: Bei akuter Blutung

- Schockbehandlung, Volumen bzw. Blutersatz;
- Einlage eines Doppelballonkatheters nach *Sengstaken-Blakemore* zur Tamponierung des Gefäßdefektes (Bild 12.49);

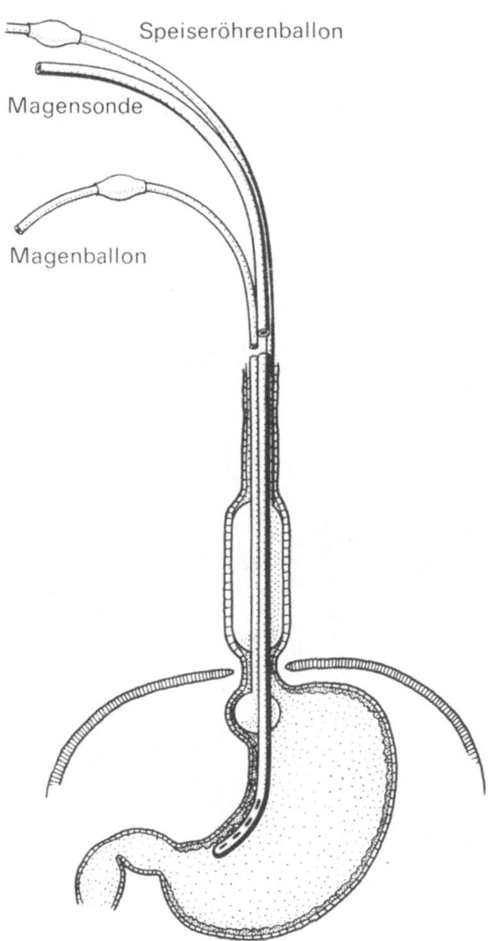

Bild 12.49 Funktionsskizze der Doppelballonsonde nach *Sengstaken-Blakesmore*

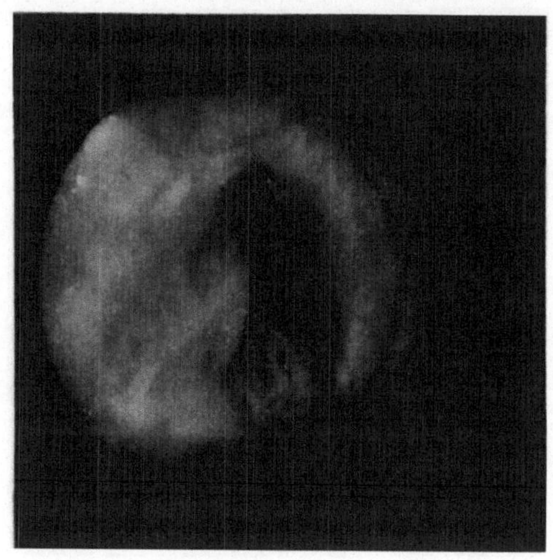

Bild 12.50 Ösophagusvarizen: Zustand nach Wandsklerosierung nach *Wodak*; Restvarizen an der Hinterwand leicht blutend

- kooperative Beratung mit Chirurgen und Internisten: Porto-kavale Shuntoperation indiziert?
- bei Inoperabilität:

endoskopische Wandsklerosierung nach *Wodak*

submuköse Unterspritzung im Bereich ektatischer Venen auch in die Umgebung einer usurierten Varize mittels Varizenverödungsmittel. Wir benutzen Varicocid® 3–5 %. Dadurch wird eine submuköse Entzündung mit nachfolgender Bindegewebsprofilferation erzeugt, die zwischen Schleimhaut und Gefäßwand einen mechanischen und peptischen Schutz gewährt und die Shuntfunktion des varikösen Plexus erhält (Bild 12.50).

Prognose: 50 % der Leberzirrhotiker haben Varizen;

50 % der Varizenträger bluten;

50 % der Bluter sterben bei der ersten Blutung. *Paquet* erzielte bei 767 Patienten durch Sklerosierung in 88 % der Fälle einen blutungsfreien Verlauf. In 4 % der Fälle wurden nekrotisierende Mediastinitis oder ein Pyothorax und in 2 % der Fälle Stenosen der Speiseröhre als Komplikation beobach-

tet. Unsere eigenen Erfahrungen sind gering an Zahl (n = 12) und bisher günstig (*Christoph*).

12.4.7. Ösophago-tracheale, bronchiale oder mediastinale Fisteln

Ursache: Fehlbildungen, Fremdkörperdekubitus, zerfallende Hiluslymphknotentuberkulosen oder Karzinominfiltrate mit zentraler Nekrotisierung.
Symptome: Schlucksynchrone Hustenanfälle, Aspirationspneumonie.
Diagnose: Endoskopische Klärung der Art und Lokalisation der Fistelbildung unter histomorphologischer Verifizierung der Grundkrankheit.
Therapie: Schluckverbot, perenterale Ernährung, Nährschlaucheinlage. Operativer Fistelverschluß ist bei Fehlbildungen angezeigt. Endoskopische Fremdkörperbeseitigung oder die gezielte Absaugung tuberkulöser Nekrosen kann bei funktioneller Ruhigstellung und Chemotherapie selten zur Spontanheilung führen. Bei malignen Tumorfisteln kann palliativ eine Endoprothesenüberbrükkung Linderung bringen (Bild 12.51 u. 12.52).

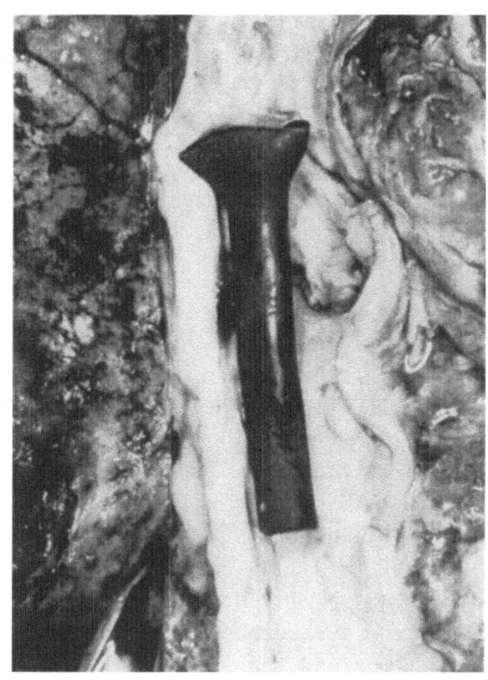

Bild 12.52 Überbrückungsprothese im Bereich der Tumorfistel (Sektionssitus)

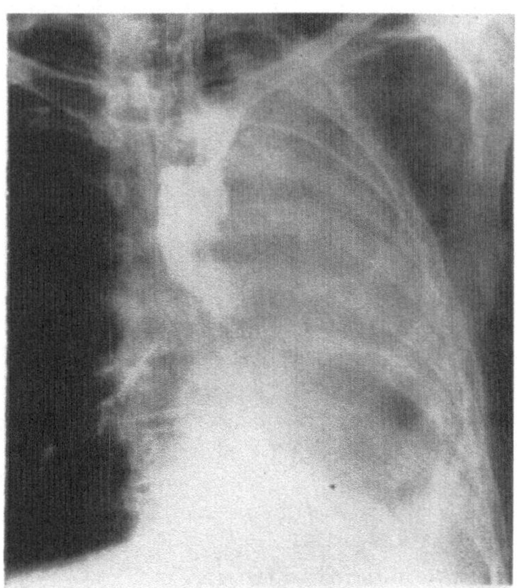

Bild 12.51 Ösophagobronchial-Fistel bei Strumpfrezidiv nach Pulmonektomie

12.5. Zusammenfassung

Wir können den vielfältigen Speisewegserkrankungen mit dem Endoskop sowohl diagnostisch als auch therapeutisch wirkungsvoll entgegentreten. Diese endoskopischen Möglichkeiten sind in ihrer Wirksamkeit und Sicherheit durch die Anwendung von Narkose und Muskelrelaxation außerordentlich erweitert worden. Besonders groß ist die Arbeitsfreiheit durch weitlumige Tubusendoskope. Durch die Einführung flexibler Faserösophagoskope hat speziell die funktionsbezogene Diagnostik an Aussagekraft und Umfang gewonnen. Die Kardia ist nun nicht mehr die schwer beherrschbare Grenze zum gastroenterologischen Arbeitsgebiet.

13. Endoprothetik der Luft- und Speisewege

13.1. Begriffsbestimmung – Voraussetzungen

Endoprothesen sind speziell geformte, hohle Fremdkörper, die innerhalb der oberen Luft- und Speisewege vorwiegend lumenerhaltende Aufgaben erfüllen. Stenosestrecken werden erweitert und Defektstrecken überbrückt, so daß die Durchgängigkeit in der normalen Kontinuität erhalten bzw. wiederhergestellt wird. Die angestrebte Funktionsfähigkeit ist bei Freibleiben der orifiziellen Sphinkteren besonders effektvoll, sofern das Innenlumen und die Länge der Prothese nicht hinderlich wirken.

Zur Anwendung von Endoprothesen sind drei Voraussetzungen unerläßlich:

- exakte Vordiagnostik,
- sicherer endoskopischer Zugang,
- geeignete Endoprothesen.

13.2. Prothesenherstellung

13.2.1. Ansprüche an Material und Form

Der Erfolg einer Endoprothesenbehandlung hängt entscheidend von der Qualität der Prothese ab. Form und Material müssen neben der Grundeigenschaft »durchgängiger Hohlkörper«, wie bereits angedeutet, recht unterschiedliche, spezielle Eigenschaften aufweisen, um den Anforderungen »in situ« gerecht zu werden. Sie lassen sich in folgenden wesentlichen Punkten zusammenfassen:

Die Prothese muß dem jeweiligen Organabschnitt mit seinen krankhaften Veränderungen angepaßt sein. Das verlangt entweder eine große Auswahl verschiedene Formvarianten oder eine individuelle korrigierbare Formbarkeit.

Die Prothese muß in sich genügend stabil sein, um die Stenose gegen Verschlußkräfte offen zuhalten.

Die Prothese muß biochemisch und -mechanisch langfristig möglichst indifferent sein und nicht verkrusten, also eine hohe Oberflächengüte mit chemischer Stabilität und Inaktivität, Verschleißfestigkeit mit Alterungsbeständigkeit verbinden.

Die Prothese darf nicht verrutschen, d. h. die inneren Strömungswiderstände der passierenden Atemgase, unterschiedlich visköser Sekrete oder Nahrung müssen kleiner als die fixierenden äußeren Reibungskräfte sein.

Die Prothese muß sich nach Möglichkeit endoskopisch einlegen und entfernen lassen, also aus elastisch verformbarem Material bestehen.

Wir haben eine Reihe plastischer und elastischer Kunststoffe, so Polyäthylen, Polivinylchlorid (PVC), Teflon, Silikonkautschuk, Latex, Gummi und Polyurethan auf ihre Eignung überprüft.

13.2.2. Polivinylchlorid (PVC)

Seit Jahren bevorzugen wir immer wieder »PVC«-weich, da es alle sich stellenden Anforderungen optimal erfüllt. Es ist als Schlauch in verschiedenen Durchmessern und Wandstärken handelsüblich.

13.2.2.1. Materialeigenschaften von PVC

Seine chemische Indifferenz ist auf den geringen Austritt nichttoxischer Weichmacher zurückzuführen. Aus diesem Grunde findet es in Form von Trachealkathetern, Gefäßkathetern, Trachealkanülen, Nährsonden, Redondrainagen, Stapesprothesen usw. breite medizinische Anwendung. Entzündliche Haut- und Schleimhautreaktionen beobachteten wir bei drei Patienten. Nach Ausschluß einer angenommenen materialspezifischen Überempfindlichkeit konnten wir auch in diesen Fällen mechanische sowie mikrobielle Faktoren im Feuchtkammermilieu als Reaktionsursache wahrscheinlich machen.

Die in der Literatur in den letzten Jahren häufiger diskutierte Onkogenität von Vinylchlorid bezieht sich auf exponierte Personen im Produktionsprozeß. Trotz hoher Verbreitung als Verpackungsmaterial und Anwendung bei ca. 600 Stapelsplastiken mittels PVC-Prothesen (Liegezeiten bis zu 15 Jahren) sind gesicherte Tumorbildungen unseres Wissens nicht beobachtet bzw. in ihrer Kausalität nicht sicher erwiesen. Wir beobachteten nach zwei- bzw. dreijähriger Prothesenbehandlung bei zwei Patienten in der Trachea metaplastische Wandverdickungen, d. h. Plattenepithel z. T. mit Verhornungsneigung. Sie zeigten histomorphologisch keinerlei präkanzeröse Qualitäten und sind bekannte Fremdkörperreaktionen.

13.2.2.2. Formbarkeit

PVC-weich ist bei 175 °C thermoplastisch verformbar und behält diese Form nach Abkühlung bei, ohne seine mechanischen und chemischen Eigenschaften erkennbar zu verändern. Es kann kalt und heiß mit Messer und Schere geschnitten werden und ist in Abhängigkeit vom Weichmacher biegungselastisch. Diese Formbarkeit läßt sich mit geringem technischen Aufwand innerhalb eines Endoskopieraumes während des endoskopischen Eingriffs an einem sinnvoll

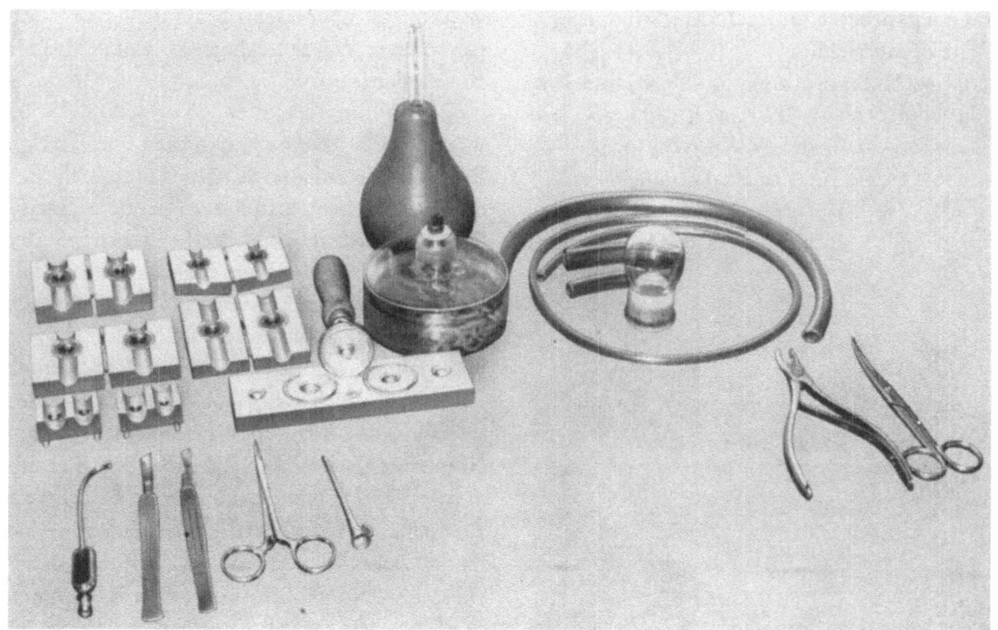

Bild 13.1 Instrumente zur Anfertigung von Endoprothesen, *Bildteil links* von oben: aufgeklappte Hohlformen, Lochbänkchen, darunter gebogene Ziehsonde zur Riegelextrusion, Skalpelle, Klemme, Lochstanze, Kanülenschildpresse mit Handstempel. *Bildteil rechts:* Brenner, Druckballon, diverse Schlauchabschnitte Stanze nach *Luer*, Scheere.

ausgerüsteten Arbeitsplatz bei einiger Übung zur individuellen Prothesenanpassung umsetzen.

13.2.2.3. Ausstattung des Plastarbeitsplatzes

Zweckmäßigerweise sind alle erforderlichen Werkzeuge, Arbeitsmaterialien und Hilfsmittel auf einem geeigneten Geräteträger untergebracht (Bild 13.1 u. 13.2).

- Spiritus- oder Gasflamme (Bunsenbrenner);
- PVC (weich)-Schlauch in diversen Abmessungen und Wandstärken von 0,5–1,5 mm. Besondere Bedeutung haben die Abmessungen (außen) 6, 9, 12, 14 mm;
- Schere und Knochenstanze nach *Luer* zum Kaltschneiden;
- Skalpelle, Stanzrohr, z. B. abgesägtes Tubenröhrchen zum Heißschneiden;
- Klemmen und Ohrentrichter zur Weitung der Prothesenöffnung;
- Tubenkatheter und gelochte Schlauchbank zur Riegelziehung;
- diverse Klappformen zur Herstellung von Hohlkörpern (z. B. Kugelprothesen, Taillenprothesen) mit *Politzer*-Ballon;
- Schildpresse für Trachealkanülen;

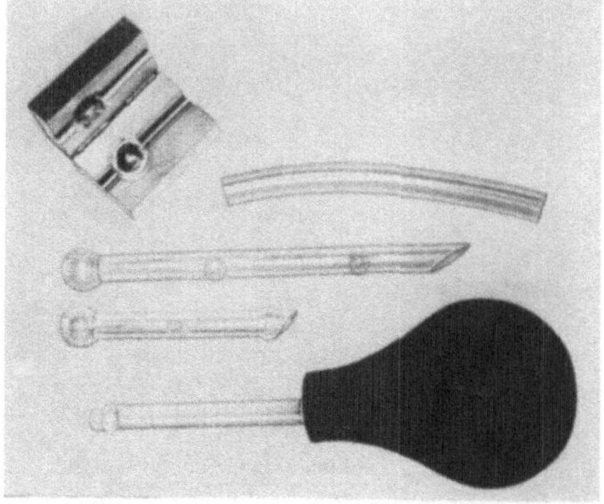

Bild 13.2 Kugelkopfprothesen mit Hohlform und Druckballon

- Silikonölspray als Trenn-, Gleit- und Antihaftmittel;
- Nierenschale mit Kühlwasser;
- Behälter für Rohlinge mit Formalinbeuteldesinfektion.

13.2.3. Verfahrenstechnik beim Prothesenbau

13.2.3.1. Materialbearbeitung

PVC-Schlauch erforderlicher Stärke wird mit Messer oder Schere in Stücke von ca. 20 cm geschnitten. Thermostatisch geheizte Silikonbäder haben sich als umständlich, aufwendig und für umschriebene Formarbeiten ungeeignet erwiesen. Die einfache Spiritus- oder Gasflamme ist mit einiger Erfahrung, Geduld und Vorsicht die beste Heizquelle für den zu formenden PVC-Schlauchabschnitt. Rotierendes Drehen des Schlauchabschnittes über dem Flammenkegel sorgt für allseitiges Durchheizen, wobei weder Braunschmorungen noch schwarze Verkohlungen eintreten sollen. Volle Durchwärmung wird durch Umknicken des freien Rohrstückes angezeigt. Nun läßt sich der Schlauch biegen, torquieren, strecken, zirkulär an umschriebener Stelle stauchen oder auch konisch zulaufend zu dünnsten Hohlfäden ausziehen, durch Klemmbranchen quetschend verschweißen und danach frei wie beim Glasblasen oder in Hohlformen aufblasen, auch zu hauchdünnen Ballons. Diese sind z. B. als Abdichtmanschetten einsetzbar. Es ist auch möglich, den thermoplastischen Abschnitt stauchend zusammenzuschieben oder mit Hilfe einer Klemme am Ende zirkulär konisch aufzuweiten. Über eine spezielle Hohlform geschoben, können so die erhitzten Abschnitte des Schlauches zum Kanülenschild »umvulkanisiert« werden und nach entsprechender Krümmung und Abschrägung der distalen Schnittkante zu überlangen Spezialtrachealkanülen in Hy-

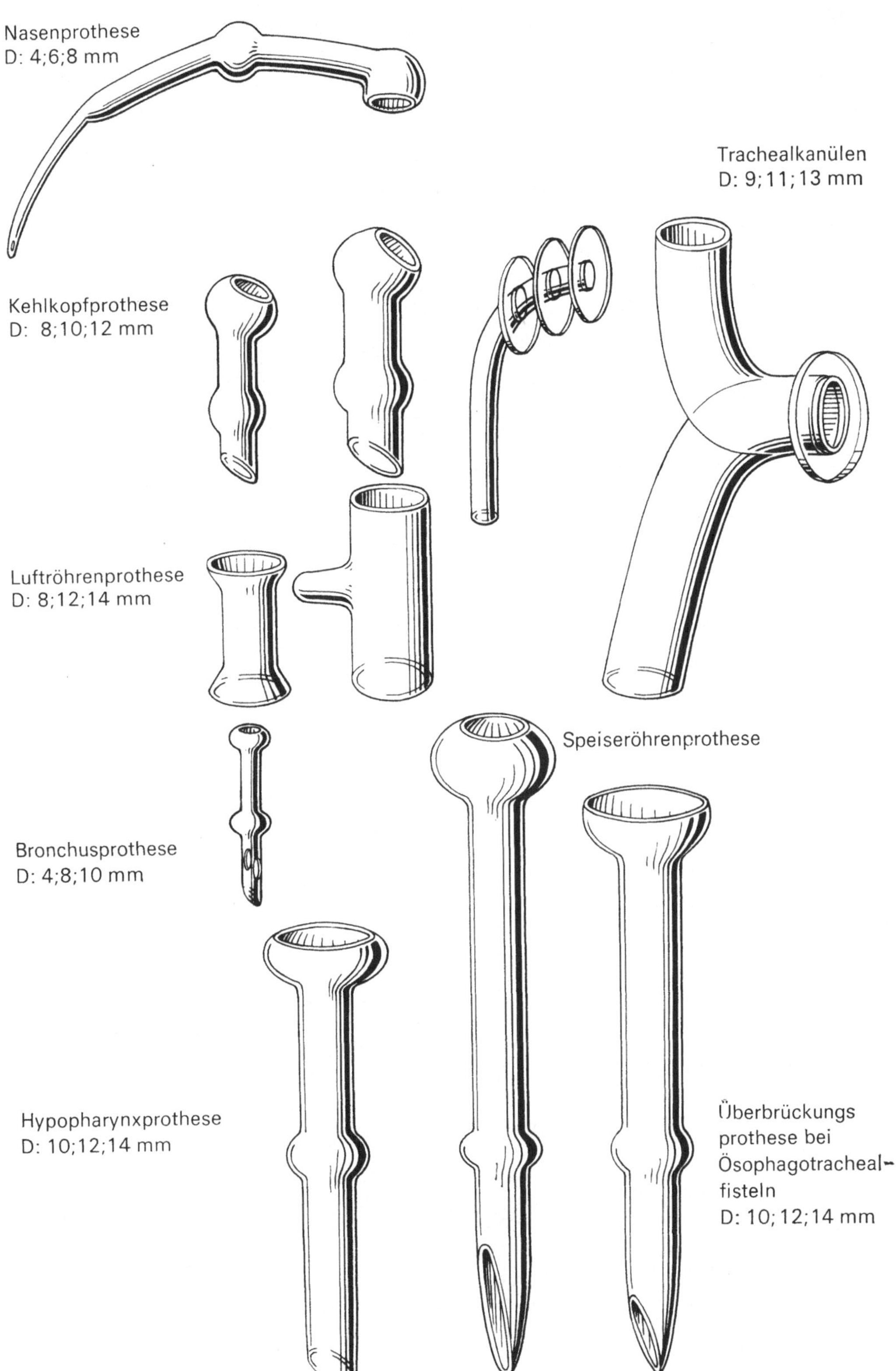

Bild 13.3 Sortimentsübersicht bewährter Endoprothesenformen mit Standardmaßen des Schlauchmaterials

perbelform oder zu Doppelkanülen gestaltet werden. Zur Anfertigung einer Riegelprothese wird das Schlauchstück nach halbseitiger Aufheizung ins Lochbänkchen gelegt und der Riegel von innen unter dosiertem Schub mit Hilfe eines stark gebogenen Tubenkatheters aus der heißen Schlauchwand geschoben. Aufgeheizte Messer erlauben saubere Abtrennung und Anschrägungen der Schnittkanten. In Anwendung dieser verschiedenen thermoplastischen Bearbeitungsweisen können wir die gewünschten Prothesenformen individuell vielgestaltig herstellen (*Brandt*).

13.2.3.2.
Prothesengrundformen

Einige grundsätzliche Formgebungen (Bild 13.3) haben sich besonders bewährt. Unter Berücksichtigung individueller Maße lassen sie sich natürlich weiter modifizieren.

13.3.
Behandlung mit Prothesen

13.3.1.
Stenosen der Nase

13.3.1.1.
Indikation

Angeborene Choanalatresien stehen zahlenmäßig im Vordergrund. Bindegewebige Atresien werden zunächst perforiert und aufbougiert; knöcherne Atresien müssen transnasal oder transpalatinal reseziert worden sein (*Jungblut* u. *Noveling*) (vgl. Kap. 9.3.1.31.).
Der Endoprotheseneinsatz in der Nachbehandlung soll während der Abheilung den mesenchymalen Restenosierungstendenzen entgegenwirken.

13.3.1.2.
Methode

Folgende Informationen werden zur Prothesenanfertigung benötigt und durch röntgenologische und endoskopische Vordiagnostik gesammelt.

- *Prothesendurchmesser:* durch rhinoskopische Bestimmung der vorhandenen und therapeutisch angestrebten Raumweite;
- *Prothesenlänge:* durch orale Messung des Abstandes »Frontzahnreihe bzw. Nasenvorhofsgrenze – Mitte weicher Gaumen«;
- *Anordnung der vorderen Fixierungsbulla*: durch Bestimmung des Sondenabstandes Nasenvorhof – Stenose und Projektion oral auf den Gaumen. Die Distanz bis zur Mitte des weichen Gaumens entspricht dem Abstand beider Bullae.

Formgebung: Die leicht gebogenen Schlauchstücke erhalten die typische Form von Nasenendoprothesen durch freihändiges thermoplastisches Aufblasen von zwei bullösen Erweiterungen, deren Abstand der Stenoselänge entspricht. Ein bougieartiges ausgezogenes Endstück dient der atraumatischen, retrograden Einführung der Prothese. Die Protheseneinführung wird in der Abbildung verdeutlicht. An einem Leitbougie angebunden, wird sie vom Nasenrachen aus schiebend eingezogen, bis die hintere Bulla hinter dem Gaumenbogen verschwindet (Bild 13.4). Die Abtrennung des ausgezogenen Schlauchanteils erfolgt im Nasenvorhof, so daß keine scharfen Kanten den Vorhof verletzen können. Endoskopische Lagekontrolle ist obligatorisch. Ein sicherer Zugang zur Nase und zum Nasenrachen ist am besten in Intubationsnarkose gegeben. Es ist ausnahmsweise möglich, Vordiagnostik und Erweiterungsoperation und Protheseneinlage in gleicher Sitzung vorzunehmen. Kontrolle der Prothesenlage durch häufiges Absaugen

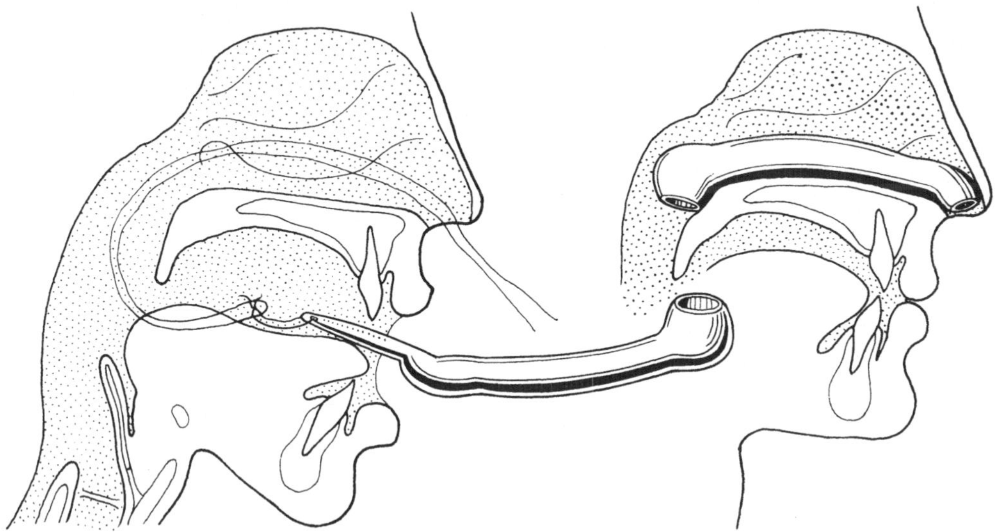

Bild 13.4 Einführungsprinzip von Nasenendoprothesen. *Links:* nach Fadenarmierung und Stenosebougierung; *rechts:* eingezogene Doppelkugelprothese und Abtrennung des Leitbougies im Nasenvorhof

ggf. nach Verflüssigung festhaftenden Schleims und Borken durch 5 % Mukosolvin ® in physiologischer Kochsalzlösung. So bleibt die Luftdurchgängigkeit erhalten trotz Behandlungszeiten von 12–18 Monaten. Die Entfernung gelingt leicht rhinoskopisch mit der chirurgischen Pinzette.

13.3.1.3. Ergebnisse

Mit dieser Langzeitdilatation haben wir 19 Nasenatresien behandelt. Reststenosen bedurften bei fünf Patienten noch der nachträglichen Bougierung. Bei 14 unserer Stenosen konnte bleibend freie Nasenatmung in Ruhe erzielt werden. Dekubitalulzera im Nasenvorhof sahen wir ohne Residuen abheilen.

13.3.2. Stenosen des Kehlkopfes

13.3.2.1. Indikation – Kontraindikation

Langzeitdilatation von zirkulären, subglottischen Stenosen nach Intubationsverletzung; Segelbildung zwischen den vorderen Stimmbandabschnitten; remissionsfähige oder inoperale, beidseitige Stimmbandlähmungen in Paramedianstellung.

Kurzzeitdilatation als Innenschienung nach posttraumatischer Fragmentreponierung, Lumenerhalt bei Larynxteilresektionen, Lumenerhalt nach plastischer Erweiterungsoperation nach *Rethi* oder mikrolaryngoskopischer Chordarythaenoidektomie nach *Thornell.* Die Prothese soll das Lumen so lange offenhalten, bis mesenchymale Umbauvorgänge keine größere Restenosierungstendenz mehr hervorbringen; Tracheostomie ist nicht immer vermeidbar (vgl. Kap. 13.3.3.1.).

Kontraindikationen

Herabgesetzte Fremdkörpertoleranz durch vorausbestehende chronische Entzündungen, Behandlung mit ionisierenden Strahlen, Zytostatika oder Prednison. Bei Mukoviszidose und anderen Dykrinien sollte nicht auf ein Tracheostoma verzichtet werden.

13.3.2.2. Methode

Die *Vordiagnostik* muß eine exakte Stenosevermessung einschließen und stützt sich dabei auf Röntgen- und Endoskopiebefunde. Die Durchmesser können sehr exakt mit einer endoskopischen Maßlehre nach *Brünings* oder einfach mit Hilfe einer Faßzange und Zentimetermaß abgegriffen und bestimmt werden. Die vertikalen Abstände von zwei Distanzpunkten lassen sich durch Tastkontakt mit dem Saugstab am Endoskopfenster abmessen. Mit diesen Maßen wird die Prothesenanfertigung, wie zuvor beschrieben, individuell vorgenommen. Die Formgebung wendet wie bei der Nase das Taillenprinzip zwischen kugelförmig-bullösen Erweiterungen an (Bild 13.5). Die Ringknorpelenge muß stets mit in den Stenoseabschnitt einbezogen werden.

Protheseneinführung: Nach endoskopischem Bougieren von zirkulären Narben, sorgfältiger Längsinzision von segelförmigen Stenosen wird durch den Laryngoskoptubus die vorgefertigte Prothese mit Hilfe eines dünnen Bronchoskoptubus eingeführt. In ihm befindet sich, durch Paraffin- oder Silikonöl gleitfähig gemacht und längst gefaltet eingeschoben, die elastische Prothese. Nach richtiger Plazierung wird sie mit einem umgekehrten Bougie herausgeschoben und der Applikatortubus entfernt. Die Prothese entfaltet sich sofort in der Stenose und wird mit der Faßzange exakt plaziert und ausgerichtet. Überprüfung der fixierenden Wirkung der Stenosekräfte, die in der Taille ansetzen und den Strömungskräften widerstehen müssen.

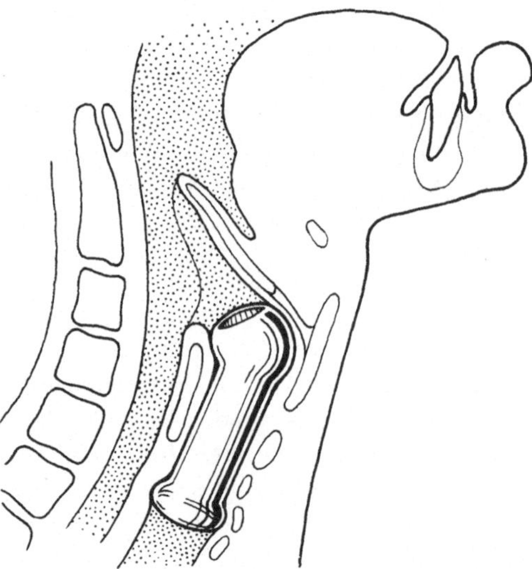

Bild 13.5 Kehlkopfendoprothese in situ (schematisch)

13.3.2.3. Ergebnisse

Dieses Behandlungsprinzip konnte bei insgesamt 24 Kehlkopfstenosen angewendet werden. Zirkuläre subglottische Stenosen bildeten sich praktisch völlig zurück, davon lag in fünf Fällen eine komplette Obstruktion vor. Sechs Segelbildungen konnten funktionell gebessert werden, blieben jedoch im vorderen Viertel unbeeinflußt bestehen. Bei sechs Patienten mit Stimmbandlähmungen in beidseitiger Paramedianstellung regenerierten zwei Patienten ihren Nervendefekt unter der Behandlung, die keines Tracheostomas bedurfte. Bei den anderen Patienten blieb die Parese bestehen. Nach 15- bzw. 18monatiger Behandlungszeit blieben die Stimmbänder in leichter Abduktionsstellung, wodurch ein 2–3 mm breiter Glottisspalt entstand. Die Stimme blieb hauchigheiser. Sowohl bei drei Larynxteilresektionen als auch bei drei endolaryngealen Arythaenoidektomien *(Thornell)* gewährleistete uns die achttägige Protheseneinlage freie Atmung ohne Tracheotomie.

Diese günstigen Resultate lassen sich auch durch Atemfunktionsprüfungen, z. B. in- und expiratorische Sekundenkapazität, Atemarbeit, objektivieren. Sie werden bei den Ergebnissen der Trachealstenosebehandlung kurz erläutert.

Komplikationen: Bei einem Patienten entstand im Verlauf schwerer unspezifischer Atemwegsinfekte eine subglottische Trachealstenose (1. und 2. Ring), die durch Querresektion und Laterofixation zu rehabilitieren war. Zu Granulomen an der Epiglottis kam es trotz kantenfreier Gestaltung des Prothesenkopfes in der Mehrzahl der Patienten durch verstärkte Phonationsbemühungen, Husten- und Schluckbewegungen infolge umschriebener Druckwirkung. Kritische Lumenverlegungen konnten durch Geweberesektionen vom Pharynx aus oder Wechsel gegen besser geformte Prothese beherrscht werden.

13.3.3. Stenosen der Luftröhre und Bronchien

13.3.3.1. Indikation – Kontraindikation

Indikation

Endoprothesenbehandlung ist grundsätzlich angezeigt

1. bei Restlumen unter 30 %, d. h. Dyspnoe bei geringer Belastung oder in Ruhe (*Dorow, Fendel* u. a.);
2. wenn operative Rekonstruktionen riskant, prognostisch unsicher ist oder abgelehnt wird;
3. als Hilfsmittel bei operativen Erweiterungsplastiken (*v. Illberg, Kleinsasser, Brandt* u. a.)

- *kurativ* bei narbigen, ringförmigen Intubationsstenosen (Manschettenschäden);
- bei posttraumatischen Gerüstedeformierung durch äußere Verletzungen;
- bei Rezidivstenosen nach plastisch-rekonstruktiven Eingriffen;
- bei Malaziestenosen nach Strumektomie oder Tracheotomie;
- *palliativ* bei inoperablen Kompressionsstenosen (Strumarezidiv);
- bei inoperablen Bronchusadenom oder Trachealzylindrom;
- bei inoperabel obstruktiven Bronchialkarzinomen;
- bei eingebrochenen Schilddrüsen- und Speiseröhrenkrebsen mit Obstruktion.

Kontraindikation

Nicht ausreichend rehabilitierte oder mit zu behandelnde Larynxstenosen und andere Endoskopiehindernisse verbieten eine tracheotomielose Endoprothesenbehandlung. Ungeeignet sind chronische hypersekretorische oder spastische Bronchitisformen (Asthma), Bronchiektasen, fortgeschrittenes Emphysen und Pneumokoniosen, chronische Cor pulmonale mit leichter Belastungsinsuffizienz, soweit sie unabhängig von der zu behandelnden Stenose bestehen.

13.3.3.2. Methode

Die Vordiagnostik durch sorgfältige röntgenologische (Leeraufnahme, Tomografie), endografische und endoskopische Untersuchung schließt die Stenosevermessung ein. Sie erfolgt wie bei den laryngealen Stenosen und bestimmt die lichte Weite der angrenzenden intakten Luftwege und die Beziehungen zu einem Tracheostoma: supra-, intra-, infrastomal. Mit diesen Meßwerten wird in der zuvor beschriebenen Weise die Prothese angefertigt.

Formgebung

Für straffe, narbige und tumoröse Stenosen werden zur Fixierung am besten taillierte Prothesentypen bevorzugt (Bild 13.6 u. 13.7). Für schlaffe Stenoseformen, die sich in- oder exspiratorisch beträchtlich erweitern können, wird das Riegelprinzip angewendet (Bild 13.8). Der Riegel soll von innen in ein Tracheostomafenster einrasten und so der Fixierung dienen. Beide Formen lassen sich miteinander kombinieren, insbe-

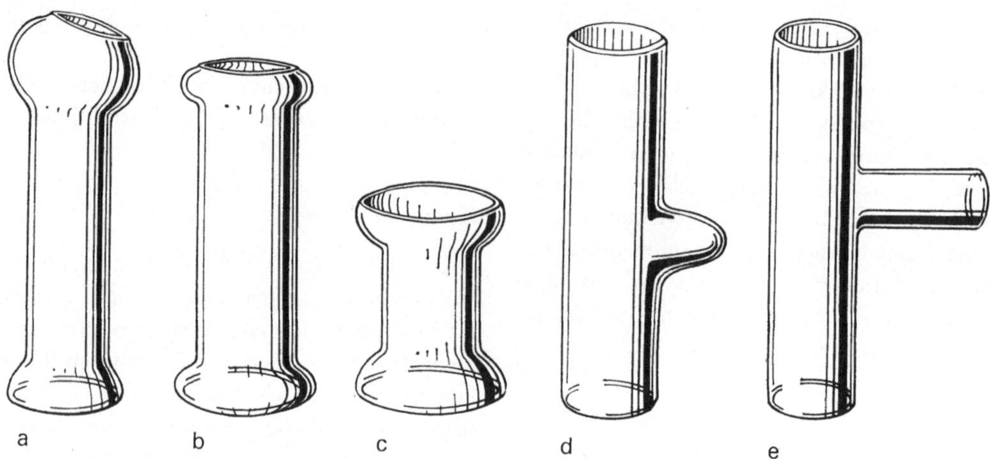

Bild 13.6 Ausführungsbeispiele von Luftwegsprothesen (nach *Brandt*). *a* Kugelkopfprothese für Kehlkopfstenosen; *b* und *c* gestauchte bzw. gedehnte Taillenprothese für straffe Luftröhrenstenosen; *d* Riegelprothese für schlaffe Luftröhrenstenosen; *e* T-förmige Prothese nach *Montgomery*

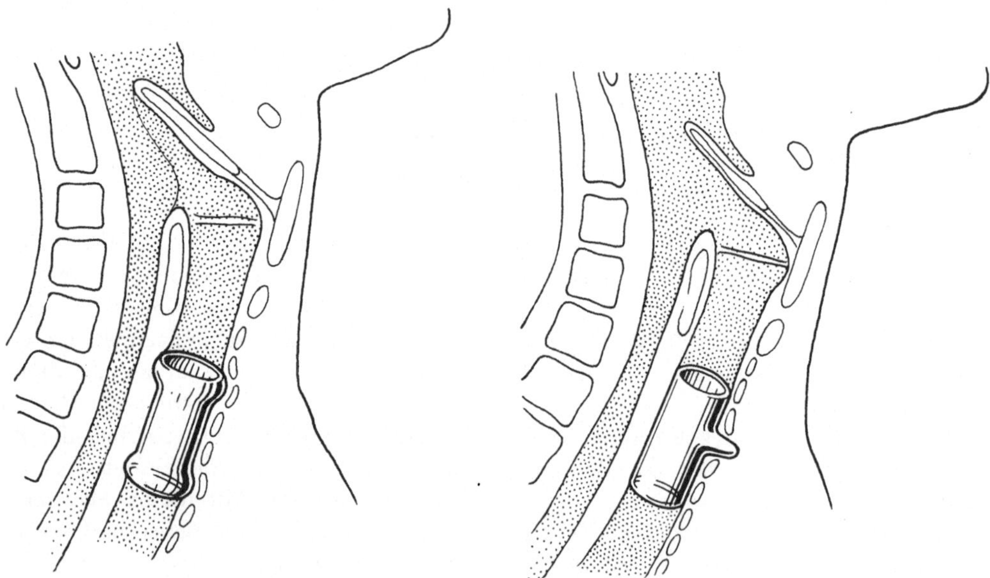

Bild 13.7 Taillierte Trachealendoprothese in situ (schematisch)

Bild 13.8 Tracheale Riegelprothese in situ (schematisch)

sondere wenn laryngotracheale Doppelstenosen behandelt werden sollen.

Die Protheseneinführung ist vom Vorhandensein eines Tracheostomas und vom Sitz der Stenose abhängig.

Bei supra- und intrastomalen Stenosen wird translaryngeal bougiert. Die vorbereitete Riegelprothese wird mit Silikon- oder Paraffinöl gut gleitfähig längsgefaltet in einem schlankeren Endoskoprohr untergebracht und mit diesem durch das Beatmungslaryngoskop in den Stenosebereich geführt. Hier aus dem Einführungsinstrument geschoben, entfaltet die Prothese sich auf Grund ihrer elastischen Rückstellkräfte.

Mit der Faßzange gerichtet, soll der Riegel in das Trachealfenster gut einrasten. Diesen Vorgang kontrolliert ein Assistent durch Tracheostomaskopie mit Hilfe einer Lichtquelle mit *Killian*-Spekulum und Pinzette.

Es hat sich bewährt, für die ersten Tage die Riegelspitze mit einem Perlonfaden zu durchstechen und durch ein dünnes Plaströhrchen aus dem Stoma geleitet um den Hals zu binden. Bei infrastomalen Stenosen wird Bougierung und Einlage durch das Stoma erleichtert.

Nachbehandlung

Die Abheilung der Tracheostomaweichteile wird mit einem zusammenziehenden Pflasterverband unterstützt. Bei Pyocyaneusinfektion sollte feucht mit Borwasserverbänden behandelt werden. Bei Taillenprothesen und freibleibendem Trachealfenster schließt sich das Stoma innerhalb weniger Tage. Solange Hypersekretion mit Krustenbildung besteht, kann diese durch Mukosolvin 5 % (in physiol. Kochsalzlösung) als Ultraschallaerosol verabreicht, gut beherrscht werden.
Die Wiedereröffnung des Tracheostomas in Notsituationen – z. B. bei Dislokation der Prothese – kann sehr schnell durch Bougies oder bei fester Narbe durch Inzision mit dem Skalpell ausgeführt werden.
In den ersten 1–2 Wochen der Prothesenbehandlung empfiehlt sich eine Antibiotikaabschirmung und perorale Mukolytikamedikation (Bromhexin ®, Mixtura solvens), zweimal tägliche Kamillendampfinhalation oder Ultraschallaerosolinhalationen mit Mukosolvin ® – physiol. Kochsalzlösung 1/20.
Während der 1–3jährigen Behandlungsperiode unterliegen die Patienten einer gut organisierten Dispensairebetreuung, um möglichen, auf die lange Behandlungsdauer bezogen, seltenen Komplikationen rechtzeitig entgegentreten zu können. Große Aufmerksamkeit ist der Frühbehandlung bronchitischer Infekte zu schenken. Einen Arztbrief und eine Skizze über die Prothesensituation trägt der Patient für Notfallsituationen stets bei sich. Entfernung oder Wechsel der Endoprothese durch die subglottische Larynxenge bedarf eines manipulatorischen Kunstgriffs. Mit stabiler Faßzange wird der obere Prothesenrand von der Wand zentralwärts gezogen und unter gleichzeitiger Achsendrehung der Zange zusammengedreht. Dadurch wickelt sich der proximale Abschnitt regelrecht zusammen und kann teilweise in das Tracheoskoplumen gezogen mit diesem durch die Kehlkopfenge herausgezogen werden. Sofortige Reintubation des Tracheoskops zur Beatmung, Inspektion, Tracheo-Bronchialtoilette, Befundermittlung und ggf. erneute Endprothesenapplikation (wie oben beschrieben).
Soll endgültig auf die Prothese verzichtet werden, so sollte bis zum völligen Abklingen der Narkosewirkung ein Trachealkatheter verbleiben, der dann unter sorgfältiger Sekretabsaugung herausgezogen wird. Die Effizienz der Atmung ist dadurch ohne die in der Aufwachphase störende Glottisdyskinesie gut zu beurteilen.

13.3.3.3. Ergebnisse

Die inzwischen bei über 100 Prothesenbehandlungen gewonnenen Erfahrungen sind ermutigend (*Brandt, Christoph, Wenzel, Schilling*).
Mittels individuell angepaßter, kantenarmer Weichplastendoprothesen ist es möglich, Kehlkopf, Luftröhren- und auch Kombinationsstenosen über 1–3 Jahre weitzustellen. Durch ein genügend großes Lumen ist eine bei körperlicher Belastung ausreichende Atemfunktion, befriedigende Expektoration und Verbesserung der Sprechfunktion sofort nach Applikation der Prothese gewährleistet. Von wenigen Ausnahmen abgesehen, war der Verschluß eines bestehenden Tracheostomas möglich (Tab. 13.1 u. 13.2).
Tumorobstruktionen des linken Hauptbronchus mit Totalatelektase der linken bzw. rechten (s x) Lunge konnten in drei Fällen durch Prothesenpertubation wieder belüftet werden (Bild 13.9). Eine erhebliche, wochenlange Besserung der kardio-respiratorischen Leistungsfähigkeit ohne Beeinflussung

Tabelle 13.1 Funktionelle Ergebnisse (klinische Kriterien) während der Endoprothesenbehandlung

Lokalisation	Ergebnisse während der Behandlung					
	Patienten (n)	Stomaverschluß	Atmung		Stimme	
			belastbar[1]	ohne Stridor	tonhaft	flüsternd
Kehlkopf	5	4	2	2	1	4
Luftröhre	24	21	21	16	21	1
Kehlkopf und Luftröhre	8	6	4	3	—	8
insgesamt	37	31	27	21	22	13

[1] nach zügigem Treppensteigen (eine Etage) keine Dyspnoe

der schicksalhaften Tumorprogredienz waren günstige palliative Auswirkungen.

Die während der Langzeitdilatation ablaufenden Umbauvorgänge in den Wandstrukturen bei malazischen und narbigen Stenosen sind offensichtlich irreversibel und verhindern eine Restenosierung nach Abschluß der Behandlung.

Als *Komplikationen* sind unmittelbar nach der Protheseneinlage Dislokationen zu verzeichnen, wenn keine optimale Formgebung gelang. Reponierung oder Auswechslung der Prothese sowie bei sechs Patienten der Abbruch der Behandlung mit Retracheotomie wegen kardiorespiratorischer Insuffizienz infolge Totraumvergrößerung und erhöhter Atemarbeit waren ausreichende Ge-

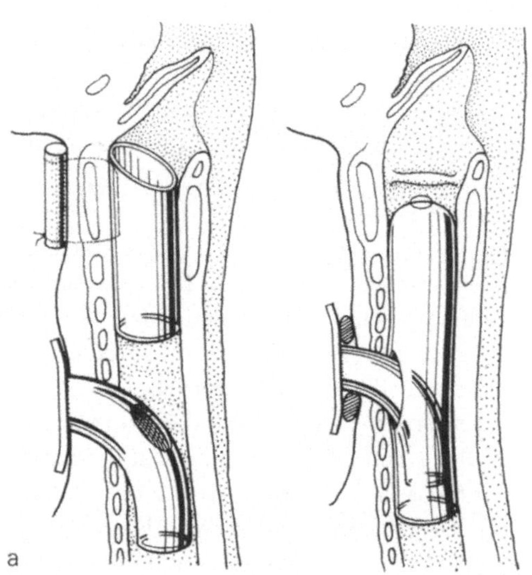

Tabelle 13.2 Funktionelle Ergebnisse (klinische Kriterien) mindestens drei Monate nach der Endoprothesenbehandlung

Lokalisation	Ergebnisse nach Behandlung					
	Patienten (n)	geschlossenes Tracheostoma	Atmung		Stimme	
			belastbar[1]	ohne Stridor	tönend	flüsternd
Kehlkopf	4	4	4	2	3	1
Luftröhre	16	16	15	11	14	2
Kehlkopf und Luftröhre	4	3	4	3	2	2
insgesamt	24	23	22	16	19	5

[1] nach zügigem Treppensteigen (eine Etage) keine Dyspnoe

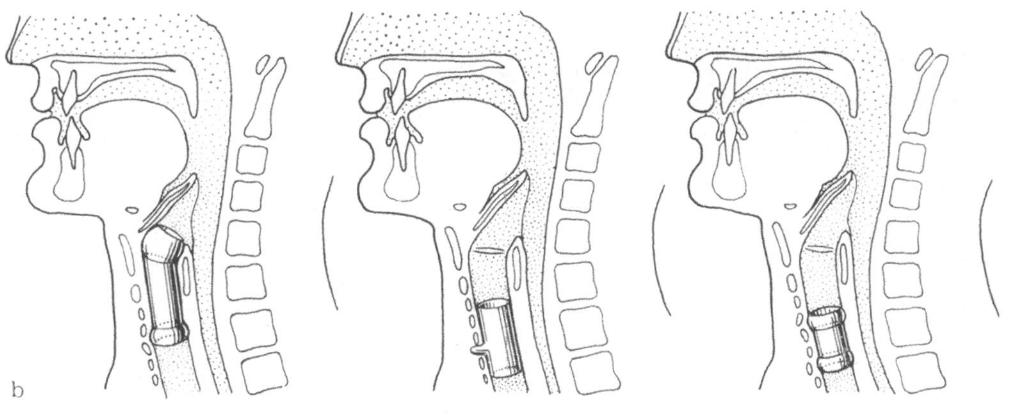

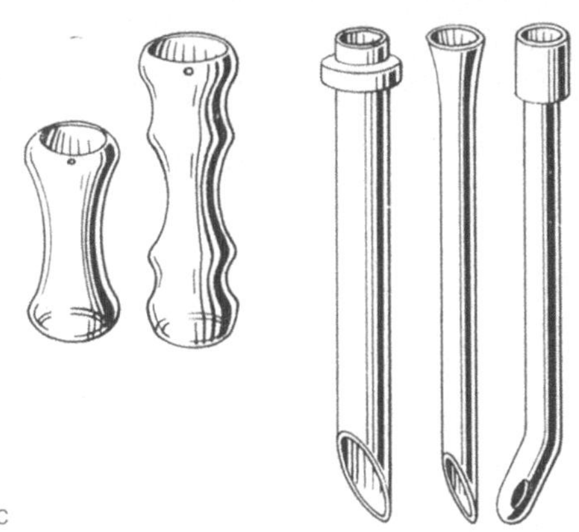

Bild 13.9 Endoprothesen: Grundformen nach ihrem Fixierungsprinzip (Übersicht); *a* ausgewählte Zylinderprothesen *(Unterbergen, Naumann)*; *b* selbsthaltende Endoprothesen *(Brandt)*; *c* Bronchusendoprothesen *(Brünings)*

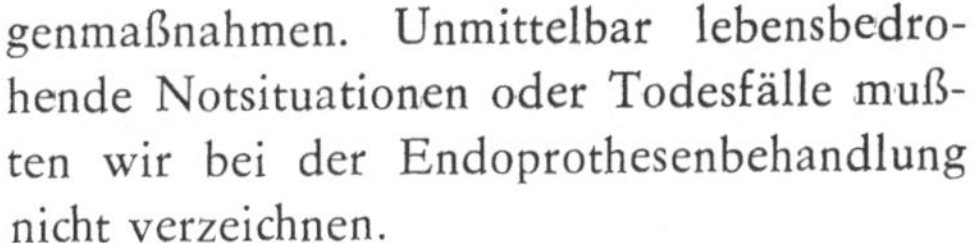

genmaßnahmen. Unmittelbar lebensbedrohende Notsituationen oder Todesfälle mußten wir bei der Endoprothesenbehandlung nicht verzeichnen.

Kasuistik

1. Die Bilder 13.10 u. 13.11 zeigen die narbige Intubationsstenose nach fünftägiger assistierter Beatmung, die trotz Bougierung und Katheterisierung in anderen Kliniken immer wieder zur Ruhedyspnoe führte. Normalisierung der Atemfunktion während der 3jährigen Endoprothesenbehandlung, bei verschlossenem Tracheostoma, voller Arbeitsfähigkeit.

2. Bei einer 20jährigen Patientin entstand infolge schwerer Perichondritis im Verlauf eines Schädelhirntraumas nach Tracheotomie und 14tägiger Langzeitintubation eine kombinierte Larynx-Trachealatresie. 10 Monate später gelang uns die operative Wiedereröffnung der Ringknorpel und vier

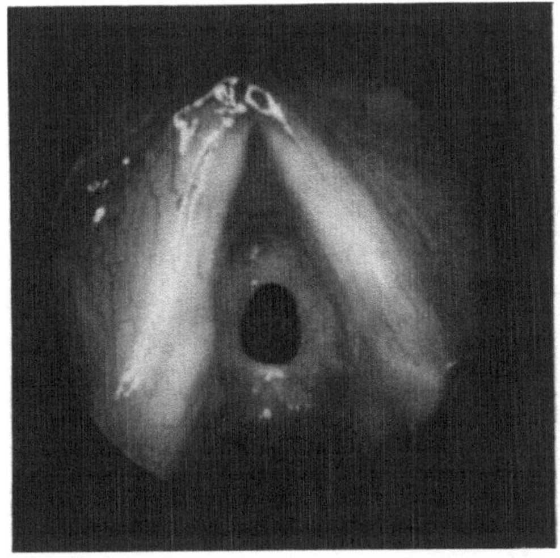

Bild 13.10 Subglottische Ringstenose nach 5tägiger Intubation mit einem Manschettentubus

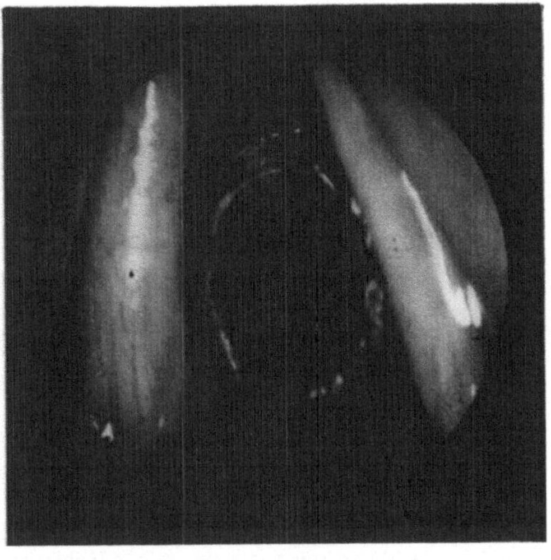

Bild 13.11 Der gleiche Patient (Bild 13.10) mit liegender Endoprothese

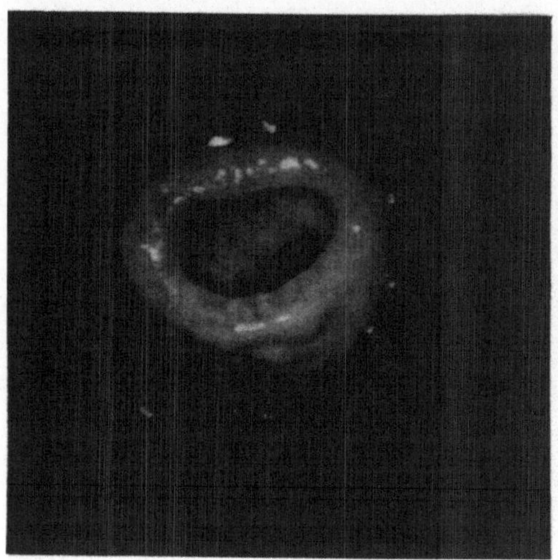

Bild 13.12 Kehlkopfendoprothese in situ ohne wesentliche Fremdkörperreaktion im 14. Behandlungsmonat

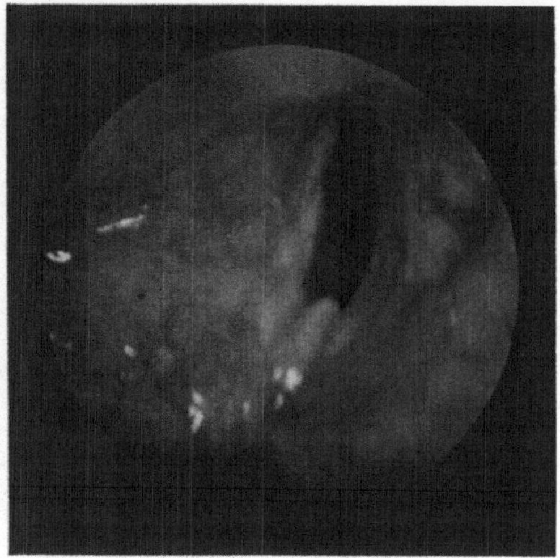

Bild 13.13 Erodierte Schleimhaut des Cavum laryngis beim Prothesenwechsel am Ende des 14. Behandlungsmonats

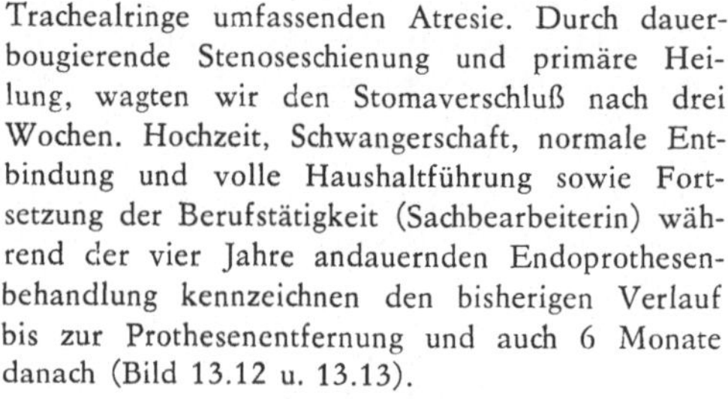

Trachealringe umfassenden Atresie. Durch dauerbougierende Stenoseschienung und primäre Heilung, wagten wir den Stomaverschluß nach drei Wochen. Hochzeit, Schwangerschaft, normale Entbindung und volle Haushaltführung sowie Fortsetzung der Berufstätigkeit (Sachbearbeiterin) während der vier Jahre andauernden Endoprothesenbehandlung kennzeichnen den bisherigen Verlauf bis zur Prothesenentfernung und auch 6 Monate danach (Bild 13.12 u. 13.13).

3. Aus verschiedenen Gründen kann auf das Tracheostoma nicht immer verzichtet werden. Hier empfiehlt sich funktionelle Rehabilitation mit verschließbaren Schlitzkanülen (Bild 13.14). Bei einer 46jährigen ungarischen Patientin wendeten wir eine Doppelkanülenkonstruktion zur symptomatischen Dauerdilatation von zwei Luftröhrenstenosen an. Es handelte sich um eine sechs Jahre vorausbestehende, vielerorts behandelte, maligne entartete, in-

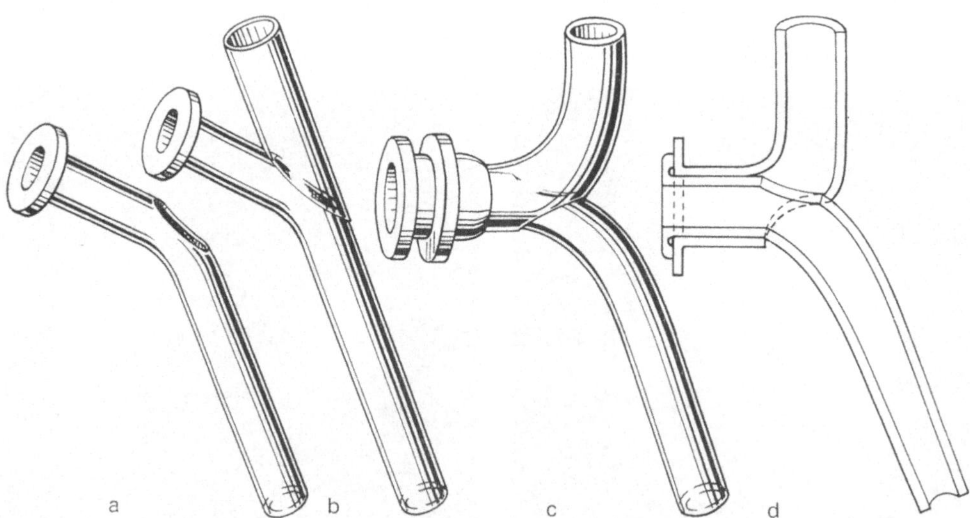

Bild 13.14 Trachealkanülen zur Langzeitdilatation. *a* hyperbolische Schlitzkanüle für infrastomale Stenosen; *b* Schlitzkanüle mit reitendem Hohlbolzen; *c* Doppelkanüle *(Brandt)* zur laryngotrachealen Dilatation; *d* Schema der Doppelkanüle

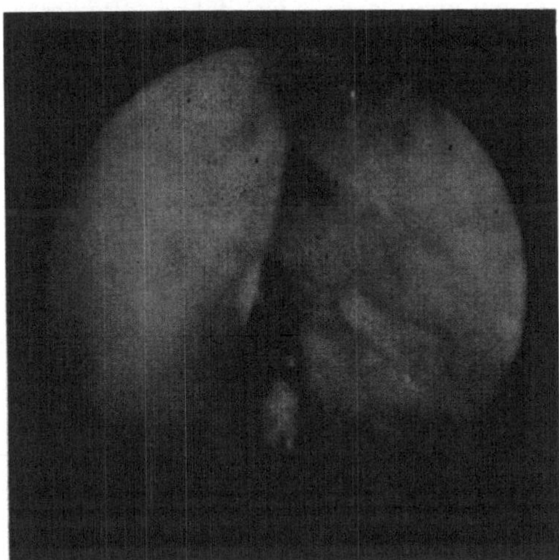

Bild 13.15 Pat. Gisi, G., malignes Schilddrüsengewebe zwischen Glottis und Tracheostoma

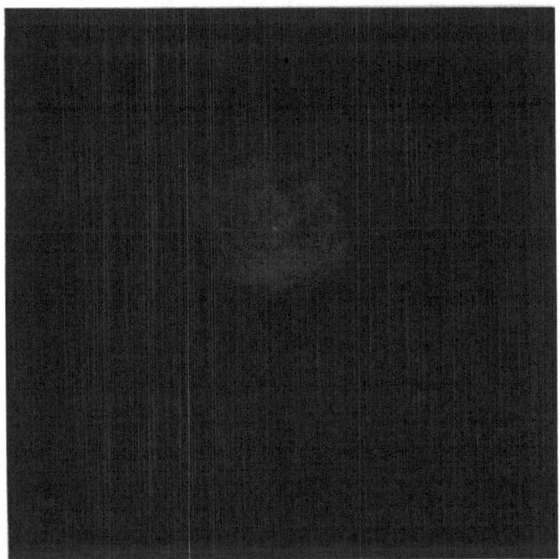

Bild 13.16 Maligner Schilddrüsentumor im Hypopharynx (Pat. Bild 13.15)

tratracheale subglottische Struma mit wachsenden inoperablen Lymphknotenmetastasen. Sie mußte infolge zunehmender Atemnot und schweren Hämoptysen tracheotomiert und reanimiert werden. Dadurch entwickelte sich zu der oberen, subglottischen Tumorstenose (Bild 13.15) und der konsekutiven Tumorobstruktion im Hypopharynx-Ösophagus (Bild 13.16) eine narbige Ringstenose der Luftröhre, die 2stündlicher Bougierung bedurfte. Beide Luftröhrenstenosen konnten mit der Doppelkanülenkonstruktion (Bild 13.17) über sechs Jahre dau-

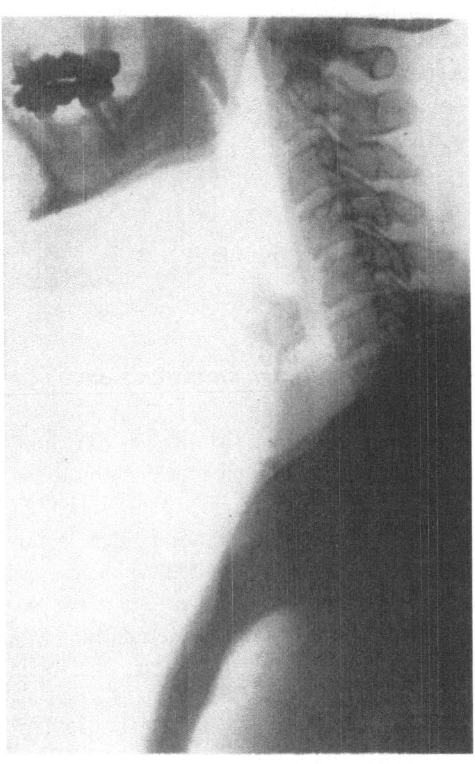

Bild 13.17 Röntgenbefund Pat. Bild 13.15 mit liegender Doppelkanüle

erdilatierend offengehalten werden. Trotz erheblicher Nahrungsaufnahmeschwierigkeiten durch den Tumoreinbruch in den oberen Ösophagusabschnitt blieb die Patientin über Jahre arbeitsfähg und verblutete schließlich nach Exulzerierung der Halstumoren an einer Karotis-Arrosionsblutung.

13.3.4. Stenosen des Hypopharynx

13.3.4.1. Indikation

Im unteren Rachenabschnitt können Endoprothesen folgende Aufgaben erfüllen:

- Stenosedilatation nach Laryngektomie und Pharynxteilresektion;
- Defektüberbrückung nach Laryngektomie und Pharynxquerresektion;

- Lumenerhaltung im Heilverfahren rekonstruktiver Pharynxplastiken;
- symptomatische Tumorfistelüberbrükkung bei inkurablen Karzinomrezidiven nach Laryngektomie.

13.3.4.2. Methoden und Ergebnisse

13.3.4.2.1. Dilatation der Pharynxnahtstenosen

Als Prothesen eignen sich Kelch-, Trichter- und Kugelkopfprothesen mit distaler Fixierungsbulla (Bild 13.18 bis 13.20). Narbige, aber auch tumoröse Stenosen der Nahtstrecke des Pharynx werden zunächst gefühlvoll aufbougiert, gelingt das trotz gewundener Engstrecke unter Vermeidung von Perforation oder Längssprengung, so können in Abständen größere Kugelkopfprothesen mit distaler Fixierungsbulla eingeführt werden. Unser Krankengut (n = 11) zeigte stets befriedigende Schlingfunktion. Längste Behandlungsdauer vier Jahre. Prothesenwechsel 6monatig (Bild 13.21).

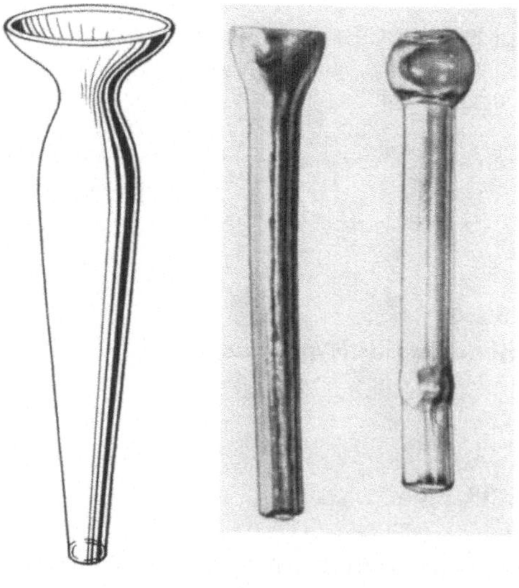

Normale Nahrungsaufnahme (Vollkost) ist bei intakten Kauverhältnissen schon bei einem Prothesendurchmesser von 10 mm gegeben. Die Prothese wird nicht als Fremdkörper empfunden. Zur Pflege empfiehlt sich, nach jeder Mahlzeit mit Kamillentee nachzuspülen. Soorinfektionen bei vier Patienten blieben unkritisch. Erbrechen kann die Prothese herausdrängen. Baldige Reposition muß einer kompletten Obliteration des oft flächenhaften erodierten Schleimhautkanals verhindern. Bei einem unserer Patienten, der über 9 Monate gut versorgt war, kam es zu dieser Komplikation. Bereits nach 5 Tagen gelang keine bougierende Rekanalisierung mehr. Vielmehr entstand eine mediastinale Perforation, an der der ohnehin geschwächte Patient verstarb.

13.18 13.19 13.20

Bild 13.18 Kelchendoprothese nach *Negus*

Bild 13.19 Trichterprothese (nach *Celestin, Röding)*

Bild 13.20 Kugelkopfendoprothese mit Fixierungsbulla (nach *Brandt*)

13.3.4.2.2. Defektüberbrückung nach Pharynxquerresektion

Bei Defektüberbrückung nach Pharynxquerresektion und Laryngektomie soll die Mesopharynxfistel aus einem möglichst zirkulären Narbenring mit 12–14 mm Durchmesser bestehen. Er muß ggf. durch Ablösung der prävertebralen Hinterwandfläche und Anlegung einer versenkten Tabakbeutelnaht zur besseren Abdichtung intraoperativ geschaffen werden. Auch die seitlich oder hinter dem Tracheostoma gelegene Ösophagusfistel sollte nicht zu groß sein. Beim Prothesenbau ist darauf zu achten, daß die eher trichterförmige Eingangskugel und die distale Haltebulla die Fistelöffnung um wenigstens 4–6 cm überragt (Bild 13.22). Verbandswechsel schützt vor unappetitlicher Verschmutzung und Epithelmazeration. Wir konnten auf diese Weise bei fünf Patienten monatelange Prothesenüberbrückungen vor der plastischen Rekonstruktion durchführen. Die physiologische Nahrungsaufnahme erhält einen nor-

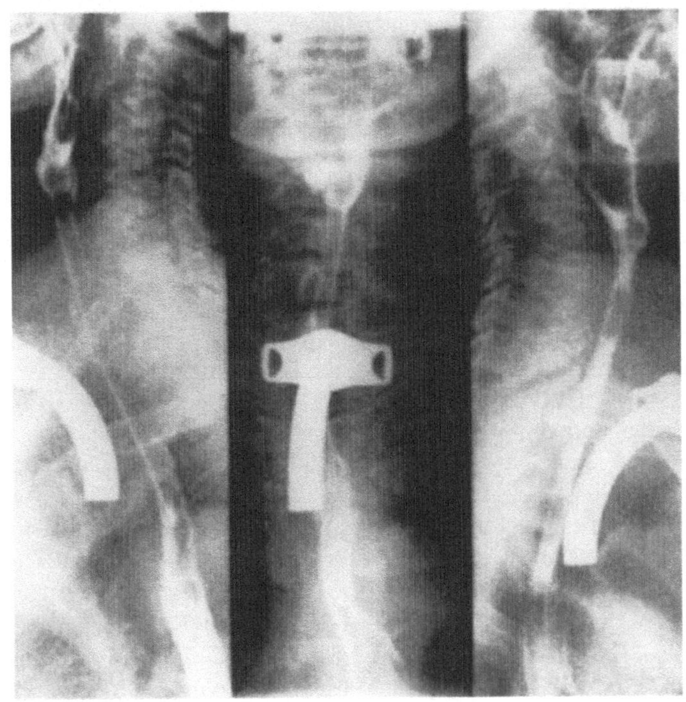

Bild 13.21 Röntgenbefund bei Prothesenlage im Hypopharynx: Zustand nach Laryngektomie und Pharynxteilresektion

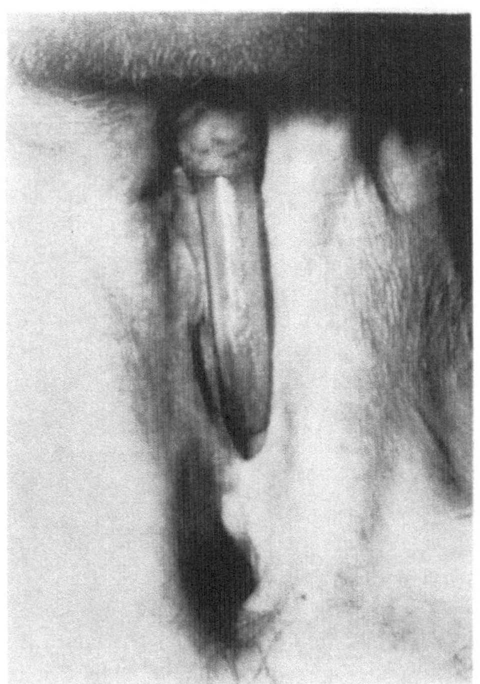

Bild 13.22 Überbrückungsprothese bei Zustand nach Laryngektomie und Pharynxquerresektion

malen Flüssigkeits-, Eiweiß- und Mineralhaushalt durch die normale Wiederaufnahme des Speichels aufrecht und erlaubte die soziale Integration der Patienten.

13.3.4.2.3. *Lumenerhalt bei plastischer Pharynxrekonstruktion*

Sie kann nach unseren Erfahrungen besser durch Prothesenüberbrückung als mit einfacher Nährsonde erfolgen, da ein Schluckverbot selten eingehalten wird. Die Prothese dagegen wirkt als gute Speicheldrainage. Wir konnten nach einer primären »composite-graft«-Rekonstruktion eines 6 cm langen Pharynx-Ösophagusdefektes durch autogene Reimplantation eines tumorfreien, 3 cm langen Trachealsegmentes und des 3 cm langen supraglottischen Larynxsegmentes (Epiglottis, Taschenbänder mit Plicae aryepiglotticae), durch 3½jährige Endoprothesenbehandlung bei peroraler normaler Ernährung einen komplett epithelisierten, 25 mm weiten oropharyngealen Zugang zum Ösophagus passagefähig erhalten. Inzwischen verstarb der Patient an regionalen und Lungenmetastasen.

13.3.4.2.4. *Rezidivstenosen*

Bei inkurablen Tumorrezidiven, die häufig breite pharyngeale Fisteln bilden, kann die Prothesenüberbrückung symptomatisch bzw. palliativ im Zusammenhang mit häufigem Verbandwechsel eine praktisch normale Nahrungsaufnahme und Speichelwiederaufnahme über Monate aufrechterhalten (s. Bild 13.22), bis es zum Tod durch Tumorkachexie kommt.

13.3.5. Stenosen der Speiseröhre

13.3.5.1. Indikation

Bei Stenosierung der Speiseröhre können wir der gestörten Nahrungs- und Flüssigkeitszufuhr durch Nährsondeneinlage oder operative Magenfisteln *(Witzel, Kader)* entgegenwirken, falls operative Resektions- und Rekonstruktionsverfahren unmöglich sind. Langfristiger Verzicht auf Essen und Trinken jedoch gehört zu den katastrophalen Erlebnissen des kritisch denkenden Menschen und schließt die Hoffnug auf Gesundung aus.

Quälender Speichelfluß und die Nährsonde selbst bedingen soziale Isolierung und stationäre Behandlung. Hier können Endoprothesen symptomatisch, funktionell und psychologisch mitunter »Wunder« vollbringen.

Ösophagusendoprothesen sind indiziert

- bei Narbenstenosen infolge Verbrühungen und Verätzungen;
- bei Kompressionsstenosen infolge mediastinaler raumfordernder Prozesse;
- bei Tumorstenosen, primären Ösophaguskarzinomen oder sekundärer Tumorinvasion (z. B. Bronchialkarzinom); letztere neigen durch Tumorzerfall zur Ausbildung ösophagotrachealer Fisteln;
- bei tumorbedingten ösophago-trachealen oder bronchialen Fisteln. Stenosierung und Aspiration können gleichermaßen palliativ endoprothetisch gebessert werden.

13.3.5.2. Methode

Die Protheseneinlage kann von einer Gastrotomie aus über ein orales Leitbougie ausgeführt werden (*Celestin*tubus, Latexendoprothesen nach *Häring,* PVC-Prothesen nach *Röding*). Neben diesem *chirurgischen Vorgehen* bei inoperablen Karzinomen haben wir nach dem von *Guizes* 1914 vorgeschlagenen Prinzip ein rein *endoskopisches Verfahren* entwickelt: Nach sorgfältiger Vordiagnostik, die sich insbesondere auf röntgenologische Befunddarstellung stützt, wird eine genügend lange Prothese vorbereitet, d. h. die Stenosestrecke muß kleiner als der Abstand Kugelkopf – distale Fixierungskugel sein. Bei sehr langen, engen und gewundenen Stenosestrecken sollte eine Nährsondenbehandlung der endgültigen Protheseneinlage vorausgehen, wodurch der Gefahr einer Tumorsprengung durch Bougierung vorgebeugt wird.

Die Protheseneinführung kann nach vorsichtiger, endoskopisch-röntgenologisch kontrollierter Bougierung mit kontrastfähigen Bougies erfolgen. Ganz besonders wichtig ist es, den Stenoseeingang exakt mit Luftblähung vor dem Rohrmund dargestellt zu haben und die ersten dünneren Bougies auch sicher in den oberen Stenosemund zu dirigieren.

Gute Gleitfähigkeit der Bougies vermindert die Reibung und erhöht die Tastkontrolle, die das glatte, weiche, immer mehr Schubkraft fordernde Gleiten deutlich vom höckrigen »via falsa« unterscheidbar macht. Im

Tabelle 13.3 Komplikationsursachen pertubierter maligner Ösophagusstenosen

I Tumorbedingt:
1. Gewebsminderwertigkeit
Folge: verminderte mechanische u. infektiöse Belastbarkeit
2. Passageobstruktion
Folge: erhöhte mechanische u. infektiöse Belastung
3. Infiltration der Nachbargewebe
Folge: erhöhte mechanische Belastung

II Therapiebedingt
1. Radiotherapie – Chemotherapie
= Vitalitätsminderung von Tumor u. Nachbarschaft
Folge: verminderte mechanische Belastbarkeit
2. Stenosepertubation
Folge: a. erhöhte mechanische Belastung
(Applikation-Ruptur, Material u. Form des chronischen Fremdkör

b. verminderte mechanische u. infektiöse Belastung
(durch Beseitigung der Passageobstruktion)

Zweifelsfall wird die Bougierung abgebrochen, eine Nährsonde eingeführt und ihre Lage mit wasserlöslichem Kontrastmittel röntgenologisch definiert. Gelingt die Stenoseweitung sofort oder erst im Rahmen eines späteren Eingriffs, so sollte die Prothese durch den freien 16-mm-Ösophagoskoptubus unverzüglich eingeführt werden. Dazu benutzen wir ein dünneres zweites Endoskoprohr (12 mm Ösophagoskop), silikonisieren es innen, falten den Kopf der verbreiteten Prothese längs zusammen und schieben ihn in den unteren Rohrabschnitt (Bild 13.23). Unmittelbar nach Entfernung des dilatierenden Bougies (Ch. 41) aus der Stenose muß sofort die silikonisierte Prothese eingeführt und mit einem umgekehrten Bougie aus dem Führungsrohr geschoben werden. Entfernung des Einführungsrohres, Aufsetzen des Arbeitskopfes und endgültige Entfaltung des Kopfes der Prothese mit evtl. Lagerkorrekturen, Kontrastmittelapplikation zur röntgenologischen Kontrolle Dokumentation richtiger Plazierung schließen die Protheseneinführung ab.

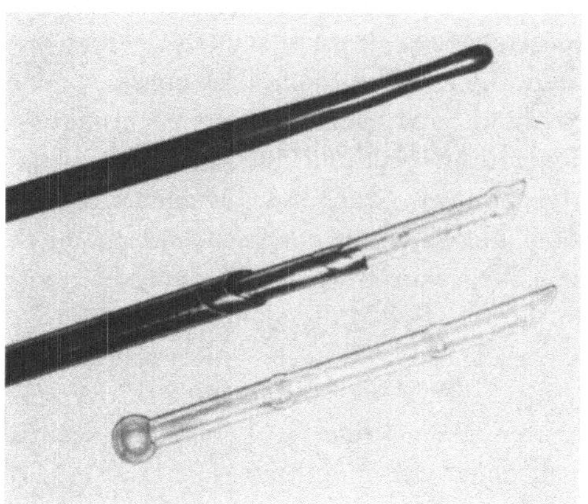

Bild 13.23 Prothesen und Hilfsmittel zur Einlage von Ösophagusprothesen

13.3.5.3. Ergebnisse

Nach diesem Prinzip können Stenosen aller Speiseröhrenabschnitte unterschiedlicher Lage und Art behandelt und passagefähig gehalten werden. Unser Krankengut umfaßt bis 1974 «Tab. 13.3) 6 Verätzungsstenosen, acht Kompressionsstenosen durch retrosternale Strumen, und Mediastinaltumoren bei *M.*

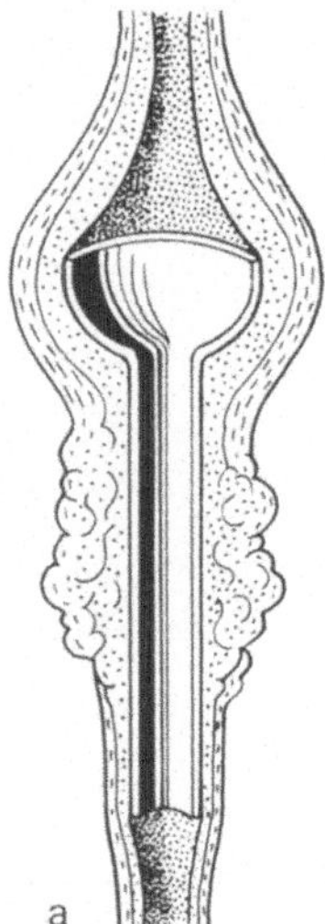

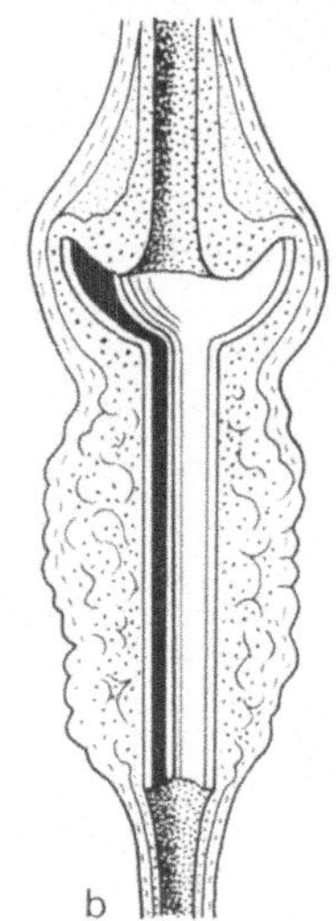

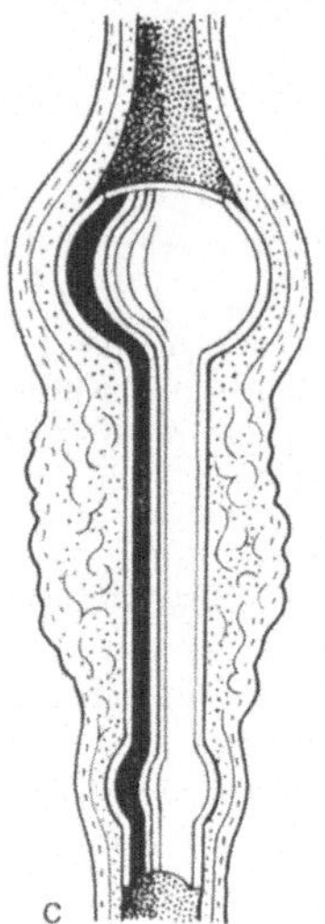

Bild 13.24 Ursache prothesenbedingter Komplikationen: *a* u. *b* Invagination und Perforation der Ösophaguswand bei Trichterkopf; *c* Vermeidung durch Kugelkopf

Hodgkin und Bronchial-, Mamma- und Magenkarzinom) und 25 primäre Karzinomstenosen. Die Obstruktionsbeschwerden waren bei gelungener Protheseneinlage sofort beseitigt. Der eigene Speichel konnte wieder geschluckt und bei intakter Kaufunktion wieder feste Nahrung auf normalem Wege aufgenommen werden. Dementsprechend lebten die Patienten physisch und psychisch auf. Sie gewannen ihre Genesungshoffnungen zurück. Bei Malignomen wurden in 31 Fällen ein oder zwei Kobaltbestrahlungen durchgeführt. Eine Entlassung aus der stationären Behandlung war bis auf wenige Ausnahmen stets möglich.

13.3.5.4. Komplikationen

Akute Perforationen im Stenosebereich, Tumorsprengung bei rigoroser Bougierung führen im Zusammenhang mit der Protheseneinlage bei bereits kachektischen Tumorpatienten über Mediastinitis oder Pleuraempyem trotz ösophagealer Drainierungsbehandlung und zervikaler Mediastinotomie im allgemeinen innerhalb einer Woche zum Exitus (drei Patienten). Bei gutartigen Stenosen hat die sofortige chirurgische Versorgung des Defektes (zwei Patienten) – das Perfora-

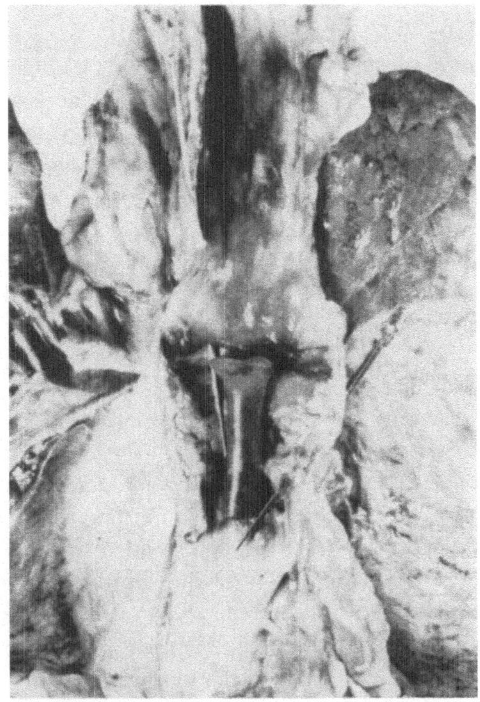

Bild 13.25 Sektionssitus: Zustand nach 4monatiger Prothesenbehandlung bei stenosierendem Ösophaguskarzinom. Fisteln im Bereich der Trichterkante und des Tumors

tionsinstrument sollte liegen bleiben – den letalen Verlauf verhindern können. Fortschreitende Tumorkachexie, schwächer werdende gewebliche Resistenz und Strahlentherapie führen präfinal zu oberflächigen Wandschäden, an Kanten zu Perforationen, natürlich auch über Tumorzerfall zur Komplikation (Mediastinitis, Pleuraempyem) (Tab. 13.3). Die Gefahr der Invagination der ösophagealen Innenschicht mit Perfora-

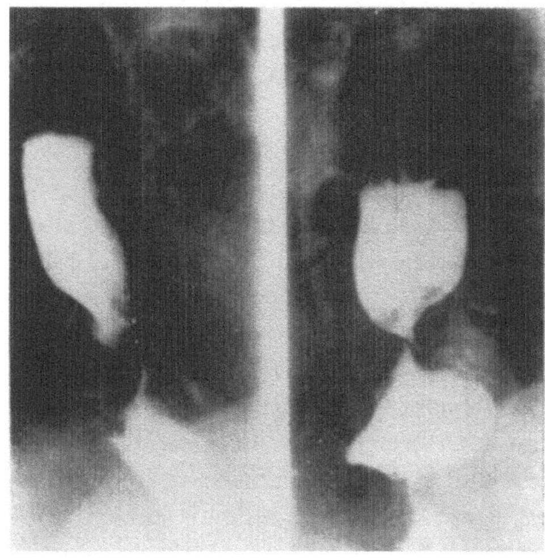

Bild 13.26 Anastomosenstenose nach Resektion eines Kardiakarzinoms

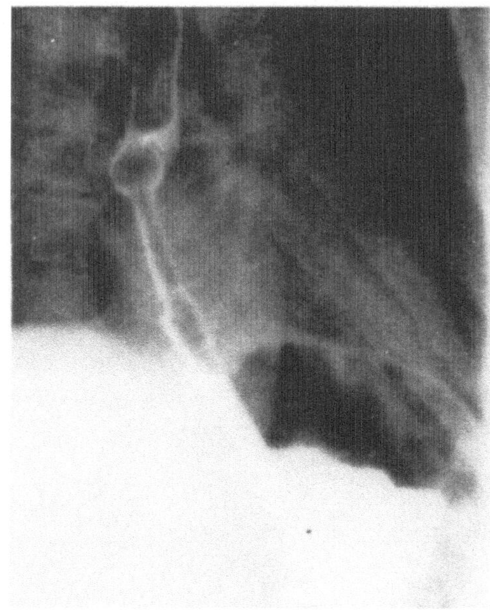

Bild 13.27 Endoprothetische Dilatation der Anastomosenstenose (Pat. Bild 13.26)

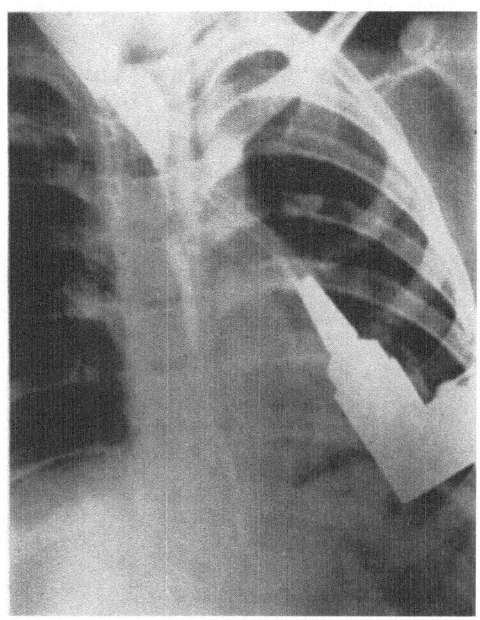

Bild 13.28 Laugenverätzung: narbige Stenosierung der Speiseröhre im mittleren und unteren Anteil

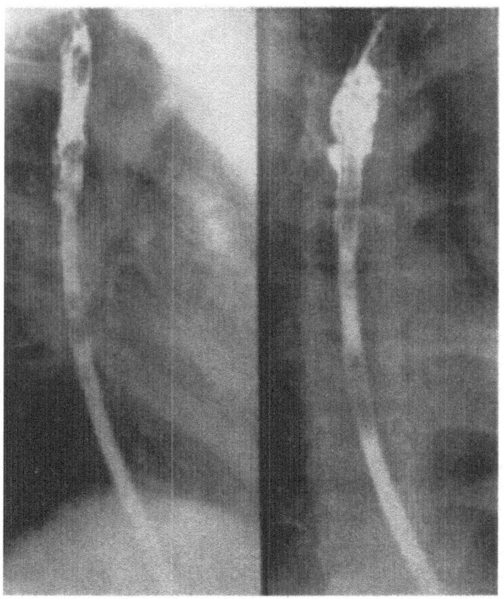

Bild 13.29 Zustand nach 11monatiger Dauerdilatation der Narbenobstruktion (s. Bild 10.28)

tionen auf der Trichterkante als Ursache von Mediastinitis und Exitus ist prinzipiell durch die kugelförmige Kopfgestaltung entschärft (Bild 13.24 u. 13.25). Dementsprechend weisen nach *Willgeroth, Fiedler, Richter, Brandt, Teutenhahn* (1975) trichterförmige Prothesen eine kürzere Liegedauer als solche mit kugelförmiger Prothesenkopfgestaltung auf (13.26 bis 13.30).

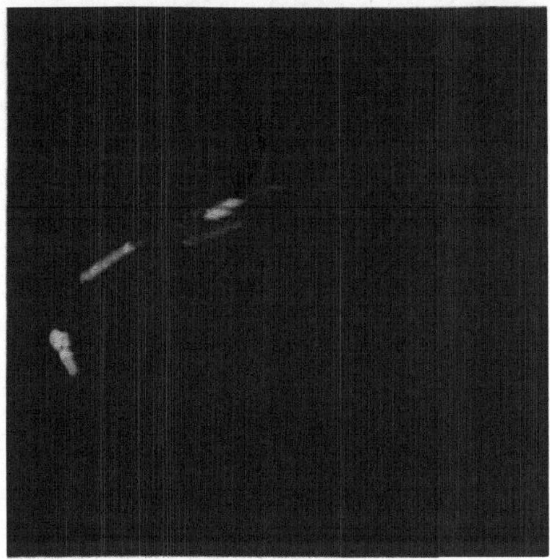

Bild 13.30 Endoprothesenkopf im Ösophagus, reizlose Schleimhautnachbarschaft bei Kugelkopfform (Liegezeit 3 Monate)

Insgesamt ist trotz der kleinen Zahl Prothesenbehandelter (n = 84) eindeutig zu erkennen, daß die endoskopische Methode schonender und die Kugelkopfprothese derzeitig die verträglichste Formgebung einer Speiseröhrenendoprothese ist. Sie empfiehlt sich deswegen auch für die Dilatationsbehandlung benigner Stenosen, die chirurgisch nicht rekonstruiert werden können.

Verstopfungen der Prothese sind bei intaktem Gebiß oder sorgfältiger Breiernährung selten und müssen endoskopisch beseitigt werden. Dislokationen durch Erbrechen bedürfen kurzfristiger Neueinlage der Prothese. Abgerutschte Prothesen sollten endoskopisch ohne Verzug reponiert werden. Die Entfernung aus dem Magen ist sehr schwierig. Bei einer 72jährigen Patientin verblieb eine abgerutschte Prothese neun Monate reizlos im Magen, bei normaler Nahrungsaufnahme durch eine zweite Prothese.

13.3.6. Schlußbetrachtung

Moderne Endoskopieverfahren und spezielle Endoprothesen aus Weichplast erlauben heute eine erforderlichenfalls jahrelange Dauerdilatationsbehandlung von Stenosen im Bereich der Luft- und Speisewege. Die in der Tab. 13.4 zusammengestellten klinischen Erfahrungen, funktionellen Ergebnisse und Komplikationen sind auch in dem Krankengut bis 1981 (n = 163) in praktisch gleicher Tendenz wiederholbar gewesen. Todesfälle als unmittelbare Behandlungsfolge sind im Atemwegsbereich nicht vorgekommen. Bei Tumordilatationen im Bereich der Speisewege jedoch sind sie als akute Perforationen bzw. chronische Fistelbildungen nicht immer vermeidbar. Somit steht mit der Endoprothesentherapie neben den operativen, plastisch-rekonstruktiven Verfahren eine Alternativmöglichkeit zur Verfügung mit kurativem oder pallativem Charakter.

Tabelle 13.4 Behandlungsergebnisse nach Endoprothesenbehandlung
Übersicht: Krankengut HNO-Klinik Med. Akad. Magdeburg bis 1974

Art			Ergebnis			Komplikationen	
			Funktion				
	Anzahl	Liegedauer in Monaten	normal	gebessert	negativ	Art	Anzahl
Choanalatresie	6	2—4	4	1	1	Rezidivstenose	1
Larynxstenose	4	6—18	2	1	1	Dekubitus. Atresie	2
Trachealstenose	33	4—60	13	17	3		
davon: narbig	15	18—60	8	6	2	Dislokation	2
malazisch	9	12—14	5	4			
tumorös	8	4—18		7	1		
Hypopharynx-stenose	5	4—16	1	4			
davon: defekt (p. op.)	2	9—12		2			
narbig	1	9—14	1			Perforation	1
tumorös	2	9—16		2			
Oesophagus-stenose	39	2—24	22	12	5		
davon: narbig	5	2—24	3	2		Perfor., Dislokation	1; 4
tumorös	34	4—16	19	10	5	Perfor., Dislokation	4; 1
Gesamt	87		42	35	10		

14. Gefahren und Fehler bei endoskopischen Eingriffen

Jede endoskopische Intervention in das geschützte Körperinnere stellt eine beträchtliche biomechanisch-biochemische Systemstörung dar, auch wenn sie anscheinend ohne wesentliche Reaktionen toleriert wird (*Wildner*). Es muß allen Verantwortlichen bewußt bleiben, daß sie mit der Ausschaltung von Atmung, Schutzreflexen und ZNS, Reaktionen auslösen können, die nicht nur den Erfolg des endoskopischen Eingriffs, sondern das Leben des bereits pathophysiologisch geschädigten Kranken bedrohen. Diese Gefahren endoskopischer Eingriffe beherrschen wir durch den Einsatz erprobter und bewährter pharmakologisch-anästhesiologischer und instrumentell-methodischer Mittel und Maßnahmen unter Inanspruchnahme geprüfter und individuell verfügbarer Kompensationsmöglichkeiten des Patienten. Dabei helfen uns Kenntnisse, Übung und Geschick sowie die Einhaltung fester Regeln, die sich aus der praktischen Erfahrung und dem Wissen um die theoretischen Zusammenhänge herleiten. Diese Regeln betreffen

1. die Indikationsstellung zur Endoskopie,
2. die Durchführung der Endoskopie,
3. die Vorsorge und Behandlung von Komplikationen.

Wir arbeiten mit gefährlichen Mitteln und Methoden im Bewußtsein, diese beherrschen zu können und durch ihre Anwendung größere Gefahren vom Patienten abzuwenden und wollen insgesamt dem Grundsatz des »nihil nocere« gerecht werden.

14.1. Gefahren und Fehler bei der Indikationsstellung

Fehlerhafte Indikationsstellung setzt den Patienten unnötigen Gefahren aus. Nur eine klare diagnostische Fragestellung rechtfertigt den Eingriff, wenn zugleich brauchbare Antworten, Problemlösungen zu erwarten sind. Die vorliegende Verdachtsdiagnose stützt sich oder eine therapeutische Aufgabenstellung auf Anamnese, klinische und vielfach röntgendiagnostische und Laborbefunde.

Aber auch die Unterlassung einer Endoskopie trotz gegebener Indikation widerspricht der ärztlichen Sorgfaltpflicht und kann beim Fremdkörper und beim Krebs weitreichende negative Folgen haben. Selbstverständlich müssen absolute Kontraindikationen ausgeschlossen sein, wenn nicht eine vitale Notfallsituation sofortiges Handeln erfordert (*Draf, Hartel, Huth*).

14.1.1. Absolute Kontraindikationen

Dekompensierte Insuffizienz der Kreislauf-, Atmungs- und Stoffwechselorgane und ihrer neuro-vegetativen Steuereinrichtungen, z. B. im Schock, Kollaps, bei Fieber über 39°, nach frischem Infarkt, im Koma diabeticum, -hepaticum. -uraemicum werden gezielt im Rahmen der *Voruntersuchung*

- durch anamnestische und katamnestische Hinweise;
- durch klinische Untersuchungsbefunde einschließlich RR-, Puls-, Körpertemperaturmessung ausgeschlossen.

Bei Patienten über 50 Jahre, bei Patienten mit Herzbeschwerden, bei Patienten mit Dyspnoe und Ödemen, bei Patienten mit Hypertonie werden durch

- Thoraxröntgen und EKG latente Insuffizienzzustände im kardiorespiratorischen System aufgedeckt.

14.1.2. Relative Kontraindikationen

- Nahrungsaufnahme vor weniger als fünf Stunden;
- akute fieberhafte Infekte;
- Tachykardie mit Pulsfrequenzen über 140/min.;
- bradykarde Rhythmusstörungen, Sinusbradykardie oder AV-Block. Hier kann ein temporärer Schrittmacher dem möglichen Kammerflimmern vorbeugen.

Cave: Digitalisierte Patienten neigen bei Succinylcholingaben zu Arrhythmien. Wir verzichten deswegen auf grundsätzliche Digitalisierung von Patienten über 50 Jahre! Die wägende Einschätzung des Untersuchungsrisikos nehmen wir bei Verdacht auf Kontraindikationen unter Einschaltung des beratenden Internisten vor. Bei Patienten mit erhöhtem kardialen Risiko ist abzuwägen, ob die Ausführung oder Unterlassung der Endoskopie voraussichtlich die größeren Nachteile bringt (*Just*).

Als globaler, kardio-respiratorischer Belastungstest hat sich uns als brauchbare Entscheidungshilfe der sog. »Zwei-Treppentest« bewährt. Patienten, die zwei Treppen (eine Etage) zügig herauf- und herunterlaufenkönnen und diese Belastung ohne stärkere Dyspnoe und ohne Zyanose bzw. länger währende Tachykardie (über 140/min) mit kurzfristiger Atmungsnormalisierung verkraften, solche Patienten sind auch der Endoskopiebelastung gewachsen, sofern ihnen keine Sauerstoffmangelzustände zugemutet werden.

14.2. Gefahren und Fehler bei der Endoskopiedurchführung

Zur Vermeidung vitalbedrohlicher Notsituationen sollen folgende Grundregeln ärztlicher Sorgfaltspflicht beim Endoskopieren nicht verletzt werden:

- Der Operateur muß der Aufgabe gewachsen sein.
- Das Endoskopieverfahren muß sich prinzipiell und ohne unangemessenes Risiko zur Lösung der Aufgabe eignen.
- Keine Endoskopie und Anästhesie ohne Atropinprämedikation (*Makowski*).
- Die Anästhesie wird nie durch Überdosierung erzwungen (Cave Barbiturate).
- Wirksame Vorsorge gegen Verwechslungsgefahren von Narkosemitteln (Qualität – Quantität).
- Überprüfung der Funktionssicherheit des Instrumentariums (insbesondere der Beatmungseinrichtung) vor dem Eingriff.
- Bereithaltung von Hilfsmitteln zur Bekämpfung von möglichen Zwischenfällen und Komplikationen (insbesondere bei Risikofällen) (*Pellnitz*).
- Kein endoskopischer Eingriff wird gewaltsam erzwungen.

Trotz Einhaltung dieser Regeln ordnungsgemäßen Endoskopierens können Zwischenfälle und Komplikationen eintreten. Vorwürfe eines fahrlässigen oder schuldhaften Handelns sind dann jedoch zu entkräften oder zurückzuweisen. Sehr nützlich ist es, sich mit jedem Zwischenfall gründlich auseinanderzusetzen, um ständig an der Optimierung der angewendeten Arbeitsmethoden zu wirken (*Janssen*).

14.3. Komplikationen – Vorsorge und Behandlung

Vitale Gefährdungen des Patienten im Verlauf endoskopischer Eingriffe sind in erster Linie auf zwei Komplikationsformen zurückzuführen:

- Hypoxämie und
- Verletzungen.

Wir müssen sie mit allen gegebenen Möglichkeiten zu verhindern trachten und uns darüber hinaus vorsorgend auf eine zweckmäßige und wirksame Behandlung einrichten.

14.3.1. Hypoxämie

Ein optimaler Gasaustausch ist für die ungestörte Aufrechterhaltung der Kreislauffunktion von entscheidender Bedeutung. Bei Hypoventilation und Hypoxämie, insbesondere in Verbindung mit Hyperkapnie (CO_2-Anstieg) und pH-Abfall (respiratorische Azidose) ist die Schwelle vegetativer Reflexe stets herabgesetzt, so daß Herzrhythmusstörungen, Kammerflimmern oder Herzstillstände wesentlich leichter auftreten können. Die Therapie dieser kardialen Komplikationen ist im hypoxämischen Zustand prognostisch wesentlich ungünstiger (*Müller, Stossek*).

Die im Atemtrakt deponierte *Lokalanästhesieflüssigkeit* kann bei vorbestehender Dyspnoe durch Verkleinerung des evtl. bereits eingeengten inneren Querschnitts den Strömungswiderstand kritisch erhöhen und bei Lösung vorhandener Borken sogar blockieren. Die Anästhesierung legt zudem noch sensibel gesteuerte, aktive Weitstellreflexe in Pharynx und Larynx lahm, wodurch nicht selten eine dramatische Atmungsverschlechterung eintreten kann. Die Resorptionsgeschwindigkeit des Anästhetikums über die Schleimhaut des Mund-Rachens gleicht der einer intravenösen Applikation. Bei relativer Überdosierung entstehen leicht zentrale Erregungszustände, die den Sauerstoffbedarf bei reduziertem Angebot zusätzlich steigen lassen. Selbst gering dosierter Adrenalinzusatz mit seinem durchblutungsdrosselnden, abschwellenden und die Resorption protrahierenden Effekt erhöht zugleich Herzminutenvolumen und Herzfrequenz und steigert den O_2-Bedarf zusätzlich. Es verwundert deswegen nicht, daß *Mall* und Mitarb. bei Endoskopien in Schleimhautanästhesie ein geringes Absinken des pO_2 und geringen Anstieg des pCO_2, verbunden mit Anstieg der mittleren Drucke in der A. pulmonalis um ca. 20 % fanden. *Raabe* beobachtete Rhythmusstörungen in 70 % der Fälle! Die prämedizierende zusätzliche Sedierung bei der Lokalanästhesie stellt nach *Makowski* eine größere und länger dauernde Belastung dar, als eine kurze, gut gesteuerte Narkose. Auch die zusätzliche Querschnittsreduzierung durch eingeführte starre und flexible Optiken oder stark wirkende Saugrohre können die Leistungsfähigkeit der Spontanatmung überfordern.

Diese Erkenntnisse jüngerer Untersuchungen müssen bei der Auswahl der Anästhesiemethode insbesondere im Risikofall berücksichtigt werden. Bei manifester Hypoxie muß assistiert mit Sauerstoff beatmet werden. Gegen Überdosierungserscheinungen mit Krämpfen helfen Barbituratgaben und Intubation.

Bei der *Allgemeinanästhesie* ist das Kernproblem gleichfalls die Sicherung des Gasstoffwechsels, und zwar ohne Sauerstoffmangel und CO_2-Retention.

Allerdings erlauben die besonderen endoskopischen Ansprüche bei der Arbeit in den Luft- und angrenzenden Speisewegen nicht ohne weiteres alle bewährten Regeln moderner Narkosegestaltung zu berücksichtigen.

Die *Prämedikation* erfolgt obligatorisch mit Atropin, um die vagalen Reflexe zu unterbinden (Schleimsekretion, Herzrhythmusstörungen, Bronchialreflexe).

Weitere Dämpfungsmittel stünden der gewünschten schnellen postoperativen Normalisierung der Reflextätigkeit bei voller Ansprechbarkeit entgegen. Pflasterstreifendokumentation von Dosis und Zeitpunkt am Arm des Patienten schützt vor Unterlassung oder Unterdosierung der Prämedikation.

Die i. v. *Barbituratapplikation* fern vom Untersuchungsort schaltet das Bewußtsein bei zügiger Injektionstechnik (1,5fache Einschlafdosis) für 10–30 Minuten aus und läßt sich durch mehrfaches Nachinjizieren ohne Überschreiten der Gesamtdosis von 1 g noch protrahieren. Gute Steuerbarkeit entsteht jedoch weniger durch Wirkstoffabbau, sondern vorwiegend durch Rück- bzw. Umverteilung des Barbiturats aus Hirn und Blut in die Fettdepots während relativ langsamer Elimination vornehmlich in der Leber. Das Wortspiel »deadly easy, but easily dead« soll die *atemdepressive Wirkung* der Barbiturate drastisch im Bewußtsein halten. Beim spontanatmenden Patienten ohne Intubation müssen wir sie trotz der Berichte von *Zippel* über erfolgreiche Barbituratlangzeitnarkosen mit 6–7 g Hexobarbital, z. B. bei Oberkieferresektionen, fürchten.

Bei irrtümlicher *Überdosierung* durch Verwechslung mit dem Relaxanzium verabreichten wir einem 72jährigen Patienten 2,6 g Hexobarbital. Assistierte Beatmung über vier Stunden und ein 24stündiger, überwachter Nachschlaf blieben die einzigen Folgen. Hier aber stehen weder solche Überdosen zur Diskussion, noch müssen wir beim relaxierten und kontrolliert beatmeten Patienten die atemdepressive Wirkung fürchten.

Der Zusatz von 0,7–2 % *Halothan* zum Beatmungsgas zur Barbiturateinsparung oder Narkoseverlängerung ist aus mehreren Gründen nachteilig. Reizleitungsstörung und Kontraktilitätsverluste am Myokard entstehen nach *Röhring* und *Killian* durch Schädigung der energieliefernden ATP- und Kreatinphosphat-Systeme und erhöhen das Risiko für die Entstehung eines Herzblocks bzw. Kammerflimmern. Bei atemgestörten Neugeborenen und Kleinkindern mußten *Mayerhofer, Berkel, Havers* u. a. Hustenattacken, Glottisspasmen sowie tonische Krampfzustände der Atemmuskulatur (sog. Lungenstarre), ausgelöst durch leichte Vagusreize (Glottisberührung) mit lebensbedrohlichen Zyanosen beobachten. Toxische Leberparenchymschäden und 7tägige Immundepression (*Adam*) sind ernste Nebenwirkungen!

Thiopental ist nach *Müller* und *Stossek* kein Austauschpräparat wegen seines bronchospastischen Effekts und seiner hohen Gewebstoxizität bei paravasaler oder im. Applikation.

Propanidid ist bei kardiovaskulären Erkrankungen ungeeignet. Die i. v. Applikation z. B. von *Succicuran* ® (depolarisierendes Relaxanzium der Succinylcholingruppe) erfolgt remittierend, wenn Glottis- und Zwerchfellkontraktionen die wiederkehrende Spontanmotorik und damit den Abbau des Pharmakons durch die Pseudocholinesterase anzeigen. *Enzymdefekte* sind selten und bedürfen geduldiger Dauerbeatmung und evtl. der Plasma- und Bluttransfusion zum Beenden der Relaxierung.

Völlige Muskelentspannung bietet ideale endoskopische Untersuchungsbedingungen, verlangt aber eine effektvolle *künstliche Beatmung*. Am Narkoseende können *diskordante Fehlsteuerungen* von Rachen-Kehlkopf- und thorakalen Atemmuskeln zum inspiratorischen Glottisschluß, zur Hypoxämie, Hyperkapnie und zu sekundären Kreislaufreflexen bedrohlicher Art führen.

Gegenmaßnahme: Erneute Relaxation und Reintubation mit kontrollierter O_2-Beatmung bis zur Normalisierung der Gasstoffwechselbilanz und Extubation erst bei wachem, koordiniert reagierenden Patienten.

Besonders sichere endoskopische Arbeitsfreiheit bietet dasjenige Beatmungsendoskop, das als *halboffenes Beatmungssystem* nicht komplett abgedichtet werden muß, das auch zeitweise oder dauernd geöffnet werden kann. Hinsichtlich einer mitunter unzureichenden Systemabdichtung muß das *Leck* durch höhere Volumina oder zusätzliche Rachentamponade kompensiert werden. Effektivitätskriterien sind die Thorax- und Bauchdeckenexkursionen, das Kolorit von Ohrläppchen und Fingernägeln. Normal ist die starke *Halsvenenfüllung*, ein Zeichen erhöhter intrathorakalen Mitteldruckverhältnisse infolge Ausfalls der Spontanatmung.

Die IPP-Beatmung mit reinem Sauerstoff kann als derzeitig sicherste Methode künstlicher Beatmung während einer Luftwegsendoskopie angesehen werden. Sie läßt praktisch immer genügend lange apnoische Arbeitspausen zu. Wegen des unphysiologisch erhöhten *intrathorakalen Druckes* im Inspirium – hier herrscht bei Spontanatmung negativer Druck – erhöht sich der hämodynamische Widerstand im Lungenkreislauf, so daß der Mitteldruck in der A. *pulmonalis* ca. 40 % über dem Ruhewert liegt. Diese Druckerhöhung belastet das rechte Herz und kann durch falsche Beatmungstechnik infolge Verletzung der Regel

$\Delta t_{inspir.}/\Delta t_{exspir.} = 1/2(-3)$ (s. Kap. 5.2) eine Hypertension in der A. pulmonalis zusätzlich erhöhen und eine bereits vorhandene Rechtsherzbelastung (Cor pulmonale chronicum) unerträglich überlasten und in jedem Fall die Oxygenisierung behindern. Sehen wir also eine *Zyanose,* so muß mit besonders kurz gehaltenem Inspirium und langen, druckfreien Exspiriumsphasen wirkungsvoll ohne zu große Volumengaben beatmet werden. Der Einsatz einer Wechseldruckbeatmung (APN) mittels Atembalg oder Beatmungsgerät nach Umintubation (Einlage eines Blockerkatheters) würde notfalls wesentlich zur Entlastung des Herzens beitragen.

Unter günstigen anatomischen und normalen physiologischen Bedingungen erlaubt die *Injektionsbeatmung* mit einem Gemisch von Raumluft und niedrigen, unkontrollierbar wechselnden Sauerstoffanteilen die effiziente Beatmung am offenen Rohr ohne Einschränkung der Manipulationsfreiheit.

Die Reduzierung des Sauerstoffanteils der Beatmungsluft auf 50 oder gar 30 % zugunsten analgetisch wirkenden *Lachgases* (N_2O) ist keinesfalls ungefährlich, im allgemeinen auch unnötig und deswegen abzulehnen. Unnötig, weil die Mehrzahl endoskopischer Eingriffe nur wenig schmerzintensiv in gering schmerzsensiblen Organen erfolgen. Ausnahmen bilden z. B. größere mikrolaryngoskopische und ösophagoskopische Operationen, die beim Erwachsenen die Katheterintubation und dadurch ein geschlossenes Narkosebeatmungssystem zulassen.

Gefährlich, weil der hohe Lachgasanteil bei hypoventilatorischen Endoskopiephasen (z. B. Apnoe bei Manipulationen, Sekret- und Blutabsaugung) nach *Wiemers* und *Franz* zur sogenannten *Lachgasdiffusionshypoxie* nach *Fink* führt. Es entsteht dabei eine nahezu reine alveoläre Lachgasfüllung, die bei Fortführung der Beatmung zunächst die Hypoxämie noch verstärkt. Dem apnoischen CO_2-Anstieg gesellt sich also eine *Hypoxie* zu und verstärkt die vegetative *Reflexbereitschaft* außerordentlich bis zum Herzstillstand oder Kammerflimmern (*Müller* und *Stossek). Eisele* und Mitarb. beobachteten durch den N_2O-Anteil von 40–60 % eine Hemmung der *Myokardkontraktilität,* die bei koronaren Durchblutungsstörungen systolischen Blutdruckabfall und diastolischen Druckanstieg hervorrufen. Sollte trotz Unterbrechung des endoskopischen Eingriffes Schock oder gar Kreislaufstillstand eingetreten sein, so werden die im Kap. 7 beschriebenen Reanimationsmaßnahmen, den Empfehlungen *Lindenschmidts, Rügheimers, Willeneggers,* sowie *Kaisers* oder *Reifferscheids* entsprechend unverzüglich eingeleitet.

14.3.2. Verletzungen

Wir müssen unter begrenzten Sichtverhältnissen gegen unterschiedliche Widerstände mit starrem Endoskopmund inkongruente, mit zarter, zerreißlicher Schleimhaut bekleidete Lumina der Luft- und Speisewege eröffnen und Krümmungen begradigen. Dabei entstehen reibende und scherende Zug- und Druckbelastungen. Besonders belastet werden obere Zahnreihe, Zungengrund, Kehlkopf, Speiseröhrenmund und Kardia, aber auch evtl. Halswirbelsäule und die bindegewebigen, muskulären und nervalen Nachbarorgane.

14.3.2.1. Zahnschäden

Die obere Frontzahnreihe wird bei allen »medianen« Endoskopiemethoden trotz Abstützung, z. B. durch Fingerkräfte der linken Hand vom Intubationsspatel, dem Stützlaryngoskop oder dem Ösophagoskop zwangsläufig stark belastet, weil der Winkel zwischen Mundhöhle und zervikothorakalen Luft- und Speisewegen ausgeglichen werden muß. Besonders extreme Kräfte werden von muskelstarken, kurzhalsigen Menschen mit prognathem Oberkiefer bei fehlender Muskelrelaxation im Sinne des Verdrängungsdruckes nach *Minnigerode* durch das Endoskop praktisch punktförmig auf evtl. bereits erkrankte oder behandelte, darum widerstandsschwache Zähne übertragen. Diese Gefährdung ist im aufklärenden Vorgespräch zu erwähnen, da sie z. B. bei 1 % aller Mikrolaryngoskopien beobachtet wurde (*Heiden* und Mitarb.). Ein individueller Zahnschutz aus schnellhärtendem Kunststoff (*Klemm*) überträgt die Kräfte auf mehrere Zähne.

Die laterale Endoskopeinführung, ggf. unter Nutzung von Zahnlücken bei Vermeidung jeglicher Streck- und Hängelage, ist bei Spatel- und Rohrendoskopen allerdings das beste Gegenmittel. Mobilisierte Zähne können bei Kindern und Jugendlichen mit Erfolg reimplantiert und durch Schienung wieder stabil werden.

Cave: Aspiration.

14.3.2.2. Quetschungen – Perforationen

Zwischen Zahnreihe und Endoskopschaft kann der unaufmerksame Untersucher leicht die Oberlippe einklemmen. Bei lateraler Einführung des Stützlaryngoskops, dessen Schraub- und Spannvorrichtungen unkontrollierbare Kräfte im Gewebe entfalten, können reversible Quetschungen des N. hypoglossus und N. glossopharyngeus (*Agnoli* und *Kees*) entstehen. Die Mundbodenschleimhaut kann zwischen Zungenrand und unterem Tonsillenpol einreißen. Sogar Perforationen des abrutschenden, verspannten Instrumentes durch die Larynxvorderwand wurden beobachtet (*Oeken*). Schmerzen in der HWS und in den Kiefergelenken sind häufig und meist reversibel.

Die Verhütung solcher Schäden gelingt durch volle und dauerhafte Muskelrelaxation oder Unterlassung des Eingriffs bei ungünstiger Anatomie. Bei prinzipieller Anwendung der von *Jackson* empfohlenen »lateralen Insinuation« aus dem Mundwinkel mußten wir niemals aus anatomischen Gründen aufgeben oder nennenswerte Verletzungen registrieren. Bei mehr als 10 000 Laryngoskopien war stets volle Glottisübersicht zu gewinnen.

Es gelang uns immer, mittels *Macintosh*-Spatel nicht einstellbaren Kehlkopf auf Bitten der Anästhesisten einen Narkosekatheter (Ch. 32) unter Sicht mit dem Laryngoskoptubus (12 mm) einzuführen. Der *postendoskopische* oder *postintubatorische Pseudocroup* beruht auf Quetschungen der Schleimhaut des subglottischen Raumes durch zu große Endoskop- oder Beatmungstuben. Im Extremfall kann eine totale Schleimhautnekrose zur Larynxatresie führen. Hier ist die beste Prophylaxe, stets einen genügend großen, aber widerstandslos gleitenden Tubus zu bevorzugen. Im Schadensfall kann selbst durch Prednisontherapie eine Tracheotomie nicht immer vermieden werden.

Perforationen entstehen vornehmlich in den Speisewegen an physiologischen und pathologischen Engen sowie in Divertikeln. Abwehrspannung und Abwehrbewegungen, insbesondere bei Schleimhautanästhesie mit unzureichender Sicht, lassen die mehr oder weniger schlank auslaufende Rohrlippe »via falsa« durch die Schleimhaut treiben. Letztes Warnzeichen ist die blaßwerdende Schleimhaut. Als sicherste Vorsorgemaßnahmen gelten vorausgehende Röntgendiagnostik, die Klarheit über die anatomischen Be-

sonderheiten schafft. Muskelrelaxation und Pneumösophagoskopie bieten Ruhe und visuelle Voraussicht und besseren Überblick auch im Bereich des Hypopharynx bei Divertikel und Fremdkörper.
Die Bougierung langer Narben- und Tumorstenosen ist trotz simultaner Röntgenkontrolle immer ein stark perforationsgefährdeter Eingriff.
Symptome: Starke retrosternale oder Rükkenschmerzen, Atemnot, Schock – Kollaps. Röntgennachweis der Perforation mit wasserlöslichem Kontrastmittel oder ein Gewebsemphysem (*Minnigerode*) sichert die Diagnose.
Komplikationen: Schluckemphysem, Mediastinitis, Phlegmone, evtl. Pneumothorax und Pleuraempyem.
Therapie: operativer Fistelverschluß durch kollare oder thorakale Mediastinotomie, *Bühlau*-Drainage, hochdosiert Antibiotika; *konservativ* (bei inoperablen Zuständen, Malignomen); Trockenlegung des Mediastinums durch die Perforation und des Ösophagus mittels permanenter Doppelabsaugdrainage, dazu Nährschlaucheinlage oder Witzelfistel und hochdosiert Antibiotika (*Wendel* und *Leithäuser*).
Bei den selteneren Luftwegsperforationen muß sehr schnell den drohenden Komplikationen vorgebeugt werden. Solche Komplikationen sind: akutes Mediastinalemphysem, Spannungspneumothorax mit Atem- und Kreislaufkomplikationen. Sie entstehen beim Husten, Pressen, Räuspern und Schreien.
Die *Symptome* sind unübersehbar: Schmerzen, Gewebsemphysem im Halsbereich, Atemnot, Zyanose, Einflußstauung.
Therapie (sofort): Intubation oder Tracheotomie; *Kocher*scher Kragenschnitt: Ablassen des Emphysems; Punktion des Pneumothorax in der Axillarlinie des 4. ICR; *Bühlau*sche Saugdrainage ggf. thoraxchirurgische Intervention (*Minnigerode, Straatzen, Nejedlo*).

14.3.2.3. Blutungen

Im Atemtrakt sind spontane und iatrogene Blutungen zu fürchten. Sie können durch den endoskopischen Eingriff entstehen und müssen auch mit endoskopischen Mitteln bekämpft werden. Massive Blutungen verlegen die Luftwege und führen schnell zum Ersticken und nach *Hartel* durch Volumenmangel zum Kreislaufkollaps. Dementsprechend ist unsere Therapie gerichtet auf:

- Freimachen und Freihalten des Atemwegs durch gezielte Bronchialtoilette und Kopftieflagerung, dabei Klärung der Blutungsquelle (vgl. Kap. 10.5.4.2.);
- ggf. Abstopfen der blutenden Bereiche mit kleinen Präpariertupfern (*Friedel*) oder Einlage eines Doppellumenkatheters nach *Carlens* (bronchiale Massenblutung). Bei Nasenblutungen empfiehlt sich der Tubus nach *Masing*, und Varizenblutungen werden ggf. mit dem Doppelballonkatheter nach *Sengstaken* gestillt (s. Kap. 12.4.6.);
- Sicherung einer ausreichenden Ventilation (assistierte oder kontrollierte Beatmung wenigstens einer separierten Lunge);
- Blutersatz durch Infusion oder Transfusion = ggf. Subclaviapunktion (*Felsch*).
- endgültige operative Versorgung der Blutungsquelle durch zervikale oder thorakale Freilegung und endgültige
- chirurgische Gefäßversorgung.

Die Kapitel 14.2 Gefahren und Fehler bei der Endoskopiedurchführung und 14.3. Komplikationen – Vorsorge und Behandlung sollen mit einem Blick auf das Magdeburger narkoseendoskopische Krankengut der Jahre 1963 bis 1972 (6 268 Eingriffe) abgeschlossen werden. Die Gesamtkomplikationsrate lag unter 1 %. Drei Patienten verstarben im unmittelbarem Zusammenhang mit dem Eingriff (0,05 %). Ein Patient erlag einem Herzversagen bei chronischem Cor pulmonale (Silikose III). Zwei Patienten starben am akuten Herzkreislaufversagen durch Reinfarkte. Erst die Sektion deckte die vorausgehenden Infarkte wie die begleitende akute Segmentpneumonie des einen und die schwere Koronarsklerose des anderen Patienten auf. Bei allen drei Patienten ging es um den Ausschluß hochgradigen Karzinomverdachts. Die Indikation zur endoskopischen Diagnostik beim ersten Patienten würden wir heute nicht mehr stellen, da keine therapeutischen Konsequenzen hätten gezogen werden können. Bei den anderen beiden Patienten hätte wahrscheinlich die heute bei Patienten über 50 Jahre obligate Ekg-Voruntersuchung einen Hinweis auf das erhöhte kardiale Risiko gegeben. Die diagnostische Klärung hätte jedoch nicht unterbleiben dürfen. Ob eine entsprechende internistische Vorbehandlung den Reinfarkt hätte verhüten können, muß offen bleiben.

Fassen wir zusammen:

Es wäre wohl ein großer Fehler, Gefahren und Komplikationsmöglichkeiten bei endoskopischen Eingriffen zu bagatellisieren oder zu ignorieren. Vielmehr müssen wir sie kennen und nach Möglichkeit vermeiden. Die Erfüllung mancher endoskopischen Aufgabe verlangt aber auch, die Gefahr einer Komplikation zu riskieren. Hier muß die sekundäre Prävention, die Früherkennung erster Komplikationszeichen eine Manifestation der Komplikation durch Abbruch des Eingriffs verhüten. Ist die Komplikation bereits eingetreten, dann darf sie keinesfalls übersehen werden, sondern mit vorbereiteten Mitteln nach gültigen Regeln entsprechend wirksam behandelt werden!

Prognostische Aspekte in der Endoskopie

15. Ziele und Aufgaben

15.1. Gegenwärtige Leistungen

Die modernen endoskopischen Arbeitsmethoden gestatten uns, die einzelnen Abschnitte der Luft- und Speisewege bis zu Einengungen von 3–4 mm einer sorgfältigen Inspektion zu unterziehen und dabei morphologische Strukturen und funktionelle Bewegungsabläufe auf krankhafte Veränderungen zu beurteilen. Vielfältige Manipulationen unter Sichtkontrolle liefern dem versierten Untersucher Informationen zur exakten Diagnosefindung. Auffallende Oberflächenveränderungen können z. B. durch sondierende Konsistenz- oder Vulnerabilitätsprüfung oder durch gezielte Sekret- und Gewebeentnahme mit nachfolgender chemischer, biochemischer, mikrobiologischer, zytologischer oder histologischer Untersuchung in ihrer biologischen Wertigkeit geklärt werden. Das Einbringen von Kontrastmitteln bei gleichzeitiger Röntgendurchleuchtung erweitert die diagnostische Aussagefähigkeit über die visuell nicht mehr einsehbaren Bereiche hinaus. Die verschiedenen Biopsieverfahren tragen die diagnostischen Maßnahmen über die Höhlenwandung in die Nachbargewebe hinein.

Dementsprechend vermag die Endoskopie uns bei nahezu allen Erkrankungen der Luft- und Speisewege sowohl bei Mißbildungen, Verletzungen, Fremdkörpern und Entzündungen als auch bei gut- und bösartigen Geschwülsten die entscheidenden Informationen zu einer gesicherten Diagnose zu liefern. Aber auch zur Therapie solcher Erkrankungen sind eine ganze Reihe wirksamer endoskopischer Verfahren entwickelt worden. Sie werden in vielen Fällen unmittelbar nach der diagnostischen Abklärung der Situation noch während des endoskopischen Eingriffes ausgeführt. Die Entfernung von Fremdkörpern aus den unteren Luft- und Speisewegen hat heute noch die gleiche lebensrettende Bedeutung, die ihr stets zukam. Örtliche Maßnahmen bei akuten Verletzungen betreffen Fragmentreponierung bei Frakturen, Blutstillung, gezielte Toilette des Wundgebietes und tieferliegender Abschnitte im Sinne umfassender, auch spülender Bronchialtoilette. Kurz- oder langfristige Sicherung und Wiederherstellung der Atemfunktion kann mit dem Endoskop, dem Trachealkatheter oder durch Endoprothesen entgegen stenosierenden Tendenzen erzielt werden. Damit kann sofort eine bedrohliche oder vitale Funktionsstörung abgewendet werden. Solche Katheterintubationen unter Endoskopiekontrolle sind nach endoskopischer Befundklärung auch bei akuten Formen bedrohlicher Atemnot infolge Entzündungen indiziert. Abszesse und Phlegmonen können unter endoskopischer Sicht inzidiert oder durch Absaugung entlastet werden. Chronische Stimmbandentzündungen mit irreversibel hyperplastischen Gewebsveränderungen sind mit guten funktionellen Ergebnissen zu resezieren und werden auch feingeweblich auf maligne Entartung beurteilt. Die Entfernung gutartiger Neubildungen, z. B. Fibrome, Polypen, Papillome, Epitheliome, Zysten, Chondrome, gehören zu den zahlenmäßig im Vordergrund stehenden Indikationen. Adenome und Zylindrome mit semimalignem Charakter können ebenso wie die malignen Systemerkrankungen, z. B. *M. Hodgkin* und maligne Tumoren, je nachdem entweder radikaloperativen oder röntgentherapeutischen oder auch chemotherapeutischen Heilbehandlungen zugeführt werden.

Als Frühbehandlungsverfahren steht heute bei Stimmbandkrebsen eine endoskopische Bestrahlungsmethode mit Iridium-192 zur Verfügung, das sich durch einen hohen Grad an Funktionserhalt auszeichnet.

Obstruktionen der Luft- und Speisewege, beispielsweise durch inoperable Tumoren, können palliativ oder verletzungsbedingte Stenosen kurativ durch Einsatz endoprothetischer Methoden behandelt werden, wobei die sofortige und weitgehende Wiederherstellung der Luft- und Speisenpassage bereits während der Behandlung psychisch und sozial von hoher Bedeutung ist.

15.2. Gesundheitspolitisch-organisatorische Entwicklungsmöglichkeiten

15.2.1. Gesundheitspolitische Ziele

Von uns Medizinern wird eine sich ständig bessernde Versorgung der Bevölkerung im Sinne der *Wiederherstellung, Erhaltung* und *Förderung* der Gesundheit gefordert. Wenn wir diese Forderung auf unser endoskopisches Aufgabengebiet übertragen, heißt das, mit allen verfügbaren Mitteln mögliche und notwendige organisatorische, personelle und räumliche Voraussetzungen zu schaffen, um die leistungsfähigsten endoskopischen Methoden zur medizinischen Versorgung der gesamten Bevölkerung sinnvoll anwenden zu können. Dabei kommt es darauf an, bedürftige Patienten auch zum richtigen Zeitpunkt zu endoskopieren.

Im Sinne der *Wiederherstellung der Gesundheit* sind wir veranlaßt, unseren Kranken mit solchen diagnostischen und therapeutischen endoskopischen Verfahren zu helfen, die einen besonders hohen Rehabilitationseffekt auch im internationalen Vergleich zu erzielen vermögen. Gleichzeitig sollten wir die Möglichkeiten ständig forschend zu verbessern trachten.

Zur *Gesunderhaltung* als höherer Stufe ärztlicher Patientenbetreuung können wir mit endoskopischen Mitteln gleichfalls beitragen, beispielsweise durch Beteiligung an epidemiologischer Krankheitsforschung und durch Dispensairebetreuung sogenannter Risikogruppen. Dabei sollen mit Hilfe differenzierter endoskopischer Methoden an einer großen Zahl von Menschen, die unter Einwirkung von besonderen Risikofaktoren leben und arbeiten, bereits in präklinischen Krankheitsstadien mit fehlenden oder unspezifischen Symptomen krankhafte Veränderungen ausgeschlossen, in frühen Stadien nachgewiesen und ggf. beseitigt werden.

Zur *Gesundheitsförderung* kann die Endoskopie beitragen, indem mit ihrer Hilfe z. B. physiologische und pathophysiologische Fragestellungen im Rahmen sport- oder arbeitsmedizinischer Forschung bearbeitet werden. Die Erkennung z. B. schadenfreier Belastungsgrenzen im Trainingsablauf, die Erfassung maximaler Belastungsdosen z. B. an der sicht- und meßbaren Schleimhautreaktion, die Überprüfung von Dosiswirkungsbeziehungen usw. sind ein bisher kaum entwickeltes, interessantes Aufgabengebiet in der Endoskopie. Hier kann viel für eine wirkungsvolle Gesundheitsförderung getan werden, wenn die gewonnenen Erkenntnisse zur Optimierung der Lebensbedingungen der Menschen umgesetzt werden.

Vom technischen und methodischen Entwicklungsstand moderner endoskopischer Arbeitsmethoden ausgehend, sind wir in der Lage, an der Verwirklichung einer solchen Konzeption staatlicher Gesundheitspolitik mitzuwirken, um Diagnostik, Therapie, Metaphylaxe und Prophylaxe zu verbessern. Ausgangsbasis ist unser Versorgungs-, Ausbildungs- und Weiterbildungssystem. Entsprechend aktueller gesellschaftlicher Zielsetzungen programmiert, muß dieses System stufenweise und interdisziplinär koordiniert unter Mitwirkung der medizinischen Gesellschaften die zukünftigen Struktur- und Funktionselemente herausbilden. Die medizinische Versorgung der Bevölkerung wird in unserem staatlichen Gesundheitswesen im wesentlichen von Gesundheitseinrichtungen gewährleistet, die in drei Ebenen gegliedert sind:

Die medizinische *Grundversorgung* erfolgt

durch die praktischen Fachärzte der verschiedenen Fachdisziplinen, in Einrichtungen des Betriebsgesundheitswesens und in Polikliniken, Ambulatorien und angeschlossenen Facharztpraxen.
Die *spezialisierte Versorgung* wird von den ambulanten und stationären Abteilungen der Kreiskrankenhäuser gesichert, und die *hochspezialisierte Versorgung* tragen die Bezirks- und Hochschulkliniken mit Polikliniken und diversen Spezialabteilungen.

15.2.2. Endoskopisches Arbeits- und Organisationsprogramm

Im nächsten Jahrzehnt werden auf endoskopischem Arbeitsgebiet im Bereich der Luft- und Speisewege drei Schwerpunktaufgaben Vorrang haben und deswegen besonders zu unterstützen sein.

15.2.2.1. Verbesserung endoskopischer Diagnostik und Therapie

Moderne, bewährte und leistungsfähige endoskopische Arbeitsmethoden ersetzen veraltete, gröbere, leistungsschwächere, risikoreichere, belastendere Verfahren.
Dazu sind entsprechende Aus- und Weiterbildungsmaßnahmen von Ärzten und Schwestern erforderlich. Moderne Endoskopieverfahren können auch in den kleineren Fachabteilungen in Teamarbeit durchgeführt werden, wenn endoskopische Arbeitsgemeinschaften interdisziplinär zusammenarbeiten. Die moderne instrumentell-technische Ausstattung würde dadurch besonders rationell und ökonomisch genutzt werden.

15.2.2.2. Verbesserung endoskopischer Notfallversorgung

»Endoskopische Abteilungen« größerer Kliniken sowie »Endoskopische Zentren« in den Kreisen, an denen interdisziplinäre »Endoskopische Arbeitsgemeinschaften« organisiert sind und ein zeitlich und räumlich abgestimmtes, dienstbereites Notfallversorgungsnetz bilden, können das bereits entwickelte System der mobilen »Dringlichen Medizinischen Hilfe« wirkungsvoll unterstützen und erweitern.

15.2.2.3. Früherkennung, Frühbehandlung und Prophylaxe von Krebs- und Berufserkrankungen

Derartige Aufgaben könnten nach Gründung zahlreicher »Endoskopischer Zentren« und anderer endoskopierender Einrichtungen und somit steigender Untersuchungskapazität durch Organisierung großzügiger »endoskopischer« Dispensairebetreuung großer Risikogruppen schrittweise einer Lösung näher gebracht werden. Enge Abstimmung und Zusammenarbeit mit den Krebsbekämpfungszentren und arbeitsmedizinischen Einrichtungen sind selbstverständlich zweckmäßig.

15.2.3. Endoskopische Einrichtungen und Institutionen

Diese Schwerpunktaufgaben verbesserter endoskopischer Versorgung können nur unter Beachtung örtlicher und fachspezifischer Besonderheiten in Abstimmung mit den staatlichen Planungs- und Leitungsorganen der jeweiligen Einrichtungen bei wirkungsvoller Unterstützung durch die medizinisch-wissenschaftlichen Gesellschaften, letztlich jedoch vor allem durch unser aller Mitarbeit verwirklicht werden.
Tragende Institutionen dieser Entwicklung in der DDR sind Hochschul- und Bezirkskliniken, die *»Endoskopische Abteilungen«* einrichten oder ausbauen sowie ausgewählte

günstig gelegene Kreiskrankenhäuser und ähnliche Einrichtungen, die *»Endoskopische Zentren«* und *interdisziplinäre Arbeitsgemeinschaften* bilden können. Als Kristallisationskern bieten sich die operativen Fachabteilungen mit ihrer ggf. nutzbaren Bettenkapazität an, wobei alle interessierten Fachärzte des Territoriums der Fächer HNO, Pulmologie, Pädiatrie, Anästhesiologie, Radiologie, Chirurgie, Innere Medizin u. a. in solchen Arbeitsgemeinschaften zusammenwirken sollten. Derartige interdisziplinäre Arbeitsgemeinschaften sind keineswegs erst eine Idee, sondern in einigen Kreisen seit Jahren praktische Realität erfolgreicher medizinischer Versorgung der Bevölkerung auf hohem Niveau.

In den Fachgesellschaften der Lungen-, HNO- und Kinderärzte der DDR haben sich die besonders endoskopisch interessierten Kollegen seit Jahren in Sektionen oder Arbeitsgemeinschaften mit diesen Entwicklungsfragen beschäftigt und detaillierte Planungsprojekte erarbeitet. Diese können als Richtschnur einer geordneten, planmäßigen Entwicklung unseres sozialistischen Gesundheitswesens auf diesem Spezialgebiet klinischer Medizin dienen. An ihrer Verwirklichung mitzuarbeiten, nützt unseren Patienten, der Gesunderhaltung der Bevölkerung, um die wir uns täglich bemühen müssen und deren Teil wir selbst sind.

Möge dieses Buch dazu beitragen.

Literaturverzeichnis

Alpatow, M. W.: Geschichte der Kunst. Dt. Übersetzung von S. Kuppers, Bd. 12. Aufl. S. 46. Dresden: VEB Verlag der Kunst 1964

Aumiller, W.: Die Entwicklung der Endoskopie. Diss. München 1971

Bienias, G.: Narkosebronchoskopie mit Küraßbeatmung. HNO (Berl.) *9* (1960), S. 73

Blondal, B.; Jorgenson, M.; Kirstensen, A. K.: Laryngoscopy performed under general anaesthesia. Acta Oto.-Laryngol. *57* (1964), S. 411

Brandt, R. H.: Barbiturat-Relaxans-Narkose bei Beatmungsendoskopien (Larynx, Trachea, Bronchien, Hypopharynx und Oesophagus). HNO (Berl.) *13* (1965), S. 343–346

Brandt, R. H.: Direkte Laryngoskopie in Relaxans-Barbiturat-Narkose. Z. Laryngol. Rhinol. *44* (1965), S. 381

Brünings, W.: Über eine neue Art der direkten Laryngoskopie und der direkten Kehlkopfoperation. Verhandl. dt. Laryngologen (1912), S. 148 bis 156

Brünings, W.; Albrecht, W.: Direkte Endoskopie der Luft- und Speisewege. Stuttgart: F. Enke 1915

Bruns, v. V.: Die Laryngoskopie und laryngoskopische Chirurgie. Tübingen: Laupp-Verlag 1865

Boy, M.; und Mitarb.: Foto- und Filmtechnik in der Medizin. Halle: VEB Fotokinoverlag 1961

Bozzini, Ph.: Lichtleiter, eine Erfindung zur Anschauung innerer Teile. J. der prakt. Arzneykunde *24* (1806), S. 107–124

Carlens, E.: A method for inspection and tissue biopsy in the superior mediastinum. Diss. Chest. *36* (1959), S. 343–352

Czermak, I. N.: Über den Kehlkopfspiegel. Wiener med. Wochenschr. *8* (1858), S. 196

Czermak, I. N.: Der Kehlkopfspiegel und seine Bewertung für Rhinologie und Medizin. Engelmann: Leipzig 1866

Dathe, (persönl. Mitteilung 1972)

Diepgen, P.: Geschichte der Medizin. Berlin: De Gruyter 1965

Dietzel, K.: Endoskopische Untersuchungsmöglichkeiten im Kehlkopf. HNO (Berl.) *4* (1953), S. 53

Dietzel, K.: Die Bronchologie des HNO-Arztes. HNO (Berl.) *9* (1961), S. 193–201

Eckel, W.; Bankamp, G.: Bronchoskopie im *Emerson-Chest*-Respirator. Med. Klinik *44* (1961), S. 1890

Eicken, v. C.: Die Untersuchung der Mund- und Rachenhöhle. In: *Denker* und *Kahler* (Hrsg.), Handb. HNO-Heilkd. Bd. 1, S. 741–760. Berlin–München: Springer-Verlag 1925

Engels, F.: Der Anteil der Arbeit an der Menschwerdung des Affen. Marx-Engels-Werke Bd. 20. Berlin: Dietz Verlag 1962

Engels, F.: Der Ursprung der Familie, des Privateigentums und des Staates. Marx-Engels-Werke Bd. 21. Berlin: Dietz Verlag 1962

Euler, H. E.: Pertracheale Tracheo-Laryngoskopie. Z. Laryngol. Rhinol. *33* (1954), S. 57–59

Fabian, G.; Tzschoppe, A.; Wiedemann, A.: Direkte Laryngoskopie in Relaxans-Barbiturat-Narkose. HNO (Berl.) *12* (1964), S. 173

Friedel, H.: Die Bedeutung der modernen Bronchoskopie als Routinemethode. Dt. Gesundheitswesen *11* (1956), S. 181–183

Frühmorgen, P., und Mitarb.: Koloskopische Polyektomie. Dt. med. Wochenschr. *98* (1973), S. 1455

Habermann, G.: Zur Geschichte des Kehlkopfspiegels. HNO *17* (1909), S. 257–261

Harig, G.: Die Medizin der Sklavenhaltergesellschaft. In: *A. Mette* und *J. Winter* (Hrsg.), Geschichte der Medizin. Berlin: Verlag Volk und Gesundheit 1968

Harig, G.; Winter, K.; Ketter, L. H.: Die Medizin der Feudalgesellschaft. In: *A. Mette* und *J. Winter* (Hrsg.), Geschichte der Medizin. Berlin: Verlag Volk und Gesundheit 1968

Holinger, P.: A new anterior comissure laryngoscope. Ann. Otol., Rhinol. & Laryngol. *56* (1947), S. 437

Jackson, Ch.: Instrumental aids to bronchscopy and esophagoscopy. Laryngoscope *492* (1907)

Jackson, Ch.; Jackson, Ch.: Disceasis of the Nose, Throat tnd Ear. Philadelphia–London: W. B. Saunders a. Co. 1945

Joachim, H.: Papyrus Ebers: Das älteste Buch über Heilkunde. Berlin: G. Reimer 1890

Killian, G.: Über direkte Bronchoskopie. Verhandl. süddt. Laryngol. (1897), S. 207

Killian, G.: Die Schwebelaryngoskopie und ihre praktische Bewertung. Berlin: Urban & Schwarzenberg 1920

Killian, G.: Zur Geschichte der Endoskopie von ältesten Zeiten bis Bozzini. Arch. Laryngol. Rhinol. *3* (1965), S. 347

Kirstein, A.: Autoskopie des Larynx und der Trachea. Arch. Laryngol. Rhinol. *3* (1895), S. 156

Kleinsasser, O.: Ein Larynxmikroskop zur Frühdiagnose und Differentialdiagnose von Krebsen im Kehlkopf, Rachen und Mundhöhle. Z. Laryngol. Rhinol. *40* (1961), S. 276

Kleinsasser, O.: Entwicklung und Methoden der Kehlkopffotografie. HNO (Berl.) *11* (1963), S. 171–176

Kleinsasser, O.: Mikrochirurgie im Kehlkopf. Arch. Ohren-Nasen- u. Kehlkopfheilkd. *183* (1964), S. 428–433

Kleinsasser, O.: Mikrolaryngoskopie und endolaryngeale Mikrochirurgie. Stuttgart–New York: F. K. Schattauer 1968

Koelsch, K. A.: Geschichte der endoskopischen Untersuchungsmethoden. Z. ges. Innere Med. *10* 1955), S. 205, 257

Kollofrath, O.: Entfernung eines Knochenstückes aus dem rechten Bronchus auf natürlichem Wege und unter Anwendung der direkten Laryngoskopie. Münchner med. Wochenschr. *38* (1897), S. 1033–1039

Küstner, W.: Gustav Killian, Präzeptor der Bronchologie. Bautzen: Nowa Doba 1976

Lajda, J.: Beitrag zur Geschichte der Rhinoskopie. Z. Laryngol. Rhinol. *46* (1967), S. 383–385

Langenbeck, W.; Gabriel, W.: Endoskopische Eingriffe im Larynx in kombinierter Narkose mit Wechseldruckbeatmung. Arch. Ohrenheilkd. *180* (1962), S. 715–720

Lawik-Goodall, J.: My friends the wild chimpanzees. Washington: National Geographic Society 1967

Leiter, F.: Zur Geschichte der Elektroendoskopie. Wiener med. Wochenschr. *39 (1926)*

Lindemann, H. J.: Pneumometra für die Hysteroskopie. Geburtsheilkd. u. Frauenheilkd. *33* (1973), S. 18–23

Lejeune, F.: Leitfaden zur Geschichte der Medizin. Leipzig: Georg Thieme 1943

Lüder, E.: Geschichte der Technik. In: Kleine Enzyklopädie. Leipzig: Verlag Enzyklopädie 1963

Mann, M.: Lehrbuch der Tracheo-Bronchoskopie. Würzburg: C. Kabitsch 1914

Mårtensson, B.: Transconioscopy. Pract. oto-rhino-laryng. (Basel) *29* (1967), S. 217–232

Matzker, J.: Zur Geschichte der laryngoskopischen Operationen. Z. Laryngol. *36* (1957), S. 164

Matzker, J.: 100 Jahre Larynx- und Rhinopharynx-Photographie. Z. Laryngol. *40* (1961), S. 809 bis 812

Mette, A.; Winter, I.: Geschichte der Medizin. Berlin: Verlag Volk und Gesundheit 1968

Moser, F.; Rothermund, F.; Hofmann, A.: Untersuchungen über die Frühdiagnose beim Kehlkopfkrebs. Dt, Gesundheitswesen *23* (1968), S. 743 bis 749

Müller, E.: Über ein neuartiges Larynxendoskop. Z. Laryngol. Rhinol. *33* (1954), S. 371

Müller, E.: Methodische Verbesserungen bei Einstellung und Anästhesie des Kehlkopfs in direkter Aufsichtsendoskopie. Z. Laryngol. Rhinol. *34* (1955), S. 408

Oeken, F. W.; Brandt, R. H.: Lupenkontrolle endolaryngealer Eingriffe. HNO (Berl.) *15* (1967), S. 210–211

Ottenjahn, R.; Demling, L.: Die gezielte endoskopische Gastrobiopsie. Münchner med. Wochenschr. *107* (1965), S. 2077

Ottenjahn, R.: Frühdiagnose des gastrointestinalen Carzinoms. Med. Klinik *65* (1970), S. 2127–2131

Petzold, H. G.: Rätsel um Delphine. Wittenberg-Lutherstadt: A. Ziemsen-Verlag 1973

Pfau, W.: Konservative und chirurgische Behandlung von Stimmlippengeschwülsten. HNO (Berl.) *6* (1956), S. 315

Pieniazek, E.: Über die Spekulierung der Luftröhre durch die Trachealfistel (Tracheoskopie nach ausgeführter Tracheotomie). Wiener med. Blätter *44, 45, 46* (1888)

Pinet, F.; und Mitarb.: Problémes possé par l'Endoskopie cardiovasculaire. La Presse medicale *74* (1966), S. 2351–2352

Priest, R. E.; Weselowski, St.: Direkt laryngoscopy under general anaesthesia. Trans. Amer. Head. Ophthal. Otolaryng. *64* (1960), S. 639

Rensch, B.: Handgebrauch und Verständigung bei Affen und Frühmenschen. Bern–Stuttgart: Hans Huber-Verlag 1968

Riecker, O. E.: Die Bronchologie. Arch. Ohrenheilkd. *161* (1952), S. 1–72

Rodegra, H.: Die Anfänge der Endoskopie. Z. Laryngol. Rhinol. *58* (1979), S. 723–730

Rose, K. G.: Methodischer Beitrag zur Untersuchung und Beurteilung des subglottischen Raumes. HNO (Berl.) *15* (1967), S. 84–86

Saller, K.: Das Menschenbild der naturwissenschaftlichen Anthropologie. München: Speyer–Dobbeck 1958

Sauer, G.: Ein neues Photo-Laryngoskop. Z. HNO-Heilkd. *41* (1936), S. 187

Seiffert, A.: Untersuchungsmethoden der Luftröhre und Bronchien. In: *Denker* und *Kahler,* Handb. HNO-Heilkd. Bd. 1, 1. Teil S. 915–919. Berlin–München: Springer-Verlag 1925

Seiffert, A.: Untersuchungsmethoden des Kehlkopfes. In: *Denker* und *Kahler,* Handb. HNO-Heilkd. Bd. 1, 1. Teil, S. 762–834. Berlin–München: Springer-Verlag 1925

Seiffert, E.: Gastroskopie einst und jetzt. Med. Klinik 65 (1970), S. 2253–2258

Sercer, A.: Ibn Sina (Avicenna) und die Erfindung der Intubation des Kehlkopfes. Z. Laryngol. *35* (1956), S. 373

Sigerist, H. E.: Anfänge der Medizin. Hrsg. von *E. H. Ackerknecht.* Zürich 1963

Southwick, Ch.: Primate sozial behavior. Princeton (Wst) 1963

Schech, Ph.: Die Krankheiten des Kehlkopfes und

der Luftröhre. Leipzig–Wien: F. Deuticke 1903

Schlemmer, F.: Oesophagoskopie. In: *Denker* und *Kahler*, Handb. HNO-Heilkd. Bd. 9, S. 36–79. Berlin: Springer-Verlag 1929

Schlemmer, F.: Oesophagusfremdkörper. In: *Denker* und *Kahler*, Handb. HNO-Heilkd. Bd. 9, S. 307–401. Berlin: Springer-Verlag 1929

Schönhärl, E.: Die Stroboskopie. Stuttgart: Georg Thieme 1960

Schrier, A. M.; Harlow, H. F.; Stollnitz, F.: Behavior of nonhuman primates. New York, London: Academic Press Inc. 1965

Stenger, H. H.; Stoffregen, I.: Bronchoskopie in Nylonhemdbeatmung mit den *Emerson-Chest*-Respirator. HNO (Berl.) 9 (1960), S. 69

Tembrock, G.: Persönliche Mitteilung. Berlin, 21. 11. 67

Timm, C.: Endoskopie der Kieferhöhlen. Fortschr. Med. *74* (1956), S. 421

Türck, L.: Methoden und Ergebnisse der Untersuchungen mit dem Kehlkopfspiegel. Wiener med. Wochenschr. *26* (1858), S. 401

Türck, L.: Praktische Anleitung zur Laryngoskopie. Wien: W. Braumüller 1860

Türck, L.: Klinik der Krankheiten des Kehlkopfes und der Luftröhre. Wien: W. Braumüller 1866

Ulrich, W.: Geburt und natürliche Geburtshilfe beim Orang-Utan. Der Zool. Gart. *39* (1970), S. 284

Voltolini,: Eine Nußschale 10 Monate in der Luftröhre; ein neues Spekulum für letztere Operation. Berliner klin. Wochenschr. 1875, Nr. 71

Weil, E.: *Über* Laryngoskopie und Tracheoskopia inferior. Monatsschr. Ohrenheilkd. *12* (1892)

Wullstein, H. L.: Kombinierte Röntgendurchleuchtung der tiefen Luft- und Speisewege und Endoskopie. Dt. med. Wochenschr. *85* (1960), S. 1329

Zarniko, C.: Diagnostik der Nasenkrankheiten. In: *Denker* und *Kahler*, Handb. der HNO-Heilkd. Bd. 1, S. 692–738. Berlin–München: Springer-Verlag 1925

Weitere historisch-relevante Quellen mit technischem und anästhesiologischem Charakter sind unter den speziellen Kapiteln aufgeführt.

– Kap. 4.1., 4.2. –

Albrecht, W.: Die Schwebelaryngoskopie und die ihr verwandten Methoden. In: *Denker* und und *Kahler*, Handb. HNO-Heilkd. Bd. 1, S. 843 bis 857. Berlin–München: Springer-Verlag 1925

Borrmann, H.: Das Beatmungsbronchoskop nach Dr. *Friedel*. Medizintechnik *2* (1961), S. 23–27

Brünings, W.; Albrecht, W.: Direkte Endoskopie der Luft- und Speisewege. Stuttgart: F. Encke, 1915

Deyhle, P.: Koloskopie. Med. Klinik *68* (1973), S. 1684–1688

Frühmorgen, P.: Koloskopische Polypektomie. Dt. med. Wochenschr. *98* (1973), S. 1455

Hirschowitz, B. J.; Curtis, L. E.; Peters, C. W.; Pollard, H. M.: „A new fiberscope . . .". Gastroenterologie *35* (1958), S. 50

Hoessly, U. J. P.: Der heutige Stand der Cardioskopie. Fortschr. Endoskopie *2* (1970), S. 15–24

Holinger, P. H.: A new anterior comissure laryngoscope. Ann. of. Otol. *56* (1947), S. 437

Jahn, R.: Selbstfokussierende Lichtleitfasern. Feinwerktechnik u. micronic *77* (1973), S. 56–64

Jenny, S.; Frühmorgen, P.; Classen, M.; Bauerle, H.: Diagnostik des Ulcus duodeni: endoskopische Aspekte. Med. Klinik *68* (1973), S. 1682–1684

Kleinsasser, O.: Mikrolaryngoskopie und endolaryngeale Mikrochirurgie. Stuttgart–New York: F. K. Schattauer 1968

Kita, H.; Uchida, T.: Fokussierende Glasfasern und Stäbe. Laser und angew. Strahlentechnik *2* (1971), S. 39

Krentz, K.: Fortschritte der gastroskopischen Magendiagnostik durch Anwendung faseroptischer Geräte. Landarzt *43* (1967), S. 768–772

Krentz, K.: The Fibergastroscope. Color Image *1* (1969), S. 1–4

Kuhn, H.: Licht-Projektor MGB 403. Medizintechnik *11* (1971), S. 81–83

Kuhn, H.: Glasfaserlichtübertragung in der Endoskopie. Medizintechnik 7 (1967), S. 81–84

Kuhn, H.: Trommelfell-Endofotografie. Medizintechnik 9 (1969), S. 44–46

Kuhn, H.; Werner, F.: Einrichtung für die Foto-Kino-Endoskopie. Medizintechnik *4* (1964), S. 14–23

Messerklinger, W.: Technik und Möglichkeiten der Nasenendoskopie. HNO (Berl.) *20* (1972), S. 133–135

Ottenjahn, R.; Stachlmann, O.: Inversions-Gastroskopie. Fortschritte d. Med. *85* (1967), S. 631 bis 633

Ottenjahn, R.; Demling, L.: Die gezielte endoskopische Gastrobiopsie. Münchner med. Wochenschr. *107* (1965), S. 2077

Pinet, F.; Archimbaud, J. P.; Fredenucci, R.; Schmitt, M. (Lyon): Problèmes posèes par l' endoscopic cardiovasculaire. Presse Méd. *74* (1966), S. 2351–2352

Regenbogen, E.: Die hohe Sigmoskopie. Über zwei neue Methoden zur Endoskopie höherer Sigmaabschnitte. Med. Welt *17* (1966), S. 2331 bis 2334

Schlemmer, F.: Oesophagoskopie. In: *Denker* und *Kahler*, Handb. HNO-Heilkd. Bd. IX, S. 36 bis 79. Berlin–München: Springer-Verlag 1929

Schlemmer, F.: Sondierung des Oesophagus. In: *Denker* und *Kahler*, Handb. HNO-Heilkd. Bd. IX. S. 79–86. Berlin–München: Springer-Verlag 1929

Schubert, H.: Probleme der endoskopischen Optik aus der Sicht des Konstrukteurs. Fortschritte d. Endoskopie *2* (1970), S. 57–61

Schubert, H.: Lichtquellen in der Endoskopie. Fortschritte d. Endoskopie *1* (1969), S. 914

Seiffert, A.: Untersuchungsmethoden des Kehlkopfes. In: *Denker* und *Kahler*, Handb. HNO-Heilkd. Bd. I, S. 762–834. Berlin–München: Springer-Verlag 1925

Seiffert, A.: Untersuchungsmethoden der Luftröhre und Bronchien. In: *Denker* und *Kahler*, Handb. HNO-Heilkd. Bd. I, S. 915–949. Berlin–München: Springer-Verlag 1925

Senno, A.; Moallem, S.; Quijano, E. R.; Tam, B. Y.; Clauss, R. H.: Fiberoptic thoracoscopy. New State Journal of Medicine Lanzet. *1* (1975), S. 51–56

Stuckrad, H. v.; Herrmann, I. F.; Feuth, H.: Eine neue Methode zur Hypopharyngo-Laryngo-Tracheoskopie. Z. Laryngol. Rhinol. *53* (1974), S. 1

Stuckrad, H. v.; Lakatos, I.: Über ein neues Lupenlaryngoskop (Epipharyngoskop). Z. Laryngol. Rhinol. *54* (1974), S. 336

Werner, F.: Endofoto-Einrichtung MGB 405. Medizintechnik 7 (1967), S. 168–171

Wienell, H. J.: Der Wert der Gastrokamera für die Magendiagnostik. Chirurgpraxis *12* (1968), S. 393–402

Wittmoser, R.: Aktuelle Technik der operativen Endoskopie und Photographie großer Körperhöhlen. Fortschritte d. Endoskopie *2* (1970), S. 41–46

Zarniko, C.: Diagnostik der Nasenkrankheiten. In: *Denker* und *Kahler*, Handb. HNO-Heilkd., Bd. I, S. 692–738. Berlin–München: Springer-Verlag 1925

– Kap. 4.3. –

Albrecht, R.: Zur Photographie des Kehlkopfes. HNO (Berl.) *5* (1955/56), S. 196–199

Albrecht, R.; Fendel, K.: Klinische Erfahrungen mit dem Foto-Otoskop MGB. Medizintechnik *9* (1969), S. 49–51

Albrecht, R.; Fendel, K.: Otoskopische Diagnostik. Berlin: Akademie-Verlag 1971

Becker, W.; Bucklingham, R. A.; Holinger, P. H.; Korting, G. W.; Lederer, F. L.: Atlas der Hals-Nasen-Ohrenkrankheiten einschließlich Bronchien und Ösophagus. Stuttgart: Georg Thieme 1969

Brandt, R. H.: Beatmungslaryngoskopie: Eine weitere Einsatzmöglichkeit der Foto-Kinoeinrichtung MGB 442. Medizintechnik *5* (1965), S. 82

Brubaker, J. D.; Holinger, P. H.: An endoscopic camera in otolaryngologia and broncho-esophagology. J. Biol. Ass. *15* (1946), S. 73

Brubaker, J. D.; Holinger, P. H.: An endoscopic motion camera for otolaryngology and broncho-esophagology. J. Biol. Photogr. Ass. *15* (1947), S. 171–192

Bruneau. V.; Dubuis, I. H.: Traité practice de photographie et de cinématographie medicules. P. Montel. Paris 1960

Cantus, P.: Ein neues Farbfernsehsystem für mikrochirurgische Eingriffe. HNO (Berl.) *19* (1971), S. 94–95

Czermak, J.: Über die Verwendung der Photographie für Laryngoskopie und Rhinoskopie. Sitzungsbericht der Wien. Akad. d. Wiss. *44* (1860), S. 607; *46* (1862), S. 5

Gabriel, W.; Reuter, R.: Endoskopische Sofortbilddokumentation mit Polaroid-Fotografie im Hals-Nasen-Ohrenfach. Z. Laryngol. Rhinol. *50* (1971), S. 353–356

Gabriel, W.; Reuter, R.: Unmittelbare Dokumentation endoskopischer Befunde. Z. Laryngol. Rhinol. *50* (1971), S. 353–356

Gabriel, W.; Reuter, R.: Unmittelbare Dokumentation endoskopischer Befunde. Z. Laryngol. Rhinol. *48* (1969), S. 678–684

Holinger, P. H.: Endoscopic photography in otolaryngology and Broncho-esophagology. In: *Jackson* und *Jackson*, Disceases of the Nose, Throat use. Philadelphia–London: W. B. Saunders 1947

Kleinsasser, O.: Entwicklung und Methoden der Kehlkopffotographie. HNO (Berl.) *11* (1963), S. 171–176

Koelsch, K. A.: Kinolaparoskopie mit der Endoskopieeinrichtung MGB 406. Medizintechnik *8* (1968), S. 92–94

Kleinsasser, O.: Mikrolaryngoskopie und endolaryngeale Mikrochirurgie. Technik und typische Befunde. Stuttgart–New York: F. K. Schattauer 1968

Krugel, K.: Photographische Dokumentation von Krankheitsbildern im HNO-Bereich. HNO (Berl.) *9* (1960), S. 56–57

Kuhn, H.: Glasfaserlichtübertragung in der Endoskopie. Medizintechnik 7 (1967), S. 81–87

Kuhn, H.; Werner, F.: Einrichtung für die Foto- und Kinoendoskopie. Medizintechnik *4* (1967), S. 14–20

Kuhn, H.: Trommelfell-Endofotografie. Medizintechnik 9 (1969), S. 44–46

Maassen, W.: Über eine Entwicklung auf dem Gebiet der endoskopischen Farbfotografie und Farbkinematografie. Tuberkulosearzt *17* (1963), S. 351–355

Marcozzi, M.; Crespi, L.: Advances in Gastrointestinal Endoscopy. Bericht vom 2. Weltendoskopiekongreß in Rom. Kopenhagen, Padua 1972

Matzker, J.: 100 Jahre Larynx- und Rhinopharynx-Photographie. Z. Laryngol. Rhinol. *41* (1961), S. 809

Moser, F.; Böhme, G.: Erfahrungen mit der Elektronenblitz-Endofotoeinrichtung MGB 405 in der Laryngologie. Medizintechnik *9* (1969), S. 49–51

Neef, W.: Endobronchiale Fotografie mit der Endofotoeinrichtung MGB 405. 10. Medizintechnik 7 (1967), S. 172–174

Olbrich, H.: Die Photographie in der HNO-Heilkunde. Z. Laryngol. Rhinol. *35* (1956), S. 711 bis 727

Petzold, A.; Matzkowski, A.: Fotorektoskopie. Medizintechnik 7 (1967), S. 213

Sarkisjan, R. S.: Erfahrungen mit MLW-Foto- und Kinobronchoskopien. Medizintechnik *10* (1970), S. 82

Schulz van Treeck, A.: Ein neues Instrument zur Untersuchung und Photographie des Trommelfells. Z. Hals-Nasen-Ohrenheilkd. *44* (1938), S. 326

Schwab, W.: Aktuelle Bemerkungen zur Anwendung des TNM-Systems im Kopf-Hals-Bereich. Z. Laryngol. Rhinol. *54* (1975), S. 44–64

Schwab, W.; Schönfeld, K.: Erfahrungen über farbfotografische Untersuchungen in der Speiseröhre mit einem neuen Photo-Oesophagoskop. Z. Laryngol. Rhinol. 37 (1958), S. 261–267

Stenger, F.: Die Photographie in Kultur und Technik. Berlin: Inauguraldiss. 1938

Thal, W.; Röse, W.; Simm, R.: Foto-Kino-Endoskopie bei jungen Säuglingen. Medizintechnik *11* (1971), S. 8

Thal, W.; Simm, R.: Erfahrungen mit der Endofoto-Einrichtung MGB 405 in der Kinderbronchologie. Medizintechnik *10* (1970), S. 83

Ward, P. H.; Berci, G.; Calcaterra, T. C.: Advances in Endoscopic Examination of the Respiratory System. Ann. Otol. Rhinol. Laryngol. *83* (1974), S. 754

Wendler, J.: Endolaryngeale Eingriffe in indirekter Mikroskopie ohne Zusatzoptik. HNO (Berl.) *17* (1969), S. 158–159

Werner, F.: Endofotoeinrichtung MGB 405. Medizintechnik 7 (1967), S. 168–172

– Kap. 4.4., 4.5. –

Bäuerle, H.; Demling, L.: Einsatz der Röntgentechnik in der gastroenterologischen Endoskopie. Elektromedica *40* (1972), S. 109–114

Brandt, R. H.: Simultane Endo-Röntgenoskopie der cervikothorakalen Luft- und Speisewege. HNO (Berl.) *15* (1969), S. 26–28

Dietzel, K.; Schumann, E.: Zur endoskopischen Entfernung peripher sitzender Bronchusfremdkörper unter Röntgenkontrolle bei kleineren Kindern. HNO (Berl.) 5 (1955/56), S. 174

Ewen, K.: Die Streustrahlenexposition in Umgebung der chirurgischen Röntgeneinrichtung. Arcoscop 110 – Op. Elektromedica *46* (1978), S. 81–84

Gebauer, A.; Lissner, J.; Schott, O.: Das Röntgenfernsehen. Stuttgart: Georg Thieme 1965

Gebauer, A.; Riemann, H.: Zentrale Aufzeichnung der Fernsehdurchleuchtung mit Hilfe von Bandspeicher und Kreuzschienenverteiler. Röfo. *106* (1967), S. 283–287

Jackson, C.; Jackson, C. L.: Bronchoesophagology. Philadelphia, London 1951

Lenz, H.; Sedee, G. A.: Chirurgie der Nase und der Nasennebenhöhlen unter Durchleuchtungskontrolle. HNO (Berl.) *19* (1971), S. 217–218

Meissner, H.; und Mitarb.: Intraoperative Angiographie in der Herz-Thorax- und Gefäßchirurgie. Elektromedica *45* (1977), S. 63–38

Reismann, B.: Der intraoperative Einsatz des Röntgenfernsehens mit Videorecorder – ein Beitrag zur Verminderung der Strahlenbelastung und Verbesserung der diagnostischen Sicherheit. Elektromedica *47* (1979), S. 15–18

Sachs, H.: Endoskopische Behandlungsräume. Medizintechnik *4* (1964), S. 54

Schlemmer, F.: Röntgenuntersuchung auf Ösophagusfremdkörper. In: *Denker* und *Kahler,* Handb. HNO-Heilkd. Bd. IX, S. 345–355. Berlin-München: Springer-Verlag 1929

Sielaff, H. J.: Erfahrungen mit kombinierten radiologisch-endoskopischen Einrichtungen bei der Untersuchung der Verdauungsorgane. Elektromedica *45* (1977), S. 60–63

Wiesner, B.; Angerstein, W.: Erfahrungen beim Einsatz eines Röntgenbildverstärkers in der Tuberkuloseklinik. Dt. Gesundheitswesen *21* (1966), S. 2088

Wullstein, H. L.: Röntgenfernsehen bei endoskopischen Eingriffen. Dt. med. Wochenschr. *85* (1960), S. 1329

– Kap. 4.6. –

Ahnefeld, F. W.: Das Anästhesiegerätepflegezentrum – eine Voraussetzung zur methodischen Geräteaufbereitung. Anaesthesist *25* (1976), S. 294

Horn, H.; Privora, M.; Weuffen, W.: Handbuch der Sterilisation und Desinfektion Bd. I–III. Berlin: Verlag Volk und Gesundheit 1972–1974

Krebs, W.: Asepsis und Instrumentenpflege in der Urologie. Medizintechnik *8* (1961), S. 22–28, Medizintechnik *1* (1962), S. 16–22

Kuntzen, H.: Zur Desinfektion bei chirurgischen Krankheiten. Rezepttaschenbuch 15, S. 355, Fischer-Verlag Jena 1971

Linde, J.; Kästli, K.: Kaltsterilisation von Anästhesiezubehör. Anästh. Praxis *5* (1970), S. 1

Mincke, H.; Sprössig, M.: Über die antimikrobielle Wirkung der Peressigsäure. Pharmazie *22* (1967), S. 444

Schmidt, J.; Naumann, G.; Horsch, W.: Sterilisation, Desinfektion und Entwesung in der medizinischen und pharmazeutischen Praxis. Leipzig: VEB G. Thieme 1968

Schuschke, G.: Die Agrar-Mikroabklatschmethode ein rationelles Verfahren zur Bestimmung mikrobieller Verfahren zur Bestimmung mikrobieller Oberflächenkontaminationen. Z. ges. Hyg. u. Grenzgebiete *15* (1969), S. 275–278

Sundermann, A.; und Mitarb.: Desinfektion bei Infektionskrankheiten. Rezepttaschenbuch 15, S. 59, Fischer-Verlag Jena 1971

– Kap. 5., 6. –

Adam, H.: Die Beeinflussung der zellvermittelten Immunität durch ausgewählte Narkotika: Äther, Halothan, Lachgas und Hexobarbital. Halle: Habil.-Schrift 1979

Albertini, R. E.: Arterial hypoxemia induced by fiberoptic bronchoscopy. J. Amer. Med. Assoc. *230* (1974), S. 1666

Astrup, P.: zitiert nach Schilling. Klin. Wochenschr. *35* (1957), S. 749

Barth, L.; Meyer, M.: Moderne Narkose. Jena: VEB G. Fischer 1965

Becker, H.: Das Beatmungsbronchoskop nach Dr. Friedel. Dt. Gesundheitswesen 7 (1956)

Benad, K.: Zur Barbiturat-Relaxansnarkose bei Beatmungsendoskopie. Diskussionsbemerkung 8. HNO-Kongreß in Eisenach 1977

Benad, G.; Breitsprecher, H.: Anästhesiologische Fragen in der HNO-Heilkd. HNO-Praxis *3* (1978), S. 160–166

Bienias, G. B.: Küraßbeatmung bei Luft- und atmung. HNO (Berl.) *9* (1960), S. 73

Binias, G. B.: Küraßbeatmung bei Luft- und Speisewegsendoskopien. In: Bronchol. Arbeitsmethoden und ihre Ergebnisse. Berlin: 1962, S. 227–232

Borrmann, H.: Das Beatmungsbronchoskop nach Friedel. Medizintechnik *2* (1961), S. 23–26

Brandt, R. H.: Barbiturat-Relaxans-Narkose bei Beatmungsendoskopien. (Larynx, Trachea, Bronchien, Hypopharynx und Oesophagus) HNO (Berl.) *13* (1965), S. 343–346

Brandt, R. H.: Direkte Endoskopiemethoden der zerviko-thorakalen Luft- und Speisewege. In: *F. Moser,* Die Erkrankungen an Hals, Nase, Ohr und den oberen Luft- und Speisewegen Bd. II, Jena: VEB G. Fischer 1971

Brandt, R. H.: Indikation zu endoskopischen Eingriffen im Kindesalter. Z. Erkrank. Atmungsorgane. *138* (1973), S. 353–358

Breu, H.: Apparative Diffusionsatmung in der Narkose bei endolaryngealen Eingriffen. Monatsschr. Ohrenheilkd. *89* (1955), S. 76

Brünings, W.; Albrecht, W.: Direkte Endoskopie der Luft- und Speisewege. Stuttgart: F. Enke 1915

Carden, E. G.; Ferguson, G. B.: A new technigue for mikrolaryngeal surgery infants. Laryngoscope *83* (1973), S. 681–699

De Castro, J.; Mundeleer, P.: Die Neuroleptanalgesie. Anaesthesist *11* (1962), S. 10

Deubzer, W.: Praktische Bedeutung der V. anonyma für Injektion und Punktion. Münchner med. Wochenschr. *107* (1965), S. 1054

Dietzel, K.: Die Bronchologie des HNO-Arztes (Die derzeitige Stellung der Oto-Rhino-Laryngologie zur Bronchologie; ihre Aufgaben und Möglichkeiten). HNO (Berl.) *9* (1961), S. 193–201

Dietzel, K.: Bemerkungen zu einem Erfahrungsbericht. Medizintechnik *3* (1962), S. 87

Dietzel, K.: Die Bronchoskopie in Lokalanästhesie. In: *Steinbrück* und *Friedel,* Bronchologische Arbeitsmethoden. Berlin: Verlag Volk und Gesundheit 1962

Dietzel, K.: Endoskopische Untersuchungstechnik der unteren Luftwege. In: *Berends–Link–Zöllner,* HNO Heilkd. Bd. I. Stuttgart: Georg Thieme 1964

Eichholtz, F.: Lehrbuch der Pharmakologie. Berlin–Göttingen–Heidelberg: Springer-Verlag 1955

Eickhoff, H.; Salchi, E.: Die Mikrolaryngoskopie unter Neuroleptanalgesie mit einem Endoskop nach Haßlinger. Acta Otolaryngol. *69* (1970), S. 377–380

Fabian, G.; Tschoppe, A.; Wiedemann, A.: Direkte Laryngoskopie in Relaxans-Barbituratnarkose. HNO (Berl.) *12* (1964), S. 173

Felsch, G.: Die Subclaviakatheterisierung in der Intensivmedizin. Anaesthesiol. Reanimat. *1* (1976), S. 27–37

Ferlinz, R.; Frey, R.; Gerbershagen, H. N.; Rommel, K. H.: Bronchologische Eingriffe, Indikation-Erfordernisse-Problematik-Anästesieverfahren. Stuttgart: Georg Thieme 1976

Feuerstein, K.: Die intravenöse Narkose. In: *Frey, Hügin, Mayrhofer.* Berlin: Springer-Verlag 1971

Frey, R.; Hügin, W.; Mayrhofer, O.: Lehrbuch der Anaesthesiologie. Berlin–Göttingen–Heidelberg: Springer-Verlag 1971

Friedel, H.: Die Bedeutung der modernen Bronchoskopie als Routinemethode. Dt. Gesundheitswesen *11* (1956), S. 181–186

Friedel, H.: Die Bedeutung der modernen Bronwesen *6* (1956)

Friedel, H.: Bronchologische Technik im Kleinkindesalter. HNO (Berl.) *6* (1957), S. 190

Friedel, H.: La tamponnement bronchique temporaire. Bronches (Paris) *15* (1965), S. 62

Fritsche, P.: Anaesthesiologische Probleme der Stenosen der Luftwege. Arch. klin. exsp. Chir. *199* (1971), S. 378

Gebert E.; van de Loo, C.; Kamgang, P.; Stange, G.: Neuroleptanalgesie ohne Intubation bei der direkten Laryngoskopie. Anaesthesist *22* (1973), S. 34

Galloon, S.: The Toronto ventilating laryngoscope. Brit. J. Anaesthes. *45* (1973), S. 912

Gerbershagen, H. K.; Dortmann, C.; Theissing, J.; Giesecke, A. H.: Bronchoskopie: Beatmung mit einem Injektionssystem. Anaesthesist *20* (1971), S. 423

Görisch, J.: Anästhesie im HNO-Gebiet. In: *Moser, F.*, Die Erkrankungen an Hals, Nase, Ohr und der oberen Luft- und Speisewege Bd. II

Guedel, A.: Inhalation Anesthesia, Mac Killian u. Co. New York 1949

Haas, E.: Aktuelle Fragen der lokalen und allgemeinen Anästhesie unter besonderer Berücksichtigung der medico-legalen Situation. Arch. Ohren-Nasen-Kehlkopfheilkd. *205* (1973), S. 277

Hansen, D.: Anaesthesie bei endoskopischen Eingriffen. Arch. Ohren-Nasen-Kehlkopfheilkunde. *187* (1966), S. 547–551

Hartel, W.; Linder, M. M.: Der hämorrhagische Schock. Ärztl. Mitt. (Köln) *21* (1973), S. 1401

Hartel, W.: Pathophysiologie des Schocks beim Polytraumatisierten. Med. Klinik *69* (1974), S. 825–832

Hauschild, F.: Pharmakologie und Grundlagen der Toxikologie. Leipzig: VEB G. Thieme 1956

Havers, L.: Propanidid- oder Barbiturat-Halothan-Narkosen? In: *Griesbach und Müller*: Bronchol. Eingriffe. Hrsg. v. R. Ferlinz. Stuttgart: Georg Thieme 1976

Heilmeyer, L.; Gitter, A.; Sundermann, A.: Rezepttaschenbuch Jena: VEB G. Fischer 1971

Henschel, W. F. (Hrsg.): Die Neuroleptanalgesie. Bericht über das II. Bremer Neuroleptanalgesie-Symposium 1964. Berlin–Heidelberg–New York: Springer-Verlag 1966

Herbenhold, K.: Diskussionsbeitrag zu Stange. Z. Laryngol. Rhinol. *53* (1974), S. 346

Hutschenreuter, K.: Moderne Anaesthesieprobleme in der HNO-Heilkunde aus der Sicht des Anaesthesiologen und des Gerichtsmediziners. Arch. Ohren-Nasen-Kehlkopfheilkd. *187* (1966), S. 486–509

Janssen, P.: Zur Frage des Abbaus und der Ausscheidung der bei der Neuroleptanalgesie angewendeten Pharmaca. In: *Henschel*, Die Neuroleptanalgesie 1966

Janssen, W.: Moderne Anästhesieprobleme in der Hals-Nasen-Ohrenheilkunde aus gerichtsmedizinischer Sicht. Arch. Ohren-Nasen-Kehlkopfheilkd. *187* (1966), S. 423

Janssen, W.: Die Anaesthesie in Klinik und Praxis aus der Sicht des Gerichtsmediziners. HNO (Berl.) *19* (1971), S. 161–165

Just, A.: Komplikationen und Kontraindikationen bei broncholog. Eingriffen aus intern-med. Sicht. In: *Griesbach* und *Müller*: Bronchol. Eingriffe. Stuttgart: Georg Thieme 1976

Kaiser, H.: Injektionstechnik bei Notfällen. Darmstadt 1961

Killian, H.: *Zur* Geschichte der Anästhesie zu bronchologischen Zwecken. In: *Griesbach* und *Müller*, Bronchologische Eingriffe. Stuttgart: Georg Thieme 1976

Kleinsasser, O.: Mikrolaryngoskopie und endolaryngeale Mikrochirurgie. Stuttgart/New York: F. K. Schattauer 1968

Kuhn, F.: Die perorale Intubation. Zbl. Chirurgie *52* (1901)

Langrehr, D.; Neuhaus, R.: Ketamin – Relaxansanästhesie zur Bronchoskopie. In: *Griesbach* und *Müller*. Bronchologische Eingriffe. Stuttgart: Georg Thieme 1976

Lassner, J. (Hrsg.): Hypnosis in anaesthesiology. Göttingen – Heidelberg – Berlin: Springer-Verlag 1964

Leupold, W.; Gottschalk, B.: Untersuchungen zum Verhalten des Gasaustausches in der Lunge während und nach bronchologischen Eingriffen im Kindesalter. Z. Erkrank. Atmungsorgane *137* (1972), S. 259–266

Lindenschmidt, Th. O.; Rügheimer, E.; Willenegger, H. (Hrsg.): Praxis der Schockbehandlung. Stuttgart: Georg Thieme 1971

List, W. F.: Anästhesie bei Notfallbronchoskopien. In: *Ferlinz, Frey, Gerbershagen* und *Rommel* (Hrsg.). Stuttgart: Georg Thieme 1976

Macintosh, R. R.; Bannister, F. B.: Grundlage der Allgemeinnarkose. Berlin: Verlag Volk und Gesundheit 1960

Mall, K.; Stark, P.: Blutdruckverhalten in der A. pulmonalis während der Bronchoskopie in Allgemein- und Lokalanästhesie. In: *Ferlinz, Frey, Gerbershagen* und *Rommel* (Hrsg.), Bronchologische Eingriffe. Stuttgart: Georg Thieme 1976

Messerklinger, W.: Die Endoskopie der Nase. Monatsschr. Ohrenheilkd. *104* (1970), S. 451 bis 456

Mette, P. J.; Sanders, R. D.: Ventilationsbronchoskopie – eine neue Technik. Anaesthesist *17* (1968), S. 316

Mildner, R.; Müller, H.: Barbiturat-Ethrane-Narkosen. In: *Ferlinz, Frey, Gerbershagen* und *Rommel* (Hrsg.), Bronchologische Eingriffe. Stuttgart: Georg Thieme 1976

Minnigerode, B.: Halothane-Inhalationsnarkose in der Behandlung gefährlicher Bronchialfremdkörper beim Kleinkind. HNO (Berl.) *13* (1965), S. 11–13

Mündnich, K.; Hoflehner, G.: Die Narkose-Beatmungsbronchoskopie. Anästhesist *2* (1953), S. 121

Opderbecke, H. W.; Bardachzi, E.: Die Verwendung eines »Kava-Katheters« bei langdauernden Infusionen. Dt. med. Wochenschr. *86* (1961), S. 203

Pellnitz, D.: Anästhesie unter besonderer Berücksichtigung der Zwischenfälle. In: *Berends–Link–*

Zöllner, Handb. HNO-Heilkd. Bd. I, S. 819 Stuttgart: Georg Thieme 1964

Pellnitz, D.: Moderne Anästhesieprobleme in der Hals-Nasen-Ohrenheilkunde. Arch. Ohren-Nasen-Kehlkopfheilkd. *187* (1966), S. 463

Pickroth, G.: Die topische Inhalationsanästhesie mit Ultraschallaerosolen. Dt. Gesund./Wesen *19* (1969), S. 1302

Pickroth, G.: Die Inhalationsanaesthesie. Dt. Gesundh.Wesen *19* (1969), S. 1302

Poppelbaum, H. F.: Erfahrungsbericht mit dem Bronchoskop nach Friedel an Hand von 6000 Beatmungsbronchoskopien. Medizintechnik . (1961), S. 27–28

Poppelbaum, H. F.: Osymetrische Untersuchungen bei der bronchologischen Technik. In: *Steinbrück; Friedel* (Hrsg.), Bronchologische Arbeitsmethoden und ihre Ergebnisse. Berlin: Verlag Volk und Gesundheit 1962

Qulton, J. L.; Donald, B. M.: A ventilating laryngoscope. Anaesthesiology *35* (1971), S. 540

Rehs, H. U.: EKG-Veränderungen und peripheren Blutdruckverhalten bei der endoskopischen Untersuchung in Lokalanaesthesie. Med. Klinik *70* (1975), S. 723

Reifferscheid, M.: Behandlung von Schock und Kreislaufstillstand. In: Lehrbuch der Chirurgie. Stuttgart: Gustav Thieme 1977

Riecker, O. E.: Die Bronchologie. Ihre Arbeitsmethoden und Möglichkeiten. Arch. Ohren-Nasen-Kehlkopfheilkd. *161* (1952)

Salehi, E.: Die Neuroleptanalgesie in der HNO-Heilkunde. Monatsschr. Ohrenheilkd. (Wien) *103* (1969), S. 308–315

Schädlich, M.: Die intravenöse Kurznarkose. Dt. Gesundh.Wesen *19* (1964), S. 243

Scharnu, W.: Neue Möglichkeiten der $p0_2$-Messung und Grenzwertüberwachung. Medizintechnik *10* (1970), S. 90–91

Schilling, W.: Untersuchungen der arteriellen Blutgase und des Säure-Basen-Status bei bronchologischen Eingriffen in Narkose + Relaxation. Z. Erkrank. Atmungsorgane *138* (1972), S. 359 bis 372

Schilling, W.; Wetzer, K.; Wenzel, D.: Beitrag zu Untersuchungen über das kardiale Risiko bei der Bronchoskopie. Z. Erkrank. Atmungsorgane *138* (1974), S. 126

Sanders, R. D.: Two ventilating attachments for bronchoskopes. Delaware med. J. *39* (1967), S. 170

Siggart-Andersen, O.: The Azid-Status of the blood. Copenhagen 1964

Sill, V.; Kayser, L.; Siemssen, S.: Verhalten des Pulmonalarteriendruckes während der Beatmungsbronchoskopie. Praxis Pneumol. *26* (1972), S. 293

Smith, R. B.; Mac Millan, B. B.; Petruscak, J.; Pfaffle, H. H.: Transtracheal ventilation for laryngoscopy. Inn. Otol. *82* (1973), S. 347–350

Spoerel, W. E.; Narayanan, P. S.; Singer, N. P.: Transtracheal ventilation. Brit. J. Anaesth. *43* (1971), S. 932–939

Stange, G.; Gebert, E.; van de Loo, C.: Intubationslose Narkose bei direkter Laryngoskopie (Fehler, Vorteile und neue Methoden). Z. Laryngol. Rhinol. *53* (1974), S. 337–339

Stenger, H. H.; Stoffregen, J.: Bronchoskopie in Nylonhemdbeatmung mit dem *Emerson-Chest*-Respirator. HNO (Berl.) *9* (1960), S. 69

Stosseck, H.; Müller, H.: Monitoring bei bronchologischen Eingriffen. In: *Ferlinz, R.* (Hrsg.): Bronchologische Eingriffe. Stuttgart: Gustav Thieme 1976

Stuckrad, H. v.; Herrmann, J. F.; Feuth, H.: Eine neue Methode zur Hypopharyngo-, Laryngo-Tracheoskopie. Z. Laryngol. Rhinol. *53* (1974), S. 15

Sturzenbecker, K.: Die Anaesthesieverfahren bei Eingriffen im Glottisbereich in Vollnarkose. Arch. Ohren-, Nasen-Kehlkopf-Heilkd. *187* (1966), S. 551–555

Thal, U.; Röse, W.; Simm, R.: Eine neue Methode der Laryngo-Tracheoskopie bei jungen Säuglingen. Kinderärztl. Praxis *38* (1970), S. 505–507

Thal, W.; Röse, W.; Simm, R.: Halothan-Lachgas-Sauerstoffinsufflationsnarkose zur Säuglingslaryngoskopie. Kinderärztl. Praxis *38* (1970), S. 11

Thal, W.: Kinderbronchologie. Leipzig: J. A. Barth 1972

Tulga, M.: Blutgase und Säure-Basenstatus während der bronchologischen Untersuchungen in Lokalanästhesie und in Allgemein- und Kombinationsnarkose. Praxis Pneumol. *28* (1974), S. 333

Ulmer, W. T.: Lungenfunktion im Schock. In: *Zimmermann* und *Staib* (Hrsg.): Stoffwechselveränderungen und Therapie. Stuttgart – New York: F. K. Schattauer 1970

Urban, W.: Barbiturat-Muskelrelaxans-Narkose. In: *Ferlinz, R.* u. a. (Hrsg.): Bronchologische Eingriffe. Stuttgart: Georg Thieme 1976

Vándor, T.: Die Rolle der klinischen Psychologie unter besonderer Berücksichtigung der psychosomatischen Anästhesie in der Hals-Nasen-Ohrenheilkunde. Z. Laryngol. Rhinol. *44* (1965), S. 42–46

Zippel, R.: Evipanvollnarkose bei Großeingriffen. HNO (Berl.) *5* (1955/56), S. 65–69

– Kap. 8

Bergerhoff, W.; Vorhegen, F. W.; Friedmann, G.: Verfahren zur Archivierung harmonisierter Röntgenbilder auf 35 mm Film. Röfo *114* (1971), S. 269–272

Berndt, H.: Die Anwendung von Maschinenlochkarten in der Befunddokumentation der Tumoren. Arch. klin. Chirurgie *298* (1961), S. 685 bis 694

Cantus, P.: Ein neues Farbfernsehsystem für mikrochirurgische Eingriffe. HNO (Berl.) *19* (1971), S. 94–95

Drischel, H.: Das neuronale Gedächtnis. Nova acta leopoldina (Halle) *37/1* (1972), S. 325–354

Gabriel, W.; Reuter, R.: Endoskopische Sofortbilddokumentation mit Polaroid-Fotografie im HNO-Fach. Z. Laryngol. Rhinol. *50* (1971), S. 356

Gebauer, A.; Riemann, H.: Zentrale Aufzeichnung der Fernsehdurchleuchtung von Bandspeicher und Kreuzschienenverteiler. Röfo *106* (1967), S. 283 bis 287

Grabner, G.: Die elektronische Datenverarbeitung in der Medizin. Nova acta leopoldina (Halle) *37/1* (1972), S. 419–450

Hassenstein, B.: Bedingungen für Lernprozesse. Nova acta leopoldina (Halle) *37/1* (1972), S. 289–322

Keidel, W. D.: Codierung, Informationsfluß und Decodierung. Nova acta leopoldina (Halle *37/1* (1972), S. 225–250

Löbe, L. P.: Empfehlungen der Arbeitsgruppe »Onkologie« der Gesellsch.f. ORL und zervikofaziale Chirurgie der DDR z. Anwendung d. 3. Revision der TNM-Klassifikation HNO (Pra.) 7 (1982), S. 67

Mantel, K.: Die transkutane pO_2-Messung bei bronchologischen Eingriffen mit maschineller Beatmung. In: *Griesbach* und *Müller*. Bronchologische Eingriffe. Stuttgart: Georg Thieme 1976

Naumann, H. H.: Die Dokumentation der Tumoren im HNO-Gebiet. Med. Dok. *4* (1960), S. 5–10

Oeser, H.; Koeppe, P.; Rach, K.: Programmierte Dokumentation bei der Geschwulstbekämpfung. Röfo *108* (1968), S. 673–676

Olbrich, H.: Die Photographie in der HNO-Heilkunde. Z. Laryngol. Rhinol. *35* (1956), S. 711

Otto, K.; Zühlke, D.: Zur klinischen Befunddokumentation in der HNO-Heilkunde. HNO (Berl.) *8* (1960), S. 115–120

Rayl, J. E.: Educational training in endoscopy. Ann. Otol. (St. Luis) *85* (1976), S. 627

Schneider, O.; Küttner, K.; Klein, U.: Injektorbeatmung bei endolaryngealen Eingriffen. Anaesthesiol. Reanimat. *4* (1979), S. 231

Schwab, W.: Aktuelle Bemerkungen zur Anwendung des TNM-Systems im Kopf-Hals-Bereich. Z. Laryngol. Rhinol. *54* (1975), S. 44–63

Stosseck, H.; Müller, H.: Monitoring bei bronchologischen Eingriffen. In: *Griesbach* und *Müller*, Bronchologische Eingriffe. Stuttgart: Georg Thieme 1976

Tautenhahn, E.; Walliser, H. Christoph, B.: Die erschwerte Intubation. Anaesthesiol. Reanimat. *40* (1979), S. 238

Tölle, D.: Erste Erfahrungen mit der Verwendung von Maschinenlochkarten zur Befunddokumentation von Tumoren im HNO-Gebiet, erläutert am Beispiel der Verschlüsselungsprinzipien für Kehlkopf und Hypopharynxkarzinome. Dt. Gesundheitswesen *33* (1967), S. 1544–1550

– Kap. 9

Albertini, A. v.: Histologische Geschwulstdiagnostik. Stuttgart: Georg Thieme 1955

Albrecht, R.: Geschwülste des Nasenrachens. In: *Berends–Link–Zöllner*, Handb. HNO. Stuttgart: Georg Thieme 1964

Bachmann, W.: Vereinfachung und Standardisierung der Rhinomanometrie mit Hilfe der x-y-Schreibung. HNO (Berl.) *22* (1974), S. 332

Bauer, E.; Wodak, E.: Neuerungen in der Diagnostik und Therapie der Nasennebenhöhlen. Arch. Hals-Nasen-Ohrenheilkd. *171* (1958), S. 325

Bethmann, W.: Endoskopische Bilder aus gesunden und erkrankten Kieferhöhlen. Zahnärztl. Welt *8* (1953), S. 606

Brandt, R. H.: Individuelle Anfertigung von Dilatationsendoprothesen. HNO (Berl.) *16* (1968), S. 86–96

Brandt, R. H.; Oeken, F. W.: Unsere Erfahrungen mit Kunststoffendoprothesen bei der Stenosenbehandlung der oberen Luft- und Speisewege. Monatsschr. Ohrenheilkd. (Wien) *108* (1974), 104–113

Brandt, R. H.; Philipp, K. H.; Kessler, L.: Zur Technik der Parotissialografie. Röntgenblätter *21* (1968), S. 303–308

Brodhage, G.: Die Trokarpunktion der Kieferhöhle mit anschließender konservativer Therapie durch Verweilkatheter. HNO (Berl.) *9* (1961), S. 114

Buiter, C. T.: Endoscopy of the upper airways. New York–Amsterdam: Excerpta medica, 1976

Czermak, J. N.: Der Kehlkopfspiegel und seine Verwertung für Physiologie und Medizin. Leipzig: W. Engelmann 1860

Draf, W.: Endoskopie der Nasennebenhöhlen. Berlin–Heidelberg–New York: Springer-Verlag 1978

Eckert-Möbius, A.: Lehrbuch Hals-Nasen-Ohrenheilkunde. Leipzig: VEB G. Thieme 1964

Eckert-Möbius, A.: Endonasale Kieferhöhlenoperation. Zbl. HNO *30* (1938), S. 342

Eckert-Möbius, A.: Vergleichende anatomische Untersuchungen zur Pneumatisationslehre. Acta Otolaryngol. (Stockh.) *26* (1938), S. 26

Eicken, v. C.: Die Untersuchung der Mund- und Rachenhöhle. In: *Denker* und *Kahler*, Handb.

HNO-Heilkd. Bd. 1, S. 741–763. Berlin–München: Springer-Verlag 1925

Elsberg: zit. nach *Wagemann.* Untersuchungen der Nase und Nasennebenhöhlen. In: *Berends–Link–Zöllner:* HNO-Heilkd. Bd. I, S. 46. Stuttgart: Georg Thieme 1964

Ey, W.; Gabriel, W.: Operative Eingriffe bei endoskopischer Epipharyngoskopie. HNO (Berl.) *16* (1968), S. 251

Gudziol, H.: Die Reflexolphaktometrie – eine objektivierende Methode zur Bestimmung des Riechsinnes. HNO-Praxis *6* (1981), S. 38–43

Gyergyai, v. A.: Ein neues direktes Untersuchungsverfahren des Nasenrachens, der Ohrtrompete und der hinteren Nasenpartie. Dt. med. Wochenschr. *12* (1910), S. 563

Gyergyai, v. A.: Über mein Verfahren zur direkten Untersuchung des Nasenrachens und der Ohrtrompete. Z. Laryngol. Rhinol. *5* (1913), S. 57 bis 71

Gyergyai, v. A.: Direkte Untersuchung des Innern der knorpligen Ohrtrompete bis zum Isthmus. Verhandl. Ges. dt. HNO-Ärzte *362* (1912)

Gyergyai, v. A.: Operationen durch meine direkte Methode. Verhandl. Ges. dt. Laryngol. 1908 bis 1912 (1910), S. 314–316

Heermann, H.: Trichterpolyaethylenprothese nach endonasaler Tränensackoperation. Z. Laryngol. Rhinol. *48* (1966), S. 842

Heermann, H.: Konisch-ovale Stahlsonden zur Weitung der Tuba Enstachii. Z. Laryngol. Rhinol. *52* (1973), S. 578

Helmich, S.; Heberhold, C.: Technische Verbesserungen der Kieferhöhlenendoskopie. Arch. klin. exper. Ohren-Nasen-Kehlkopfheilkd. *199* (1971), S. 678–682

Hildanus, W. F.: Wund-Arztney. J. Aubry. Hanau 1652

Hirschmann, A.: Über Endoskopie der Nase und deren Nebenhöhlen. Arch. Laryngol. Rhinol. *14* (1903), S. 195

Hochstetter, F.: Über die Art und Weise, in welcher sich bei Säugetieren und Menschen aus der Riechgrube die Nasenhöhle entwickelt. Z. anat. Entwicklungsgeschichte *113* (1944), S. 105

Hommerich, K. W.: Die Geschwülste der Nase und Nebenhöhlen. In: *Berends-Link-Zöllner,* Handb. HNO-Heilkd. Stuttgart: Georg Thieme 1964

Katzenstein, J.: Die Autoskopie des Nasenrachenraumes. Arch. Laryngol. Rhinol. *5* (1896), S. 283

Lajda, J.: Beitrag zur Geschichte der Rhinoskopie. Z. Laryngol. Rhinol. *46* (1969), S. 383

Lindt, W.: Die direkte Besichtigung und Behandlung der Gegend der Tonsilla pharyngea und der Plica salpingopharyngea in ihrem obersten Teil. Arch. Laryngol. Rhinol. *6* (1897), S. 47

Matzker, J.: 100 Jahre Larynx- und Rhinopharynxfotografie. Z. Laryngol. Rhinol. *40* (1961), S. 809

Messerklinger, W.: Über die Drainage der menschlichen Nasennebenhöhlen. Monatsschr. Ohrenheilkd. *101* (1967), S. 313

Messerklinger, W.: Endoskopie des unteren Nasenganges. Monatsschr. Ohrenheilkd. *106* (1972), S. 569

Messerklinger, W.: Zur endoskopischen Anatomie der menschlichen Siebbeinzellen. Acta Otolaryngol 75 (1973), S. 243

Messerklinger, W.: Technik und Möglichkeiten der Nasenendoskopie. HNO (Berl.) *20* (1972), S. 133

Messerklinger, W.: Nasenendoskopie: Der mittlere Nasengang und seine unspezifischen Entzündungen. HNO (Berl.) *20* (1972), S. 212

Messerklinger, W.: Über die Kieferhöhlenfontanelle. Acta-Oto-Laryngol. (Stockh.) 73 (1972), S. 290

Messerklinger, W.: Nasenendoskopie: Nachweis, Lokalisation und Differentialdiagnose der nasalen Liquorrhoe. HNO (Berl.) *20* (1972), S. 268

Messerklinger, W.: Endoscopy of the Nase. Baltimore Munich: Urban & Schwarzenberg 1978

Meuser, W.: Zur Diagnostik und Therapie des Nasenrachens am hängenden Kopf. HNO (Berl.) *16* (1968), S. 54

Mlynski, G.; Klingholz, F.: Neue Aspekte der Rhinorheomanometrie. HNO-Praxis *5* (1980), S. 114–118

Naumann, H. H.: Banale Entzündungen der Nase und ihrer Nebenhöhlen. In: *Berends–Link–Zöllner,* Handb. HNO-Heilkd. Stuttgart: Georg Thieme 1964

Naumann, H. H.: Pathologische Anatomie der chronischen Rhinitis und Sinusitis. Intern. Congresserie 113. Amsterdam–New York: Excerpda Medica 1965

Nehls, G.: Antroskopieerfahrungen. HNO (Berl.) *5* (1955), S. 158

Pernkopf, E.: Topographische Anatomie des Menschen IV/1. München–Berlin–Wien: Urban & Schwarzenberg 1957

Peter, K.: Atlas der Entwicklung der Nase und des Gaumens beim Menschen mit Einschluß der Entwicklungsstörungen. Jena: Gustav Fischer Verlag 1913

Petersen, R. J.: Canina fossa puncture. Laryngoscope (St. Louis) *83* (1973), S. 369

Pfalz, R.: Die intratubare Betabestrahlung mit Strontium 90 zur Behandlung der engen Tuba Eustachii. HNO (Berl.) *16* (1968), S. 350

Rauch, S.: Lokale Chemotherapie der Kieferhöhlenentzündungen mit Penicillin-Gelatine-Agar-Plomben. HNO (Berl.) *2* (1950), S. 1

Riccabona, v. A.: Erfahrungen mit der Kieferhöhlen-Endoskopie. Arch. Hals-Nasen-Ohrenheilkd. *167* (1955), S. 359

Richter, H.: Die normale Entwicklung der menschlichen Nase, in Sonderheit der Siebbeinzellen. Arch. Ohren-Nasen-Kehlkopfheilkd. *131* (1932), S. 265

Richter, H.: Die perossalen Blutgefäßverbindungen zwischen Kieferhöhle und Orbita des Fetus und Neugeborenen. Arch. Ohren-Nasen-Kehlkopfheilkd. *137* (1933), S. 89

Rosemann, G.: Zur endoskopischen Kieferhöhlendiagnostik. Z. Laryngol. Rhinol. *40* (1961), S. 935

Schobel, H.: Kieferhöhlenbehandlung mit Verweilkatheter. Monatsschr. Ohrenheilkd. *89* (1955), S. 75

Seela, W.; Pinkert, R.: Vergleichende Untersuchung durch endoskopische, histologische, röntgenologische und operative Verfahren. Dt. Stomatol. *21* (1971), S. 265

Simon, H.: Die Fluorescinprobe zur Diagnostik der oto- und rhinogenen Liquorfistel. Z. Laryngol. (Stuttgart) *49* (1970), S. 54

Slobodnik, M.: Der negative Befund bei der Probespülung der Kieferhöhle und die Highmoroskopie. Z. Hals-Nasen-Ohrenheilkd. *30* (1932), S. 320

Stammberger, H.: Bemerkungen zum invertierten Papillom der Nasenschleimhaut. Arch. Oto-Rhinolaryngol. *231* (1981), S. 755

Terrahe, K.; Radu, H. J.: Die Immunglobuline in der menschlichen Nasenschleimhaut. Z. Laryngol. Rhinol. *53* (1974), S. 66–71

Timm, C.: Endoskopie der Kieferhöhlen. Fortschr. Med. *74* (1956), S. 421

Timm, C.: Vorläufige Ergebnisse der Kieferhöhlenendoskopie. HNO (Berl.) *9* (1961), S. 102

Timm, C.: Die wichtigsten Befunde bei der sinuskopischen Untersuchung. Z. Laryngol. Rhinol. *44* (1965), S. 606

Valentin, H.: Die endoskopische Untersuchung des Nasenrachens. Arch. Laryngol. Rhinol. *13* (1903), S. 410

West, J. M.: Eine Fensterresektion des Ductus nasolacrymalis in Fällen von Stenose. Arch. Laryngol. Rhinol. (Berl.) *24* (1910), S. 1

Wigand, M. E.; Steiner, W.: Endonasale Kieferhöhlenoperation mit endoskopischer Kontrolle. Z. Laryngol. Rhinol. *56* (1977), S. 421

Wodak, E.: Über Manifestationen allergischer Schleimhautveränderungen der oberen Luftwege. Arch. Ohren-Nasen-Kehlkopfheilkd. *173* (1958), S. 186

Wright, J. W.: Vorläufige Ergebnisse mit einer Tubenprothese. Laryngoscope *87* (1977), S. 207

Zange, J.: Schwellkörper am Kieferhöhlenostium. Arch. Ohren-Nasen-Kehlkopfheilkd. *147* (1940), S. 103

Zarniko, C.: Diagnostik der Nasenkrankheiten. In: *Denker* und *Kahler,* Handb. HNO-Heilkd. Bd. 1, S. 692–740. München, Berlin: Springer-Verlag 1925

Zippel, R.; Voigt, K.; Grützmacher, W.: Eine elektromanometrische Methode zur Funktionsprüfung des Duktus nasofrontalis. Arch. Ohren-Nasen-Kehlkopfheilkd. *208* (1974), S. 1–14

Zöllner, F.: Anatomie, Physiologie, Pathologie und Klinik der Ohrtrompete und ihrer diagnostisch-therapeutischen Beziehungen zu allen Nachbarschaftserkrankungen. HNO-Heilkunde der Gegenwart Bd. 13. Berlin: Springer-Verlag 1942

Zöllner, F.: Hörverbessernde Operationen bei entzündlich bedingten Mittelohrveränderungen. Arch. Hals-Nasen-Ohrenkrankh. *17* (1957), S. 1

Zuckerkandl, E.: Normale und pathologische Anatomie der Nasenhöhle und ihrer pneumatischen Anhänge Bd. 1 u. 2. Wien–Leipzig: W. Braumüller 1893

– Kap. 10

Albegger, K. W.: Spirometrische Routineuntersuchungen laryngotrachealer Stenosen. HNO (Berl.) *21* (1973), S. 172

Albertini, R. E.; Harrelli, J. H.; Moser, K. M.: Hypoxemia during fiberoptic bronchoscopy. Chest *65* (1974), S. 117

Albrecht, R.: Untersuchungsmethoden bei Leukoplakien und Karzinomen. Arch. Ohrenheilkd. *165* (1954), S. 459

Aleksandrov, W.; Maximov, B. N.; Lavrova, N. B.: Nasotracheale Intubation mittels Fiberendoskop bei Mandibulo-facialen Operationen. Anest. i. Reanimatol. (Moskau) *1* (1977), S. 59

Andersen, H. A.; Fontana, R. S.: Transbronchoscopic lung biosy for diffuse pulmonary diseases: Technique and results in 450 cases. Chest *62* (1972), S. 125–128

Arndt, H. J.: Perakute Epiglottitis bei Kindern. Dt. med. Wochenschr.. *96* (1971), S. 569–577

Arnold, G. E.: Vocal Nodules and Polyps: Laryngeal Tissue Reaktion to habitual Hyperkinetic Dysphonia. J. Speech Hearing Dis. *27* (1962), S. 205

Arnold, G. E.: Wiederherstellung der Stimme durch intrachordale Injektion. Monatsschr. Ohrenheilkd. 97 (1963), S. 94–103

Arnold, G. E.: Alleviation of Aphonia or Dysphonia trough intrachordal Injektion of Teflon Paste. Ann. Otol. Rhinol. Laryngol. 72 (1963), S. 384 bis 396

Arnold, C.: Tracheobronchoskopie. In: *Berendes–Link–Zöllner,* Handb. HNO-Heilkd. Bd. 1. Stuttgart: Georg Thieme 1964

Baker, D. C.: Polypoid Vocal Chord. New York State Yournal of. med. *63* (1963), S. 3098–3099

Banfai, J.: Chirurgische Beseitigung der durch Knorpeldefekt bedingten Trachealstenose. Z. Laryngol. Rhinol. *41* (1962), S. 552

Barth, L.; Meyer, M.: Moderne Narkose. Jena: VEB Fischer 1965

Baumann, H. P.: Fiberbronchoskopie: Indikation, Technik, Ergebnisse. Bern, Stuttgart, Wien: Huber 1979

Beckmann, G.: Akute und chronische Entzündungen des Kehlkopfes. In: *Berendes–Link-Zöllner*, Handb. HNO-Heilkd. Bd. 2. Stuttgart: Georg Thieme 1963

Behrendt, W.: Zur morphologischen Feinstruktur des Stimmlippenknötchens. Arch. Ohren-Nasen-Kehlkopfheilkd. *184* (1964), S. 99–108

Bellmann, G.; Dietsch, H. J.: Intralobäre Lungenseparation beim Kleinkind. Monatsschr. Kinderheilkd. *114* (1966), S. 365

Bienias, G. B.: Die Technik der Bronchografie (Kontrastmittel, Anaesthesiemethoden, Kontrastmitteleinführung). In: Bronchologische Arbeitsmethoden und ihre Ergebnisse. Berlin: Verlag Volk und Gesundheit

Biesalski, P.: Die Hals-Nasen-Ohrenkrankheiten im Kindesalter. Stuttgart: Georg Thieme 1960

Bjork, V.; Carlens, E.; Friberg, O.: Endobronchial anaesthesia. Anaestesiology *14* (1953), S. 60–72

Blaha, H.: Mißbildungen bzw. Anomalien des Tracheobronchialbaumes und der Lungen. Handb. med. Radiologie *9*, *S. 1*. Berlin–Heidelberg–New York: Springer-Verlag 1969

Blumenfeld, F.: Über Blutstillung im Kehlkopf durch Klammernaht. Verh. dt. Laryngol. *11* (1911), S. 505

Brandt, R. H.: Diagnostische Schwierigkeiten und Täuschungen bei Bronchialfremdkörpern. Dt. Gesundheitswesen *19* (1964), S. 867

Brandt, R. H.: Barbiturat-Relaxansnarkose bei Beatmungsendoskopien. HNO (Berl.) *13* (1965), S. 343

Brandt, R. H.: Foto- und Filmdokumentation bei Beatmungsendoskopien. Medizintechnik *6* (1966), S. 56

Brandt, R. H.: Simultane Endo-Röntgenskopie der servikothorakalen Luft- und Speisewege. HNO (Berl.) *15* (1967), S. 25

Brandt, R. H.: Perendoskopische, endolaryngeale Iridiumbestrahlung. Röfo *110* (1969), S. 880–885

Brandt, R. H.: Perendoskopische, endolaryngeale Iridiumbestrahlung. Röfo *110* (1969), S. 380

Brandt, R. H.: Endokavitäre Kontaktbestrahlung des Kehlkopfkrebses mit Iridium-192 in Narkose und Hyperoxämie, ein neues Behandlungsverfahren unter Anwendung der Beatmungslaryngoskopie. Habil.-Schrift, Magdeburg 1970

Brandt, R. H.: Die Erkrankungen der Luftröhre und Bronchien. In: *Moser*, Lehrbuch HNO-Heilkd. Jena: VEB Fischer-Verlag 1971

Brandt, R.H.; Nothnagel, A.; Winde, E.: Vergleichende Untersuchungen der Behandlungsergebnisse von gutartigen Stimmbandproliferationen. Folia phoniatr. *25* (1973), S. 146–149

Brandt, R. H.: Direkte Endoskopiemethoden der cervikothorotalen Luft- und Speisewege. In: *Moser*, Lehrb. HNO-Heilkd. Jena: VEB G. Fischer 1971

Brandt, R. H.: Zur klinischen Bedeutung der Beatmungslaryngoskopie. Dt. Gesundheitswesen *27* (1972), S. 1185

Brandt, R. H.: Neue Methoden endoprothetischer Rehabilitation von Trachealstenosen. Monatsschr. Ohrenheilkd. Laryngol. Rhinol. (Wien) *106* (1972), S. 449

Brandt, R. H.: Larynx und Intubation. Z. Erkrank. Atmungsorgane *136* (1972), S. 93

Brandt, R. H.; Sarg, K.; Christof, B.: Methode und Ergebnisse der Behandlung juveniler Larynxpapillome. Z. Erkrank. Atmungsorgane *137* (1972), S. 125–131

Brandt, R. H.: Indikation zu endoskopischen Eingriffen im Kindesalter. Folia bronchologica. In: Z. Erkrank. Atmungsorgane *138* (1973), S. 353

Brandt, R. H.: Endolaryngeale Iridium-192-Bestrahlung des Kehlkopfkrebses. Z. Erkrank. Atmungsorgane *141* (1974), S. 180–183

Brandt, H. J.: Endoskopie und Biopsie in der Diagnostik pneumologischer Krankheiten. Praxis klin. Pneumol. *31* (1977), S. 384

Brandt, R. H.; Solisch, P.; Hahnefeld, H.: Zur Immuntherapie der Larynxpapillomatose. Arch. Geschwulstforsch. *45* (1975), S. 368–375

Brandt, R. H.; Solisch, P.; Hahnefeld, H.: Zur Vakzinetherapie der Larynxpapillomatose. Z. Erkrank. Atmungsorgane *155* (1980), S. 254 bis 261

Breining, H.; Sibmann, F. C.; Heller, G.: Akuter Luftmangel bei Kindern auch intralaryngeale Hämangiome. Med. Welt *19* (1968), S. 1667

Brünings, W.: Über eine neue Art der direkten Laryngoskopie und der direkten Kehlkopfoperationen. Verh. dt. Laryngol. *16* (1909), S. 148

Brünings, W.: Über eine neue Behandlungsmethode der Rekurrenzlähmung. Verh. dt. Laryngol. *11* (1911), S. 525–530

Brünings, W.: Über die Dauerresultate der Paraffinplastik. Verh. dt. Laryngol. *12* (1912), S. 766 bis 771

Brünings, W.; Albrecht, W.: Direkte Endoskopie der Luft- und Speisewege. Stuttgart: F. Encke 1915

Böhme, G.: Stimm-, Sprach- und Hörstörungen. Jena: VEB G. Fischer 1969

Carlens, E.: A new flexible double-lumen catheter for bronchospirometry J. Thorac. Surg. (St. Louis) *18* (1949) S. 742

Chilla, R.; Gabriel, P.; Ilse, H.: Die Kurzzeitintubation als Ursache organischer und funktioneller Kehlkopfschäden. Z. Laryngol. Rhinol. *55* (1976), S. 118

Clark, R. H., und Mitarb.: Transbronchiale Lungenbiopsie: Ergebnisse bei 85 Untersuchungen. Thorax (Lond.) *32* (1977), S. 546

Daniels, A. C.: A method of biopsy useful in diagnosing certain intrathoratic disceases. Dis. Chest. *16* (1949), S. 360–367

Denecke, H. J.: Die Oto-Rhino-Laryngologische Operationen. In: *Kürschner, Gulecke, Zenker*, Operationslehre Bd. V. Berlin–Göttingen–Heidelberg: Springer-Verlag 1953

Denecke, H. J.: Fehler und Gefahren bei den Trachealstenosen. Arch. Ohren-Nasen-Kehlkopfheilkd. *199* (2) (1971), S. 393

Dietsch, H. J.: Zur endobronchialen Behandlung der Lymphknotenperforation bei kindlicher Primärtuberkulose. Monatsschr.. Kinderklinik *109* (1961), S. 186

Dietsch, H. J.: Angeborene Fehlbildungen der Trachea und der Bronchien. Kinderärztl. Praxis *32* (1964), S. 11

Dietzel, K.: Endoskopische Untersuchungsmöglichkeiten im Kehlkopf. HNO (Berl.) *4* (1953), S. 53

Dietzel, K.: Symptomatische Besonderheiten der Trachealstenosen. Arch. Ohren-Nasen-Kehlkopfheilkd. *172* (1958), S. 231

Dietzel, K.: Anatomie und Physiologie der Luftröhre und Bronchien sowie endoskopische Untersuchungstechnik der unteren Luftwege. In: *Berendes, Link, Zöllner*, Handb. HNO-Heilkd. Bd. I. S. 533, Stuttgart: Georg Thieme 1964

Dietzel, K.: Physiologie der Luftröhre und Bronchien. In: *Berendes, Link, Zöllner:* Handb. HNO-Helkd. Bd. I. Stuttgart: Georg Thieme 1964

Dimitrov-Szokodi: The surgical treatment of Bronchial-Asthma by modified operative procedure. The Indien J. of Surg. *9* (1954), S. 2

Draf, U.; Draf, W.: Mikrochirurgische und phoniatrischlogopädische Gesichtspunkte bei der Behandlung von sog. gutartigen Stimmbandläsionen. Z. Laryngol. Rhinol. *56* (1977), S. 437

Doesel, H.: Das chronisch-bronchitische und sinobronchitische Syndrom im Kindesalter aus der Sicht der Bronchologen. Praxis Pneumonol. *24* (1970), S. 677

Dudkowski, J.: Zum Kartagenersyndrom. Helvet. paediat. Acta *22* (1967), S. 491

Eggemann, G.: Maligne Entstehung eines Reincke-Stimmbandoedems. Z. Laryngol. Rhinol. *49* (1970), S. 300–303

Emmrich, R.: (Hrsg.) Arbeitsmethoden der inneren Medizin und ihre verwandten Gebiete III: Endoskopische Arbeitsmethoden. Jena: VEB G. Fischer 1966

Engel, St.: Die Lunge des Kindes. Stuttgart: Georg Thieme 1950

Esser, L.: Topographische Ausdeutung der Bronchien im Röntgenbild. Stuttgart: Georg Thieme 1957.

Euler, H. E.: Die perösophageale Aortenpunktion, ihre diagnostischen und therapeutischen Möglichkeiten. Arch. Ohren-Nasen-Kehlkopfheilkd. *155* (1948), S. 536

Euler, H. E.: Die perbronchiale Punktion und Kontrastmitteldarstellung der A. pulmonalis. Arch. klin. exsp. Ohren-Nasen-Kehlkopfheilkd. *155* (1949), S. 591

Euler, H. E.: Technische Bemerkungen zur periösophagealen Aortografie. Röntgenblätter *3* (1950), S. 117

Euler, H. E.: Pertracheales Tracheo-Laryngoskop. Z. Laryngol. Rhinol. *33* (1954), S. 57–59

Euler, H. E.; Strauch, J.; Witte, S.: Zur Zytodiagnostik mediastinaler Geschwülste. Arch. Ohren-Nasen- Kehlkopfheilkd. *167* (1955), S. 376–382

Euler, H. E.; Schmidt, J.: Anatomische und röntgenologische Untersuchungen zur endoskopischen Punktion der großen Körperschlagadern. Arch. Ohren-Nasen-Kehlkopfheilkd. *168* (1955), S. 101

Ey, W.: Plastische Eingriffe an Larynx und Trachea bei verletzungsbedingten Stenosen. Z. Laryngol. Rhinol. *47* (1968), S. 340–443

Fabrikant, J. J.; Koburg, E.: Röntgenkontrastuntersuchung von Larynx und Hypopharynx in Verbindung mit Bildverstärkung. HNO (Berl.) *13* (1965), S. 16

Findeisen, D. G. R. und Mitarb.: Asthma bronchiale. Berlin: Verlag Volk und Gesundheit 1971

Flückiger, H.: Die Gefäßverhältnisse an den Bronchialabzweigungen, HNO (Berl.) *18* (1970), S. 74

Friedel, H.: Die Beatmungsbronchoskopie. Dt. Gesundheitswesen *11* (1956), S. 181

Friedel, H.: Die Wandlung der modernen Bronchoskopie als Routinemethode. Dt. Gesundheitswesen *11* (1956), S. 181

Friedel, H.: Die Katheterbiopsie des peripheren Lungenherdes. Tuberkulosebibliothek Bd. 99. Leipzig 1961

Friedel, H.: Die bronchoskopische Sondierung der Lunge. Dt. Gesundheitswesen *16* (1961), S. 748

Friedel, H.: Die Bronchografie in Allgemeinarkose. In: Bronchologische Arbeitsmethoden und ihre Ergebnisse. Berlin: Verlag Volk und Gesundheit 1962

Friedel, H.: Die Bronchoskopie in Beatmungstechnik. In: Bronchologische Arbeitsmethoden und ihre Ergebnisse. Berlin: Verlag Volk und Gesundheit 1962

Friedel, H.: Die Katheterbiopsie. Z. Tbk. *122* (1964), S. 246

Friedel, H.: La tamponnement bronchique temporaire. Lé Bronches *15* (1965), S. 62

Forssmann, W.: Geschichtliche Entwicklung und

Methodik der Herzkatheterisierung. Langenbecks Arch. klin. Chirurg. *279* (1954), S. 450

Frootko, N. J.; Rogers, J. H.: Oesophaguspapillome bei dem Kind. Z. Laryngol. (London) *92* (1978), S. 823–827

Gabriel, P.; Chilla, R.: Über Indikation und Zeitpunkt konservativer und operativer Therapie peripherer Stimmbandparese. HNO (Berl) *23* (1975), S. 333

Ganz, H.; Niemeyer, W.: Über die Tracheopathia chondro-osteoplastica. Arch. klin. exp. Ohren-Nasen-Kehlkopfheilkd. *191* (1968), S. 771–774

Gierhake, F. W.: Histologische Untersuchung nach Bronchografie mit isotonen wasserlöslichen Kontrastmitteln. Thoraxchirurgie *5* (1957), S. 260

Gilbert, J. G.; Marazella, C. A.; Feil, L. J.: Primary tracheal tumors in the imfant and adult. Arch. Otolaryngol. *50* (1953), S. 1

Glaninger, J.: Viereinhalb Jahre Mikrolaryngoskopie an der Wiener HNO-Klinik. Wiener med. Wochenschr. *120* (1970), S. 69–74

Grillo, H. L.: Resektion und Rekonstruktion der Trachea. Langebecks Arch. klin. Chirurg. *322* (1968), S. 865–889

Grillo, H. C.: Chirurgische Behandlung von Post-Intubationsläsionen der Trachea. Acta. chir. belg. *76* (1977), S. 361

Grünwald, Th.: Über Struma intratrachealis. Beitr. klin. Chirurg. *45* (1905), S. 711

Günnel, F.; Flach, M.: Zum Wert der Laryngografie als zusätzliche Untersuchungsmethode bei Kehlkopferkrankungen. Z. Laryngol. Rhinol. *43* (1964), S. 65–82

Haas, E.: Zur Genese der intralaryngealen Struma. Z. Laryngol. Rhinol.: *46* (1967), S. 229

Haas, E.; Bildstein, P.: Die Bedeutung der Stroboskopie für die Früherkennung des Stimmlippenkrebses. Z. Laryngol. Rhinol. *53* (1974), S. 169 bis 172

Händel, D.; Wunderlich, P.: Trachealfehlbildung und funktionelle Trachealstenosen im Säuglings- und Kleinkinderalter. Monatsschr. Kinderheilkd. *116* (1968), S. 436

Hajek, M.: Beiträge zur Anatomie der Stimmlippe. Z. Hals-Nasen-Ohrenheilkd. *13* (1925), S. 220

Hamann, K. M.: Übersicht über die Larynxkarzinomfälle der HNO-Klinik der med. Akademie Magdeburg von 1958–1969. Diplomarbeit Magdeburg 1972

Hanson, J.; Bruchmüller, W.: Untersuchungen zur Intravitaldiagnostik von Kehlkopfkarzinomen und ihren Vorstufen. HNO-Praxis *4* (1978), S. 249

Herold, H. J.; Bockmühl, F.: Über die Häufigkeit Geschlechts- und Altersverteilung des Kehlkopfkarzinoms. Z. Laryngol. Rhinol. *45* (1966), S. 785–789

Herf, S. M.; Suratt, P. M.: Deaths and complications associated with transbronchial lung biopsy. Amer. Rev. Respir. *115* (1977), S. 708

Herzog, H.; Keller, R.: Pathophysiologische Grundlagen und Therapie der Bronchialstenose. Arch. klin. exsp. Ohren-Nasen-Kehlkopfheilkd. *199* (1971), S. 317

Holinger, P. H.; Zimmermann, A. A.; Pachet, V. N.; Johnston, K. C.: A correlation of the embryonic develepment of the trachea and lungs with congenital malformations. Basel–New York: S. Karger 1955

Holinger, P. H.: Clinical aspects of congenital anomalies of the larynx, trachea, bronchi and oesophagus. J. Laryngol. Otol. 75 (1961), S. 1

Hürzeler, D.: Transbronchiale Lymphknotenpunktion. Pract. oto-rhino-laryng. (Basel) *25* (1963), S. 247–255

Hürzeler, D.: Die Bronchoskopie mit dem starren Rohr, eine veraltete Methode? Schweiz. med. Wochenschr. *109* (1979), S. 1259

Huzly, A.: Atlas der Bronchoskopie. Stuttgart: Georg Thieme 1960

Huzly, A.: Schleimhauterkrankungen der Trachea. Z. Laryngol. Rhinol. *44* (1965), S. 306–317

Ikeda, S.: Flexible Bronchofiberscope. Keio. J. Med. *1* (1968), S. 17

Ikeda, S.: Atlas of flexible bronchofiberscopy. Stuttgart: Georg Thieme 1974

Jackson, Ch.: Anomalies of the Larynx. In: Handb. Otolaryngology Bd. 4. Ch. *22* Hajertown (Maryland/USA) 1960

Jäger, L.: Sollwerte der Ventilation. Z. Tuberk. *125* (1966), S. 345

Jakobson, P.: Squamons cells carcinoma of The Larynx histology classification and Grading of malignancy. Wiss. Z. Friedrich-Schiller-Univ. Jena, Math.-Nat.-R. *55* (1977), S. 108

Jelke, G.: Die Bronchografie mit dem Carlenskatheter in der arteficiell atelektatischen Lunge. Thoraxchirurgie *11* (1964), S. 587

Justus, J.; Baerthold, W.; Preibisch-Effenberger, R.: Juvenile Larynxpapillomatose mit Ausbreitung über das Tracheobronchialbaumsystem und maligne Entartung ohne Strahlentherapie. HNO (Berl.) *18* (1970), S. 349

Kahr, E.: Intubationsserienbronchografie und Tomografie. Wiener med. Wochenschr. *104* (1954), S. 431–433

Kambie, V.; Lenart, J.; Radsol, Z.: Der histologische Aspekt und die Prognose der Hyperplasie an der laryngealen Schleimhaut. Wiss. Z. Friedrich-Schiller-Univ. Jena, Math.-Nat. R. *55* (1977), S. 102

Kandt, D.: Die topische Inhalationsnarkose in der Bronchoskopie. Tagungsbericht I. Intern. Kongreß für Aerosole in der Medizin. Wien Sept. 1973

Kandt, D.: Die topische Inhalationsanaesthesie

mit Ultraschallaerosolen in der Bronchoskopie. Dt. Gesundheitswesen *28* (1973), S. 2196

Karduck, A.; Küpper, R.; Bartholomé, W.: Zum klinischen Bild des primären Trachealzylindroms. Z. Laryngol. Rhinol. *56* (1977), S. 446–451

Kartagener, M.: Die Bronchiektasien. In: Handb. d. Inneren Medizin Bl. IV. Springer-Verlag 1956

Kartagener, M.: zit. nach Tendler. Beitr. klin. Tuberkulose *83* (1933), S. 489

Karte, H.: Erkrankungen der Lunge. Im Handb. der Kinderheilkd. Bd. VII. Berlin–Heidelberg–New York: Springer-Verlag 1966

Khan, M. A.; Whitcomb, M. E.: Deaths associated with flexible bronchoscopy. Chest *70* (1976), S. 200

Killian, G.: Zur Bronchoskopie bei kleinen Kindern. Verb. dt. Laryngol. *11* (1911), S. 550 bis 568

Killian, G.: Über die Schwebelaryngoskopie (Demonstration). Verb. dt. Laryngol. *12* (1912), S. 747–748

Killian, G.: Die Schwebelaryngoskopie und ihre praktische Verwertung. Berlin: Urban & Schwarzenberg 1920

Kirsch, M.: Die Bronchoskopische Pulmonalispunktion. Habil.-Schrift der Med. Akademie Magdeburg 1971

Klein, P.: Die intratracheale Struma. Leipzig: J. A. Barth 1967

Kleinsasser, O.: Über die verschiedenen Formen der Plattenepithelhyperplasien im Kehlkopf und ihre Beziehungen zum Carzinom. Arch. Ohren-Nasen-Heilkd. *174* (1957), S. 290–313

Kleinsasser, O.: Mikrolaryngoskopie und endolaryngeale Mikrochirurgie. Stuttgart/New York: F. K. Schattauer 1964

Kleinsasser, O.: Endolaryngeale Arytadenoidektomie und submuköse Hemichordektomie zur Erweiterung der Glottis bei bilateraler Abduktorenparese. Monatsschr. Ohrenheilkd. *102* (1968), S. 443–464

Kleinsasser, O.: Narbenstenosen des Kehlkopfes und der Trachea. HNO (Berl.) *19* (1971), S. 294–302

Kleinsasser, O.: Mikrolaryngoskopie und endolaryngeale Mikrochirurgie: Rückblick auf 2 500 Fälle. HNO (Berl.) *22* (1974), S. 33–38 und 69–83

Kleinsasser, O.: Mikrolaryngoskopie und endolaryngeale Mikrochirurgie 2. Aufl. Stuttgart/New York: F. K. Schattauer 1976

Klemm, E.: Zahnschutz in der laryngoskopischen Technik, Medicamentum (Berl.) *16* (1975), S. 370

Knoop, U.; Ewerbeck, H.: Behandlung asphyktischer Neugeborener. Dt. med. Wochenschr. *104* (1979), S. 1396

Koburg, E.: Iridium-192-Kurzzeitkontaktbestrahlung von Tumoren des HNO-Bereiches. Arch. klin. exsp. Ohren-Nasen-Kehlkopfheilkd. *191* (1968), S. 696–700

Koburg, E.; Steinbach, E.: Toluidinblaufärbung von Larynxtumoren. Z. Arch. klin. u. exper. Ohren-, Nasen-, u. Kehlkopfheilkd. *194* (1969), S. 320

Koburg, E.: Vorgehen zur Behebung eines Narbensegels. Z. Laryngol. Rhinol. *53* (1974), S. 164 bis 167

Koburg, E.: Endolaryngeales Vorgehen zur Behebung eines Narbensegels der vorderen Stimmbandkommissur. Z. Laryngol. Rhinol. *53* (1974), S. 164–167

Koelsch, K. A.: Geschichte der endoskopischen Untersuchungsmethoden. Z. inn. Med. *10* (1955), S. 205

Kosokovic, F.: Über einige Veränderungen an der Stimmlippenschleimhaut und im Reinkeschen Raum. Z. Laryngol. Rhinol. *55* (1976), S. 91–95

Krainz, N.; Kumer, L.: Zur Technik der endolaryngealen Radiumbestrahlung. Monatsschr. Ohrenheilkd. *65* (1931), S. 1479–1488

Krause, J.; Mau, H.: Die Lungenseparation in Verbindung mit der Relaxatio diaphragmatica. Z. Erkrank. Atmungsorgane *137* (1972), S. 215 bis 220

Kronschwitz, H.: Die nasotracheale Intubation mit einem Intubationsfiberskop. Anaesthesist *18* (1969), S. 58

Kummer, F.: Das typische Funktionsbild der Stenose im Laryngo-Tracheal-Bereich. Praxis Pneumol. *29* (1975), S. 300

Landing, B. H.: Congenital Malformations and Genetic Disorders of the Respiratory Tract. Amer. Rev. Respirat. Dis. *120* (1979), S. 151

Leden, v. H.: Intralaryngeale correction of bilateral abductor paralysis: A modification of the Thornell operation. Laryngoscope (St. Louis) *60* (1950), S. 1190

Leicher, H.: Bösartige Geschwülste des Kehlkopfes und Hypopharynx. In: Hals-Nasen-Ohrenheilkunde Bd. II/2 S. 959–1146. In: Berendes–Link–Zöllner. Stuttgart: Georg Thieme 1963

Leicher, H.: Die lebensbedrohliche Laryngo-Tracheo-Bronchitis. Dt. med. Wochenschr. *89* (1964), S. 1693–1696

Lenz, H.: Spezielle Probleme der Bronchografie. In: *Griesbach* u. *Müller*, Bronchologische Eingriffe. Stuttgart: Georg Thieme 1976

Link, R.: Tumoren der Trachea und Bronchien. In: *Berendes, Link, Zöllner*, Handb. HNO-Heilkd. Stuttgart: Georg Thieme 1964

Löbe, L.-P.: Maligne Non-Hodgkin-Lymphome – neue histopathologische Klassifikation und klinische Stadieneinteilung. HNO-Praxis *4* (1976), S. 232

Löhle, E.; Kopp, K. H.; Hesjedal, O.: Laryngoskopische Verlaufskontrollen bei langzeitintubierten Patienten. Arch. Oto-Rhinolaryngol. *231* (Kongressber. 1981), S. 788

Lujnik, F.: Perbronchiale Lungenbiopsie. Med. Klinik *74* (1979), S. 9

Lüscher, B.: Lehrbuch der Nasen- und Halsheilkunde. Wien: Springer-Verlag 1956

Lyons, G. D.; Garrett, M. E.: Komplikationen des perkutanen transtrachealen Vorgehens. Ann. Otol. (St. Louis) *86* (1977), S. 633

Martenson, B.: Transconioscopy Pract. Otol.-Rhinol. Laryngol. (Basel) *29* (1967), S. 217–232

Mayet, A.: Die morphologischen Grundlagen des Reinkeschen Stimmbandoedems. Arch. Ohren-Nasen-Kehlkopfheilkd. *177* (1961), S. 160

Messerklinger, W.: Zur Behandlung der kongenitalen Synechien im Glottisbereich. Monatsschr. Ohrenheilkd. *98* (1964), S. 184–187

Meyer, R.: Behandlung der Trachealstenosen. Arch. klin. exsp. Ohren-Nasen-Kehlkopfheilkd. *199* (2) (1971), S. 292

Koburg, E.: Die Iridium-192-Kurzzeit-Kontaktbestrahlung maligner Tumoren. Arch. klin. exsp. Ohren-Nasen-Kehlkopfheilkd. *191* (1968), S. 696–700

Minnigerode, B.: Die Geschwülste der Luftröhre und der Bronchien. In: *Denker* und *Kahler*, Handb. HNO-Heilkd. Berlin: Springer-Verlag 1929

Minnigerode, B.: Untersuchungen zur Funktionsanalyse der Weisbergschen Knorpel des menschlichen Kehlkopfes. Arch. klin. exsper. Ohren-Nasen-Kehlkopfheilkd. *186* (1966), S. 247–251

Minnigerode, B.: Das endoskopische Kehlkopfbild des gesunden Neugeborenen. Z. Laryngol. Rhinol. *48* (1969), S. 895–901

Minnigerode, B.: Die angeborene partielle subglottische Stenose des Neugeborenen. Z. Kinderchirurgie 7 (1969), S. 180

Minnigerode, B.: Pathophysiologie der Stenosen von Kehlkopf und Trachea. Arch. klin exsp. Ohren-Nasen-Kehlkopfheilkd. *19* (2) (1971), S. 65

Minnigerode, B.: Die tracheobronchiale Dyskinesie im Neugeborenen und Säuglingsalter. Monatsschr. Ohrenheilkd. *106* (1972), S. 358–363

Minnigerode, B.: Zum Verhalten des Verdrängungsdruckes bei verschiedenen direkten laryngoskopischen Untersuchungsmethoden. Z. Laryngol. Rhinol. *51* (1972), S. 86

Minnigerode, B.: Gegendruckautoskopie in Lokalanaesthesie. Z. Laryngol. Rhinol. *53* (1974), S. 348–351

Mootz, W.; Schöndorf, J.; Gedik, G.: Lokales tumorförmiges Amyloid des Nasenrachenraumes. HNO (Berl.) *19* (1971), S. 303

Morawetz, F.: Die Bedeutung der Zytologie für die moderne Lungenklinik. Krebsarzt 22 (1967), S. 154–160

Moser, F.; Rothemundt, F.; Hoffmann, A.: Untersuchungen über die Frühdiagnose beim Kehlkopfkrebs. Dt. Gesundheitswesen *23* (1968) S. 743–749

Moser, F.: Kinder-Otolaryngologie. Leipzig: J. A. Barth 1971

Müller, E.: Über ein neuartiges Larynxendoskop. Z. Laryngol. Rhinol. *33* (1954), S. 771

Münzel, M.; Meister, P.: Subepitheliale Veränderungen bei der einfachen leukoplakischen Hyperplasie der Kehlkopfschleimhaut. Z. Laryngol. Rhinol. *55* (1976), S. 96

Murphy, P.: A fiber-optic endoscope used for nasal intubation. Anaesthesia *22* (1967), S. 489–491

Nadel, J. A.; Wolfe, W. G.; Graf, P. D.: Powdered tantalum as a medium for bronchografie in canin and human lungs. Invest. Radiol. *3* (1963), S. 229

Nakhosteen, J. A.: Fiberbronchoskopie. Stuttgart: Georg Thieme 1978

Naumann, W. H.: Endoskopische Eingriffe. In: *Naumann*, Kopf- und Hals-Chirurgie Bd. I, S. 462 Stuttgart: Georg Thieme (1972)

Naumann, O. G.: Freies Mundschleimhaut-Transplantat zur Glottis-Rekonstruktion bei Kehlkopf-Stenose durch Langzeit-Intubation. HNO (Berl.) *22* (1974), S. 215

Naumann, O. G.; Kruse, C. G.: Röntgenologische Funktionsdiagnostik des Larynx. HNO (Berl.) (1974), S. 238

Neef, W.: Komplexe Lungendiagnostik. Leipzig: J. A. Barth 1972

Nessel, E.: Die Berufsschäden des Kehlkopfes. Arch. Ohren-Nasen-Kehlkopfheilkd. *185* (1965), S. 379

Nessel, E.: Ein Vorschlag zur vereinfachten Behandlung der Stimmlippensynechie. HNO (Berl.) *16* (1968), S. 284–287

Novoselac, M.; Fisch, U.; Dangel, P.: Laryngotracheo-oesophageale Fisteln – seltene Mißbildungen der Luftwege. HNO (Berl.) *22* (1974), S. 186–190

Oeken, F. W.: Bedrohlicher Zwischenfall bei Stützendoskopie nach Seiffert. HNO (Berl.) *9* (1960), S. 30

Oeken, F. W.: Chondroplastische Erweiterung der Trachea. Wiss. Z. Univ. Halle *13* (1964), S. 952

Oh, T. H.: Vergleich zwischen nasotrachealer Intubation und Tracheotomie in der Behandlung der akuten Epiglottis. Anaesthesiology *46* (1977), S. 214

Osterland, U.: Trachealgeschwülste. HNO (Berl.) *9* (1961), S. 336

Otto, W.; Wegener, M.: Zytologische und histologische Diagnose im Thoraxbereich. Therapiewoche 7 (1967), S. 560–568

Padovan, J.: Die Behandlung der Stenosen des Larynx. Arch. klin. exsp. Ohren-Nasen-Kehlkopfheilkd. *199* (2) (1971), S. 254

Päplow, B.; Gdanietz, K.: Das akute Emphysem

im Säuglingsalter. Z. Erkrank. Atmungsorgane *137* (1972), S. 221–227

Patterson, G.: Laryngo-Tracheo-Oesophageal Cleft. Z. Kinderchirurg. 7 (1969), S. 43

Pickroth, Ch.: Die topische Inhalationsanaesthesie mit Ultraschallaerosolen. Dt. Gesundheitswesen *24* (1969), S. 1940

Pickroth, G.: Die Inhalationsanaesthesie mit Ultraschallaerosolen. In: Aerosole in der Medizin. Wiss. Beiträge der Fr.-Schill.-Univ. Jena 1969

Pieniazek, E.: Beitrag zur Kauistik der Fremdkörper in den Luftwegen. Wiener med. Blätter 1888 Nr. 1 und 2

Pieniazek, E.: Die Verengerungen der Luftwege. Leipzig/Wien: Deuticke 1901

Pirsing, W.: Larynxmißbildungen, Ther. Umsch. *37* (1980), S. 1061

Poppelbaum, H. F.: Bronchografie – Allgemeinnarkose im Kindesalter. In: Bronchologische Arbeitsmethoden und ihre Ergebnisse. Berlin: Verlag Volk und Gesundheit 1962

Preibisch-Effenberger: Das juvenile Larynxpapillom. HNO (Berl.) *218* (1970), S. 229
unter Berücksichtigung der UJCC (TNM-System).

Quante, M. und Mitarb.: Verlaufsbeobachtung der Leukoplakie im Kehlkopf. Z. Laryngol. Rhinol.

Quante, M.; Strauss, C.: Kerk, W.; Edinger, D.: Verlaufsbeobachtungen der Leukoplakie im Kehlkopf. Z. Laryngol. Rhinol. *55* (1976), S. 98

Reinke, F.: Untersuchungen über das menschliche Stimmband. Fortschr. Med. *13* (1895), S. 469

Richart, R. M.: A clinical staining test for the in vivo delineation of dysplasia and carcinoma in situ. Amer. J. Obstret. Q Gynecol. (St. Louis) *86* (1963), S. 703

Römer, V. H.; Kirsch, U.: Operabilität der durch Volksröntgenreihenuntersuchung erfaßten Karzinome. Z. Tuberkulose *128* (1961), S. 161

Römer, K. H.: Die rekonstruktive Chirurgie des Tracheobronchialbaums. Jena: VEB G. Fischer 1967

Römer, K. H.; Thal, W.; Brandt, R. H.: Klinik und Therapie der oesophatrachealen Fremdkörperfistel. Z. Erkrank. Atmungsorgane *145* (1976), S. 145

Roos, E. L.: Die perbronchiale Blockade des Plexus pulmonalis dorsalis beim Asthma bronchiale. Dt. Gesundheitswesen *15* (1960), S. 780–789

Rose, K. G.: Methodischer Beitrag zur Untersuchung des subglottischen Raumes. HNO (Berl.) *15* (1967), S. 84–86

Rügheimer, E.: Unsere Technik der Bronchografie mit Hilfe des Carlenstubus. Zbl. Chirurgie *81* (1956), S. 2113

Sanders, R. D.: Two ventilating atachments for bronchoscopy. Delaware med. J. *39* (1967), S. 170

Saw, E. c.; Gottlieb, L. S.: Flexible fiberoptic bronchosxopie and endobronchial tamponade in the management of massive Hemoptysis. Chest *70* (1976), S. 589

Seiffert, A.: Untersuchungsmethoden des Kehlkopfes. In: *Denker* und *Kahler*, Handb. HNO-Heilkd. Bd. I. Berlin: Springer-Verlag 1925, S. 843

Seiffert, L. B.; Glanz, H.: Carcinoma in situ Laryngis. Z. Laryngol. Rhinol. *50* (1971), S. 827–854

Šimeček, C.: Zur Methode des diagnostischen Pneumomediastinums. Praxis Pneumol. *23* (1969), S. 395

Šimeček, C.: Bronchomediastinographische Untersuchungen. Röfo *113* (1970), S. 237–239

Solisch, P.; Hahnefeld, H.; Brandt, R. H.: Zur Virusätiologie der Larynxpapillome des Menschen. Morphologischer Nachweis eines Virus der Papovagruppe. Pädiatrie *11* (1972), S. 259 bis 363

Solisch, P.; Hahnefeld, H.; Brandt, R. H.: Zur Papovavirusätiologie des menschlichen Larynxpapillom – elektronenmikroskop. Untersuchungen. Z. Erkrank. Atmungsorgane *138* (1973), S. 379–384

Schädlich, M.: Die intravenöse Kurznarkose. Dt. Gesundheitswesen *19* (1964), S. 243

Scharkoff, Th.: Über weitere Untersuchungen zur Frage kombinierter Mißbildungen der Respirationswege. HNO-Praxis *4* (1979), S. 148–152

Schaumann, M.: Erkennung und Behandlung der Bronchektasien. Z. Erkrank. Atmungsorgane. *137* (1972), S. 201–210

Scheuffler, H.: Reinke-Oedem und Larynxkarzinom. HNO (Berl.) *9* (1960/61), S. 337–339

Schicker, H.: Beitrag zur Bronchografie in Kurznarkose. Röfo *81* (1954), S. 785–788

Schilling, W.; Wetzer, V.; Wenzel, D.: Beitrag zu Untersuchungen über das kardiale Risiko bei der Bronchoskopie. Z. Erkrank. Atmungsorgane (1974), S. 126–132

Schneider, O.; Küttner, K.; Klein, K.: Injektorbeatmung bei endolaryngealen Eingriffen. Anaesthesiol. Reanimat. 7 (1979), S. 231

Schneider, P. W.: Morphologie der Mißbildungen der Menschen und Tiere, hrsg. von *B. Gruber*. Jena: Gustav Fischer Verlag 1934

Schobel, H. M.: Tracheale Spangenplastik. Monatsschr. Ohrenheilkd. 97 (1963), S. 412

Schoefer, G.: Narkosebronchografie als Routinemethode. Dt. Gesundheitswesen *11* (1956), S. 780

Schönhärl, E.: Die Stroboskopie in der praktischen Laryngologie. Stuttgart: Georg Thieme 1960

Schwab, W.: Zur Klassifizierung und Dokumentation bösartiger Geschwülste im HNO-Bereich unter Berücksichtigung der UICC (TNM-System). Z. Laryngol. Rhinol. *47* (1968), S. 21–41

Schwab, W.: Aktuelle Bemerkungen zur Anwendung des TNM-Systems. Z. Laryngol. Rhinol. *54* (1975), S. 44–64

Stange, G.; Gebert, E.; Van de Loo, C.: Intubationslose Narkose bei direkter Laryngoskopie. Z. Laryngol. Rhinol. *53* (1974), S. 339–347

Stark, P.: Kardiovasculäre Störungen und Hyperkaliämie nach Succinylcholin. Anaesthesist *20* (1971), S. 458

Staude, G.; Vorpahl, K.: Tödliche Trachealstenose nach Laryngektomie. Z. Erkrank. Atmungsorgane *137* (1972), S. 243–248

Steinberg, D.: Die Struma intratrachealis. HNO (Berl.) *17* (1969), S. 139–147

Steinbrück, P.; Friedel, H.: Bronchologische Arbeitsmethoden und ihre Ergebnisse. Berlin: Verlag Volk und Gesundheit 1960

Stékely, E.: Untersuchungen mit dem Bronchialkatheter im Kindesalter. Tuberkulózis *17* (1964), S. 184

Strong, H. S. et. al.: Toluidine blue in diagnosis of cancer of the larynx. Arch. Otolaryngol. (Chicago) *91* (1970), S. 515

Stuckrad, H. v.; Herrmann, J. F.; Fenth, H.: Eine neue Methode zur Hypopharyngo-Laryngo-Tracheoskopie. Z. Laryngol. Rhinol. *53* (1974), S. 1–5

Stutz, E.; Vieten, H.: Die Bronchografie. Stuttgart: Georg Thieme 1955

Sugar, J.: Die Histologie der Präkanzerosen des Kehlkopfes. Arch. klin. exsp. Ohren-Nasen-Kehlkopfheilkd. *197* (1970), S. 142–153

Tendler, H.; Schaarschmidt, G.: Kongenitale Bronchiektasie bei Situs inversus. Z. Erkrank. Atmungsorgane *137* (1972), S. 161–166

Thal, W.; Wuttke, W. D.: Zum Problem unerkannter Fremdkörper der oberen Luft- und Speisewege im Säuglings- und Kleinkindalter. Z. Ärztl. Fortbild. *58* (1964), S. 1053

Tautenhahn, E.; Walliser, A.; Christoph, B.: Die erschwerte Intubation Anaesthesiol. Reanimat. *45* (1979), S. 238

Thal, W.: Zur Technik der unilateralen Bronchografie bei Kindern. Röfo *101* (1964), S. 652

Thal, W.: Pseudocroup durch unerkannte Trachealfremdkörper. Dt. Gesundheitswesen *19* (1964), S. 1264

Thal, W.; Röse, W.; Simm, R.: Eine neue Methode der Laryngo-Tracheoskopie bei jungen Säuglingen. Kinderärztl. Praxis *38* (1970), S. 505

Thal, W.: Kinderbronchologie. Leipzig: J. A. Barth 1972

Thornell, W. C.: Interalaryngeal approach for arytaenoidectomy in bilateral abductor paralysis of the vocal chords. Arch. Oto-laryngol. *47* (1948), S. 505–508

Torgersen, J.: Situs inversus und Kartagenersyndrom. Schweiz. med. Wochenschr. *82* (1952), S. 770

Vogel, J. H. K.; Keiminson, L. L.; Cotton, E. K.: Prolonged observation of pulmonary arterial pressure. Amer. Heart. J. *70* (1965), S. 428

Weigand, H.: Mikrolaryngoskopie und endolaryngeale Mikrochirurgie I. Anaesthesist *19* (1970), S. 72–79

Wendel, H.: Die Tracheopathia chondro osteoplastica in ihren Beziehungen zu den entzündlichen Wanderkrankungen der Luftwege. HNO-Praxis *4* (1979), S. 466

Wetzer, K.: Über die Trefferquote der routine mäßig durchgeführten perbronchialen Punktionsbiopsie. Z. Erkrank. Atmungsorgane *137* (1972), S. 249–256

Wetzer, K.: Die Zytologie als ein Bestandteil der bronchologisch-pneumologischen Diagnostik. Z. Erkrank. Atmungsorgane *136* (1972), S. 361 bis 371

Wetzer, K.; Warnecke, R.; Preisler, B.: Insufflationsbronchografie mit Tantal-Pulver. Z. Erkrank. Atmungsorgane *140* (1974), S. 133–140

Wetzer, K.; Preisler, B.; Wenzel, D.: Konventionelle Tubusbronchoskopie oder Glasfibertechnik. Z. Erkrank. Atmungsorgane *141* (1974), S. 352 bis 361

Wetzer, K.; Schilling, W.; Wenzel, D.: Die konsekutive doppelseitige Bronchografie-Technik, Nebenwirkungen, Indikationen. Z. Erkrank. Atmungsorgane *140* (1974), S. 197–207

Wetzer, K.; Schilling, W.; Wenzel, D.; Scheuler, D.: Thorakoskopische Lungenbiopsie. Vortrag 9. Tagung d. Gesellsch. f. Bronchopneumologie, 28.–30. 3. 1979 Berlin

Wiesner, B.; Wendel, H.; Grollmuß, H.: Indikation und Ergebnisse der transbronchialen Lungenbiopsie. Vortrag 9. Tagung d. Gesellsch. f. Bronchopneumologie 28.–30. 3. 1979 Berlin

Wolf, H.; Röthig, U.: Epiglottitis und Pseudocroup. Med. Wochenschr. *29* (1975), S. 243

Wullstein, H. L.: Röntgenfernsehen bei endoskopischen Eingriffen. Dt. med. Wochenschr. *85* (1960), S. 1329

Wuttke, W. D.; Thal, W.: Zum Problem unerkannter Fremdkörper der oberen Luft- und Speisewege im Säuglings- und Kleinkindesalter. Z. ärztl. Fortbild. *58* (1964), S. 1053

Zadeck, J.; Riegel, H.: Die Lungenzysten. Berlin: De Gruyter 1958

Zavala, D. C.: Pulmonary hämorrhages in fiberoptic transbronchial biopsy. Chest *70* (1976), S. 584

Kap. 11

Akovbiantz, A.; Aeberhardt, P.; Linder, E.: Die Mediastinoskopie in der Operabilitätsbeurteilung bei Oesophaguskarzinom. Schweiz. med. Wochenschr. *95* (1965), S. 160–170

Barthel, M.: Einführung in die Mediastinoskopie. Leipzig: J. A. Barth 1967

Böttcher, H.; Salam, J. A.; Schaper, H.: Die Mediastinoskopie. Med. Wochenschr. *28* (1974), S. 443–447

Carlens, E.: Mediastinescopy: A method for inspection and fissue biopsy in the superior mediastinum. Dis. Chest. *36* (1959), S. 343

Carlens, E.: Die Mediastineskopie. HNO (Berl.) *12* (1964), S. 346

Dietzel, K.: Das Pneumomediastinum als Erweiterung der Mediastinoskopie. HNO (Berl.) *14* (1960), S. 116–118

Dietzel, K.: Diagnostische Ergebnisse der Mediastinoskopie. HNO (Berl.) *11* (1963), S. 335

Dietzel, K.: Erfahrungen mit der mikroskopischen Mediastinoskopie. HNO-Praxis *3* (1978), S. 206 bis 209

Jochem, B.; Greschuchna, D.: Diagnostik von Mediastinaltumoren. Med. Klinik *69* (1974), S. 735–744

Kirsch, M.: Die Bedeutung der Mediastinoskopie für die Diagnostik mediastinaler und pulmonaler Krankheitsprozesse. Dt. Gesundheitswesen *19* (1964), S. 958–962, S. 997–1002

Kolarow, G.: Die Operabilitätsbeurteilung beim Mammakarzinom mittels Mediastineskopie. Münchner med. Wochenschr. *110* (1968), S. 623

Maassen, W.: Die Bedeutung der Mediastinoskopie für die Operabilitätsbeurteilung des Bronchialkarzinoms. Thoraxchirurgie *11* (1964), S. 619 bis 626

Maassen, W.: Therapeutische Möglichkeiten der Mediastinoskopie bei Sarkoidose und Tuberkulose. Münchner med. Wochenschr. *107* (1965), S. 1114–1117

Maassen, W.; Greschuchna, D.: Algemeine und spezielle Ergebnisse der Mediastinoskopie unter bes. Berücksichtigung des Bronchialkarzinoms. Thoraxchirurgie *19* (1971), S. 289

Riecker, O. E.: Therapeutische Ergebnisse der Mediastinoskopie. Z. Laryngol. Rhinol. *50* (1971), S. 261–269

Rink, H.; Knocke, E.: Mediastinoskopie. Chirurgie *41* (1970), S. 1

Römer, K. H.; Kretschmann, K. E.: Die Bedeutung der Mediastinoskopie aus chirurgischer Sicht. Zbl. Chirurgie *89* (1964), S. 1481–1484

Specht, G.: Aktuelle Fragen der chirurgischen Diagnostik und chirurgischen Behandlung des Bronchialkarzinoms. Internist *11* (1970), S. 331

Wassner, K. J.: Mediastinalgeschwülste. Stuttgart: F. K. Schattauer 1970

Kap. 12

Bergdahl, C.; Henze, A.: Behandlung von Oesophagusperforationen. Scand. J. thorac, cardiovasc. Surg. *12* (1978), S. 137

Bowen, E.: Ösophagoskopische Fremdkörperentfernung bei Röntgendurchleuchtung. Fortschr. a. d. Geb. d. Röntgenstr. *17* (1911), S. 408

Chüden, H.: Zur Toluidinanfärbung von Tumoren der Oesophaguswand. Z. Laryngol. Rhinol. *49* (1970), S. 38

Denk, H.: Die endoskopische Behandlung von Oesophagusvarizen. Chirurgie *48* (1977), S. 212 bis 218

Friedmann, G.; Tismer, R.: Die Candida-Oesophagitis. Dt. med. Wochenschr. *93* (1968), S. 1141

Frühmorgen, P.; Classen, M.: Endoskopie und Biopsie in der Gastroenterologie. Berlin–Heidelberg–New York: Springer-Verlag 1974

Glas, E.: Erweiterungen der Speiseröhre. In: *Denker* und *Kahler,* Handb. HNO-Heilkd. Bd. IX. Berlin–München: Springer-Verlag 1929

Haslinger, F.: Die Verengungen der Speiseröhre. In: *Denker* und *Kahler,* Handb. HNO-Heilkd. Bd. IX. Berlin–München: Springer-Verlag 1929

Heldmann, P.; Möller, N.: Intraluminale Druckmessung am distalen Oesophagus bei gesunden Erwachsenen. Dt. med. Wochenschr. *95* (1970), S. 1963

Hirschowitz, B. J.: Progress in esophagoscopy. Endoscopy *2* (1970), S. 75

Imdahl, H.: Ösophagogastrische Hiatusbrüche, Kardiainsuffizienz und Behandlungsindikation. Med. Klinik *69* (1974), S. 833–840

Imdahl, H.: Oesophagitis, Perioesophagitis, peptisches Ulcus der Speiseröhre, Hiatusbrüche und Reflux. In: *Demling:* Klinische Gastroenterologie Bd. I, S. 127. Stuttgart: Georg Thieme 1973

Jackson, Ch.; Jackson, Ch. J.: Disceares of the Nase, Throat and Ear including Bronchocopy and esophagoscopy. Philadelphia–London: Saunders Verlag 1947

Jorgensen, O. G.: Spontanruptur des Oesophagus. I. norske Laegeforen *88* (1968), S. 1682

Killian, G.: Demonstration neuer Lehrmittel und Instrumente (Tracheometer, Dilatationsoesophagoskop). Verhandl. dt. Laryngol. *12* (1911), S. 447 bis 456

Kossowska, E.; Goralowna, M.: 25 Jahre Oesophagotomia interna Danielewicz zur Behandlung narbiger Oesophagusstenosen bei Kindern. Z. Laryngol. Rhinol. *53* (1974), S. 17–21

Lenz, H.: Zur Physiologie der Oesophagusperistaltik und des vestibulären Funktionsmechanismus. Röfo *105* (1966), S. 527

Lenz, H.: Zur Pathophysiologie der pharyngoösophagealen Phase des Schluckaktes. Röfo *105* (1966), S. 717

Lüscher, E.; Hügin, W.: Oesophagoskopie und Tracheoskopie in Narkose. Schweiz. med. Wochenschr. *84* (1954), S. 733

Mangold, E.: Physiologie der Speiseröhre. In: *Denker* und *Kahler,* Handb. HNO-Heilkd. Bd. IX, Berlin–München: Springer-Verlag 1929

Meißner, F.: Über angeborene Oesophagostrachealfisteln. Z. Erkrank. Atmungsorgane *137* (1972), S. 211–214

Messian, R. A.: Barreltt-Oesophagus. Amer. J. Gastroenterol. *69* (1978), S. 458

Mihók, G.: Ein besonderer Oesophagus-Tumor. HNO (Berl.) *22* (1974), S. 282

Mosher, H. P.: A case of diverticulum of the esophagus. Boston med. and surg. J *20* (1909), S. 647

Naumann, W. H.: Ösophagoskopie. In: *Naumann,* Kopf- und Halschirurgie Bd. 1. Stuttgart: Georg Thieme 1972

Nissen, R.; Rosetti, M.: Zur Indikation der Fundoplicatio und Gastropexie bei Hiatushernien. Schweizer med. Wochenschr. *534* (1962)

Nonel, O. und Mitarb.: Instrumentelle Perforation des oberen Oesophagus bei Fiberglas-Endoskopien. J. Radiol. Electrol. *59* (1978), S. 113–118

Novoselac, M.; Fisch, U.; Dangel, P.: Laryngotracheo-ösophageale Fisteln. HNO (Berl.) *22* (1974), S. 186

Oeken, F. W.: Erkrankungen der Speiseröhre. In: *Moser:* Lehrb. HNO Bd. II. Jena: VEB G. Fischer 1971

Oeser, H.; Koch, H. Ch.; Rach, K.: Krebsbekämpfung: Bewertung der Erfolgsziffern und der Häufigkeitsangaben. Münchner med. Wochenschr. *118* (1976), S. 961

Ottenjahn, R.; Stadelmann, O.: Inversions-Gastroskopie. Fortschritte d. Med. *85* (1967), S. 631

Ottenjahn, R.: Moderne Entwicklungen in der Oesosphagoskopie. HNO *19* (1971), S. 218

Ottenjahn, R.: Refluxkrankheit der Speiseröhre. Baden-Baden–Brüssel: Witzstrock 1973

Oster, H.; Wicker, W.; Wolmer, E.: Verletzungen der Speiseröhre. Wiener klin. Wochenschr. *90* (1978), S. 218–221

Overbeck, P.; Schmidt, D.; Dannert: Dilatation of achalasia under endoscopic control. Endoscopy 7 (1975), S. 41

Paquet, K. J.; Oberkammer, E.: Sklerotherapie blutender Oesophagusvarizen auf dendoskopischen Wege. Endoscopy *10* (1978), S. 7–12

Peiper, H. J.; Seiferth, J.: Endoösophagealer Tubus bei Karzinom. Bruns' Beitr. klin. Chirurgie *216* (1968), S. 391

Pichler, K.: Zur Frage der günstigsten Technik bei der Oesophagoskopie. Monatsschr. Ohrenheilkd. *94* (1960), S. 119

Pichlmayer, H.: Oesophagusersatz. Chirurg. *48* (1978), S. 65–71

Römer, K. H.; Thal, W.; Brandt, R. H.: Klinik und Therapie der oesophagotrachealen Fremdkörperfistel. Z. Erkrank. Atmungsorgane *145* (1976), S. 59

Roper, W. L.; Sessions, D. G.; Specht, G. J.; Ogura, J. H.: Chirurgisches Vorgehen bei schweren Laugenverätzungen. Ann. Otol. (St. Louis) *84* (1975), S. 576

Rosetti, M.: Achalasie des Oesophagus. Operative Behandlung mit abdominaler Myotomie und Fundoplicatio. Zbl. Chirurgie *103* (1978), S. 1180–1187

Rosetti, M.: Die Refluxkrankheit des Ösophagus. Stuttgart: Hippokrates-Verlag 1966

Rothmann, K. J.: Epidemiologie des Kopf-Halskrebses. Laryngoscopes *88* (1978), S. 435–438

Sanatger, R.; Braun, L.: Die Dilatationsbehandlung der Achalasie cardia. Med. Klinik. *69* (1974), S. 1667

Savary, M.; Miller, G.: Der Oesophagus. Solothurn (Schweiz) 1977

Schlemmer, F.: Ösophagoskopie. In: *Denker* und *Kahler,* HNO-Heilkd. Bd. IX. Berlin–München: Springer-Verlag 1929

Schwetz, F.; Zange, A.: Intubation inoperabler maligner Oesophagusstenosen nach Celestin. Wiener klin. Wochenschr. 77 (1965), S. 674

Stark, H.: Die Behandlung des sogenannten Kardiospasmus. Chirurg *6* (1934), S. 697

Stelzner, F.: Der Verschluß der terminalen Speiseröhre. Langenbecks Arch. klin. Chirurg. *321* (1968)

Ungerecht, K.: Ösophagus. In: *Berendes–Link–Zöllner,* Handb. HNO-Heilkd. Bd. II/1. Stuttgart: Georg Thieme 1963

Wessely, E.: Entzündungen und Geschwüre der Speiseröhre. In: *Denker* und *Kahler,* Handb. HNO-Heilkd. Bd. IX. Berlin–München: Springer-Verlag 1929

Wendel, H.; Leithäuser, W.: Zu diagnostischen und therapeutischen Fragen der Oesophagusperforation. Z. ges. inn. Med. *30* (1975), S. 341

Wienbeck, M.: Funktionsstörungen der Speiseröhre. Internist *18* (1977), S. 417–422

Wodak, E.: Die konservative Behandlung der Oesophagusvarizen. HNO (Berl.) *13* (1965), S. 131

Wodak, E.: Die Wandsklerosierung der Oesophagusschleimhaut – histologisches Bild. Wiener med. Wochenschr. *115* (1965), S. 406

Zissu, J.; Filippini, L.: Endobrachyösophagus (Barrett-Syndrom) Röntgenblätter *31* (1978), S. 145 bis 149

Kap. 13

Aboulker, P.: Problèmes actuels dóto-rhino-laryngologie. Librairie Maloine 275 (1968)

Biesalskie, P.: Trachealkanülen, Komplikationen und deren Verhütung. Z. prakt. Anästhesie *1* (1966), S. 294

Brandt, R. H.: Dauerdilatationstherapie von Trachealstenosen. HNO (Berl.) *16* (1968), S. 83

Brandt, R. H.: Individuelle Anfertigung von Dilatationsendothesen aus weichbleibenden Thermoplasten. HNO (Berl.) *16* (1968), S. 86

Brandt, R. H.: Fistule Oesophago tracheale, complication de la Therapeutique palliative par Endoprothese Oesophagienne. Les Bronches *18* (1968), S. 250

Brandt, R. H.: Verbesserte Formgebung von Oesophgusendothesen. HNO (Berl.) *17* (1969), S. 346

Brandt, R. H.: Neue Methoden endoprothetischer Rehabilitation von Trachealstenosen. Monatsschr. Ohrenheilkd. (1972), S. 449

Brandt, R. H.; Christof, B.; Wenzel, D.; Schilling, W.: Methoden und funktionelle Ergebnisse der Behandlung laryngotrachealer Stenosen mit Endoprothesen. HNO-Praxis *4* (1978), S. 276 bis 284

Brüggemann, A.: Das erschwerte Dekanülement. Wiesbaden: Bergmann-Verlag 1914

Dorow, P.; Loddenkemper, R.; Giesen, M.: Ventilationsuntersuchungen vor, während und nach der Behandlung von intubationsbedingten Narbenstenosen der Trachea. Z. Laryngol. Rhinol. *57* (1978), S. 256–260

Glasenapp, G. B.: Zum Problem der Trachealverengung nach Laryngektomie. Z. Laryngol. Rhinol. *54* (1975), S. 458

Guizez, F.: Die Kautschukintubation des Oesophagus. Presse méd. *9* (1914), S. 186

Hasslinger, F.: Die Verengung des Oesophagus. In: *Denker* und *Kahler*, Handb. HNO-Heilkd. Berlin–München: Springer-Verlag 1929

Illberg, C. v.: Unsere Erfahrungen mit Silikon-Röhrchen in der wiederherstellenden Trachealchirurgie. Z. Laryngol. Rhinol. *56* (1977), S. 1[illegible] bis 144

Jungblut, R., Neveling, R.: Die doppelseitige Choanalatresie HNO (Berl.) *18* (1970), S. 90–93

Kleinsasser, O.: Narbenstenosen des Kehlkopfes und der Trachea. HNO (Berl.) *19* (1971), S. 294

Revesz, G.; Mihók, G.: Die Anwendung einer Kunststoffprothese bei narbigen Stenosen des Kehlkopfes und der Trachea. HNO (Berl.) *23* (1975), S. 49

Röding, H.: Plastikrohr zur dauernden Perturbation des inoperablen, stenosierenden Speiseröhrenkarzinoms. Medizintechnik *6* (1966), S. 51

Sperling, F.: Die palliative Behandlung inoperabler Ösophaguskarzinome durch Endoprothesen. Zbl. Chirurgie *90* (1965), S. 2393

Willgerodt, H.; Richter. E.; Brandt, R. H.: Die Endoprothesenbehandlung maligner Oesophagus- und Cardiastenosen aus pathologisch-anatomischer und klinischer Sicht. Zbl. Chirurgie *100* (1975), S. 1183

Kap. 14

Adam, H.: Die Beeinflussung der zellvermittelten Immunität durch ausgewählte Narkotika.: Aether, Halothan, Lachgas und Hexobarbital. Habil.-Schrift, Halle 1979

Brandt, R. H.: Endoskopische Untersuchungen. In: *Oeken* und *Keßler;* Fehler und Gefahren bei Routineeingriffen. Leipzig: VEB G. Thieme 1978

Brandt, R. H.; Christoph, B.: Tracheotomie. In: *Oeken* und *Keßler;* Fehler und Gefahren bei Routineeingriffen. Leipzig: VEB G. Thieme 1978

Denecke, H. J.: Fehler und Gefahren der Tracheotomie. Arch. klin. exp. Ohren-Nasen-Kehlkopfheilkd. (1971), S. 199–393

Deubzer, W.: Praktische Bedeutung der V. anonyma für Injektion und Punktion. Münchner med. Wochenschr. *107* (1965), S. 1054

Draf, W.: Die akute Atemnot – aktuelles zur Differentialdiagnose und Soforttherapie. Z. Laryngol. Rhinol. *52* (1973), S. 325

Draf, W.: Notfallbronchoskopie aus der Sicht des HNO-Arztes. In: Bronchologische Eingriffe. Stuttgart: Georg Thieme 1976

Eisele, J. H.: Lachgas und Myocarddepression. Med. aktuell *1* (1977), S. 8

Felsch, G.: Die Subclaviakatheterisierung in der Intensivmedizin. Anaesthesiol. Reanimat. *1* (1976), S. 27–37

Fink, B. R.: Diffusion anoxia. Anaesthesiologe *16* (1955), S. 511

Flückiger, H.: Die Gefäßverhältnisse an den Bronchialaufteilungen. HNO (Berl.) *17* (1969), S. 74

Fritsche, P.: Anaesthesiologische Probleme der Stenosen der Luftwege. Arch. klin. exsp. Ohren-Nasen-Kehlkopfheilkd. *199* (1971), S. 378

Hartel, W.; Linder, M. M.: Der hämorrhagische Schock. Ärztl. Mitt. (Köln): *21* (1973), S. 1401

Hartel, W.: Pathophysiologie des Schocks beim Polytraumatisierten. Med. Klinik *69* (1974), S. 823

Havers, L.: Propanidid – oder Barbiturat-Halothen-Narkose. Praxis Pneumol. *1* (1976), S. 83

Heiden, Ch.; Westlieb, M.; Kornmesser, H. J.: Nebenwirkungen und Komplikationen bei Untersuchungen und Operationen in Stützlaryngoskopie. Z. Laryngol. *55* (1976), S. 299

Herrmann, A.: Gefahren bei Operationen an Hals, Ohr und Gesicht und die Korrektur fehlerhafter Eingriffe. Berlin: Springer-Verlag 1968

Huth, J. H.; Smolinski, E.: Der Spontanpneumothorax. Dt. Gesundheitswesen 73 (1967), S. 1057

Janssen, W.: Die Anaesthesie in Klinik und Praxis aus der Sicht des Gerichtsmediziners. HNO (Berl.) *19* (1971), S. 161

Just, H.: Komplikationen und Kontraindikationen bei bronchologischen Eingriffen aus internmedizinischer Sicht. In: *Griebach* und *Müller,* Bronchologische Eingriffe. Stuttgart: Georg Thieme 1976

Kaiser, H.: Injektionstechnik bei Notfällen. Darmstadt: Merck AG 1961

Killian, H.: Zur Geschichte der Anaesthesie zu

bronchologischen Zwecken. Praxis Pneumol. *1* (1976), S. 1

Klemm, E.: Zahnschutz in der laryngoskopischen Untersuchungstechnik. Medikamentum *16* (1975), S. 370

Lindenschmidt, Th. O.; Rügheimer, E.; Willenegger, H.: Praxis der Schockbehandlung. Stuttgart: Georg Thieme 1971

Makowski, H. V.: Prämedikation für bronchologische Eingriffe. Praxis Pneumol. *1* (1976), S. 70

Mall, K.; Doenecke, P.; Herz, U.; Stark, P.: Blutdruckverhalten in der A. pulmonalis während der Bronchoskopie in Allgemein- und Lokalanaesthesie. Praxis Pneumol. *1* (1976), S. 23

Minnigerode, B.: Bemerkungen zur Frühdiagnose der Speiseröhrenwandperforation HNO (Berl.) *18* (1970), S. 253

Mayerhofer, O.: Experimentelle Untersuchungen über die Wirkung einiger zur Narkose gebräuchlicher Barbiturate auf die Bronchialmuskulatur. Anaesthesist *3* (1954), S. 105

Minnigerode, B.: Zum Verhalten des Verdrängungsdruckes bei verschiedenen direkten oesophagoskopischen Untersuchungsmethoden. Z. Laryngol. *51* (1972), S. 86

Müller, H.; Stossek, K.: Anaesthesiologische Komplikationen und ihre Therapie. Praxis Pneumol. *1* (1976), S. 112

Müller, H.; Stossek, K.: Anaesthesiologische Komplikationen und ihre Therapie. In: *Griesbach* und *Müller*, Bronchologische Eingriffe. Stuttgart: Georg Thieme 1976

Nejedlo, V.: Fehler und Gefahren bei der Oesophagoskopie. Z. Laryngol. Rhinol. *55* (1976), S. 303–309

Oeken, F. W.: Bedrohlicher Zwischenfall bei der Stützlaryngoskopie. HNO (Berl.) *9* (1960), S. 30

Opderbecke, H. W.; Bardachzi, E.: Die Verwendung eines »Kava-Katheters« bei langdauernden Infusionen. Dt. med. Wochenschr. *86* (1961), S. 203

Pellnitz, D.: Moderne Anaesthesieprobleme in der Hals-Nasen-Ohren-Heilkunde aus der Sicht des HNO-Arztes.

Reifferscheid, M.: Behandlung von Schock und Kreislaufstillstand. In: Lehrbuch der Chirurgie. Stuttgart: Georg Thieme 1977

Straaten, B.: Bronchologische Komplikationen und ihre Therapie. In: *Griesbach* und *Müller*, Bronchologische Eingriffe. Stuttgart: Georg Thieme 1976

Ulmer, W. T.: Lungenfunktion im Schock. In: *Zimmermann* und *Staib*, Schock. Stuttgart–New York: F. K. Schattauer 1970

Urban, W.: Barbiturat-Muskelrelaxans-Narkose. Praxis Pneumol. *1* (1976), S. 81

Westhner, M.: Der Stand der modernen Lokalanaesthesie, Fehler und Gefahren. Z. Laryngol. *55* (1976), S. 278

Wetzer, K.; Preisler, B.; Wenzel, D.: Gefahren und Komplikationen bei der Bronchoskopie. HNO-Praxis *4* (1979), S. 135–147

Wiemers, K.; Franz, G.: Die Bronchoskopie. In: *Frey, Hügins, Mayershofer*, Lehrbuch der Anaesthesiologie und Wiederbelebung. Berlin: Springer-Verlag 1971

Wildner, R.: Pathophysiologische Veränderungen durch endoskopische Eingriffe. In: *Griesbach* und *Müller*, Bronchologische Eingriffe. Stuttgart: Georg Thieme 1976

Wullstein, H. L.: Kombinierte Röntgendurchleuchtung und Endoskopie der tiefen Luft- und Speisewege. Dt. med. Wochenschr. *85* (1960), S. 1329

Wuttke, W. D.; Thal, W.: Zum Problem unerkannter Fremdkörper der oberen Luft- und Speisewege im Säuglings- und Kleinkindesalter. Z. ärztl. Forbild. *58* (1964), S. 1053

Zippel, R.: Evipanvollnarkosen bei Großeingriffen im HNO-Gebiet. HNO (Berl.) *5* (1956), S. 65 bis 69

Sachwörterverzeichnis